TEXTBOOK OF POST-ICU MEDICINE
THE LEGACY OF CRITICAL CARE

重症康复医学

重症监护后的遗留问题及康复治疗

原著

Robert D. Stevens

Nicholas Hart

Margaret S. Herridge

主译 陈真

主审 周明成 吴毅 曹宁

上海科学技术出版社

图书在版编目(CIP)数据

重症康复医学：重症监护后的遗留问题及康复治疗 /
(英)罗伯特 D. 史蒂文斯(Robert D. Stevens)等原著；
陈真主译. —上海：上海科学技术出版社,2018.1(2023.3 重印)
ISBN 978 - 7 - 5478 - 3858 - 7

Ⅰ.①重… Ⅱ.①罗…②陈… Ⅲ.①险症-康复医
学 Ⅳ.①R459.7②R49

中国版本图书馆 CIP 数据核字(2017)第 307001 号

上海市版权局著作权合同登记号 图字：09 - 2017 - 254 号

重症康复医学
重症监护后的遗留问题及康复治疗
原著 Robert D. Stevens Nicholas Hart Margaret S. Herridge
主译 陈真
主审 周明成 吴毅 曹宁

上海世纪出版(集团)有限公司
上海 科 学 技 术 出 版 社 出版、发行
(上海市闵行区号景路 159 弄 A 座 9F—10F)
邮政编码 201101 www.sstp.cn
浙江新华印刷技术有限公司印刷
开本 787×1092 1/16 印张 36.25
字数 700 千字
2018 年 1 月第 1 版 2023 年 3 月第 4 次印刷
ISBN 978 - 7 - 5478 - 3858 - 7/R・1531
定价：180.00 元

内容提要

本书系统阐述了重症监护后的遗留问题，包括慢性器官功能障碍、认知和行为障碍、神经肌肉和肌肉骨骼疾病，并针对这些问题提出了治疗与康复策略，同时分析了损伤和修复的机制，强调家庭在疾病治疗中的特殊地位。

本书不仅为重症康复从业者提供了国际上先进的治疗与康复经验，也为重症医学科医生的工作和临床研究提供了丰富的资料。

致 谢

第 6 章

This work was supported by the US National Institutes of Health via K08, HL091249 and by the US Department of Veterans Affairs Health Services Research & Development Services via HR 11 - 109.

第 25 章

This work was funded in part by a grant from the Canadian Institutes of Health Research to Guy Trudel (MOP 77661).

第 28 章

Dr Bagshaw is supported by a Canada Research Chair in Critical Care Nephrology and Clinical Investigator Award from Alberta Innovates-Health Solutions (formerly Alberta Heritage Foundation for Medical Research).

第 34 章

This work was supported by the United States' National Institutes of Health via K23 HL74294.

翻译委员会

主　译　陈　真

主　审　周明成　吴　毅　曹　宁

副　主　译　郑洁皎　陈文华

主译助理　周　哲

译 者 名 单
（按姓氏笔画排序）

丁丽君　　上海市第一康复医院/同济大学附属康复医院（筹）神经康复中心
万春晓　　天津医科大学总医院康复医学科
王　标　　上海长航医院神经内科
王　莹　　上海市第一康复医院/同济大学附属康复医院（筹）护理部
王凤爽　　上海市第一康复医院/同济大学附属康复医院（筹）神经康复中心
王娜娜　　同济大学附属东方医院康复医学科
田　威　　上海市第一康复医院/同济大学附属康复医院（筹）神经康复中心
朱玉连　　复旦大学附属华山医院康复医学科
朱妍静　　上海市第一康复医院/同济大学附属康复医院（筹）神经康复中心
刘　萍　　上海市第一康复医院/同济大学附属康复医院（筹）肺功能康复医学科
李　艳　　上海交通大学医学院附属同仁医院康复医学科
李俊喜　　上海市第一康复医院/同济大学附属康复医院（筹）神经康复中心
杨　红　　上海市第一康复医院/同济大学附属康复医院（筹）神经康复中心
杨名珍　　复旦大学附属华山医院康复医学科

吴　毅	复旦大学附属华山医院康复医学科
吴军发	复旦大学附属华山医院康复医学科
吴欣桐	复旦大学附属华山医院康复医学科
吴跃迪	上海市第一康复医院/同济大学附属康复医院(筹)神经康复中心
沈夏锋	上海市第一康复医院/同济大学附属康复医院(筹)神经康复中心
沈海燕	上海市第一康复医院/同济大学附属康复医院(筹)神经康复中心
张　婷	同济大学附属东方医院康复医学科
张安静	上海市第一康复医院/同济大学附属康复医院(筹)神经康复中心
张听雨	上海市第一康复医院/同济大学附属康复医院(筹)神经康复中心
陈　真	上海市第一康复医院/同济大学附属康复医院(筹)神经康复中心
陈文华	上海交通大学附属第一人民医院康复医学科
陈志群	上海市第一康复医院/同济大学附属康复医院(筹)神经康复中心
陈昌夏	上海市第一康复医院/同济大学附属康复医院(筹)神经康复中心
范文可	复旦大学附属华山医院康复医学科
周　扬	上海市第一康复医院/同济大学附属康复医院(筹)神经康复中心
周　哲	上海市第一康复医院/同济大学附属康复医院(筹)神经康复中心
周　倩	上海市第一康复医院/同济大学附属康复医院(筹)代谢及肾脏病康复医学科
周明成	上海市第一康复医院/同济大学附属康复医院(筹)心功能康复医学科
周媚媚	复旦大学附属华东医院康复医学科
郑洁皎	复旦大学附属华东医院康复医学科
赵苡雯	上海市第一康复医院/同济大学附属康复医院(筹)神经康复中心
荣积峰	上海市第一康复医院/同济大学附属康复医院(筹)神经康复中心
洪　怡	上海市第一康复医院/同济大学附属康复医院(筹)心功能康复医学科
费爱华	上海交通大学医学院附属新华医院急诊科
贾晋瑄	复旦大学附属华山医院康复医学科
徐友康	上海市第二康复医院康复医学科
徐邵红	上海市第一康复医院/同济大学附属康复医院(筹)神经康复中心
高国一	上海交通大学医学院附属仁济医院神经外科
曹　悦	复旦大学附属华山医院康复医学科
龚雪莲	上海市第一康复医院/同济大学附属康复医院(筹)神经康复中心
董　萍	上海市第一康复医院/同济大学附属康复医院(筹)代谢及肾脏病康复医学科
路微波	上海市第一康复医院/同济大学附属康复医院(筹)神经康复中心
熊　莉	上海市第一康复医院/同济大学附属康复医院(筹)神经康复中心

Ning Cao　美国宾夕法尼亚州 MossRehab/Einstein Health Network
（曹宁）

审　阅　者

吴　毅　Ning Cao(曹宁)　陈　真　周　哲　沈夏锋　周媚媚　费爱华
高国一　张　婷　杨明珍　曹　悦　贾晋瑄

作者名单

主 编

Robert D. Stevens, MD
Associate Professor of Anesthesiology Critical Care Medicine
Associate Professor of Neurology, Neurosurgery and Radiology Johns Hopkins University School of Medicine
F.M. Kirby Center for Functional Brain Imaging, Kennedy Krieger Institute Baltimore, Maryland, USA

Nicholas Hart, MBBS, BSc, PhD, MRCP, FFICM
Clinical & Academic Director, Lane Fox Respiratory Unit, St Thomas' Hospital, Guy's &
St Thomas' NHS Foundation Trust, London UK
Reader in Respiratory & Critical Care Medicine, Department of Asthma, Allergy and Respiratory Science, Division of Asthma, Allergy and Lung Biology, King's College London, London UK

Margaret S. Herridge, MSc, MD, FRCPC, MPH
Professor of Medicine, University of Toronto
Critical Care and Pulmonary Medicine Scientist'
Toronto General Research Institute University Health Network/Toronto General Hospital
NCSB 11C‐1180
Toronto, ON Canada

编 者

Neill K.J. Adhikari
Staff physician, Associate Scientist,
Department of Critical Care Medicine,
Sunnybrook Health Sciences Centre,
Sunnybrook Research Institute,
University of Toronto,
Toronto, Canada

Naeem A. Ali
Associate Professor
Division of Pulmonary, Allergy, Critical Care and Sleep Medicine,
Wexner Medical Center at The Ohio State University,
The Ohio State University
Columbus, USA

Derek C. Angus
Distinguished Professor and Mitchell P. Fink Endowed Chair in Critical Care Medicine,
Professor of Critical Care Medicine, Medicine, Health Policy and Management, and Clinical and Translational Science,
The CRISMA Laboratory (Clinical Research, Investigation, and Systems Modeling of Acute Illness),
Department of Critical Care Medicine,
University of Pittsburgh,

Pittsburgh, USA

Sean M. Bagshaw
Associate Professor,
Division of Critical Care Medicine,
Faculty of Medicine and Dentistry,
University of Alberta,
Edmonton, Canada

Matthew Baldwin
Assistant Professor of Medicine,
Division of Pulmonary, Allergy, and Critical
Care Medicine,
Department of Medicine, College of Physicians
& Surgeons,
Columbia University,
New York, USA

Amelia Barry
Department of Medicine, Division of Physical
Medicine and Rehabilitation,
University of Ottawa,
The Ottawa Hospital — Rehabilitation Centre,
Ottawa, Canada

Gaëtan Beduneau
Medical Intensive Care Unit and Specialized
Weaning Unit,
University Hospital,
Rouen, France

Rinaldo Bellomo
Professor of Medicine,
Melbourne University;
Honorary Professor of Medicine,
Monash University;
Austin Health, Intensive Care Unit,
Department of Intensive Care,
Heidelberg, Australia

O. Joseph Bienvenu
Associate Professor of Psychiatry
and Behavioural Sciences,
Johns Hopkins University School of Medicine,
Baltimore, USA

Stephen Brett
Consultant in Intensive Care Medicine,
Imperial College Healthcare NHS Trust,
London, UK

Laurent Brochard
Department of Critical Care,

St Michael's Hospital, Toronto and
Interdepartmental Division of Critical Care
Medicine,
University of Toronto,
Toronto, Canada

Lisa Burry
Clinician Scientist, Clinical Pharmacy Specialist,
Leslie Dan Faculty of Pharmacy,
University of Toronto,
Department of Pharmacy, Mount Sinai Hospital,
Toronto, Canada

Jill I. Cameron
CIHR New Investigator, Associate Professor,
Department of Occupational Science and
Occupational Therapy,
Graduate Department of Rehabilitation Science,
University of Toronto,
Toronto, Canada

Shannon S. Carson
Professor of Medicine and Chief,
Division of Pulmonary and Critical Care Medicine,
University of North Carolina School of Medicine,
Chapel Hill, USA

Nancy A. Collop
Professor of Medicine and Neurology,
Emory University School of Medicine,
Department of Medicine,
Division of Pulmonary, Allergy and Critical
Care Medicine,
Atlanta, USA

Christopher E. Cox
Associate Professor of Medicine,
Department of Medicine,
Division of Pulmonary and Critical Care Medicine,
Duke University Medical Center,
Durham, USA

Benedict Creagh-Brown
Consultant Physician, Intensive Care
and Respiratory Medicine,
Chair, Surrey Peri-operative Anaesthesia and
Critical care collaborative Research (SPACeR)
Clinical Academic Group
Surrey, UK

Brian H. Cuthbertson
Chief and Professor of Critical Care,

Department of Critical Care Medicine,
Sunnybrook Health Sciences Centre, and
Department of Anaesthesia,
University of Toronto,
Toronto, Canada

Michele Dambrosio
Chief and Professor of Critical Care,
Department of Anesthesia and Critical Care,
University of Foggia,
Foggia, Italy

Linda Denehy
Professor and Head,
Department of Physiotherapy,
Melbourne School of Health Sciences,
The University of Melbourne, Melbourne,
Australia

Eva C. Diaz
Research Fellow,
University of Texas Medical Branch at Galveston,
Galveston, USA

David Dyzenhaus
Professor of Law and Philosophy,
University of Toronto,
Toronto, Canada

Doug Elliott
Professor of Nursing,
University of Technology,
Sydney, Australia

E. Wesley Ely
Professor of Medicine and Critical Care,
Center for Health Services Research,
Associate Director of Aging Research,
Tennessee Valley, VA-GRECC,
Vanderbilt University Medical Center,
Nashville, USA

Christopher T. Erb
Postdoctoral Fellow,
Yale School of Medicine, Department of
Internal Medicine,
Section of Pulmonary, Critical Care,
and Sleep Medicine,
New Haven, USA

Vito Fanelli
Assistant Professor,
Department of Anesthesia and Critical Care,

University of Turin,
Turin, Italy

Luca Fasano
Pulmonary and Critical Care Medicine,
Sant'Orsola Malpighi University Hospital,
Bologna, Italy

Celeste C. Finnerty
Associate Professor,
Department of Surgery, University of Texas
Medical Branch at Galveston,
Associate Director of Research,
Shriners Hospitals for Children-Galveston
Galveston, USA

Kevin M. Fischer
Clinical Assistant Professor of Medicine,
Division of Pulmonary and Critical Care Medicine,
University of North Carolina School of Medicine,
Chapel Hill, USA

Sinead Galvin
Consultant Anaesthetist,
Department of Anaesthesia and Critical
Care, Beaumont Hospital,
Dublin, Ireland

Vasiliki Gerovasili
Pulmonology Fellow,
First Critical Care Department,
National and Kapodistrian University
of Athens,
Athens, Greece

Neil J. Glassford
Research Fellow,
Austin Health, Department of Intensive Care
ANZIC-RC (Australian and New Zealand
Intensive Care Research Center)
Melbourne, Australia

Shannon L. Goddard
Staff Physician,
Department of Critical Care Medicine;
Sunnybrook Health Sciences Centre, and
Department of Anaesthesia,
University of Toronto,
Toronto, Canada

Rik Gosselink
Professor of Rehabilitation Sciences,
Faculty of Kinesiology and Rehabilitation

Sciences, Katholieke Universiteit Leuven,
Division of Respiratory Rehabilitation,
University Hospital Gasthuisberg,
Leuven, Belgium

Richard D. Griffiths
Emeritus Professor of Medicine (Intensive Care)
Musculoskeletal Biology
Institute of Ageing & Chronic Disease
Faculty of Health & Life Sciences
University of Liverpool
Liverpool, UK

Ziv Harel
Staff Physician, Assistant Professor,
Division of Nephrology, St. Michael's Hospital,
Department of Medicine, University
of Toronto,
Toronto, Canada

Stephen Harridge
Professor of Human & Applied Physiology,
and Director, Centre of Human & Aerospace
Physiological Sciences,
King's College London
London, UK

Greet Hermans
Associate Professor, Deputy Head of Clinic,
KU Leuven and Medical Intensive Care Unit,
University Hospitals Leuven,
Leuven, Belgium

David N. Herndon
Jesse H. Jones Distinguished Chair in Burn
Surgery, Professor, Departments of Surgery
and Pediatrics, University of Texas Medical
Branch at Galveston
Director of Burn Services and Director
of Research, Shriners Hospitals
for Children-Galveston,
Galveston, USA

Daren K. Heyland
Professor of Medicine,
Clinical Evaluation Research Unit,
Kingston General Hospital,
Department of Community Health
and Epidemiology,
Queen's University,
Department of Medicine,

Queen's University,
Kingston, Canada

Scott Hoff
Assistant Professor of Medicine,
Emory University School of Medicine,
Department of Medicine, Division of
Pulmonary, Allergy and Critical Care
Medicine,
Atlanta, USA

Karen Hoffman
Senior Occupational Therapist,
Trauma Sciences, Blizard Institute,
Queen Mary University of London
London, UK

José G.M. Hofhuis
Department of Intensive Care,
Gelre Hospitals,
Apeldoorn, Netherlands

Aluko A. Hope
Assistant Professor of Medicine,
Department of Medicine, Division of Critical
Care Medicine,
Albert Einstein College of Medicine of
Yeshiva University,
Bronx, USA

Ramona O. Hopkins
Psychology Department and Neuroscience
Center, Brigham Young University, Provo,
Department of Medicine, Pulmonary and
Critical Care Division,
Intermountain Medical Center,
Murray, USA

Catherine L. Hough
Associate Professor of Medicine,
Division of Pulmonary and Critical Care
Medicine, Harborview Medical Center,
University of Washington,
Seattle, USA

Stefano Italiano
Intensive Care Unit
Hospital Verge de la Cinta,
Tortosa, Spain

Theodore J. Iwashyna
VA Center for Clinical Management
Research,

Department of Internal Medicine, University
of Michigan,
Institute for Social Research, University
of Michigan,
Ann Arbor, USA

James C. Jackson
Assistant Professor of Allergy,
Pulmonary, and Critical Care Medicine,
Division of Allergy, Pulmonary, Critical Care
Medicine,
Center for Health Services Research,
Vanderbilt University School of Medicine,
Nashville, USA

Christina Jones
Nurse Consultant Critical Care Rehabilitation,
Honorary Reader,
Critical Care Unit, Whiston Hospital, Prescot,
Institute of Aging and Chronic Disease,
University of Liverpool,
Liverpool, UK

Jeremy M. Kahn
Associate Professor of Critical Care and
Health Policy and Management,
Clinical Research, Investigation and Systems
Modeling of Acute Illness (CRISMA) Center,
Department of Critical Care Medicine,
University of Pittsburgh School of
Medicine,
Department of Health Policy and
Management, University of Pittsburgh
Graduate School of Public Health,
Pittsburgh, USA

Stefan Kluge
Director of Division of Critical Care
Medicine,
Department of Intensive Care,
University Medical Center,
Hamburg, Germany

John P. Kress
Professor of Medicine, Director of Medical ICU,
Department of Medicine, Section of
Pulmonary and Critical Care,
University of Chicago,
Chicago, USA

Nicola Latronico
Associate Professor of Anesthesia and Critical

Care Medicine, and Director of the University
Division and School of Specialty of Anesthesia
and Critical Care Medicine,
University of Brescia, Spedali Civili,
Brescia, Italy

Eric Magalhaes
Physician,
General Intensive Care Unit, Raymond
Poincaré Teaching Hospital,
University of Versailles Saint-Quentin en
Yvelines,
Garches, France

Michael Marber
Professor of Cardiology,
The Rayne Institute, St Thomas' Hospital,
London, UK

Victoria McCredie
Staff Physician,
Department of Critical Care Medicine,
Sunnybrook Health Sciences Centre
Toronto, Canada

Robert C. McDermid
Clinical Professor,
Division of Critical Care Medicine, Faculty of
Medicine and Dentistry,
University of Alberta,
Edmonton, Canada

Sangeeta Mehta
Research Director, Medical/Surgical ICU,
Associate Professor,
University of Toronto, Mount Sinai Hospital,
Toronto, Canada

Lucia Mirabella
Assistant Professor of Critical Care,
Department of Critical Care,
University of Foggia,
Foggia, Italy

Cheryl Misak
Professor of Philosophy,
University of Toronto,
Toronto, Canada

Hugh Montgomery
Professor of Intensive Care Medicine,
University College London, and
Whittington Hospital NHS Trust

London，UK

Marina Mourtzakis
Assistant Professor，
Department of Kinesiology，
University of Waterloo，
Waterloo，Canada

John Moxham
Professor of Respiratory Medicine，
Department of Respiratory Medicine，
King's College London，
London，UK

Serafim N. Nanas
Professor of Intensive Care Medicine，
First Critical Care Department，
National and Kapodistrian University
of Athens
Athens，Greece

Stefano Nava
Respiratory and Critical Care，
Sant' Orsola Malpighi Hospital；
Alma Mater Studiorum，
University of Bologna，
Department of Specialistic，Diagnostic and
Experimental Medicine（DIMES），
Bologna，Italy

Judith E. Nelson
Professor of Medicine，
Department of Medicine，Division of
Pulmonary，Critical Care and Sleep Medicine，
Mount Sinai School of Medicine，
New York，USA

Sanjeev Noel
Postdoctoral Fellow，
Division of Nephrology，School of Medicine，
Johns Hopkins University，
Baltimore，USA

Simone Piva
Staff Physician，
University Division of Anesthesia and
Critical Care Medicine，
Section of Neuroanesthesia and Neurocritical
Care，
University of Brescia at Spedali Civili，
Brescia，Italy

Andréa Polito
Senior Intensivist，
Critical Care Department，Raymond Poincaré
Hospital，
Garches，France

Angelo Polito
Paediatric Anaesthesiology and Critical Care
Medicine Physician，
Cardiac Intensive Care Unit，
Bambino Gesù Children's Hospital IRCCS，
Rome，Italy

Zudin Puthucheary
Respiratory and Critical Care Consultant，
National University Hospital Singapore，
Singapore

Hamid Rabb
Professor and Vice Chairmen，
Department of Medicine，Division
of Nephrology，School of Medicine，
Johns Hopkins University，
Baltimore，USA

Gerrard Rafferty
Senior Lecturer in Human Physiology，
Department of Respiratory Medicine，
King's College London，
London，UK

V. Marco Ranieri
Department of Anesthesia and Critical Care
Medicine，
Università degli Studi di Torino，
Turin，Italy

Vanessa Raymont
Clinical Research Fellow，
Centre for Mental Health，Department
of Medicine，
Imperial College London，
London，UK

Mark M. Rich
Professor，
Department of Neuroscience，Cell Biology
and Physiology，
Wright State University，
Dayton，USA

Jean-Christophe M. Richard
Associate Professor，

Intensive Care Division, Anesthesiology,
Pharmacology and Intensive Care
Department, University Hospital,
School of Medicine, University of Geneva,
Geneva, Switzerland

Antoine G. Schneider
Research Fellow,
Austin Health, Intensive Care Unit,
Department of Intensive Care,
ANZIC-RC (Australian and New Zealand
Intensive Care Research Center)
Heidelberg Australia

Bernd Schönhofer
Professor
Klinikum Region Hannover,
Krankenhaus Oststadt-Heidehaus,
Department of Pulmonary and Intensive Care
Medicine,
Hannover, Germany

William D. Schweickert
Assistant Professor of Medicine,
Department of Medicine, Division of
Pulmonary, Allergy and Critical Care
Medicine,
University of Pennsylvania,
Philadelphia, USA

Nishant K. Sekaran
RWJF Clinical Scholars Program,
University of Michigan
Ann Arbor, USA

Tarek Sharshar
General Intensive Care Unit, Raymond
Poincaré Teaching Hospital, University of
Versailles Saint-Quentin en Yvelines,
Garches, France, and
Laboratory of Human Histopathology and
Animal Models,
Institut Pasteur,
Paris, France

Mark D. Siegel
Associate Professor, Director, Traditional
Internal Medicine Residency
Yale School of Medicine,
Department of Internal Medicine,
Section of Pulmonary, Critical Care,

and Sleep Medicine
New Haven, USA

Peter E. Spronk
Department of Intensive Care,
Gelre Hospitals,
Apeldoorn, Netherlands

Joerg Steier
Consultant Physician and Senior Lecturer
King's College London and King's Health
Partners, Lane Fox Respiratory Unit/Sleep
Disorders Centre,
St Thomas' Hospital, Guy's and St Thomas'
NHS Foundation Trust,
London, UK

Amanda Thomas
Clinical Specialist Physiotherapist,
Adult Critical Care Unit, The Royal London
Hospital,
London, UK

Guy Trudel
Professor of Medicine,
Faculty of Medicine,
Bone and Joint Research Laboratory,
University of Ottawa,
The Ottawa Hospital — Rehabilitation Centre,
Ottawa, Canada

Ching-Wei Tsai
Postdoctoral Fellow-STU,
Division of Nephrology, School of Medicine,
Johns Hopkins University,
Baltimore, USA

Kavitha Vimalesvaran
Research Fellow
The Rayne Institute, St Thomas' Hospital,
London, UK

Ron Wald
Staff Physician,
Division of Nephrology, St. Michael's Hospital,
Scientist, Li Ka Shing Knowledge Institute
of St. Michael's Hospital,
Assistant Professor,
Department of Medicine, University
of Toronto,
Toronto, Canada

Hannah Wunsch
Herbert Irving Assistant Professor of
Anesthesiology & Epidemiology,
Department of Anesthesiology, College of
Physicians & Surgeons, Columbia University,
Department of Epidemiology, Mailman
School of Public Health, Columbia
University,
New York, USA

Sachin Yende
Associate Professor/Director of CRISMA
Fellowship/Director of Clinical Epidemiology
Program,
The CRISMA Laboratory (Clinical Research,
Investigation, and Systems Modeling of Acute
Illness),
Department of Critical Care Medicine,
University of Pittsburgh,
Pittsburgh, USA

中文版序一

　　康复医学作为"四位一体"医学新概念组成部分的学科内涵,表明它们并不是医疗程序上"时间的延续",而应当是与医疗程序"叠加"的。也就是说,不是"没有疾病或损伤时是保健医学和预防医学的事,有病或损伤时是治疗医学的事,治疗后的功能障碍或残疾是康复医学的事"。特别是对于重症、疑难、复杂和少见疾病或损伤的急性期,甚至在重症监护时,康复医学要不要介入、能不能介入这个问题,学术界一直有不同的看法。

　　有观点认为康复医学应当是"与后遗症或残疾相关的医学",似乎与关注疾病急性期重症医学没有什么关系。但是,从 20 世纪 80～90 年代起,世界卫生组织(WHO)强调医学的新模式为:医学并不是单纯的"治病的科学",而应当是"维护健康的科学",并且为此特别在 2001 年发布了与"国际疾病分类"(International Classification of Disease,ICD)平行的"国际功能、残疾和健康分类"(International Classification of Functioning,Disability and Health; ICF),要求整个"医疗活动"自始至终都要围绕着"身体的结构和功能""活动""参与"这三项"功能"的提高来运作,即使是涉及急性期的重症、疑难、复杂和少见的疾病或损伤。这就是说:从疾病或损伤一开始,只要不影响急性期的治疗工作,就要考虑功能后果并采取积极的康复措施,才有可能真正确保功能的恢复。在发达国家,早期(甚至超早期)的康复处理早在 20 世纪末期,就以不同方式深入到医院各科室的临床工作中了。如急性心肌梗死患者一般经过 1～2 周的临床和康复处理即出院,4～6 周大部分患者即恢复日常生活自理甚至恢复职业性活动;脑卒中患者绝大多数在 3～5 天内即开始接受康复处理,即使还是处于昏迷或植物状态。而康复处理深入到重症监护治疗病房(ICU)中也基本成为"常规"。这样的医学处理方式取得了不错的效果。近年来,这种极早开始的重症、疑难、复杂和少见疾病或损伤的康复介入在我国也开始得到认可和重视。康复处理早期深入临床科室,或大型综合医院康复医学科中设立重症康复处理单元(intensive rehabilitation care unit, IRCU),或至少是请康复医学科专科医师会诊、请康复治疗师进行床边康复处理等形式都很常见了。但是,作为大型综合医院的康复医学科或大型康复医院,如何将康复医学的工作与传统临床医学 ICU 的工作紧密地结合起来,仍有很多需要探讨的地方。而这不仅可能大大缩短临床科室的平均住院日,节约医疗资源,还可以大大提高患者的功能恢复速度和水平。与此同时,也大大提高康复医学科的学科水平和学术水平。这里不是不要基层一般层次上的康复处理,毕竟那是康复医学的重要阵地。但是如果不在大型医院中承担急性期、重症、疑难、复杂和少见疾病或损伤的临床康复工作,不能与相应的临床科室密切配合,那么就很难满足医院临床工作的需求,难以使患者获得最大的功能后果和最高的生活质量,也很难提高现代康复医学的水平,也就无法说"最大程度地维护了健康"。但是,无疑这对于专科康复医师来说,学术上的要求也就更高了。

发达国家在20世纪80～90年代,就逐步完成了这种医学模式的转化,并且形成了他们独特的医疗体系建设。例如,美国早已形成了由急性期医院(acute care hospital)、长期急性期医院(long term acute care hospital)、住院康复机构(inpatient rehabilitation facility)、高水平的护理机构(skilled nursing facility)和家庭健康照顾(home health agency)组成的完整体系,而且康复医疗自始至终都进行了介入。那么我们要不要也进行类似的医疗体系建设呢? 即能不能来个"弯道超车"呢? 显然我们不可能照搬:我们没有"长期急性期医院",也不可能再建一批"长期急性期医院",而一般的"二级综合医院"又很难承担急性期、重症、疑难、复杂和少见疾病或损伤的临床康复工作。所以,我们需要考虑:能否在三级综合医院中设置"康复医学科"或在大型康复医院建立IRCU,使之能够承担"长期急性期医院"的职责,来个"变道超车"? 我们现在正在进行"医联体"建设的探索,在这个形式下,怎样解决急性期、重症、疑难、复杂、少见疾病和损伤的临床康复问题? 国外发达国家的经验对我们有用吗? 至少我们得了解他们现在是怎样做的。

这本由在国外学习康复医学多年的上海市第一康复医院/同济大学附属康复医院(筹)神经康复中心陈真主任领衔翻译的 *Textbook of Post-ICU Medicine: The Legacy of Critical Care*,向我们展示了发达国家传统临床医学专家的想法和做法,我想这会对我们有所启发。本书前五篇重点介绍在ICU的患者中常见的医学问题和主要的功能障碍问题,"第6篇 ICU患者的治疗和康复策略"及"第7篇 ICU后的治疗和康复策略"着重讲述了重症监护中与监护后的康复处理问题,介绍了国外一些先进的理念和具体的康复方法。相信这对我们来说很有参考价值。

现在,我国在医疗改革中,许多大型康复医疗机构(大型综合医院康复医学科、大型康复医院)已经或正在开展急性期重症临床康复工作,中国康复医学会和许多省市康复医学会先后成立了"重症康复专业委员会",一大批能够从事重症临床康复工作的、技术比较过硬的专科康复医师队伍正在形成;一些传统临床科室的专家开始重视早期的、重症的康复医疗工作;一个多学科、跨学科的医学概念和医学模式正在形成……

在"防-治-康三结合"和"中西医结合"的大方针指导下,让我们抓住现代康复医学发展的"黄金机遇期",努力把我国的现代康复医学推向新的台阶!

王茂斌

2017年9月25日

中文版序二

康复医学在我国历经了几十年的发展,其体系已初步建立,但面对我国经济的迅速发展和不断加快的老龄化进程,以及庞大的慢性病及残疾人群体对康复服务的需求,目前的康复医学建设仍显不足。特别是随着近年来重症医学的发展,越来越多危重症患者得以幸存,虽然其生存率得到了显著提高,但危重症后的遗留问题却长期困扰着这些患者,他们的功能状态及生活质量成为关注的新焦点,这也促使了康复医学向更细化的亚专科方面发展,重症康复成为康复医学的重要发展方向之一。

现代康复贯穿始终的理念是早期、全面、主动的康复,其中排在首位的早期即强调在患者生命体征稳定后就开展康复治疗,而这对于危重症患者来说更加迫切和重要。2016年批准实施的《"健康中国2030"规划纲要》也强调要早康复,要加强康复、老年病、长期护理、慢性病管理、安宁疗护等接续性医疗机构建设。尽管目前在综合性医院、康复专科医院内设立重症康复病房已成为国际性趋势,但我国在重症康复方面尚处于起步阶段。HDU(high dependency unit)作为近年来国内外康复医学的一个新方向,它可为患者提供24小时密切医疗监测和护理,同时可以开展早期积极床旁康复训练,对改善重症患者的康复预后起了关键作用。在HDU中,康复的早期介入缩短了危重症患者的ICU住院时间,使其更好、更快地进入康复治疗的循环过程,提高了全身功能水平,减少了并发症的发生,同时感染风险也降到最低。除了缩短住院时间,HDU的层级体系很大程度上也降低了住院费用和总住院时间,保证了更好的功能恢复水平。

HDU是与重症医学科及其他各个临床学科都紧密配合的一个多学科协作单元。因为我们所说的危重症康复是全面的康复,可能涉及神经科康复、骨科康复、呼吸科康复、心脏科康复、肾脏科康复、肿瘤科康复,甚至缓和治疗等多个方面,所以目前的重症康复还有很多问题尚待解决,亟须各个方面的临床指导。

Textbook of Post-ICU Medicine: The Legacy of Critical Care 原著由牛津大学出版社组织在重症康复各方面做出卓越贡献的众多国际知名专家编写,他们对危重症后的长期预后、器官功能的恢复以及危重症患者躯体、精神、认知等各个方面的治疗和康复策略做出了临床指导,可以说是重症康复的临床指南,满足了从事重症康复的临床医师和需要康复的危重症患者的需求,具有非常重要的指导意义。参与本书翻译的译者

也都是从事重症康复相关专业的临床骨干医师,他们对危重症康复过程中的诸多问题非常熟悉,并且也是最迫切希望改善危重症患者生存质量的一群人,我能感受到他们凝聚在译文字里行间中的热情、认真、执着。

此书的出版具有巨大的社会影响力,必将进一步推动中国重症康复的临床治疗水平,为危重症患者能够真正实现早期、全面的康复提供理论支持,让越来越多的临床医务人员和患者受益,帮助患者提高其自主性及生活质量,使他们最终以最佳的状态回归家庭和社会。

励建安

2017 年 11 月 10 日

英文版序

在过去的半个世纪中,重症监护在防止许多危重症患者过早死亡方面取得了巨大进展。多年来,重症监护团队紧迫、及时和密切地努力纠正急性器官功能障碍,单纯的生理纠正和最终患者的生存率被认为是独一无二的成功标准。然而,在过去的二十多年中,我们幸存的患者及其亲属已经告诉我们更多的关于危重症的意义。在我们的工作领域,生存是一场取决于组织适应性、脆弱性和恢复能力的战争,但这样的生存是有代价的。随着我们的关注点逐渐超出即时的范围,我们已经了解到"重症监护的遗留问题",以及危重症如何通过对身体、心理功能以及社会环境的相应影响,来影响 ICU 后患者的生活。本书探讨了我们除了简单地挽救患者的生命以外,如何最有效地帮助那些经历过重症磨难的患者及其家人回归正常生活。

这种文化本质上的改变在于我们如何看待重症治疗这个专科,以及我们衡量包括恢复生活质量在内的成功结局的方法。这个评定方法来源于倾听患者和家属的诉求,界定问题,通过仔细测试起因和可能的治疗益处的研究假设得出的合理医疗方式。这不仅改变了患者在重症监护之后的治疗方式,而且通过具体了解危重症后遗症对患者的影响而促进了基础研究,从而改善我们在患者住院期间使用的治疗和康复方法。正如所有有效的临床进展一样,这有助于阐明不规范的教条,并有助于聚焦于研究议程,以确保危重症的长期遗留问题得到同等重视。过去,制动常被认为无关紧要,而现在被认为是重要的病理和致残因素;过去认为在短期麻醉中的记忆缺失是有益的,而现在已经明确其与急性脑功能障碍后出现的认知障碍和妄想一样具有显著病理意义;过去家庭成员往往只是一个信息提供者,而现在认为家庭成员可在患者康复方面发挥更大的作用,并且他们也在危重症经历中受到了伤害,所以也受惠于帮助和支持。

可能我们真正的成就是将来自重症患者和其家属,以及深入参与其中的五湖四海的专业人士的各种贡献有机地结合在一起。这不仅打开了重症监护之门,也打开了为提供最佳治疗而探索的思想之门。几个月后一个从死亡边缘抢救回来的患者的回访是重症团队极为珍视的奖励。除此之外,我们的专业应该值得骄傲的是,我们的患者现在已经清楚他们所经历的事情,他们以及家属也在危重症后续时期得到帮助而得以恢复他们的生活。我们不能忽视我们所学到的经验教训,希望以此书激发危重症领域的研究,同时更加优化我们的医疗服务。

Richard D. Griffiths BSc. MD,FRCP,FFICM

Emeritus Professor of Medicine(Intensive care),

Musculoskeletal Biology,

Institute of Ageing & Chronic Disease,

Faculty of Health & Life Sciences,

University of Liverpool,UK.

主译前言

Textbook of Post - ICU Medicine: The Legacy of Critical Care 由美国约翰霍普金斯医院 Stevens 教授、英国圣托马斯医院 Hart 教授以及加拿大多伦多大学 Herridge 教授共同主编，由英国牛津出版社发行，是目前国际上非常权威的有关重症治疗与康复的专著之一。

随着现代科学技术和危重症医学的发展，越来越多的重症患者得以幸存，但是很多留有严重的运动、认知、语言、情感甚至意识的障碍，日常生活能力和社会参与能力严重受限，并且出院后并发症及新发疾病的发病率和死亡率较高，而且患者总数随着人口的老龄化和重症治疗需求的增加而上升，致使家庭和社会均面临严重的负担。如何通过积极而有效的早期重症康复治疗改善患者的功能状态，帮助他们尽早离开监护室，最终达到最佳的康复预后并重返社会，是患者、患者家属及医务人员的共同目标。

2003 年开始，我在王茂斌教授、凌锋教授的领导下从事有关危重、疑难、复杂疾病早期康复的诊治与研究工作，同时与重症康复工作开展较早的北美洲、大洋洲、欧洲的专家进行深入交流与探讨。我切身体会到重症的早期康复治疗与其他康复治疗相比，不仅在我国，而且在世界范围内也起步较晚，但是随着近年来各国政府的逐渐重视，相关医务人员、患者、患者家属的康复意识增强，重症患者的康复治疗得到迅猛发展。2016年底，我有幸结识本书的三位主编，深觉书中的内容对于进一步推动和完善我国的重症康复发展具有重要意义，于是在我院周明成院长及领导班子的大力支持下，顺利开始了本书的翻译工作。

翻译本书，旨在为康复医师、重症医学医师、精神和心理医师、康复治疗师、康复护士以及其他神经、心血管、呼吸、代谢等重症相关专业的医务人员提供一本全面而系统的参考书。书中涵盖重症之后，重症医学、重症康复医学及相关学科所面临的诊疗和康复问题，并提出前沿的治疗和康复策略。从事重症治疗及康复的医务人员，尤其是康复医生不仅能从中学习到丰富的康复知识，还能大大提高相关的重症诊疗水平。本书不仅从重症、神经、心血管、呼吸、代谢、康复等专业医务人员的角度，还通过患者和患者家属的视角，以详尽的数据阐明早期临床康复的重大意义。另外，本书还特别关注和理解重症康复患者及家属的感受和期望，强调医患有效沟通的方法和意义，比如将有效沟通策略 Name、Understanding、Respect、Support、Explore 缩写成单词"NURSE",作为临床医务人员加强医患沟通的指导。

　　本书的翻译工作历时近一年,期间得到上海市第一康复医院/同济大学附属康复医院(筹)、复旦大学附属华山医院、上海交通大学医学院附属仁济医院和新华医院等专家及博硕士研究生的指导和帮助,在此表示衷心的感谢。虽然我们高度重视本书的翻译,每一章节均在反复审校之后才最终定稿,但由于知识的局限及文化的差异,疏漏之处在所难免,诚恳地期待广大读者给予指正。

陈　真

2017 年 11 月 5 日

缩略词

Ab	antibody	抗体
ACE	anglotensin-converting enzyme	血管紧张素转换酶
ACOS	adult respiratory distress syndrome cognitive outcomes study	成人呼吸窘迫综合征认知结局研究
ACTH	adrenocorticotropic hormone	促肾上腺皮质激素
ACV	assist control ventilation	辅助控制通气
ADL	activities of daily living	日常生活活动
ADP	adenosine diphosphate	二磷酸腺苷
AIDS	acquired immunodeficiency syndrome	获得性免疫缺陷综合征
AKI	acute kidney injury	急性肾损伤
ALDS	academic medical center linear disability score	学术医学中心线性残疾评分
ALI	acute lung injury	急性肺损伤
alkP	alkaline phosphatase	碱性磷酸酶
AMP	adenosine monophosphate	一磷酸腺苷
AMPK	AMP－activated protein kinase	一磷酸腺苷活化蛋白激酶
ANP	atrial natriuretic peptide	心房钠尿肽
APACHE	acute physiology and chronic health evaluation	急性生理学与慢性健康状况评估
AQoL	assessment of quality of life	生活质量评价
ARA	aldosterone receptor antagonist	醛固酮受体拮抗剂
ARB	angiotensin receptor blocker	血管紧张素受体阻断剂
ARDS	acute respiratory distress syndrome	急性呼吸窘迫综合征
ARF	acute renal failure	急性肾功能衰竭
	acute respiratory failure	急性呼吸功能衰竭
ASV	adaptive support ventilation	适应性支持通气
ATICE	assessment to intensive care environment	重症监护环境评估
ATP	adenosine triphosphate	三磷酸腺苷
BAMPS	bilateral, anterolateral magnetic phrenic nerve stimulation	双侧前外侧膈神经刺激
BAN	body area network	人体局域网
BBB	blood-brain barrier	血脑屏障
bd	twice daily	每日两次
BDI	Beck Depression Inventory	贝克抑郁量表
bFGF	basic fibroblast growth factor	碱性成纤维细胞生长因子
BIS	bispectral index	脑电双频指数
BMC	bone mineral content	骨矿物质含量
BMD	bone mineral density	骨密度

BMI	body mass index	体质指数
BMSC	bone marrow stem cell	骨髓干细胞
BNP	brain natriuretic peptide	脑钠尿肽
BRC	brain reserve capacity	脑储备能力
CAF	comprehensive assessment of frailty	脆弱性综合评价
CAM - ICU	confusion assessment method for the ICU	ICU 混淆评定方法
CBF	cerebral blood flow	脑血流
CBT	cognitive behavioural therapy	认知行为疗法
cc	cubic centimetre	立方厘米
CCFNI	Critical Care Family Needs Inventory	危重症家庭需求量表
CCI	chronic critical illness	慢性危重症
CES - D	Center for Epidemiologic Studies Depression (Scale)	抑郁流行病学研究中心(量表)
CFS	Clinical Frailty Scale	临床脆弱量表
CGA	comprehensive geriatric assessment	老年综合评估
CGIC - PF	clinical global impression of change in physical frailty	身体脆弱性变化的临床印象
cGy	centigray	(放射学)厘戈瑞(=0.01 Gy)
CHF	congestive heart failure	充血性心力衰竭
	chronic heart failure	慢性心力衰竭
CI	confidence interval	置信区间
CIM	critical illness myopathy	危重症肌病
CINM	critical illness neuromyopathy	危重症神经肌肉疾病
CINMA	critical illness neuromuscular abnormality	危重症神经肌肉异常
CIP	critical illness polyneuropathy	危重症多发性神经病
CIPNM	critical illness polyneuromyopathy	危重症多发性神经肌病
CIT	conventional insulin therapy	常规胰岛素治疗
CK	creatine kinase	肌酸激酶
CKD	chronic kidney disease	慢性肾脏疾病
cm	centimetre	厘米
CMAP	compound muscle action potential	复合肌肉动作电位
cmH_2O	centimetre of water	厘米水柱
CMS	cervical magnetic stimulation	颈部磁刺激
CNS	central nervous system	中枢神经系统
CO	cardiac output	心排血量
CO_2	carbon dioxide	二氧化碳
COPD	chronic obstructive pulmonary disease	慢性阻塞性肺疾病
CPAP	continuous positive airway pressure	持续气道正压通气
CPM	continuous passive motion	持续被动运动
CRIMYNE	critical illness myopathy and/or Neuropathy	危重症肌病和(或)神经病变
CRP	C - reactive protein	C 反应蛋白
CRRT	continuous renal replacement therapy	连续性肾脏替代治疗
CSF	cerebrospinal fluid	脑脊液
CSF - 1	colony-stimulating factor 1	集落刺激因子 1
CT	computed tomography	计算机断层扫描
CVO	circumventricular organ	脑室周围器官
CVVH	continuous veno-venous haemofiltration	持续静脉-静脉血液滤过
CVVHDF	continuous veno-venous haemodiafiltration	持续静脉-静脉血液透析滤过
DASS	Depression, Anxiety, and Stress Scale	抑郁、焦虑和压力量表
dB	decibel	分贝

DC	dendritic cell	树突状细胞
DEXA	dual-energy X-ray absorptiometry	双能 X 线吸收法
DIC	disseminated intravascular coagulation	弥散性血管内凝血
DIS	daily interruption of sedation	日间间断镇静
dL	decilitre	分升
DLCO	diffusing capacity for carbon monoxide	一氧化碳弥散量
DNA	deoxyribonucleic acid	脱氧核糖核酸
DSM	Diagnostic and Statistical Manual of Mental Disorders	精神障碍诊断与统计手册
DTI	diffusion tensor imaging	扩散张量成像
ECCM	extracellular collagen matrix	细胞外胶原基质
ECG	electrocardiography	心电图
ECHO	echocardiography	超声心动图
ECM	extracellular matrix	细胞外基质
EEF	eukaryotic elongation factor	真核延伸因子
EEG	electroencephalogram	脑电图
EGF	epidermal growth factor	表皮生长因子
eGFR	estimated glomerular filtration rate	估计肾小球滤过率
EIF	eukaryotic initiation factor	真核起始因子
EM	electron microscopy	电子显微镜
EMDR	eye movement desensitization and reprocessing	眼动脱敏和再处理
EMG	electromyography	肌电图
EMS	electrical muscle stimulation	肌肉电刺激
EMT	epithelial-mesenchymal transition	上皮间质转化
EN	enteral nutrition	肠内营养
EndoMT	endothelial-mesenchymal transition	内皮细胞间质转化
EPO	erythropoietin	促红细胞生成素
EQ - 5D	EuroQol - 5D	欧洲五维生活质量问卷
ERF	eukaryotic release factor	真核细胞释放因子
ERK	extracellular signal regulated kinase	细胞外信号调节激酶
ERS	European Respiratory Society	欧洲呼吸学会
ES	electrical stimulation	电刺激
ESR	erythrocyte sedimentation rate	红细胞沉降率
ESRD	end-stage renal disease	终末期肾脏疾病
ETT	endotracheal tube	气管内插管
FACTT	acute respiratory distress syndrome clinical trials network fluid and catheter treatment trial	急性呼吸窘迫综合征临床试验网络流体和导管治疗试验
FDR	false discovery rate	错误发现率
FI	frailty index	脆弱性指数
FIM	functional independence measure	功能独立性评定
FiO_2	fraction of inspired oxygen	吸入氧浓度
fMRI	functional magnetic resonance imaging	功能磁共振成像
FS - ICU	family satisfaction in the ICU	在 ICU 中的家庭满意度
FSR	fractional synthetic rate	分数合成率
Ft	foot	英尺
g	gram	克
GABA	gamma-aminobutyric acid	γ-氨基丁酸
GC	glucocorticoid	糖皮质激素
GCS	Glasgow Coma Scale	格拉斯哥昏迷量表
GFP	green fluorescence protein	绿色荧光蛋白

GFR	glomerular filtration rate	肾小球滤过率
GH	growth hormone	生长激素
GLUT	glucose transporter	葡萄糖转运蛋白
GM‐CSF	granulocyte-macrophage colony-stimulating factor	粒细胞-巨噬细胞集落刺激因子
GP	general practitioner	全科医生
GWAS	genome-wide association studies	全基因组关联研究
Gy	gray	戈瑞
HADS	Hospital Anxiety and Depression Scale	医院焦虑抑郁量表
HCO_3^-	bicarbonate ion	碳酸氢根离子
HE	haematoxylin and eosin（stain）	苏木精素和伊红（染色）
HF	heart failure	心力衰竭
HGF	hepatocyte growth factor	肝细胞生长因子
HHD	handheld dynamometry	手持式测力法
HIF	hypoxia-inducible factor	缺氧诱导因子
HIV	human immunodeficiency virus	人类免疫缺陷病毒
HO	heterotopic ossification	异位骨化
HR	hazard ratio	危险比
HRQoL	health-related quality of life	健康相关生活质量
HSC	haematopoietic stem cell	造血干细胞
Hz	hertz	赫兹
IADL	instrumental activity of daily living	工具性日常生活活动
ICD	International Classification of Disease	国际疾病分类
ICDSC	intensive care delirium screening check	重症监护谵妄筛选检查
ICF	international classification of functioning, disability, and health	国际功能、残疾与健康分类
ICP	intracranial pressure	颅内压
ICU	intensive care unit	重症监护治疗病房
ICUAW	ICU‐acquired weakness	ICU 获得性无力
IES	Impact of Events Scale	事件影响量表
IES‐R	Impact of Events Scale‐Revised	事件影响量表-修订版
IFN‐γ	interferon gamma	γ-干扰素
Ig	immunoglobulin	免疫球蛋白
IGF‐1	insulin-like growth factor‐1	胰岛素样生长因子-1
IHD	intermittent haemodialysis	间歇性血液透析
IIT	intensive insulin therapy	胰岛素强化治疗
IL	interleukin	白细胞介素
IMV	invasive mechanical ventilation	有创机械通气
iNOS	inducible nitric oxide synthase	诱导型一氧化氮合酶
IQ	intelligence quotient	智商
I/R	ischaemia-reperfusion	缺血再灌注
IRF	inpatient rehabilitation facility	住院康复设施
IRI	ischaemia-reperfusion injury	缺血再灌注损伤
IRS‐1	insulin receptor substrate 1	胰岛素受体底物1
IU	international unit	国际单位
IV	intravenous	静脉注射
IVIg	intravenous immunoglobulin	静脉注射免疫球蛋白
IZ	infarct zone	梗死区
JNK	c‐Jun N‐terminal kinase	c‐Jun 氨基末端激酶
K^+	potassium ion	钾离子
kcal	kilocalorie	千卡

kDa	kilodalton	千道尔顿
kg	kilogram	千克
kPa	kilopascal	千帕
L	litre	升
LBM	lean body mass	瘦体重
LD	linkage disequilibrium	连锁不平衡
LDL	low-density lipoprotein	低密度脂蛋白
LMA	laryngeal mask airway	喉罩通气道
LPS	lipopolysaccharide	脂多糖
LTAC	long-term acute care	长期急性治疗
LV	left ventricle	左心室
lx	lux	勒克斯
m	metre	米
MAAS	Motor Activity Assessment Scale	运动活力评分量表
MAP	mean arterial pressure	平均动脉压
MAPK	mitogen-activated protein kinase	丝裂原活化蛋白激酶
MCS	Mental Health Summary Scale	心理健康总结量表
	Mental Component Score	心理成分评分
mg	milligram	毫克
MHC	myosin heavy chain	肌球蛋白重链
MI	myocardial infarction	心肌梗死
	motivational interviewing	动机性访谈
MIF	macrophage inhibitory factor	巨噬细胞抑制因子
min	minute	分钟
MIP	maximal inspiratory pressure	最大吸气压力
miR	micro-RNA	微小 RNA
mL	millitre	毫升
mm	millimetre	毫米
mmHg	millimetre of mercury	毫米汞柱
mmol	millimole	毫摩尔
MMP	metalloproteinase	金属蛋白酶
MMV	mandatory minute ventilation	每分钟强制通气量
MODS	multiple organ dysfunction syndrome	多器官功能障碍综合征
MOF	multiple organ failure	多器官功能衰竭
MPB	muscle protein breakdown	肌肉蛋白质分解
MPS	muscle protein synthesis	肌肉蛋白质合成
MRC	Medical Research Council	医学研究理事会
MRI	magnetic resonance imaging	磁共振成像
mRNA	messenger ribonucleic acid	信使核糖核酸
ms	millisecond	毫秒
MSC	mesenchymal stem cell	间充质干细胞
mTOR	mammalian target of rapamycin	哺乳动物雷帕霉素靶
MV	mechanical ventilation	机械通气
MVC	maximal voluntary contraction	最大随意收缩
N	newton	牛顿
Na^+	sodium ion	钠离子
NAVA	neutrally adjusted ventilator assistance	中性调整呼吸机辅助
NCS	nerve conduction studies	神经传导研究
NE	norepinephrine	去甲肾上腺素
NFκβ	nuclear factor kappa beta	核因子-κB

ng	nanogram	纳克
NHP	Nottingham Health Profile	诺丁汉健康量表
NICE	National Institute for Health and Care Excellence	杰出健康和护理国家研究所
NIH	National Institutes of Health	国立卫生研究院
NIRS	near-infrared spectroscopy	近红外光谱
NIV	non-invasive ventilation	无创通气
NIZ	non-infarcted zone	非梗死区
NK	natural killer	自然杀伤细胞
NKT	natural killer T (cell)	自然杀伤 T 细胞
NMBA	neuromuscular blocking agent	神经肌肉阻断剂
NMES	neuromuscular electrical stimulation	神经肌肉电刺激
nmol	nanomole	纳摩尔
NNT	number to treat	数字处理
NO	nitric oxide	一氧化氮
NREM	non-rapid eye movement	非快速眼动
NSAID	non-steroidal anti-inflammatory drug	非甾体类抗炎药
NUTRIC	NUTrition Risk in the Critically ill (score)	危重症患者的营养风险(评分)
NYHA	New York Heart Association	纽约心脏协会
O_2	oxygen	氧气
OA	osteoarthritis	骨关节炎
OR	odds ratio	比值比
OT	occupational therapy	作业治疗
P	probability	可能性
$PaCO_2$	arterial partial pressure of carbon dioxide	动脉二氧化碳分压
PAI	plasminogen activator inhibitor	纤溶酶原激活物抑制剂
p – Akt	phosphorylated Akt	磷酸化 Akt
PaO_2	arterial partial pressure of oxygen	动脉血氧分压
PAV	proportional assist ventilation	辅助通气比例
PBW	predicted body weight	预测体重
PCS	Physical Health Summary Scale	体质健康总结量表
	Physical Component Score	身体成分评分
	patient-controlled sedation	患者自控镇静
PCT	procalcitonin	降钙素原
PD – 1	programmed death 1	程序性死亡 1
PDGF	platelet-derived growth factor	血小板源性生长因子
Pdi	diaphragm pressure	膈膜压力
PDS	Post-traumatic Diagnostic Scale	创伤后诊断量表
PEEP	positive end-expiratory pressure	呼气末正压
Pemax	maximal expiratory pressure	最大呼气压
PET	positron emission tomography	正电子发射断层扫描
PFC	prefrontal cortex	前额叶皮质
Pgas	gastric pressure	胃内压力
PGHS	prostaglandin-H synthase	前列腺素 H 合成酶
PICS	post-intensive care syndrome	重症监护治疗管理后综合征
PICS – F	post-intensive care syndrome-family	重症监护治疗管理后综合征家族
PI3K	phosphatidylinositol – 3 kinase	三磷酸肌醇激酶
Pimax	maximal inspiratory pressure	最大吸气压力
PMV	prolonged mechanical ventilation	长期的机械通气
PN	parenteral nutrition	肠外营养
Poes	oesophageal pressure	食管压力

POLST	physician orders for life sustaining treatment	维持生命治疗医嘱
PRIS	propofol infusion syndrome	丙泊酚输注综合征
PSG	polysomnography	多导睡眠图
PSV	pressure support ventilation	压力支持通气
PT	physical therapy	物理治疗
PTH	parathyroid hormone	甲状旁腺激素
PTS	post-traumatic stress	创伤后应激
PTSD	post-traumatic stress disorder	创伤后应激障碍
PTSS	Post-traumatic Symptom Scale	创伤后症状量表
QALY	quality-adjusted life year	质量调整生命年
QoL	quality of life	生活质量
RANKL	receptor activator of nuclear transcription factor κB ligand	核转录因子 κB 配体的受体激活剂
RAS	renin-angiotensin system	肾素-血管紧张素系统
RASS	Richmond Agitation and Sedation Scale Richmond	激越镇静量表
RBF	renal blood flow	肾血流
RCT	randomized controlled trial	随机对照试验
REE	resting energy expenditure	静息能量消耗
REM	rapid eye movement	快速眼动
rhGH	recombinant human growth hormone	重组人生长激素
RICU	respiratory critical care unit	呼吸重症监护病房
RNA	ribonucleic acid	核糖核酸
RNS	reactive nitrogen species	活性氮
ROS	reactive oxygen species	活性氧
RRT	renal replacement therapy	肾脏替代治疗
RSBI	rapid shallow breathing index	快速浅呼吸指数
s	second	秒
SAE	sepsis-associated encephalopathy	脓毒性脑病
SaO_2	arterial oxygen saturation	动脉血氧饱和度
SAPS	Simplified Acute Physiology Score	简明急性生理评分
SARS	severe acute respiratory syndrome	严重急性呼吸综合征
SBT	spontaneous breathing trial	自主呼吸试验
SCCM	Society of Critical Care Medicine	危重症医学学会
SCID	Structured Clinical Interview for DSM - IV	精神障碍诊断和统计手册结构化临床访谈(第4版)
SCN	suprachiasmatic nucleus	视交叉上核
SD	standard deviation	标准差
SEM	standard error of the mean	平均标准差
SF - 36	Short-form 36	健康调查简表
SIMV	synchronized intermittent mandatory ventilation	同步间歇强制通气
Sir	silent information regulator	沉默信息调节因子
SIRS	systemic inflammatory response syndrome	全身炎症反应综合征
SLED	sustained low-efficiency dialysis	持续低效率透析
SNAP	sensory nerve action potential	感觉神经动作电位
SNF	skilled nursing facility	专业护理设施
SNIP	sniff nasal inspiratory pressure	鼻吸气压力
SNP	single nucleotide polymorphism	单核苷酸多态性
SOFA	sequential organ failure	序贯性器官衰竭
SpO_2	oxygen saturation	氧饱和度
SWS	slow-wave sleep	慢波睡眠

SWU	specialized weaning units	专业脱机单元
TBI	traumatic brain injury	创伤性脑损伤
TBSA - B	total body surface area burned	体表烧伤总面积
^{99m}Tc	technetium - 99m	锝 - 99m
TCR	T cell receptor	T 细胞受体
TDT	transmission disequilibrium test	传递不平衡检验
TEC	tubular epithelial cell	肾小管上皮细胞
TENS	transcutaneous electrical nerve stimulator	经皮神经电刺激器
TGF	transforming growth factor	转化生长因子
TIMP	tissue inhibitor of metalloproteinase	金属蛋白酶组织抑制剂
TIR	timing it right	恰当的时间安排
TKA	total knee arthroplasty	全膝关节置换术
TMS	transcranial magnetic stimulation	经颅磁刺激
TNF	tumour necrosis factor	肿瘤坏死因子
TNF - α	tumour necrosis factor alpha	肿瘤坏死因子 α
Treg	regulatory T cell	调节性 T 细胞
TSH	thyroid-stimulating hormone	促甲状腺激素
TST	total sleep time	总睡眠时间
TTM	transtheoretical model	跨理论模式
TUG	timed up and go（test）	计时起立-行走（测试）
TwAP	adductor pollicis twitch tension	拇内收收缩张力
TwPaw	twitch airway pressure	气道颤动压
TwPdi	twitch Pdi	跨膈颤动压
TWEAK	TNF - related weak inducer of apoptosis	TNF 相关的细胞凋亡诱导物
TwQ	quadriceps twitch response	股四头肌抽搐反应
UK	United Kingdom	大不列颠联合王国
UPP	ubiquitin-proteasome pathway	泛素蛋白酶体途径
US	United States	美国
UTR	untranslated region	非编码区
VAP	ventilator-associated pneumonia	呼吸机相关性肺炎
VAS	Visual Analogue Scale	视觉模拟量表
VEGF	vascular endothelial cell growth factor	血管内皮细胞生长因子
VFD	ventilator-free day	不戴呼吸机天数
VICS	Vancouver Interaction and Calmness Scale	温哥华互动和镇静量表
VIDD	ventilator-induced diaphragmatic dysfunction	呼吸机所致膈肌功能障碍
VLPO	ventrolateral preoptic	腹外侧视前区
VNTR	variable number of tandem repeats	串联重复
vs	versus	比
WHO	World Health Organization	世界卫生组织
WHODAS Ⅱ	WHO Disability Assessment Schedule Ⅱ	世界卫生组织残疾评估计划表Ⅱ
WOB	work of breathing	呼吸功
YFP	yellow fluorescent protein	黄色荧光蛋白
ZDRS	Zung Depression Rating Scale	Zung 抑郁自评量表

目　录

第1篇

离开 ICU 后的生活

第1章
引　言

Margaret S. Herridge

　　对于患者来说，从危重症中幸存下来，并不像我们想象的那样会有个美满的结局。没人能真正理解，在重症监护治疗病房（ICU）里的医学处理可能会对患者造成长达几个月甚至几年的伤害和痛苦。医院对危重症后的处理结局历来强调死亡率，并没有处理 ICU 后患者的现实经验，即患者长期的躯体和神经心理功能障碍、持续的医疗资源的利用、所产生的费用以及对家庭经济和家庭成员的心理健康造成破坏的风险。45 年前，Ashbaugh 和他的同事发表了一篇关于"急性呼吸窘迫综合征（ARDS）[1]意义重大"的论文，虽然那时他们没有意识到，这篇论文会引发一场运动——使得人们去理解在 ICU 里极度重症患者身上发生的事。

　　在过去的几十年里，判定 ICU 工作的结局指标已有了系统性的进展。最初的结局指标是生理指标，通过无数的研究来判断 ARDS 后患者的心肺功能。然后向健康相关生活质量（HRQoL）的研究方向发展，这些研究显示出患者有明显的躯体功能衰退，但是那时还没有清楚地认识到它的成因，而是假设这种躯体功能的衰退是 ARDS 残留的肺部疾病的结果。后来了解到 ARDS 患者患有重要的神经认知功能障碍和情绪障碍。在随后的面对面随访研究中，研究者采用了运动和功能测试的方法，这有助于鉴别另一个主要的病症——肌萎缩和肌无力，他们也是导致 HRQoL 降低的另一个决定因素。

　　早期的结局工作集中于 ARDS，但是现在已经推广到具有不同临床表现和各自不同结局模式的疾病人群中。现在新的残疾人范围包含：以前健康的年轻患者、有伴发疾病的老年患者、预先存在功能残疾的老年人、长期机械通气的患者。为了更好地理解 ICU 的危险因素对长期残疾的影响，已经不再使用简单的根据疾病发病率制订的条目，而是启用了与不同 ICU 治疗相关的竞争风险分级系统。基于临床上不同的漏洞和风险，目前工作还侧重于在临床表现、疾病的分子机制和创立个体化的康复计划之间建立联系。为了全心领悟"结局"这个概念，我们从表观遗传学扩展到家庭照顾者和患者的情绪障碍，这是我们思想和方法的一个了不起的进化。

　　本书最初部分将帮助读者定位以下几个问题：危重症的严重程度和负担、死亡率、详细的发病率以及成本费用。作为结局和风险调节者的家庭照顾人员的核心作用将在本书中被强调突出，并通过个人经验分享文章来进一步强化这个观点，例如我们会分享一对夫妻得了重症脓毒症后多器官功能障碍的经历。为了了解怎样使患者变得更好，我们首先会描述需要解决的问题，然后提出恰当的解决框架，这个序篇将提供这些基本的背景。

（范文可 译）

参考文献

［1］Ashbaugh DG，Bigelow DB，Petty TL Levine BE. Acute respiratory distress in adults. *Lancet* 1967；**2**：319－23.

第2章

全球危重症及其长期结局

Neill K.J. Adhikari

定义危重症的全球负担

各种疾病的全球负担的详细资料可以从网上获得,包括以下疾病:癌症、心血管疾病、结核病以及人体免疫缺陷病毒(HIV)感染或获得性免疫缺陷综合征(AIDS)[1]。然而,没有可靠的关于危重症综合征的国际比较流行病学数据,例如急性呼吸窘迫综合征(ARDS)、脓毒症以及多器官功能障碍。同样,虽然临床医生更擅长鉴别危重症的并发症,包括:肺功能障碍、虚弱、日常生活活动能力(ADL)障碍、精神疾病、认知减退以及生活质量的全面减退[2],但是关于危重症的流行病学数据是有限的,并且这些数据仅限于美国。

以下几个点使得获得以人群为基础的危重症及其后遗症的详细信息很困难。首先,不像 HIV 的血清学检查或者肌钙蛋白测定对心肌梗死的诊断那样,危重症综合征没有特定的诊断试验。脓毒症[3-5]、院内感染[6,7]以及 ARDS[8,9]的定义源自于统一的共识、修订以及基于临床、实验室、放射学和生理学的标准。一些疾病的定义也缺乏可靠性[10,11]。虽然测试者确实可以通过使用标准评估工具获得结果,但是危重症的精神转归判断还是基于临床症状的[12]。其次,危重症综合征与一些慢性疾病如癌症、哮喘、结核病相比,临床症状前驱期较短而短期死亡率较高,且短期死亡率在一些 ICU 资源较少的国家可能更高,这个特点限制了可用于研究的危重症的流行病例数量。另一方面,幸存者的后遗症通常持续几个月或者几年,因此,横断面调查方法应该能给出更加可靠的疾病负担数据。第三,使用现存的管理数据库[13],危重症比外伤或心血管疾病更加难研究,因为它没有被规定程序定义好,或者没有输入医院疾病编码。以人群为基础的关于危重症的非死亡率结局的研究迄今仅限于美国,并且这些研究已经将队列研究结果及确定的认知[14,15]和功能状态[14]联系起来输入数据库,用来定义一些暴露因素,例如入住 ICU、危重症(例如脓毒症)或者机械通气(MV)。最后,危重症及其后遗症的流行病学研究有赖于 ICU 资源的可获得性和使用程度,换言之,没有 ICU,就不可能有危重症或其造成的长期后果的研究。危重症的流行病学研究还依赖于其他健康服务的使用程度,因为一些危重症是其他治疗干预例如外科手术或者骨髓移植术的副效应。甚至危重症后死亡率反映了限制重症监护的临床决策和疾病的结局之间的相互作用。

能够为患者提供器官移植、癌症的强化化疗以及能够为有伴随疾病的老年心血管疾病患者提供手术治疗资源的国家,比不能提供这些医疗服务的国家有更高的危重症负担和与这些条件相关的发病率。虽然普遍认为危重症发生在 ICU 以外,但是危重症的研究,特别是国际比较流行病学研究通常在 ICU 内进行。比较国际惯例的观察性研究已经开展了对脓毒症[16]、院内感染[17,18]、机械通气[19,20]和临终关怀[21]的研究,并且此研究方法已经被用来形成疾病严重程度评分[22,23]。这些研究在短时间内采用期间患病率或者"快照"方法在 ICU 内进行数据收集。虽然这些研究显示出在过程和结局这两方面不同国家之间具有差异,但是因为它们缺乏同一地理区域内的人口总数以及完整的病例调查,所以它们没有提供精确的以人口为基础的发病率数据。虽然有些例外的情况[20,24],但是这些研究没有包括发展中国家的数据。

关于结构、病例组合、治疗过程以及低资源配置中重症监护结局的数据仅限于描述性研究中,这提示有限的重症监护病床、基础设施、人员和设备。因此,入住 ICU 的患者病情都非常严重,这不奇怪,叙述性综述[25,26]和有限的观察性数据[27,28]显示出对于严重资源限制地区[29,30]的临床治疗结果不佳,至少部分原因是资源的严重限制。最大化的使用这一稀缺资源要求结合当地实际,重视区域化和一体化[31]。发展中国家的急性疾病后的长期发病率研究通常集中在儿童疾病[32-35]、脑卒中[36-38]和外伤[39,40],这些仅限于单中心研究,极少有例外[36,37]。

作为危重症综合征的原型——脓毒症的观察性研究强调了流行病学方面的挑战。危重症的发病率、患病率和预后,这些结果取决于研究设计是否考虑测量人群发病率或者在 ICU 接受过治疗的患者的发病率。其他重要的偏倚包括:住院患者随访期的长短(1 天对比整个住院天数)、病例定义、机构类型、研究场所(对 ICU 限制的或不限制的)、季节变化和病例组合[41]。美国的人群研究采用了管理性数据库,显示出重症脓毒症的人群发病率是 300 例/100 000 人年[42],脓毒症的发病率是 240 例/100 000 人年[43]。在 ICU 背景下,大多数研究发现每 100 例 ICU 接诊患者的治疗发生率约为 10 例[44]。其他研究发现在 ICU 病床少的医院里这一比率更高[45,46],这可能反映医生收治的患者的疾病更加严重,或从人口分母中排除了术后监护的低风险患者[16]。脓毒症的随访研究显示出,和普通医院住院相比,重症脓毒症住院治疗后会增加中度到重度认知损害和功能减退的风险(通过测量 ADL 能力的丧失)[14]。一项研究调查了美国 65 岁以上接受医疗保险的患者,截至 2008 年底,有 637 867 人已经从重症脓毒症幸存下来 3 年,344 111 人幸存下来 5 年,其中至少有 106 311 名幸存者[95%CI(可信区间),79 692~133 930]存在中至重度认知损害,476 862 名幸存者(95%CI,455 026~498 698)有功能残疾,在至少一项活动[47]或工具性日常生活活动(IADL)中需要帮助。造成这些结果可能主要是由于急性疾病的住院治疗,而不是危重症或机械通气本身[15,48,49],同样,美国老年人 ICU 出院后 3 年内死亡风险增加是由于住院治疗造成的,而不是由于入住 ICU 造成的[50]。

因此定义危重症后遗症的人群流行病学需要解决两个问题。首先是要估计危重症的全球负担,其次是潜在的方法和他们面临的挑战,具体如下。

(1)统计 ICU 入院人数。这个方法的好处是简单,但是 ICU 床位的可获得性和所包含的生命支持技术的差异性意味着病例组合和病情程度会有很大差异。这种方法尤其严重低估了中低收入国家的危重症的发病率。在高收入国家之间进行比较也同样面临挑战，正如最近的一项比较美国和英国的患者入院特征和结局的队列研究，即使是标准化的医院死亡率，由于出院的差别，也不能可靠地进行比较[51]。

（2）把综合征的具体数据应用于世界人口，对危重症综合征全球负担做出非常粗略的估计（表 2.1）。值得注意的是，如果假设年龄、性别、危险因素的分布，以及重症治疗的能力和北美地区的流行病学数据相似，这就可能低估了发展中国家的负担，因为在这些国家由感染和外伤造成的死亡比例更高。后面的假设明显是有缺陷的。即使在发达国家，ICU 床位的可获得性的流行病学数据也是非常少的。

（3）使用定义更加标准化的死亡原因的数据来估计危重症的负担（例如，来自全球疾病负担项目，网址是：http://www.who.int/topics/global_press_of_disease/en/）。这种方法通过将所有急性原因的死亡加在一起的方法来建立危重症的负担模型，这种模型假设所有死亡的患者生前都患有危重症，并且它也是对每种急性疾病的危重症幸存者的一种估计。例如，在医疗资源丰富的国家，大多数患有会导致死亡的肺炎或外伤的患者将被允许进入ICU，并且危重症幸存者的数量等于死亡人数的若干倍。使用这一框架，最重要的死亡原因应考虑是由那些急性疾病（例如急性感染、创伤、缺血性心脏病）引起的，因此可以排除许多慢性疾病（例如恶性肿瘤、乙型和丙型肝炎）。这一负担框架可以用来估计每个国家，然后与该国的重症监护资源的估计值进行比较，例如人均急症住院病床数量、有机械通气的重症监护病床和高度依赖性患者的病床。

即便危重症的负担可以量化，第二个挑战是记录幸存者危重症后遗症的负担。这些后遗症在管理数据库中被更准确地编码之前，将需要使用从文化角度上的适用性、可翻译的、可靠的和有效的工具对危重症幸存者的结局认定进行队列研究[52]。根据已经讨论的原因，以美国的数据估计世界其他地区危重症负担的人群（类似于前面讨论过的方法 2）是有问题的；此外，危重症后发病率的负担可能各个国家是不同的，因为大体上其他国家危重症患者年龄比美国年轻得多。年轻的危重症的幸存者有较少的合并症，但是如果出现 ICU 后的并发症则阻止他们重返工作岗位，他们可能遭受严重的经济困难[53]。在撒哈拉沙漠以南的非洲地区的脓毒症患者中普遍存在艾滋病病毒共同感染[27]，这在改变危重症后发病率进程方面的作用仍尚未被探索开发，但是它对患者、临床医生和卫生政策制定者是有影响的。

这些挑战意味着可能永远不可能定义全球重大疾病负担或者它的后遗症。鉴于缺乏对ICU 病床的统一定义，因此，定义全球重症监护的能力也是困难的，正如一项研究所显示的，在八个发达国家的 ICU 病床的可用性方面存在着 5 倍及以上的变化[54]。虽然如此，但是实现这一目标对分配卫生系统的资源，提高危重症患者的治疗质量以及应对意外的患者数量激增（如大型流行病期间）是很有必要的。回答这个问题还将推动改善低资源环境中急危重症患者结局，例如世界卫生组织（WHO）的《青少年和成人急性疾病综合管理指南》[55,56]。最近一项旨在改善全球手术治疗管理的倡议提供了这种方法的模型，这个倡议开始于全球手术负担的研究[57,58]。

表 2.1 世界银行地区全球危重症负担的粗略估计

世界银行地区[a]	2004年人口	死亡数（2004年数量×1000，地区总数%）[b]						估计的危重症的潜在负担（每年数量×1000）[c]		
		总共	感染	产妇条件	恶性肿瘤	心血管疾病	外伤	患者机械通气	ARDS	脓毒症
高收入国家	949 818	8 008	468 (5.8%)	1 (0.0%)	2 146 (26.8%)	2 978 (37.2%)	490 (9.8%)	2 000~3 000	170~820	2 300~2 800
东亚和太平洋地区	1 892 113	14 000	1 777 (12.7%)	44 (0.3%)	2 284 (16.3%)	4 439 (31.7%)	1 678 (12.0%)	3 900~5 900	340~1 600	4 500~5 700
欧洲和中亚	476 096	5 684	284 (5.0%)	3 (0.1%)	820 (14.4%)	3 248 (57.1%)	604 (10.6%)	990~1 500	85~410	1 100~1 400
拉丁美洲和加勒比地区	549 187	3 499	474 (13.5%)	16 (0.4%)	543 (15.5%)	998 (28.5%)	407 (11.6%)	1 100~1 700	98~470	1 300~1 600
中东和北非	324 542	2 114	299 (14.1%)	15 (0.7%)	181 (8.6%)	732 (34.6%)	281 (13.3%)	680~1 000	58~280	780~970
南亚	1 493 430	13 778	3 993 (29.0%)	179 (1.3%)	954 (6.9%)	3 438 (25.0%)	1 476 (10.7%)	3 100~4 700	270~1 300	3 600~4 500
非洲的撒哈拉以南地区	749 269	11 662	6 475 (55.5%)	269 (2.3%)	493 (4.2%)	1 232 (10.6%)	847 (7.3%)	1 600~2 400	130~650	1 800~2 200
全世界	6 436 826	58 772	13 777 (23.4%)	527 (0.9%)	7 424 (12.6%)	17 073 (29.0%)	5 784 (9.8%)	13 000~20 000	1 150~5 500	15 000~19 000

注：a. 地区包括根据世界银行在疾病控制优先项目中使用的收入和地理的国家分类（详见 http://www.dcp2.org/pubs/GBD）。世界总数包括一些未列入世界银行区域的国家和地区。

b. 感染包括：传染病、寄生虫病和呼吸道感染；产妇条件包括：脓毒症、出血、妊娠高血压病、难产和流产；心血管疾病包括：风湿性疾病、高血压病、炎症性疾病和脑血管疾病；外伤包括无意和有意的原因。

c. 这些估计是近似值。它们基于北美人口估计的机械通气[96,97]、ARDS[61,98]、脓毒症[96,97]、ARDS[61,98]、脓毒症[42] 的年发病率，然后外推到其他地区。他们假设是其他地区有相似的重症监护能力，结局的潜在的危险因子，以及年龄和性别的分布。考虑到重症监护能力相似于北美地区，这些数据可以作为危重症负担的最好解释。

转载自 The Lancet, 376, 9749, Adhikari NK et al., "Critical care and the burden of critical illness in adults", pp.1339-1346, copyright 2010，经 Elsevier 许可。关于人口和死亡的数据来源于全球疾病负担计划。网址 http://www.who.int/healthinfo/global_burden_disease/en/index.html

什么样的全球趋势将影响危重症的
负担和幸存者的发病率

几个新兴的趋势几乎都保证对重症监护服务的需求将增加,这也将产生越来越多的幸存者。

城市化

现在世界上一半以上的人口生活在城市环境中,这个数字只会继续上升(http://esa.un.org/unpd/wup/index.htm)。随着越来越多的人居住在城市,进入有重症监护资源的转诊医院的人数也会上升。与此同时,随着人口密度的增加,特别是在大型的贫民窟,可能以前局限于农村地区的传染病的传播会增加,这也对医院治疗提出更多的要求[59]。近期的流行病学已经显示,重症监护资源仍然是防止疾病大暴发导致死亡的最后一道防线。这种高人口密度也会扩大生物恐怖主义和自然灾害的影响。然而,城市化的一个优点是,由于临床专业技术集中在城市,人口密度的增加应该有利于提供专门的重症监护和康复服务[60]。

患者的人口统计学

易发展成危重症的疾病和共存疾病的患病率随年龄增加而增加。随着医学其他方面的进步,对于有多种合并症[例如糖尿病、慢性肾脏疾病(CKD)、充血性心力衰竭、慢性阻塞性肺疾病(COPD)和恶性肿瘤]的高风险患者、免疫系统缺陷和超高龄的老年人的治疗管理已经加强了。随着这些治疗的推进,并发症的可预见性增加了。假设没有有效的治疗来预防急性肺损伤(ALI),到 2030 年,ALI 患者每年将超过 33 万例,这比当前的数字增加了 50%[61]。可以预期脓毒症[42]和机械通气的患病率也将同时增加[62]。在人口现状的驱动下,美国的这种需求可能尤其严重,美国 ICU 在住院死亡患者中的利用率是非常高的(47%,对比英国是10%),特别在老年患者中[63]。

即使在经济复苏的情况下,由于发达国家人口老龄化和相对较少的年轻工薪阶层,目前无法满足重症监护的需求。发达国家年轻人少、老年人多的人口倒置的金字塔情况将反映在年轻人口占多数的许多发展中国家中,那里生育率高、公共卫生和重症监护基础设施有限。尽管后一种趋势对重症监护的影响有限,但鉴于目前发展中国家 ICU 病房少,由此产生的冲突和灾害导致的(主要是未治疗的)危重症负担的增加似乎是不可避免的,对于世界各地的预期政治影响也是深远的[64]。

医院组织

对重症监护服务的需求不仅仅受人口统计数据的驱动,而且还取决于他们在医院中的不断扩大的作用。美国医院的 ICU 床位从 2000 年到 2005 年增加了 6.5%,而其他住院病床减少了 4.2%,这反映了重症监护服务的优先地位[65]。作为快速反应团队的一部分[66],评估普通病房内急性病患者,并通过早期干预预防危重症,在诊所随访中筛选和治疗危重症后的并发症[67],尽管这些干预措施的有效性到目前为止尚未确立,但他们在 ICU 以外的作用正在增加。

最后，如果重症监护服务大容量中心的区域化得到广泛实施[68]，将增加对这种服务的需求。

虽然大多数重症监护服务是由经过培训的重症专科医生集中组织的，但这种模式并不普遍。探索这种模式影响的大多数研究来自重症监护服务模式变化最大的国家——美国。现有的数据表明，重症专科医生改善了患者的疾病结局[69]，这可能是因为他们有接受相应的培训且有时间投入到对重症患者及其家人的治疗管理；或者因为他们能够最有效地管理重症监护团队，但这个问题不可能在随机对照试验中进行可行性探讨，并且来源于观察性研究的证据是不一致的[70,71]。

这些情况和其他关于医院对危重症急性期和稳定期重症监护服务需求的总体影响尚不清楚。更多显示出来的是对专业人员和实习生数量不足的需求[72-74]，尽管这种供需之间的不匹配在所有医学专业是普遍存在的[75]。这种短缺的潜在解决方案包括培训更多的重症专科医生，加强指南和相关条款的发展和宣传，培训非内科医师来代替重症专科医生，远程医疗促使有经验的临床医生和护士去扩大他们治疗患者的地域范围（表 2.2）[76]。例如，世界卫生组织已经开发了两个临床培训计划，以提高在 ICU 资源有限的环境中，非专科临床医生治疗成年危重症患者的技术能力。基于《青少年和成人疾病区域临床医生综合管理手册》的培训，为病房内严重呼吸窘迫和感染性休克的成年患者提供识别、管理和监护指导[56]。严重流感管理的重症监护培训（可见 http://influenzatraining.org/en/）为 ICU 临床医生教授最佳实践知识，包括安全机械通气。这两个方案补充了以证据和共识为基础的建议；其他一般重症监护的短期课程也已经向国际非专科医生传授知识[77]。尽管将知识传授给临床医生治疗重症患者是一个值得去实施的目标，但是必须承认没有评估过将 ICU 资源充足区域广泛接受的急救治疗方法扩展到 ICU 资源不足区域的风险。例如，最近一项针对非洲发热性低灌注儿童的液体复苏策略的随机试验中，根据 ICU 资源充足区域的复苏标准来判断，发现用了液体后短期死亡率有额外的增加，这给我们提供了一个警示[78]。相比之下，尽管基于远程医疗的方法在概念上具有吸引力，但它们需要更多的人力和技术资源，这些资源可能在中等或高收入地区是可行的，但会挑战发展中国家卫生系统的能力。证据表明，无论是远程医疗，还是使用非医生作为初级 ICU 临床医生来安全有效地替代重症专科医生的工作，这样的安排都是适当的。

表 2.2　关于解决重症监护需求和提供重症专科医生之间不匹配的策略

策　略	描　　述	评　论
培训更多重症专科医生	增加受训人数或提供奖励（更短的培训，更多薪水）	解决重症专科医生严重性短缺不能与所有医学专科分离开来解决（详情见 https://www.aamc.org/initiatives/fixdocshortage/）
培训其他的临床医生来提供重症监护服务	培训非重症医护人员或其他临床工作人员，为危重症患者提供初级治疗管理	包括证据和专家意见[56,77]的重症监护培训的短期课程已传送到许多国家 与有医学背景的培训生相比，非医学背景的培训生能提供安全的治疗管理[102]的证据还很有限

（续表）

策　略	描　述	评　论
提供决策支持，帮助重症专科医生提供更好、更有效的患者治疗服务[99]	指南：系统地完善陈述，整合当前的证据 临床路径：全面、逐步跨学科的治疗计划 方案：标准化患者治疗管理的一系列顺序步骤 算法：针对特定问题的指令集，呈现为一系列决策点，具有取决于患者状态的分支 指令集：具有共同功能目的用于特定患者的指令组[100]	工具的质量和临床效用是可变的 知识转化成的干预方法可适度地改善危重的治疗过程[101] 严格基于循证指南的工具可能无法涵盖常见的重症监护危机（例如机械通气患者的突然低氧血症的管理）
远程医疗	实时交换患者信息，并通过音频和视频连接促进床边医护人员和远距离的重症专科医生之间的直接互动	潜在地促进了医疗覆盖范围扩展到没有专科医生的场所 这一措施对改善患者有了很好的证据，但是最佳的远程医疗配置设施尚不清楚[76]

战争、灾难和流行病

自然和人为的事件导致大量的急性不可预测的危重症患者。虽然在现代医学时代这样的例子很少，然而，如果流感大流行或另一种病毒性感染出现，从而引起呼吸道或其他器官功能障碍，则这种情况可能会改变。2003 年暴发的严重急性呼吸综合征（SARS），主要集中在东亚[79,80]和加拿大多伦多[81]，提示更广泛传播的流行性疾病将会扩大挑战的范围：包括受影响患者的疾病严重程度、从综合医疗和高危择期手术病例中分流出重症监护资源去治疗 SARS 患者、医护人员被感染以及剩余临床工作人员的高工作量[82,83]。2009 年 H1N1 流感大流行的数据表明，它在年轻人和以前健康的人中造成严重的疾病甚至死亡，同时伴随着机械通气和死亡带来的高负担[84-86]。

多次不断的战争、恐怖主义行为和 2010 年海地地震提醒我们，即使只有轻度至中度伤亡，人为灾害和自然灾害都可能迅速冲垮发达和发展中国家当地卫生保健基础设施。最近才有的灾难管理：包括突发能力、移动重症监护、分诊和分配、医院资源管理和人员配置的提前规划，成为重症监护学术活动的一个整合部分[87,88]。但是，在战争期间，系统的集中抽样表明，多数非正常死亡以及延伸出来的大多数重症监护的需求，不是由暴力造成的，而是由于公共卫生基础设施（如霍乱）的崩溃，或药品供应中断引发的慢性疾病缺乏治疗等医疗状况引起的[89,90]。在发展中国家，这些现实情况因为诸如创伤和艾滋病病毒等地方性疾病的存在而加剧，这对医疗保健系统造成了重大负担。

经济学

目前的经济增长放缓可能会对发达和发展中国家的医疗保健服务产生负面影响，表现为政府和捐助者的开支减少，将家庭医疗保健资金转用于其他基本支出，以及随着私人保险费用的增加,政府服务竞争加剧[91,92]。危重症患者不会幸免,因为他们的医疗消耗至少在北美地区占国内生产总值的 0.5%～1%[65]。随着世界总产值的下降,发达国家的医疗保健消耗所占的比例,特别是重症监护将显著增加,除非这些服务的需求下降或这些服务变得更便宜些。面对这些事实,医疗保健资助者可能将支出集中在初级和预防性医疗上。当前的全球衰退和加剧的差异突出了几十年前的老问题:如何有效地重症监护,重症监护的成本效益如何,我们如何配置一种被认为可以挽救生命于濒临死亡的服务[93,94]。尽管有这些现实,美国临床医生仍然认为很少或没有资源限制他们提供重症监护[95]。

结　　论

　　为了确定世界范围内对重症监护的需求和危重症幸存者后遗症的负担,我们需要基于人口的危重症估计(与 ICU 床位数不同)、可用于治疗的资源以及幸存者的发病率;需要详细的多国观察性研究,使用常用定义,以获得危重症后发病率的相对精确的数据。为了确定危重症患者和急症治疗资源的数量,使用现有行政卫生数据库进行建模将更加可行和全面。这种研究将强调世界上大多数危重症患者需要有效、可行、可调整的干预措施来预防和治疗危重症及其后果。

(范文可　译)

参考文献

[1] World Health Organization. *Global health observatory*. (2013). Geneva:World Health Organization.
[2] Needham DM, Davidson J, Cohen H, et al. Improving long-term outcomes after discharge from intensive care unit: report from a stakeholders' conference. *Grit Care Med* 2012;**40**:502 - 9.
[3] Bone RC, Balk RA, Cerra FB, et al. Definitions for sepsis and organ failure and guidelines for the use of innovative therapies in sepsis. The ACCP/SCCM Consensus Conference Committee. American College of Chest Physicians/ Society of Critical Care Medicine. *Chest* 1992;**101**:1644 - 55.
[4] Levy MM, Fink MP, Marshall JC, et al. 2001 SCCM/ESICM/ACCP/ATS/SIS International Sepsis Definitions Conference. *Crit Care Med* 2003;**31**:1250 - 6.
[5] Greenhalgh DG, Saffle JR, Holmes JH, et al. American Burn Association consensus conference to define sepsis and infection in burns. *J Burn Care Res* 2007;**28**:776 - 90.
[6] Garner JS, Jarvis WR, Emori TG, et al. CDC definitions for nosocomial infections,1988. *Am J Infect Control* 1988;**16**:128 - 40.
[7] Calandra T, Cohen J. The international sepsis forum consensus conference on definitions of infection in the intensive care unit. *Crit Care Med* 2005;**33**:1538 - 48.
[8] Bernard GR, Artigas A, Brigham KL, et al. The American-European Consensus Conference on ARDS. Definitions, mechanisms, relevant outcomes, and clinical trial coordination. *Am J Respir Crit Care Med* 1994;**149**:819 - 24.
[9] The ARDS Definition Task Force. Acute respiratory distress syndrome:the Berlin definition. *JAMA* 2012;**307**: 2526 - 33.
[10] Villar J, Perez-Mendez L, Lopez J, et al. An early PEEP/F_1O_2 trial identifies different degrees of lung injury in patients with acute respiratory distress syndrome. *Am J Respir Crit Care Med* 2007;**176**:795 - 804.
[11] Rubenfeld GD, Caldwell E, Granton J, et al. Interobserver variability in applying a radiographic definition for ARDS. *Chest* 1999;**116**:1347 - 53.
[12] Homaifar BY, Brenner LA, Gutierrez PM, et al. Sensitivity and specificity of the Beck Depression Inventory-II in persons with traumatic brain injury. *Arch Phys Med Rehabil* 2009;**90**:652 - 6.
[13] Wunsch H, Harrison DA, Rowan K. Health services research in critical care using administrative data. *J Crit Care* 2005;**20**:264 - 9.

[14] Iwashyna TJ, Ely EW, Smith DM, et al. Long-term cognitive impairment and functional disability among survivors of severe sepsis. *JAMA* 2010; **304**: 1787-94.

[15] Ehlenbach WJ, Hough CL, Crane PK, et al. Association between acute care and critical illness hospitalization and cognitive function in older adults. *JAMA* 2010; **303**: 763-70.

[16] Vincent JL, Sakr Y, Sprung CL, et al. Sepsis in European intensive care units: results of the SOAP study. *Crit Care Med* 2006; **34**: 344-53.

[17] Vincent JL, Bihari DJ, Suter PM, et al. The prevalence of nosocomial infection in intensive care units in Europe. Results of the European Prevalence of Infection in Intensive Care (EPIC) Study. EPIC International Advisory Committee. *JAMA* 1995; **274**: 639-44.

[18] Bloemendaal AL, Fluit AC, Jansen WM, et al. Acquisition and cross-transmission of Staphylococcus aureus in European intensive care units. *Infect Control Hosp Epidemiol* 2009; **30**: 117-24.

[19] Esteban A, Anzueto A, Frutos F, et al. Characteristics and outcomes in adult patients receiving mechanical ventilation: a 28-day international study. *JAMA* 2002; **287**: 345-55.

[20] Esteban A, Ferguson ND, Meade MO, et al. Evolution of mechanical ventilation in response to clinical research. *Am J Respir Crit Care Med* 2008; **177**: 170-7.

[21] Sprung CL, Cohen SL, Sjokvist P, et al. End-of-life practices in European intensive care units: the Ethicus Study. *JAMA* 2003; **290**: 790-7.

[22] Knaus WA, Draper EA, Wagner DP, et al. APACHE II: a severity of disease classification system. *Crit Care Med* 1985; **13**: 818-29.

[23] Metnitz PG, Moreno RP, Almeida E, et al. SAPS 3-From evaluation of the patient to evaluation of the intensive care unit. Part 1: objectives, methods and cohort description. *Intensive Care Med* 2005; **31**: 1336-44.

[24] Rosenthal VD, Maki DG, Graves N. The International Nosocomial Infection Control Consortium (INICC): goals and objectives, description of surveillance methods, and operational activities. *Am J Infect Control* 2008; **36**: e1-12.

[25] Towey RM, Ojara S. Intensive care in the developing world. *Anaesthesia* 2007; **62** (Suppl 1): 32-7.

[26] Dunser MW, Baelani I, Ganbold L. A review and analysis of intensive care medicine in the least developed countries. *Crit Care Med* 2006; **34**: 1234-42.

[27] Jacob ST, Moore CC, Banura P, et al. Severe sepsis in two Ugandan hospitals: a prospective observational study of management and outcomes in a predominantly HIV-1 infected population. *PLoS One* 2009; **4**: e7782.

[28] Kwizera A, Dunser M, Nakibuuka J. National intensive care unit bed capacity and ICU patient characteristics in a low income country. *BMC Res Notes* 2012; **5**: 475.

[29] Baelani I, Jochberger S, Laimer T, et al. Availability of critical care resources to treat patients with severe sepsis or septic shock in Africa: a self-reported, continent-wide survey of anaesthesia providers. *Crit Care* 2011; **15**: R10.

[30] Phua J, Koh Y, Du B, et al. Management of severe sepsis in patients admitted to Asian intensive care units: prospective cohort study. *BMJ* 2011; **342**: d3245.

[31] Bhagwanjee S, Scribante J. National audit of critical care resources in South Africa — unit and bed distribution. *S Afr Med J* 2007; **97**: 1311-4.

[32] Abdullah JM, Kumaraswamy N, Awang N, et al. Persistence of cognitive deficits following paediatric head injury without professional rehabilitation in rural East Coast Malaysia. *Asian J Surg* 2005; **28**: 163-7.

[33] Wilde JCH, Lameris W, van Hasselt EH, et al. Challenges and outcome of Wilms' tumour management in a resource-constrained setting. *Afr J Paediatr Surg* 2010; **7**: 159-62.

[34] Wandi F, Kiagi G, Duke T. Long-term outcome for children with bacterial meningitis in rural Papua New Guinea. *J Trop Pediatr* 2005; **51**: 51-3.

[35] Xu XJ, Tang YM, Song H, et al. Long-term outcome of childhood acute myeloid leukemia in a developing country: experience from a children's hospital in China. [Erratum appears in Leuk Lymphoma. 2011 Mar; 52(3): 544]. *Leuk Lymphoma* 2010; **51**: 2262-9.

[36] Kulesh SD, Kastsinevich TM, Kliatskova LA, et al. Long-term outcome after stroke in Belarus: the Grodno stroke study. *Stroke* 2011; **42**: 3274-6.

[37] Walker RW, Jusabani A, Aris E, et al. Post-stroke case fatality within an incident population in rural Tanzania. *J Neurol Neurosurg Psychiatry* 2011; **82**: 1001-5.

[38] Garbusinski JM, van der Sande MAB, Bartholome EJ, et al. Stroke presentation and outcome in developing countries: a prospective study in the Gambia. *Stroke* 2005; **36**: 1388-93.

[39] Gosselin RA, Coppotelli C. A follow-up study of patients with spinal cord injury in Sierra Leone. *Int Orthop* 2005; **29**: 330-2.

[40] Wal A. Long-term results of intramedullary pinning of forearm fractures in a developing country. *Aust N Z J Surg* 1997; **67**: 622-4.

[41] Angus DC, Pereira CA, Silva E. Epidemiology of severe sepsis around the world. *Endocr Metab Immune Disord Drug Targets* 2006; **6**: 207-12.

[42] Angus DC, Linde-Zwirble WT, Lidicker J, et al. Epidemiology of severe sepsis in the United States: analysis of incidence, outcome, and associated costs of care. *Crit Care Med* 2001; **29**: 1303-10.

[43] Martin GS, Mannino DM, Eaton S, et al. The epidemiology of sepsis in the United States from 1979 through 2000.

N Engl J Med 2003; **348**: 1546 - 54.

[44] Linde-Zwirble WT, Angus DC. Severe sepsis epidemiology; sampling, selection, and society. *Crit Care* 2004; **8**: 222 - 6.

[45] Harrison DA, Welch CA, Eddleston JM. The epidemiology of severe sepsis in England, Wales and Northern Ireland, 1996 to 2004; secondary analysis of a high quality clinical database, the ICNARC Case Mix Programme Database. *Crit Care* 2006; **10**: R42.

[46] Silva E, Pedro MA, Sogayar AC, et al. Brazilian Sepsis Epidemiological Study (BASES study). *Crit Care* 2004; **8**: R251 - 60.

[47] Iwashyna TJ, Cooke CR, Wunsch H, et al. Population burden of long-term survivorship after severe sepsis in older Americans. *J Am Geriatr Soc* 2012; **60**: 1070 - 7.

[48] Iwashyna TJ, Netzer G, Langa KM, et al. Spurious inferences about long-term outcomes; the case of severe sepsis and geriatric conditions. *Am J Respir Crit Care Med* 2012; **185**: 835 - 41.

[49] Rubenfeld GD. Does the hospital make you older faster? *Am J Respir Crit Care Med* 2012; **185**: 796 - 8.

[50] Wunsch H, Guerra C, Barnato AE, et al. Three-year outcomes for Medicare beneficiaries who survive intensive care. *JAMA* 2010; **303**: 849 - 56.

[51] Wunsch H, Angus DC, Harrison DA, et al. Comparison of medical admissions to intensive care units in the United States and United Kingdom. *Am J Respir Crit Care Med* 2011; **183**: 1666 - 73.

[52] Wing JK, Babor T, Brugha T, et al. SCAN. Schedules for Clinical Assessment in Neuropsychiatry. *Arch Gen Psychiatry* 1990; **47**: 589 - 93.

[53] Herridge MS, Cheung AM, Tansey CM, et al. One-year outcomes in survivors of the acute respiratory distress syndrome. *N Engl J Med* 2003; **348**: 683 - 93.

[54] Wunsch H, Angus DC, Harrison DA, et al. Variation in critical care services across North America and Western Europe. *Crit Care Med* 2008; **36**: 2787 - 9.

[55] Crump JA, Gove S, Parry CM. Management of adolescents and adults with febrile illness in resource limited areas. *BMJ* 2011; **343**: d4847.

[56] World Health Organization. *IMAI district clinician manual: hospital care for adolescents and adults: guidelines for the management of illnesses with limited resources*. (2011). Geneva: World Health Organization.

[57] Haynes AB, Weiser TG, Berry WR, et al. A surgical safety checklist to reduce morbidity and mortality in a global population. *N Engl J Med* 2009; **360**: 491 - 9.

[58] Weiser TG, Regenbogen SE, Thompson KD, et al. An estimation of the global volume of surgery; a modelling strategy based on available data. *Lancet* 2008; **372**: 139 - 44.

[59] Alirol E, Getaz L, Stoll B, et al. Urbanisation and infectious diseases in a globalised world. *Lancet Infect Dis* 2011; **11**: 131 - 41.

[60] Gupta N, Zurn P, Diallo K, et al. Uses of population census data for monitoring geographical imbalance in the health workforce; snapshots from three developing countries. Int *J Equity Health* 2003; **2**: 11.

[61] Rubenfeld GD, Caldwell E, Peabody E, et al. Incidence and outcomes of acute lung injury. *N Engl J Med* 2005; **353**: 1685 - 93.

[62] Needham DM, Bronskill SE, Calinawan JR, et al. Projected incidence of mechanical ventilation in Ontario to 2026; preparing for the aging baby boomers. *Crit Care Med* 2005; **33**: 574 - 9.

[63] Wunsch H, Linde-Zwirble WT, Harrison DA, et al. Use of intensive care services during terminal hospitalizations in England and the United States. *Am J Respir Crit Care Med* 2009; **180**: 875 - 80.

[64] Jackson R, Howe N, with Strauss RaNK. *The graying of the great powers: demography and geopolitics in the 21st century*. Washington, DC: Center for Strategic and International Studies; 2008.

[65] Halpern NA, Pastores SM. Critical care medicine in the United States 2000 - 5; an analysis of bed numbers, occupancy rates, payer mix, and costs. *Crit Care Med* 2010; **38**: 65 - 71.

[66] Winters BD, Pham JC, Hunt EA, et al. Rapid response systems; a systematic review. *Crit Care Med* 2007; **35**: 1238 - 43.

[67] Griffiths JA, Barber VS, Cuthbertson BH, et al. A national survey of intensive care follow-up clinics. *Anaesthesia* 2006; **61**: 950 - 5.

[68] Kahn JM, Goss CH, Heagerty PJ, et al. Hospital volume and the outcomes of mechanical ventilation. *N Engl J Med* 2006; **355**: 41 - 50.

[69] Pronovost PJ, Angus DC, Dorman T, et al. Physician staffing patterns and clinical outcomes in critically ill patients; a systematic review. *JAMA* 2002; **288**: 2151 - 62.

[70] Levy MM, Rapoport J, Lemeshow S, et al. Association between critical care physician management, and patient mortality in the intensive care unit. *Ann Intern Med* 2008; **148**: 801 - 9.

[71] Rubenfeld GD, Angus DC. Are intensivists safe? *Ann Intern Med* 2008; **148**: 877 - 9.

[72] Angus DC, Kelley MA, Schmitz RJ, et al. Caring for the critically ill patient. Current and projected workforce requirements for care of the critically ill and patients with pulmonary disease; can we meet the requirements of an aging population? *JAMA* 2000; **284**: 2762 - 70.

[73] Robnett MK. Critical care nursing; workforce issues and potential solutions. *Crit Care Med* 2006; **34** (3 Suppl): S25 - 31.

［74］ Scribante J, Bhagwanjee S. National audit of critical care resources in South Africa — nursing profile. *S Afr Med J* 2007；**97**：1315 – 18.

［75］ Salsberg E, Grover A. Physician workforce shortages：implications and issues for academic health centers and policymakers. *Acad Med* 2006；**81**：782 – 7.

［76］ Wilcox ME, Adhikari NK. The effect of telemedicine in critically ill patients：systematic review and meta-analysis. *Crit Care* 2012；**16**：R127.

［77］ Joynt GM, Zimmerman J, Li TS, et al. A systematic review of short courses for nonspecialist education in intensive care. *J Crit Care* 2011；**26**：533.

［78］ Maitland K, Kiguli S, Opoka RO, et al. Mortality after fluid bolus in African children with severe infection. *N Engl J Med* 2011；**364**：2483 – 95.

［79］ Lee N, Hui D, Wu A, et al. A major outbreak of severe acute respiratory syndrome in Hong Kong. *N Engl J Med* 2003；**348**：1986 – 94.

［80］ Tsang KW, Ho PL, Ooi GC, et al. A cluster of cases of severe acute respiratory syndrome in Hong Kong. *N Engl J Med* 2003；**348**：1977 – 85.

［81］ Poutanen SM, Low DE, Henry B, et al. Identification of severe acute respiratory syndrome in Canada. *N Engl J Med* 2003；**348**：1995 – 2005.

［82］ Booth CM, Matukas LM, Tomlinson GA, et al. Clinical features and short-term outcomes of 144 patients with SARS in the greater Toronto area. *JAMA* 2003；**289**：2801 – 9.

［83］ Fowler RA, Lapinsky SE, Hallett D, et al. Critically ill patients with severe acute respiratory syndrome. *JAMA* 2003；**290**：367 – 73.

［84］ Dominguez-Cherit G, Lapinsky SE, Macias AE, et al. Critically ill patients with 2009 influenza A（H1N1）in Mexico. *JAMA* 2009；**302**：1880 – 7.

［85］ Kumar A, Zarychanski R, Pinto R, et al. Critically ill patients with 2009 influenza A（H1N1）infection in Canada. *JAMA* 2009；**302**：1872 – 9.

［86］ ANZIC Influenza Investigators, Webb SA, Pettilä V, et al. Critical care services and 2009 H1N1 influenza in Australia and New Zealand. *N Engl J Med* 2009；**361**：1925 – 34.

［87］ Christian MD, Hawryluck L, Wax RS, et al. Development of a triage protocol for critical care during an influenza pandemic. *CMAJ* 2006；**175**：1377 – 81.

［88］ Devereaux A, Christian MD, Dichter JR, et al. Summary of suggestions from the Task Force for Mass Critical Care summit，January 26 – 7，2007. *Chest* **2008**；133（5 Suppl）：1S – 7S.

［89］ Burnham G, Lafta R, Doocy S, et al. Mortality after the 2003 invasion of Iraq：a cross-sectional cluster sample survey. *Lancet* 2006；**368**：1421 – 8.

［90］ Coghlan B, Brennan RJ, Ngoy P, et al. Mortality in the Democratic Republic of Congo：a nationwide survey. *Lancet* 2006；**367**：44 – 51.

［91］ Horton R. The global financial crisis：an acute threat to health. *Lancet* 2009；**373**：355 – 6.

［92］ Marmot MG, Bell R. How will the financial crisis affect health? *BMJ* 2009；**338**：b1314.

［93］ Morgan A, Daly C, Murawski BJ. Dollar and human costs of intensive care. *J Surg Res* 1973；**14**：441 – 8.

［94］ Jonsen AR. Bentham in a box：technology assessment and health care allocation. *Law Med Health Care* 1986；**14**：172 – 4.

［95］ Ward NS, Teno JM, Curtis JR, et al. Perceptions of cost constraints，resource limitations，and rationing in United States intensive care units：results of a national survey. *Crit Care Med* 2008；**36**：471 – 6.

［96］ Carson SS, Cox CE, Holmes GM, et al. The changing epidemiology of mechanical ventilation：a population-based study. *J Intensive Care Med* 2006；**21**：173 – 82.

［97］ Needham DM, Bronskill SE, Sibbald WJ, et al. Mechanical ventilation in Ontario，1992 – 2000：incidence，survival，and hospital bed utilization of noncardiac surgery adult patients. *Crit Care Med* 2004；**32**：1504 – 9.

［98］ Luhr OR, Antonsen K, Karlsson M, et al. Incidence and mortality after acute respiratory failure and acute respiratory distress syndrome in Sweden，Denmark，and Iceland. The ARF Study Group. *Am J Respir Crit Care Med* 1999；**159**：1849 – 61.

［99］ Sinuff T, Cook DJ. Guidelines in the intensive care unit. *Clin Chest Med* 2003；**24**：739 – 49.

［100］ O'Connor C, Adhikari NK, Decaire K, et al. Medical admission order sets to improve deep vein thrombosis prophylaxis rates and other outcomes. *J Hosp Med* 2009；**4**：81 – 9.

［101］ Sinuff T, Muscedere J, Adhikari NK, et al. Knowledge translation interventions for critically ill patients：a systematic review. *Crit Care Med* 2013；**41**：2627 – 40.

［102］ Gershengorn HB, Wunsch H, Wahab R, et al. Impact of nonphysician staffing on outcomes in a medical ICU. *Chest* 2011；**139**：1347 – 53.

第**3**章
危重症后的死亡率

Matthew Baldwin, Hannah Wunsch

引　言

　　重症监护医学的成功传统上是通过出院时或住院第 28 天时患者存活率来衡量[1-5]。随着技术的不断进步,许多以前都是致命性的危重症患者现在能够存活下来[6-8],因此 ICU 里存活者的数量不断增加。尽管作为急诊的一些危重症,遗留的后遗症较少,但是我们已经意识到很大一部分患者处于类似慢性疾病的状态,长期发病率与死亡率的风险增加。了解危重症如何影响出院后死亡率对于评价重症监护的真正价值是很重要的,同时这对于确定能够提高危重症后的存活率和(或)生活质量(QoL)的治疗性干预和姑息性治疗也很重要。本章的主要内容为：① 对在研究危重症后长期死亡率所面临的具体挑战进行评估;② 回顾当前的流行病学;③ 描述影响危重症后死亡率的影响因素;④ 评估测量脆弱性、残疾及合并症可能有助于可靠的长期死亡率预测模型的开发。

研究危重症后死亡率所面临的挑战

群体定义

　　ICU 群体的长期研究有的介绍了所有危重症患者的死亡率[9-17],有的介绍了具有临床特征或治疗特征小组的死亡率。危重症的定义往往将住进 ICU 作为前提条件[11,18]。但是,按照这种方式进行定义,要么会丢失一些在其他地方进行治疗的危重症患者[19],要么会包含一些不具有危重疾病的患者[20]。另一种定义的方式就是集中于一个或多个常见 ICU 疾病小组,例如重症脓毒症[21-24]、ARDS[25-29]、长期机械通气(PMV)[10,30-34]或老年 ICU 患者[35-39]。尽管对这些亚组患者的研究提供了关于特定疾病人群的重要信息,但是这些结果不适用于其他危重症患者。

　　大部分研究从入住 ICU 起开始计算长期死亡率,包含了住院期间死亡的 ICU 患者[12,13,17]。但是,最近以人群为基础的研究从重症监护幸存者出院后计算长期死亡率[10,11,18]。考虑到住院死亡率往往大部分由危重症患者构成,因此后一种方法能够更清晰地评估出院后死亡率。因此,在对比不同研究的死亡率时必须要引起注意,包含或不包含住院死亡数会使死亡率的评估发生很大的变化。

对照组的选择

理想的情况是,在我们评估危重症对长期死亡风险的影响时,可以将 ICU 患者与对照组相匹配,从而来分析除危重症本身以外的所有影响因素。但是无法确定的是这是否意味着危重症患者应该和未接受重症监护的住院患者或普通人群做对照,因为这两种对照都能够提供重要的信息。与住院患者做对照,能够更好地将疾病的严重程度作为风险因子分离出来[11,18];但是与普通人群进行对比,能够更好地评估导致死亡的其他全部风险,这要比与"平均年龄"人群相比更为清晰[13,14,17,40,41]。但是现实是,ICU 患者与任何对照组在伴随疾病上的不可测量的差异,往往导致危重症与长期死亡率之间的关系残留混杂因素。

确定随访时间

随着许多患者在早期阶段被送往专业的治疗机构,急性治疗出院模式已经发生了变化,尤其是在美国[10]。与出院后回家的患者相比,出院后去专业治疗机构的患者在随后的数周及数月内的死亡率更高[10,18,42]。研究还表明,出院后被送往专业治疗机构的患者数量少量增加,可以人为地降低住院死亡率,这进一步强调了需要长期随访的必要性[43,44]。但是,为了了解患者预后与危重症、后遗症之间的关系,长期随访的最佳持续时间一直存在争议。

最理想的情况是,对危重症幸存者的随访应一直持续到他们的生存曲线与对照组平行(图 3.1)。但是,确切的时间长短取决于所研究的危重症患者的特定类型与所选择的对照组的特定类型。不同的国际共识小组建议将 3~6 个月的死亡率作为招募危重症患者的临床试验的结束点[45,46]。最近公布的关于在 ICU 中使用胰岛素治疗高血糖的研究[47]及使用神经肌肉阻滞剂(NMBA)治疗早期 ARDS 的研究[48]采用了 90 天(3 个月)的死亡率作为结束

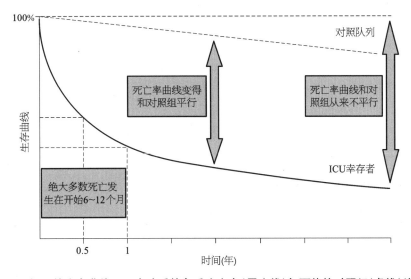

图 3.1　假设的生存曲线——出院后的危重症患者(黑实线)与可能的对照组(虚线)比较

点。但是,其他研究表示,即使是 3 个月的随访,对于一些需要长期住院治疗的危重症而言也是不合理的。例如,在一项评估皮质类固醇疗效的 ARDS 网络研究中,1/4 的受试者 60 天时仍需要住院[49]。重症监护后随访的最佳持续时间会因特定的研究问题、所研究的疾病或治疗的机制与时间顺序、研究的设计而变化[50],但是选择的时间段应能够比较理想地纳入能够捕捉到出院后大部分死亡的一段时间。

长期死亡率的意义

跟踪与保留所有临床研究中的受试者需要大量的投入和财政资源。可以通过直接随访患者及家属来确定患者是否死亡,但是常用的做法是通过政府机关的文件记录来确定。大多数研究集中于长期死亡率的研究,认为死亡率低便是"更好"的恢复结果[18]。但是,一些 ICU 幸存者更喜欢缓和医疗而不是维持生命的疗法[51]。不幸的是,管理性数据往往不能提供关于患者偏好或决策方面的信息。目前,我们还没有明确的方法把临终关怀的质量作为危重症的一个结局指标纳入到我们死亡率的报道中。

重症监护后长期死亡率的流行病学

群体研究

无论研究人群是按照国家、年龄、干预方法还是具体的诊断来选择,大部分研究表明危重症后的大多数死亡不是在住院期间发生,而在出院后 6～12 个月内发生(图 3.1)[10,12,13,15,17,18,41]。一项对医疗保险受益人进行的研究发现,2.5% 的年龄≥65 岁的且接受了重症监护的老年患者,死亡的风险集中在出院后 6 个月内,尤其是接受了机械通气或出院后到专业护理机构的患者[18]。出院后 3 年,ICU 幸存者的死亡率(39.5%)略高于相匹配的住院对照组的死亡率(34.5%),明显高于一般人群对照组的死亡率(14.9%)(图 3.1)。

一项 1994—1996 年对加拿大不列颠哥伦比亚省的患者群体进行的研究,试图区分危重症对长期死亡率的影响与住院对长期死亡率的影响[11]。美国的研究数据仅局限于年龄在 65 岁以上的 ICU 幸存者,而加拿大的研究评估了各年龄段的 ICU 患者,包括住院期间死亡的患者(但是不包含新生儿与孕妇)。在这个更年轻的研究队列中,1 年与 3 年的死亡率分别只有 10.8% 与 17.0%。但是入住 ICU 后的死亡率仍然集中在第一年,与 3 年住院治疗后相比,数量上相似,但死亡率仍明显大于住院对照组,在 3 年的随访期中死亡率明显大于一般人群对照组。

多中心与单中心队列研究

由普通内科和外科 ICU 患者组成的较小规模队列研究显示出关于患者较高死亡风险持续时间方面矛盾的数据(表 3.1)。这些研究中的 ICU 幸存者 2～15 年的死亡率,与年龄及性别匹配的一般人群对照组相比有所提高[12-14,17,41]。在一个有 19 个队列研究的综述中,测量了从综合 ICU 出院后至少 1 年的死亡率,病例组合、人口统计变异值及疾病的严重程度,这些信息变

表 3.1　入住综合监护病房后的长期死亡率

研究类型	研究期限	病例数	限制条件	年龄(年)	院内死亡率	只有 ICU 幸存者[a]	长期死亡率 1 年	长期死亡率 3 年	长期死亡率 5 年	长期死亡率 其他
人群研究										
Wunsch (2010)[18]	2003	35 308		≥65	—	是	22%	40%	—	—
Kahn (2010)[10]	1997—2006	244 621	出院后到长期急性治疗机构的患者	≥65	—	是	51%	—	—	—
Keenan (2002)[11]	1994—1996	27 103		>1	14%	是	11%	17%	—	—
病例数 >1 000 的队列研究										
Dragsted (1991)[12]	1979—1983	1 308		—	29%	否	42%	—	58%	—
Niskanen (1996)[17]	1987	12 180		≥15	19%	否	28%	32%	40%	—
Wright (2003)[13]	1985—1989	2 104		≥16	21%[b]	否	36%	47%	55%	63%[c]
Williams (2008)[14]	1987—2002	19 921		≥16	11%	是	6.4%	—	31%	45%[d]
Kaufman (2009)[16]	1992—2000	3 119	内科和神经科 ICU 患者	—	34%	否	45%	—	—	—
范围					11%~34%		6%~51%	17%~47%	31%~58%	

注：a. ICU 幸存者的长期死亡率只计算了那些存活至出院的患者，排除了死于医院的患者。研究没有计算 ICU 幸存者的长期死亡率，而是计算了累积死亡率，被定义又为入住 ICU 后重症死亡患者的累积百分比。

b. ICU 死亡率；医院死亡率没有报道。

c. 9 年死亡率。

d. 15 年死亡率。

化很大[15]。1 年长期死亡率为 26%～63%，3 年长期死亡率为 40%～72%，5 年长期死亡率为 40%～58%。但是，入住重症监护后的绝大多数死亡仍集中于出院后的第一年中。

影响危重症后死亡的因子

入住 ICU 的诊断

队列研究之间病例组合的差异与疾病严重程度的差异可能解释了报道中长期死亡率的差异。特定的危重症诊断所定义的 ICU 亚群体研究提供了关于危重症后死亡率的最详细的信息。一些诊断类别与高短期死亡率有关，而另一些则会导致长期死亡率增加（表 3.2a）。在综合 ICU 队列研究中，心血管疾病患者与外伤患者的长期存活率最高，3 个月至 2 年的死亡率与普通人群的死亡率相同，而癌症、呼吸衰竭及神经系统障碍患者的 5 年死亡率较高[11,13,14,16,17]。

重症脓毒症

与普通人群对照相比较，重症脓毒症[45]患者出院后 2～8 年内有较高的死亡风险[13,21,23]。好几个包括了在医院死亡患者的长期死亡率研究中，约一半的重症脓毒症患者在 1 年内死亡[23,52]，高达 74% 的患者在入住 ICU 后 5 年内死亡[22,23]。在对已出院的 ICU 脓毒症幸存者进行的 17 个研究中，出院后 1 年死亡率的加权平均值为 23%，这说明许多患者在感染治疗后的 1 年内死亡（表 3.2a）[23]。

急性呼吸衰竭

与其他危重症相比，急性肺损伤（ALI）与 ARDS 给患者的住院死亡率带来巨大风险，但是长期死亡率的风险出人意料的低。

Cheung 等人发现，ARDS 患者的 2 年全因死亡率为 49%。但是在随后的 2 年内，只有 15% 的出院后幸存者死亡[26]。对 ARDS 患者进行的其他队列研究支持了这些发现。一项加拿大的队列研究报道，ARDS 患者的 1 年死亡率与 5 年死亡率分别为 12% 与 19%[27,28]；另一个随访期为 1 年的美国队列研究发现，出院后所有的死亡（13%）发生在随访的前 6 个月（表 3.2）[29]。

这些数据与综合 ICU 队列研究的结果发现不同，综合 ICU 队列研究发现呼吸系统障碍患者 5 年死亡率要高于一般人群对照[11,13,17]。这一综合 ICU 队列研究患者包括：慢性呼吸衰竭急性发作患者、慢性肺疾病相关患者，以及继发于感染性休克的呼吸衰竭患者。慢性肺疾病患者，例如 COPD，往往在危重症后有更差的远期结局。例如一项对机械通气的 COPD 患者的研究发现，住院死亡率、1 年死亡率及 5 年死亡率分别为 25%、39% 与 76%。这说明与 ALI 或 ARDS 患者相比，这些慢性肺疾病患者有截然不同的长期结局模式[53]。

癌症

与一般人群对照相比，入住 ICU 的癌症患者的 5 年死亡率较高[13,17]。但是，癌症对长期

表 3.2 基于诊断选择的 ICU 亚组的长期死亡率的代表性研究

研 究 类 型	研究期间	亚 组	病例数	ICU 死亡率	28 天死亡率或院内死亡率	只有 ICU 幸存者[a]	长期死亡率			
							1 年	2 年	3 年	5 年
脓毒症[b]										
Winters(2010)[23]	1995—2009	所有脓毒症	33 482	—	—	是	7%~43%	—	—	—
ARDS										
Herridge(2003)[27]	1998—2002	ARDS	109	—	—	是	12%	—	—	—
Cheung(2006)[26]	1998—2003	ARDS	109	40%	—	是	—	15%	—	—
Herridge(2011)[28]	1998—2006	ARDS	109	—	—	是	—	—	—	19%
Angus(2001)[29]	1996—1997	ARDS	200	—	31%	否	44%	—	—	—
癌症										
Staudinger(2000)[56]	1993—1999	所有恶性肿瘤	414	47%	—	否	77%	—	—	—
		实体肿瘤	174	35%	—	否	72%	—	—	—
		白血病	127	43%	—	否	77%	—	—	—
		淋巴瘤	75	51%	—	否	85%	—	—	—
		BMT	38	78%	—	否	95%	—	—	—

（续表）

研 究 类 型	研究期间	亚　组	病例数	ICU 死亡率	28 天死亡率或院内死亡率	只有 ICU 幸存者[a]	长期死亡率			
							1 年	2 年	3 年	5 年
Kroschinsky (2002)[57]	1995—2000	所有恶性血液疾病	104	44%	—	否	71%	—	—	—
脑卒中										
Navarete(2003)[62]	1999	急性脑卒中	132	—	33%	否	54%	—	—	—
		蛛网膜下腔出血	28	—	32%	否	39%	—	—	—
		脑出血	77	—	37%	否	54%	—	—	—
		脑梗死	27	—	22%	否	66%	—	—	—
Golestanian (2009)[63]	2000	脑梗死	8 185[c]	—	21%	否	40%	—	—	—

注：a. ICU 幸存者的长期死亡率只计算了那些存活至出院的患者，排除了死于医院的患者。研究没有计算 ICU 幸存者的长期死亡率，而是计算了累积死亡率，被定义为入住 ICU 后重症者的累积百分比。

b. 不是所有的脓毒症研究明确了患者是在 ICU 治疗或在普通医院治疗。

c. 整个研究的总数是 31 301 例，然而只有 8 185 例入住到 ICU。

死亡率的影响无法轻易地从危重症对长期死亡率的影响中分离。在过去的 30 年中,在 ICU 中成为危重症的正在接受治疗的癌症患者已被普遍接受,随着患者选择标准的变化、新型抗癌治疗方法的出现及支持性治疗方法的改善,住院死亡率从 80％降低至 30％～60％[54,55]。尽管短期存活率增加,但是 1 年死亡率仍较高,范围为 71％～95％(表 3.2a)[56,57]。而且,恶性血液系统疾病患者的长期存活率要低于实体肿瘤患者的存活率[11,13,16,58]。

还有许多其他特异性群体患者,例如进行心脏手术的患者[59-61]或脑外伤患者[62,63],他们通常在专科的 ICU 接受治疗。从短期与长期存活率两方面对所有的这些群体进行详细的评估,长期预后明显依赖于具体的诊断(表 3.2a)。

ICU 相关的治疗

机械通气

通常情况下,我们不是通过具体诊断对 ICU 患者进行研究,而是根据患者危重症时进行的干预治疗进行研究。尤其是患者通常按照他们需要 MV 和(或)肾脏透析治疗(RRT)进行分组。接受 MV 的重症监护幸存者长期死亡率明显高于没有机械通气的 ICU 患者或其他对照组。例如,美国年龄在 65 岁以上接受 MV 的患者的 3 年死亡率为 58％,而住院对照组的 3 年死亡率为 33％[18]。尽管早期较小的研究并未在多变量分析中发现 MV 与长期死亡率增加之间有统计学意义的关系[64,65],但是现代的大型研究表示,在对年龄、疾病的严重性及合并症进行调整后,MV 是长期存活率较低的独立的预测因子[66]。

5％～10％的 MV 患者在急性条件下会进展为长期机械通气[33,67],在不同的研究中,PMV 的定义不同,但是通常需要包含 MV 的特定持续时间(例如 21 天)和(或)气管切开术[68,69]。在过去 15 年中,PMV 患者 1 年死亡率一直较高,一般在 36％～77％,大部分死亡发生在出院后的前 6 个月内(表 3.3)[10,33,34,70,71]。

年龄与发病前功能状况是 PMV 患者存活率较低的最重要的预测因子。Carson 等人进行的研究显示,年龄在 74 岁以上的患者,以及年龄在 64 岁以上并且入院前功能独立的患者 1 年死亡率为 95％(95％CI 84％～99％)[71]。相同的小组还开发了 PMV 患者 1 年死亡率预测模型并进行了验证[72]。1 年死亡率的独立预测因子是年龄在 50 岁以上、需要血管加压药、血液渗析及接受 MV 后第 21 天血小板计数<150 000[73]。

肾脏替代治疗

急性肾功能衰竭患者的 1 年死亡率远超过 50％[74]。但是,需要肾脏替代治疗的重症急性肾功能衰竭往往继发于脓毒症、心脏手术或肝病晚期相关的肾灌注不良,而不是原发性肾小球疾病。因此,1 年高死亡率的主要原因是易发展为危重症的伴发疾病[74-77]。一项研究显示慢性血液透析伴有多器官功能衰竭(MOF)的 ICU 患者的 2 年死亡率为 44％,但是在出院后的 1 个月内,入住 ICU 患者的生存曲线与血液透析患者群体的生存曲线平行[78]。

表 3.3 基于干预方法选择的 ICU 亚组的长期死亡率的代表性研究

研 究 类 型	研究期间	亚 组	病例数	ICU死亡率	28天死亡率或院内死亡率	只有ICU幸存者[a]	长期死亡率 1年	2年	3年	5年
PMV										
Carson(1999)[71] 单中心队列研究	1995—1996	PMV	133	—	—	是	77%	—	—	—
Engoren(2004)[33] 单中心队列研究	1998—2000	气管切开通气	429	—	19%	是	36%	42%	—	—
Pilcher(2005)[34] 单中心队列研究	1997—2000	PMV	153	—	27%	否	42%	—	53%	—
Kahn(2010)[10] 基于人群的研究	2006	年龄≥65，PMV 后到 LTAC	11 695	—	—	是	69%	—	—	—
RRT										
Chapman(2009)[78] 多中心队列研究	1999—2004	慢性血液透析	199	44%	—	是	—	44%	—	—
Morgera(2002)[76] 单中心队列研究	1993—1998	持续的 RRT	979	—	69%	是	32%	—	—	50%
Bagshaw(2005)[75] 基于人群的研究	1999—2002	严重 ARF 需要 RRT	240	50%	60%	否	64%	—	—	—

（续表）

研究类型	研究期间	亚组	病例数	ICU死亡率	28天死亡率或院内死亡率	只有ICU幸存者[a]	长期死亡率			
							1年	2年	3年	5年
Ahlstrom (2005)[77] 单中心队列研究	1998—2002	严重 ARF 需要 RRT	703	—	41%	否	57%	—	—	71%
心血管干预										
Hannan (2005)[59] 基于人群的研究	1997—2003	CABG	37 212	—	1.75%	否	4%~6%	5%~8%	7%~11%	—
Hannan (2008)[60] 基于人群的研究	1997—2003	支架植入术	22 102	—	0.68%	否	5%~9%	6%~12%	9%~16%	—
Lagercrantz (2010)[61] 基于人群的研究	2004—2007	CABG 和 ICU 住院时间>10 天	141	—	33%	否	38%	44%	44%	48%

注：ICU，重症监护病房；PMV，长期机械通气；RRT，肾脏替代治疗；LTAC，长期急性治疗机构；ARF，急性肾衰竭；CABG，冠状动脉旁路移植术。

a. ICU 幸存者的长期死亡率只计算了那些存活至出院的患者。排除了死于医院的患者，研究没有计算 ICU 幸存者的长期死亡率，而是计算了累积死亡率，被定义为入住 ICU 后重症死亡患者的累积百分比。

年 龄 的 影 响

在发达国家,老年人口正迅速增加。在美国,年龄在 65 岁及以上的患者占了 ICU 患者的一多半[79]。小型的队列研究首次报道,ICU 患者出院后的存活率与患者年龄无关[35,37]。最近的大型队列研究和以人群为基础的研究显示,在对危重症的严重性及慢性健康状况调整后,增加的年龄,虽然次要,但是是长期死亡率的独立预测因子[11,14,66,80]。虽然不可能是高龄本身,但是其他不可测量的与高龄有关的因素最终决定了老年患者的预后。特别是老年患者的远期结局较差可能反映了无法测量的发病前功能障碍与亚临床衰弱,这些会限制危重症后的恢复过程[38],也决定了需要进行较少的强化治疗[39,81]。

死 亡 原 因

流行病学

由于随访中面临着诸多挑战,因此我们对危重症与死亡原因之间的关系了解得较少。有 3 个研究专门验证了 ICU 幸存者死亡的原因,但是这 3 个研究受到了其单中心、回顾性队列研究设计的限制,并使用 ICD‐9 代码与死亡证明上的诊断结果来确定死亡的原因[82-84]。尽管存在这些限制,但是这些研究都表明 ICU 幸存者在出院后的 6 个月至 1 年期间死于最初和他们的危重症有关的疾病[82,84]。在这些研究中最经常被引用的 ICU 幸存者死亡的原因是恶性肿瘤与慢性心血管疾病,这可能反映出多数患者是在进行心脏手术或癌症相关的手术后入住 ICU 的事实[83,84]。

对进行 PMV 的 ICU 患者进行的纵向研究,为危重症衰竭患者的死亡原因和机制提供了见解。大部分 PMV 患者会发展成慢性危重症(CCI),它的特征是长期呼吸衰竭,一些还合并有由于重度无力所致的功能依赖、内分泌紊乱、营养不良、全身水肿及皮肤破裂[85]。慢性危重症患者往往死于导致进展性多器官功能衰竭(MOF)的脓毒症的反复发作,与最初的急性疾病、外科疾病、神经系统疾病或心脏病无关[86]。易感染性增加的原因可能是屏障破裂、暴露于剧毒病原体、医源性病原体耐药及免疫功能低下,这是由于并发症及危重症的后遗症的综合影响所致[87]。

越来越多的研究表明老年(年龄在 65 岁以上)ICU 幸存者的死因是反复感染与脓毒症。反复发作的肺炎是再次住院的主要原因,还有一些老年住院患者 90 天的死亡原因是社区获得性肺炎(其中一些在 ICU 治疗呼吸衰竭与脓毒症)[88,89],感染与吸入性肺炎是急性脑卒中后的老年人再次住院的最常见的原因[90]。将来 ICU 幸存者的前瞻性随访研究应包括仔细地确定死亡的原因。

长期死亡率增加的生物学机制

脓毒症诱导的免疫麻痹

动物模型与人体研究均表明重症脓毒症会诱导免疫抑制(也被称为免疫麻痹),进而增加了脓毒症发作与死亡的风险[91-93]。长期严重脓毒症后的免疫麻痹是由多种分子机制介导的,导致淋巴细胞与树突状细胞耗竭,抗原呈递复合物 HLA‒DR 的表达下调,而负向共刺激分子程序性死亡受体‒1(PD‒1)的表达上调,其能够阻止 T 细胞增殖,从而导致 T 细胞受到抑制或耗尽[91]。除了免疫麻痹外,在肺炎和脓毒症治疗后持续的促炎性标记物的上升,比如白介素(IL)‒6,会导致 1 年死亡率增加,这说明一些个体具有持久的亚临床炎症,这些炎症会损害免疫力并且影响长期死亡率[94]。

在患有重症脓毒症的小鼠与人体进行的靶向免疫刺激试验取得了满意的结果。用 PD‒1 抑制剂治疗患有真菌感染与细菌性脓毒症的小鼠,其存活率得到了提升[95]。在 Ⅱ 期试验中,将粒细胞-巨噬细胞集落刺激因子(GM‒CSF)注入患有重度脓毒症或感染性休克及 HLA‒DR 水平低的成年人体内。GM‒CSF 修复了单核细胞的免疫活性标记物,与缩短机械通气的时间及住院天数相关,而且没有明显的副作用[96]。我们还需要在动物与人体模型中进行研究,从而进一步说明脓毒症诱导的免疫麻痹的机制,还需要进行基于生物标记和(或)临床发现的个体化的免疫增强疗法试验[91]。

ICU 获得性神经肌肉无力

ICU 获得性神经肌肉无力(ICUAW)是一种常见的持久的危重症后遗症,这种疾病往往是由于危重症多发性神经病(CIP)、危重症性肌病(CIM)或两者共同所致[97]。尽管 ICUAW 有许多与残疾有关的一系列功能结局,但是严重性与修复时间会随着与年龄和(或)伴随疾病相关的神经及肌肉储备降低而增加。影响 ICUAW 严重性与修复时间的其他因素包括:脓毒症所致的危重症和制动的时间长短(例如危重症的严重程度)[98,99]。患有持续的 ICUAW 的 ICU 幸存者,其卧床不起或依赖机械通气,可能更容易暴露于多重耐药性病原体,因为他们经常在专业治疗机构里,可能易患由于褥疮性溃疡和呼吸机相关肺炎而导致的复发性感染[86],而褥疮和呼吸机相关肺炎这两种疾病都会导致脓毒症与死亡。尽管我们对动物模型中 CIM 与 CIP 的病理生理过程的认识不断加深,但是它们之间相互作用的时间序列很少被描述[99]。动物模型的未来研究应集中于进一步说明 CIM 与 CIP 的时间与机制,这样便会促进靶向治疗的发展。临床研究方面需要将临床评价和测试结果与肌肉和神经活检组织病理学相关联,从而来确定 ICUAW 不同的表型,这样有助于早期的临床诊断、预防与个体化治疗改善功能残疾,从而降低危重症的死亡率与发病率。

神经内分泌变化与营养不良

一些患有长期危重症的 ICU 幸存者会呈现一种分解代谢的状态,而这种状态在危重症恢复后仍存在。这些患者往往患有慢性危重症,还伴有骨骼肌质量丢失、脂肪增加及全身水肿[86,100]。他们经常会出现下丘脑垂体功能减退,伴有脑垂体前叶激素脉冲式分泌减少或缺失[101]。受损的生长激素(GH)和胰岛素样生长因子‒1(IGF‒1)活性,以及男性低促性腺素症伴随着低睾酮水平(经常测不到)有可能会促进消瘦和分解代谢[100,102,103]。前期使用口服同化激素类药物与重组人生长激素(rhGH)治疗长期危重症的研究显示出负面结果或导致死亡率与发病率提高[104,105]。但是,在危重症后修复阶段,当合成代谢变得重要的时候,并未对这些激素进行测试[106]。下丘脑释放因子的治疗正在成为纠正异常神经内分泌功能的有希望的手段,如果需要的话,这种方法允许身体根据需要调节靶激素水平,从而防止药物过量与毒性[101,107]。

对依赖于鼻饲管肠内营养（EN）的 CCI 患者进行的观察性研究表明,患者的日常营养目标只实现了 43%～68%[108-110]。尽管最新研究显示出,在急性危重症后的第一周进行全营养型肠内营养没有额外的好处[111],但是 PMV 患者长期摄入不足非常常见,这是由于对喂养方式不耐受、经常口腔禁食或呼吸机撤离实验所致[109],还经常会导致感染性并发症和死亡率增加[112,113]。CCI 患者普遍存在维生素 D 与谷氨酰胺微量营养素缺乏[114,115],而且会阻碍危重症后蛋白质的合成与免疫力,导致患者更加虚弱,更易出现重复感染。我们对无 CCI 的出院后回家或去专业护理机构的 ICU 幸存者的营养摄入情况了解不多。

遗传变异

最后,遗传变异可能是危重症后一些患者死亡风险增加的基础。到目前为止,多数研究集中于检测基因遗传多态性。基因遗传多态性能够控制炎症反应,可以用来解释脓毒症发病率与死亡率的差异。例如,肺炎患者和(或)败血症患者的 Toll 样受体 1 的多态性[116]、纤溶酶原激活物抑制剂－1（PAI－1）的多态性[117]及巨噬细胞游走抑制因子的多态性[118]往往会使患者出现重复感染、器官功能障碍和死亡。未来的研究旨在提高我们对危重症遗传决定因素的了解,可能会改善危险分层,允许制订个性化的治疗方法及深入地了解疾病的生物机制[119]。但是,早期危重症遗传学研究的矛盾结果,以及最近常见疾病个人基因组测序预测能力方面的限制,降低了我们打算通过遗传学来提高重症监护结局的热情[120,121]。为了提高我们对遗传学是如何影响危重症长期死亡率的认识,需要研究人员进行精心设计的大型队列遗传学研究。

危重症幸存者死亡率的预测

疾病严重程度评分

疾病的多重严重程度评分系统对危重症患者短期死亡率（住院死亡率、28 天死亡率）进行了风险分层[58,122-124]。最常使用的系统是急性生理学与慢性健康状况（APACHE）Ⅱ 评分系统,特别在 ICU 患者人群中描述危重症的初始严重程度方面最为常用[58]。一些研究已分析了如何在入住 ICU 后不同时期计算疾病严重程度评分,及如何预测长期死亡率。在两个不同的研究中,APACHE Ⅱ 评分系统不能独立预测已入住 ICU 的老年患者（年龄在 75 岁或 80 岁以上）的 1 年死亡率[125,126]。与入住 ICU 时使用 APACHE Ⅲ 评分系统得出的分数相比,在入住 ICU 第 3 天时得出的分数更能够准确地预测年龄在 80 岁以上的患者的 1 年死亡率[127]。但是,因为不包含其他变量,APACHE Ⅲ 评分系统仍然是较差的长期死亡率的整体预测系统。虚弱的 ICU 幸存者出院或转到专业护理机构当天记录的疾病的严重程度也无法预测随后的死亡率,这说明这些评分系统需要改进,应包含更多的与慢性疾病有关的参数,而不是急性疾病,从而有利于长期预测[128]。

伴随疾病

最新研究表示,不管诊断是什么,出院前对 ICU 幸存者的残疾、伴随疾病与脆弱性进行的评估在准确预测出院后死亡率方面非常重要[129]。伴随疾病是指与患者主要诊断无关的疾病总负担，在 ICU 预后结果研究中经常用 Charlson 伴随疾病指数来测量[130,131]。众所周知，伴随疾病会显著地增加残疾风险与长期死亡率，一般要比单个疾病严重[132]。研究发现，仅次于年龄，Charlson 伴随疾病指数比 APACHE Ⅱ 评分系统更有助于预测 ICU 幸存者长期死亡率、机械通气天数、血管加压药的使用、肾脏透析治疗、器官衰竭的峰值及性别[14,66]。在机制上，伴随疾病既是危重症的风险因子，也是危重症的结果。例如，肾功能不全的患者患脓毒症的风险会增加[21]。在重症脓毒症期间，肾功能不全会恶化，导致需要慢性透析，反过来又导致感染与脓毒症的风险增加[52]。因此，伴随疾病与危重症的交互作用会导致螺旋渐进性衰弱，最终死亡。

发病前的残疾

多个研究显示发病前的残疾与危重症后立即出现的功能独立性丧失是出院后 1～3 年死亡率的重要的独立预测因子[18,125,126,133,134]。但是，发病前的残疾很难被前瞻性地收集，容易受到患者或家属的记忆偏倚的影响[135,136]。在出院前前瞻性地评估功能状况可能是更准确更实用的测量，这仍然与患者的长期预后有关。我们需要更多的研究前瞻性地评估 ICU 幸存者出院时功能状况与长期死亡率的关系。已发表的对出院状况进行评估的研究，大部分局限于无危重症的老年住院患者[137,138]。

脆弱性

越来越多的人认为脆弱性是健康状况的独特的方面，可以视为老年患者储备下降及易患病的标志。脆弱性是"风险的综合表现方式，是由与年龄或疾病有关的生理性积累的亚阈值下降所致，而这会对多个生理系统产生影响"[139]。尽管残疾、伴随疾病及脆弱性息息相关，但是每个都具有临床重要性且能够独立地发生[139]。对于社区居住的老年人而言，脆弱性能够准确地预测死亡率与发病率，与伴随疾病及残疾无关[140]。对 ICU 患者的脆弱性进行评估有助于解释为什么一些老年患者恢复得要比预期好，而另外一些患者恢复要差的原因，例如，对 ICU 老年幸存者脆弱性的替代评估占 6 个月死亡率预测模型的预测能力的 30%[129]。

进一步研究需要在虚弱的危重症幸存者中建立脆弱模型。除了测试已建立的脆弱模型外[140,141]，共同评估与 ICU 幸存者长期恢复结局有关的脆弱的认知标志、生理标志及生化标记，例如持久性谵妄[142]、肌肉减少症[143-145] 和 IL－6[94]，这可能有助于对脆弱的严重性进行分层及预测这一人群的长期死亡率。

结　　论

危重症后的长期死亡率会随着急性危重症、伴随疾病、发病前功能状况及生理储备能力之间的交互作用而变化。但是，对于大部分危重症患者而言，多数 ICU 幸存者死于出院后的 6～12 个月期间，提示这可能是未来研究的一个窗口，可能有潜在的干预方法提高治疗效果。因此，患者存活出院不再是取得成功的终点，而恰恰是对生化标志、生理标志及认知标志进行综合评估的起点，这些标志是可靠地预测长期死亡率的关键所在，也是定位姑息性干预和治疗性干预的根本所在，从而根据具体方案提高危重症后的治疗管理工作。

（范文可 译）

参考文献

[1] **The Acute Respiratory Distress Syndrome Network**. Ventilation with lower tidal volumes as compared with traditional tidal volumes for acute lung injury and the acute respiratory distress syndrome. *N Engl J Med* 2000；**342**：1301 - 8.

[2] **Bernard GR, Vincent JL, Laterre PF, et al**. Efficacy and safety of recombinant human activated protein C for severe sepsis. *N Engl J Med* 2001；**344**：699 - 709.

[3] **Hebert PC, Wells G, Blajchman MA, et al**. A multicenter, randomized, controlled clinical trial of transfusion requirements in critical care. Transfusion Requirements in Critical Care Investigators, Canadian Critical Care Trials Group. *N Engl J Med* 1999；**340**：409 - 17.

[4] **Van den Berghe G, Wilmer A, Hermans G, et al**. Intensive insulin therapy in the medical ICU. *N Engl J Med* 2006；**354**：449 - 61.

[5] **Higgins TL, Teres D, Copes WS, Nathanson BH, Stark M, Kramer AA**. Assessing contemporary intensive care unit outcome: an updated Mortality Probability Admission Model (MPM0-III). *Crit Care Med* 2007；35：827 - 35.

[6] **Spragg RG, Bernard GR, Checkley W, et al**. Beyond mortality: future clinical research in acute lung injury. *Am J Respir Crit Care Med* 2010；**181**：1121 - 7.

[7] **Lerolle N, Trinquart L, Bornstain C, et al**. Increased intensity of treatment and decreased mortality in elderly patients in an intensive care unit over a decade. *Crit Care Med* 2010；**38**：59 - 64.

[8] **Kvale R, Flaatten H**. Changes in intensive care from 1987 to 1997-has outcome improved? A single centre study. *Intensive Care Med* 2002；**28**：1110 - 16.

[9] **Wunsch H, Angus DC, Harrison DA, Linde-Zwirble WT, Rowan KM**. Comparison of medical admissions to intensive care units in the United States and United kingdom. *Am J Respir Crit Care Med* 2011；**183**：1666 - 73.

[10] **Kahn JM, Benson NM, Appleby D, Carson SS, Iwashyna TJ**. Long-term acute care hospital utilization after critical illness. *JAMA* 2010；**303**：2253 - 9.

[11] **Keenan SP, Dodek P, Chan K, et al**. Intensive care unit admission has minimal impact on long-term mortality. *Crit Care Med* 2002；**30**：501 - 7.

[12] **Dragsted L**. Outcome from intensive care. A five year study of 1,308 patients. *Dan Med Bull* 1991；**38**：365 - 74.

[13] **Wright JC, Plenderleith L, Ridley SA**. Long-term survival following intensive care: subgroup analysis and comparison with the general population. *Anaesthesia* 2003；**58**：637 - 42.

[14] **Williams TA, Dobb GJ, Finn JC, et al**. Determinants of long-term survival after intensive care. *Crit Care Med* 2008；**36**：1523 - 30.

[15] **Williams TA, Dobb GJ, Finn JC, Webb SA**. Long-term survival from intensive care: a review. *Intensive Care Med* 2005；**31**：1306 - 15.

[16] **Kaufmann PA, Smolle KH, Krejs GJ**. Short-and long-term survival of nonsurgical intensive care patients and its relation to diagnosis, severity of disease, age and comorbidities. *Curr Aging Sci* 2009；**2**：240 - 8.

[17] **Niskanen M, Kari A, Halonen P**. Five-year survival after intensive care — comparison of 12,180 patients with the general population. Finnish ICU Study Group. *Crit Care Med* 1996；**24**：1962 - 7.

[18] **Wunsch H, Guerra C, Barnato AE, Angus DC, Li G, Linde-Zwirble WT**. Three-year outcomes for Medicare beneficiaries who survive intensive care. *JAMA* 2010；**303**：849 - 56.

[19] **Simchen E, Sprung CL, Galai N, et al**. Survival of critically ill patients hospitalized in and out of intensive care units under paucity of intensive care unit beds. *Crit Care Med* 2004；**32**：1654 - 61.

[20] **Zimmerman JE, Kramer AA**. A model for identifying patients who may not need intensive care unit admission. *J Crit Care* 2010；**25**：205 - 13.

[21] **Quartin AA, Schein RM, Kett DH, Peduzzi PN**. Magnitude and duration of the effect of sepsis on survival. Department of Veterans Affairs Systemic Sepsis Cooperative Studies Group. *JAMA* 1997；**277**：1058 - 63.

[22] **Weycker D, Akhras KS, Edelsberg J, Angus DC, Oster G**. Long-term mortality and medical care charges in patients with severe sepsis. *Crit Care Med* 2003；**31**：2316 - 23.

[23] **Winters BD, Eberlein M, Leung J, Needham DM, Pronovost PJ, Sevransky JE**. Long-term mortality and quality of life in sepsis: a systematic review. *Crit Care Med* 2010；**38**：1276 - 83.

[24] **Perl TM, Dvorak L, Hwang T, Wenzel RP**. Long-term survival and function after suspected gram-negative sepsis. *JAMA* 1995；**274**：338 - 45.

[25] Davidson TA, Rubenfeld GD, Caldwell ES, Hudson LD, Steinberg KP. The effect of acute respiratory distress syndrome on long-term survival. *Am J Respir Crit Care Med* 1999; **160**: 1838 - 42.

[26] Cheung AM, Tansey CM, Tomlinson G, et al. Two-year outcomes, health care use, and costs of survivors of acute respiratory distress syndrome. *Am J Respir Crit Care Med* 2006; **174**: 538 - 44.

[27] Herridge MS, Cheung AM, Tansey CM, et al. One-year outcomes in survivors of the acute respiratory distress syndrome. *N Engl J Med* 2003; **348** (8): 683 - 93.

[28] Herridge MS, Tansey CM, Matte A, et al. Functional disability 5 years after acute respiratory distress syndrome. *N Engl J Med* 2011; **364**: 1293 - 304.

[29] Angus DC, Musthafa AA, Clermont G, et al. Quality-adjusted survival in the first year after the acute respiratory distress syndrome. *Am J Respir Crit Care Med* 2001; **163**: 1389 - 94.

[30] Carson SS, Bach PB. The epidemiology and costs of chronic critical illness. *Crit Care Clin* 2002; **18**: 461 - 76.

[31] Schonhofer B, Euteneuer S, Nava S, Suchi S, Kohler D. Survival of mechanically ventilated patients admitted to a specialised weaning centre. *Intensive Care Med* 2002; **28**: 908 - 16.

[32] Combes A, Costa MA, Trouillet JL, et al. Morbidity, mortality, and quality-of-life outcomes of patients requiring > or = 14 days of mechanical ventilation. *Crit Care Med* 2003; **31**: 1373 - 81.

[33] Engoren M, Arslanian-Engoren C, Fenn-Buderer N. Hospital and long-term outcome after tracheostomy for respiratory failure. *Chest* 2004; **125**: 220 - 7.

[34] Pilcher DV, Bailey MJ, Treacher DF, Hamid S, Williams AJ, Davidson AC. Outcomes, cost and long term survival of patients referred to a regional weaning centre. *Thorax* 2005; **60**: 187 - 92.

[35] Chelluri L, Pinsky MR, Donahoe MP, Grenvik A. Long-term outcome of critically ill elderly patients requiring intensive care. *JAMA* 1993; **269**: 3119 - 23.

[36] Chelluri L, Pinsky MR, Grenvik AN. Outcome of intensive care of the 'oldest-old' critically ill patients. *Crit Care Med* 1992; **20**: 757 - 61.

[37] Rockwood K, Noseworthy TW, Gibney RT, et al. One-year outcome of elderly and young patients admitted to intensive care units. *Crit Care Med* 1993; **21**: 687 - 91.

[38] de Rooij SE, Abu-Hanna A, Levi M, de Jonge E. Factors that predict outcome of intensive care treatment in very elderly patients: a review. *Crit Care* 2005; **9**: R307 - 14.

[39] Boumendil A, Aegerter P, Guidet B. Treatment intensity and outcome of patients aged 80 and older in intensive care units: a multicenter matched-cohort study. *J Am Geriatr Soc* 2005; **53**: 88 - 93.

[40] Flaatten H, Kvale R. Survival and quality of life 12 years after ICU. A comparison with the general Norwegian population. *Intensive Care Med* 2001; **27**: 1005 - 11.

[41] Ridley S, Plenderleith L. Survival after intensive care. Comparison with a matched normal population as an indicator of effectiveness. *Anaesthesia* 1994; **49**: 933 - 5.

[42] Nasraway SA, Button GJ, Rand WM, Hudson-Jinks T, Gustafson M. Survivors of catastrophic illness: outcome after direct transfer from intensive care to extended care facilities. *Crit Care Med* 2000; **28**: 19 - 25.

[43] Kahn JM, Kramer AA, Rubenfeld GD. Transferring critically ill patients out of hospital improves the standardized mortality ratio: a simulation study. *Chest* 2007; **131**: 68 - 75.

[44] Hall WB, Willis LE, Medvedev S, Carson SS. The implications of long term acute care hospital transfer practices for measures of in-hospital mortality and length of stay. *Am J Respir Crit Care Med* 2012; **185**: 53 - 57.

[45] Levy MM, Fink MP, Marshall JC, et al. 2001 SCCM/ESICM/ACCP/ATS/SIS International Sepsis Definitions Conference. *Crit Care Med* 2003; **31**: 1250 - 6.

[46] Angus DC, Carlet J. Surviving intensive care: a report from the 2002 Brussels Roundtable. *Intensive Care Med* 2003; **29**: 368 - 77.

[47] Finfer S, Chittock DR, Su SY, et al. Intensive versus conventional glucose control in critically ill patients. *N Engl J Med* 2009; **360**: 1283 - 97.

[48] Papazian L, Forel JM, Gacouin A, et al. Neuromuscular blockers in early acute respiratory distress syndrome. *N Engl J Med* 2010; **363**: 1107 - 16.

[49] Steinberg KP, Hudson LD, Goodman RB, et al. Efficacy and safety of corticosteroids for persistent acute respiratory distress syndrome. *N Engl J Med* 2006; **354**: 1671 - 84.

[50] Rubenfeld GD, Angus DC, Pinsky MR, Curtis JR, Connors AF, Jr, Bernard GR. Outcomes research in critical care: results of the American Thoracic Society Critical Care Assembly Workshop on Outcomes Research. The Members of the Outcomes Research Workshop. *Am J Respir Crit Care Med* 1999; **160**: 358 - 67.

[51] Fried TR, Bradley EH, Towle VR, Allore H. Understanding the treatment preferences of seriously ill patients. *N Engl J Med* 2002; **346**: 1061 - 6.

[52] Yende S, Angus DC. Long-term outcomes from sepsis. *Curr Infect Dis Rep* 2007; **9**: 382 - 6.

[53] Ai-Ping C, Lee KH, Lim TK. In-hospital and 5-year mortality of patients treated in the ICU for acute exacerbation of COPD: a retrospective study. *Chest* 2005; **128**: 518 - 24.

[54] Darmon M, Azoulay E. Critical care management of cancer patients: cause for optimism and need for objectivity. *Curr Opin Oncol* 2009; **21**: 318 - 26.

[55] Kress JP, Christenson J, Pohlman AS, Linkin DR, Hall JB. Outcomes of critically ill cancer patients in a university

hospital setting. *Am J Respir Crit Care Med* 1999; **160**: 1957 - 61.

[56] Staudinger T, Stoiser B, Mullner M, et al. Outcome and prognostic factors in critically ill cancer patients admitted to the intensive care unit. *Crit Care Med* 2000; **28**: 1322 - 8.

[57] Kroschinsky F, Weise M, Illmer T, et al. Outcome and prognostic features of intensive care unit treatment in patients with hematological malignancies. *Intensive Care Med* 2002; **28**: 1294 - 300.

[58] Knaus WA, Draper EA, Wagner DP, Zimmerman JE. APACHE II: a severity of disease classification system. *Crit Care Med* 1985; **13**: 818 - 29.

[59] Hannan EL, Racz MJ, Walford G, et al. Long-term outcomes of coronary-artery bypass grafting versus stent implantation. *N Engl J Med* 2005; **352**: 2174 - 83.

[60] Hannan EL, Wu C, Walford G, et al. Drug-eluting stents vs. coronary-artery bypass grafting in multivessel coronary disease. *N Engl J Med* 2008; **358**: 331 - 41.

[61] Lagercrantz E, Lindblom D, Sartipy U. Survival and quality of life in cardiac surgery patients with prolonged intensive care. *Ann Thorac Surg* 2010; **89**: 490 - 5.

[62] Navarrete-Navarro P, Rivera-Fernandez R, Lopez-Mutuberria MT, et al. Outcome prediction in terms of functional disability and mortality at 1 year among ICU-admitted severe stroke patients: a prospective epidemiological study in the south of the European Union (Evascan Project, Andalusia, Spain). *Intensive Care Med* 2003; **29**: 1237 - 44.

[63] Golestanian E, Liou JI, Smith MA. Long-term survival in older critically ill patients with acute ischemic stroke. *Crit Care Med* 2009; **37**: 3107 - 13.

[64] Zaren B, Bergstrom R. Survival compared to the general population and changes in health status among intensive care patients. *Acta Anaesthesiol Scand* 1989; **33**: 6 - 12.

[65] Nunn JF, Milledge JS, Singaraya J. Survival of patients ventilated in an intensive therapy unit. *Br Med J* 1979; **1**: 1525 - 7.

[66] Ho KM, Knuiman M, Finn J, Webb SA. Estimating long-term survival of critically ill patients: the PREDICT model. *PLoS One* 2008; **3**: e3226.

[67] Seneff MG, Zimmerman JE, Knaus WA, Wagner DP, Draper EA. Predicting the duration of mechanical ventilation. The importance of disease and patient characteristics. *Chest* 1996; **110**: 469 - 79.

[68] MacIntyre NR, Epstein SK, Carson S, Scheinhorn D, Christopher K, Muldoon S. Management of patients requiring prolonged mechanical ventilation: report of a NAMDRC consensus conference. *Chest* 2005; **128**: 3937 - 54.

[69] Cox CE, Carson SS, Lindquist JH, Olsen MK, Govert JA, Chelluri L. Differences in one-year health outcomes and resource utilization by definition of prolonged mechanical ventilation: a prospective cohort study. *Crit Care* 2007; **11**: R9.

[70] Unroe M, Kahn JM, Carson SS, et al. One-year trajectories of care and resource utilization for recipients of prolonged mechanical ventilation: a cohort study. *Ann Intern Med* 2010; **153**: 167 - 75.

[71] Carson SS, Bach PB, Brzozowski L, Leff A. Outcomes after long-term acute care. An analysis of 133 mechanically ventilated patients. *Am J Respir Crit Care Med* 1999; **159**: 1568 - 73.

[72] Carson SS, Kahn JM, Hough CL, et al. A multicenter mortality prediction model for patients receiving prolonged mechanical ventilation. *Crit Care Med* 2012; **40**: 1171 - 6.

[73] Carson SS, Garrett J, Hanson LC, et al. A prognostic model for one-year mortality in patients requiring prolonged mechanical ventilation. *Crit Care Med* 2008; **36**: 2061 - 9.

[74] Bagshaw SM. The long-term outcome after acute renal failure. *Curr Opin Crit Care* 2006; **12**: 561 - 6.

[75] Bagshaw SM, Laupland KB, Doig CJ, et al. Prognosis for long-term survival and renal recovery in critically ill patients with severe acute renal failure: a population-based study. *Crit Care* 2005; **9**: R700 - 9.

[76] Morgera S, Kraft AK, Siebert G, Luft FC, Neumayer HH. Long-term outcomes in acute renal failure patients treated with continuous renal replacement therapies. *Am J Kidney Dis* 2002; **40**: 275 - 9.

[77] Ahlstrom A, Tallgren M, Peltonen S, Rasanen P, Pettila V. Survival and quality of life of patients requiring acute renal replacement therapy. *Intensive Care Med* 2005; **31**: 1222 - 8.

[78] Chapman RJ, Templeton M, Ashworth S, Broomhead R, McLean A, Brett SJ. Long-term survival of chronic dialysis patients following survival from an episode of multiple-organ failure. *Crit Care* 2009; **13**: R65.

[79] Angus DC, Shorr AF, White A, Dremsizov TT, Schmitz RJ, Kelley MA. Critical care delivery in the United States: distribution of services and compliance with Leapfrog recommendations. *Crit Care Med* 2006; **34**: 1016 - 24.

[80] Nierman DM, Schechter CB, Cannon LM, Meier DE. Outcome prediction model for very elderly critically ill patients. *Crit Care Med* 2001; **29**: 1853 - 9.

[81] Hanson LC, Danis M. Use of life-sustaining care for the elderly. *J Am Geriatr Soc* 1991; **39**: 772 - 7.

[82] Ridley S, Purdie J. Cause of death after critical illness. *Anaesthesia* 1992; **47**: 116 - 19.

[83] Mayr VD, Dunser MW, Greil V, et al. Causes of death and determinants of outcome in critically ill patients. *Crit Care* 2006; **10**: R154.

[84] Hicks PR, Mackle DM. Cause of death in intensive care patients within 2 years of discharge from hospital. *Crit Care Resusc* 2010; **12**: 78 - 82.

[85] Nelson JE MD, Litke A, Natale DA, Siegel RE, Morrison RS. The symptom burden of chronic critical illness. *Crit Care Med* 2004; **32**: 1527 - 34.

［86］ Nelson JE, Cox CE, Hope AA, Carson SS. Chronic critical illness. *Am J Respir Crit Care Med* 2010；**182**；446 - 54.

［87］ Kalb TH, Lorin S. Infection in the chronically critically ill: unique risk profile in a newly defined population. *Crit Care Clin* 2002；**18**；529 - 52.

［88］ Yende S, Angus DC, Ali IS, et al. Influence of comorbid conditions on long-term mortality after pneumonia in older people. *J Am Geriatr Soc* 2007；**55**；518 - 25.

［89］ Mortensen EM, Coley CM, Singer DE, et al. Causes of death for patients with community-acquired pneumonia: results from the Pneumonia Patient Outcomes Research Team cohort study. *Arch Intern Med* 2002；**162**；1059 - 64.

［90］ Kind AJ, Smith MA, Pandhi N, Frytak JR, Finch MD. Bouncing-back: rehospitalization in patients with complicated transitions in the first thirty days after hospital discharge for acute stroke. *Home Health Care Serv Q* 2007；**26**；37 - 55.

［91］ Hotchkiss RS, Opal S. Immunotherapy for sepsis — a new approach against an ancient foe. *N Engl J Med* 2010；**363**；87 - 9.

［92］ Otto GP, Sossdorf M, Claus RA, et al. The late phase of sepsis is characterized by an increased microbiological burden and death rate. *Crit Care* 2011；**15**；R183.

［93］ Benjamim CF, Hogaboam CM, Kunkel SL. The chronic consequences of severe sepsis. *J Leukoc Biol* 2004；**75**；408 - 12.

［94］ Yende S, D'Angelo G, Kellum JA, al. Inflammatory markers at hospital discharge predict subsequent mortality after pneumonia and sepsis. *Am J Respir Crit Care Med* 2008；**177**；1242 - 7.

［95］ Huang X, Venet F, Wang YL, Lepape A, Yuan Z, Chen Y, et al. PD - 1 expression by macrophages plays a pathologic role in altering microbial clearance and the innate inflammatory response to sepsis. *Proc Natl Acad Sci USA* 2009；**106**（15）；6303 - 8.

［96］ Meisel C, Schefold JC, Pschowski R, Baumann T, Hetzger K, Gregor J, et al. Granulocyte-macrophage colony-stimulating factor to reverse sepsis-associated immunosuppression: a double-blind, randomized, placebo-controlled multicenter trial. *Am J Respir Crit Care Med* 2009；**180**（7）；640 - 8.

［97］ Stevens RD, Marshall SA, Cornblath DR, et al. A framework for diagnosing and classifying intensive care unit-acquired weakness. *Crit Care Med* 2009；**37**（10 Suppl）；S299 - 308.

［98］ Schefold JC, Bierbrauer J, Weber-Carstens S. Intensive care unit-acquired weakness（ICUAW）and muscle wasting in critically ill patients with severe sepsis and septic shock. *J Cachexia Sarcopenia Muscle* 2010；**1**；147 - 57.

［99］ Batt J, Dos Santos CC, Cameron JI, Herridge MS. Intensive-care unit acquired weakness（ICUAW）：clinical phenotypes and molecular mechanisms. *Am J Respir Crit Care Med* 2013；**187**；238 - 46.

［100］ Hollander JM, Mechanick JI. Nutrition support and the chronic critical illness syndrome. *Nutr Clin Pract* 2006；**21**；587 - 604.

［101］ Van den Berghe G. Novel insights into the neuroendocrinology of critical illness. *Eur J Endocrinol* 2000；**143**；1 - 13.

［102］ Schulman RC, Mechanick JI. Metabolic and nutrition support in the chronic critical illness syndrome. *Respir Care* 2012；**57**；958 - 77；discussion 77 - 8.

［103］ Nierman DM, Mechanick JI. Hypotestosteronemia in chronically critically ill men. *Crit Care Med* 1999；**27**；2418 - 21.

［104］ Takala J, Ruokonen E, Webster NR, et al. Increased mortality associated with growth hormone treatment in critically ill adults. *N Engl J Med* 1999；**341**；785 - 92.

［105］ Bulger EM, Jurkovich GJ, Farver CL, Klotz P, Maier RV. Oxandrolone does not improve outcome of ventilator dependent surgical patients. *Ann Surg* 2004；**240**；472 - 8；discussion 8 - 80.

［106］ Mechanick JI, Nierman DM. Gonadal steroids in critical illness. *Crit Care Clin* 2006；**22**；87 - 103, vii.

［107］ Van den Berghe G, Baxter RC, Weekers F, et al. The combined administration of GH-releasing peptide - 2 （GHRP - 2）, TRH and GnRH to men with prolonged critical illness evokes superior endocrine and metabolic effects compared to treatment with GHRP - 2 alone. *Clin Endocrinol（Oxf）* 2002；**56**；655 - 69.

［108］ Kemper M, Weissman C, Hyman AI. Caloric requirements and supply in critically ill surgical patients. *Crit Care Med* 1992；**20**；344 - 8.

［109］ McClave SA, Sexton LK, Spain DA, et al. Enteral tube feeding in the intensive care unit: factors impeding adequate delivery. *Crit Care Med* 1999；**27**；1252 - 6.

［110］ Heyland D, Cook DJ, Winder B, Brylowski L, Van deMark H, Guyatt G. Enteral nutrition in the critically ill patient: a prospective survey. *Crit Care Med* 1995；**23**；1055 - 60.

［111］ Rice TW, Wheeler AP, Thompson BT, et al. Initial trophic vs full enteral feeding in patients with acute lung injury: the EDEN randomized trial. *JAMA* 2012；**307**；795 - 803.

［112］ Rubinson L, Diette GB, Song X, Brower RG, Krishnan JA. Low caloric intake is associated with nosocomial bloodstream infections in patients in the medical intensive care unit. *Crit Care Med* 2004；**32**；350 - 7.

［113］ Artinian V, Krayem H, DiGiovine B. Effects of early enteral feeding on the outcome of critically ill mechanically ventilated medical patients. *Chest* 2006；**129**；960 - 7.

［114］ Coeffier M, Dechelotte P. The role of glutamine in intensive care unit patients: mechanisms of action and clinical outcome. *Nutr Rev* 2005；**63**：65 - 9.

[115] **Nierman DM, Mechanick JI.** Bone hyperresorption is prevalent in chronically critically ill patients. *Chest* 1998；**114**：1122 - 8.

[116] **Wurfel MM, Gordon AC, Holden TD, et al.** Toll-like receptor 1 polymorphisms affect innate immune responses and outcomes in sepsis. *Am J Respir Crit Care Med* 2008；**178**：710 - 20.

[117] **Yende S, Angus DC, Ding J, et al.** 4G/5G plasminogen activator inhibitor - 1 polymorphisms and haplotypes are associated with pneumonia. *Am J Respir Crit Care Med* 2007；**176**：1129 - 37.

[118] **Yende S, Angus DC, Kong L, et al.** The influence of macrophage migration inhibitory factor gene polymorphisms on outcome from community-acquired pneumonia. *FASEB J* 2009；**23**：2403 - 11.

[119] **Yende S, Kammerer CM, Angus DC.** Genetics and proteomics：deciphering gene association studies in critical illness. *Crit Care* 2006；**10**：227.

[120] **Weiss KM, Terwilliger JD.** How many diseases does it take to map a gene with SNPs? *Nat Genet* 2000；**26**：151 - 7.

[121] **Roberts NJ, Vogelstein JT, Parmigiani G, Kinzler KW, Vogelstein B, Velculescu VE.** The predictive capacity of personal genome sequencing. *Sci Transl Med* 2012；**4**：133ra58.

[122] **Lemeshow S, Teres D, Klar J, Avrunin JS, Gehlbach SH, Rapoport J.** Mortality Probability Models（MPM II）based on an international cohort of intensive care unit patients. *JAMA* 1993；**270**：2478 - 86.

[123] **Le Gall JR, Lemeshow S, Saulnier F.** A new Simplified Acute Physiology Score（SAPS II）based on a European/North American multicenter study. *JAMA* 1993；**270**：2957 - 63.

[124] **Le Gall JR, Klar J, Lemeshow S, et al.** The logistic organ dysfunction system. A new way to assess organ dysfunction in the intensive care unit. ICU Scoring Group. *JAMA* 1996；**276**：802 - 10.

[125] **Boumendil A, Maury E, Reinhard I, Luquel L, Offenstadt G, Guidet B.** Prognosis of patients aged 80 years and over admitted in medical intensive care unit. *Intensive Care Med* 2004；**30**：647 - 54.

[126] **Somme D, Maillet JM, Gisselbrecht M, Novara A, Ract C, Fagon JY.** Critically ill old and the oldest-old patients in intensive care：short-and long-term outcomes. *Intensive Care Med* 2003；**29**：2137 - 43.

[127] **Teno JM, Harrell FE, Jr, Knaus W, et al.** Prediction of survival for older hospitalized patients：the HELP survival model. Hospitalized Elderly Longitudinal Project. *J Am Geriatr Soc* 2000；**48**（5 Suppl）：S16 - 24.

[128] **Carson SS, Bach PB.** Predicting mortality in patients suffering from prolonged critical illness：an assessment of four severity-of-illness measures. *Chest* 2001；**120**：928 - 33.

[129] **Baldwin MR, Narain WR, Wunsch H et al.** A prognostic model for six-month mortality in elderly survivors of critical illness. *Chest* 2013；**143**：910 - 19.

[130] **Needham DM, Scales DC, Laupacis A, Pronovost PJ.** A systematic review of the Charlson comorbidity index using Canadian administrative databases：a perspective on risk adjustment in critical care research. *J Crit Care* 2005；**20**：12 - 19.

[131] **Charlson ME, Pompei P, Ales KL, MacKenzie CR.** A new method of classifying prognostic comorbidity in longitudinal studies：development and validation. *J Chronic Dis* 1987；**40**：373 - 83.

[132] **Fried LP, Kronmal RA, Newman AB, et al.** Risk factors for 5-year mortality in older adults：the Cardiovascular Health Study. *JAMA* 1998；**279**：585 - 92.

[133] **Bo M, Massaia M, Raspo S, et al.** Predictive factors of in-hospital mortality in older patients admitted to a medical intensive care unit. *J Am Geriatr Soc* 2003；**51**：529 - 33.

[134] **Sligl WI, Eurich DT, Marrie TJ, Majumdar SR.** Only severely limited，premorbid functional status is associated with short-and long-term mortality in patients with pneumonia who are critically ill：a prospective observational study. *Chest* 2011；**139**：88 - 94.

[135] **Granja C, Azevedo LF.** When（quality of）life is at stake and intensive care is needed：how much can we trust our proxies? *Intensive Care Med* 2006；**32**：1681 - 2.

[136] **Rogers J, Ridley S, Chrispin P, Scotton H, Lloyd D.** Reliability of the next of kins' estimates of critically ill patients' quality of life. *Anaesthesia* 1997；**52**：1137 - 43.

[137] **Walter LC, Brand RJ, Counsell SR, et al.** Development and validation of a prognostic index for 1-year mortality in older adults after hospitalization. *JAMA* 2001；**285**：2987 - 94.

[138] **Espaulella J, Arnau A, Cubi D, Amblas J, Yanez A.** Time-dependent prognostic factors of 6-month mortality in frail elderly patients admitted to post-acute care. *Age Ageing* 2007；**36**：407 - 13.

[139] **Fried LP, Ferrucci L, Darer J, Williamson JD, Anderson G.** Untangling the concepts of disability，frailty，and comorbidity：implications for improved targeting and care. *J Gerontol A Biol Sci Med Sci* 2004；**59**：255 - 63.

[140] **Fried LP, Tangen CM, Walston J, et al.** Frailty in older adults：evidence for a phenotype. *J Gerontol A Biol Sci Med Sci* 2001；**56**：M146 - 56.

[141] **Ensrud KE, Ewing SK, Taylor BC, et al.** Comparison of 2 frailty indexes for prediction of falls，disability，fractures，and death in older women. *Arch Intern Med* 2008；**168**：382 - 9.

[142] **Pisani MA, Kong SY, Kasl SV, Murphy TE, Araujo KL, Van Ness PH.** Days of delirium are associated with 1-year mortality in an older intensive care unit population. *Am J Respir Crit Care Med* 2009；**180**：1092 - 7.

[143] **Englesbe MJ, Patel SP, He K, et al.** Sarcopenia and mortality after liver transplantation. *J Am Coll Surg* 2010；

211: 271 - 8.

[144] **Slinde F, Gronberg A, Engstrom CP, Rossander-Hulthen L, Larsson S**. Body composition by bioelectrical impedance predicts mortality in chronic obstructive pulmonary disease patients. *Respir Med* 2005; **99**: 1004 - 9.

[145] **Vestbo J, Prescott E, Almdal T, et al**. Body mass, fat-free body mass, and prognosis in patients with chronic obstructive pulmonary disease from a random population sample: findings from the Copenhagen City Heart Study. *Am J Respir Crit Care Med* 2006; **173**: 79 - 83.

第4章
支持长期机械通气的医院的作用

Jeremy M. Kahn

引　言

　　ICU 幸存者给世界范围内的卫生系统带来了一个重要问题[1]。目前,在美国估计每年有 400 万～700 万人次入住 ICU[2]。这些患者中的大多数将存活,由于许多的身体、情感和神经认知等后遗症,这些患者需要持续的医疗服务[3]。这些幸存者中,有 5%～10% 进展为慢性危重症(CCI),CCI 的特点是持续性器官衰竭和依赖持续的生命支持,包括长期机械通气(PMV)的综合征[4]。目前,美国每年有超过 10 万人需要 PMV,这一数字预计将随着人口的老龄化和重症治疗需求增加而上升[5]。最近重症监护医学的发展降低了 ICU 死亡率,这也促进了 PMV 人数的上升。随着越来越多的重症监护患者幸存,更多患者将进展为 CCI,而不是立即全面恢复健康。这些患者消耗了大量的医疗资源,并且在出院后有较高的发病率和死亡率。与所有重症监护幸存者 80% 的生存率相比,CCI 患者 6 个月的生存率为 40%[6]。

　　目前围绕危重症康复主题的讨论涉及如何照顾 ICU 幸存者,特别是以循证为基础的治疗策略的开发和测试,以加快器官系统的恢复和优化生活质量。然而,同样值得关注的问题是在哪里治疗 ICU 幸存者,具体来说,尤其是特定类型的医院,或急性治疗医院内的组织和管理策略,都可能与改进其治疗和康复过程相关。事实上,ICU 的设计主要是为即将面对很高死亡风险的患者提供高度专业化的急性治疗。因此,对于急性病恢复期有特殊需求的患者,即使他们需要持续生命支持,但 ICU 可能不是最佳的治疗环境。

　　基于这样的考虑,医院和卫生系统已经为那些在危重症恢复阶段、但仍有持续性器官衰竭需要精心治疗的患者开发出 ICU 的替代方案。这些 ICU 替代方案中包括急性治疗医院中的"阶梯式"单元,能够提供 MV 或肾脏透析治疗(RRT)的专业治疗设施(SNFs),以及专门为 CCI 患者设计的长期医院。所有这些模式都有理论上的好处和缺点,但在照顾 ICU 幸存者方面都发挥了独特的、潜在的重要作用。本章将回顾不同的危重症康复治疗模式,讨论不同模式理论的临床应用和经济影响,并强调将来专科医院在危重症康复中发挥的作用。

危重症康复的治疗设置

在为危重症患者开展康复治疗的专业机构问世之前,那些经历了危重症急性发作,有 PMV 和其他形式的 CCI 的幸存者,需要继续在 ICU 接受治疗。这是因为 ICU 是唯一能够安全地为有其他复杂治疗需要的患者提供 MV 的医疗保障机构。当然,在家仍可能实现 MV;然而,家庭 MV 适用于由于慢性疾病引起呼吸衰竭的患者,而不是急性呼吸衰竭的恢复期[7]。然而,在 ICU 照顾 CCI 患者有几个缺点,多种类型的 ICU 工作人员不适合与患者建立长期关系,并且可能致稀缺的 ICU 资源低效的使用。因此,医院和后来的卫生系统,开发了专门的区域来照顾这些患者(表 4.1)。

表 4.1　CCI 患者的非重症监护

类　　别	设　　施
急性治疗医院内	阶梯式单元
急性治疗医院外,低能力	康复医院,专业护理院
急症治疗医院外,高能力	长期急性治疗医院、脱机中心

另一方面,这些专门区域在急性治疗医院中采取"阶梯式"单元的形式,它可以提供比传统的医院病房更高强度的治疗,但不具备 ICU 的所有功能。像英国这样的国家,"阶梯式"单元比较普遍,因为人均 ICU 床位的数量相对较低,因此必须为重症患者把"阶梯式"单元保留下来[8]。对于其他发达国家,虽然表明其存在率的数据不多,但"阶梯式"单元是不常见的。然而,他们仍然有清晰界定的场所用于治疗[9]。这些单位通常比传统的 ICU 具有较低的护士与患者的比率,并且缺乏提供某些类型的生命支持技术的能力,比如升压药、连续性肾脏透析治疗或非传统模式的 MV。然而,他们可以提供传统的 MV,特别是为长期呼吸机依赖患者提供脱机服务。重要的是,由于这些单元位于急症治疗医院内,所以他们可以很容易地利用急症治疗医院的所有服务。患者可以获得影像学检查、接受专业咨询,如果他们的病情恶化,需要时可以迅速转移到传统的 ICU。

康复医院和 SNFs 是另一种替代治疗单元,特别是在美国,这类医疗保健机构是常见的。这些医院为从危重症中康复的患者提供专业化的服务,但通常不能提供 MV 或其他类型的生命支持[10,11]。因此,它们适合已经脱离 MV,并能够参与积极的物理疗法(PT)和其他康复活动,但还没有做好回家准备的患者。因为在大多数情况下,这些场所不提供 MV,所以他们通常不被认为是急性重症监护病房的替代品。尽管如此,他们仍可能在重症监护病房后的治疗中发挥重要作用,使患者能够在急性治疗医院外继续进行长时间的康复。

长期急性治疗医院

在美国,长期急性治疗(LTAC)是 ICU 的另一种替代方式[12]。美国政府严格将

LTACs 定义为长期急性治疗医院,在这里患者平均停留时间至少为 25 天[13]。LTACs 通过满足平均时间的定义,按照特殊报销规则运行,这使他们能够有收益地为高成本的 CCI 患者提供服务。然而,更广泛地说,LTACs 可以被定义为一个专为满足 CCI 患者需求而设计的医院。通常情况下,这意味着他们可以在亚重症监护背景下提供急性 ICU 病房的所有服务。因为他们明确地不治疗极端严重疾病的患者,除了长时间的呼吸机治疗,他们可以提供更全面的治疗,包括定期 PT 和作业治疗(OT)。美国的 LTACs 最初在 20 世纪 50 年代作为专门的结核病医院出现,直到最近才转型为一般性的重症治疗康复医院。

与 ICU 相反的是,LTACs 治疗并不那么高强度,与短期生存相比更适合长期的恢复。与 ICU 相比,护士与患者的比率更类似于阶梯式单元,医生的人员配置通常不那么紧张[14]。也许更重要的是,LTACs 通常采用标准化方法使患者脱离 PMV[15],包括逐渐减少压力支持,逐渐延长无呼吸机支持的时间来代替在急性治疗 ICU 中已经成为常规的每日一次的自主呼吸试验(SBT)[16]。为了便于这种类型患者治疗所需的长期呼吸和营养支持,许多但不是全部有呼吸机的 LTAC 患者接受了气管切开和胃造瘘置管[17]。

LTACs 在美国的数量急剧增加,部分原因是需要 PMV 的患者数量增多。在 1997—2006 年的 10 年期间,LTACs 数量从 192 个增加到 408 个,成为美国急性治疗增长最快的部分[18];事实上,传统急性治疗医院的数目在同一时期有所下降[19]。在美国,LTACs 分布不均匀,相比其他区域,在美国南部和东北部地区有更多的 LTACs。这种差异对 LTACs 利用率有影响,因为患者如果所在的医院在一个 LTAC 医院附近,那他们更可能是移送至 LTAC 医院来进行急性后期治疗[20]。

伴随着 LTACs 总数的增加,也意味着接受 LTAC 的患者数量增加。美国政府为老年人提供的基础健康保险医疗统计:1997—2006 年,患者由 ICU 转入 LTACs 的人数增加了 3 倍,从 13 732 人增加到 40 352 人,年度总成本为 13.25 亿美元[18]。LTACs 入院的主要原因是为了脱离 MV,而不是非机械通气的恢复期治疗,这越来越常见。在 1997—2000 年,接受 MV 的医疗保险 LTAC 机构只占总数的 16.4%,而在 2004—2006 年,这一数字已经增加到了 29.8%。

美国以外的长期急性治疗

在美国以外,针对长期呼吸衰竭患者的呼吸机脱机中心存在 LTAC 治疗模式。为应对 20 世纪 50 年代的脊髓灰质炎流行带来的 MV 出现,这些医院也随之建立,在许多情况下,这些医院早于美国 LTAC 模型;多个国家至少有一个这样的中心,有时甚至更多,包括英国[21]、美国[22]、德国[23]和意大利[24,25]等。这些脱机中心通常是小型医院,但仍然拥有资源来照顾需要长期 MV 的患者。一般来说,脱机中心不仅专门用于 ICU 后康复与呼吸机撤机,还包括慢性呼吸衰竭、睡眠呼吸障碍和神经肌肉疾病的治疗,因为他们需要一个多学科团队治疗,因此具备类似于 ICU 后康复的条件。这些条件也都受益于无创通气(NIV)的明智使用,这最好由具备专业知识的区域中心提供[26]。

长期医院 *vs*. ICU

有许多原因导致长期医院,如 LTACs 和呼吸机脱机中心,从临床和经济的角度来看可能比传统的 ICU 更好或更差(图 4.1)。

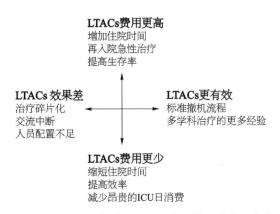

图 4.1　LTACs 在危重疾病康复中的潜在利益和危害

长期医院可能改善临床预后

长期医院通过不断积累 PMV 后患者的临床治疗经验来改善这一类型患者的生存和功能预后。有数据表明,大量接受 MV 的患者提供治疗的医院与较少接受 MV 患者的医院相比,前者能帮助患者改善预后[27]。长期医院还可以通过使用多学科团队、规范化撤机和早期活动来改善预后,这些方法已证明可改善 ICU 住院时间较短患者的预后[28-30]。这些影响可能在长期医院被放大,长期医院作为区域转诊中心,比传统 ICU 治疗更多的 PMV 患者。此外,与传统的 ICU 不同,LTACs 没有需要照顾急性度很高的患者的负担,这样的负担可能会影响提供协调的长期治疗任务完成。

长期医院可能恶化临床预后

长期医院可能通过几种潜在的机制恶化临床预后:首先,长期医院与传统的急性治疗医院分开,有不同的工作人员和临床医生,治疗的片断化所导致的信息交流不足可能会大大破坏这些极其复杂的患者恢复的连续性(图 4.2)[31,32]。第二,由于长期医院通常较少有高比例护士和医生的人员配置,与传统的 ICU 相比,他们可能没有很好的设备来处理病情恶化、

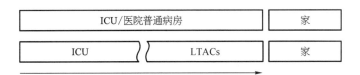

图 4.2　长期医院急性治疗的片段

气道紧急情况或其他 CCI 并发症。较低的医护人员配置与危重症患者高死亡率相关,这种关系也存在于重症监护后的恢复阶段。

长期医院可能会降低医疗费用

与传统 ICU 相比,长期治疗医院可以通过减少 MV 的总时间来提高医疗效率。虽然在短期内,MV 的持续时间和住院时间并没有和 ICU 设施的成本紧密联系[35]。但长远来看,医院可以通过缩短住院时间来节约资源和工作人员,最终降低成本[36]。长期医院可以提高效率的其他机制是通过较少的人员配置,照顾大量机械通气患者,创造范围和规模经济,从而使每天的费用比 ICU 低[37]。

长期医院可能会增加医疗费用

长期医院也可能增加总的治疗费用,尤其在患者总的住院时间增加时。如果从短期的 ICU 到 LTACs 的过渡期间存在沟通障碍,会导致临床操作困难和发生并发症,或者如果长期医院不能成功地利用经验丰富的工作人员和呼吸机撤离方案以减少住院时间,则可能发生费用增加的情况。如果长期的医院改善患者的生存,成本也会增加,因为患者存活时比他们死亡时需要更多的资源。

到目前为止,很少有临床研究直接比较不同类型医院之间的患者的预后。转入长期医院的呼吸机撤离患者的一年生存率大约是 50%[18],其中许多患者最终无法脱离呼吸机[38,39]。虽然根据一些标准,这些结果似乎不佳,但如果没有有效的比较组,很难说长期治疗医院是否能提供临床益处。美国的一项对 1 702 例患者的研究显示,收住到 LTACs 的患者相比于接受评估但未转入 LTACs 的患者,6 个月生存率和成本是相似的[40]。美国的另一份报道与这些研究结果相似,证明了 LTACs 与急性治疗医院疗效相当,但可能更昂贵[41]。两项研究都存在长期医院入院标准的固有的混杂因子,因为长期医院筛选患者入院时,他们可能选择最有可能受益的患者。最终,还需要更多的研究来确定哪些特定的患者可能从 ICU 以外的长期医院治疗中受益。

社 会 效 益

LTACs 的存在可能对卫生系统有系统性的好处,与实际接受治疗的患者无关。这些所谓的"溢出"效应是评估 LTACs 对于 CCI 患者作用的一个重要组成部分,而且可以是有益的或有害的(表 4.2)。有利的一面,社区中 LTACs 通过接收长期住院患者为其他患者释放了 ICU 床位,有积极的下游效应。ICU 病床是一种稀缺资源,在限制供应的情况下,有时必须以最高容量运行[42]。反过来,在最高容量运行可能会导致有害的影响,如 ICU 过早出院[43]与急诊科延迟入院[44]。如果长期住院的慢性危重症患者可以从 ICU 转到 LTACs,有效增加可用的 ICU 病床数,可以使这些负面后果最小化。释放 ICU 床位也可以允许进行更高风险的择期手术,如癌症手术或冠状动脉旁路移植术。从理论上讲,这些手术的数量应由社会规范决定,而不是由手术后康复的 ICU 床位的可用性决定[45]。这样,在某种程度上,卫生系统可以利用 LTACs 为长期滞留在 ICU 外的患者提供重症监护,LTACs 可能会允许更有效地利用现有的 ICU 资源[46]。

表 4.2 LTACs 潜在的溢出效应

积 极 的	负 面 的
有效增加 ICU 床位供应	忍受 CCI
降低急诊患者留存数量	较少与患者讨论关于他们临终时的喜好
减少夜间 ICU 出院	
择期手术机会增加	临终关怀的质量差

社 会 危 害

矛盾的是,LTACs 潜在的负面溢出效应,也源于 ICU 长期住院患者出院所导致的 ICU 床位的有效增加。在这种情况下,LTACs 的存在作为长期住院患者出院的一个出路,可能促使临床医生容忍 CCI 的存在,如果他们知道 LTACs 可作为一种替代,他们不太可能在危重症患者中发起临终的讨论[47]。如果没有 LTACs 可用,临床医生会感到更大的压力让患者进行临终的选择,从而会带来更好的缓和医疗[48]。最终,重症监护可被认为是患者和健康系统之间的一种合约,其中患者以一些个人成本(以不舒适的形式)和一些社会成本(以资源使用的形式)在其中换取更高的生存率。而从强化治疗过渡到缓和医疗,是通过认识到任何潜在的生存益处都不再值得花费,而解除该合约。

这个合约也可以在患者和医生之间发生,因为医生可能认为未能挽救患者是个人的失败,这在高危手术后有时会发生[49]。在某种程度上,LTACs 通过使 ICU 的病床不那么稀缺并减轻由于患者死亡给医生造成的负担,从而降低重症监护的社会成本,这可能不经常迫使我们考虑长期重症监护的人力成本。有时,如果患者总是希望在生命结束时得到高强度治疗,那么这种结果可能是有益的。然而,有证据表明,事实并非如此,至少在美国这样拥有充足 ICU 床位的国家,临床医生也很少将缓和医疗作为一个选项提供给患者[50,51]。

支 付 的 作 用

虽然长期医院在卫生系统中的确切作用可以根据传统的成本和效益的问题进行评价,这些医院的存在不能与他们的支付分离。不同的医疗系统以不同的方式为长期医院支付,建立财政激励以鼓励或抑制他们的使用。传统医院必须对入诊的任何患者至少提供一些治疗,而长期医院,因为不同于传统的医院,有筛查和选择患者入院的独特能力,以及与入院相关的财务问题的决策机制。因此,任何关于医院的讨论必须解决支付的问题,这不仅会影响使用他们的方法,也会影响医疗保险支付者和政策制定者对临床疗效解释的方式。

美国的 LTAC 支付模式

在美国对 LTAC 的讨论中支付是至关重要的,因为 LTACs 的存在产生于支付政策。

在美国,大多数纳税人,包括美国政府,按照该患者类型在该地区的平均成本,为每个患者支付固定金额给医院,这一概念称为预期付款[52];医院能用比他们预期付款更低的成本来治疗患者,医院将在该患者的治疗上盈利,如果医院用比他们预期付款更高的成本来治疗患者,将在该患者的治疗上亏损。当 20 世纪 80 年代在美国开始实行预付款时,由于 LTACs 的病例组合本质上不同于传统的急性治疗医院,所以 LTACs 被豁免预付款。然而,这不知不觉从财政上激励传统医院转送患者到 LTACs,由于在医院中 CCI 的患者最消耗资源,并且早期转送患者到 LTACs 意味着医院将损失更少的钱。同时,即使在 2002 年实施了自己的预支付系统之后,LTACs 在美国仍然相对盈利的[53]。这意味着财政激励驱动向 LTAC 转送患者的工作,同时针对发送和接收医院,而支付方,如美国政府,现在必须支付双方而不是一方。

这些激励措施是美国 LTAC 增长的主要驱动力。这并不是说 LTACs 是没有临床意义的,只是他们的增长相比临床考虑更多的是财政考虑。这些激励措施的重要性在患者选择的理念中更为明显。在美国,在患者层面,健康保险的现状是入住 LTAC 最强的驱动力之一:商业保险的患者比政府保险的患者更有可能被转移至 LTACs,没有健康保险的患者基本上从来没有去过 LTACs[54]。此外,营利的私营医院比他们的非营利同行更有可能送患者到 LTACs[20]。LTAC 对患者有益,当前的支付模式产生了一个不幸的健康差距,没有保险的患者缺乏适当的关注。

美国之外的支付模式

许多发达国家,甚至那些有全民健康保险计划的,根据预支付系统进行给医院,因此将面临与 LTAC 激励类似的财务问题。其他国家使用的人均支付系统,使医院每年接受一次付清,并且必须提供所有必要的治疗。在人均支付系统下,医院可能会或可能不会对早出院有一个激励[55]。只有当医院不为这些患者承担 LTAC 相关成本费用时,才有针对效率的财政奖励。在许多人均支付系统中,呼吸机撤离中心的治疗费用由插管医院承担[21]。由于这种治疗可能会或可能不会比在 ICU 提供的治疗成本更低,医院必须根据自身的条件确定转诊患者的频率。通常情况下,在这些国家的撤机医院仍然可以选择患者入院。唯一的潜在缺点是,由于撤机医院根据成本支付,他们没有提供高效治疗的动机,可能会增加整体的治疗成本。

结　论

不管 LTACs 和撤机医院如何影响患者在 ICU 后阶段的治疗,他们已经成为医疗保健领域的重要组成部分,并且可能会长期存在。因此,在未来几年的首要目标不是确定他们是否是一个 ICU 后期治疗的符合成本效益的方法,而是如何最有效使用它们并产生最好的社会效益。本章中,我们有理由推测,LTACs 有正面和负面的临床效果,以及正面和负面的财务影响。而且,即使 LTACs 是临床和经济中性的,他们的治疗模式可以为社会提供重要的溢出效益,包括为需要的患者增加 ICU 床位的可用性。必须权衡这些溢出效益与潜在的溢出危害,包括对 CCI 的不良容忍,CCI 使生存率或生活质量无改善并延长死亡过程。

需要更多的以患者为中心的预后研究,以进一步确定这些医院在卫生系统中的最佳作用。此外,这些医院的角色将继续发展。未来的发展将可能涉及 LTAC 患者入院标准的标准化、急诊 ICU 和撤机中心之间更好地整合,这将使患者在医护人员之间沟通不畅和治疗计划中断影响最小化的条件下实现从 ICU 到 LTACs 无缝转接[56]。如果这些改进同时进行,将有助于改善转诊而避免不恰当的使用。此外,支付制度改革,包括基于质量的支付,应设计成最大限度地提高转移的适当性和治疗质量。最后,证据基础应该发展以更好地指导关于呼吸机撤离、镇静管理和 PT 的治疗操作。在 ICU 的工作做法在长期治疗环境中可能效果不佳。

在此期间,患者的 CCI 临床医生在考虑将患者转至 LTACs 或呼吸机撤离中心时应该意识到这些问题。临床医生应该确切地调查这些医院提供哪些服务,确定这些服务与传统的 ICU 有什么不同,让患者和他们的家人参与讨论延长呼吸机治疗的意义,并确认转到一个长期医院是符合患者的喜好和价值观的。在这样做时,临床医生可以帮助确保长期治疗医院在面对不确定的好处时带来最低限度的伤害。

(田威　译)

参考文献

[1] **Kahn JM, Angus DC**. Health policy and future planning for survivors of critical illness. *Curr Opin Crit Care* 2007; **13**: 514 - 18.

[2] **Halpern NA, Pastores SM, Thaler HT, Greenstein RJ**. Changes in critical care beds and occupancy in the United States 1985 - 2000: differences attributable to hospital size. *Crit Care Med* 2006; **34**: 2105 - 12.

[3] **Herridge MS**. Long-term outcomes after critical illness: past, present, future. *Curr Opin Crit Care* 2007; **13**: 473 - 5.

[4] **Nelson JE, Cox CE, Hope AA, Carson SS**. Chronic critical illness. *Am J Respir Crit Care Med* 2010; **182**: 446 - 54.

[5] **Carson SS, Bach PB**. The epidemiology and costs of chronic critical illness. *Crit Care Clin* 2002; **18**: 461 - 76.

[6] **Douglas SL, Daly BJ, Gordon N, Brennan PF**. Survival and quality of life: short-term versus long-term ventilator patients. *Crit Care Med* 2002; **30**: 2655 - 62.

[7] **Wise MP, Hart N, Davidson C, et al**. Home mechanical ventilation. *BMJ* 2011; **342**: d1687.

[8] **O'Dea J, Pepperman M, Bion J**. Comprehensive Critical Care: a national strategic framework in all but name. *Intensive Care Med* 2003; **29**: 341.

[9] **Criner GJ, Travaline JM**. Transitional respiratory care and rehabilitation. *Curr Opin Crit Care* 1999; **5**: 81.

[10] **Latriano B, McCauley P, Astiz ME, Greenbaum D, Rackow EC**. Non-ICU care of hemodynamically stable mechanically ventilated patients. *Chest* 1996; **109**: 1591 - 6.

[11] **Ambrosino N, Vianello A**. Where to perform long-term ventilation. *Respir Care Clin N Am* 2002; **8**: 463 - 78.

[12] **Eskildsen MA**. Long-term acute care: a review of the literature. *J Am Geriatr Soc* 2007; **55**: 775 - 9.

[13] **Carson SS**. Know your long-term care hospital. *Chest* 2007; **131**: 2 - 5.

[14] **Liu K, Baseggio C, Wissoker D, Maxwell S, Haley J, Long S**. Long-term care hospitals under Medicare: facility-level characteristics. *Health Care Financ Rev* 2001; **23**: 1 - 18.

[15] **MacIntyre NR, Epstein SK, Carson S, Scheinhorn D, Christopher K, Muldoon S**. Management of patients requiring prolonged mechanical ventilation: report of a NAMDRC consensus conference. *Chest* 2005; **128**: 3937 - 54.

[16] **Esteban A, Ferguson ND, Meade MO, et al**. Evolution of mechanical ventilation in response to clinical research. *Am J Respir Crit Care Med* 2008; **177**: 170 - 7.

[17] **Scheinhorn DJ, Hassenpflug MS, Votto JJ, et al**. Post-ICU mechanical ventilation at 23 long-term care hospitals: a multicenter outcomes study. *Chest* 2007; **131**: 85 - 93.

[18] **Kahn JM, Benson NM, Appleby D, Carson SS, Iwashyna TJ**. Long-term acute care hospital utilization after critical illness. *JAMA* 2010; **303**: 2253 - 9.

[19] Halpern NA, Pastores SM. Critical care medicine in the United States 2000 – 5: an analysis of bed numbers, occupancy rates, payer mix, and costs. *Crit Care Med* 2010; **38**: 65 – 71.

[20] Kahn JM, Werner RM, Carson SS, Iwashyna TJ. Variation in long-term acute care hospital use after intensive care. *Med Care Res Rev* 2012; **69**: 339 – 50.

[21] Pilcher DV, Bailey MJ, Treacher DF, Hamid S, Williams AJ, Davidson AC. Outcomes, cost and long term survival of patients referred to a regional weaning centre. *Thorax* 2005; **60**: 187 – 92.

[22] Toronto Central Local Health Integration Network. *Long-term ventilation strategy development for Ontario*. Toronto: Ministry of Health and Long-Term Care; 2008.

[23] Schonhofer B, Euteneuer S, Nava S, Suchi S, Kohler D. Survival of mechanically ventilated patients admitted to a specialised weaning centre. *Intensive Care Med* 2002; **28**: 908 – 16.

[24] Clini EM, Siddu P, Trianni L, Graziosi R, Crisafulli E, Nobile MT. Activity and analysis of costs in a dedicated weaning centre. *Monaldi Arch Chest Dis* 2008; **69**: 55 – 8.

[25] Carpene N, Vagheggini G, Panait E, Gabbrielli L, Ambrosino N. A proposal of a new model for long-term weaning: respiratory intensive care unit and weaning center. *Respir Med* 2010; **104**: 1505 – 11.

[26] Chandra D, Stamm JA, Taylor B, et al. Outcomes of noninvasive ventilation for acute exacerbations of chronic obstructive pulmonary disease in the United States, 1998 – 2008. *Am J Respir Crit Care Med* 2012; **185**: 152 – 9.

[27] Kahn JM, Goss CH, Heagerty PJ, Kramer AA, O'Brien CR, Rubenfeld GD. Hospital volume and the outcomes of mechanical ventilation. *N Engl J Med* 2006; **355**: 41 – 50.

[28] Kim MM, Barnato AE, Angus DC, Fleisher LA, Kahn JM. The effect of multidisciplinary care teams on intensive care unit mortality. *Arch Intern Med* 2010; **170**: 369 – 76.

[29] Girard TD, Kress JP, Fuchs BD, et al. Efficacy and safety of a paired sedation and ventilator weaning protocol for mechanically ventilated patients in intensive care (Awakening and Breathing Controlled trial): a randomised controlled trial. *Lancet* 2008; **371**: 126 – 34.

[30] Schweickert WD, Pohlman MC, Pohlman AS, et al. Early physical and occupational therapy in mechanically ventilated, critically ill patients: a randomised controlled trial. *Lancet* 2009; **373**: 1874 – 82.

[31] Coleman EA, Min SJ, Chomiak A, Kramer AM. Posthospital care transitions: patterns, complications, and risk identification. *Health Serv Res* 2004; **39**: 1449 – 65.

[32] White AC, Joseph B, Perrotta BA, et al. Unplanned transfers following admission to a long-term acute care hospital: a quality issue. *Chron Respir Dis* 2011; **8**: 245 – 52.

[33] Tarnow-Mordi WO, Hau C, Warden A, Shearer AJ. Hospital mortality in relation to staff workload: a 4-year study in an adult intensive-care unit. *Lancet* 2000; **356**: 185 – 9.

[34] Pronovost PJ, Angus DC, Dorman T, Robinson KA, Dremsizov TT, Young TL. Physician staffing patterns and clinical outcomes in critically ill patients: a systematic review. *JAMA* 2002; **288**: 2151 – 62.

[35] Kahn JM, Rubenfeld GD, Rohrbach J, Fuchs BD. Cost savings attributable to reductions in intensive care unit length of stay for mechanically ventilated patients. *Med Care* 2008; **46**: 1226 – 33.

[36] Rapoport J, Teres D, Zhao Y, Lemeshow S. Length of stay data as a guide to hospital economic performance for ICU patients. *Med Care* 2003; **41**: 386 – 97.

[37] Jacobs P, Rapoport J, Edbrooke D. Economies of scale in British intensive care units and combined intensive care/high dependency units. *Intensive Care Med* 2004; **30**: 660 – 4.

[38] Scheinhorn DJ, Hassenpflug MS, Votto JJ, et al. Ventilator-dependent survivors of catastrophic illness transferred to 23 long-term care hospitals for weaning from prolonged mechanical ventilation. *Chest* 2007; **131**: 76 – 84.

[39] Carson SS, Bach PB, Brzozowski L, Leff A. Outcomes after long-term acute care. An analysis of 133 mechanically ventilated patients. *Am J Respir Crit Care Med* 1999; **159**: 1568 – 73.

[40] Seneff MG, Wagner D, Thompson D, Honeycutt C, Silver MR. The impact of long-term acute-care facilities on the outcome and cost of care for patients undergoing prolonged mechanical ventilation. *Crit Care Med* 2000; **28**: 342 – 50.

[41] Medicare Payment Advisory Commission. Defining long term acute care hospitals. *Report to the Congress: new approaches in Medicare*. Washington, DC: MedPAC; 2004.

[42] Terwiesch C, Diwas KC, Kahn JM. Working with capacity limitations: operations management in critical care. *Crit Care* 2011; **15**: 308.

[43] Goldfrad C, Rowan K. Consequences of discharges from intensive care at night. *Lancet* 2000; **355**: 1138 – 42.

[44] Chalfin DB, Trzeciak S, Likourezos A, Baumann BM, Dellinger RP. Impact of delayed transfer of critically ill patients from the emergency department to the intensive care unit. *Crit Care Med* 2007; **35**: 1477 – 83.

[45] Truog RD, Brock DW, Cook DJ, et al. Rationing in the intensive care unit. *Crit Care Med* 2006; **34**: 958 – 63; quiz 971.

[46] Hutchings A, Durand MA, Grieve R, et al. Evaluation of modernisation of adult critical care services in England: time series and cost effectiveness analysis. *BMJ* 2009; **339**: b4353.

[47] Wunsch H, Linde-Zwirble WT, Harrison DA, Barnato AE, Rowan KM, Angus DC. Use of intensive care services during terminal hospitalizations in England and the United States. *Am J Respir Crit Care Med* 2009; **180**: 875 – 80.

[48] Lewis-Newby M, Curtis JR, Martin DP, Engelberg RA. Measuring family satisfaction with care and quality of dying

in the intensive care unit: does patient age matter? *J Palliat Med* 2011; **14**: 1284 - 90.

[49] **Schwarze ML, Bradley CT, Brasel KJ**. Surgical 'buy-in': the contractual relationship between surgeons and patients that influences decisions regarding life-supporting therapy. *Crit Care Med* 2010; **38**: 843 - 8.

[50] **Gries CJ, Curtis JR, Wall RJ, Engelberg RA**. Family member satisfaction with end-of-life decision making in the ICU. *Chest* 2008; **133**: 704 - 12.

[51] **Curtis JR, Engelberg RA, Wenrich MD, Shannon SE, Treece PD, Rubenfeld GD**. Missed opportunities during family conferences about end-of-life care in the intensive care unit. *Am J Respir Crit Care Med* 2005; **171**: 844 - 9.

[52] **Menke TJ, Ashton CM, Petersen NJ, Wolinsky FD**. Impact of an all-inclusive diagnosis-related group payment system on inpatient utilization. *Med Care* 1998; **36**: 1126 - 37.

[53] **Centers for Medicare and Medicaid Services**. Prospective payment for long-term care hospitals: proposed annual payment rate updates and policy changes: proposed rule. *Federal Register* 2004; **69**: 4754 - 71.

[54] **Lane-Fall MB, Iwashyna TJ, Cooke CR, Benson NM, Kahn JM**. Insurance and racial differences in long-term acute care utilization after critical illness. *Crit Care Med* 2012; **40**: 1143 - 9.

[55] **Conrad D, Wickizer T, Maynard C, et al**. Managing care, incentives, and information: an exploratory look inside the 'black box' of hospital efficiency. *Health Serv Res* 1996; **31**: 235 - 59.

[56] **Kahn JM**. The evolving role of dedicated weaning facilities in critical care. *Intensive Care Med* 2010; **36**: 8 - 10.

第5章
缓和医疗和危重症的重叠

Aluko A. Hope，Judith E. Nelson

引　言

随着 ICU 生存率的提高及对 ICU 幸存者和其家庭情况调查的不断深入，危重症的远期损害逐渐清晰[1]。同时，研究还阐明了危重症急性期的治疗中经常遇到的不适和其他困难。除功能及认知损害外[2-7]，患者常伴随广泛的躯体及心理症状[8-16]。研究贯穿了自 ICU 入院到出院的全过程，甚至更广的范围。家属除了有自身的压力[17-20]，他们还代替患者作出抉择[21,22]，同时有照料家庭的压力[23-25]。这使治疗方案变得与患者自身的价值观、偏好乃至治疗目标偏离。由于患者治疗过程中有不同的治疗地点和多位专家参与，导致治疗的连续性中断，也推迟了对患者和家庭的关注[26,27]。

这些患者和家庭的需求是缓和医疗的重点，缓和医疗既是一门医学专业，也可以整合到所有复杂重症患者的治疗中去[28-32]。具体来说，缓和医疗包括以下核心元素：缓解症状、沟通治疗目标、结合患者的价值观和偏好制订个体化治疗、过渡计划等，整个病程中对患者和家属提供支持[33-35]。过去，缓和医疗被认为是失败的重症监护的简单延续，在延长生命的治疗方法用尽后，缓和医疗的应用仅限于临终前。现在，缓和医疗被更广泛地应用于死亡率和发病率风险增加的慢性和重症患者的临床实践[28-30]。

在这一章，我们将讨论在危重症急性治疗期间有效整合缓和医疗的核心要素的方法，这可以帮助患者和家庭面对重症监护出院后的未来几天、几个月、几年后的挑战做更充分的准备。我们致力于将缓和医疗方法延伸到 ICU 之外，包括对可能是危重症预后最差的慢性危重症(CCI)特定问题的讨论，CCI 患者在 ICU 治疗后危重症状态仍继续，康复无法开展。我们也回顾了专业的缓和医疗和其他临床医生在为患者及其家属在危重症期间提供的缓和医疗方面的作用。

缩小预期和结局之间的差距：有效的沟通

尽管 ICU 幸存者及其家庭的经历尚需要更多的研究，但目前数据显示：由于死亡率及并发症发生率的持续升高，危重症患者最终往往无法完全康复[36,37]。同时证据也表明，即使接受过重症监护治疗,也很少有患者及家庭能理解这些风险的存在[12,26]。十余年前,Azoulay 等做的一项针对一所大学附属医院 ICU 中约半数患者家庭的研究发现,在急性治疗期,即使是由全职重症监护专家组成的治疗团队也不能完全掌握患者病情的基本信息及预后[38]。经过长时间的重症监护治疗后,大多数仍依赖于机械通气和其他的生命支持的患者的代理人仍然对长期危重症的性质和预期结果缺乏了解[12,26]。例如在一项研究中,绝大多数最新气管切开的慢性危重症患者的代理人表示他们没有得到关于 1 年生存率及可能伴随的长期功能依赖的信息。在一项定性研究中,经历了 CCI 治疗幸存的患者及其家属认为有创的机械通气是一项积极的治疗,意味着良好的预后,后来才意识到长期依赖机械通气所导致的功能及认知损伤[39]。在另一项定性研究中,Cox 等发现在长期机械通气后,代理人对患者 1 年生存率、功能状态、生活质量有很高的期望;然而在随访中,这样的患者中只有不到 10% 不伴随严重的功能受限。尽管医生比代理人对预后的预期更为现实,但四分之三的代理人表示他们从未与医生讨论过这些信息[12]。

在 ICU 家庭会议和其他类似证据表明,临床医生有机会提高与患者和家属病情沟通的频率和质量[27,40-42],这有助于调整预期,对 ICU 出院后的治疗有积极作用。在最近一项针对美国不同地区学院 ICU 和社区 ICU 的研究中发现,临床医生与家属会面沟通病情、预后和治疗目标甚至晚到入住 ICU 5 天后才进行,而谈话内容在病历中有记录的更是不到 20%[42]。ICU 家庭会议和门诊就诊的定性调查表明,医生经常错过提供支持的机会,如鼓励家属提出问题或其他意见、解释代理决策的基本知识、关注可能压垮患者的情绪、帮助提高家属理解和整合重要信息的能力、更善于倾听[27,40,43]。虽然大多数危重症患者的代理人理解医生不能非常确定地判断预后,但他们仍希望探讨预后,哪怕这种预后是不确定的或是不幸的。但医生并不愿提供危重症患者的具体预后信息,并倾向于回避或夸大预期[21,44],医生担心这样的讨论会使家属希望破灭或加重情绪困扰,但这缺乏实证支持。数据表明,对预后过于乐观的患者反而更有可能选择不利的治疗[45,46]。

从 ICU 患者的代理人那里得到的定性数据表明,及时、有效地以同情的口吻与家属沟通预后有助于家属调整心态,这是一个缓慢和渐进的过程[21,47,48]。正如 ICU 代理人在一项严谨的研究中所解释的那样,这项研究类似以下的题目:"如果您知道某些事情的话,您就可以考虑一下;您可以讨论,并可以在情感上做些准备。""您会经历这些困难的事情的所有过程。我想您是很难在短期内接受的,所以我想您越早知道这些信息越好。"代理人还强调了早期进行预后讨论有利于促进后勤保障和准备工作,并巩固家庭成员对于患者和自身的支持[21]。而那些开始对预后缺乏了解或抱有过高预期的家属,当照顾患者的负担后期逐渐显现时会感到愤怒、沮丧和失望[39]。积极讨论危重症后的身体和认知功能的预期衰退,可能有助于减轻这些反应。正如早期运动和关注 ICU 内呼吸机管理和镇静的最佳方案,有助于减轻远期并发症一样,预先的、积极主动和持续有效的医患沟通可能有助于 ICU 幸存者和他们的家庭应对未来的挑战[49,50]。

专家意见及来自 ICU 和其他医疗机构的临床医务人员的临床沟通对提高沟通效果有特殊意义。一项适用于整个危重症病程(包括 ICU 出院后)以及其他严重情况的推荐策略概括为"询问-告知-询问"[51]。临床医生通过要求患者或家人从描述他们了解的情况(如患者的病情、现状和预后)开始讨论,包括其他临床医生告诉他们的内容及征得许可后继续讨论。此后,临床医生以通俗的形式对患者病情进行简要的更新,避免因健康素养和文化背景导致差异。然后请家人总结讨论,并提出任何问题或疑虑。考虑到在 ICU 治疗期间及之后,患者和家属存在较多的心理问题[17,18],所以临床医生在沟通中加入同情的语言,也有助于帮助调节情绪,从而提高对临床重要信息的认知和理解[43,52,53]。将几种有效沟通策略的首字母缩写成一个单词 NURSE:Name——命名情感,以确认这种情感是被认同的;Understanding——以开放而更富有同情心的方式表达理解;Respect——表达对情感体验者的尊重;Support——承诺提供支持;Explore——更深层次地探索其他人的情感体验[43]。"NURSE"的同情沟通策略的例子可作为临床医师沟通的指南[43,54]。

精神的定义是指人们在生活中找到意义和目的的方式,它会在整个病程中影响患者和家庭的态度、期望、决策和行为。有效的沟通包括宽容和尊重宗教及精神信仰。一项关于 50 名危重症患者代理人的定性研究中,精神信仰导致代理人对医生预测准确性表示怀疑;50% 的受访者表示在 ICU 的结局是由上帝预先决定的[48]。在另一项研究中,代理人由于精神方面的原因怀疑医生关于患者治疗无效的预测,更可能要求继续生命支持[55]。癌症患者的研究表明,精神问题未得到处理常与不良预后相关,总医疗费用增加,治疗依从性降低,治疗质量的评分更低以及患者满意度降低[56,57]。患者出现精神状况时需要有评估工具[58-60],并提供期望奇迹的患者及家属的指导,或回应祷告的请求或其他精神仪式[61,62]。

作为临床医生直接沟通的辅助手段,支持使用印刷品、在线或视频信息资料对危重症患者及家庭进行各方面的指导[63-65]。策略之一是提供指导手册,指导家庭准备一个与临床团队的面谈会,有多个"ICU 家庭会议手册"的模板可以选用[66,67]。另有一个新的手册已经开发和验证,它提供了关于 CCI 信息并促进进一步的讨论,包括对患者认知功能潜在的长期影响,以及家庭面临的负担[68]。重症监护医学协会(SCCM)也出版了一本名为《离开 ICU 后我应该期待什么》的手册,简要地介绍诸如健忘症和几个 ICU 治疗的心理后遗症的问题[69]。目前,越来越多的人在探索使用印刷辅助工具以及视频和新技术来教育和支持患者及其家属做出的决策,这可能影响到危重症的病程长短[65,70,71]。随着研究不断地揭示更多 ICU 幸存者的经历,新的知识会逐渐补充,以帮助患者和他们的家人预见和应对当下的挑战。

保持治疗与患者的价值观和偏好一致: 推进治疗计划

典型的急性危重症患者常因认知功能严重受损以至于无法参与规划自己未来的治疗方案[72,73]。在慢性危重症患者中,很少有人准备了预设医疗指示,绝大多数人甚至没有委托代理人[74]。然而,仍处于医疗风险中的 ICU 幸存者有提供从危重症中恢复的预期治疗计划的机会。亲身体验过重症监护治疗的患者会更好地了解提前规划的好处和负担,并应更好地了解事前计划的价值。然而,数据表明,由于 ICU 治疗前的影响是可变的、不可预知的,所以个人对未来治疗的个体偏好还需要探索[75],不良结局的可能性影响治疗偏好,其中不仅包括死亡,还包括功能或认知障碍[76],并且个体偏好会随时间的变化、健康状况的变化以及其他因素而改变[77,78]。

尽管对预设指示的意义仍有争议,但最近的研究表明,它有助于根据患者的个体偏好调整具体治疗方案并有助于代理人制定决策[73-79]。Silveira 等在一项针对美国老年人群的大型观察性研究中,对人们是否支持"任何情况下都尽可能地治疗以延长生命"做了意向性调查。结果发现,设立生前意愿的老年人群在临终前得到的治疗与其生前做出的偏好选择高度一致,要求尽一切可能治疗的人比没有要求这种治疗的人更有可能接受治疗,而那些要求有限的治疗或治疗重点为舒适的人比没有要求这种治疗的人更有可能接受这样的治疗[73]。此外,90%的代理人说患者的生前意愿中常常已经涵盖了未来会遇到的大部分问题。指定代理人的受试者在医院死亡的可能性较小。Detering 等在一项干预性随机对照研究中发现[79],80 岁及以上的住院患者中,接受经过培训的非医务人员预设治疗计划的患者与接受常规治疗的患者相比,其临终治疗更贴近个体偏好,有更高的患者和家属满意度,死亡患者家属发生创伤后应激障碍(PTSD)、焦虑和抑郁的概率更低。干预组的家庭参与了治疗计划的讨论,从而更加理解患者的愿望,有助于减轻决策代理人的负担。

美国各州法律的要求各不相同,可以根据患者个体偏好来预设治疗计划,已有多种书面的指导性模板可有效地规范这一过程[80]。随着电子医疗记录使用的增加,这些指导性模板可以在整个医疗场所内使用。个体偏好也可以体现在预设意愿中,当紧急情况下需要制订特殊治疗方案如心肺复苏、静脉注射(IV)、鼻饲插管及维持生命治疗的医嘱(POLST)时,该方法可有效地使治疗符合患者的偏好,重视缓和医疗目标[81-83]。

正如已观察到的那样,目前的挑战是将预设治疗计划从签署表单的行为转变为首先明确患者目前的健康状况的行为,转向引出治疗目标,然后指定一个代理人和临床医生一起来解释和实施这些目标[84]。预设指示是启动这一进程最有价值的工具[85,86]。探讨价值观,包括使患者生命有价值的功能和认知状态,为建立与患者病情有关的治疗目标提供基本平台,同时,如前面所强调的,要注意无行为能力和疾病状态对未来规划可能的影响,创建一个同情的、以患者为中心的框架。由于具体的决定是很难预测的,因此委托一名医疗决策者来实时处理变化中的情况在预设治疗中尤其重要,除非直接讨论,不然代理可能不了解患者的愿望[87]。重点是必须始终保持患者、代理决策者和医护人员之间的交流。

减轻患者的痛苦:症状管理

缓解症状是所有患者高质量缓和医疗的核心要素,也是危重症治疗后患者及其家属的重点关注领域[33]。有几个原因使得症状成为特别令人感兴趣的信息。首先,改善患者舒适度的治疗措施依靠于对于症状的频率、强度和痛苦程度的清晰理解。其次,来自各种临床背景的证据越来越多,包括危重症的生理和心理症状的困扰与其他不利结果(包括死亡率)相关,而定期评估和对控制临床症状与维持生理症状的稳定、恢复及康复有关[88-90]。

虽然镇痛已经是临床和研究越来越关注的领域,但证据表明在改善镇痛效果和 ICUs 内的监管方面还需要进一步的发展[91]。Puntillo 的研究显示,20 余年前在从外科 ICU 转出后的患者中,70%的患者回忆存在疼痛,其中 63%被评为中度或重度疼痛[4]。然而,最近,Gelinas 等人发现 77% 从心脏外科 ICU 转出的患者有疼痛经历,其中 64% 定为中度或重度疼痛[91]。在接受 ICU 治疗的重症癌症患者中,医院死亡率超过 50%,56% 可以自我报告症状的患者中存在中度或重度疼痛[3]。不同 ICU 患者群组中其他症状的证据较少,但数据表明在危重症期间非疼痛症状也是非常普遍和令人痛苦的[5,92]。在 171 例具有高危住院死亡风险的 ICU 患者中(1/3 实际上已经死亡),50%~75% 多症状评估显示患者有口渴、焦虑和疲劳,很多患者还反映有一系列其他的生理和心理症状[5];症状强度最高的是口渴。一项对 96 例内科 ICU 患者的研究,患者机械通气超过 24 小时,可以对症状评估作出反应,研究发现一半的患者经历过呼吸困难,并且与焦虑密切相关[92]。

CCI 患者常伴有严重的临床症状[2]。在 ICU 出院后继续依赖气管切开持续机械通气的 CCI 患者的前瞻性研究中,有 3/4 能够实时报告症状的患者,在评估工具中的 16 种症状中经历了 10 种或以上症状[2]。超过 40% 的患者报告疼痛处于评分中的最高等级,超过 60% 的患者报告"经常"或"几乎不停地"的心理症状(悲伤、担心和紧张)伴随其他痛苦的躯体和心理症状。在随后的前瞻性研究中,超过 300 名患者转到一个长期急性治疗(LTAC)机构进一步努力脱离机械通气,超过 40% 的患者符合《精神疾病诊断与统计手册-Ⅳ》(DSM-Ⅳ)中的抑郁障碍的标准[88]。抑郁症患者机械通气的持续时间是无抑郁症患者的 2 倍,持续呼吸机依赖的可能性则高达 3 倍[88]。在控制年龄、并发症和死亡的独立预测因子后,抑郁症患者的总死亡率仍显著增加,患者在医疗机构内死亡的可能性也是无抑郁症患者的 2 倍。

ICU 幸存者重返社区后的症状是进一步调查的重要领域。ICU 出院后 3~9 个月之间的 ARDS 幸存者的定性研究中,患者反映衰弱性失眠、疲劳、疼痛是常见的,同时伴有情绪波动、抑郁和焦虑[93]。在加拿大一项纳入更多 ARDS 患者的长期随访研究记录显示,除了持续的功能受限和物质生活质量下降外,ARDS 幸存者自 ICU 出院后的心理后遗症可持续长达 5 年[94]。在出院后 22 个月(中位数),1/3 的幸存者有中度或重度抑郁症状[95];而在 5 年随访时,近 20% 幸存者仍然反映有抑郁症状[96]。ICU 出院后 2~5 年由医生诊断发现一半的幸存者报告至少一次抑郁、焦虑发作,或两者都有,少数患者症状严重[94,97]。关于其他 ICU 幸存者群体的症状信息较少。在对一般 ICU 幸存者抑郁的系统回顾发现,临床显著抑郁症状的中值点患病率为 28%,ICU 后早期抑郁症预测远期抑郁风险[98]。澳大利亚的单中心研究发现,在 ICU 出院后 6 个月的随访期间,超过四分之一的幸存者经历了慢性疼痛,这导致健康相关生活质量的下降[99]。

由于正在进行的和未来的研究的结果还未得出,因此鼓励临床医生在患者危重症治疗期间或之后将躯体和心理症状的系统评估纳入以患者为中心的综合治疗的一部分。对于 CCI 之类由于脑功能障碍和(或)持续气管插管而不能自我报告症状的患者,可以使用一些客观的工具来评估疼痛和呼吸困难(如行为疼痛量表[100]、重症监护疼痛观察工具[101]、"假设存在疼痛"的方法[102]以及呼吸窘迫观察量表[103])。对于可以对症状评估做出反应的患者,缓和医疗研究人员已经开发了简单实用的症状测量工具,这可以避免过度的负担并为临床管理提供足够的信息。测量一组不同的症状的实例,如记忆症状评估量表的简明形式[104],以及 Edmonton 症状评定量表[105],其修改后可用于危重症患者[2]。简单仪器也可用来评估特定的症状,比如疼痛[106]、呼吸困难[107]或抑郁症[108],这些都是在危重症患者中普遍存在和值得评估的症状[96]。迄今为止,没有已发表的研究来评估用以缓解慢性危重症患者症状或已恢复但仍因症状困扰的幸存者的症状的干预措施。在得到这些数据之前,可以在其他患者中应用基于证据为基础的症状管理策略,并根据特定的临床情况酌情调整。

满足家庭需求:跨学科的支持和过渡计划

在危重症之后,即使患者经 ICU 治疗后幸存,但大量证据表明家庭的情感、身体和实际的负担非常沉重。"重症治疗后综合征"一词同时适用于家庭成员或 ICU 幸存者,其描述了"在危重症后,身体、认知或心理健康状况方面新出现的或继续恶化的损伤,症状持续并超过急性住院治疗时间"[109]。急性应激症状和创伤后应激症状(PTS)影响家庭及患者[18,110-112]。抑郁症也普遍存在于幸存者的家庭,不论患者是否在家或在医疗机构接受照顾[25,113,114]。对非正式的照顾者来说,情绪困扰可以持续很久;Cameron 等人发现,ARDS 幸存者的非正式照顾者在患者出院后经历了这样的情绪困扰长达 2 年[115],并且正如照顾者用自己的话表达的一样,定性研究已经观察到遗憾、疲惫、孤立和绝望的情绪[93]。在接受 MV 至少 3 天的患者家庭中,由于个人负担过重以及负担随着时间的推移不断积累,出 ICU 后身体健康状态和 HRQoL 的下降是常见的[24,116]。紧张使得背负过重负担的非正式照顾者的死亡风险增加[117],此外,他们的个人生活和职业生涯亦可能会被严重破坏。在 Swoboda 和 Lipsett 的研究中,患者在外科 ICU 治疗 1 周或以上之后,由家庭提供护理支持数月,许多家属辞去了他们的有偿工作并耗尽储蓄[23]。同样,Van Pelt 等人超过 1 年的随访记录提示,ICU 幸存者的非正式照顾者生活方式的改变和就业的减少是持久和常见的[24]。

需要更多的数据来明确有效的和有成本效益的干预措施来应对这些挑战,预计随着危重症患者数量增加和他们非正式照顾者的年龄的不断增长,家庭被迫接受越来越多的非机构照顾。由于照顾者的负担可能反过来限制患者的康复和康复的潜力,所以这种干预更为重要。Douglas 等人评估了一项疾病管理方案,其中包括在出院前和出院后共 8 周内由护士为 ICU 接受 MV 的患者及其照顾者提供情感支持、护理协调、教育和病例管理服务[118]。与常规治疗相比,这种干预既没有改善照顾者的抑郁、负担或身体健康状况,也不会降低患者的再次住院率。家庭面临的一系列问题表明,跨学科的支持更有可能满足他们持续的需求,但是研究尚未回答这些关键问题:谁是这样一个团队中最合适的成员;哪些组成部分更能缓解家庭困扰并能够支持患者的康复;启动这类方案的最佳时间是什么,并且它的持续时间应该是多长;以及如何在 ICU 幸存者的全面治疗框架内,在各种治疗场所内进行整合和协调以支持家庭。对其他慢性病患者照顾者的干预措施的研究可能有助于支持 ICU 幸存者家属策略的设计和评估。研究不仅需要关注危重症后家庭经验的进一步描述、结局和家庭未满足的需求,以及适当的干预措施,而且还要考虑在一个快速变化和日益注重成本的医疗保健环境中可接受的应用模式。

满足缓和医疗需求:专家顾问的作用

在过去的十年中,美国急性治疗医院中缓和医疗顾问的数量迅速和稳步的增加,并且其他国家也在增长[119,120]。今天,在美国医院协会的年度调查中,85％的拥有 300 张或以上床位的医院和半数至少有 50 张病床的医院报告了缓和医疗方案。任何合格的医生可以通过美国内科医学委员会的十个专业委员会中的任何一个认证成为缓和医疗专科医师。缓和医疗护士由国家临终关怀和缓和医疗护理认证委员会认证。本科和硕士学位的社会工作者也可以有作为缓和医疗专家的资质,而缓和医疗专业团队的其他成员包括宁静护理人员和心理学家[35]。因为 20％的美国医院临终患者在最后住院期间接受了重症监护治疗[121],在症状管理、治疗目标的讨论、过渡规划、急性重症监护病房的家庭支持中涉及专业缓和医疗的部分一直备受关注[122-124]。一系列的研究记录了在 ICU 内实施缓和医疗咨询的作用,包括减少住院时间、在以患者为中心缩短时间的前提下早期识别垂死趋势、以缓解症状为主要治疗目标以及适时将患者转移至较低一级的治疗机构[122-124]。在 ICU 之外,住院患者的缓和医疗咨询有助于减轻症状、及时建立相应的治疗目标和有效地利用资源[125,126]。一些医院或 ICU 已经制定了“触发标准”,专业的缓和医疗服务于死亡风险最高的患者、功能或认知严重障碍的患者[32,122,124]。

将跨学科、非临终关怀、专科缓和医疗由急诊医院延伸入社区的计划仍然相对较少,计划针对的患者的预期寿命只比临终关怀患者的 6 个月预期寿命略长一些。在南加利福尼亚的 Kaiser 医疗机构,向预期寿命约为 1 年的癌症患者和部分慢性病患者[研究队列中最常见的诊断为慢性阻塞性肺疾病(COPD)、充血性心力衰竭(CHF)]提供了开创性的家庭缓和医疗计划[127]。患者既可以继续进行恢复性治疗,接受主诊医师的治疗,同时还接受一个团队中缓和医疗医生的访问,这个团队还包括在缓解症状和护理协调方面有专长的护士和社会工作者。分析随访 2 年内死亡的患者,并比较干预组患者与常规治疗组患者(包括符合医疗保险认证标准的急性病情的家庭治疗患者),结果显示缓和医疗干预组的患者的满意度更高,需要急性治疗或其他机构照料得更少,从而显著降低成本。这些好处随后在一个两阶段随机对照试验中被证实[128]。Rabow 等人进行了一项随机对照研究,研究纳入了更多的 COPD、CHF 和预期寿命为 1～5 年的癌症患者,在大学医学中心的全科医学诊所的门诊内对患者开展缓和医疗咨询[129]。在超过 1 年的时间里,一个由医生、社会工作者、护士、牧师、心理学家和其他工作者组成的跨学科团队,他们向社区医生提供建议以缓解躯体和心理症状、给予精神关怀、社会支持和预设治疗计划,结合个案管理、家庭照顾者的支持以及非医师团队成员亲自和通过电话提供的其他服务。接受这种干预的患者与对照组相比,报告一些症状得到了改善,虽然还存在一些其他症状,减少了复诊或紧急治疗,而两组的总体医疗费用差异无统计学意义。正如研究人员观察到的,这种干预的效果可能由于缓和医疗小组建议实施不一致而受到限制[129]。

专业的缓和医疗也给门诊癌症患者或基于综合癌症中心的肿瘤诊所提供支持治疗。一项支持性治疗诊所的回顾性研究中,由缓和医疗医师领导的跨学科团队,根据包括初步咨询访问在内的规范化管理方案,为晚期癌症患者提供治疗并随访 1 个月,在随访期间患者的躯体和心理症状明显减轻[130]。一项随机对照试验(RCT)评价了缓和医疗与新诊断的转移性肺癌患者的肿瘤治疗的整合,患者在胸部肿瘤门诊就诊,在这里,专业的缓和医疗关注身体和心理症状、建立治疗目标、协助患者制订治疗决策以及协调治疗[131]。与接受标准肿瘤治疗的患者相比,患者在门诊还接受缓和医疗,他们有更好的生活质量和情绪。此外,研究的次要结果表明缓和医疗干预可延长生存期。

结　　论

未来,专业的缓和医疗可能会更广泛地用于协助社区中的患者,包括那些仍有症状困扰并严重影响生活质量的 ICU 幸存者。目前,在急性住院期间寻求专业的缓和医疗是最好的选择,这样既可以严密管理症状、明确治疗目标、启动预期治疗规划,又能为更好过渡到其他医疗机构做好准备。以医院为基础的缓和医疗和危重症的联系以往集中在虽接受了重症监护治疗仍垂死或预期死亡的患者上,但 ICU 专业人士和部分人士建议扩大缓和医疗的适应证,这些人士认识到无论预后好坏,缓和医疗对所有患者及其家属都有益处[31]。随着时间的推移,危重症幸存者可能会越来越多地接受缓和医疗,不仅包括仍在医疗机构治疗的 CCI 患者或其他需要生命支持治疗的患者,而且包括虽存在慢性损伤但已返回社区的非重症患者。然而,即使可以获得专业治疗,对于重症监护医生和其他主要负责康复治疗的医务工作者而言,关注患者和家庭的基本缓和医疗的需求是一项持续的责任[31,32]。理想情况下,所有的临床医生都具有足够的基础知识和技能,同时,在复杂或困难情况下又可以获得专业的缓和医疗服务。

(王凤爽　沈海燕　译)

参考文献

[1] **Desai SV, Law TJ, Needham DM**. Long-term complications of critical care. *Crit Care Med* 2011；**39**：371 - 9.

[2] **Nelson JE, Meier DE, Litke A, Natale DA, Siegel RE, Morrison RS**. The symptom burden of chronic critical illness. *Crit Care Med* 2004；**32**：1527 - 34.

[3] **Nelson JE, Meier DE, Oei EJ, et al**. Self-reported symptom experience of critically ill cancer patients receiving intensive care. *Crit Care Med* 2001；**29**：277 - 82.

[4] **Puntillo KA**. *Pain* experience of intensive care unit patients. *Heart Lung* 1990；**19**：525 - 33.

[5] **Puntillo KA, Arai S, Cohen NH, et al**. Symptoms experienced by intensive care unit patients at high risk of dying. *Crit Care Med* 2010；**38**：2155 - 60.

[6] **Myhren H, Ekeberg O, Toien K, Karlsson S, Stokland O**. Posttraumatic stress, anxiety and depression symptoms in patients during the first year post intensive care unit discharge. *Crit Care* 2010；**14**：R14.

[7] **Davydow DS, Gifford JM, Desai SV, Needham DM, Bienvenu OJ**. Posttraumatic stress disorder in general intensive care unit survivors：a systematic review. *Gen Hosp Psychiatry* 2008；**30**：421 - 34.

[8] **Nelson JE, Tandon N, Mercado AF, Camhi SL, Ely EW, Morrison RS**. Brain dysfunction：another burden for the chronically critically ill. *Arch Intern Med* 2006；**166**：1993 - 9.

[9] **Jackson JC, Hart RP, Gordon SM, et al**. Six-month neuropsychological outcome of medical intensive care unit patients. *Crit Care Med* 2003；**31**：1226 - 34.

[10] **Jackson JC, Girard TD, Gordon SM, et al**. Long-term cognitive and psychological outcomes in the awakening and breathing controlled trial. *Am J Respir Crit Care Med* 2010；**182**：183 - 91.

[11] **Iwashyna TJ, Ely EW, Smith DM, Langa KM**. Long-term cognitive impairment and functional disability among survivors of severe sepsis. *JAMA* 2010；**304**：1787 - 94.

[12] **Cox CE, Martinu T, Sathy SJ, et al**. Expectations and outcomes of prolonged mechanical ventilation. *Crit Care Med* 2009；**37**：2888 - 94；quiz 904.

[13] **van der Schaaf M, Dettling DS, Beelen A, Lucas C, Dongelmans DA, Nollet F**. Poor functional status immediately after discharge from an intensive care unit. *Disabil Rehabil* 2008；**30**：1812 - 8.

[14] van der Schaaf M, Beelen A, Dongelmans DA, Vroom MB, Nollet F. Functional status after intensive care: a challenge for rehabilitation professionals to improve outcome. *J Rehabil Med* 2009; **41**: 360 - 6.

[15] van der Schaaf M, Beelen A, Dongelmans DA, Vroom MB, Nollet F. Poor functional recovery after a critical illness: a longitudinal study. *J Rehabil Med* 2009; **41**: 1041 - 8.

[16] Girard TD, Jackson JC, Pandharipande PP, et al. Delirium as a predictor of long-term cognitive impairment in survivors of critical illness. *Crit Care Med* 2010; **38**: 1513 - 20.

[17] Pochard F, Azoulay E, Chevret S, et al. Symptoms of anxiety and depression in family members of intensive care unit patients: ethical hypothesis regarding decision-making capacity. *Crit Care Med* 2001; **29**: 1893 - 7.

[18] Anderson WG, Arnold RM, Angus DC, Bryce CL. Posttraumatic stress and complicated grief in family members of patients in the intensive care unit. *J Gen Intern Med* 2008; **23**: 1871 - 6.

[19] McAdam JL, Dracup KA, White DB, et al. Symptom experiences of family members of intensive care unit patients at high risk for dying. *Crit Care Med* 2010; **38**: 1078 - 85.

[20] McAdam JL, Dracup KA, White DB, et al. Psychological symptoms of family members of high-risk intensive care unit patients. *Am J Crit Care* 2012; **21**: 386 - 94.

[21] Apatira L, Boyd EA, Malvar G, et al. Hope, truth, and preparing for death: perspectives of surrogate decision makers. *Ann Intern Med* 2008; **149**: 861 - 8.

[22] Wendler D, Rid A. Systematic review: the effect on surrogates of making treatment decisions for others. *Ann Intern Med* 2011; **154**: 336 - 46.

[23] Swoboda SM, Lipsett PA. Impact of a prolonged surgical critical illness on patients' families. *Am J Crit Care* 2002; **11**: 459 - 66.

[24] Van Pelt DC, Milbrandt EB, Qin L, et al. Informal caregiver burden among survivors of prolonged mechanical ventilation. *Am J Respir Crit Care Med* 2007; **175**: 167 - 73.

[25] Douglas SL, Daly BJ. Caregivers of long-term ventilator patients: physical and psychological outcomes. *Chest* 2003; **123**: 1073 - 81.

[26] Nelson JE, Mercado AF, Camhi SL, et al. Communication about chronic critical illness. *Arch Intern Med* 2007; **167**: 2509 - 15.

[27] Curtis JR, Engelberg RA, Wenrich MD, Shannon SE, Treece PD, Rubenfeld GD. Missed opportunities during family conferences about end-of-life care in the intensive care unit. *Am J Respir Crit Care Med* 2005; **171**: 844 - 9.

[28] Lanken PN, Terry PB, Delisser HM, et al. An official American Thoracic Society clinical policy statement: palliative care for patients with respiratory diseases and critical illnesses. *Am J Respir Crit Care Med* 2008; **177**: 912 - 27.

[29] Truog RD, Campbell ML, Curtis JR, et al. Recommendations for end-of-life care in the intensive care unit: a consensus statement by the American College [corrected] of Critical Care Medicine. *Crit Care Med* 2008; **36**: 953 - 63.

[30] Selecky PA, Eliasson CA, Hall RI, Schneider RF, Varkey B, McCaffree DR. Palliative and end-of-life care for patients with cardiopulmonary diseases: American College of Chest Physicians position statement. *Chest* 2005; **128**: 3599 - 610.

[31] Nelson JE, Bassett R, Boss RD, et al. Models for structuring a clinical initiative to enhance palliative care in the intensive care unit: a report from the Improve Palliative Care in the ICU (IPAL-ICU) Project and the Center to Advance Palliative Care. *Crit Care Med* 2010; **38**: 1765 - 72.

[32] Weissman DE, Meier DE. Identifying patients in need of a palliative care assessment in the hospital setting: a consensus report from the Center to Advance Palliative Care. *J Palliat Med* 2011; **14**: 17 - 23.

[33] Nelson JE, Puntillo KA, Pronovost PJ, et al. In their own words: patients and families define high-quality palliative care in the intensive care unit. *Crit Care Med* 2010; **38**: 808 - 18.

[34] Clarke EB, Curtis JR, Luce JM, et al. Quality indicators for end-of-life care in the intensive care unit. *Crit Care Med* 2003; **31**: 2255 - 62.

[35] National Consensus Project for Quality Palliative Care. *Clinical practice guidelines for quality palliative care.* (2009). Available at: http://www.nationalconsensusproject.org/guideline.pdf (accessed 15 December 2012).

[36] Desai SV, Law TJ, and Needham DM. Long-term complications of critical care. *Crit Care Med* 2011; **39**: 371 - 9.

[37] Needham DM, Davidson J, Cohen H, et al. Improving long-term outcomes after discharge from intensive care unit: report from a stakeholders' conference. *Crit Care Med* 2012; **40**: 502 - 9.

[38] Azoulay E, Chevret S, Leleu G, et al. Half the families of ICU patients experience inadequate communication with physicians. *Crit Care Med* 2000; **8**: 3044 - 9.

[39] Nelson JE, Kinjo K, Meier DE, Ahmad K, Morrison RS. When critical illness becomes chronic: informational needs of patients and families. *J Crit Care* 2005; **20**: 79 - 89.

[40] McDonagh JR, Elliott TB, Engelberg RA, et al. Family satisfaction with family conferences about end-of-life care in the intensive care unit: increased proportion of family speech is associated with increased satisfaction. *Crit Care Med* 2004; **32**: 1484 - 7.

[41] Teno JM, Fisher E, Hamel MB, et al. Decision-making and outcomes of prolonged ICU stays in seriously ill patients. *J Am Geriatr Soc* 2000; **48**: S70 - S4.

[42] Penrod JD, Pronovost PJ, Livote EE, et al. Meeting standards of high-quality ICU palliative care: Clinical performance and predictors. *Crit Care Med* 2012; **40**: 1105 - 12.

[43] Pollak KI, Arnold RM, Jeffreys AS, et al. Oncologist communication about emotion during visits with patients with advanced cancer. *J Clin Oncol* 2007; **25**: 5748 - 52.

[44] Wright AA, Zhang B, Ray A, et al. Associations between end-of-life discussions, patient mental health, medical care near death, and caregiver bereavement adjustment. *JAMA* 2008; **300**: 1665 - 73.

[45] Weeks JC, Cook EF, O'Day SJ, et al. Relationship between cancer patients' predictions of prognosis and their treatment preferences. *JAMA* 1998; **279**: 1709 - 14.

[46] El-Jawahr A, Podgurski LM, Eichler AF, et al. Use of video to facilitate end-of-life discussions with patients with cancer: a randomized controlled trial. *J Clin Oncol* 2010; **28**: 305 - 10.

[47] Evans LR, Boyd EA, Malvar G et al. Surrogate decision-makers' perspectives on discussing prognosis in the face of uncertainty. *Am J Respir Crit Care Med* 2009; **179**: 48 - 53.

[48] Zier LS, Burack JH, Micco G, et al. Doubt and belief in physicians' ability to prognosticate during critical illness: the perspective of surrogate decision makers. *Crit Care Med* 2008; **36**: 2341 - 7.

[49] Scheunemann LP, McDevitt M, Carson SS, Hanson LC. Randomized, controlled trials of interventions to improve communication in intensive care: a systematic review. *Chest* 2011; **139**: 543 - 54.

[50] Schaefer KG, Block SD. Physician communication with families in the ICU: evidence-based strategies for improvement. *Curr Opin Crit Care* 2009; **15**: 569 - 77.

[51] Back AL, Arnold RM, Baile WF, Tulsky JA, Fryer-Edwards K. Approaching difficult communication tasks in oncology. *CA Cancer J Clin* 2005; **55**: 164 - 77.

[52] Selph RB, Shiang J, Engelberg R, Curtis JR, White DB. Empathy and life support decisions in intensive care units. *J Gen Intern Med* 2008; **23**: 1311 - 17.

[53] Back A, Arnold R, Tulsky J. *Mastering communication with seriously ill patients: balancing honesty with empathy and hope.* New York: Cambridge University Press; 2009.

[54] Krimshtein NS, Luhrs CA, Puntillo KA, et al. Training nurses for interdisciplinary communication with families in the intensive care unit: an intervention. *J Palliat Med* 2011; **14**: 1325 - 32.

[55] Zier LS, Burack JH, Micco G, et al. Surrogate decision makers' responses to physicians' predictions of medical futility. *Chest* 2009; **136**: 110 - 17.

[56] Puchalski CM. Spirituality in the cancer trajectory. *Ann Oncol* 2012; **23** (Suppl 3): 49 - 55.

[57] Balboni T, Balboni M, Paulk ME, et al. Support of cancer patients' spiritual needs and associations with medical care costs at the end of life. *Cancer* 2011; **117**: 5383 - 91.

[58] Anandarajah G, Hight E. Spirituality and medical practice: Using the HOPE questions as a practical tool for spiritual assessment. *Am Fam Physician* 2001; **63**: 81 - 9.

[59] Borneman T, Ferrell B, Puchalski CM. Evaluation of the FICA tool for spiritual assessment. *J Pain Sympt Manage* 2010; **40**: 163 - 73.

[60] Steinhauser KE, Voils CI, Clipp EC, et al. 'Are you at peace?': one item to probe spiritual concerns at the end of life. *Arch Intern Med* 2006; **166**: 101 - 5.

[61] Delisser HM. A practical approach to the family that expects a miracle. *Chest* 2009; **135**: 1643 - 7.

[62] Lo B, Kates LW, Ruston D, et al. Responding to requests regarding prayer and religious ceremonies by patients near the end of life and their families. *J Palliat Med* 2003; **6**: 409 - 15.

[63] Azoulay E, Pochard F, Chevret S, et al. Impact of a family information leaflet on effectiveness of information provided to family members of intensive care unit patients: a multicenter, prospective, randomized, controlled trial. *Am J Respir Crit Care Med* 2002; **165**: 438 - 42.

[64] Lautrette A, Darmon M, Megarbane B, et al. A communication strategy and brochure for relatives of patients dying in the ICU. *N Engl J Med* 2007; **356**: 469 - 78.

[65] McCannon JB, O'Donnell WJ, Thompson BT, et al. Augmenting communication and decision making in the intensive care unit with a cardiopulmonary resuscitation video decision support tool: a temporal intervention study. *J Palliat Med* 2012; **15**: 1382 - 7.

[66] Gay EB, Pronovost PJ, Bassett RD, Nelson JE. The intensive care unit family meeting: making it happen. *J Crit Care* 2009; **24**: 629 e1 - 12.

[67] The IPAL-ICU Project. *ICU family meeting guide.* Available at: http://ipal-live.capc.stackop.com/downloads/meeting-with-the-icu-team-a-guide-for-families.pdf (accessed 15 December 2012).

[68] Carson SS, Vu M, Danis M, et al. Development and validation of a printed information brochure for families of chronically critically ill patients. *Crit Care Med* 2012; **40**: 73 - 8.

[69] Society of Critical Care Medicine. *What should I expect after leaving the ICU?* Available at: http://www.myicucare.org/Support_Brochures/Pages/AfterLeavingtheICU.aspx (accessed 15 December 2012).

[70] Volandes AE, Paasche-Orlow MK, Mitchel SL, et al. Randomized controlled trial of a video decision support tool for cardiopulmonary resuscitation decision making in advanced cancer. *J Clin Oncol* 2013; **31**: 380 - 6.

[71] Cox CE, Lewis CL, Hanson, LC, et al. Development and pilot testing of a decision aid for surrogates of patients with prolonged mechanical ventilation. *Crit Care Med* 2012; **40**: 2327 - 34.

［72］ **Smedira NG, Evans BH, Grais LS, et al**. Withholding and withdrawal of life support from the critically ill. *N Engl J Med* 1990；**322**：309 – 15.

［73］ **Silveira MJ, Kim SY, Langa KM**. Advance directives and outcomes of surrogate decision making before death. *N Engl J Med* 2010；**362**：1211 – 18.

［74］ **Camhi SL, Mercado AF, Morrison RS, et al**. Deciding in the dark：advance directives and continuation of treatment in chronic critical illness. *Crit Care Med* 2009；**37**：919 – 25.

［75］ **Danis M, Patrick DL, Southerland LI, Green ML**. Patients' and families' preferences for medical intensive care. *JAMA* 1988；**260**：797 – 802.

［76］ **Fried TR, Bradley EH, Towle VR, Allore H**. Understanding the treatment preferences of seriously ill patients. *N Engl J Med* 2002；**346**：1061 – 6.

［77］ **Fried TR, O'Leary J, Van Ness P, Fraenkel L**. Inconsistency over time in the preferences of older persons with advanced illness for life-sustaining treatment. *J Am Geriatr Soc* 2007；**55**：1007 – 14.

［78］ **Fried TR, Byers AL, Gallo WT, et al**. Prospective study of health status preferences and changes in preferences over time in older adults. *Arch Intern Med* 2006；**166**：890 – 5.

［79］ **Detering KM, Hancock AD, Reade MC, Silvester W**. The impact of advance care planning on end of life care in elderly patients：randomised controlled trial. *BMJ* 2010；**340**：c1345.

［80］ **Connections of the National Hospice and Palliative Care Organization**. *Download your state's advance directives*. Available at：http://www.caringinfo.org/i4a/pages/index.cfm？pageid = 3289 (accessed 15 December 2012).

［81］ **POLST Paradigm Program**. *Physician orders for life-sustaining treatment paradigm*. Available at：http://www.ohsu.edu/polst/(accessed 15 December 2012).

［82］ **Tolle SW, Tilden VP, Nelson CA, Dunn PM**. A prospective study of the efficacy of the physician order form for life-sustaining treatment. *J Am Geriatr Soc* 1998；**46**：1097 – 102.

［83］ **Lee MA, Brummel-Smith K, Meyer J, Drew N, London MR**. Physician orders for life-sustaining treatment (POLST)：outcomes in a PACE program. Program of All-Inclusive Care for the Elderly. *J Am Geriatr Soc* 2000；**48**：1219 – 25.

［84］ **Gillick MR**. Reversing the code status of advance directives? *N Engl J Med* 2010；**362**：1239 – 40.

［85］ **Perkins HS**. Controlling death：the false promise of advance directives. *Ann Intern Med* 2007；**147**：51 – 7.

［86］ **Tulsky JA**. Beyond advance directives：importance of communication skills at the end of life. *JAMA* 2005；**294**：359 – 65.

［87］ **Shalowitz DI, Garrett-Mayer E, Wendler D**. The accuracy of surrogate decision makers：a systematic review. *Arch Intern Med* 2006；**166**：493 – 7.

［88］ **Jubran A, Lawm G, Kelly J, et al**. Depressive disorders during weaning from prolonged mechanical ventilation. *Intensive Care Med* 2010；**36**：828 – 35.

［89］ **Chang VT, Thaler HT, Polyak HT, Kornblith AB, Lepore JM, Portenoy RK**. Quality of life and survival. *Cancer* 1998；**83**：173 – 9.

［90］ **Covinsky KE, Kahana E, Chin MH, Palmer RM, Fortinsky RH, Landefeld CS**. Depressive symptoms and 3-year mortality in older hospitalized medical patients. *Ann Intern Med* 1999；**130**：563 – 9.

［91］ **Gelinas C, Fortier M, Viens C, Fillion L, Puntillo K**. Pain assessment and management in critically ill intubated patients：a retrospective study. *Am J Crit Care* 2004；**13**：126 – 35.

［92］ **Schmidt M, Demoule A, Polito A, et al**. Dyspnea in mechanically ventilated critically ill patients. *Crit Care Med* 2011；**39**：2059 – 65.

［93］ **Cox CE, Docherty SL, Brandon DH, et al**. Surviving critical illness：acute respiratory distress syndrome as experienced by patients and their caregivers. *Crit Care Med* 2009；**37**：2702 – 8.

［94］ **Herridge MS, Tansey CM, Matte A, et al**. Functional disability 5 years after acute respiratory distress syndrome. *N Engl J Med* 2011；**364**：1293 – 304.

［95］ **Adhikari NK, McAndrews MP, Tansey CM, et al**. Self-reported symptoms of depression and memory dysfunction in survivors of ARDS. *Chest* 2009；**135**：678 – 87.

［96］ **Adhikari NK, Tansey CM, McAndrews MP, et al**. Self-reported depressive symptoms and memory complaints in survivors five years after acute respiratory distress syndrome. *Chest* 2011；**140**：1484 – 93.

［97］ **Davydow DS, Desai SV, Needham DM, Bienvenu OJ**. Psychiatric morbidity in survivors of the acute respiratory distress syndrome：a systematic review. *Psychosom Med* 2008；**70**：512 – 19.

［98］ **Davydow DS, Gifford JM, Desai SV, Bienvenu OJ, Needham DM**. Depression in general intensive care unit survivors：a systematic review. *Intensive Care Med* 2009；**35**：796 – 809.

［99］ **Boyle M, Murgo M, Adamson H, Gill J, Elliott D, Crawford M**. The effect of chronic pain on health related quality of life amongst intensive care survivors. *Aust Crit Care* 2004；**17**：104 – 6, 8 – 13.

［100］ **Payen JF, Bru O, Bosson JL, et al**. Assessing pain in critically ill sedated patients by using a behavioral pain scale. *Crit Care Med* 2001；**29**：2258 – 63.

［101］ **Gelinas C, Harel F, Fillion L, Puntillo KA, Johnston CC**. Sensitivity and specificity of the critical-care pain observation tool for the detection of pain in intubated adults after cardiac surgery. *J Pain Symptm Manage* 2009；**37**：58 – 67.

[102] Herr K, Coyne PJ, Key T, et al. Pain assessment in the nonverbal patient: position statement with clinical practice recommendations. *Pain Manag Nurs* 2006; **7**: 44 - 52.

[103] Campbell ML, Templin T, Walch J. A Respiratory Distress Observation Scale for patients unable to self-report dyspnea. *J Palliat Med* 2010; **13**: 285 - 90.

[104] Chang VT, Hwang SS, Kasimis B, Thaler HT. Shorter symptom assessment instruments: the Condensed Memorial Symptom Assessment Scale (CMSAS). *Cancer Invest* 2004; **22**: 526 - 36.

[105] Bruera E, Kuehn N, Miller MJ, Selmser P, Macmillan K. The Edmonton symptom assessment system (ESAS): a simple method for the assessment of palliative care patients. *J Pall Care* 1991; **7**: 6 - 9.

[106] Melzack R. The short-form McGill Pain Questionnaire. *Pain* 1987; **30**: 191 - 7.

[107] Dorman S, Byrne A, Edwards A. Which measurement scales should we use to measure breathlessness in palliative care? A systematic review. *Palliat Med* 2007; **21**: 177 - 91.

[108] Chochinov HM, Wilson KG, Enns M, Lander S. 'Are you depressed?' Screening for depression in the terminally ill. *Am J Psych* 1997; **154**: 674 - 6.

[109] Needham DM, Davidson J, Cohen H, et al. Improving long-term outcomes after discharge from intensive care unit: Report from a stakeholders' conference. *Crit Care Med* 2012; **40**: 502 - 9.

[110] Azoulay E, Pochard F, Kentish-Barnes N, et al. Risk of post-traumatic stress symptoms in family members of intensive care unit patients. *Am J Respir Crit Care Med* 2005; **171**: 987 - 94.

[111] Paparrigopoulos T, Melissaki A, Efthymiou A, et al. Short-term psychological impact on family members of intensive care unit patients. *J Psychosom Res* 2006; **61**: 719 - 22.

[112] Jones C, Skirrow P, Griffiths RD, et al. Post-traumatic stress disorder-related symptoms in relatives of patients following intensive care. *Intensive Care Med* 2004; **30**: 456 - 60.

[113] Douglas SL, Daly BJ, O'Toole E, Hickman RL, Jr. Depression among white and nonwhite caregivers of the chronically critically ill. *J Crit Care* 2010; **25**: 364 e11 - 19.

[114] Im K, Belle SH, Schulz R, Mendelsohn AB, Chelluri L. Prevalence and outcomes of caregiving after prolonged (> or = 48 hours) mechanical ventilation in the ICU. *Chest* 2004; **125**: 597 - 606.

[115] Cameron JI, Herridge MS, Tansey CM, McAndrews MP, Cheung AM. Well-being in informal caregivers of survivors of acute respiratory distress syndrome. *Crit Care Med* 2006; **34**: 81 - 6.

[116] Choi J, Donahoe MP, Zullo TG, Hoffman LA. Caregivers of the chronically critically ill after discharge from the intensive care unit: six months' experience. *Am J Crit Care* 2011; **20**: 12 - 22; quiz 3.

[117] Schulz R, Beach SR. Caregiving as a risk factor for mortality: the Caregiver Health Effects Study. *JAMA* 1999; **282**: 2215 - 9.

[118] Douglas SL, Daly BJ, Kelley CG, O'Toole E, Montenegro H. Impact of a disease management program upon caregivers of chronically critically ill patients. *Chest* 2005; **128**: 3925 - 36.

[119] Goldsmith B, Dietrich J, Du Q, Morrison RS. Variability in access to hospital palliative care in the United States. *J Palliat Med* 2008; **11**: 1094 - 102.

[120] Center to Advance Palliative Care. *Growth of palliative care in US hospitals — 2011 snapshot*. Available at: http://www.capc.org/news-and-events/releases/capc-growth-snapshot - 2011.pdf (accessed 15 December 2012).

[121] Angus DC, Barnato AE, Linde-Zwirble WT, et al. Use of intensive care at the end of life in the United States: An epidemiologic study. *Crit Care Med* 2004; **32**: 638 - 43.

[122] Norton SA, Hogan LA, Holloway RG, Temkin-Greener H, Buckley MJ, Quill TE. Proactive palliative care in the medical intensive care unit: effects on length of stay for selected high-risk patients. *Crit Care Med* 2007; **35**: 1530 - 5.

[123] O'Mahony S, McHenry J, Blank AE, et al. Preliminary report of the integration of a palliative care team into an intensive care unit. *Palliat Med* 2010; **24**: 154 - 65.

[124] Campbell ML, Guzman JA. Impact of a proactive approach to improve end-of-life care in a medical ICU. *Chest* 2003; **123**: 266 - 71.

[125] Morrison RS, Penrod JD, Cassel JB, et al. Cost savings associated with US hospital palliative care consultation programs. *Arch Intern Med* 2008; **168**: 1783 - 90.

[126] Higginson IJ, Finlay I, Goodwin DM, et al. Do hospital-based palliative teams improve care for patients or families at the end of life? J Pain Symptom Manage 2002; **23**: 96 - 106.

[127] Brumley RD, Enguidanos S, Cherin DA. Effectiveness of a home-based palliative care program for end-of-life. *J Palliat Med* 2003; **6**: 715 - 24.

[128] Brumley R, Enguidanos S, Jamison P, et al. Increased satisfaction with care and lower costs: results of a randomized trial of in-home palliative care. *J Am Geriatr Soc* 2007; **55**: 993 - 1000.

[129] Rabow MW, Dibble SL, Pantilat SZ, McPhee SJ. The comprehensive care team: a controlled trial of outpatient palliative medicine consultation. *Arch Intern Med* 2004; **164**: 83 - 91.

[130] Yennurajalingam S, Urbauer DL, Casper KL, et al. Impact of a palliative care consultation team on cancer-related symptoms in advanced cancer patients referred to an outpatient supportive care clinic. *J Pain Symptm Manage* 2011; **41**: 49 - 56.

[131] Temel JS, Greer JA, Muzikansky A, et al. Early palliative care for patients with metastatic non-small-cell lung cancer. *N Engl J Med* 2010; **363**: 733 - 42.

第6章
危重症后的恢复模式

Nishant K. Sekaran，Theodore J. Iwashyna

引　言

随着 ICU 患者的生存率升高[1]，回归社区的 ICU 存活者数目增加，与危重症后生活质量相关的问题变得更为突出[2]。正如重症服务提供者所熟知的，以及患者和他们的家属也会逐渐理解的那样，生存是危重症后有质量的生活所必需的，但仅此还远远不够。幸存者通常遗留有与危重症相关的显著的躯体、认知、心理并发症[3,4]。在此章节中，我们会重点讨论 ICU 幸存者的躯体功能——关于肢体功能已知和未知的减退和恢复过程。我们希望能够提供一个概念性的总体概论，在此过程中，帮助重症服务人员将问题置于实际问题中，发展一些策略来促进高危患者躯体功能恢复。

概 念 性 方 法

当前研究结果提示危重症幸存者相对于同年龄对照组来说，有着更高的躯体功能受损的发生率[5]。这一研究有时并不能证明危重症会导致躯体功能下降；但是因果联系的缺乏并没有削弱一个事实，即重症疾病存活者存在与体能下降相关的需要长期未被满足。重症服务人员和卫生服务系统有一个改善幸存者预后的新机会，也可以说是新的职业职责。两种概念性的工具将结构化我们关于损伤和恢复的讨论：对时间过程的理解（图 6.1）和对我们可能感兴趣的预后类型的分类方法（表 6.1）。

时间恢复过程分期显示如图 6.1。患者开始表现为功能的基线轨迹，对于许多 ICU 患者来说，尤其是老年患者，在患危重症之前几年里，可能存在功能逐渐下降。当危重症发生后急性期或住院期间，患者的功能会出现突然的下降。随后会出现一段逐渐恢复和适应的时期。这种恢复可能是十分明显的。与本章密切相关的是恢复期。老年医学的研究工作提示普通的急性内科疾病住院后将有 18～24 个月的持续功能恢复期[6,7]。在西班牙 ICU 中的老年综合征患者[8]和加拿大 ARDS 患者[9]中也发现有相似的持久恢复期，明确超过 1 年。一旦 1～2 年的恢复结束后，新的基线水平和轨迹被建立。目前我们还无法完全理解这一恢复的动态过程，但在将来会描绘出：危重症后原发损伤的程度和恢复的斜坡、时间及变化；

新的稳定状态的最终水平,以及危重症患者是否被设定在与他们进入前相比不同的轨迹。这些不同的时期可能对不同的干预方法有不同的反应。

图 6.1 显示了重症疾病损伤和恢复的核心模型,但它不是唯一可能的模型。最近 Woon 等提供了具有吸引力的数据,关于在患者出院后到随后的 6 个月期间里的认知功能变化轨迹[10]。他们显示了许多患者遵循短暂下降轨迹,我们称之为"大打击"模型[11](图 6.2)。但是,重要的是作者还显示了其他两组不同功能演变轨迹的患者,第一组患者是没有显性损伤,但也许有被忽视的潜在意外损伤;第二组患者是在出院后似乎是正常的,但在 6 个月的随访过程中存在有显著认知障碍的患者,这组患者可能被命名为"逐渐下降""缓慢燃烧""延迟损伤"型。这些资料同"疾病复发"轨迹是一致的。Woon 等还缺乏时间间隔尺寸来区分旧病复发与渐进下降。令人沮丧的是,尽管这些功能变化轨迹对临床试验设计和预测有非常不同的含义,但我们还没有关于其他人群出现这些轨迹或预后频率的信息。我们将围绕着"大打

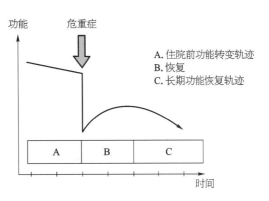

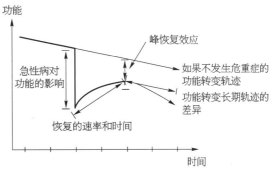

图 6.1　危重症恢复时期和核心模型

上方图显示了基础模型。一位患者在病前有功能的下降(A 期),重症疾病发生后,导致功能的急性下降。在接下来的 1~2 年(B 期),不同程度的功能恢复发生,直到达到一个新的长期稳定期(C 期)。下方图显示了测定重症疾病的长期效应的不同组成部分。不仅有急性功能丧失程度,而且有长期的功能丧失(这种丧失可能持续,尽管经过了最大恢复)。重症疾病可能会改变这种长期的轨迹,与患病前轨迹相比。干预可能会加快恢复的速度,改变最大恢复效应,以及改变长期功能轨迹的不同。

击"模型的框架结构写这篇综述,但必须承认还急需更多实验研究来确定其他恢复轨迹的相对重要性和影响因素。

世界卫生组织国际功能、残疾和健康分类(ICF)为重症疾病如何影响身体功能、身体功能的变化如何直接影响个体、重症管理如何优化身体功能和对重症疾病幸存者纵向轨迹影响提供了一个统一框架。ICF 描述人类功能和残疾作为不同健康条件和环境及个人背景因素之间相互作用的产物。这一分类系统描述了三个主要的范围:① 组织损伤,是指身体功能和结构方面的问题,诸如一个显著偏差和损失(例如在肺泡结构的扭曲和肺气肿的功能性容量的减小)。② 活动限制,是指患者个体有执行日常活动的困难(例如不能举起一个重物)。③ 参与受限,是指患者参与日常社会活动的问题(例如不能完成个人照料任务和社会参与)。这种概念性的方法被美国医学研究会强调,他们也注意到了它自然扩展到生活质量(QoL)[11-13]。ICF 也强调背景因素,诸如个人因素(例如年龄、性别、人种)和环境因素(例如社会态度、医患关系)等会改变不同方面各自内部或彼此之间的关系。

表 6.1 融合 ICF 模型概念和功能恢复去理解 ARDS 长期影响，一个例证

ICF 涵盖领域	定义和表现	测定和评估	急性病	恢复的概率和时间	峰恢复	恢复轨迹长期差异
组织损伤	身体功能和结构方面的问题					
肺	可能表现为机械通气脱机困难	肺功能测试和脉搏血氧饱和度	按照 ARDS 定义,气体交换方面出现严重困难,表现为肺泡损伤、低氧血症和放射性浸润	6 个月内 TLC,FEV1,FVC 的中位值分别达到年龄和性别健康对照组预计值的 92%、85% 和 80%[63]	TLC,FVC 回到正常或接近正常,同时一氧化碳弥散能力也有缺损(中位数在 1 年时是估计值的 72%)[63]。对于最初肺损伤更严重的患者,上述几个方面恢复更差[16]	TLC,FEV1,FVC 中位数预测值在 ARDS 存活者中 5 年时间内保持稳定(分别是 93%、84% 和 85%)[9]
神经、肌肉	表现为肢体无力,瘫痪或呼吸肌无力	床边检查,电生理测试和肌肉活检	根据系统回顾的标准,神经、肌肉损伤的发生率在机械通气 1~2 周内的发生率为 46%。在这些患者中,7.8% 的患者患 CIP,7.5% 患 CIM, 6.7% 同时患 CIM 和 CIP,77.6% 患者未分型的神经肌肉异常[23]	在意大利 CRIMYNE 研究里的 15 个重症疾病存活患者中,5/6CIM 患者在 3~6 个月内完全恢复正常,2/7CIP 或 CIP-CIM 患者在 1 年内恢复[27]	恢复到最初的基线功能状态是可能的,但总的流行情况尚不知道	有关长期组织恢复的轨迹信息尚不充分
活动受限	个人执行活动时可能有困难	6 分钟步行测试	ALI 移动能力差妨碍时活动能力测试的可靠性	1 年时的中位距离是年龄性别相匹配对照组的预测值的 66%[9]	中位峰恢复值是年龄性别相匹配对照组的 76%[9]	5 年间恢复轨迹在年龄性别 66%~76% 间变动,与身体功能和慢性并发症相关[9]

（续表）

ICF 涵盖领域	定义和表现	测定和评估	急性病	恢复的概率和时间	峰恢复	恢复轨迹和长期差异
参与受限	个人可能会感受到在实际生活状况下的同社会角色或期望相关)	SF-36,身体功能评分(PCS),ADLs,IADLs	出院时,SF-36的生理功能、生理职能、社会功能、躯体疼痛、总体健康、活力至少比年龄、性别匹配的对照组低20分(至少中等程度地降低)[3]	SF-36躯体健康总测量方面的恢复速率在第一个2.5年大约是15分,年纪轻组可能有更大的恢复[9]。早期康复可能会使在离开ICU时回归独立功能状态的可能性增加3倍[34]	生理功能的中位得分(SF-36,PFS)在第一个2.5年改善并维持在同年龄/性别对照组低1个标准差水平[9]	多伦多ARDS队列研究结果显示SF-36躯体健康总分低于对照组1个标准差至少5年以上,恢复路径良好像维持稳定
		就业	N/A	在多伦多ARDS队列研究中,大部分患者(65%)在2年时回到工作状态[9]	在多伦多ARDS队列研究中,77%的患者回到工作岗位,其中94%的患者回到以前的工作岗位。这受工作需要、工作时间表的变动、工作再训练和社会支持结构的影响[9]	长期恢复路径差异还不知道
健康相关生活质量评定	是一个多维度的概念,包括躯体、心理、情绪和社会健康的自我报告评测	SF-36,欧洲生活质量-5维度评定(EQ-5D,健康生存质量表(QWB)、疾病影响程度量表(SIP)	出院时,SF-36的生理功能评价、生理职能、社会功能、躯体疼痛、活力至少比年龄、性别匹配的对照组低20分(至少中等程度地降低)[3] 在一些队列研究中,100%的ARDS存活者会在注意力集中方面的认知问题[64]	生活质量的主要方面改善发生在前6个月,尤其是SF-36的身体、心理和社会功能方面。认知功能缺损可能会在1年内显著改善,但不超过1年。78%的患者可能至少有一项认知功能缺损,48%可能有心理加工速度下降[3,4]	6个月后在身体功能特定领域累积得分方面仍然维持在与年龄和性别相匹配对照组低15~26点(中等影响)[32]	在5年内平均心理健康恢复轨迹可以同年龄组、性别相匹配的对照组相比,然而,在多伦多ARDS队列研究中,50%的存活者中在2~5年的随访期内表现为抑郁[9] 包括总体力量和活力在内的身体生活质量可能比同年龄、性别相匹配的对照组显著降低1个标准差[9]

我们下面将就 ICF 的不同方面和随时间的变化分块进行讨论。关于 ARDS 患者的总结展示在表 6.1 中,我们有了这一方面的危重症最好的信息。很多研究已经完成,本章不寻

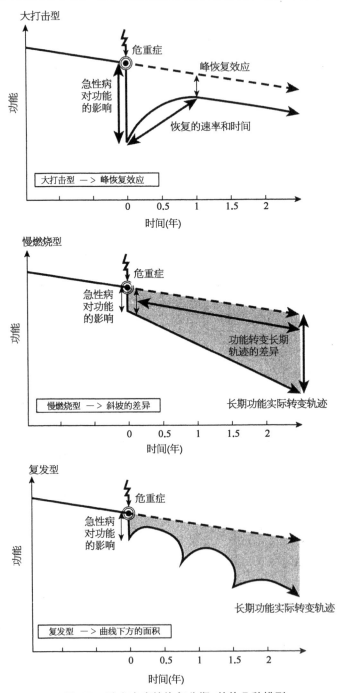

图 6.2 重症疾病的恢复分期,其他几种模型

恢复的典型轨迹。危重症发生点右侧的灰色虚延伸线是指患者如果没有发生危重症时,将可能出现的、与现实情况相反的功能转归途径。

引自 Iwashyna TJ. Trajectories of recovery and dysfunction after acute illness, with implications for clinical trial design. American Journal of Respiratory Critical Care Medicine,186(4):302 - 304, copyright 2012.得到美国胸科协会许可。

求所有优秀的论文的综合回顾,我们选择其中一部分来帮助阐明重要的关键点。

组 织 损 伤

肺

ARDS 是以气体交换发生急剧变化为基础进行定义的。弥漫性肺泡损伤的基本病理在其他地方被很好地阐述和回顾[14,15]。因此,ARDS 肺功能急剧下降程度主要是该综合征定义的结果,而不是指危重疾病时组织损伤的内在本质。的确,气体交换受损是需要转入 ICU 进行诊治的常见器官功能衰竭类型之一,在最常见操作定义中也变成"危重症"之一。

相反,ARDS 的恢复不是按照预先被特定的定义,而是重要研究的一个主题。ARDS 存活者可能有长期影像学异常,包括非重力依赖肺区的局限性改变和机械通气诱导的肺损伤相关的纤维化改变[9]。现在通常认为 ARDS 的长期后遗症可能与不可逆纤维化肺病相关。意想不到的是,肺结构和功能的变化可能导致一氧化碳弥散功能的持久下降,但绝大部分肺功能异常在疾病后第一年恢复正常[16,17]。残余肺功能导致身体功能或生活质量何种程度的变化还存在争议,但很清楚的是,持久的肺功能问题不是大多数存活者的核心问题[18-20]。这说明了几个要点:首先,当做到足够长时间的随访后,发现在 ICU 和 ICU 后短期内最显著的损伤所能恢复的程度较难预测。第二,在急性期时,最显著的损伤可能不是造成长期问题的主要原因。第三,甚至基本组织损伤的长期结果研究,能提供意想不到的结果,这可以重塑我们对一个疾病的理解,因为这些结果能够让我们脱离最初以肺部为中心而变为以神经肌肉为焦点的视角来理解 ARDS 长期预后。

神经肌肉损伤

关于神经肌肉组织受损的文献评估了由多个叠加临床状况的异质性患者样本,尤其是 ARDS 和脓毒症。神经和肌肉受损经常共存,在文献中没有一致的定义,在临床上很难鉴别。鉴于这些考虑,根据当前的知识现状,我们不得不来谈论"危重疾病"和"神经肌肉损伤"。神经肌肉损伤常被专业命名为危重症 CIP 和 CIM[21,22]。然而,这些状况经常共存,以致其他作者常为各种更加通用的专业术语争论[23]。这种命名上的多样性反映了关于基本组织病损是神经生理表现或临床表现为参照的主要框架的争论[24]。这重复了病史、体格检查与肌电图、神经传导研究和肌肉活检在评估所发挥作用的差异。

在危重疾病中的神经和肌肉损伤被认为在危重症后早期很常见[25]。这些损伤表现为脱机困难和发生在危重症发病后几天或几周时出现的显著肢体无力和瘫痪,不能用其他可确定的原因来解释[22]。在对评价了 1 421 例危重症患者的 24 项研究的一个系统性回顾研究中,发现神经、肌肉损伤(被分类为危重症神经肌肉病或 CINMA)的发生率为 46%(CI43~49),CINMA 评价的确切时间在不同研究中是不同的,但大部分发生在患者收入 ICU 或机械通气 1~2 周内。在该系统性回顾研究中的 20 项研究中,之前有神经肌肉疾病的患者被排除,采用的患者是来自内科、外科和神经科 ICU 的正接受机械通气,因为严重的脓毒症或脓毒性休克和(或)有多器官衰竭被收治的。在该研究中受影响的 46% 的患者中,根据每项研究中的电生理学回顾标准,约 7.8% 的患者患 CIP,7.5% 患 CIM,6.7% 同时患 CIM 和 CIP,77.6% 患有未分型的神经肌肉异常[26]。这一系统性回顾研究特别做了一个重要补充说明,即在这些研究中关于 CINMA 和亚型的特定标准彼此之间是异质性的。

患者真实的神经肌肉预后在某种程度上是异质性的,然而还不清楚这种异质性的程度是在定义功能方面,还是在患者诊断、ICU 治疗行为或其他自然差异。神经和肌肉组织损伤的病理需要继续被阐明,大多数研究者认为这种损伤由代谢、炎症和能量代谢紊乱介导[25]。在 ICU 综合征中的这些弥漫性损伤可能是由多种损伤机制导致。

在组织水平上,与肺部不同,关于神经肌肉结构的恢复的详细信息是不完全的。ICU 转出后,通常不能进行常规的电生理测试和肌肉活检。对于只有某些数据可以使用的研究来说,其样本量相对较小,易于出现选择性偏倚。总的来说,与 CIP 和 CIM 相关的肢体和膈肌无力可能持续数月到数年,CIP 预后比 CIM 更差[22]。在对 15 例从 ICU 出院时有 CIP 或 CIM 的意大利危重症存活者的 1 年的前瞻性随访研究中,Guarneri 和同事发现 6 例 CIM 患者中有 5 例在 3~6 个月内完全恢复(临床检查、电诊断性测试),而且 7 例有 CIP 或 CIP-CIM 的患者中有 2 例在 1 年内完全恢复[27]。在多伦多 ARDS 存活者中进行的队列研究,作者报道了所有的患者在 12 个月时的低功能状态,主要是归因于全身的肌肉萎缩、近端无力和疲劳。在这一队列研究后的小型随访研究,Angel 和同事评价了 16 例在 ICU 期间无明显无力,但在 ICU 出院后 6~24 个月内有明显功能受限和异常的存活者的运动检查。他们发现 16 例患者有 7 例出现压迫性的单神经病变(电诊断测试是阴性),其中的 4 例同意进行肌肉活检的患者,都表现出非特异性的结构性变化[28]。在这些患者中,在恢复时间进程上没有表现出清晰的模式。

很多学者对这些组织水平的损伤很感兴趣。然而,生理学损伤有时可能并不同活动受限或参与受限相关[29]。例如,患者的心脏射血分数会影响但不能决定患者在日常生活中的运动能力或移动能力。因此,我们下一步将阐述危重症后从残损中恢复的模式。

活动受限和参与受限

在危重症患者身上所观察到的组织损伤在离开 ICU 治疗后有明确的影响。大量新的高质量研究均表明重症疾病与活动受限和参与受限之间存在联系。许多纵向研究通过随访小样本病例一段时间来研究这些患者与匹配人群对照组间的不同之处。除了是样本数较小之外,这些队列研究的主要限制是缺乏患者在危重症发病之前的个人功能状况的信息,从而可能构成偏倚[30,31]。我们来讨论部分 ARDS 和脓毒症患者活动受限和参与受限的高质量研究阐明,这些研究结果主要是为了选择性说明问题而不是为了阐明所有问题。

ARDS

鉴于大量的临床异质性和与其他临床情况的病因学叠加,ARDS 已经作为评价危重症的长期影响的典范范例[32,33]。新的活动受限在 ARDS 后即刻出现是非常常见的。在 ARDS

存活者中的队列研究中，Hopkins 和同事发现在出院时，与年龄性别人群匹配对照组相比，ARDS 患者 SF-36 健康预后量表测量的生理功能和生理职能下降≥75％（严重）。在 Schweickert 等随机研究中的对照组中评估了机械通气住院患者早期康复的影响（其中 56％ 患者有 ARDS 诊断），结果 65％ 患者在出院时不能回归到独立的功能状态（在 5 项日常生活活动和非辅助步行方面是独立的），尽管他们所有人在入组时都是能做这些日常生活活动的[34]。

ARDS 患者的生理功能恢复是缓慢而不完全的。在两项没有非肺部器官衰竭或脓毒症的 ARDS 患者的独立性研究中，Angus 和同事发现其生理功能和相关症状的复合测试（健康质量评分）明显低于正常人群的估计值，在 6 个月及 12 个月时基本无变化[35,36]。在其中的一项研究中，这些得分是低于囊性纤维化对照组患者的[35]。在一项对 13 个 ARDS 研究的系统回顾中，Dowdy 和同事发现，在多项研究中，与匹配的人群对照组相比，ARDS 存活者的生理功能（physical function）在包括 SF-36 在内的多种健康量表测试工具评定中持续降低[32]。其中 5 个研究只用 SF-36 评价存活者在出院后 6 个月到 4 年的健康情况，显示了随着时间的推移，生理功能得分出现了类似的下降，下降的幅度与有慢性收缩期心力衰竭对照组相似（平均 15～26 点代表中等程度的效应，对生理作用损害的影响甚至是更大的）[3,5,17,20,37,38]。尽管在每一个研究中的样本数都是相对小的，但来自美国、德国和加拿大的患者得分结果都是一致的。

Herridge 等对在加拿大多伦多 ARDS 存活者进行 5 年队列研究，对恢复速度、时间及这些患者长期恢复轨迹进行了详细观察。这个队列相对是年轻的（中位年龄为 44 岁）患者，他们在继发于肺炎、脓毒症和创伤（烧伤）的 ARDS 之前，很少患有慢性疾病。作者在 SF-36 自我报告健康结局基础上补充了每月患者日记、详细临床评价、肺部影像学检查、功能测试、照料者会谈、行政性保健记录等信息。令人感兴趣的是当到 6～12 个月肺功能大部分都恢复时，包括 6 分钟步行测试和 SF-36 生理功能域在内的生理功能指标较同年龄和性别匹配对照组显著低至少 5 年以上（分别是预估值的 76％ 和低一个标准差）[4]。尽管没有患者达到同年龄正常对照的预估值，但年轻患者（<52 岁）和那些器官功能恢复更快的患者好像有更好的生理功能恢复。出乎意料的是，包括住院天数、机械通气天数、肌松剂使用及糖皮质激素使用在内的住院特点并不能解释生理功能评分方面的变化。

多伦多 ARDS 队列研究对身体活动受限与社会参与之间的联系有所启示。在队列中大部分生理功能的恢复是发生在前 2 年之内的，然后达到平台期。床边肌力测试没有发现患者有明显的肌力缺失，但几乎所有的患者都报告了不能剧烈运动和参与患 ARDS 之前水准的体育活动。在患病 5 年后，77％ 的反馈者都返回到工作岗位上，这其中 94％ 回到以前的工作岗位上。这个过程是比较慢的，需要获得来自用工单位、保险公司和研究人员的支持，这些发现强调了在评定社会残疾标准上的变化（诸如拥有一个工作的能力）不能简单根据可以测量的组织损伤的结果，而是要根据组织损伤与患者生活和工作的（可改变）社会环境之间相互关系来定。Schelling 和同事在德国 ARDS 存活者近 5 年的队列研究中也发现了相似的结果[20]。

在纵向研究中评估变化的一个重要特征是能够追踪研究事件之前个体轨迹的能力。获得这类信息需要有在随机患者样本中收集功能性信息的能力,有时是应用重症研究的兴趣之外的信息。用医疗服务受益者的前瞻性、全国代表性、纵向队列数据(当前医疗服务受益者调查,MCBS),Barnato 和同事评估了危重症(定义为接受机械通气的)对年老存活者的残疾状况的长期影响。作者能够:① 获得患者个体接受机械通气前的生理和认知功能的基线数据。② 形成一个非机械通气普通住院对照组。在控制了危重症前功能轨迹和其他临床变量后,这些数据显示了那些接受机械通气患者在随后的 4 年的观察期内,总体来说,致残率有明显边际性增加。该研究设计不是用来评价危重症的特定临床细节,也不是用来解释这组患者的致残率增加的潜在机制,但它提供了关键的科学证据,证明机械通气后导致残障不是简单地将已经残障患者纳入呼吸衰竭组所导致的[39]。事实上,接受机械通气的患者与不接受机械通气的住院患者相比,住院前的残障和运动功能评分是相似的。虽然这些数据在时间划定方面太粗糙,以致不能描记出恢复过程,但的确显示出恢复后的持续缺损。

脓毒症

脓毒症是 ARDS 的主要原因,但比 ARDS 更加多见。很多高质量的新研究论文显示长期功能变化轨迹范式可能适用于有严重脓毒症患者,即使他们没有接受 ICU 救治。在急性期,脓毒症患者可能在总体生理功能方面出现急剧的下降,然后慢慢恢复到略逊于最佳的状态。Hofhuis 和同事[40]在一项荷兰脓毒症患者的纵向队列研究中,在入院前(通过代理人)和出院后 6 个月内的几个时间点,用 SF - 36 评价了自我报告健康评测。与基线状态相比,SF - 36 生理功能和生理职能方面平均评分在 ICU 出院时明显降低,在随后的 6 个月内慢慢地恢复,但结果还是比基线状态低。与荷兰普通人群对比,脓毒症存活者在入院前和 6 个月时有明显 SF - 36 评分下降,这与残疾人患脓毒症的风险更高的临床共识一致。作者通过在发病 72 小时之内询问代理人[41],尽力减少与代理人报告相关的评估误差[30,31]。尽管评定的问题可能持续存在,很明确的是在该问题上研究者正努力做到细致和严谨。

在该研究及其他研究的随访中,一项纳入 30 个脓毒症研究的系统回顾提供了此类患者人群恢复速度和时间的数据。Winters 和同事评价了脓毒症患者出院 3 个月以后的生活质量评分,与 Hofhuis 的研究一样,作者发现了在 6 个月时患者的生理功能和生理职能方面与标准人群相比是持续显著降低的[42]。作者不能清楚解释是脓毒症本身的影响,还是来自诸如 ALI 的 ICU 其他并发症的影响。

关于脓毒症存活者的长期功能恢复轨迹的研究结果正在不断出现,Iwashyna 和同事在具有全国代表性的老年人的队列研究中,评价了严重脓毒症存活患者的长期认知和生理功能。与 Barnato 机械通气研究相似,作者通过纳入严重脓毒症发生前的生理和认知功能的前瞻性报告和设立非脓毒症普通住院患者组来解决询问代理人和功能状态回顾性报告的偏倚。该研究队列包括了因为严重脓毒症住院的老年人群(平均年龄约 76.9 岁)。对脓毒症发生前基线功能状态进行调整后,该研究结果显示了在脓毒症存活者中认知功能下降和新的身体功能受限的发生率更高,这与其人口学和临床特征无关。以前没有生理功能受限的患者在 ADLs/IADLs 方面出现 1.57 个新的生理功能受限,在基线状态有些受限的患者出现平均 1.5 个新的生理功能受限。在脓毒症前功能受限患者,在严重脓毒症后也会出现有显著统计意义和临床意义的功能恶化以及持续增高的致残率。包括了很多日常活动和社会参与都出现限制和受限,无论是否接受过机械性通气。相似的是,中等到严重程度的认知功能受损发生率也增加。在存活者中,这些变化至少持续 8 年,且显著到用多种敏感性分析都能显示出来[43]。

身体功能恢复的机制

身体功能受损问题不止见于危重症,的确,它也是老年和脑卒中患者常见问题。这些患者在 ICF 多个方面间转变的水平和速率显示出异质性。这些学科在有效治疗危重症导致的身体功能受损方面取得了进步。在这些领域的科研和健保服务的临床模式表明将康复策略融入急性期治疗可能会改善治疗过程和临床预后。ICU 治疗过程中早期经验表明这可能是正确的。

对于老年患者的服务,一个被充分证实有正效应的重要工具是综合老人评估量表(CGA)。该量表评定被定义为:从多维度跨学科评定一个体弱老年人的医学、心理和功能性能力来制订一个协调和综合的医疗计划,以满足治疗和长期随访之需的过程[44]。该过程包括建立一个能为患者提供持续急性病(可能是复杂的)治疗和康复服务的多学科医疗团队和(或)专用病房。该模型已经在急症医院进行了许多的随机试验,也纳入一项 Cochrane 系统综述和荟萃的总结果[45,46]。主要的结果表明 CGA 方案促进了患者在 6 个月和 12 个月随访时的家中独立生活能力(NNT 分别为 17 和 33);5 项死亡和功能退化(依赖增加)结合的终点评估结果显示了统计意义上的显著改善(NNT=17);将 CGA 用于最体弱患者的研究显示了对独立生活预后会产生更强的效应(NNT=6),此发现预示 CGA 型的干预方式适用于 ICU 患者。尽管该综述捕捉了 CGA 干预对急症医院住院的老年患者的有益影响,但关于应该选择哪些患者、什么时候开始采用该方案(急性期,还是急性期后)、门诊随访的强度等方面的问题仍然存在。这种对病情复杂的患者结构性、跨学科评价和干预方法是从根本上对目前 ICU 最佳治疗的补充。

对于脑卒中患者,结果是相似的,随机实验的证据显示:与普通病房相比,特殊的脑卒中单元在急性期和康复期有专家支持,所以有更好的对治疗过程的依从性和功能性结局[47-49]。这些特殊病房的益处包括高精准度功能评估和更早干预,以减少 ICF 框架多维度层面之间的进展时间。Indredavik 和同事认为从发病在更短时间内开始移动/再训练是减少包括肺炎、静脉血栓、压疮和体位性低血压在内的卧床相关并发症,同时获得良好的心理和生理结局的最重要决定因素[48]。

关于危重症的治疗,在如何正确使用和何时使用已被验证的、专用于危重症患者的身体功能评定工具方面,目前很少有研究证据[50]。但是,合理的原则和共识能通过使用 ICF 中强调的概念来指导危重症医务人员进行各项评定。ICF 对患者与环境之间相互作用给予了强调,尤其是患者在相关环境中的功能性能力。做这些评定,尤其是 ADLs 和 IADLs,需要包括 PT 或 OT 治疗师在内的非医生医务人员的帮助。这些密集的评定和可行的康复计划制订可能超出了传统的危重症诊治范围,并强调需要多学科间、以团队为基础医疗服务及各学科专业人员之间的有效沟通和各种医疗服务机构间"一条龙"式集成服务。在危重症患者最近的一个康复指南中,英国国家卫生医疗质量标准署主张应该在多个时间点进行功能性评定:在危重症救治期间、出 ICU 前、转入到医院普通病房后、出院前、危重症出院后 2～3 个月时。这些在急性病和危重症恢复过程中的数据意味着更长时间的随访可能是合理的。当将患者治疗管理转交给一个完整的长期随访系统时,危重症卫生医疗服务系统应该被设计来促进这些评定和执行辅助管理计划。

的确,现在已经迈出了充满希望的前几步。当前的努力主要集中在患者在 ICU 期间的早期活动方案,将更多的物理医学与康复服务融入日常治疗流程中[51-56]。这些干预方法与对危重症神经并发症的认识改善同步,这些并发症包括神经肌肉和认知并发症、重度镇静药应用的不良医源性效应[57-59]。这些支持强化 ICU 运动干预的现有最好数据至少适用于能够与医护人员交流、尽管需要机械通气但心肺功能稳定的那一部分 ICU 患者。

Schweickert 和同事在一个基线功能独立的危重症患者的队列研究中,做了一个 RCT 评价了镇静剂停用结合 PT/OT 的效果。与停用镇静剂而没有开展早期 PT/OT 的对照组患者相比,干预组患者更可能在出院时功能独立(59% vs. 35%,$P=0.02$)和在 28 天的随访期发生谵妄的概率更低与不使用呼吸器天数更多[34]。这种干预方法被发现是安全的和很好耐受的。在早期开展 PT/OT 组,从插管到第一次做 PT/OT 的时间是 1.5 天,而对照组是 7.4 天。干预组患者更可能在出院时能够独立完成每项日常活动,达到此功能水平的时间几乎是对照组的 50%。有重要独立证据支持早期开展 PT/OT 的益处。最明显的是,在一个 ICU 内开展的早期运动治疗对生活质量改善的前瞻性、非随机研究中,Morris 与同事发现由护士和 PT 治疗师组成的团队实施的 ICU 运动方案增加了负责 ICU 患者的 PT 治疗师的总收入,使得患者住院时间缩短并且出院后再入院的概率下降[60,61]。

有趣的是在 Schweickert 试验中,床边力量测试对于两组患者而言是具有可比性的(MRC 肌力检查和握力计);不同是集中在 ICF 框架中的活动受限和参与受限层面,而不是组织损伤层面。这意味着在早期恢复阶段,ICU 中活动能够让患者更快速地恢复,需要足够有力的长期随访,以便确定更快速的早期康复是否能导致更高的长期功能平台状态,或者(持怀疑态度的科学家肯定会问)是否只是改变早期恢复的速度而并不改变最终的功能水平。

与支持 ICU 内合适的患者进行早期运动治疗的观点相反,在一个多中心的 RCT 中,与传统治疗相比,作为护士领导的、对出 ICU 后患者进行随访的一部分,推荐自我指导的物理治疗方案好像在生活质量方面、功效和成本效益方面不能产生边际效应[62]。仍然需要进一步研究以确定物理治疗干预的最佳时机和持续时间、以运动和力量为导向的 PT 与以调整为导向 OT 孰更重要,以及这些方案是否能在几个月和几年内优化身体功能和生活质量等其他方面。就目前而言,似乎对于那些能安全接受这些干预的患者,康复干预最好在 ICU 中就开始进行。

结　　论

这一章中,我们重点阐述了危重症患者身体功能受损的普遍而又重要的问题。我们用恢复时间这一概念性工具和 WHO 的 ICF 来阐述与危重症相关的身体功能下降和恢复,尤其是 ARDS 和脓毒症。强有力的证据表明,许多危重症存活者可能会经过几个月到几年的身体功能严重减退,而后恢复缓慢且不完全,最终对个人健康和社会参与方面遗留难以消除的印记。尽管,在一些患者中,证明危重症与 ICF 方面的受限之间的因果关系的证据尚不充分,但也不应该阻止危重症诊治医务人员去努力改善这些负面的功能结局。最近老年性和脑卒中危重症救治文献中的证据提示,将早期康复融入急性期救治中是安全的,并能有效改善这些虚弱患者的功能结局。

(吴军发　吴欣桐　译)

参考文献

[1] **Erickson SE, Martin GS, Davis JL, Matthay MA, Eisner MD**. Recent trends in acute lung injury mortality: 1996 - 2005. *Crit Care Med* 2009; **37**: 1574 - 9.

[2] **Iwashyna TJ**. Survivorship will be the defining challenge of critical care in the 21st century. *Ann Intern Med* 2010; **153**: 204 - 5.

[3] **Hopkins RO, Weaver LK, Collingridge D, Parkinson RB, Chan KJ, Orme JF, Jr**. Two-year cognitive, emotional, and quality-of-life outcomes in acute respiratory distress syndrome. *Am J Respir Crit Care Med* 2005; **171**: 340 - 7.

[4] **Herridge MS**. Recovery and long-term outcome in acute respiratory distress syndrome. *Crit Care Clin* 2011; **27**: 685 - 704.

[5] **Davidson TA**. Reduced quality of life in survivors of acute respiratory distress syndrome compared with critically ill control patients. *JAMA* 1999; **281**: 354 - 60.

[6] **Boyd CM, Landefeld CS, Counsell SR, et al**. Recovery of activities of daily living in older adults after hospitalization for acute medical illness. *J Am Geriatr Soc* 2008; **56**: 2171 - 9.

[7] **Boyd CM, Ricks M, Fried LP, et al**. Functional decline and recovery of activities of daily living in hospitalized, disabled older women: the Women's Health and Aging Study I. *J Am Geriatr Soc* 2009; **57**: 1757 - 66.

[8] **Sacanella E, Perez-Castejon JM, Nicolas JM, et al**. Functional status and quality of life 12 months after discharge from a medical ICU in healthy elderly patients: a prospective observational study. *Crit Care* 2011; **15**: R105.

[9] **Herridge MS, Tansey CM, Matte A, et al**. Functional disability 5 years after acute respiratory distress syndrome. *N Engl J Med* 2011; **364**: 1293 - 304.

[10] **Woon FL, Dunn C, Hopkins RO**. Predicting cognitive sequelae in survivors of critical illness with cognitive screening tests. *Am J Respir Crit Care Med* 2012; **186**: 333 - 40.

[11] **Iwashyna TJ**. Trajectories of recovery and dysfunction after acute illness, with implications for clinical trial design. *Am J Respir Crit Care Med* 2012; **186**: 302 - 4.

[12] **Field MJ, Jette AM (eds)**. *The future of disability in America*. Washington, DC: National Academies Press (US); 2007.

[13] **Iezzoni LI, Freedman VA**. Turning the disability tide: the importance of definitions. *JAMA* 2008; **299**: 332 - 4.

[14] **Ware LB, Matthay MA**. The acute respiratory distress syndrome. *N Engl J Med* 2000; **342**: 1334 - 49.

[15] **Esteban A, Fernandez-Segoviano P, Frutos-Vivar F, et al**. Comparison of clinical criteria for the acute respiratory distress syndrome with autopsy findings. *Ann Intern Med* 2004; **141**: 440 - 5.

[16] **McHugh LG, Milberg JA, Whitcomb ME, Schoene RB, Maunder RJ, Hudson LD**. Recovery of function in survivors of the acute respiratory distress syndrome. *Am J Respir Crit Care Med* 1994; **150**: 90.

[17] **Herridge MS, Cheung AM, Tansey CM, et al**. One-year outcomes in survivors of the acute respiratory distress syndrome. *N Engl J Med* 2003; **348**: 683 - 93.

[18] **Heyland DK**. Survivors of acute respiratory distress syndrome: relationship between pulmonary dysfunction and long-term health-related quality of life. *Crit Care Med* 2005; **33**: 1549 - 56.

[19] **Orme J, Jr, Romney JS, Hopkins RO, et al**. Pulmonary function and health-related quality of life in survivors of acute respiratory distress syndrome. Am *J Respir Crit Care Med* 2003; **167**: 690 - 4.

[20] **Schelling G**. Pulmonary function and health-related quality of life in a sample of long-term survivors of the acute respiratory distress syndrome. *Intensive Care Med* 2000; **26**: 1304 - 11.

[21] **Latronico N, Fenzi F, Recupero D, et al**. Critical illness myopathy and neuropathy. *Lancet* 1996; **347**: 1579 - 82.

[22] **Latronico N, Bolton CF**. Critical illness polyneuropathy and myopathy: a major cause of muscle weakness and

paralysis. *Lancet Neurol* 2011; **10**; 931 – 41.

[23] Stevens RD, Marshall SA, Cornblath DR, et al. A framework for diagnosing and classifying intensive care unit-acquired weakness. *Crit Care Med* 2009; **37** (10 Suppl); S299 – 308.

[24] Schweickert WD, Hall J. ICU-acquired weakness. *Chest* 2007; **131**; 1541 – 9.

[25] Hermans G, De Jonghe B, Bruyninckx F, Van den Berghe G. Clinical review; critical illness polyneu-ropathy and myopathy. *Crit Care* 2008; **12**; 238.

[26] Stevens RD, Dowdy DW, Michaels RK, Mendez-Tellez PA, Pronovost PJ, Needham DM. Neuromuscular dysfunction acquired in critical illness; a systematic review. *Intensive Care Med* 2007; **33**; 1876 – 91.

[27] Guarneri B, Bertolini G, Latronico N. Long-term outcome in patients with critical illness myopathy or neuropathy; the Italian multicentre CRIMYNE study. *J Neurol Neurosurg Psychiatry* 2008; **79**; 838 – 41.

[28] Angel MJ, Bril V, Shannon P, Herridge MS. Neuromuscular function in survivors of the acute respiratory distress syndrome. *Can J Neurol Sci* 2007; **34**; 427 – 32.

[29] Guyatt GH, Feeny DH, Patrick DL. Measuring health-related quality of life. *Ann Intern Med* 1993; **118**; 622 – 9.

[30] Scales DC. Difference in reported pre-morbid health-related quality of life between ARDS survivors and their substitute decision makers. *Intensive Care Med* 2006; **32**; 1826 – 31.

[31] Gifford JM, Husain N, Dinglas VD, Colantuoni E, Needham DM. Baseline quality of life before intensive care; a comparison of patient versus proxy responses. *Crit Care Med* 2010; **38**; 855 – 60.

[32] Dowdy DW, Eid MP, Dennison CR, et al. Quality of life after acute respiratory distress syndrome; a meta-analysis. *Intensive Care Med* 2006; **32**; 1115 – 24.

[33] Herridge MS, Angus DC. Acute lung injury — affecting many lives. *N Engl J Med* 2005; **353**; 1736 – 8.

[34] Schweickert WD, Pohlman MC, Pohlman AS, et al. Early physical and occupational therapy in mechanically ventilated, critically ill patients; a randomised controlled trial. *Lancet* 2009; **373**; 1874 – 82.

[35] Angus DC, Musthafa AA, Clermont G, et al. Quality-adjusted survival in the first year after the acute respiratory distress syndrome. *Am J Respir Crit Care Med* 2001; **163**; 1389 – 94.

[36] Angus DC, Clermont G, Linde-Zwirble WT, et al. Healthcare costs and long-term outcomes after acute respiratory distress syndrome; a phase III trial of inhaled nitric oxide. *Crit Care Med* 2006; **34**; 2883 – 90.

[37] McHorney CA, Ware JE, Jr, Raczek AE. The MOS 36-Item Short-Form Health Survey (SF – 36); II. Psychometric and clinical tests of validity in measuring physical and mental health constructs. *Med Care* 1993; **31**; 247 – 63.

[38] Weinert CR. Health-related quality of life after acute lung injury. *Am J Respir Crit Care Med* 1997; **156**; 1120 – 8.

[39] Barnato AE, Albert SM, Angus DC, Lave JR, Degenholtz HB. Disability among elderly survivors of mechanical ventilation. *Am J Respir Crit Care Med* 2011; **183**; 1037 – 42.

[40] Hofhuis JGM, Spronk PE, van Stel HF, Schrijvers AJP, Rommes JH, Bakker J. The impact of severe sepsis on health-related quality of life; a long-term follow-up study. *Anesth Analg* 2008; **107**; 1957.

[41] Hofhuis JG, Spronk PE, van Stel HF, Schrijvers GJ, Rommes JH, Bakker J. The impact of critical illness on perceived health-related quality of life during ICU treatment, hospital stay, and after hospital discharge; a long-term follow-up study. *Chest* 2008; **133**; 377 – 85.

[42] Winters BD, Eberlein M, Leung J, Needham DM, Pronovost PJ, Sevransky JE. Long-term mortality and quality of life in sepsis; a systematic review. *Crit Care Med* 2010; **38**; 1276 – 83.

[43] Iwashyna TJ, Ely EW, Smith DM, Langa KM. Long-term cognitive impairment and functional disability among survivors of severe sepsis. *JAMA* 2010; **304**; 1787 – 94.

[44] Rubenstein LZ, Stuck AE, Siu AL, Wieland D. Impacts of geriatric evaluation and management programs on defined outcomes; overview of the evidence. *J Am Geriatr Soc* 1991; **39**; 8S – 16S; discussion 17S – 18S.

[45] Ellis G, Whitehead MA, O'Neill D, Langhorne P, Robinson D. Comprehensive geriatric assessment for older adults admitted to hospital. *Cochrane Database Syst Rev* 2011; **7**; CD006211.

[46] Ellis G, Whitehead MA, Robinson D, O'Neill D, Langhorne P. Comprehensive geriatric assessment for older adults admitted to hospital; meta-analysis of randomised controlled trials. *BMJ* 2011; **343**; d6553.

[47] Evans A, Perez I, Harraf F, et al. Can differences in management processes explain different outcomes between stroke unit and stroke-team care? *Lancet* 2001; **358**; 1586 – 92.

[48] Indredavik B, Bakke F, Slordahl SA, Rokseth R, Haheim LL. Treatment in a combined acute and rehabilitation stroke unit; which aspects are most important? *Stroke* 1999; **30**; 917 – 23.

[49] Langhorne P, Bernhardt J, Kwakkel G. Stroke rehabilitation. *Lancet* 2011; **377**; 1693 – 702.

[50] Tan T, Brett SJ, Stokes T. Rehabilitation after critical illness; summary of NICE guidance. *BMJ* 2009; **338**; b822.

[51] Needham DM, Korupolu R, Zanni JM, et al. Early physical medicine and rehabilitation for patients with acute respiratory failure; a quality improvement project. *Arch Phys Med Rehabil* 2010; **91**; 536 – 42.

[52] Needham DM, Korupolu R. Rehabilitation quality improvement in an intensive care unit setting; implementation of a quality improvement model. *Top Stroke Rehabil* 2010; **17**; 271 – 81.

[53] Gosselink R, Bott J, Johnson M, et al. Physiotherapy for adult patients with critical illness; recommendations of the European Respiratory Society and European Society of Intensive Care Medicine Task Force on Physiotherapy for Critically Ill Patients. *Intensive Care Med* 2008; **34**; 1188 – 99.

[54] Hopkins RO, Spuhler VJ, Thomsen GE. Transforming ICU culture to facilitate early mobility. *Crit Care Clin* 2007;

23：81 – 96.
[55] Bailey P, Thomsen GE, Spuhler VJ, et al. Early activity is feasible and safe in respiratory failure patients. *Crit Care Med* 2007；**35**：139 – 45.
[56] Needham DM. Mobilizing patients in the intensive care unit：improving neuromuscular weakness and physical function. *JAMA* 2008；**300**：1685 – 90.
[57] Kress JP, Pohlman AS, O'Connor MF, Hall JB. Daily interruption of sedative infusions in critically ill patients undergoing mechanical ventilation. *N Engl J Med* 2000；**342**：1471 – 7.
[58] Ely EW, Truman B, Shintani A, et al. Monitoring sedation status over time in ICU patients：reliability and validity of the Richmond Agitation-Sedation Scale（RASS）. *JAMA* 2003；**289**：2983 – 91.
[59] Ely EW, Shintani A, Truman B, et al. Delirium as a predictor of mortality in mechanically ventilated patients in the intensive care unit. *JAMA* 2004；**291**：1753 – 62.
[60] Morris PE, Goad A, Thompson C, et al. Early intensive care unit mobility therapy in the treatment of acute respiratory failure. *Crit Care Med* 2008；**36**：2238 – 43.
[61] Morris PE, Griffin L, Berry M, et al. Receiving early mobility during an intensive care unit admission is a predictor of improved outcomes in acute respiratory failure. *Am J Med Sci* 2011；**341**：373 – 7.
[62] Cuthbertson BH, Rattray J, Campbell MK, et al. The PRaCTICaL study of nurse led，intensive care follow-up programmes for improving long term outcomes from critical illness：a pragmatic randomised controlled trial. *BMJ* 2009；**339**：b3723.
[63] Herridge MS, Cheung AM, Tansey CM, et al. One-year outcomes in survivors of the acute respiratory distress syndrome. *N Engl J Med* 2003；**348**：683 – 93.
[64] Hopkins RO, Weaver LK, Pope D, Orme JF, Bigler ED, Larson LV. Neuropsychological sequelae and impaired health status in survivors of severe acute respiratory distress syndrome. *Am J Respir Crit Care Med* 1999；**160**：50 – 6.

第 7 章
危重症后的生活质量

José G.M. Hofhuis，Peter E. Spronk

引 言

健康相关生活质量(HRQoL)是 ICU 患者的一个相关结果测评。无论是对于医生和护士，还是患者和他们的亲属，患者的生理和心理因素、功能状态和社会交往的长期预后变得越来越重要[1,2]。医生和护士想要知道对于他们的患者"合理"的生活质量(QoL)意味着什么。QoL 被描述为"独特的个人感知"[3]，并受社会、心理逻辑、文化、家庭、关系和个人因素的影响。在 HRQoL 的研究中，缺乏对于一般患者以及危重症患者 HRQoL 的清晰描述。与健康相关的 QoL 或 HRQoL 不考虑生存质量的所有维度，而是集中于那些受疾病或其治疗影响的维度。如果对 ICU 中的特定人群进行检查，例如心脏病患者，可以使用检测疾病特定的工具来给出信息和进行比较。然而，在具有多种不同诊断的 ICU 患者的情况下，需要可用于内科和外科危重症患者以及特定疾病患者的通用结果[4]。在危重症患者中进行 HRQoL 研究的主要原因是对 ICU 患者的 HRQoL 结果缺乏了解。

在本章中，我们将讨论几个主题，即为什么在危重症患者中测量 HRQoL；我们进行 HRQoL 评定的意义是什么；正在使用哪些评定 HRQoL 的方法；如何在进入 ICU 前进行 HRQoL 测评；以及危重症对 HRQoL 的影响，尤其评定对象是老年人时。我们还将说明危重症幸存者中对 HRQoL 感知的相关反应改变的现象。

为什么危重患者要做 HRQoL 测评

在过去的十年间，重症监护技术发展迅速。这些技术使 ICU 的工作人员能够维持和恢复原本将死亡的危重症患者的生命。在过去，单凭生存就足以证明所有干预措施的必要性，但是高成本使 ICU 的工作人员越来越意识到 QoL 测评的重要性[5]。ICU 治疗的成本高，并且经常很大一部分的成本花费在预后差且死亡率高的患者身上。由此看来有必要考虑成本效益和成本效用，以制定使用 ICU 资源的指南[6,7]。然而，ICU 患者的感觉和功效如何？这些信息不仅对于临床上做出决策至关重要，在评估 ICU 干预的有效性和效率方面也很重要[8]。危重症患者的 HRQoL 调查能够有助于回答这些长期预后问题。

危重症患者 HRQoL 的定义和范围

在 HRQoL 研究中,缺乏对于一般患者以及危重症患者的 HRQoL 进行定义和描述的清晰框架。HRQoL 研究的困难之一是定义 HRQoL 的含义,目前没有被普遍接受的定义。QoL、健康状况、功能状态和 HRQoL 在文献中通常可以交替使用[9]。然而,这些术语中的每一个都可能反映个人健康的不同方面(图 7.1)[8]。HRQoL 评定,本质上是评估个人的身心健康状况以及他们自己的健康感觉,这可能导致不同的评估方法,并因此得出不同的结果[10]。世界卫生组织将健康定义为身体、心理和社会方面的幸福状态,而不仅是没有疾病和虚弱的现象[11]。通过使用这个定义,我们可以分几个维度来定义 HRQoL,包括身体、心理和社会功能。身体方面包含描述患者的行为能力以及他或她进行这些活动(例如洗澡或穿衣、走路、爬楼梯、推动真空吸尘器、骑自行车、携带杂货或有疼痛)的躯体感觉项目。心理方面包含描述心理症状的项目,如感觉抑郁、焦虑或积极感觉,如满意、感觉精力充沛和幸福。社会方面包含描述疾病在何种程度上干扰患者与家人、朋友、邻居或群体的常规社交活动的项目。除此之外,患者也可以给出他们对三个方面的总体意见。这个总体意见显示出疾病和相关治疗对患者目前健康的影响[11]。

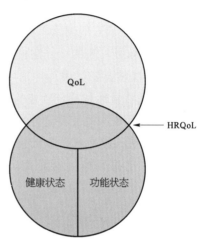

图 7.1　什么是生活质量

上面的圆圈代表对患者有价值的那些方面或领域,因为它们影响他们的幸福感或生活质量。下面的圆圈表示健康状态测量。两个圆的交界部分,HRQoL 表示对人有价值的健康状态测量[107]。

转载自 Heyland DK, Guyatt G, Cook DJ, Meade M, Juniper E, Cronin L, Gafni A. 'Frequency and methodologic rigor of quality-of-life assessments in the critical care literature'. Critical Care Medicine, 26(3): 591 - 8, 1998.经 Wolters Kluwer 和危重症医学学会许可。

危重症患者的 HRQoL 和实用测评

患者在 ICU 的治疗费用是昂贵的,并且 ICU 治疗的正当性在临床、伦理和经济方面上受到质疑[6,12]。HRQoL 测评工具(通用 QoL 问卷)提供关于个体的描述性信息,研究人员希望用它了解疾病和治疗对患者的影响,以及患者健康状况随时间的变化。为了体现 QoL 和持续时间的差异,引入了统一的结果测量,"质量调整生命年(QALY)"[13]。例如,一个获得 10 年生命,QoL 为正常水平 60% 的患者,获得了 6 个 QALY。因此,可以将仅导致发病的疾病与导致死亡的疾病进行比较。这些效用指标,如欧洲五维健康量表(EQ - 5D)[14]、健康效用指数[15]和六维健康调查简表(SF - 6D)[16],从 0 到 1 分配一个值。0 代表死亡或能想象出的最差健康,1 代表最佳健康。将效用值与生存数据相结合可以估计 QALY。关于 QALY 结果的知识可能被用于评估 ICU 治疗的疗效[13]。质量调整生存包括最基本和最重要的患者和社会认为有价值的目标中的两个:延长寿命和保持或提高生活质量。从这个角度来看,选择性改善存活者 QoL 的治疗或许与降低死亡率的治疗一样有价值[17]。

危重症患者评定量表的使用方法与描述

危重症患者的 HRQoL 测评可以纵向进行,也可以横向进行,侧重于健康或疾病的具体维度,如经济效用或一般健康领域[18]。评定量表适合评估患者 HRQoL 的纵向变化。一个好的测评是有效且可靠的——它将测评它的评估目标;评估方法是一致的;最大限度地减少随机误差,并且量表能反映其各领域的变化[4]。评定危重症患者 HRQoL 的量表可分为三组:通用、疾病特异性和特定领域的问卷调查[19]。通用量表可测评每个人相关的 HRQoL,独立于临床诊断。这些量表包含身体、心理和社会领域,并且可用于不同诊断、疾病阶段和治疗方法的患者。这有利于临床组或与一般人群之间的比较。特定领域的量表评估一部分健康的结局。这些调查问卷绝大多数情况下,被用作通用量表和疾病特定量表的补充。2002 年,圆桌会议建议将短表 36(SF-36)和 EQ-5D 作为未来重症监护研究的最适当量表(表 7.1)[20-22]。实际上,这两个量表是危重症患者最常用的量表。

表 7.1　评估危重症患者 HRQoL 最常用的通用量表

调查问卷	目　的	描　述	评　估　概　念	限制/优势
简表 36 (SF-36)	测评总体健康状况	36 个条目,分成 8 个分量表,以及躯体和心理组成分数	躯体:躯体功能、角色限制、疼痛和总体健康 心理:生命力、社会、感情、角色限制和心理健康转变	在危重症患者和普通人群中得到了很好的验证
欧洲五维量表 (EQ-5D)	评估健康状态和 14 个假设健康状态的偏好	5 个条目在 3 个层面上评估	行动能力、自我照顾、日常活动、疼痛(不适)以及焦虑(抑郁)	与 SF-36 相比,在危重症患者中较少得到验证,可能提供的信息较少,并且可能识别力较弱
诺丁汉健康量表(NHP)	测评总体健康状态	两部分问卷调查	第一部分:与 6 个方面相关的 38 个条目:躯体功能、疼痛、睡眠、活力、情绪反应、社会孤立 第二部分:日常生活的 7 个条目——职业、家务、社会生活、家庭生活、性生活、爱好和假期	已用于危重症患者尤其是心脏手术患者 内部统一性和对变化的灵敏度 SF-36 比 NHP 更好

什么是危重症患者良好的 HRQoL 量表?

在 ICU 住院期间和之后,有几种测评 HRQoL 的量表用于 ICU 患者。可以使用这些更全球或通用的量表,但可能对具体状况的变化反应灵敏度较差[8]。由于 ICU 患者有不同的入院诊断,因此需要可用于内科和外科危重症患者的通用结果测评,以及特定条件下的结果测评[4]。一个 ICU 患者的理想通用量表应该便于管理,不给患者带来太大负担,但对生活质量的微小变化敏感[23]。最近建议在重症监护结果研究中使用 EQ-5D 或 SF-36,因为它们最符合这种情况[20]。SF-36 是目前重症监护中应用最为广泛的一种通用问卷,并可用于重症监护患者[23-26]。SF-36 是一个调查问卷,包含 36 个问题,包括 8 个维度:身体功能、社会功能、由于身体问题的角色限制、由于情绪问题的角色限制、一般心理健康、能量(活力)、身体疼痛和总体健康感觉。身体健康总结量表(PCS)反映了身体功能、躯体角色、疼痛和一般健康。心理健康总结量表(MCS)反映了活力、社会功能、情绪角色和心理健康[27]。SF-36 的缩写版本 SF-12 仅提供 PCS 和 MCS,不提供单个领域[28]。较短的 SF-12 在对危重症患者评估时能提高效率并降低成本。然而,与 SF-36 相比,SF-12 产生的精确得分较低。另一个用于测量健康结果并用于危重症患者的通用问卷是在欧洲层面开发的:EQ-5D[29]。EQ-5D 是一个简单的量表,包括 2 个部分:EQ-5D 自分类(自我报告描述健康问题)根据 5 个维度分类,即行动、自我照顾、日常活动、疼痛(不适)和焦虑(抑郁);EQ-VAS(自我评估健康状态),使用视觉模拟量表(VAS)记录参与者自己当前整体健康状况的感觉[30]。与 SF-36 相比,EQ-5D 需要更少的时间来完成。SF-36 涵盖的领域更多、更精确。依据研究的问题和待测概念的定义,选择哪种量表(HRQoL)或组合量表(HRQoL 和特殊疾病),或者是否需要一种特殊量表涵盖危重症患者的特殊问题和 HRQoL 似乎很重要。

怎样在 ICU 入院前进行 HRQoL 评分

为评估危重症和 ICU 治疗对 HRQoL 的影响,应在入住 ICU 时进行评估。然而,做到的可能性很小,因为患者入院时的情况通常限制了问卷的填写。然而,对入院时 HRQoL 的评估可以提供有价值的信息,来支持重症监护入院的决定和治疗决策。由于大多数患者在入院时不能填写问卷,因此必须频繁使用代理人。然而,代理人可以提供关于危重症患者有用的 HRQoL 信息吗? 关于 ICU 入院前患者的 HRQoL 评估与其亲属代评之间的一致性的文献不是很确切。在一些关于危重症患者的研究中报道了个别患者和他们的代理之间中度或良好的一致性,尽管心理或身体功能方面的报道一致性的水平较低[31,32]。其他群体已经提出对疾病严重程度高的人群中代理人评估 HRQoL 的关注[33]。Cifford 等人透露在 ALI 患者中,在出院前代理人评估与患者评估只达到中度一致[34]。

然而,当使用代理人评估患者的 QoL 时,在患者的 QoL 和代理人所作的评估之间发现显著的和临床相关的关系。在我们组进行的研究中,我们发现当使用 SF-36 问卷或学术医疗中心线性残疾评分(ALDS)时,代理人充分反映了重症监护患者入院时的生活质量[35,36]。Rogers 等人[32]和 Crispin 等人[23]表明使用代理人和 SF-36 可靠地评估了 ICU 出院时患者的 QoL。在特定的亚组中,使用 SF-36 的代理人也被发现充分地反映了患者的 QoL[24]。然而,在特定的维度上,特别是在心理健康(由于情绪问题的角色限制)领域,患者和代理人之间的一致性适中。其他研究报道了类似的结果[31,32,37-39]。亲属在评估重症监护患者的身体特征方面比在心理特征方面更合适[35]。

评估危重症对 ICU 患者 HRQoL 的影响

从危重症中恢复的患者可能表现出持续的器官功能障碍,这可能损害患者功能状态,伴随相关的 HRQoL 降低。几项综述研究了一般 ICU 患者、脓毒症患者或 ARDS 患者的 HRQoL,并得出在入院前[40,41]和随访期间[40-43]的报告,与匹配的普通人群相比,幸存患者的 HRQol 更差。危重症患者的 HRQol 评估是复杂的,并且通常仅在 ICU 出院后测量。患者的 QoL 的评估强调几个因素。首先,入院时 QoL 低的 ICU 患者的院内死亡率更高,出院后的 QoL 更差[44-46]。Cuthbertson 等[47]表明,ICU 入院前的 PCS(身体因素评分)与幸存者相比,非幸存者显著低。Wehler 等[48]使用 SF-36 问卷调查发现,发生多器官衰竭(MOF)的患者入院时的身体健康评分低于非 MOF 患者。随访时,MOF 患者在大多数身体健康领域的得分低于非 MOF 患者,而心理健康领域在两组之间没有差异。这些数据强调了在 QoL 量表评估幸存的危重疾病中的身体健康的重要性。因此,QoL 受限的患者入住 ICU 的益处可能有限。第二,对于亲属、医生和护士来说,像其他研究一样,出院时预期 QoL 的情况对于评价额外干预和(或)进一步治疗的适当性可能是重要的[47,49]。我们的小组还发现,出院时 HRQoL 受损,但在随访期间逐渐改善,在有些情况下达到入院前水平,并且特别显示大部分恢复已经在医院出院时完成[50,51]。另外,反应变化,定义为 HRQol 内部标准、价值观或概念的变化[52],可能导致住院期间 HRQol 的改善。这可能是因为患者变得习惯于他们的疾病或他们对 HRQoL 的期望发生了变化。需要进一步的研究来探索这些机制。几位研究者报道了存活患者的 ICU 入院前 HRQoL 降低[1,26,48,50]。然而,Cuthbertson 等[47]显示只有 ICU 入院前的身体评分低于健康人群的值,而心理评分相似。入选标准、病例组合、ICU 入院前健康状况、合并症、社会特征、来自不同地理区域的患者的个体应对能力的差异以及对 ICU 入院前 HRQoL 的评估(前瞻性与回顾性)的不同可以解释这些差异[53,54]。Graf 等在停留>24 小时的内科 ICU 患者中使用 SF-36,并且发现在 ICU 出院后 1 个月身体和情感角色评分恶化,但此后 9 个月又回到基线。此外,他们表示心理总量表在研究期间没有改变[1]。Wehler 等研究患有多发性器官功能障碍综合征(MODS)的患者,发现 83%～90% 的幸存者在 ICU 出院后 6 个月恢复了 HRQoL,尽管特别指出在身体健康领域持续性恶化[48,55]。Herridge 等发现患有 ARDS 的患者在从 ICU 出院后 1 年持续存在功能受限[55]。其研究也报道随访时 HRQoL 显著降低[56]。最近,Rivera-Fernandez 发现入住 ICU 后 6 年的 COPD 患者,其幸存者 HRQoL 比 ICU 入院前更差[57]。相反,其他人报道 ICU 出院后 9 个月所有健康维度均恢复到 ICU 前入住水平;在治疗后 6 个月,73% 的患者认为他们的 HRQoL 与入院前稳定期相比相同或更好[58]。然而,在另一项最近的研究中,在 ICU 出院后 1 年,患者在身体相关的活动中有很大限制[59]。在 Orwelius 等的研究中报道,先前存在的疾病是危重症后远期 HRQoL 的最重要影响因素[1,60]。最近,Stricker 等人报道,在 ICU 住院后 9 年,有些人的 QoL 可能恶化;然而,大多数存活者的总体 QoL 仍然是可接受的,甚至可以提高(表 7.2)[61]。

表 7.2　评估危重症对 ICU 患者 HRQoL 的影响

作　者	n	随访时间	主 要 研 究 结 果
Goldstein et al. (1986)[44]	2213	在 ICU 之前或之后 1 年	大部分幸存者恢复了入院前的功能状态,有 60% 返回以前的工作岗位工作。然而,即使是医院的幸存者,死亡率也很高,并且与以前的功能状态有关:活动 7%,久坐 20%,严重受损 37%
Yinnon et al. (1989)[46]	126	ICU 后 12 个月	在 ICU 治疗后存活时间超过 6 个月的患者中的 HRQoL 评分高并且与入住 ICU 之前的评分相比没有受损。这些结果表明,入院前的 HRQoL 是生存的重要预测因子,并且大多数入院之前 HRQoL 相对较好的危重患者将是长期存活者,其 HRQoL 与重症监护之前相当
Vasquez et al. (1992)[45]	606	在 ICU 之前或之后 12 个月	ICU 出院后 12 个月,通过 HRQoL 评分评估患者的功能状态,评分主要受入住 ICU 时年龄以及 HRQoL 评分影响。虽然幸存者的 HRQoL 评分有整体下降,但入住 ICU 以及在 ICU 进行治疗并不总是导致 HRQoL 评分的恶化
Hurel et al. (1997)[54]	229	ICU 出院后 6 个月	HRQoL 在 6 个月的评估是恰当的。在精力、睡眠和情绪反应方面有严重的下降,而社会孤立、疼痛和身体残疾很少发生。HRQoL 主要的功能是疾病的诊断和严重程度的评估
Ridley et al. (1997)[26]	166	进入 ICU 之前或之后	急危重症患者被报道其 HRQoL 显著降低,同时其他预先存在健康不良的患者被报道有显著的提升,疼痛减少和心理健康、精力和社会功能改善。该研究表明大多数住入 ICU 的患者其 HRQoL 并不像正常人一样好,但也没有恶化,除了那些在严重危及生命的事件后进入 ICU 的患者
Flaatten et al. (2001)[56]	106	ICU 后 12 年	出院后 2 年,与正常人群相比,之前入住过 ICU 的患者生存显著减少。与正常人群相比,ICU 后 12 年的患者 HRQoL 显著降低
Wehler et al. (2001)[49]	185	ICU 之前和之后 6 个月	ICU 后 6 个月,大多数幸存者恢复了其入院前 HRQoL。入院前 HRQoL、年龄和病情严重程度与随访的 HRQoL 最密切相关
Wehler et al. (2003)[48]	318	ICU 之前和之后 6 个月	与正常人相比,MOF 患者 HRQoL 更差。在 ICU 后 6 个月,83%～90% 的患者恢复了以前的 HRQoL。在随访时,MOF 是身体状况不佳的主要决定因素,但是对心理健康领域没有影响
Graf et al. (2003)[1]	245	ICU 之前,或之后 1 个月、9 个月	1 个月后身体和情绪角色恶化,但此后回到了基线。尤其是心理健康总结量表在研究过程中没有改变,而身体健康总结量表时间推移不断提高。平均年龄在 66 岁以上的患者其身体功能评分较差
Herridge et al. (2003)[55]	109	ICU 出院后第 3 个月、6 个月、12 个月	ICU 出院后 3～12 个月,HRQoL 提高,尤其是身体角色和身体功能。ICU 出院后 12 个月,与正常人相比,除了情绪角色,HRQoL 较低

（续表）

作 者	*n*	随访时间	主 要 研 究 结 果
Cuthbertson et al. (2005)[47]	300	ICU 之前和之后 3 个月、6 个月、12 个月	平均身体评分在所有时间点均低于正常人,但是平均心理评分与正常人相同或略高。幸存者显示躯体 HRQoL 在 12 个月内缓慢提升至发病前水平
Orwelius et al. (2005)[60]	562	出院后 6 个月	出院后 6 个月,患者的 HRQoL 明显低于参照组,当比较仅限于两组先前健康的人群,观察到的不同大约减半,并且当研究人员将患有基础疾病的 ICU 患者与患有类似疾病的参照组比较时,他们发现对于 HRQoL 的感知差别不大
Capuzzo et al. (2006)[53]	618	进入 ICU 后 90 天	患者报告他们的一般健康水平与基线比较时变好(33.8%)、不变(31.1%)或变差(35.1%)。超过 60% 的 ICU 患者报告在进入 ICU 90 天后良好的健康恢复取决于疾病和入住 ICU 时的情况
Rivera-Fernandez et al. (2006)[57]	379	ICU 后 6 年	因患有 COPD 入住 ICU 的患者 6 年死亡率很高。死亡率主要是受入住 ICU 前的 HRQoL 影响。在 6 年时,至少 15% 的人还活着;尽管 3/4 的人尚能自理,但幸存者的 HRQoL 与入院前相比还是更差了
Hofhuis et al. (2008)[50]	451	入 ICU 前、ICU 出院时、医院出院时、ICU 出院后 3~6 个月	入住 ICU 前幸存者的 HRQoL 与健康人群相比明显更差。在 ICU 入住期间 HRQoL 在所有维度都有所下降,随后在住院期间迅速改善,在出 ICU 后 6 个月时,HRQoL 逐渐提高至 ICU 入住前的水平,身体功能、总体健康和社会功能仍比 ICU 入住前的数值明显降低。与荷兰的健康人群相比,在 ICU 出院后 6 个月,幸存者的 HRQoL 明显降低
Wildman et al. (2009)[58]	832	在 ICU 住 180 天后	在受访者中,73% 的人认为他们的 HRQoL 比入住前稳定期相似或更好,并且 96% 将再次选择类似的治疗。入院前稳定期的功能是幸存 180 天的患者报告功能的合理指标
van der Schaaf et al. (2009)[59]	255	出 ICU 后 1 年	54% 的患者日常功能受限。行走与社交功能最经常受限(30%~60% 的患者)。HRQoL 低于一般荷兰人群
Stricker et al. (2011)[61]	334	出 ICU 后 9 年	ICU 入住后 9 年死亡率高。某些个体的 HRQoL 可能恶化;然而对于大多数幸存者,总体的 HRQoL 仍然可以接受并甚至有可能提高。入住 ICU 期间照顾者所做的长期结果预测似乎很准确

危重症对八旬老人 HRQoL 的影响

　　西方国家的老年人口不断增加,因此,入住 ICU 的老年患者比例将继续增加。就八旬老人疾病负担和预期寿命之间的预期平衡而言,是否适合入住 ICU 的问题对于重症监护患者来说变得越来越重要[62]。然而,Bloumendil 等人的结论不可能定义老年人 ICU 入院的循证建议,并建议进一步的研究,包括 HRQoL[63]。除了死亡率,HRQoL 对老年患者和护理他们的专业人员很重要。人们还可以认为,对于老年患者的治疗并不总是有益于患者在疾病负担方面的最终结果[45],虽然一些研究报道了老年人良好的长期 HRQoL[64-69]。然而,ICU入院后的住院期间缺乏 HRQoL 的变化作为反映着疾病负担的数据报告[70,71]。此外,尚不清楚年龄是否对 80 岁以上患者的 HRQoL 有很大的影响。接受老年患者,特别是八旬老人入住 ICU 的决定受其临床条件[72]和对入住 ICU 益处评估的影响[73]。在单中心研究中,Garrouste‐Orgeas 等显示 80 岁以上的高龄患者有三分之二以上被拒绝入住 ICU[62]。因此,关于患者的放弃抢救书面签字时,对于老年患者会签署得更迅速,无论预后如何,尤其是对于年龄超过 75 岁的患者[74]。评估支持这种方法的数据是有趣的。最近的研究表明,急性心理损伤和诊断对预后的相对影响大于对年龄本身的影响[75]。年龄≥80 岁的患者的住院死亡率主要与基础疾病、疾病严重程度、院内感染、继发的器官功能障碍以及 ICU 出院后的护理质量相关[76]。疾病负担应该与长期利益平衡。Boumendil 及其同事[63]对接受老年患者进入 ICU 的机会进行了回顾,发现大多数研究表明,老年患者感觉到他们的 HRQoL 与年轻人的 HRQoL 没有差异[65,69],并且随着时间的推移而增加[65],尽管日常生活能力在下降[67]。大多数患者报告他们的 HRQoL 保持不变或改善[77]。他们报告了在孤立、情绪健康、活动性或身体功能方面的相关 HRQoL 比一般人群差[78]。他们住院后的日常生活状态与基线相比没有变化[64,65]。只有少数文章专门涉及危重高龄患者的 HRQoL。在危重疾病期间观察到他们的 HRQoL 降低,随后逐渐改善,与先前在危重症患者中的发现一致[1,50,51]。Hennessy 及其同事对关于老年患者 ICU 后结局的文献进行了回顾[79]。一些研究显示HRQoL 和(或)功能状态改善或不变。大多数这些研究报道了 ICU 后良好的 HRQoL 和功能状态,虽然之后提出了危重疾病后 HRQoL 的概念有所改变的建议[79]。Ridley 和 Wallace评估老年患者入住 ICU 之前和之后的 HRQoL。然而,他们使用未经验证的问卷和回顾性基线状态评估[68],这使得这项研究难以与其他研究进行比较。Eddleston 及其同事发现,年龄>65 岁的患者比年轻患者在社会功能和情绪作用维度有更大的限制[80]。不同年龄组的老年患者之间的比较产生了类似的结果。Chelleri 等比较 65~74 岁和≥75 岁的患者,发现两个年龄组老人的日常生活能力、感知的生活质量或抑郁没有差异[64]。相反,一些研究显示 HRQoL 和(或)功能状态恶化[45,67,69]。Montuclard 等显示在 ICU 入住时间>30 天的患者中,进入 ICU 后 ADL 中的独立性显著降低。然而,只有 ICU 入住时间>30 天的患者被纳入这项研究,限制了结果的解释[67]。Linko 等报道称,尽管与参考值相比,HRQoL 较低,但无论年龄、疾病严重程度、通气支持的类型或持续时间,每名住院患者的成本和终身成本效用仍然合理[81]。此外,我们组的最近一项前瞻性研究证实,在入住 ICU 后,ICU 出院后 6个月的高龄患者的 HRQoL 证实恢复良好。此外,我们发现,与匹配的荷兰一般人群相比,在 ICU 入院前,高龄患者的 HRQoL 没有明显降低。患者从 ICU 出院后表现出稳定恢复至基线值[82]。

危重症患者的反应改变

患者适应他们的疾病。在这种适应过程中的一个重要机制被称为"反应改变",涉及内部标准、价值观和对 HRQoL 的定义。反应改变是价值和概念内在标准的改变,因此是对 HRQoL 理解的变化[52]。可能是因为患者变得习惯于他们的疾病或慢性疾病,或者因为他们对 HRQoL 的期望值发生变化。Cohen 说,应对是 QoL 的一个关键因素[83];发现患者的应对能力与生活质量明显呈正相关[84]。最近的研究记录了关于 HRQoL 治疗结果研究和纵向观察中反应改变的存在及其重要性。几项研究表明,患者在治疗期间做出明显的反应改变,如在癌症[85,86]、多发性硬化[87] 或胰肾移植的患者中[88]。据我们所知,没有研究来调查危重患者的反应变化。问题是我们能否测评危重症患者的反应变化。反应变化不仅对于 HRQoL 的纵向观察很重要,而且在临床决策中也很重要。Lenert 等使用成本效益分析中常用的偏好评估方法来调查偏好与健康状况之间的相互作用。他们发现,健康状况不佳的患者视中等健康状态几乎接近正常状态。相反,健康状况良好的患者认为中间状态几乎与健康状况不佳相同。身体和精神健康状况不佳的患者在比较健康状态时往往重新调整他们的标准,以淡化当前的个人问题,并且小收获对残疾人比对健康人更有价值[89]。为了测评反应改变,一些研究者使用随后测试。随后测试是一种方法,旨在通过比较回顾性基线测评和常规基线测评来评估参考值的变化[86]。在后续进行的测试中,要求患者在常规基线测评时重新评定他们的 HRQoL。如果随后测试完成并行后续跟踪测评,则假定相同的参考值用于两个评估。已经提出将随后测试与后续测评进行比较作为评估 HRQoL 随时间的变化的方法,其不被参考值的变化所混淆[86]。总之,反应改变是一种重要的可能存在的现象,但很少在危重症患者中进行调查。

HRQoL 作为预后因素

医生很难预测危重症患者是否能在重症监护治疗后幸存。重症监护患者的死亡率仍然很高[90]。越来越多的住院患者在 ICU 死亡[91]。因此,ICU 医生必须依靠他们的临床经验做出临床决策,但临床经验在这方面的预测价值也是有限的[92]。单个患者的死亡率难以预测,因为许多因素决定了危重症患者的生存,如年龄、性别、急性生理恶化和潜在疾病。已经开发了几个包括这些因素的评分系统,旨在预测死亡率,已建立的评分实例有 APACHE Ⅱ 和 Ⅲ 评分[93,94]、死亡概率模型[95] 和简化急性生理学评分(SAPS)[96]。然而,这些评分系统仅在进入 ICU 24 小时后可用,并且它们特异性高[能够预测存活(特异性 90%)],但不是非常敏感[在预测死亡方面不太准确(灵敏度 50%~70%)][92]。使用入院前 HRQoL 作为死亡率预测的优点是,当患者或其代理人(亲密家庭成员)丧失行为能力情况下,它很容易获得并使用。

HRQoL 可以用作最终结果的指标吗?几项研究已在透析患者[97-99]、冠状动脉旁路移植手术患者[100]、充血性心力衰竭患者[101] 和晚期大肠癌患者中解决了这一问题[102]。Welsh 及其同事[103] 发现由护理人员评估的患者基线功能状态与 ICU 入院后的死亡率相关。然而,该研究受到若干缺点的阻碍。虽然研究者集中关注预计 ICU 入住时间超过 48 小时的患者,但他们仅为所有 ICU 患者的 9%,这可能表明至少某种形式的选择偏倚。此外,将 HRQoL 评分与 APACHE Ⅱ 评分直接相关而不进行任何通过多因素分析校正混杂的尝试可能是有问题的。此外,院内死亡不包括在他们的分析中,这使得很难了解 ICU 入院前 HRQoL 和危重症期间或之后的死亡率之间的关系。最近,Iribarren‐Diarasarri 等人发现在入住 ICU 之前患者的健康状况可以用作预后因素来评估个体的中期至长期预后,并且显示了院内和 1 年死亡率的 2 倍高风险[104]。我们组一项研究显示,无论是用一项一般健康问题还是完整的 SF‐36 评估入院前 HRQoL,在预测 ICU 患者的存活(死亡)率方面都与 APACHE Ⅱ 评分一样好[105]。Rivera‐Fernandez 及其同事[106] 在多中心研究中证实,ICU 入院前的 HRQoL 与 ICU 死亡率相关,但它对 APACHE Ⅲ 预测模型的判别能力几乎没有贡献,并且对 ICU 资源利用,如在 ICU 中的停留时间或治疗干预等几乎没有影响。然而,手术患者的数量只有 24%,这比一般的 ICU 低得多。此外,使用 APACHE Ⅲ 评分并与自主研发的 HRQoL 问卷相关。尽管这些先前的报道与我们的研究之间存在差异[105],但是他们的发现总体与我们的研究结果一致,并且表明在 ICU 入院前评估 HRQoL 值得那些需要照看危重症患者的人更多的关注。

建　议

未来的研究应该解决我们对 HRQoL 理解的空白。我们建议研究应该探讨 HRQoL 问卷的可行性和完全覆盖所有相关变量之间的平衡。此外,关于危重症患者的长期 HRQoL 的问卷通常不考虑其区域宗教背景或疾病特异性,以及几个非标准化的通用变量。因此,应开展后续研究,开发并使用修改后的包括这些变量的 HRQoL 问卷。我们进一步建议生成一个标准化数据库,可用于关于危重症患者 HRQoL 的知识和理解的多中心比较。

结　论

重症监护的需求正在上升,预计未来将会大幅增长。这种增长部分是由于进入医院的老年人比例越来越大,这不仅在美国,在大多数发达国家都存在。ICU 医学的最新进展使得入住 ICU 的危重症患者的生存机会显著增加。因此,ICU 医生和护士实现短期死亡率降低的传统目标受到挑战。HRQoL 的评估可以完善重症监护医生和护士对患者和亲属提出的关于未来前景问题的答案。为了解 ICU 治疗对 HRQoL 影响有关的问题,我们不仅应该纳入短期结果,如停留时间和死亡率,也应包括长期结果,使用 HRQoL 评估身体和心理因素、功能状态和社会交往。对出院后的 ICU 患者进行门诊随访和评估可以提高危重症康复的速度和质量。

(吴军发　吴欣桐　译)

参考文献

[1] **Graf J, Koch M, Dujardin R, Kersten A, Janssens U**. Health-related quality of life before, 1 month after, and 9

months after intensive care in medical cardiovascular and pulmonary patients. *Crit Care Med* 2003; **31**: 2163 – 9.

[2] **Wu A, Gao F**. Long-term outcomes in survivors from critical illness. *Anaesthesia* 2004; **59**: 1049 – 52.

[3] **Gill TM, Feinstein AR**. A critical appraisal of the quality of quality-of-life measurements. *JAMA* 1994; **272**: 619 – 26.

[4] **Black NA, Jenkinson C, Hayes JA, et al**. Review of outcome measures used in adult critical care. *Crit Care Med* 2001; **29**: 2119 – 24.

[5] **Guyatt GH, Feeny DH, Patrick DL**. Measuring health-related quality of life. *Ann Intern Med* 1993; **118**: 622 – 9.

[6] **Cullen DJ**. Results and costs of intensive care. *Anesthesiology* 1977; **47**: 203 – 16.

[7] **Cullen DJ, Keene R, Waternaux C, Kunsman JM, Caldera DL, Peterson H**. Results, charges, and benefits of intensive care for critically ill patients: update 1983. *Crit Care Med* 1984; **12**: 102 – 6.

[8] **Heyland DK, Kutsogiannis DJ**. Quality of life following critical care: moving beyond survival. *Intensive Care Med* 2000; **26**: 1172 – 5.

[9] **Patrick DL, Bergner M**. Measurement of health status in the 1990s. *Annu Rev Public Health* 1990; **11**: 165 – 83.

[10] **Tian ZM, Miranda DR**. Quality of life after intensive care with the sickness impact profile. *Intensive Care Med* 1995; **21**: 422 – 8.

[11] **World Health Organization**. *The first ten years of the World Health Organization*. Geneva: World Health Organization; 1958.

[12] **Weil MH, Weil CJ, Rackow EC**. Guide to ethical decision-making for the critically ill: the three R's and Q. C. *Crit Care Med* 1988; **16**: 636 – 41.

[13] **Kerridge RK, Glasziou PP, Hillman KM**. The use of 'quality-adjusted life years' (QALYs) to evaluate treatment in intensive care. *Anaesth Intensive Care* 1995; **23**: 322 – 31.

[14] **Brooks R**. EuroQol: the current state of play. *Health Policy* 1996; **37**: 53 – 72.

[15] **Feeny D, Furlong W, Boyle M, Torrance GW**. Multi-attribute health status classification systems. Health Utilities Index. *Pharmacoeconomics* 1995; **7**: 490 – 502.

[16] **Ware JE, Jr, Sherbourne CD**. The MOS 36-item short-form health survey (SF – 36). I. Conceptual framework and item selection. *Med Care* 1992; **30**: 473 – 83.

[17] **Angus DC, Musthafa AA, Clermont G, et al**. Quality-adjusted survival in the first year after the acute respiratory distress syndrome. *Am J Respir Crit Care Med* 2001; **163**: 1389 – 94.

[18] **Garratt A, Schmidt L, Mackintosh A, Fitzpatrick R**. Quality of life measurement: bibliographic study of patient assessed health outcome measures. *BMJ* 2002; **324**: 1417.

[19] **Higginson IJ, Carr AJ**. Measuring quality of life: using quality of life measures in the clinical setting. *BMJ* 2001; **322**: 1297 – 300.

[20] **Angus DC, Carlet J**. Surviving intensive care: a report from the 2002 Brussels Roundtable. *Intensive Care Med* 2003; **29**: 368 – 77.

[21] **Ware JE**. *Health survey manual and interpretation guide*. Boston: Medical Outcomes Trust; 1993.

[22] **Brazier J, Jones N, Kind P**. Testing the validity of the Euroqol and comparing it with the SF – 36 health survey questionnaire. *Qual Life Res* 1993; **2**: 169 – 80.

[23] **Chrispin PS, Scotton H, Rogers J, Lloyd D, Ridley SA**. Short Form 36 in the intensive care unit: assessment of acceptability, reliability and validity of the questionnaire. *Anaesthesia* 1997; **52**: 15 – 23.

[24] **Heyland DK, Hopman W, Coo H, Tranmer J, McColl MA**. Long-term health-related quality of life in survivors of sepsis. Short Form 36: a valid and reliable measure of health-related quality of life. *Crit Care Med* 2000; **28**: 3599 – 605.

[25] **Khoudri I, Ali ZA, Abidi K, Madani N, Abouqal R**. Measurement properties of the short form 36 and health-related quality of life after intensive care in Morocco. *Acta Anaesthesiol Scand* 2007; **51**: 189 – 97.

[26] **Ridley SA, Chrispin PS, Scotton H, Rogers J, Lloyd D**. Changes in quality of life after intensive care: comparison with normal data. *Anaesthesia* 1997; **52**: 195 – 202.

[27] **Ware JE, Jr, Kosinski M, Bayliss MS, McHorney CA, Rogers WH, Raczek A**. Comparison of methods for the scoring and statistical analysis of SF – 36 health profile and summary measures: summary of results from the Medical Outcomes Study. *Med Care* 1995; **33** (4 Suppl): AS264 – 79.

[28] **Ware J Jr, Kosinski M, Keller SD**. A 12-Item Short-Form Health Survey: construction of scales and preliminary tests of reliability and validity. *Med Care* 1996; **34**: 220 – 33.

[29] **The EuroQol Group**. EuroQol — a new facility for the measurement of health-related quality of life. *Health Policy* 1990; **16**: 199 – 208.

[30] **Brooks R, Rabin RE, de Charro FT**. *The measurement and validation of health status using EQ – 5D: a European perspective*. Dordrecht: Kluwers Academic Publishers; 2003.

[31] **Capuzzo M, Grasselli C, Carrer S, Gritti G, Alvisi R**. Quality of life before intensive care admission: agreement between patient and relative assessment. *Intensive Care Med* 2000; **26**: 1288 – 95.

[32] **Rogers J, Ridley S, Chrispin P, Scotton H, Lloyd D**. Reliability of the next of kins' estimates of critically ill patients' quality of life. *Anaesthesia* 1997; **52**: 1137 – 43.

[33] **Scales DC, Tansey CM, Matte A, Herridge MS**. Difference in reported pre-morbid health-related quality of life between ARDS survivors and their substitute decision makers. *Intensive Care Med* 2006; **32**: 1826 – 31.

[34] Gifford JM, Husain N, Dinglas VD, Colantuoni E, Needham DM. Baseline quality of life before intensive care: a comparison of patient versus proxy responses. *Crit Care Med* 2010; **38**: 855 - 60.

[35] Hofhuis J, Hautvast JL, Schrijvers AJ, Bakker J. Quality of life on admission to the intensive care: can we query the relatives? *Intensive Care Med* 2003; **29**: 974 - 9.

[36] Hofhuis JG, Dijkgraaf MG, Hovingh A, et al. The Academic Medical Center Linear Disability Score for evaluation of physical reserve on admission to the ICU: can we query the relatives? *Crit Care* 2011; **15**: R212.

[37] Badia X, Diaz-Prieto A, Rue M, Patrick DL. Measuring health and health state preferences among critically ill patients. *Intensive Care Med* 1996; **22**: 1379 - 84.

[38] Rothman ML, Hedrick SC, Bulcroft KA, Hickam DH, Rubenstein LZ. The validity of proxy-generated scores as measures of patient health status. *Med Care* 1991; **29**: 115 - 24.

[39] Sprangers MA, Aaronson NK. The role of health care providers and significant others in evaluating the quality of life of patients with chronic disease: a review. *J Clin Epidemiol* 1992; **45**: 743 - 60.

[40] Dowdy DW, Eid MP, Sedrakyan A, et al. Quality of life in adult survivors of critical illness: a systematic review of the literature. *Intensive Care Med* 2005; **31**: 611 - 20.

[41] Winters BD, Eberlein M, Leung J, Needham DM, Pronovost PJ, Sevransky JE. Long-term mortality and quality of life in sepsis: a systematic review. *Crit Care Med* 2010; **38**: 1276 - 83.

[42] Dowdy DW, Eid MP, Dennison CR, et al. Quality of life after acute respiratory distress syndrome: a meta-analysis. *Intensive Care Med* 2006; **32**: 1115 - 24.

[43] Oeyen SG, Vandijck DM, Benoit DD, Annemans L, Decruyenaere JM. Quality of life after intensive care: a systematic review of the literature. *Crit Care Med* 2010; **38**: 2386 - 400.

[44] Goldstein RL, Campion EW, Thibault GE, Mulley AG, Skinner E. Functional outcomes following medical intensive care. *Crit Care Med* 1986; **14**: 783 - 8.

[45] Vazquez MG, Rivera FR, Gonzalez CA, et al. Factors related to quality of life 12 months after discharge from an intensive care unit. *Crit Care Med* 1992; **20**: 1257 - 62.

[46] Yinnon A, Zimran A, Hershko C. Quality of life and survival following intensive medical care. Q *J Med* 1989; **71**: 347 - 57.

[47] Cuthbertson BH, Scott J, Strachan M, Kilonzo M, Vale L. Quality of life before and after intensive care. *Anaesthesia* 2005; **60**: 332 - 9.

[48] Wehler M, Geise A, Hadzionerovic D, et al. Health-related quality of life of patients with multiple organ dysfunction: individual changes and comparison with normative population. *Crit Care Med* 2003; **31**: 1094 - 101.

[49] Wehler M, Martus P, Geise A, et al. Changes in quality of life after medical intensive care. *Intensive Care Med* 2001; **27**: 154 - 9.

[50] Hofhuis JG, Spronk PE, van Stel HF, Schrijvers GJ, Rommes JH, Bakker J. The impact of critical illness on perceived health-related quality of life during ICU treatment, hospital stay, and after hospital discharge: a long-term follow-up study. *Chest* 2008; **133**: 377 - 85.

[51] Hofhuis JG, Spronk PE, van Stel HF, Schrijvers AJ, Rommes JH, Bakker J. The impact of severe sepsis on health-related quality of life: a long-term follow-up study. *Anesth Analg* 2008; **107**: 1957 - 64.

[52] Sprangers MA, Schwartz CE. Integrating response shift into health-related quality of life research: a theoretical model. *Soc Sci Med* 1999; **48**: 1507 - 15.

[53] Capuzzo M, Moreno RP, Jordan B, Bauer P, Alvisi R, Metnitz PG. Predictors of early recovery of health status after intensive care. *Intensive Care Med* 2006; **32**: 1832 - 8.

[54] Hurel D, Loirat P, Saulnier F, Nicolas F, Brivet F. Quality of life 6 months after intensive care: results of a prospective multicenter study using a generic health status scale and a satisfaction scale. *Intensive Care Med* 1997; **23**: 331 - 7.

[55] Herridge MS, Cheung AM, Tansey CM, et al. One-year outcomes in survivors of the acute respiratory distress syndrome. *N Engl J Med* 2003; **348**: 683 - 93.

[56] Flaatten H, Kvale R. Survival and quality of life 12 years after ICU. A comparison with the general Norwegian population. *Intensive Care Med* 2001; **27**: 1005 - 11.

[57] Rivera-Fernandez R, Navarrete-Navarro P, Fernandez-Mondejar E, Rodriguez-Elvira M, Guerrero-Lopez F, Vazquez-Mata G. Six-year mortality and quality of life in critically ill patients with chronic obstructive pulmonary disease. *Crit Care Med* 2006; **34**: 2317 - 24.

[58] Wildman MJ, Sanderson CF, Groves J, et al. Survival and quality of life for patients with COPD or asthma admitted to intensive care in a UK multicentre cohort: the COPD and Asthma Outcome Study (CAOS). *Thorax* 2009; **64**: 128 - 32.

[59] van der Schaff M, Beelen A, Dongelmans DA, Vroom MB, Nollet F. Functional status after intensive care: a challenge for rehabilitation professionals to improve outcome. *J Rehabil Med* 2009; **41**: 360 - 6.

[60] Orwelius L, Nordlund A, Edell-Gustafsson U, et al. Role of preexisting disease in patients' perceptions of health-related quality of life after intensive care. *Crit Care Med* 2005; **33**: 1557 - 64.

[61] Stricker KH, Sailer S, Uehlinger DE, Rothen HU, Zuercher Zenklusen RM, Frick S. Quality of life 9 years after an intensive care unit stay: a long-term outcome study. *J Crit Care* 2011; **26**: 379 - 87.

[62] Garrouste-Org M, Timsit JF, Montuclard L, et al. Decision-making process, outcome, and 1-year quality of life of octogenarians referred for intensive care unit admission. *Intensive Care Med* 2006; **32**: 1045 - 51.

[63] Boumendil A, Somme D, Garrouste-Org M, Guidet B. Should elderly patients be admitted to the intensive care unit? *Intensive Care Med* 2007; **33**: 1252 - 62.

[64] Chelluri L, Pinsky MR, Grenvik AN. Outcome of intensive care of the 'oldest-old' critically ill patients. *Crit Care Med* 1992; **20**: 757 - 61.

[65] Chelluri L, Pinsky MR, Donahoe MP, Grenvik A. Long-term outcome of critically ill elderly patients requiring intensive care. *JAMA* 1993; **269**: 3119 - 23.

[66] Konopad E, Noseworthy TW, Johnston R, Shustack A, Grace M. Quality of life measures before and one year after admission to an intensive care unit. *Crit Care Med* 1995; **23**: 1653 - 9.

[67] Montuclard L, Garrouste-Org M, Timsit JF, Misset B, De Jonghe B, Carlet J. Outcome, functional autonomy, and quality of life of elderly patients with a long-term intensive care unit stay. *Crit Care Med* 2000; **28**: 3389 - 95.

[68] Ridley SA, Wallace PG. Quality of life after intensive care. *Anaesthesia* 1990; **45**: 808 - 13.

[69] Udekwu P, Gurkin B, Oller D, Lapio L, Bourbina J. Quality of life and functional level in elderly patients surviving surgical intensive care. *J Am Coll Surg* 2001; **193**: 245 - 9.

[70] de Rooij SE, Abu-Hanna A, Levi M, de Jonge E. Factors that predict outcome of intensive care treatment in very elderly patients: a review. *Crit Care* 2005; **9**: R307 - 14.

[71] Solomon MZ, O'Donnell L, Jennings B, et al. Decisions near the end of life: professional views on life-sustaining treatments. *Am J Public Health* 1993; **83**: 14 - 23.

[72] Bayer AJ, Chadha JS, Farag RR, Pathy MS. Changing presentation of myocardial infarction with increasing old age. *J Am Geriatr Soc* 1986; **34**: 263 - 6.

[73] Chelluri L, Grenvik A, Silverman M. Intensive care for critically ill elderly: mortality, costs, and quality of life. Review of the literature. *Arch Intern Med* 1995; **155**: 1013 - 22.

[74] Hakim RB, Teno JM, Harrell FE Jr, et al. Factors associated with do-not-resuscitate orders: patients' preferences, prognoses, and physicians' judgments. SUPPORT Investigators. Study to Understand Prognoses and Preferences for Outcomes and Risks of Treatment. *Ann Intern Med* 1996; **125**: 284 - 93.

[75] Hamel MB, Davis RB, Teno JM, et al. Older age, aggressiveness of care, and survival for seriously ill, hospitalized adults. SUPPORT Investigators. Study to Understand Prognoses and Preferences for Outcomes and Risks of Treatments. *Ann Intern Med* 1999; **131**: 721 - 8.

[76] Castillo-Lorente E, Rivera-Fernandez R, Vazquez-Mata G. Limitation of therapeutic activity in elderly critically ill patients. Project for the epidemiological analysis of critical care patients. *Crit Care Med* 1997; **25**: 1643 - 8.

[77] Mahul P, Perrot D, Tempelhoff G, et al. Short-and long-term prognosis, functional outcome following ICU for elderly *Intensive Care Med* 1991; **17**: 7 - 10.

[78] Sjogren J, Thulin LI. Quality of life in the very elderly after cardiac surgery: a comparison of SF - 36 between long-term survivors and an age-matched population. *Gerontology* 2004; **50**: 407 - 10.

[79] Hennessy D, Juzwishin K, Yergens D, Noseworthy T, Doig C. Outcomes of elderly survivors of intensive care: a review of the literature. *Chest* 2005; **127**: 1764 - 74.

[80] Eddleston JM, White P, Guthrie E. Survival, morbidity, and quality of life after discharge from intensive care. *Crit Care Med* 2000; **28**: 2293 - 9.

[81] Linko R, Suojaranta-Ylinen R, Karlsson S, Ruokonen E, Varpula T, Pettila V. One-year mortality, quality of life and predicted life-time cost-utility in critically ill patients with acute respiratory failure. *Crit Care* 2010; **14**: R60.

[82] Hofhuis JG, van Stel HF, Schrijvers AJ, Rommes JH, Spronk PE. Changes of health-related quality of life in critically ill octogenarians: a follow-up study. *Chest* 2011; **140**: 1473 - 83.

[83] Cohen C. On the quality of life: some philosophical reflections. *Circulation* 1982; **66** (Suppl. 111): 29 - 33.

[84] Fok SK, Chair SY, Lopez V. Sense of coherence, coping and quality of life following a critical illness. *J Adv Nurs* 2005; **49**: 173 - 81.

[85] Hagedoorn M, Sneeuw KC, Aaronson NK. Changes in physical functioning and quality of life in patients with cancer: response shift and relative evaluation of one's condition. *J Clin Epidemiol* 2002; **55**: 176 - 83.

[86] Sprangers MA, Van Dam FS, Broersen J, et al. Revealing response shift in longitudinal research on fatigue — the use of the thentest approach. *Acta Oncol* 1999; **38**: 709 - 18.

[87] Schwartz CE, Coulthard-Morris L, Cole B, Vollmer T. The quality-of-life effects of interferon beta-1b in multiple sclerosis. An extended Q-TWiST analysis. *Arch Neurol* 1997; **54**: 1475 - 80.

[88] Adang EM, Kootstra G, Engel GL, van Hooff JP, Merckelbach HL. Do retrospective and prospective quality of life assessments differ for pancreas-kidney transplant recipients? *Transpl Int* 1998; **11**: 11 - 15.

[89] Lenert LA, Treadwell JR, Schwartz CE. Associations between health status and utilities implications for policy. *Med Care* 1999; **37**: 479 - 89.

[90] Knaus WA, Wagner DP, Zimmerman JE, Draper EA. Variations in mortality and length of stay in intensive care units. *Ann Intern Med* 1993; **118**: 753 - 61.

[91] Angus D, Ishizaka A, Matthay M, Lemaire F, Macnee W, Abraham E. Critical care in AJRCCM 2004. *Am J Respir Crit Care Med* 2005; **171**: 537 - 44.

[92] **Consensus conference organised by the ESICM and the SRLF**. Predicting outcome in ICU patients. *Intensive Care Med* 1994; **20**: 390 - 7.

[93] **Knaus WA, Draper EA, Wagner DP, Zimmerman JE**. APACHE II: a severity of disease classification system. *Crit Care Med* 1985; **13**: 818 - 29.

[94] **Knaus WA, Wagner DP, Draper EA, et al**. The APACHE III prognostic system. Risk prediction of hospital mortality for critically ill hospitalized adults. *Chest* 1991; **100**: 1619 - 36.

[95] **Lemeshow S, Teres D, Klar J, Avrunin JS, Gehlbach SH, Rapoport J**. Mortality Probability Models (MPM II) based on an international cohort of intensive care unit patients. *JAMA* 1993; **270**: 2478 - 86.

[96] **Le Gall JR, Lemeshow S, Saulnier F**. A new Simplified Acute Physiology Score (SAPS II) based on a European/North American multicenter study. *JAMA* 1993; **270**: 2957 - 63.

[97] **Deoreo PB**. Hemodialysis patient-assessed functional health status predicts continued survival, hospitalization, and dialysis-attendance compliance. *Am J Kidney Dis* 1997; **30**: 204 - 12.

[98] **Kalantar-Zadeh K, Kopple JD, Block G, Humphreys MH**. Association among SF36 quality of life measures and nutrition, hospitalization, and mortality in hemodialysis. *J Am Soc Nephrol* 2001; **12**: 2797 - 806.

[99] **Lowrie EG, Curtin RB, LePain N, Schatell D**. Medical outcomes study short form - 36: a consistent and powerful predictor of morbidity and mortality in dialysis patients. *Am J Kidney Dis* 2003; **41**: 1286 - 92.

[100] **Rumsfeld JS, MaWhinney S, McCarthy M Jr, et al**. Health-related quality of life as a predictor of mortality following coronary artery bypass graft surgery. Participants of the Department of Veterans Affairs Cooperative Study Group on Processes, Structures, and Outcomes of Care in Cardiac Surgery. *JAMA* 1999; **281**: 1298 - 303.

[101] **Konstam V, Salem D, Pouleur H, et al**. Baseline quality of life as a predictor of mortality and hospitalization in 5,025 patients with congestive heart failure. SOLVD Investigations. Studies of Left Ventricular Dysfunction Investigators. *Am J Cardiol* 1996; **78**: 890 - 5.

[102] **Maisey NR, Norman A, Watson M, Allen MJ, Hill ME, Cunningham D**. Baseline quality of life predicts survival in patients with advanced colorectal cancer. *Eur J Cancer* 2002; **38**: 1351 - 7.

[103] **Welsh CH, Thompson K, Long-Krug S**. Evaluation of patient-perceived health status using the Medical Outcomes Survey Short-Form 36 in an intensive care unit population. *Crit Care Med* 1999; **27**: 1466 - 71.

[104] **Iribarren-Diarasarri S, Izpuru-Barandiaran F, Munoz-Martinez T, et al**. Health-related quality of life as a prognostic factor of survival in critically ill patients. *Intensive Care Med* 2009; **35**: 833 - 9.

[105] **Hofhuis JG, Spronk PE, van Stel HF, Schrijvers AJ, Bakker J**. Quality of life before intensive care unit admission is a predictor of survival. *Crit Care* 2007; **11**: R78.

[106] **Rivera-Fernandez R, Sanchez-Cruz JJ, Abizanda-Campos R, Vazquez-Mata G**. Quality of life before intensive care unit admission and its influence on resource utilization and mortality rate. *Crit Care Med* 2001; **29**: 1701 - 9.

[107] **Heyland DK, Guyatt G, Cook DJ, Meade M, Juniper E, Cronin L, Gafni A**. Frequency and methodologic rigor of quality-of-life assessments in the critical care literature. *Crit Care Med* 1998; **26**: 591 - 8.

Christopher E. Cox

引　言

如本书其他章节中描述那样,危重症是医疗保健系统的一个重要和独特的组成部分。可以观察到一个共同的主题,许多危重症患者经治疗后将存活并最终恢复他们以前的大部分功能。然而,正如任何临床医生所知道的,也有一些危重症患者长期存在异常值,他们可能有与危重症完全不同的经历。这一具有挑战性的群体已被明确,诸如使用长期机械通气(PMV)、慢性危重症(CCI)或生命支持的患者[1]。对于这些条件也存在一系列的定义,PMV 的时间从少至 2 天到长至 21 天[2]。

由于其人员、技术和药物的费用,重症的治疗需要巨大的资源支出。因为从长期住院到急性期后的监护设施及以后对高花费护理的需求,使长期危重症的治疗的成本更加高。在这一章中,将在以患者为中心和卫生政策框架的背景下讨论延长生命支持患者的成本和资源利用。

长期危重症流行病学

为了更好地理解长期危重症的经济重要性,首先应从流行病学方面考虑。

7%～10% 的机械通气患者存在长期危重症,仅在美国就有约 25 万例患者[2]。由于人口老龄化,危重症的发病率已预测将大幅增高[3]。因为长期接受生命支持的患者更可能是老年人,可以预料这些患者的数量也将同样增加。一组利用州出院数据的报道称,该州每 1 000 居民中的气管切开人数在 65～84 岁年龄段之间最高[4]。另一组使用全国住院样本/卫生服务利用项目数据库,结合 5.5% 的历史年增长率和基于年龄的人口动态预期,预测在 2005 年和 2020 年之间接受长期机械通气患者将增加 1 倍以上,超过 60 万人[5]。有趣的是,其他报道称,自 20 世纪 90 年代中期以来,PMV 的发病率实际上一直在增加,超过机械通气规定的比例[6]。

长期危重症的预后

平均而言,接受延长生命支持的患者会有很高的短期和长期死亡率、显著的功能残疾,以及降低的生活质量[1,7,8],他们几乎不能恢复到以前的健康状况。值得注意的是外伤患者除外,他们往往是年轻人和具有较少的慢性合并症[8,9]。老年人和那些有休克、有透析要求或机械通气 2 周后低血小板计数的患者预后较差[9,10]。

已经在这一人群中观察到一个有趣现象,对于长期接受气管切开的呼吸衰竭患者的医院死亡率实际上可能与机械通气患者的总体死亡率相似甚至更低。当然,得出长期通气死亡率的分母,不包括在病程早期死亡的重症机械通气患者。也有一个选择偏倚,根据医生的估计,只有可能会有良好预后的患者将接受气管切开术和继续尝试脱机。

虽然大多数人群的医院死亡率通常是 20%～35%(许多重症患者可能认为合理),长期生存可能性更低。在不同人群中,1 年生存率范围为 40%～50%[1]。特别关于死亡率和致残率的趋势出现在出院后相对早期。首先,死亡率的风险仍然很高,实际可能在出院后增加。采用时变分段常数非比例生存模型,一组发现与其他机械通气患者相比,PMV 患者死亡的风险更高,在出院后 60～100 天里死亡的风险大幅增加[11]。其次,出院后的前 3 个月内再次入院率是非常高的。一项研究表明,在出院后第一年,65% 的再次住院率发生在这段时间内[8]。因为所有医院接受 PMV 的幸存者中近 70% 最终再入院,因此医疗资源利用重要。最后,观察到相对较少的患者在 3 个月内重新获得的功能独立性。而对于那些仍有中度到高度功能障碍的患者,未来恢复到完全独立的可能性是不大的[8]。这些观察有助于讨论随后的成本和资源利用。

长期危重症的费用

在医疗经济的讨论中,成本通常分为"直接成本"和"间接成本"。直接成本通常归因于治疗,而间接成本是那些与疾病相关的生产能或幸福感的损失(图 8.1)。

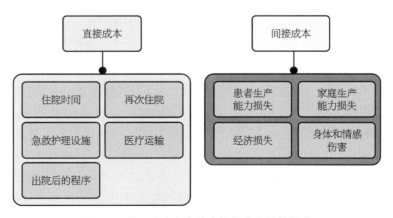

图 8.1　关于重症患者的直接损失和间接损失

重症治疗管理

由于住院和 ICU 费用与住院时间密切相关[12]，相比其他住院患者，长期危重症患者的费用通常是非常高的。事实上，这些 ICU 患者的住院时间一般为 30～50 天，通常占所有住院天数的 2/3[1,8]。因此，报道这组平均住院费用一般从 10 万～25 万美元[2,8,13,14]。

如前所述，对于这一类型的患者从急救医院最初出院后再次住入到重症护理医院是非常常见的。事实上，再次入院率比报道的医疗保险支付所有的 MV 幸存者高 50%[15]。再次入院主要原因是脓毒症，这可能再次需要 ICU 或稍低水平的护理。因此，这些都是高花费的治疗事件，增加资源累积利用率。一项队列研究中报道了平均再次入院的平均费用对住院总成本的贡献。这些作者发现再次入院的平均成本为 55 000 美元或大约住院总成本的 25%[8]。值得注意的是，使用不同的方法来指定每一部分的成本，可能低估了出院后的花费。该群体中再入院的具体危险因素未详细描述。

从制度的角度来看，也有与长期危重症患者质量管理相关的机会成本。假设 ICU 按其最大能力运行，这些慢性危重症患者的数量增加，会损害急性危重症患者或术后患者的流入。一些具有有限的阶梯式资源的医院可能会与没有保险或保险不足的患者斗争，这些患者可以离开 ICU，但是其治疗管理需要超过普通病房的设施能力。这些患者可能由于转移后急性治疗管理设施的付款原因而不被接受。这些成本的量化是具有挑战性的。

急性期后治疗管理

长期机械通气（PMV）和慢性危重症（CCI）一个统一的主题是对基于急性治疗设施管理的需要。50%～80% 的医院长期危重症幸存者在出院时被送至急性后期质量管理中心[2,8]。主要机构类型包括长期急性治疗医院（LTACs）、专业护理医院（SNFs）、传统的养老院和康复医院（IRFs）[2,8]。5%～10% 的患者出院通常需要有偿的家庭护理。从旁观者来看，这似乎很复杂。事实上，对不同设施类型，医院的准入标准、需求评估、质量指标和支付系统有许多不一致的、模糊的、神秘的地方。患者每次发病的平均成本因就诊医院不同的设施类型而不同，反映出医院不同的疾病敏锐度、提供的服务和本身的实际支付结构[14]。

也许最有趣的医院类型是 LTAC，将 PMV 作为最常见的入院诊断。LTACs 是美国医疗保健系统中唯一以平均住院时间，而不是由提供的服务或治疗患者的具体类型来定义的医院类型。在长期治疗管理医院预期支付系统下，医疗保险政策设定一个比急性治疗管理医院低的固定损失异常值的支付门槛，并让因住院时间显著小于相关诊断的组平均值的患者出院而惩罚 LTACs[16]。这些医院的数量在过去的 20 年中翻了一番，现在仅用于重症监护患者的相关的费用总计超过 13.5 亿美元[17]。2009 年 LTAC 的利润率为 5.7%，超过过去几年中任何其他医院的利润率[18]。实际上，2005 年减少赤字法案为改革急性后治疗管理医院的支付，起诉了医疗保险和医疗补助服务中心[19]。LTAC 被批评除了他们的高利润，还因为很少有证据表明 LTAC 在改善患者的预后方面有效，他们缺乏质量数据的报告。最近的一份报告，采用倾向评分和多元回归建模技术，发现与急性治疗管理医院相比，在长期护理医院中治疗类似疾病患者的成本较高，特别是在机械通气的患者中，其他诊断的这些差异相对较小[20]。另一方面，LTACs 目前可满足急性治疗管理医院转移长时间住院患者、高花费患者、慢性危重患者的需要。迫切需要更多的研究来了解 LTACs 和其他急性后治疗管理机构在这些患者治疗中的理想角色。

治疗管理的长期轨迹

读者可能很清楚，检查跨场地的治疗累积成本可能是有指导意义的。一组团队随访患者随访了一组患者在单一的医疗中心住院超过 1 年，发现患者病情非常复杂。随访来自单医疗中心的一组患者超过 1 后，发现患者经历了复杂的疾病途径。在这项研究中，医院 PMV 的幸存者出院后经历了 4 个（中位数）不同的治疗机构，并且他们在这些中心或者接受医疗支付援助机构帮助的时间占所存活天数近 75%[8]。第一年治疗管理总成本平均超过 30 万美元。

非正式的照顾者和家庭的经济负担

危重症给患者、家庭和社会带来的经济影响可能是该经历中最难描述和理解的方面。首先，患者每次患病离开工作场所数月。危重症患者与一般患者不同，如在一组 ALI 患者中，12 个月内只有 78% 的患者可以返回工作岗位，而 PMV 患者 12 个月内只有 6% 可以返回工作岗位[8,21]。假设每年有 25 万名患者，他们 75% 的时间是在医院中度过或病得不能工作，那么丧失工作的损失近 5 000 万天。其次，家人和朋友往往要辞掉工作，或者至少从根本上调整他们的时间表，来满足患者对无偿、非正式照顾者的频繁需求[22]。他们还要花上几个月的时间与亲人待在医院。超过 70% 的 PMV 患者在出院 1 年后仍需要日常护理[23,24]。这个过程使家庭关系紧张，也与压力、焦虑和抑郁有关[23,25,26]。像上面描述的对经济损失的估计，家庭成员的经济损失类似于患者，这是非常合理的估计[23,25,26]。一些研究表明，近 1/3 的危重症患者在整个疾病治疗过程中花费了他们一生的积蓄[27]。由于危重症多发生在低收入人群中，这些人的经济储备最为不充分。家庭成员的危重症经历值得作为研究和卫生政策的重点给予更多的关注。

长期危重症的经济分析

虽然临床治疗和研究往往是以患者为中心的，但从社会的角度考虑长期危重症的情况也是有用的，因为其对卫生保健系统有显著的累积资源需求。对危重症患者这是特别重要的，因为很大比例的危重症患者是医疗保险受益者。

在这种情况下，最直观的分析考虑的是，提供长期的生命支持是否有社会价值。为了使这一点更客观，定义价值是非常重要的。效益成本分析对这一点是有帮助的。简言之，在成本效益分析中，要考虑两种治疗的增量成本差异率与相同治疗之间增量效益的有效性。有效性通常被量化为生命年或调整后的生命年，以反映感兴趣人群的平均生活质量。由此产生的数据是增量成本效益比或相对价值的评估。按照惯例，增量成本效果比低于 5 万～10 万美元每质量调整生命年（QALY）看作是社会可以接受的[28]。

关于长期危重症的成本效益的研究很少。分析中的概念挑战一直是比较的有效性。一组研究发现,与脱离机械通气过渡到舒适治疗管理相比,每 QALY 提供 PMV 的规定成本为 \$82411。然而,其他人使用研究来了解患者的喜好和治疗(支持)研究数据库,表明在 2 个月内有超过 50％ 的死亡可能性的急性呼吸衰竭患者,其增量成本有效比率超过 10 万美元[29]。用每挽救一个生命的成本结果来看,一组报道表明,长期 ICU 患者(未描述有机械通气)的增量成本约为 7 万美元[30]。另一研究发现,外科手术挽救一个患者的成本更高[31]。

另一个特殊概念是潜在的无效治疗管理。这个概念是指资源用于超过 25％ 出院不到 100 天的危重症幸存患者[32]。在这一个设定下,13％ 的 ICU 患者属于这一类,占用所有资源的 32％。当应用到一组 PMV 患者时,22％ 有气管切开、机械通气至少 4 天的患者符合潜在无效治疗管理的标准,其中大部分是 65 岁以上的老年人[11]。与此相反,41％ 的机械通气 21 天或更长时间的患者符合这个定义。虽然在概念上对危重症强制限制无效治疗,但实践中的危险是,对潜在无效治疗的控制可能导致限制潜在有益的治疗[33]。

提高质量和降低成本的潜在目标

鉴于提供长期的生命支持所带来的巨大成本和不良预后,重要的是要了解目标,以改善预后和降低成本。目前,有许多领域的进一步研究可能揭示未来干预的关键目标(表 8.1)。

表 8.1 质量改进和医疗成本的潜在可修改目标

因 素	潜 在 干 预	成本效益的影响因素
患者因素	- 早期复苏 - 无害的通气策略 - 有针对性的镇静策略 - 每日自主呼吸的评估准备 - 早期活动计划	- 减少住院时间 - 弱化急性期后对治疗设施的需求 - 提高生活质量
家庭成员因素	- 早期频繁交流 - 决策支持	- 加强以患者为中心的决策 - 加快决策制定 - 减少家庭成员心理压力
医生因素	- 人口特异性预测模型的应用 - 沟通技巧培训	- 缩短住院时间 - 以患者为中心的决策 - 加快决策制定 - 减少家庭成员心理压力
健康系统因素	- 促进急性和急性后治疗管理机构之间合作 - 调整绩效和报销(鼓励质量而不是数量) - 确定急性后住院入院标准	- 缩短住院时间 - 减少治疗成本

患者因素

研究已经描述的 PMV 的危险因素有:生理因素、社会-人口和疾病相关的。最有效的首要目标可能是高品质重症监护的质量规定:早期复苏、无害的机械通气策略、合理镇静、拔管的评估准备和早期活动[34-37]。回到住院天数是严重疾病患者的成本驱动因素的主题,强调高质量的治疗策略可能会有最高的回报。另一方面,有些因素是不可修改的,如慢性疾病的多重负担、危重症的程度和患者的年龄。这些特点是否说明了大部分 PMV 的慢性过程还是不明确的。

影响家人和委托人决策的因素

对于重症患者家庭来说通常做出决策是非常困难的——这种决定通常关系到临终关怀。有相当数量的医学文献已经清楚地表明这些因素:如社会文化特征、语言障碍、宗教信仰、健康素养和计算能力,以及由危重症的经历造成的极端的情境压力,都代表当下的以患者为中心的潜在决策障碍[38-40]。委托者大大高估了 PMV 患者的长期生存、功能独立性、生活质量、ICU 的生活质量,基于 ICU 的决策受到欢迎[22]。

医生因素

医生在努力同患者家庭沟通和做出决策,他们不愿报告坏消息,也觉得关于预测预后的准备不足[41]。因此,家庭经常反映他们在 ICU 环境中体验的沟通质量是不理想的[39]。随着针对已经通气 14 或 21 天的患者的一个新的 1 年生存预测模型的发展,医生现在有一个更可靠的工具来帮助临床决策[9]。需要其他可以帮助医生进行有效的沟通和共同决策的干预措施。

卫生系统的过程

一般 PMV 患者所经历的治疗轨迹突出急性和急性后治疗提供者需要更紧密的合作,以最低的成本达到最好的效果。急性和急性后治疗机构似乎是不可避免地将分担这类患者延伸治疗(和成本)的责任。这样的合作关系可以强有力地改善治疗管理行为,尽管如何最好地构建共享质量文化需要进一步的合作研究。目前,这种伙伴关系的障碍存在于许多层面。例如,很少有机构可以从其他提供者那里获得这些复杂的患者的完整医疗记录。

另外,目前的报销制度用于鼓励医院将患者转移到急性后治疗机构。患者的病情严重程度是否随着时间推移加重、是否增加后续的再住院机会还不清楚。此外,在急性和急性后期治疗管理场所转换中很少有质量、护理需求和以患者为中心的结果。如前所述,需要针对不同机构类型的更准确的准入标准来指导医疗提供者和付款人。还需要更好的证据来证明不同的急性治疗管理机构,特别是 LTAC 的有效性。

结　论

与其他住院患者相比,长期危重症患者的治疗费用非常昂贵。过去因为出院后资源利用没有纳入估计,所以这些成本可能被低估了。虽然可能存在与更好资源利用相关的不可更改的社会人口和临床因素,但因众多患者、家庭、医生和卫生系统等其他可介入因素存在,这代表降低成本的干预目标是有希望的。

(李俊喜　译)

参考文献

[1] Nelson JE, Cox CE, Hope AA, Carson SS. Chronic critical illness. *Am J Respir Crit Care Med* 2010; **182**: 446 - 54.

[2] Carson SS, Bach PB. The epidemiology and costs of chronic critical illness. *Crit Care Clin* 2002; **18**: 461 - 76.

[3] Angus DC, Kelley MA, Schmitz RJ, White A, Popovich J Jr. Current and projected workforce requirements for care of the critically ill and patients with pulmonary disease: can we meet the requirements of an aging population? *JAMA* 2000; **284**: 2762 - 70.

[4] Cox CE, Carson SS, Biddle AK. Cost-effectiveness of ultrasound in preventing femoral venous catheter-associated pulmonary embolism. *Am J Respir Crit Care Med* 2003; **168**: 1481 - 7.

[5] Zilberberg MD, de Wit M, Pirone JR, Shorr AF. Growth in adult prolonged acute mechanical ventilation: implications for healthcare delivery. *Crit Care Med* 2008; **36**: 1451 - 5.

[6] Cox CE, Carson SS, Holmes GM, Howard A, Carey TS. Increase in tracheostomy for prolonged mechanical ventilation in North Carolina, 1993 - 2002. *Crit Care Med* 2004; **32**: 2219 - 26.

[7] Carson SS, Bach PB, Brzozowski L, Leff A. Outcomes after long-term acute care. An analysis of 133 mechanically ventilated patients. *Am J Respir Crit Care Med* 1999; **159**: 1568 - 73.

[8] Unroe M, Kahn JM, Carson SS, et al. One-year trajectories of care and resource utilization for recipients of prolonged mechanical ventilation: a cohort study. *Ann Intern Med* 2010; **153**: 167 - 75.

[9] Carson SS, Kahn JM, Hough CL, et al. *Development and validation of a mortality prediction model for patients receiving at least 14 days of mechanical ventilation*. Poster presentation at the American Thoracic Society International Meeting, Denver; 2011.

[10] Carson SS, Garrett J, Hanson LC, et al. A prognostic model for one-year mortality in patients requiring prolonged mechanical ventilation. *Crit Care Med* 2008; **36**: 2061 - 9.

[11] Cox CE, Carson SS, Hoff-Linquist JA, Olsen MA, Govert JA, Chelluri L. Differences in one-year health outcomes and resource utilization by definition of prolonged mechanical ventilation. *Crit Care* 2007; **11**: R9.

[12] Chaix C, Durand-Zaleski I, Alberti C, Brun-Buisson C. A model to compute the medical cost of patients in intensive care. *Pharmacoeconomics* 1999; **15**: 573 - 82.

[13] Cox CE, Carson SS, Govert JA, Chelluri L, Sanders GD. An economic evaluation of prolonged mechanical ventilation. *Crit Care Med* 2007; **35**: 1918 - 27.

[14] MacIntyre NR, Epstein SK, Carson S, Scheinhorn D, Christopher K, Muldoon S. Management of patients requiring prolonged mechanical ventilation: report of a NAMDRC consensus conference. *Chest* 2005; **128**: 3937 - 54.

[15] Wunsch H, Guerra C, Barnato AE, Angus DC, Li G, Linde-Zwirble WT. Three-year outcomes for Medicare beneficiaries who survive intensive care. *JAMA* 2010; **303**: 849 - 56.

[16] Medpac. *Long-term care hospitals payment system*. (2008). Available at: http://www.medpac.gov/documents/MedPAC_Payment_Basics_08_LTCH.pdf (accessed 6 July 2009).

[17] Kahn JM, Benson NM, Appleby D, Carson SS, Iwashyna TJ. Long-term acute care hospital utilization after critical illness. *JAMA* 2010; **303**: 2253 - 9.

[18] Medpac. *Long-term care hospital services*. (2011). Available at: http://www. medpac. gov/chapters/Mar11 _ Ch10.pdf.

[19] Gage B. *Long-term care hospital project approach: Phase I*. (2005). Available at: http://www.cms.hhs.gov/LongTermCareHospitalPPS/Downloads/RTI_phaseI.pdf.

[20] Kandilov AMG, Dalton K. *Utilization and payment effects of medicare referrals to long-term care hospitals: final report for the Centers for Medicare and Medicaid Services*. Research Triangle Park, NC; 2011.

[21] Herridge MS, Cheung AM, Tansey CM, et al. One-year outcomes in survivors of the acute respiratory distress syndrome. *N Engl J Med* 2003; **348**: 683 - 93.

[22] Cox CE, Martinu T, Sathy SJ, et al. Expectations and outcomes of prolonged mechanical ventilation. *Crit Care Med* 2009; **37**: 2888 - 94.

[23] Van Pelt DC, Milbrandt EB, Qin L, et al. Informal caregiver burden among survivors of prolonged mechanical ventilation. *Am J Respir Crit Care Med* 2007; **175**: 167 - 73.

[24] Douglas SL, Daly BJ. Caregiving and long-term mechanical ventilation. *Chest* 2004; **126**: 1387; author reply 1387 - 8.

[25] Douglas SL, Daly BJ. Caregivers of long-term ventilator patients: physical and psychological outcomes. *Chest* 2003; **123**: 1073 - 81.

[26] Rossi Ferrario S, Zotti AM, Zaccaria S, Donner CF. Caregiver strain associated with tracheostomy in chronic respiratory failure. *Chest* 2001; **119**: 1498 - 502.

[27] Covinsky KE, Goldman L, Cook EF, et al. The impact of serious illness on patients' families. *JAMA* 1994; **272**: 1839 - 44.

[28] Neumann PJ, Rosen AB, Weinstein MC. Medicare and cost-effectiveness analysis. *N Engl J Med* 2005; **353**:

1516 - 22.

[29] **Hamel MB, Phillips RS, Davis RB, et al**. Are aggressive treatment strategies less cost-effective for older patients? The case of ventilator support and aggressive care for patients with acute respiratory failure. *J Am Geriatr Soc* 2001；**49**：382 - 90.

[30] **Heyland DK, Konopad E, Noseworthy TW, Johnston R, Gafni A**. Is it 'worthwhile' to continue treating patients with a prolonged stay (>14 days) in the ICU? An economic evaluation. *Chest* 1998；**114**：192 - 8.

[31] **Fakhry SM, Kercher KW, Rutledge R**. Survival，quality of life，and charges in critically Ⅲ surgical patients requiring prolonged ICU stays. *J Trauma* 1996；**41**：999 - 1007.

[32] **Esserman L, Belkora J, Lenert L**. Potentially ineffective care. A new outcome to assess the limits of critical care. *JAMA* 1995；**274**：1544 - 51.

[33] **Curtis JR, Rubenfeld GD**. Aggressive medical care at the end of life. Does capitated reimbursement encourage the right care for the wrong reason? *JAMA* 1997；**278**：1025 - 6.

[34] **ARDS Network I**. Ventilation with lower tidal volumes as compared with traditional tidal volumes for acute lung injury and the acute respiratory distress syndrome. The Acute Respiratory Distress Syndrome Network. *N Engl J Med* 2000；**342**：1301 - 8.

[35] **Girard TD, Kress JP, Fuchs BD, et al**. Efficacy and safety of a paired sedation and ventilator weaning protocol for mechanically ventilated patients in intensive care（Awakening and Breathing Controlled trial）：a randomised controlled trial. *Lancet* 2008；**371**：126 - 34.

[36] **Rivers E, Nguyen B, Havstad S, et al**. Early goal-directed therapy in the treatment of severe sepsis and septic shock. *N Engl J Med* 2001；**345**：1368 - 77.

[37] **Schweickert WD, Pohlman MC, Pohlman AS, et al**. Early physical and occupational therapy in mechanically ventilated，critically ill patients：a randomised controlled trial. *Lancet* 2009；**373**：1874 - 82.

[38] **White DB, Curtis JR, Wolf LE, et al**. Life support for patients without a surrogate decision maker：who decides? *Ann Intern Med* 2007；**147**：34 - 40.

[39] **Curtis JR, White DB**. Practical guidance for evidence-based ICU family conferences. *Chest* 2008；**134**：835 - 43.

[40] **Wendler D, Rid A**. Systematic review：the effect on surrogates of making treatment decisions for others. *Ann Intern Med* 2011；**154**：336 - 46.

[41] **Christakis NA, Iwashyna TJ**. Attitude and self-reported practice regarding prognostication in a national sample of internists. *Arch Intern Med* 1998；**158**：2389 - 95.

第9章

ICU 幸存者的护理：家庭照顾者的负担

Christopher T. Erb，Mark D. Siegel

引　言

　　ICU 幸存者的家属是照顾他们的重要角色,满足和支持患者多样化且复杂的需求,并且大多数时候得不到足够的外部帮助,因此需要对 ICU 幸存者的家庭给予更多的关注。虽然照顾可以由个人完成,但许多家庭都为此遭受到了经济、生理和心理负担。本章将回顾照顾患者的负担,并为 ICU 幸存者的家庭提供一些建议。

背　景

　　在美国,有 4 600 万人(一般为家庭成员)会为成年人提供非正式(非专业)的支持性护理,他们通常未受过训练和没有报酬的[1]。与其他慢性疾病如痴呆相比,关于照顾 ICU 幸存者的报道较少[2]。虽然大多数患者可以从危重症中生还,但是几乎没有可以直接出院回家,特别在机械通气后。主要功能下降是必然的[3-10]。在对经历了超过 4 天 MV 的患者的大量研究中,只有 15％的患者直接返回家中[4]。在另一项研究中,在经过至少 2 天 MV 后且存活 2 个月的 75％的患者还需要照顾者的帮助[11]。出院后 2 年,80％的 ARDS 幸存者仍然需要非正式护理[12]。

　　遗憾的是,缺乏系统规划和基础设施来帮助幸存者,更别提他们的非正式照顾者[13]。ICU幸存者有无数的生理、心理和认知问题需要帮助,每天需要很长时间的关注和照顾[11,12,14]。虽然一些亲戚和朋友可能会参与护理,但典型的非正式照顾者是女性配偶[11,12,15,16]。照顾可以在家里、康复中心以及长期护理机构,通常是几周、几个月或几年[11,14]。虽然在照顾过程中会存在一种潜在的满足感,但是不懈的责任感会使看护工作成为一个包括身体、经济和心理成本的压倒一切的工作[17]。

照 顾 的 益 处

　　照顾可能是有回报的[12,18-23]。例如对于已接受气管切开的患者,其家人可能从提供的复杂的护理中得到满足[22]。找到照顾意义的能力可能会减轻压力。不幸的是，因为准备不充分，照顾者通常不能满足亲人的身体、心理和技术层面的需求，这种益处会减少。

有益的照顾经验与特定的因素相关。在对癌症患者照顾者的研究中，严谨的应对、社会支持和较低的教育水平都与益处相关[21]。更好的心理调节与患者对疾病更高的接受度、正面的自我认识、更好地欣赏生活和建立新的关系的能力，以及更少需要重新调整生活的优先顺序相关。负面调节与更低的接受度、患者需要更多的同情、在自我认识中缺少积极的改变，以及需更多的重新调整生活的优先顺序相关。笔者建议，帮助亲属接受他们目前的情况，并且在他们的角色中发现意义的干预措施可以改善照顾者的结局。

照顾者的负担

ICU 幸存者的照顾者会面临无数的身体、经济和心理的挑战，包括就业减少、抑郁、失眠、健康问题和生活方式受限等问题（图 9.1，表 9.1）[1,16,23,24]。生活方式被打乱的风险相当于阿尔茨海默病患者照顾者的比率[14]。在一项研究中，当接受了至少 7 天 MV 治疗后出院的患者不能回家或是恢复基线功能时，他们照顾者的生活各方面会受到限制，包括不能拜访朋友以及不能追求自己的爱好和娱乐[16]。超过 20％的照顾者报道在几乎所有的日常生活领域都受到了中度或更高程度的限制。在 6 个月时，有 20％的照顾者有吃饭和睡觉方面的问题。照顾者因患者的疼痛、不适、无助、焦急、悲伤、抑郁、难以入睡、晚上吵闹、噩梦、危险举动、无理取闹、烦躁以及抱怨而感到痛苦。虽然生活方式的限制会随着时间日益减少，但是问题行为和照顾者的痛苦却不会随着时间减少。作者建议，可以通过努力来加强应对能力，增加与社会的交流，以及提高患者功能状态来帮助照顾者减轻痛苦。

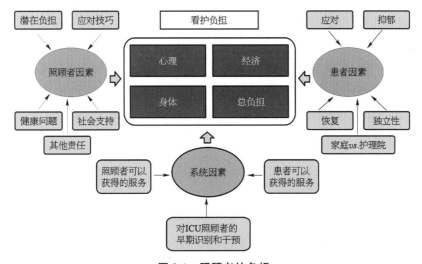

图 9.1　照顾者的负担

许多因素会导致照顾者负担，如潜在的健康问题或压力，以及其他各种家庭或工作责任。还有一些因素例如向所爱的人提供护理所获得满足感和完善的社会支持网络，可以减轻照顾者负担。患者方面可能增加照顾者负担感的因素包括：提供护理地点、依赖性程度以及患者是否有恢复的迹象。照顾者负担和患者负担之间的关系是双向的，因此照顾者的负担加重会导致患者负担增加，反之亦然。

表 9.1　ICU 照顾者的负担：表现和危险因素

负　担	典　型　表　现
总体	- 潜在的压倒一切的患者护理的责任 - 失去个人/休闲时间 - 社会脱节
身体	- 多种疾病风险,包括死亡* - 个人健康关注下降 - 睡眠和吃饭困难
经济	- 照顾费用 - 储蓄减少 - 失去或减少工作时间(患者和照顾者)
心理+	- 焦虑 - 抑郁 - 创伤后应激障碍(post-traumatic stress disorder, PTSD) - 复杂的悲伤 - 照顾的压力和疲劳

注：* 文中有更详细的介绍。+障碍一般定义,采用筛选工具而非正式的诊断来识别症状和具有风险的患者。

　　另一组针对 MV 治疗超过 4 天的患者住院 6 个月以后,其照顾者的身体和心理结果的研究[5]。照顾者通常是一个新的角色,其主体是女性配偶、孩子、中年人和聘用者。只有 30.1% 的患者直接出院回家;其余分别去了护理院(40.4%)、康复中心(26.5%)或另一家医院(3%)。对于在 6 个月后还存活的患者,21.9% 在护理院。照顾者每天花费 4.9 小时在家照顾患者。对于那些在医疗机构的患者,照顾者的看护时间是 4.2 小时。44% 的家庭照顾者可以得到家人和朋友的帮助(平均每天 3 小时),而 85.7% 在医疗机构的照顾者可以得到他人帮助的时间为每天 3.7 小时。

　　另一项研究针对 71 名照顾者在患者住院 3 个月后的负担情况进行了调查[2]。在每周的护理中,72% 的照顾者提供长达 40 小时的护理和 19.6% 的照顾者提供超过 60 小时的护理。他们很少使用支持服务。女性配偶提供大多数的护理,但男性的负担会更大,提供更多的照顾,并且需要更多的支持。照顾者的负担与孝道思想相关,但与社会支持和自我满足感无关。

　　照顾者的负担是由一些患者、照顾者自身和系统相关的因素造成的[25]。负担至少部分与所需承担的责任相关。例如,那些护理慢性呼吸衰竭患者的人必须学会吸痰并了解呼吸机管理方面的一些技术。在一项对 40 名此类照顾者的研究中,所有参与者均表现出持续 1 年的中度紧张(使用家庭负担调查问卷)[23]。负担的形成因素包括休闲时间减少和社会关系受限。有极度紧张感觉的是女性以及那些照顾气管切开手术患者少于 14 个月的照顾者。有些妻子会对与他们伴侣的身体接近感到厌恶。照顾者即使已经进行了几个月的照顾后,还是期望得到持续的培训教育。照顾者的负担和患者预后之间的关系可能是双向的;患者致残的因素可能加重负担,并且造成照顾者负担的因素也会对患者的健康起到破坏的作用。

　　越来越多的关注集中在慢性危重症(CCI)患者身上,这些患者在急性发病后需要接受几周到几个月的呼吸机支持[26-28]。在美国,超过 10 万人患有 CCI,并且数量还在增加[28]。CCI 患者情况很差:大多数患者在一段时间内或者长期住在医疗机构中,并且具有很严重的认知功能障碍[26-28]。在 1 年内,死亡的人数占 48%～68%,在生病后 1 年内能够存活和独立生活的人不超过 12%[28]。一项研究表明,1 年后的幸存者中 61% 患者的日常生活需要照顾者的帮助[29]。报道表明,49% 的照顾者反映有"很多"或"严重"的压力与照顾相关。84% 的人会因为照顾患者而辞职或调整工作时间[29]。患者的家庭常常会高估他们的亲人从 CCI 中存活和重新获得独立的呼吸功能,并且恢复功能回家的可能性。有时候[26,28,29]ICU 医生和患者家属沟通不畅会造成双方的误解,照顾者低估了亲属在同意对患者进行气管切开时所需要提供支持的程度[26,29],这种不良结果对照顾者健康的影响值得进一步研究。

身 体 负 担

来自非 ICU 照顾群体的数据表明,照顾者会出现的健康风险包括免疫功能障碍、心血管疾病、感染、伤口愈合延迟、癌细胞生长加快、染色体衰老、自身免疫疾病、糖尿病、代谢综合征、肥胖、高胆固醇血症、抑郁和早期死亡等[5,20,30]。慢性应激可能会影响交感神经系统和下丘脑-垂体-肾上腺轴[20]。由于老年人身体功能的减退,长时间的痛苦以及需要身体照顾也会加重照顾者的身体负担[30]。由于预防疾病的行为(如运动、个人健康维护和娱乐)参与减少,也可能会导致身体负担。

在对照顾者健康影响的研究中,将大约 400 名老年配偶照顾者按照年龄和性别与非照顾者的对照组相匹配[30],在调整了社会人口因素后,在有负担经历的照顾者中,流行性疾病和亚临床心血管疾病的 4 年死亡率增加了 63%[30]。死亡率最高的是具有流行病的焦虑照顾者:4 年随访期间 32.7% 的照顾者死亡。可能的机制包括:休息或运动时间不足,但因为样本量有限,无法对其他潜在因素进行分析[30]。

在照顾 MV 超过 4 天的亲人照顾者研究中,36.1% 的人表现出超过 6 个月的健康状况恶化[5]。健康状况不佳的感觉与抑郁有关。在癌症患者的照顾者中也可以发现类似的情况,他们总是将患者的要求放在首位,虽然有许多资源可用于帮助癌症护理人员[20]。尽管现在癌症照顾者可以获得许多帮助资源,但是对于 ICU 幸存者的照顾者几乎没有任何帮助。

经 济 负 担

照顾者的经济负担很难估计,至少部分原因是照顾时间和精力不能用金钱来衡量,而且经济负担主要是由于工资损失或工作减少而不是实际的货币支出。然而,照顾者会面临明显的财务压力。影响因素包括照顾成本、储蓄减少以及许多患者和家属无法重返工作[8,10,29]。在一项对经历 MV 至少 48 小时的幸存者的研究中,只有 28.7% 的照顾者在患者出院后 2 个月除了照顾工作外还在做其他的工作,30.3% 的人中断或是减少了有偿工作,以提供照顾[11]。在另一项研究中,14% 的受访者表示,在 1 年时内,他们已经停止工作以提供照顾[14]。在另一份报道中,几乎一半的受访者因为照顾而减少了工作时间、辞职或遭到解雇[31]。在另一份关注患严重疾病的成人住院患者的支持性研究中,31％的家庭会失去大部分或所有的储蓄,29％的家庭会失去主要的收入来源[32]。储蓄损失与年龄小、收入低、社会地位低有关。照顾者尤其会面临患者健康和医疗费用不在健康保险范围内的财务风险[32]。

心 理 负 担

许多研究考虑了丧失亲人的 ICU 家庭所面临的心理障碍[33-35],但幸存者的家庭也经历了类似的心理负担。家庭遭受一系列的问题,包括焦虑、抑郁、创伤后应激(PTS)以及在那些失去亲人的人身上会有的复杂性悲伤[10,11,14,34-39]。当面临照顾负担时,ICU 经历的心理创伤可能会使家庭陷入困境[34,40-43]。

在全面的综述中,Kentish‐Barnes 等人描述了可以评估心理负担的工具[43]。特别相关的包括家庭满意度评估[重症监护家庭需求清单(CCFNI)],ICU 家庭满意度(FS‐ICU)和重症监护家庭满意度调查以及精神障碍[医院焦虑抑郁量表(HADS)]和事件影响量表(IES)。HADS 已被广泛验证,并在社区中用于识别焦虑和抑郁症状。修订的事件影响量表(IES‐R)可以很容易地通过电话进行,并用于 PTSD 的筛选。美国医学协会已经开发了一种易于获取的自我评估工具,以帮助照顾者评估自己的痛苦程度以及所需要的干预措施,包括医生来评估以及推荐一些支持团体或社会服务[44]。虽然没有得到 ICU 幸存者家属的明确确认,但该工具可以帮助照顾者识别自己的需要[44,45]。

心理症状可以降低生活质量,并且会产生社会隔离、婚姻不和、失业和健康等问题[46]。心理疾病会破坏亲属的照顾和帮助患者康复的能力[8,18,40,47,48]。对于亲人健康的担心会使这些照顾者对患者产生过度保护[48]。由于家庭成员无法忘记所爱的人在 ICU 中的经历,这些心理负担可能会加剧[48]。

Davidson 及其同事最近引入了重症监护后综合征家庭(PICS‐F)的概念来描述 ICU 后对家庭有影响的心理疾病的发病率,包括急性应激障碍、PTSD、抑郁症和复杂性悲伤[18]。PICS‐F 可持续许多年,并且多种风险因素已经被描述(表 9.1)。不幸的是,目前的做法显然不足以预防 PICS‐F。

患病率和危险因素

患者在 ICU 期间,家庭成员出现心理问题的现象很普遍,概率超过一般人群,并且在出院后仍会持续存在[11,34,35,49]。在亲人患危重症时,超过 80％的家庭成员会至少经历一个以下负面影响:焦虑、抑郁、困惑、压力、挫败、内疚和 PTSD[43]。对于确定心理疾病的危险因素,特别是明确患者的缺陷和照顾者结局之间的关系,需要更多的更大样本量的研究和更好的诊断工具[10,14]。由于基线和纵向数据不足,心理疾病的产生与 ICU 住院及出院后期间的照顾之间的关系受到了混淆[12,14,24,41]。

在 ICU 患者出院或死亡时,73.4％的家庭成员会有焦虑症状,35.3％的人会有抑郁症状[35]。比起其他的家庭成员,配偶更容易出现症状(82.9％ *vs.* 75.5％)。当患者死亡时,抑郁症更为常见(48.3％),但在幸存者的家庭成员中也是普遍存在的(32.7％)。焦虑危险因素包括简化急性生理学评分Ⅱ(SAPS Ⅱ)较高、患者年龄较小，以及是配偶患病。抑郁的危险因素包括更高的 SAPS Ⅱ、患者死亡、患者年龄较小，以及 ICU 室的床位多于一个。因为配偶作为决策者，以及有向医疗团队提供信息和与其家庭分享信息的责任，而可能面临患心理疾病特别的风险。

表 9.2 重症监护后综合征家庭的危险因素(PICS - F)[18]

照顾者的因素
- 女性
- 年龄小
- 教育水平较低
- 配偶患危重症
- 危重症儿童的单身父母
- 预先患有焦虑和(或)抑郁症
- 焦虑、抑郁或严重精神疾病的家族史
- 高应激水平(如亲人死亡或是有高度死亡风险)
- 死亡时在场
- 额外的压力
- 潜在的保护因素
  - 讨论情感的能力
  - 充分的社会支持
- 不确定性领域：家庭在决策中的作用(意愿和实际角色贡献之间的不一致)

患者因素
- 年龄小
- 意外疾病
- 患病少于 5 年

ICU 工作人员因素
- 无法提供完整信息
- 家庭不能从医生处得到安慰
- 潜在的帮助因素：
  - 主动提供有关生命终结的会议和手册
  - 有益的沟通和帮助亲人正确地了解患者的疾病和他们新的照顾角色

　　患者在 ICU 住院 6 个月后，49％的亲属有 PTSD 相关的症状[24]。家庭心理困扰与患者的痛苦有关，引起了家属可能因创伤过大而不能满足患者需求的担忧。一项主要研究报道描述了来自法国的 21 个 ICU 病房里 284 名家庭成员在患者出院或死亡 90 天后的 PTS 的患病率和危险因素[34]。被调查的人中有 33％出现了 PTS 症状。以下人员的 PTS 发病率更高：家属反映 ICU 提供的信息不完整(48.4％)，共同决策者(47.8％)，亲人在 ICU 中去世(50％)，或者作出放弃后患者死亡(60％)，这些人共同做出放弃生命决策(81.8％)。其他风险因素包括女性、患者的子女、ICU 癌症患者以及更严重的急性疾病。严重的 PTS 与焦虑和抑郁发生率升高、生活质量(QoL)下降有关。不幸的是，只有 25％有 PTS 反应的家庭成员接受了医疗随访。与家庭照顾相关的潜在压力产生因素没有被提及。

　　在对 ARDS 幸存者的研究中，31.9％的照顾者经历过情绪困扰，高于美国女性样本中的数据[12]。情绪困扰与患者抑郁症状高发生率有关，而与患者的功能状态无关。其他因素包括个人生活方式被打乱和生活较低的掌控水平（即对自己的生活有控制感）。与心理健康和幸福感相关的因素包括作为照顾者意识到自身内在力量、更大的个人控制感觉和社会支持。

越来越多的研究调查了照顾者的心理症状的轨迹。对 50 名家庭成员的研究发现，对刚住入 ICU、ICU 住院 1 个月和 6 个月后出现焦虑的人分别为 42%、21% 和 15%[36]。抑郁症的发生人群分别为 16%、8% 和 6%。在 6 个月时，35% 的家庭成员会出现 PTS 症状，与其他研究不同，这种患有心理问题的人与未丧失亲人的人群比较，并不是在丧失亲人的人群中更常见，且这种心理问题的出现也不会优先出现在决策者的身上，也与焦虑或抑郁无关。心理症状可持续多年：在 ARDS 后 5 年，27% 的家庭成员仍存在精神健康问题，包括抑郁、焦虑和 PTSD[8]。

抑郁症状可能随时间而减轻，在一项研究中，在出院时没有抑郁症的照顾者，78.6% 人在 6 个月后也不会出现抑郁[5]。对于轻度或中度抑郁症的人，在 6 个月时得到改善的人群比率分别是 62.5% 和 57.9%。不幸的是在出院后仅有 28.6% 的严重抑郁患者得到了改善。在另一项研究中，当患者在医疗机构而不是在家时，抑郁症和照顾负担是最高的[15]。在医疗机构中治疗由于时间表被打乱、家庭支持不足和健康状况恶化，而给照顾者带来更多的负担。负担和抑郁评分相关，抑郁症状会随着时间的推移得到改善，但一半以上的出院抑郁症患者在 2 个月后还会有抑郁。重要的是，对于出院后抑郁症的最佳预测因子是照顾者而不是患者。在针对同一组人群的最近一项研究表明，在出院时抑郁症状很常见，75.5% 的人有抑郁症状，并在 2 个月后降低到相对较低的 43.3%，这个数值依然很高[31]。与那些在家照料患者的照顾者相比，在医疗机构中的照顾者更容易出现抑郁[比值比（OR）2.75]。

在一项研究中，患者接受 MV 后 2、6 和 12 个月内，照顾者的抑郁症的风险分别为 33.9%、30.8% 和 22.8%[14]。随时间的推移，减轻程度并不显著，患者在 ICU 前的功能状态并不会影响风险。在最近的一项研究中，对于需要至少 4 天 MV 患者的照顾者，90% 的人在入院时就有抑郁症状，出院时此比例为 73%，2 个月后为 61%[41]。作者确定了两个轨迹：一个是在 ICU 住院期间具有高度抑郁症状的人，在入院 2 个月时仍会保持高度抑郁；另一个是最初较低，随后程度下降。高轨迹的对象倾向于年纪小、女性和患者的成年子女，并且会有经济困难和更多的健康风险行为。低轨迹对象具有宗教背景或爱好。

一个工作小组使用半结构化定性访谈的形式，探索照顾者在患者 ARDS 之后的一年中的经验[50]。照顾者认为主要的压力与照顾本身和患者临床症状的最小频率有关。照顾者还需与他们的亲人出现的新的认知缺陷、认知波动、离开医院后缺少支持，以及需要平衡育儿和工作，需要向孩子们解释问题的原因，在关系中的疏远和负担，以及被压垮的感觉，这些问题对于他们来说都是需要为之努力的。亲属对他们亲人所受的身体上的限制感到措手不及，患者的心理困扰有改变生活的影响，扰乱了家庭生活。

最近的一篇论文因使用发病前的数据而引人注目，因为这会使危重症对预后的影响评估更加可靠。在对美国老年人的研究中，Davydowet 等人研究了在配偶患脓毒症后的死亡率、残疾、发病前的抑郁、性别和其他因素是如何影响抑郁症状的风险[47]。在妻子中，抑郁症状从脓毒症前中位数 1.1 年的 20% 增加到 1 年后的 34%，在丈夫中，数值变化是从 17% 增加至 25%。在逻辑回归方面，妻子发生抑郁症状的比值比是 3.74，但丈夫没有独立的风险。然而，作者做出了警示，由于样本量相对较小而且男性可能不太愿意诉说症状，因此未能得到对丈夫有意义的影响。在妻子中，抑郁症状与更多的 ADL 限制相关。

照顾者发生心理疾病发病率的程度可能与患者相关的发病率有关[19,24,46,51]。照顾者中出现的 PTSD 的症状与患者的症状相关[37]。亲人在医疗机构的照顾者同在家里的照顾者相比更有可能出现抑郁症状，并且会出现超负荷的感觉(定义为对于照料任务具有消极态度或情绪反应)[5]。

功能依赖和照顾者心理疾病发病率之间关系的证据是混合的。抑郁症的风险与家庭辅助日常生活活动(ADL)以及器械性日常生活活动(IADL)的时间相关，尽管因果关系现在还不清楚[11]。患者出院后依赖和功能活动与能力不一致可能会使照顾者产生抑郁症状[41]。患者的年龄增长并在家里得到了帮助也可与抑郁症相关，但与功能依赖或共同居住无关[14]。然而，随后的研究发现功能依赖性和心理结局之间没有关系，虽然发现照顾者的抑郁症状和男性患者的气管切口术之间存在关联[1]。

心理疾病发病率基线似乎影响 PTS、抑郁和焦虑发生的风险；在一项研究中，特质焦虑是抑郁反应的最重要的预测因子，也是多变量分析中 PTSD 症状的唯一预测因素[52]。似乎女性配偶出现心理困扰的风险最高。另一项研究在出院后 2 个月时对照顾者进行了访谈，调查了人口统计变量对需要至少 3 天 MV 患者的照顾者抑郁风险的影响[31]，其中种族没有影响。当患者在医疗机构与在家中相比，照顾者的抑郁症状会更常见且严重。女性照顾者和健康状况较差的照顾者更有可能患有抑郁症。作者认为医疗机构中患者的死亡率增加和功能状态恶化可能会导致照顾者出现抑郁症和 PTSD。作者指出，抑郁流行病学的研究中心(CES-D)使用的技术相对不敏感，因此可能低估抑郁症状的发生率[5,31]。

照顾者负担的减轻和预防

由于缺乏数据，因此很难提供明确的最好的建议来帮助照顾者[1,11,25,36,37,53,54]，更好地理解造成照顾者负担的因素将促进有效干预措施的发展。多学科支持网络可能有所帮助[39]。照顾者症状的高发病率表明需要在初级保健机构[36]以及在 ICU 住院期间进行筛选[47]。患者的健康明显取决于家庭成员的健康状况[40]。遗憾的是，心理发病可能无法识别，所以许多患者和家人只能自己应对[37]。

减轻照顾者负担的建议包括教育、促进患者和照顾者适应与恢复、帮助患者精神疾病管理、增加照顾者暂时休息和家庭护理的可用性，以及提高获得社会支持的机会(见表9.3)[12]。对患者疾病的了解也可以减轻护理人员的负担[25]。Jones 等人评估了一个针对患者和家属的信息项目，希望能够减少患者和照顾者的压力[24]。从患者住进 ICU 病房 1 周开始[2]，使用自助手册 6 周，手册提供关于从危重症中恢复的信息、心理信息以及实用建议的信息。不幸的是，研究显示干预并没有减少家庭成员抑郁、焦虑和 PTSD 相关症状。另一组研究了疾病管理计划对照顾者身体和心理结果的潜在好处。另一小组研究了疾病管理计划对照顾者身体和心理结局的潜在益处[15]。尽管干预措施是不成功的，但作者建议该计划可能需要实施更长的时间。其他人认为早期干预可能是有帮助的[14]。

表 9.3 改善照顾者结局的潜在策略

在 ICU 内
- 良好的沟通
- 降低环境压力
- 包括家人在床边非技术性护理
- 信息手册
- 多学科支持
- 家庭成员的压力筛查
- 协助推荐家庭支持
- ICU 团队展示关怀
- ICU 日记
- 周到和充满同情的决策
- ICU 后期照顾需求准备
- 促进感觉形成*

出院后
- 帮助患者适应和恢复+
- 多学科的支持网络(包括朋友和其他家庭成员)
- 协助管理患者的精神疾病
- 提高照顾者的教育和掌握疾病知识
- 增加照顾者暂时休息和家庭护理的可用性
- 增加获得社会支持的机会
- 教育帮助照顾者了解患者的病情
- ICU 后门诊随访?
- 照顾者压力的筛查
- 提高照顾者的应对技能
- 减少社会孤立

注：* 详情见文本。+ 患者恢复和改善,包括返回家庭的能力,都与照顾者健康相关。

ICU 中的决策、实践和干预可以预防或改善心理疾病发病率[40,55]。对于减少 ICU 中的照顾者随后的心理发病率的影响现在还不确定[56]。为了帮助患病家庭,一些策略已被提出,包括更好的沟通和亲属在床边进行非技术性的照料[18]。信息手册对于高质量的家庭会议和多学科的支持,以解决家庭成员的需求和关注可能是有用的[34,57,58]。

心理疾病发病率与医疗团队和 ICU 环境的相互作用关系的数据是混合的[34,36,49,57-59]。一项挪威研究发现,出院 4～6 周后,心理困扰与来自朋友、亲戚和 ICU 团队沟通或支持的满足感没有关系[59]。然而,更大的痛苦与失业、更高程度的"环境压力"(与看到其他患者或亲属相关的噪声和痛苦相关)有关,并且可以改善的希望不大。值得注意的是,这项研究是在对亲戚的沟通和支持的满意度高,紧张程度低的背景下进行的。

一些重要研究表明,努力改善沟通可以减轻随后的心理疾病发病率,特别是在面临亲人死亡的家庭中[34,58]。例如,Lautrette 等人进行了一项强化沟通策略的 RCT,利用有关丧亲之痛的信息手册和一种结构化的家庭会议方法。干预组中的家庭成员表明沟通的满意度得到了改善,焦虑、抑郁和 PTSD 的症状有所减少[58]。

无论患者的结局如何,改善沟通的好处,帮助家庭了解 ICU 的经验和他们的新角色,以及一些其他的干预措施,如支持小组和 ICU 后续门诊都值得进一步研究[18]。在 ICU 中其他实际的干预,对包括压力筛选、适当的转诊以及展示关怀是有帮助的[60]。

由于护士经常与患病家庭进行联系,因此她们可以实施很好的干预[61]。一种被称为"促进感觉形成"的方法,采用多模式综合方法在患者在 ICU 住院期间协助家庭,这种方法是基于这样的担忧:照顾者往往对于他们的新角色没有准备-部分由于沟通不足,和可能对他们亲人发生的事情有误解[61,62]。使用这种方法,护士可以帮助家庭成员了解患者的病情和临床过程,并帮助他们适应新的角色。具体的干预措施包括确定和满足家庭的信息需求、指导他们如何察觉和满足自身的需求、提供支持、分配或提供机会让他们在床边进行有意义的活动。在一项试点研究中,家庭成员的便利样本抽样表明对这种方法满意,但为了评估其价值需要做更多的工作[61,62]。

人们越来越感兴趣使用 ICU 日记来预防或改善患者和家人的 PTS 症状[46,51,63,64]。日记可能有助于患者和家庭了解 ICU 经历[51]。典型的 ICU 日记由 ICU 护士维护,有时也会由其他工作人员和家庭成员维护,其中会采用通俗以及富有同情心的语言描述包括患者的疾病和 ICU 停留期间的书面信息。可能包括 ICU 病房、设备以及患病前患者和家人的照片。一项初步研究显示,患者在 ICU 住院 3 个月后,日记与亲属新发 PTS 症状发生率较低相关[46]。作者建议,日记可以促进家庭和患者之间的讨论,以帮助患者了解他们的疾病和治疗,并帮助亲属表达感情。改善患者的情绪也可以帮助照顾者[24,46]。

在另一项研究中,在出院后 12 个月,日记似乎可以降低与 PTS 有关的回避和侵扰症状[63]。使用日记时,较少的亲属(31.7%)会出现严重的 PTS 相关症状,比起使用前的 80% 和使用后的 67.6%。作者建议日记可以平衡对信息的不理解、与医生会面的时间不足以及家人对于工作人员不会听他们倾诉的担心。

最近的一项基础理论评估表明,亲属使用日记可以帮助患者和自己恢复。女性[64]比男性更重视日记,其中许多人倾向于回避患者的病情。作者建议,患者和家属使用日记来帮助患者构建疾病过程,以弥补 ICU 停留期间缺乏的、支离破碎的和典型的妄想记忆。

应对照顾的能力可能与负担本身的严重性一样重要,甚至更重要[16,21,54]。Johansson 等人研究了照顾者使用的管理 ICU 幸存者的应对方法,所有这些患者都是曾需要 MV,并且在家至少 3 个月[42]。这项研究确定了四种主要的应对策略:"自愿性"(即找到帮助家庭成员的"本性");"接受现状"(即理性的承担责任);"调节现状"(即将一些照顾负担转移给社区);为现状牺牲自己(即尽管自己需要放松和有自己独立的时间,但也选择照顾患者)。患者的心理脆弱、亲属的生理和心理功能以及以前的 ICU 经验等因素都会影响策略的选择。显然,需要更多的研究以更好地了解幸存者家庭使用的应对方法。

许多障碍,包括患者的身体残疾、活动性下降、距离和经济压力都可能使照顾者难以应付。使用电话作为一种新的应对方式被提出[54]。在一项初步研究中,调查人员探讨了急性肺损伤(ALI)幸存者及他们非正式照顾者之间的应对,并制定了一个针对 ALI 的应对技能培训计划。调查人员试图教会参与者策略来管理 ALI 相关的情绪困扰和身体症状,并教导照顾者培养患者的应付能力。研究人员旨在教导参与者管理 ALI 相关的情绪困扰和身体症状的策略,并指导照顾者培养患者的应对能力。

在患者和照顾者中发现开始时的应对不良,与抑郁症状、焦虑和 PTSD 相关。参与的

14 人都完成并支持干预措施的价值。医院焦虑抑郁量表（HADS）和创伤后症状量表（PTSS）得分显著改善，特别是在患者得分改善更明显，并且患者和照顾者的平均自我效能得分也有改善。患者的 HADS 和 PTSS 改善与改善的自我效能和适应性应对方式有关。需要进一步研究来了解导致适应不良应对的因素，并确定这种相对便宜、可行的和具有良好包容性的干预是否可以在更大规模上使用以改善患者和照顾者的应对能力。

<h1 style="text-align:center">结　论</h1>

　　过去十年的重要工作表明，ICU 幸存者面临着很严重的身体、心理和认知挑战。幸存者严重依赖家庭成员为他们提供的非正式护理来促进他们的健康和恢复。照顾 ICU 幸存者可以由亲属履行，但不能夸大照顾的负担。照顾患者会增加身体、经济和心理的挑战，这会彻底改变幸存者家庭的生活。认识到这些挑战，识别照顾者的风险，并在 ICU 内和外为照顾者开发和提供有效的治疗方法已成为重症监护团队的重要任务。

　　还需要进一步的研究来提高对非正式照顾者的支持质量和深度，需要更好的工具来识别那些处于不堪重负的风险下的照顾者。同样，对有助于有效应对和弹性应对的因素应该得到更细致的理解，以便能够为有风险的家庭提供一些干预措施。更深入地了解幸存者残疾的具体特征对照顾者的影响，可以指导规划适当的支持。最后，需要更多的研究来确定对于家庭的暂时和财政支持的规定是否会减轻太多护理人员忍受的负担。

（王标　译）

参考文献

［1］ **Van Pelt DC, Schulz R, Chelluri L, Pinsky MR**. Patient-specific，time-varying predictors of post-ICU informal caregiver burden：the caregiver outcomes after ICU discharge project. *Chest* 2010；**137**：88 - 94.

［2］ **Foster M, Chaboyer W**. Family carers of ICU survivors：a survey of the burden they experience. *Scand J Caring Sci* 2003；**17**：205 - 14.

［3］ **Herridge MS, Cheung AM, Tansey CM, et al**. One-year outcomes in survivors of the acute respiratory distress syndrome. *N Engl J Med* 2003；**348**：683 - 93.

［4］ **Zilberberg MD, Luippold RS, Sulsky S, Shorr AF**. Prolonged acute mechanical ventilation，hospital resource utilization，and mortality in the United States. *Crit Care Med* 2008；**36**：724 - 30.

［5］ **Douglas SL, Daly BJ**. Caregivers of long-term ventilator patients. *Chest* 2003；**123**：1073 - 81.

［6］ **Barnato AE, Albert SM, Angus DC, Lave JR, Degenholtz HB**. Disability among elderly survivors of mechanical ventilation. *Am J Respir Crit Care Med* 2011；**183**：1037 - 42.

［7］ **Iwashyna TJ**. Survivorship will be the defining challenge of critical care in the 21st century. *Ann Intern Med* 2010；**153**：204 - 5.

［8］ **Herridge MS, Tansey CM, Matte A, et al**. Functional disability 5 years after acute respiratory distress syndrome. *N Engl J Med* 2011；**364**：1293 - 304.

［9］ **Herridge MS**. Long-term outcomes after critical illness：past，present，future. *Curr Opin Crit Care* 2007；**13**：473 - 5.

［10］ **Wilcox ME, Herridge MS**. Long-term outcomes in patients surviving acute respiratory distress syndrome. *Semin Respir Crit Care Med* 2010；**31**：55 - 65.

［11］ **Im K, Belle SH, Schulz R, Mendelsohn AB, Chelluri L**. Prevalence and outcomes of caregiving after prolonged （≥48 hours） mechanical ventilation in the ICU. *Chest* 2004；**125**：597 - 606.

［12］ **Cameron JI, Herridge MS, Tansey CM, McAndrews MP, Cheung AM**. Well-being in informal caregivers of survivors of acute respiratory distress syndrome. *Crit Care Med* 2006；**34**：81 - 6.

[13] Kahn JM, Angus DC. Health policy and future planning for survivors of critical illness. *Curr Opin Crit Care* 2007；**13**：514 - 18.

[14] Van Pelt DC, Milbrandt EB, Qin L, et al. Informal caregiver burden among survivors of prolonged mechanical ventilation. *Am J Respir Crit Care Med* 2007；**175**：167 - 73.

[15] Douglas SL, Daly BJ, Kelley CG, O'Toole E, Montenegro H. Impact of a disease management program upon caregivers of chronically critically ill patients. *Chest* 2005；**128**：3925 - 36.

[16] Choi J, Donahoe MP, Zullo TG, Hoffman LA. Caregivers of the chronically critically ill after discharge from the intensive care unit：six months' experience. *Am J Crit Care* 2011；**20**：12 - 23.

[17] Rabow MW, Hauser JM, Adams J. Supporting family caregivers at the end of life. *JAMA* 2004；**291**：483 - 91.

[18] Davidson JE, Jones C, Bienvenu OJ. Family response to critical illness：postintensive care syndrome-family. *Crit Care Med* 2012；**40**：618 - 24.

[19] Kleinpell R. Focusing on caregivers of the critically ill：beyond illness into recovery. *Crit Care Med* 2006；**34**：243 - 4.

[20] Bevans M, Sternberg EM. Caregiving burden，stress，and health effects among family caregivers of adult cancer patients. *JAMA* 2012；**307**：398 - 403.

[21] Kim Y, Schulz R, Carver CS. Benefit finding in the cancer caregiving experience. *Psychosom Med* 2007；**69**：283 - 91.

[22] Scott LD, Arslanian-Engoren C. Caring for survivors of prolonged mechanical ventilation. *Home Health Care Management & Practice* 2002；**14**：122 - 8.

[23] Rossi Ferrario S, Zotti AM, Zaccaria S, Donner CF. Caregiver strain associated with tracheostomy in chronic respiratory failure. *Chest* 2001；**119**：1498 - 502.

[24] Jones C, Skirrow P, Griffiths RD, et al. Post-traumatic stress disorder-related symptoms in relatives of patients following intensive care. *Intensive Care Med* 2004；**30**：456 - 60.

[25] Van Pelt D, Chelluri L, Schultz R, Pinsky M. Response. *Chest* 2010；**138**：1024 - 5.

[26] Unroe M, Kahn JM, Carson SS, et al. One-year trajectories of care and resource utilization for recipients of prolonged mechanical ventilation：a cohort study. *Ann Intern Med* 2010；**153**：167 - 75.

[27] Nelson JE, Tandon N, Mercado AF, Camhi SL, Ely EW, Morrison RS. Brain dysfunction：another burden for the chronically critically ill. *Arch Intern Med* 2006；**166**：1993 - 9.

[28] Nelson JE, Cox CE, Hope AA, Carson SS. Chronic critical illness. *Am J Respir Crit Care Med* 2010；**182**：446 - 54.

[29] Cox CE, Martinu T, Sathy SJ, et al. Expectations and outcomes of prolonged mechanical ventilation. *Crit Care Med* 2009；**37**：2888 - 94.

[30] Schulz R, Beach SR. Caregiving as a risk factor for mortality. *JAMA* 1999；**282**：2215 - 19.

[31] Douglas SL, Daly BJ, O'Toole E, Hickman RL. Depression among white and nonwhite caregivers of the chronically critically ill. *J Crit Care* 2010；**25**：364. e11-e19.

[32] Covinsky KE, Goldman L, Cook EF, et al. The impact of serious illness on patients' families. *JAMA* 1994；**272**：1839 - 44.

[33] Siegel MD, Hayes E, Vanderwerker LC, Loseth DB, Prigerson HG. Psychiatric illness in the next of kin of patients who die in the intensive care unit. *Crit Care Med* 2008；**36**：1722 - 8.

[34] Azoulay E, Pochard F, Kentish-Barnes N, et al. Risk of post-traumatic stress symptoms in family members of intensive care unit patients. *Am J Respir Crit Care Med* 2005；**171**：987 - 94.

[35] Pochard F, Darmon M, Fassier T, et al. Symptoms of anxiety and depression in family members of intensive care unit patients before discharge or death. A prospective multicenter study. *J Crit Care* 2005；**20**：90 - 6.

[36] Anderson WG, Arnold RM, Angus DC, Bryce CL. Posttraumatic stress and complicated grief in family members of patients in the intensive care unit. *J Gen Intern Med* 2008；**23**：1871 - 6.

[37] Jones C, Griffiths RD. Patient and caregiver counselling after the intensive care unit：what are the needs and how should they be met? *Curr Opin Crit Care* 2007；**13**：503 - 7.

[38] Needham DM, Davidson JD, Cohen HP, et al. Improving long-term outcomes after discharge from intensive care unit：report from a stakeholders' conference. *Crit Care Med* 2012；**40**：502 - 9.

[39] Harvey MA. The truth about consequences — post-intensive care syndrome in intensive care unit survivors and their families. *Crit Care Med* 2012；**40**：2506 - 7.

[40] Griffiths RD. Rehabilitating the critically ill：a cultural shift in intensive care unit care. *Crit Care Med* 2012；**40**：681 - 2.

[41] Choi J, Sherwood PR, Schulz R, et al. Patterns of depressive symptoms in caregivers of mechanically ventilated critically ill adults from intensive care unit admission to 2 months postintensive care unit discharge：a pilot study. *Crit Care Med* 2012；**40**：1546 - 53.

[42] Johansson I, Fridlund B, Hildingh C. Coping strategies of relatives when an adult next-of-kin is recovering at home following critical illness. *Intensive Crit Care Nurs* 2004；**20**：281 - 91.

[43] Kentish-Barnes N, Lemiale V, Chaize M, Pochard F, Azoulay E. Assessing burden in families of critical care patients，*Crit Care Med* 2009；**37** (10 Suppl)：S448 - 56.

[44] American Medical Association. *Caregiver self-assessment*. (2012). Available at: http://www.ama-assn.org/ama/pub/physician-resources/public-health/promoting-healthy-lifestyles/geriatric-health/caregiver-health/caregiver-self-assessment. page?.

[45] Epstein-Lubow G, Gaudiano BA, Hinckley M, Salloway S, Miller IW. Evidence for the validity of the American Medical Association's caregiver self-assessment questionnaire as a screening measure for depression. *J Am Geriatr Soc* 2010; **58**: 387 - 8.

[46] Jones C, Backman C, Griffiths RD. Intensive care diaries and relatives' symptoms of posttraumatic stress disorder after critical illness: a pilot study. *Am J Crit Care* 2012; **21**: 172 - 6.

[47] Davydow DS, Hough CL, Langa KM, Iwashyna TJ. Depressive symptoms in spouses of older patients with severe sepsis. *Crit Care Med* 2012; **40**: 2335 - 41.

[48] Griffiths RD, Jones C. Seven lessons from 20 years of follow-up of intensive care unit survivors. *Curr Opin Crit Care* 2007; **13**: 508 - 13.

[49] Stevenson JE, Dowdy DW. Thinking outside the box: Intensive care unit diaries to improve psychological outcomes in family members. *Crit Care Med* 2012; **40**: 2231 - 2.

[50] Cox CE, Docherty SL, Brandon DH, et al. Surviving critical illness: acute respiratory distress syndrome as experienced by patients and their caregivers. *Crit Care Med* 2009; **37**: 2702 - 8.

[51] Jones C, Backman C, Capuzzo M, et al. Intensive care diaries reduce new onset post traumatic stress disorder following critical illness: a randomised, controlled trial. *Crit Care* 2010; **14**: R168.

[52] Paparrigopoulos T, Melissaki A, Efthymiou A, et al. Short-term psychological impact on family members of intensive care unit patients. *J Psychosom Res* 2006; **61**: 719 - 22.

[53] Kulkarni HS. Less-obvious predictors of post-ICU informal caregiver burden. *Chest* 2010; **138**: 1024.

[54] Cox CE, Porter LS, Hough CL, et al. Development and preliminary evaluation of a telephone-based coping skills training intervention for survivors of acute lung injury and their informal caregivers. *Intensive Care Med* 2012; **38**: 1289 - 97.

[55] Herridge M, Cox C. Linking ICU practice to long-term outcome. *Am J Respir Crit Care Med* 2012; **186**: 299 - 300.

[56] McAdam JL, Dracup KA, White DB, Fontaine DK, Puntillo KA. Symptom experiences of family members of intensive care unit patients at high risk for dying. *Crit Care Med* 2010; **38**: 1078 - 85.

[57] Lautrette A, Ciroldi M, Ksibi H, Azoulay E. End-of-life family conferences: rooted in the evidence. *Crit Care Med* 2006; **34** (11 Suppl): S364 - 72.

[58] Lautrette A, Darmon M, Megarbane B, et al. A communication strategy and brochure for relatives of patients dying in the ICU. *N Engl J Med* 2007; **356**: 469 - 78.

[59] Myhren H, Ekeberg O, Stokland O. Satisfaction with communication in ICU patients and relatives: Comparisons with medical staffs' expectations and the relationship with psychological distress. *Patient Educ Couns* 2011; **85**: 237 - 44.

[60] Davidson JE. Time for a formal assessment, treatment, and referral structure for families of intensive care unit patients. *Crit Care Med* 2012; **40**: 1675 - 6.

[61] Davidson JE, Daly BJ, Agan D, Brady NR, Higgins PA. Facilitated sensemaking: a feasibility study for the provision of a family support program in the intensive care unit. *Crit Care Nurs Q* 2010; **33**: 177 - 89.

[62] Davidson JE. Facilitated sensemaking: a strategy and new middle-range theory to support families of intensive care unit patients. *Crit Care Nurse* 2010; **30**: 28 - 39.

[63] Garrouste-Orgeas M, Coquet I, Périer A, et al. Impact of an intensive care unit diary on psychological distress in patients and relatives. *Crit Care Med* 2012; **40**: 2033 - 40.

[64] Egerod I, Christensen D, Schwartz-Nielsen KH, Agard AS. Constructing the illness narrative: a grounded theory exploring patients' and relatives' use of intensive care diaries. *Crit Care Med* 2011; **39**: 1922 - 8.

第 10 章

幸存与康复：一位患者的角度

Cheryl Misak

引　言

1998 年,我因感染侵袭性 A 组链球菌感染而引起多器官功能衰竭(MOF)以及急性呼吸窘迫综合征(ARDS)在 ICU 住了将近 1 个月。

由于不幸的巧合,我很晚才去医院。去看家庭医生时已经有足部疼痛。几周后,我出现了全身关节难以忍受的疼痛并在半夜痛醒,我的医生推测我可能患有关节炎并帮我预约了教学医院的风湿病专家。第二天,我感染了我六岁的儿子刚刚得过的讨厌的流感,我认同家庭医生的判断,认为这是不幸的双重打击。但是,在等待风湿病专家预约通知的同时,我的病情迅速加重。我本该意识到病情的严重性,比如我的肾功能受损。事后看来,我当时也存在认知功能障碍。

当我到风湿病专家那就诊时,她看了我一眼,把血压袖带套在我的手臂上,并告知我当时的血压很低。她叫急救车把我送到医院急诊室。急诊医生抢救时,我的情况已经非常危急;我的肺功能衰竭,病情迅速恶化并发展为多器官功能衰竭。我的丈夫不止一次被告知,我可能撑不过那天晚上。我的病情像过山车一般不断变化,时好时坏,但是最终我还是"奇迹"般地幸存了下来。我要将这一切归功于夜以继日抢救我生命的重症医疗的医生们。

本章的重点是生命抢救回来后的工作,也就是患者离开 ICU 后的事情,这时候重症监护科医生的工作已经结束了。这对重症监护科医生来说也是非常重要的。举例来说,假如重症监护科医生非常成功抢救了患者的生命,使他们离开 ICU,结果却发现不少患者在接下来几周内去世了,或者在未来几年内生活质量非常差,我们不会将其称之为成功。虽然,结局评价指标非常少而且难以操作,但值得称赞的是,一些结局评价,如本书中发现的系统性结局评价,现在正在进行尝试。

幸　存

危重症伴随而来的是极度的痛苦:有些痛苦是身体上的——疼痛、机械通气引起的强烈不适以及身体极度的虚弱;有些痛苦是精神上的。我们知道,ICU 谵妄在危重症患者中非常常见。这种谵妄曾经被描述为（确切来说是在我看来）"奇怪和极其可怕的噩梦"、幻觉、被害妄想症。被害妄想症的典型特点是认为医生或护士想要强奸、谋杀或者伤害患者[1]。我认为 ICU 谵妄与普通的噩梦不同，而更像是偏执型被害妄想症，使这些现象尤其可怕和隐匿的原因是他们往往实时发生并与外部的部分现实环境有关[2]。患者幻想一名真实存在的 ICU 医护人员在交谈及医疗过程中带有阴谋。事实与邪恶的虚构混杂是最令人困惑和不安的。当一段复杂的经历中真相与假象鱼龙混杂，人们往往无法对其有正确的判断。

我最近对我的一段最糟糕妄想经历有一个有趣的外部观点。我的膝盖在网球场受伤后，我在曾经待过的 ICU 医院做了膝盖重建。一位曾经把我拉出鬼门关的麻醉医生给我做了腰麻。当我在等待手术时，我发现床边有一本关于我病情的厚厚的文件夹，我问我的麻醉医生我能不能翻阅。它记录了我在 ICU 住院时的细节，其中最有趣的部分之一是用极隐晦的文字写道"非计划性拔管"。

医疗记录清楚地表明我的情况正在恶化——我处于精神病状态；我的生命体征不稳定；我的丈夫几周以来第一次可以回家却被电话召回；我的哥哥非常焦虑；签字变得愈加紧急和恐慌。医生给我注射了抗精神病药物，但这却使得事情变得更加糟糕。然后，以下句子以大写字母的形式出现："患者已被告知如果她把导管从喉咙拔出，她将会死亡。患者应停止试图自行拔管。"

当时我脑海中出现的画面是：医生们正在举办一场纵酒狂欢的圣诞聚会（当时是 4 月），在那里他们可怕地虐待最脆弱的患者。他们通过言语、躯体和性虐待的手段，赤裸裸地把我们绑在各种机器上。我正试图逃脱这些折磨。

如果要我节制地说，我会说作为 ICU 患者不是很愉快。事实上，当我完全恢复意识后，头脑中相对清醒的思想开始出现，我意识到死亡是很容易的，然而死里逃生却是难以想象的困难，这一想法给了我强烈的打击。我清楚并且愉快地意识到，我不太可能再经历一次不可避免的死亡，但是我想我可能会非常"不幸"地再一次死里逃生。

脱 离 ICU

我非常渴望脱离呼吸机，然后离开 ICU。我努力应对精神的痛苦和可怕的不时发作的精神病。我仍不清楚某些护士和医生是要帮助我还是杀害我。我理所当然想逃离这想象中的犯罪现场。我在我的医生认为可以脱离呼吸机前，游说他们让我脱离呼吸机然后离开 ICU。

但是，当我转到普通病房后，我发现自己还是希望回到 ICU。我的重症监护科医生忙着拯救下一个生命，使他们远离鬼门关。和其中一个重症监护的护士保持偶尔的联系，让我觉得目前病情似乎还不稳定。我病房的室友和她的骑友们讲话很大声，而病房的护士工作很忙，没时间协助我在夜间去卫生间，他们因为我似乎不知道什么时候需要如厕而感到恼火。事实是，如果你已经留置导尿管一个月，那么正常的排尿信号需要一段时间才能恢复。

在经历了一场如此大的创伤后很难表达一个人会多么虚弱。当我恢复意识时，我确信是因为呼吸机我才被困在床上，一旦脱离呼吸机，我就有能力起床并重新生活。但是，当真正脱离呼吸机后,我却几乎什么也做不了。我非常虚弱,即使是四肢完全支撑地在康复椅上坐几分钟也几乎不可能。我花了很多时间才惊讶地发现,我的小腿肌肉即使放在搁脚板上都很难收缩。可以靠身体站立对我来说是件令人感激的事。

几天后我又游说医生准许我出院,尽管在医生看来这也不是一个明智的主意。我非常想要回家,主管我的医生说,只有当我能从床走到门时,我才能回家。为了能回家,我无论如何都坚持要行走,当时三个人架着我的胳膊,我感觉房间在倾斜和旋转,无功能的腿没有知觉地执行任务。最后,我觉得自己像是爬上了珠穆朗玛峰。

医生同意我出院回家了,毫无疑问,我是一个难搞且意志坚定的患者。我在其他文章中写过如何认真对待危重症患者的自主想法[2,3]。也许我强烈的意愿应该被推翻。尽管如此,我还是带着所有需要的一切走上了回家的路。

医生强烈建议我丈夫要每隔几小时为我测体温,一旦体温升高到一定程度或者出现其他任何问题一定要打急救电话。除此之外,我不再去看我之前的那个年资低、经验不足的家庭医生。一次扭伤后,我的关节开始出现非常剧烈对称的疼痛,几周后才好转。这种情况的原理(用外行的话来说)是我的免疫系统长期处于"高"的水平,并且无法很好地自行恢复。我打电话咨询那名曾经阻止我死在她办公室地板上的风湿病学专家,后来她便成了我健康的管理者[2,3]。假如我没有与她重新建立联系,我可能要无助地处理无数严重且可怕的问题。

恢　　复

虽然每个 ICU 患者会有各种不同的问题,但是结局研究所关注的是与危重症患者有关的各种问题。

一些问题与精神有关。有人认为 ICU 谵妄是我曾描述的"与麻醉手术过程中的觉醒相似的情感损害"[1]。这两者皆与出院后几周甚至几年内发生创伤性应激障碍(PTSD)和抑郁症的概率升高有关[4]。庆幸的是,我觉得我只有轻微的创伤后应激症状。每次有救护车经过时,我都有不祥的预感,觉得需要耗尽所有的努力才能抢救这微小的生命。而且在出院后的一年内,我一直失眠。每天晚上,在半睡半醒间,仿佛自己又再回到了 ICU。这些现象不是噩梦也不是病痛,更像是因为我自己没有从 ICU 的经历中走出来的一种强迫症。

我出院的时候,医生没有提醒我注意这些现象,我也没有随访。似乎这种现象并不少见。当然,从源源不断的前 ICU 患者绝望的来信中,我了解到全世界有大量危重症的幸存者并没有得到他们需要的指导(详见我发表于 Wes Ely's Vanderbilt ICU Delirium 网站的论文,可检索查询)。我自己的精神心理后遗症持续了一年多,后来便完全消失了,这可能得益于我开始书写以及讨论 ICU 谵妄。其他的前 ICU 患者却没我这么幸运。

而一些问题表现在精神的其他方面。在过去十年里已有很多研究表明,危重症后存在显著且持久的认知障碍。我曾经指出,因为存在身体虚弱、抑郁和创伤性应激障碍等潜在混杂因素,评定这类患者的认知障碍非常困难。我还建议要告知患者他们存在认知障碍,关心并帮助他们避免产生恶性循环[5]。大脑是身体的一个器官,如果多器官功能衰竭不影响大脑会是很令人惊讶的事情。虽然不能说眩晕感和我所有其他悲伤的事情无关,但我的确有很长一段时间总是感觉眩晕。这个问题一年以后也消失了。

其他问题更直接的是与身体相关的。越来越多的证据表明,呼吸机辅助呼吸的危重症患者会发生全身性肌肉损伤[6-8]。这种 ICU-获得性肌肉无力(ICUAW)通常是长期的、致残的。更糟糕的是,还有证据表明,无法进行体育锻炼可能对神经认知产生负面影响[9,10]。

另外还有相当数量的疼痛。同样的,每个患者的情况各不相同。拿我来说,当我活动上肢时胸部会产生剧烈的疼痛,我感觉这一定是由于插管到心脏的导管形成的瘢痕组织引起的。但是这种疼痛好像是源于心脏:一种我从没有过的担忧感。我还有严重的肺部疼痛,这种疼痛也是一个我未曾有过的经历。而且,我还有剧烈的神经痛。当感觉有点热或者稍微用力,我就感觉有一团火在我身上燃烧,只有用冰块才能缓解。

我认为从 ICU 出院的患者要解决的问题还有很多。

康复及其障碍

我非常认真地做了康复计划,但是我谢绝了家庭医生介绍给我的物理治疗师的帮助。因为他们似乎并不能胜任——比方说,他们认为经皮电刺激治疗能在短短几周内分辨出折磨我的神经痛。我还意识到他们所建议的康复训练是不够的。温和的关节活动度训练并没有增强我当时的肌肉力量。我曾经在大学跑道上跑过步,并且作为一名网球运动员做过很多训练,所以我知道为了强壮自己,一个人必须要经历以及可以耐受的痛苦是什么。我经历了这种痛苦,就好像我在为奥运会而努力训练一样。我放弃了运用经皮电刺激治疗的物理治疗师,我走进了健身房,请严格的健身教练指导我训练,每当神经痛发作时冲冷水澡。

在康复的路上存在着无数的障碍。各种消极的结果相互影响,形成了一个紧密编织的因果连接网,成为自己回到正轨的巨大障碍,但这是必要的。我们知道有些患者从来不做任何全面康复的管理[11]。为了使这些不利因素和障碍成为焦点,我将描述自己的经历。我在几周内就重返工作了,在外人看来,我恢复得很好。但事实是,这一过程非常漫长和艰辛。的确,虽然我做到了别人眼中的完全康复,但是我仍然有无限的急性肌腱问题,这种问题程度远超过老年运动员的正常水平。我得知,这是一种称为 ICU 获得性肌无力综合征(ICUAW)的后遗症。

神经痛的确是康复训练中真正的障碍,那些帮助我减轻疼痛的药物让我非常困倦,不利于康复训练。我拒绝服用这些药物,并学会了忍受这种缓慢的程度逐渐减弱的疼痛。我非常感激任何能在冷水中训练的机会,比如出院 2 个月后在缅因州冲浪。

每当训练中想要突破自己时仍然会感到肺部疼痛,就类似于在中长跑的关键时间点产生的肺爆破的感觉。我可以借鉴这种赛道经验,所以我推测这种疼痛也是能接受的。但是,当你的肺脏经历过重度呼吸窘迫综合征,你的心脏曾经以一种难以想象的速率跳动几周后,你无法确定什么是危险,而什么不是。也就是说,不仅是疼痛等,你对你正在做的事情是否对已经严重受损的身体造成进一步伤害的担忧都会阻碍康复的进程。对器官功能急剧下降以及胸部 X 线、CT 扫描时接受的大量射线是否会造成永久性损伤的惴惴不安和焦虑很多。

全身乏力和疲劳也是阻碍康复的因素。出院后 8 个月时,我在英国剑桥休假,我想在那重操旧业——室内网球，一种古老的、有身体对抗的游戏，是现代网球的原型。那时候，我感觉自己恢复得不错，回到了网球场上。但是，当训练过多时就会感到虚弱。练习完一场比赛回到家后，除了坐在客厅里之外什么也做不了，感觉房间里的墙压在身上，排山倒海的疲劳感袭来。我的英国家庭医生认为这与我没有听从身体的指令而过度运动有关。但是，经历过危重症后，你的身体不能正确发出你所能识别、解释和理解的信息。在很长一段时间内，你的身体传达你听不懂的信号。

最后，前面提到的认知、情绪和心理问题不会产生一种理想的精神状态，在这种理想状态下，你会离开沙发并且投入到残酷的康复训练中。当一个人正常的生活似乎比在 ICU 中更不生动、更没有激情时，说明能量和活动不是顺其自然的结果。

出院后干预措施

在 ICU 进行的许多出色的工作，例如早期活动以及中断镇静剂，有助于患者的康复[12,13]。尽管证据尚不充足，但是我们至少可以说，出院后干预同样重要。事实上，我最想强调的是，假如期望危重症患者能实现类似于真正的全面康复，我们必须在他们离开 ICU 后提供重要以及多样化的支持和干预。患者需要专业的信息、鼓励和专家随访。

我认为，重症医务人员应该告知患者康复的必要性，如何安全地进行康复训练以及在特殊情况下可能遇到的障碍。当患者离开 ICU 时，并没有常规得到这样的建议。在两个国家里，我的家庭医生和优秀教学医院的专家，他们无数次告诉我，我似乎不能认识到发生在我身上事情的严重性，我必须要降低我对康复的预期。这样的创伤和严重的打击后机体倾向自我保护和休息是正常的，但是越来越多的证据表明这种想法是不对的。患者应该被鼓励去正视不能这样做的各种明显原因。

看起来，所有那些关心他们的患者会发生什么事情的重症医务人员似乎一直处于紧张状态。患者离开 ICU 时有复杂且明显的并发症、身体虚弱、经历过生死、对未来充满迷茫。重症医务人员如何鼓励患者打破这种可能的界限，而不是假定患者失败？这个问题没有简单的答案。但可以说的是，只有对每个患者采取个体化的方法，重症医务人员才能实现这一目标。也就是说，ICU 医生必须承担与每个患者开始对话的责任，因为只有他们知道这些患者经历了什么，也只有他们知道特定危重症患者可能的结局。

同样显而易见的是需要为出院的 ICU 患者提供支持。当我做膝关节重建手术时，我获得了术前和术后的即刻的强制性的严密康复指导。对于膝关节手术患者的康复支持明显超过那些更严重的 ICU 获得性肌无力患者和危重症后遗症的患者，这似乎有些奇怪。也许应该向关节外科医生们学习。应该向患者推荐一些有经验和知识的物理治疗师和健身教练，建议他们即刻给予患者支持，并且应该告诉患者心理和生理康复都是至关重要的。

然而，这一切又给危重医护者带来了新的麻烦。他们相当重要的工作是专注抢救危重症患者的生命，要求他们去随访各种各样的、或许比较无趣的患者以及他们出院后的问题似乎有些繁重。但是事实，关于获得性肌无力之类问题的意识以及知识主要由重症团队负责，因此，这个团队和当中的专家需要在患者出院后以某种方式为其提供支持及专业性建议。

我出院后几年里,每当进行(非常剧烈的)体育运动时,我仍然会经历呼吸困难和气促的后遗症。在肺部 CT 扫描和肺功能测试后,我就诊的呼吸科医生告诉我,我已经恢复至预期,但是我应该停止过度训练以及降低训练目标。他的住院医师给我镇上的另一名呼吸科医师的电子邮件地址,这位医生处于 ICU 预后研究的最前沿。她认为这是 ICU 患者常发生的系统性肌肉损伤,我的问题可能与膈肌力量的减弱有关(有研究表明,机械通气会导致膈肌萎缩和膈肌收缩功能障碍)[14,15]。

我咨询了一位非常优秀的体能教练,向他请教膈肌呼吸的方法,然后我便在跑步机上挥汗如雨。效果立竿见影——经过几周的高强度训练后,我明显看到了效果,经过 12 周的训练后,原有的症状完全改善了。这简直太不可思议了,但是这是在了解病情预后的重症专家的高度专业化的指导下才达到的效果。

结　　论

我很幸运,不只是就诊于国内最好的 ICU,更重要的是其中一流的医护人员为我做出了很多努力。我还受益于既往几十年的良好健康状况、体育与健身、教育。也就是说,我进入 ICU 时具备一定的生理和认知的基础条件,这种基础条件上产生的想法是决定结果的主要因素,是重要的推动力(详见第 28 章)[16]。

这一观点带来了一些有趣又棘手的问题。一方面,评定自身基础条件的能力尚处于起步阶段,并且这种状态会持续一段时间。但是如果我们能评定自身基础条件并能以此为基础预测结果,那么这种方法必须谨慎使用。已有文献表明,医生对患者可能结局的预测与患者生命支持的提供和撤销有关,而与患者的疾病严重程度无关[17]。不难想象,在基于评估自身基础条件的预测中会充斥着道德问题,是不是文化水平低的患者得到的生命支持会少于高级知识分子? 那些有良好自身条件的患者会得到特殊的治疗吗?

如何保证个体拥有良好的生理和认知的基础条件(我们哲学上称之为幸福)是一项社会问题。同样的,如何分配稀缺的 ICU 资源也是社会问题。重症监护医生的工作包括参与 ICU 资源分配的公共审议。当然,重症监护医生首要的任务肯定是诊治患者,无论他们富贵还是贫穷,并确保每个患者得到最佳的预后。这包括提供给患者能帮助他们实现所能达到的最佳康复状态的适合的方法和策略。

事实上,鉴于各种危重医疗事件,类似真正的全面康复是可能的,这是非常振奋人心的。帮助患者实现真正完全的康复应是重症医疗的核心临床夙愿。

(杨明珍　译)

参考文献

[1] **Schelling G, Stoll C, Haller M,. et al**. Health-related quality of life and post-traumatic stress disorder in survivors of the acute respiratory distress syndrome. *Crit Care Med* 1998;**26**:651-9.

[2] **Misak C**. ICU psychosis and patient autonomy:some thoughts from the inside. *J Med Philos* 2005;**30**:411-30.

［ 3 ］**Misak C**. The critical care experience: a patient's view. *Am J Respir Crit Care Med* 2004; **170**: 357 - 9.

［ 4 ］**Jones C, Griffiths R, Humphris G, Skirrow P**. Memory, delusions, and the development of acute post-traumatic stress disorder-related symptoms after intensive care. *Crit Care Med* 2001; **29**: 573 - 80.

［ 5 ］**Misak C**. Cognitive dysfunction after critical illness: measurement, rehabilitation, and disclosure, *Crit Care* 2009; **13**: 312.

［ 6 ］**Herridge M, Cheung A, Tansey C, et al**. One-year outcomes in survivors of the acute respiratory distress syndrome *N Engl J Med* 2003; **348**: 683 - 93.

［ 7 ］**Schweickert WD, Hall J**. ICU acquired weakness. *Chest* 2007; **131**: 1541 - 9.

［ 8 ］**Stevens RD, Dowdy DW, Michaels RK, et al**. Neuromuscular dysfunction acquired in critical illness: a systematic review. *Int Care Med* 2007; **31**: 157 - 61.

［ 9 ］**Kramer AF, Colcombe SJ, McAuley E, Scalf PE, Erickson KI**. Fitness, aging, and neurocognitive function. *Neurobiol Again* 2005; **26** (Suppl 1): 124 - 7.

［10］**Colcombe SJ, Kramer AF, McAuley E, Ericson KI, Scalf P**. Neurocognitive aging and cardiovascular fitness: recent findings and future directions. *J Mol Neurosci* 2004; **24**: 9 - 14.

［11］**Barnato AE, Albert SM, Angus DC, Lave JR, Degenholtz HB**. Disability among elderly survivors of mechanical ventilation. *Am J Respir Crit Care Med* 2011; **183**: 1037 - 42.

［12］**Schweickert WD, Pohlman M, Pohlman AS, et al**. Early physical and occupational therapy in mechanically ventilated, critically ill patients: a randomized controlled trial. *Lancet* 2009; **373**: 1874 - 82.

［13］**Hough CL, Needham DM**. The role of future longitudinal studies in ICU survivors: understanding determinants and pathophysiology of weakness and muscular dysfunction. *Curr Opn Crit Care* 2007; **13**: 489 - 96.

［14］**Petrof BJ, Jaber S, Matecki S**. Ventilator-induced diaphragmatic dysfunction. *Curr Opin Crit Care* 2010; **16**: 19 - 25.

［15］**Powers SK, Kavazis AN, Levine S**. Prolonged mechanical ventilation alters diaphragmatic structure and function. *Crit Care Med* 2009; **37**: 347 - 53.

［16］**Stern Y**. Cognitive reserve in ageing and Alzheimer's disease. *Lancet Neurol* 2012; **11**: 1006 - 12.

［17］**Rocker G, Cook D, Sjokvist P, et al**. Clinician predictions of intensive care unit mortality. *Crit Care Med* 2004; **32**: 1149 - 54.

第11章
从家庭的角度看待危重症后遗症

David Dyzenhaus

引　言

在本章中,我将阐述危重症后遗症的家庭观点。由于我在这方面有实际疾病经历的经验,所以将从我的故事开头。

我 们 的 故 事

1998 年 4 月 1 日,我妻子 Cheryl Misak 被送往多伦多圣迈克尔医院的 ICU,她当时处于感染性休克的状态,多器官功能衰竭。她 38 岁,在我认识她大约 14 年的时间里,她的身体一直都很健康,她也是我所认识的人中心理素质较为坚强的。当她生病时,最初我们以为她得了流感,因为大概一周前,我们 7 岁的儿子感染了 A 组链球菌,然而后来,结果表明我妻子 Cheryl 感染的是一种致命性的 A 组链球菌。

虽然她明显感觉不舒服,卧床不起并且食欲减退,但是我们没有足够重视。由于她得"流感"前有关节严重疼痛的症状,所以与我们这里一所主要教学医院的风湿病专家有预约。在她被送入 ICU 的那天早上,我意识到除了流感之外,她还有一些异常,尽管如此,她仍坚持她可以在就诊后乘飞机去美国参加会议。

我打电话咨询我们的家庭医生是不是需要叫救护车送 Cheryl 去急诊。我们的家庭医生年轻并且经验不足,那周的早些时候她看过 Cheryl,当时她非常虚弱,几乎不能走路,但是家庭医生只是建议我们去预约风湿病专家。那天早上晚些时候,我非常想找除了 Cheryl 以外的人倾诉,因为我不想让她知道我的担忧,于是我打给我在南非的妹妹,我告诉她我感觉 Cheryl 快要死了。当我正讲着电话时,载我们去医院的计程车来了,我于是挂了电话,而就在此时,Cheryl 走出房间的时候摔倒在门廊的楼梯上。

幸运的是,风湿病专家给 Cheryl 做了快速的检查并叫来一辆急救车把 Cheryl 送到圣迈克尔医院的急诊室。急诊室是一个令人迷惑、嘈杂的地方,医护人员来来往往,处理患者的范围从那些几乎无法移动或说话的患者,到那些由于某些药物或酒精的作用躁动不安必须强制约束胡言乱语的患者,在这样的环境下很难得到任何信息。但是我至少能感觉到 Cheryl 可以得到及时的帮助。我打电话给多伦多的姐夫和其他朋友。

我们的两个孩子,分别是 7 岁和 5 岁,在小学和托儿所,风湿科专家告诉我 Cheryl 现在病情很重,我最好不要离开医院。所以我得安排孩子的照护问题,我希望我的姐夫能去家里住一段时间帮我照顾小孩。我还打电话给了岳父母,他们住在亚伯达,告诉他们我可能需要他们来多伦多帮忙。

住进 ICU

当 Cheryl 住进 ICU,我感觉好多了。虽然 ICU 也有它的杂乱无序,但是和急诊室相比相对安静;ICU 有更多的监测但更有秩序,除非有紧急情况,患者周围不会有过多的医疗活动。

那天晚上,我没有睡觉,我不断地去看 Cheryl,她虽然看上去虚弱但是很愉快。然而,她明显地越来越虚弱,清晨,医生告诉我由于她出现了肺衰竭、肾功能不全、血压迅速下降,她必须要插管和麻醉。我试图从医生那里听到更多关于预后的情况,但是医生不愿做出预测,这也是可以理解。

一方面,事情要多严重有多严重。当一个在 ICU 候诊室的女人——她年迈的父亲正在 ICU 度过生命的最后的时间,突然搂住我哭起来的时候,我明白了这一事实。她对我说她是一名护士,虽然她很伤心她的父亲所剩时间不多了,但是她更替我难过,因为我的妻子还这么年轻也要走了。我意识到她在 ICU 的护士朋友告诉了她我不知道的事情。

另一方面,医生和护士出色的能力与和蔼的态度让我平静了下来,在随后的 3 周里,疾病起伏像是过山车,走的更多的是下坡路,于是我有这样的信念——假如说有人能幸存下来,那将会是 Cheryl。我坚持这一信念,尽管她除了眉毛,全身都水肿到面目全非。

在这 3 周里,我得到了在这种情况下尽可能多的帮助。我的岳父岳母以及我的两个在南非和英国的姐妹都来了。我们在多伦多的亲戚朋友,以及很多邻居都在以不同方式帮助我们。我经常在想,在那段时间里,假如我没有这么多可靠的朋友和来自雇主(我们都是多伦多大学的学者)尽心尽力的帮助,我自己怎么能处理这些事情。

在这段时间,我对 Cheryl 的病情没有清楚的认识,尽管大部分时间 ICU 的环境比急诊室相对安静,但是医生们非常忙碌。他们没有时间关心 ICU 候诊室焦虑的亲戚们的需求。我发现照顾 Cheryl 的护士是我们获得消息和安慰的最佳途径。但是我也很清楚,质问医生或者护士通常是徒劳的。有时候,他们就是没有答案;而有时候,很明显他们觉得不让我知道是对我好,或许他们这么做是对的,因为在这种情况下,不合理的希望却是一个人坚持下去的全部动力。

当 Cheryl 开始逐步恢复,我开始确信她一定会痊愈的。尽管医生提醒我们事情可能变得完全不同,但那是因为他们不了解 Cheryl,所以他们不知道 Cheryl 一直把生活中的困难当成是需要快速解决的问题。但是,解决的方式完全是一个谜题,并且据我回忆,我们没有任何解开这一谜题的线索。

从 ICU 出院

Cheryl 充分恢复至可以脱离呼吸机后,她被转到普通病房住了几天,最后便出院回家,我当然如释重负,但是仍感觉不放心。Cheryl 从自己的毕灵普式的漫画中走了出来,那段最糟糕的时间里她极度消瘦,肌肉废用萎缩,肺几乎丧失了功能。她是如此虚弱,很难想象迫使她返回医院的事情会发生在很久之后。我们出院后的获得唯一的具体建议就是,假如体温升高,要及时去急诊就诊。

Cheryl 出院回家后的第一个 6 周内发生的事情我完全不记得了,但我清楚地记得 ICU 的那 3 周的事情。当那些慷慨放弃自己的生活来帮助我们照顾家庭的亲友回到自己生活中后,我既要照顾 Cheryl,她不是很容易照顾的人,还要照顾孩子们,生活必定艰辛。

回想起来,我知道 Cheryl 在她自己能做到之前,就开始一点一点努力让自己按照身体和认知康复的计划训练起来。我之前提过她不好照顾就是这个原因。Cheryl 讨厌无助感,所以她不喜欢她无助时得到别人的关注。我坚信,正是这种性格特点使得她按照自己的方式实现了康复。她说自己的康复过程就像是马拉松运动员,先设定训练计划,然后努力跨越可能阻碍康复的各种各样的障碍。正如我们这么多年来学到的那样,她准确地做到了她必须要做的事情,但是没有人告诉我们这是我们应该做的。

似乎很明显,如果在出院时可以告知我们她必须要做什么,以及在她康复过程中获得持续的随访和建议,我们可能会变得更好。然而正如我想知道人们没有家人和朋友的支持如何经营生活一样,我经常想知道,假如一个人没有坚定的信念促使他克服那些看上去难以攻克的难关,那些我们得知的信息和获得的帮助又有什么用。无论如何,很明显我们应该得到相关信息和帮助。诡异的是,在医护人员尽他们所能地成功挽救患者生命后,却没有更好地完善患者出院后的工作,而这些往往可以使成功最大化。

结　　论

我们的故事有一个完美结局。除了 Cheryl 患有风湿性关节炎外,她的确实现了完全康复。我们的孩子几乎不记得这段时间发生的事情。Cheryl 的父母至今仍觉得惊魂未定,当时我把岳父母叫来加拿大帮助我,却大大低估了让父母面对孩子的死亡是多么的痛苦。

在 Cheryl 生病期间,我对医院、疾病以及死亡并不陌生,因为我父母都已故。我的母亲从 3 岁开始就患有慢性关节炎,她因为慢性关节炎及其相关的问题,反复入院也包括 ICU,直到她 55 岁去世。我父亲在 67 岁时死于肺癌。然而,眼睁睁看着妻子从这个世界离开的经历是非常不安的,这种感觉在某种程度上,与失去父母的感受是不同的。直到现在我有时候还会因为 Cheryl 感觉到极度恐慌,比如当她自己乘飞机而我不在她身边时。经过这件事后,在某种程度上我们家人变得更加亲密了。当一个人完全健康的时候,认识到生命的脆弱并非坏事。然而这一经历永远不会成为一件值得感激的事情。

在 Cheryl 生病期间,我家附近住的一个非常熟悉的邻居,他姐姐的十几岁的儿子死于同样的感染。这件事对邻居的姐姐绝对是灾难性的打击。在我们的幸福结局和邻居的灾难之间肯定还有很多不同的情况。

（杨明珍　译）

第2篇

危重症后的慢性器官
功能障碍

第12章
引　言

Greet Hermans

ICU 的综合管理和器官支持治疗技术在过去几十年中已得到显著提高,这使得多器官衰竭的重症患者在 ICU 治疗期间有了更高的生存率。由增加生存率引发的最初的热情,也因为越来越多的关于 ICU 治疗后阻碍各器官系统恢复的报道而逐渐趋于缓和。

气管插管和机械通气(MV)是 ICU 日常工作的一部分。如果患者患有急性呼吸窘迫综合征(ARDS),虽然在急性发作后 1 年伴有肺功能障碍很常见,但这通常不是这些患者的主要功能受限原因。大多数 ICU 机械通气的患者将很容易脱机,但是一小部分患者可能经历脱机困难进而接受长时间的机械通气(PMV)治疗。在这些情况下气管切开术是很常见的操作。一些可能需要依赖呼吸机的患者转院到长期护理机构,这些患者中的绝大多数可以最终脱机生存,但是也有很高的死亡率,并且去除气管插管或气管内套管(ETTs)可能引起局部的并发症,包括气管狭窄和声带功能障碍。颈部残留的瘢痕也很难处理。一小部分持续依赖呼吸机的患者可能需要家庭通气设备。这需要大量的家庭支持治疗和护理,因此这并不是一个明智的决定。

再灌注策略、机械和药物支持治疗明显改善急性心肌损伤后患者的生存率。然而,这些幸存的患者具有明显增加的心血管事件再发和慢性心力衰竭的风险。其中一些可能是等待心脏移植的患者,但大多数患者的功能状态和长期生存质量将受到影响。合并急性肾损伤(AKI)也与长期死亡率增加相关,但是否具有因果关系尚不清楚。这些患者的慢性肾脏病(CKD)和终末期肾衰竭发病率明显增加。烧伤后的患者可能面临导致功能丧失和残疾的瘢痕问题。他们可能经受持续性疼痛和感觉功能的丧失。此外,烧伤导致的外貌改变可能引起心理问题。

患者处于持续器官功能障碍阶段的这一转变,可能导致躯体功能受损和生活质量(QoL)降低,因此患者的身体和精神状态可能受到重大影响,且给患者的家庭造成负担,同时持续增加长期死亡率的风险。由于医疗资源和费用的增加给社会财政造成负担,而且影响幸存患者重返社会和再就业的积极性。了解持续器官功能障碍的发病率和对患者的影响,以及促使其发生发展的危险因素,是为这些患者研究预防策略和选择最优化治疗的第一步。在下一章中,我们将讨论上述方面的相关问题。

(张听雨　译)

第13章
慢性多器官功能障碍

Kevin M. Fischer，Shannon S. Carson

引　言

　　重症监护的发展带来了大量且不断增长的危重症患者,其在危重症的初始阶段得以存活,但很难脱离重症监护的治疗。危重症患者由于其急性疾病或损伤而导致的一种或通常多种器官的功能障碍,这也被列为既往疾病的首位。患者需要依赖于机械通气(MV)、肾透析(RRT)、升压药或强心药、肠内或肠外营养、静脉输注抗生素等生命支持治疗,维持数周乃至数月的生命。这种慢性多器官功能障碍的疾病通常被称为慢性危重症(CCI),这不仅仅是急性疾病的延续,而且是生理功能异常和代谢功能障碍的离散综合征[1]。用于急性疾病或者创伤幸存者的早期生理功能维持治疗不适合长期危重事件[2]。这些无序的治疗将减缓或阻碍 CCI 患者的恢复[3]。

　　CCI 的患者数量庞大而且逐年增加。在任何一个时间点,仅美国就有约 10 万的 CCI 患者,每年花费 200 亿美元[4,5]。随着人口老龄化和 MV 患者数量的增长,这一数字预计将继续增长。在所有需要 MV 的 ICU 患者中,5%～10% 将进展到 CCI[6-8]。虽然所有年龄组都可能受到 CCI 的影响,但多种合并症的老年人是 CCI 发生的高风险人群。在一项对于 5 个不同地区的三级医疗中心 ICU 的 260 名患者的研究中,这些患者都经历了 21 天以上的 MV治疗,平均年龄为 55±17 岁;其中 41% 为女性,平均伴有一种合并症和多种入院诊断[9]。从急性危重症进展到 CCI 的危险因素包括:ARDS、败血症、休克和 MOF 综合征[10]。虽然包括急性肺损伤(ALI)、终末期 COPD 和终末期 CHF 在内的很多疾病都可导致持续性机械通气(PMV),进展为慢性多器官功能障碍或 CCI,但通常都与严重的全身炎症性疾病相关。除了对生命维持疗法的依赖,CCI 的临床特点还包括极度虚弱、特殊的神经内分泌改变、对感染的易感性、脑功能障碍、皮肤损害、营养缺乏和严重的症状负荷(图 13.1)。由于持续的多器官功能障碍,这些患者表现为显著的长期功能障碍和认知障碍,很大程度上需要日常护理人员照料,而且具有很高的死亡率[11-16]。本章将总结慢性多器官功能障碍的临床特征以及这些特征与患者结局的相关性。讨论将集中在 ALI(因为本书其他章节有提到 ALI)以外的器官功能障碍。

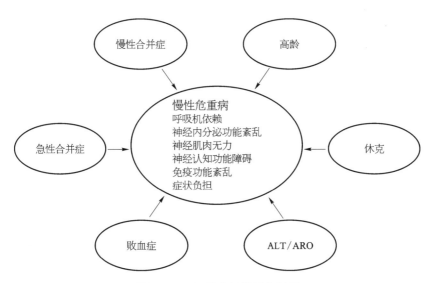

图 13.1　CCI 综合征的概念框架

CCI 发生发展的危险因素包括：年龄、急性和慢性合并症、败血症、ALI/ARDS 和休克。CCI 的临床特点是长期呼吸机依赖；然而，CCI 是一种临床综合征，包括多个器官和系统的临床特点。

慢性多器官功能障碍的临床特点

神经内分泌的改变

神经内分泌应激反应是一个动态的过程，涉及多种激素变化，在危重症的急性和慢性阶段具有不同的临床表现[17-19]。急性危重症的神经内分泌变化促使能量和营养物质从合成代谢途径转移到分解代谢途径，以支持重要器官功能和应对急性炎症[20]。长期的危重症导致神经内分泌激素水平的下降，致使靶器官功能减退、分解代谢亢进、合成代谢受损，继而出现明显的分解代谢状态，导致肌肉萎缩、去脂体重（LBM）丧失、脂肪增加和全身水肿，从而阻碍危重症患者的康复[21]。

危重症急性发作时，通过促肾上腺皮质激素（ACTH）释放的增加，皮质醇水平得到提高，其反过来也受到促肾上腺皮质激素释放激素、细胞因子和去甲肾上腺素能系统的影响。皮质醇增多会使碳水化合物、脂肪和蛋白质的代谢发生急剧转变，从而有利于重要器官获取能量，同时也延迟了合成代谢[17]。CCI 患者体内的 ACTH 水平下降；然而，皮质醇在大多数患者体内保持升高，致使分解代谢旺盛，阻碍受损脏器的恢复。尽管 ACTH 水平降低，由于来自其他未知外围途径的补充，皮质醇水平保持升高。孕烯醇酮是皮质醇和雄激素的前体，优先转化为皮质醇，导致雄激素缺乏，进而引起肌肉萎缩、合成代谢受损和伤口愈合障碍[20]。最终，随着危重症的进展出现的皮质醇水平下降，称为肾上腺耗竭[22]。CCI 引起的肾上腺皮质功能减退几乎影响每一个器官和系统，从而增加了发病率和死亡率。许多研究者建议对肾上腺功能不全的患者使用皮质类固醇替代治疗；然而，关于该疗法的时间、所做相关研究的解释以及所选用的治疗方案仍存在相当大的争议[23,24]。

在急性危重症期间,外周甲状腺激素的代谢和有效性发生变化。T4 转化到 T3 的外围途径受损,导致 T3 水平降低,并且往往无法刺激促甲状腺激素(TSH)适当分泌增加,这表明在危重症期间下丘脑-垂体-甲状腺轴的反馈机制受损。TSH 的减少首先导致甲状腺激素的进一步减少,其目的在于节省危重症急性期所需的能量和营养物质[20]。当患者的病情进展到 CCI 时,存在脉冲性 TSH 分泌物的缺失,出现持续性的甲状腺功能减退。慢性甲状腺功能减退导致神经精神病学改变、液体潴留、水肿、相对性低体温症、通气动力衰竭、胃肠运动减弱、贫血、葡萄糖耐受不良和吸收障碍[20]。对于危重症患者何时以及如何进行甲状腺激素替代疗法仍存在争议[25]。

在危重症过程中,脉冲式和间歇性 GH 水平首先上升。此外,由于对 GH 的外周负反馈,IGF-1 水平降低[17]。IGF-1 的下降以及 GH 的升高,增加了 GH 的脂肪分解和胰岛素抵抗的作用,同时抑制 IGF-1 的合成代谢作用[26]。由于急性危重症在 7～10 天发展为慢性危重症,脉冲式和间歇性 GH 水平显著降低,导致 IGF-1 水平的进一步降低。这些变化持续存在,导致 CCI 患者体内分解代谢状态进一步恶化。在男性和女性慢性危重症患者中都观察到 GH 分泌减少,但男性患者的脉冲式 GH 水平更加紊乱,睾酮水平有不同程度的减少[27]。这些异常现象如何影响危重症幸存者的性功能尚不清楚。据报道,高达 44% 的危重症后幸存的患者存在性功能障碍,但很难将这样的内分泌异常情况与其他问题分开讨论,包括潜在的合并症、血管病变、药物治疗和社会心理问题[28,29]。在一项小型研究中,危重症幸存者的性功能障碍与 PTSD 症状相关,而与患者的年龄、性别以及 ICU 停留的时间无关[30]。

在危重症期间骨代谢受到显著影响。早在危重症发生的最初 24 小时,骨转换显著升高[31]。此外,在危重症期间骨形成可能也受到损害[32]。因此,在危重症期间,骨吸收加速,骨骼修复机制受到抑制[33]。ICU 相关骨代谢性疾病的原因包含多种因素,直到危重症对身体造成的压力消失时,高代谢性骨丢失才得以下调。涉及危重症相关骨骼疾病的因素包括:特定细胞因子的作用、长期卧床、激素分解代谢的过量,ICU 中使用的药物和维生素 D 的缺乏[33]。骨的丢失和修复抑制的组合效应使危重症的幸存者有较高的骨折风险。一些研究表明,应用 IV-双磷酸盐是能降低骨吸收的标志物,但这是否能使骨折的风险降低尚不清楚[34-36]。

神经肌肉的改变

大量的 ICU 患者经受重症患者获得性肌无力(ICUAW)的影响[37]。ICUAW 可以在感染性休克发作的 3 天内或全身性炎症反应综合征(SIRS)发作的 10 天内发生[38-40]。ICUAW 是一种获得性肌无力,包括肌病、神经病变、神经肌肉传导缺陷或这些病变的任何组合形式。由于这种肌无力同时影响肢体肌和呼吸肌,所以患者脱离 MV 时间延迟,同时损害机体功能的康复[41]。对于 ICUAW 的明确 ICU 危险因素包括:败血症、SIRS、肾脏透析、高血糖和多器官功能衰竭(MOF);而与糖皮质激素、肌松药和苯二氮䓬类药物的相关性尚不确定[42]。对于危重症患者,ICUAW 的发生率分别为:60% 的 ARDS 患者,70% 的 SIRS 患者,100% 的 SIRS 和多器官功能障碍患者[41]。ICUAW 诊断的金标准是肌电图和肌肉活检;然而,这些测试对于慢性多器官功能障碍的临床实用性尚不得而知。医学研究委员会(MRC)评分是用于诊断 ICUAW 的临床评分系统,主要用于研究目的,具有很高的非特异性[43]。

ICUAW 包括 CIP、CIM 或两者同时存在,称为 CINM[44]。CIP 是外周运动神经轴突功能障碍的紊乱。CIP 患者的尸检研究显示,肢体功能和呼吸系统相关的运动和感觉神经变性[45]。CIP 的病理生理机制尚不清楚,目前已经发展形成的几种理论包括:败血症相关的炎症性细胞因子引起的微循环紊乱、高血糖和水肿,以及细胞因子可能对周围神经的直接损伤[41]。CIM 是一种急性原发性肌病,包括单纯功能障碍(具有正常的细胞组织结构)到萎缩和坏死等病理改变[46]。CIM 的病理生理机制很复杂,涉及代谢、炎症和生物能量学的改变[41]。与 CIP 患者相比,CIM 患者的长期预后可能更好[47]。

ICUAW 的预防和治疗直到最近才得到大量关注。其中不乏证据支持预防 ICUAW 的新方法。在一项研究中,患者在 MV 的 72 小时内开始接受 PT 和 OT 训练,结果表明机械通气患者的早期功能锻炼可预防肌肉萎缩的发生并限制其严重程度[48]。在另外两项研究中,机械通气患者的早期功能锻炼与住院时间的缩短有关[49,50]。最近两项对 ICU 患者的研究发现,目标血糖范围为 80～110 mg/dL 的强化胰岛素治疗(IIT)可降低 CIP/CIM 的发生率[51,52]。皮质类固醇和神经肌肉阻滞剂对 ICUAW 患者的作用仍存在争议:早期的研究提示两者都是危险因素;然而,最近的研究质疑这个观点[53]。皮质类固醇可能通过高血糖症显示其作用,血糖可以通过胰岛素治疗来更好地调节[54]。小剂量和短时间应用神经肌肉阻滞剂时可能风险最小[55,56]。一组程式化护理可能是提供预防 ICUAW 的最佳方法,这组"ABCDE"的治疗模式包括:系统的、自发的觉醒和呼吸协调,注意镇静药物的选择性使用,谵妄的监测,早期的运动和锻炼[57]。最后还有研究指出,肌肉电刺激(EMS)可以防止危重症病患者的肌肉萎缩[58,59]。

ICUAW 在持续性危重症幸存者中的影响可能取决于每个患者的基线功能水平和生理储备的程度。虽然年龄没有被最终确定为发生 ICUAW 的独立危险因素[42,43],但也会影响患者的康复。年轻的患者在疾病之前健康状况良好并且功能状态完整,可能有更大程度的功能储备和康复潜能[60]。老年患者或有严重慢性合并症的患者可能具有较少的康复潜力,特别是因为他们更容易发生医疗干预相关并发症和重复入院治疗[61]。在最近一项关于经历危重症的老年患者机体功能的纵向研究中,危重症之后身体功能障碍最严重的患者,在发病前功能已经下降,从而导致他们急性疾病的发生。同时,考虑持续性的功能障碍可能怎样影响幸存者的生存质量也至关重要。与具有较低基线功能水平的患者相比,发病前具有较高功能水平的患者可能更难以在心理上适应危重症发生后的突然变化。

免疫学的改变和感染

感染是 CCI 患者死亡的主要原因,并且对发病率有很大的影响[62]。感染与脱离 MV 的困难程度相关,因为发热和高代谢增加了患者对呼吸机的需求[63]。败血症综合征也诱导了膈膜肌肉中的线粒体功能障碍,进一步加剧呼吸机依赖[64,65]。经历急性和慢性重症监护的患者面临"三重感染风险":屏障破坏(留置导尿、皮肤皲裂等),在医疗环境中暴露于恶性和多种耐药性病原体,以及危重症和潜在的合并症引起的"免疫衰竭综合征"[62]。

屏障破坏在危重症中很常见。由于 CCI 患者营养不良和伤口愈合能力受损,所以褥疮导致的皮肤屏障破坏难以治愈。医源性屏障破坏较常见,包括:静脉留置针、导尿管、鼻饲胃管和气管切开术的部位。静脉留置针和导尿管可能成为病原体定植继而引发感染的部位。鼻饲胃管与鼻窦炎相关,并且可能和吸入事件相关[62,66]。经历PMV的患者通常会出现分泌物增加,坠积于下呼吸道,引起气管内和声门黏膜炎症,以及黏液纤毛清除功能受损,所有这些都可能会增加感染的风险[67]。

慢性危重症患者在急症治疗和长期治疗机构中都暴露于强毒环境和多种耐药菌环境中,并有定植的危险。常见的病原微生物包括:耐甲氧西林金黄色葡萄球菌、耐万古霉素肠球菌、革兰阴性肠道微生物、念珠菌和艰难梭菌[10,63,68]。这些微生物可能在"患者-患者"或"治疗者-患者"之间传播。医源性病原体一旦发生定植,可以取代患者体内的正常菌群,同时污染留置设备,使其难以根除。

危重症和潜在合并症的累积效应导致患者的免疫力下降。在脓毒症的初始阶段,最初"细胞因子风暴"之后的免疫抑制状态,潜在地增加了长期危重症患者新发感染的风险[69]。此外,在长期危重症的病程中,患者可能进展为"免疫衰竭",顾名思义,是"可能损害免疫功能、抑制免疫物质的作用,从而损害机体对病原体的防御能力"[62]。长期的危重症相关的合并疾病的累积效应导致对感染的免疫应答障碍,包括营养缺乏、微量营养素缺乏、蛋白质耗竭和线粒体功能障碍。目前限制败血症炎症反应的治疗策略尚未明确有改善预后的作用[70-72]。感染引起过度的免疫应答是否是不良结局的主要驱动因素,抑或是败血症诱导的免疫抑制都尚不清楚。一些人假设靶向的促炎性细胞因子干预可能对败血症的治疗有益,这将改变目前败血症抗炎治疗常规方案[69]。

重症监护中的急、慢性感染的预防和治疗已经得到充分研究。多项研究已成功地降低了与导管相关的血行感染、呼吸机相关性肺炎(VAP),以及耐药性生物体的传播、艰难梭菌感染和导管相关性尿道感染的发生率[73-82]。为了最大限度地利用基本的预防措施,治疗过程应当系统化,例如手卫生、隔离措施、去除不必要的留置设备、合理使用抗生素以及保持皮肤完整性[83]。事实上,已经发布了预防感染的指南[84-89]。当疑似感染出现时,来源的鉴定和控制应首先集中于最有可能的败血症、肺炎和艰难梭菌结肠炎,这些是最常见的重症感染[62]。

神经认知和精神病学功能障碍

在危重症期间和之后观察到高发病率的神经认知功能障碍[13,90-94]可以持续数月至数年,并且可以是永久存在的,影响患者的生活质量、重返工作岗位的能力和整体功能能力[95]。谵妄和昏迷是危重症急性期和慢性期常见的症状;然而,也经常观察到更微妙的功能障碍,包括执行功能、记忆和注意力障碍。即使没有发生谵妄,ICU患者常常在急性期和恢复期表现为神经认知功能障碍。在一项对30名非镇静、非妄想性患者超过6天MV的研究中,100%的患者表现为执行功能受损,67%的患者在急性期出现记忆受损;在2个月随访时,50%的患者表现为执行功能受损,31%的患者合并记忆受损。神经认知障碍的发生机制目前尚不完全清楚,但可能包括谵妄、缺氧、低血压、葡萄糖调节异常、代谢紊乱、炎症以及镇静剂和麻醉剂的影响[95-97]。这些因素可能更大程度地影响预先存在的认知功能不全的患者,包括轻度认知障碍、痴呆或先前的创伤性颅脑外伤(TBI)[95]。发病前认知功能障碍虽然不能解释 ICU 后认知功能障碍的高发病率。两个最近的关于 ICU 前后认知评估的大型前瞻性队列研究表明,当发病前的认知功能一致时,危重症是痴呆或其他认知功能障碍的独立危险因素[93,94]。

包括抑郁症、焦虑和 PTSD 在内的心理障碍,在危重症后频繁发生。据报道,25%～58% 的危重症患者患有抑郁症[98,99]。在一项对发病前和 ICU 后抑郁状态评估的队列研究中,危重症被认为是发生抑郁症的独立危险因素[100]。已有报道,在 23%～41% 的 ICU 幸存患者中存在焦虑[101,102],在 5%～63% 的 ICU 幸存患者中有创伤后精神紧张性精神障碍(PTSD)[103,104]。与抑郁和焦虑发生相关的危险因素包括:ICU 停留时间、机械通气的依赖时间、原发性精神病、高体重指数(BMI)、外科手术后进入 ICU、最大器官衰竭评分和平均苯二氮䓬类用量[96]。PTSD 的危险因素包括:妄想性记忆和镇静剂的使用[105]。ICU 幸存患者精神障碍的潜在机制包括:器官功能障碍、药物、疼痛、睡眠剥夺、细胞因子增多、应激相关的下丘脑-垂体轴激活、低氧血症和脑损伤导致的神经递质功能障碍[96]。

目前对于 ICU 幸存患者中神经认知和神经精神功能障碍的预防和治疗知之甚少。在一项研究中,每日中断镇静剂(DIS)使用的患者,抑郁、焦虑和 PTSD 的发生率均下降[102]。苯二氮䓬类药物的弃用可有效降低 ICU 患者急性期谵妄的发生率,但对于是否减少脑功能障碍的患病率或延长脑功能障碍的持续时间尚不明确。在另一项研究中,ICU 患者在出院后得到一本预先书写好的日记,记录其在 ICU 停留期间 1 个月的情况,这些患者的新发PTSD 的概率明显减少[106]。该研究的作者假设,ICU 住院期间的记忆不完整和事实记忆的缺失可能是导致 PTSD 的重要影响因素,并且通过提供这些事实内容,患者不太可能发展为PTSD。

症状负荷

身体和心理症状在 CCI 患者中很常见。Nelson 和他的同事进行了一项队列研究,入组50 例因重症监护时脱离呼吸机治疗失败而气管切开的患者[15]。这些患者是老年人(中位年龄 73 岁),具有种族多样性,大多数患者(86%)在入院前居住于家中,具有多样的共患疾病和医疗条件。这些患者在入院前的平均住院时间为 15 天。在入组的患者中,28% 的患者存在身体上或认知上的损伤,难以对调查做出反应,因此只能推测他们的症状负荷。在能够对调查做出反应的患者中,存在高症状负荷;90% 的患者报告了相关症状,平均每个患者有 8.6个症状。44% 的患者报告了最高水平的疼痛。60% 的患者报告了高水平的心理症状,包括悲伤、担忧或紧张。由于存在沟通交流困难,90% 的患者对此表现出高水平的痛苦。其他常见的症状包括:口渴、恶心、失眠、呼吸困难、疲劳、饥饿、口干和缺乏食欲。

关于 CCI 的症状治疗或这些治疗是否影响疾病结局的系统证据很少。Nelson 及其同事认为症状体验是患者群体疾病结局的重要独立预测因素,更高的症状负荷与更高的死亡率相关[15]。减少患者的症状负荷可能促进有利的疾病结局,包括生理状态的稳定和有效的医疗资源利用。

结局

慢性危重症患者的多器官功能障碍使他们易患新的并发症从而阻碍疾病的恢复。慢性危重症患者的一年死亡率为 $50\%\sim60\%$ [6,9,11,61,107]，并且年龄和进行性器官功能障碍的数量是长期死亡的重要独立危险因素[9]。这一人群的功能预后和生活质量也很差，部分原因是身体功能障碍的高发生率[6,12,61,108,109]。一项研究表明，大多数患者在 PMV 后合并有严重的认知功能障碍[13]。伴随 CCI 相关的严重机体功能和认知功能障碍导致危重症幸存者的住院时间延长[61]。患者在出院后的一年内平均接受 4 次治疗机构的转院治疗。

由于患者（及其授权委托人）在决策中获得更多的自主性，临床医生将需要改进流程，以便与患者沟通和交流 CCI 的预后和治疗选择，从而使治疗目标与患者的价值观相一致。一项定性研究表明，授权委托人希望听到关于患者长期预后的信息，但临床医生通常不提供这些信息[13]。一项最近验证的死亡率预测模型[9]可以帮助临床医生评估患者的长期生存，但是需要其他干预措施来改善这些信息的交流。接受过沟通培训的临床医生（如临终关怀医生）或应用创新技术（如电子辅助决策系统）可能对医患沟通的改善有帮助，这些创新项目正在 CCI 患者中进行研究。

结　论

慢性多器官功能障碍不仅是急性疾病的延续，而且是不同生理功能异常和代谢功能障碍的离散综合征。医疗卫生工作者们已经增加了对该综合征的认识，并且对于预防和治疗该综合征中的部分疾病已做出了卓有成效的努力。然而，由于其复杂性，没有某种单一的干预可能预防或治疗这种综合征，因此需要设计和实施全面、系统的方案，包括最佳干预系列疗法，以减少慢性多器官功能障碍的发病率以及改善其预后。

（张听雨　译）

参考文献

[1] Nelson JE, Cox CE, Hope AA, Carson SS. Chronic critical illness. *Am J Respir Crit Care Med* 2010；**182**；446-54.

[2] Cooper Z, Bernacki RE, Divo M. Chronic critical illness: a review for surgeons. *Curr Probl Surg* 2011；**48**：12-57.

[3] Nierman DM, Nelson DE. Chronic critical illness. *Crit Care Clin* 2002；**18**：xi-xii.

[4] Cox CE, Carson SS, Holmes GM, Howard A, Carey TS. Increase in tracheostomy for prolonged mechanical ventilation in North Carolina, 1993-2002. *Crit Care Med* 2004；**32**：2219-26.

[5] Zilberberg MD, de Wit M, Pirone JR, Shorr AF. Growth in adult prolonged acute mechanical ventilation: implications for healthcare delivery. *Crit Care Med* 2008；**36**：1451-5.

[6] Engoren M, Arslanian-Engoren C, Fenn-Buderer N. Hospital and long-term outcome after tracheostomy for respiratory failure. *Chest* 2004；**125**：220-7.

[7] Seneff MG, Zimmerman JE, Knaus WA, Wagner DP, Draper EA. Predicting the duration of mechanical ventilation. The importance of disease and patient characteristics. *Chest* 1996；**110**：469-79.

[8] Wagner DP. Economics of prolonged mechanical ventilation. *Am Rev Respir Dis* 1989；**140**：S14-18.

[9] Carson SS, Kahn JM, Hough CL, et al. A multicenter mortality prediction model for patients receiving prolonged mechanical ventilation. *Crit Care Med* 2011；**40**：171-6.

[10] Estenssoro E, Reina R, Canales HS, et al. The distinct clinical profile of chronically critically ill patients: a cohort study. *Crit Care* 2006；**10**：R89.

[11] Cox CE, Carson SS, Lindquist JH, Olsen MK, Govert JA, Chelluri L. Differences in one-year health outcomes and resource utilization by definition of prolonged mechanical ventilation: a prospective cohort study. *Crit Care* 2007；**11**：R9.

[12] Combes A, Costa MA, Trouillet JL, et al. Morbidity, mortality, and quality-of-life outcomes of patients requiring > or = 14 days of mechanical ventilation. *Crit Care Med* 2003; **31**: 1373 - 81.

[13] Nelson JE, Tandon N, Mercado AF, Camhi SL, Ely EW, Morrison RS. Brain dysfunction: another burden for the chronically critically ill. *Arch Intern Med* 2006; **166**: 1993 - 9.

[14] Hope AA, Morrison RS, Du Q, Nelson J. Predictors of long-term brain dysfunction after chronic critical illness. *Am J Respir Crit Care Med* 2010; **181**: A6713.

[15] Nelson JE, Meier DE, Litke A, Natale DA, Siegel RE, Morrison RS. The symptom burden of chronic critical illness. *Crit Care Med* 2004; **32**: 1527 - 34.

[16] Van Pelt DC, Milbrandt EB, Qin L, et al. Informal caregiver burden among survivors of prolonged mechanical ventilation. *Am J Respir Crit Care Med* 2007; **175**: 167 - 73.

[17] Van den Berghe G. Neuroendocrine pathobiology of chronic critical illness. *Crit Care Clin* 2002; **18**: 509 - 28.

[18] Vanhorebeek I, Langouche L, Van den Berghe G. Endocrine aspects of acute and prolonged critical illness. *Nat Clin Pract Endocrinol Metab* 2006; **2**: 20 - 31.

[19] Van den Berghe G, de Zegher F, Bouillon R. Clinical review 95: acute and prolonged critical illness as different neuroendocrine paradigms. *J Clin Endocrinol Metab* 1998; **83**: 1827 - 34.

[20] Mechanick JI, Brett EM. Endocrine and metabolic issues in the management of the chronically critically ill patient. *Crit Care Clin* 2002; **18**: 619 - 41.

[21] Hollander JM, Mechanick JI. Nutrition support and the chronic critical illness syndrome. *Nutr Clin Pract* 2006; **21**: 587 - 604.

[22] Zaloga GP, Marik P. Hypothalamic-pituitary-adrenal insufficiency. *Crit Care Clin* 2001; **17**: 25 - 41.

[23] Cooper MS, Stewart PM. Adrenal insufficiency in critical illness. *J Intensive Care Med* 2007; **22**: 348 - 62.

[24] Patel GP, Balk RA. Systemic steroids in severe sepsis and septic shock. *Am J Respir Crit Care Med* 2011; **185**: 133 - 9.

[25] Farwell AP. Thyroid hormone therapy is not indicated in the majority of patients with the sick euthyroid syndrome. *Endocr Pract* 2008; **14**: 1180 - 7.

[26] Vanhorebeek I, Van den Berghe G. The neuroendocrine response to critical illness is a dynamic process. *Crit Care Clin* 2006; **22**: 1 - 15.

[27] Van den Berghe G, Baxter RC, Weekers F, Wouters P, Bowers CY, Veldhuis JD. A paradoxical gender dissociation within the growth hormone/insulin-like growth factor I axis during protracted critical illness. *J Clin Endocrinol Metab* 2000; **85**: 183 - 92.

[28] Griffiths J, Waldmann C, Quinlan J. Sexual dysfunction in intensive care survivors. *Br J Hosp Med* (*Lond*) 2007; **68**: 470 - 3.

[29] Somers KJ, Philbrick KL. Sexual dysfunction in the medically ill. *Curr Psychiatry Rep* 2007; **9**: 247 - 54.

[30] Griffiths J, Gager M, Alder N, Fawcett D, Waldmann C, Quinlan J. A self-report-based study of the incidence and associations of sexual dysfunction in survivors of intensive care treatment. *Intensive Care Med* 2006; **32**: 445 - 51.

[31] Shapses SA, Weissman C, Seibel MJ, Chowdhury HA. Urinary pyridinium cross-link excretion is increased in critically ill surgical patients. *Crit Care Med* 1997; **25**: 85 - 90.

[32] Van den Berghe G, Van Roosbroeck D, Vanhove P, Wouters PJ, De Pourcq L, Bouillon R. Bone turnover in prolonged critical illness: effect of vitamin D. *J Clin Endocrinol Metab* 2003; **88**: 4623 - 32.

[33] Hollander JM, Mechanick JI. Bisphosphonates and metabolic bone disease in the ICU. *Curr Opin Clin Nutr Metab Care* 2009; **12**: 190 - 5.

[34] Via MA, Potenza MV, Hollander J, et al. Intravenous ibandronate acutely reduces bone hyperresorption in chronic critical illness. *J Intensive Care Med* 2012; **27**: 312 - 18.

[35] Klein GL, Wimalawansa SJ, Kulkarni G, Sherrard DJ, Sanford AP, Herndon DN. The efficacy of acute administration of pamidronate on the conservation of bone mass following severe burn injury in children: a double-blind, randomized, controlled study. *Osteoporos Int* 2005; **16**: 631 - 5.

[36] Nierman DM, Mechanick JI. Biochemical response to treatment of bone hyperresorption in chronically critically ill patients. *Chest* 2000; **118**: 761 - 6.

[37] Lorin S, Nierman DM. Critical illness neuromuscular abnormalities. *Crit Care Clin* 2002; **18**: 553 - 68.

[38] Tepper M, Rakic S, Haas JA, Woittiez AJ. Incidence and onset of critical illness polyneuropathy in patients with septic shock. *Neth J Med* 2000; **56**: 211 - 14.

[39] Garnacho-Montero J, Madrazo-Osuna J, Garcia-Garmendia JL, et al. Critical illness polyneuropathy: risk factors and clinical consequences. A cohort study in septic patients. *Intensive Care Med* 2001; **27**: 1288 - 96.

[40] Tennila A, Salmi T, Pettila V, Roine RO, Varpula T, Takkunen O. Early signs of critical illness polyneuropathy in ICU patients with systemic inflammatory response syndrome or sepsis. *Intensive Care Med* 2000; **26**: 1360 - 3.

[41] Hermans G, De Jonghe B, Bruyninckx F, Van den Berghe G. Clinical review: critical illness polyneuropathy and myopathy. *Crit Care* 2008; **12**: 238.

[42] Stevens RD, Dowdy DW, Michaels RK, Mendez-Tellez PA, Pronovost PJ, Needham DM. Neuromuscular dysfunction acquired in critical illness: a systematic review. *Intensive Care Med* 2007; **33**: 1876 - 91.

[43] De Jonghe B, Sharshar T, Lefaucheur JP, et al. Paresis acquired in the intensive care unit: a prospective

multicenter study. *JAMA* 2002; **288**; 2859 – 67.

[44] Stevens RD, Marshall SA, Cornblath DR, et al. A framework for diagnosing and classifying intensive care unit-acquired weakness. *Crit Care Med* 2009; **37**(10 Suppl); S299 – 308.

[45] Zochodne DW, Bolton CF, Wells GA, et al. Critical illness polyneuropathy. A complication of sepsis and multiple organ failure. *Brain* 1987; **110**; 819 – 41.

[46] Latronico N, Shehu I, Seghelini E. Neuromuscular sequelae of critical illness. *Curr Opin Crit Care* 2005; **11**; 381 – 90.

[47] Guarneri B, Bertolini G, Latronico N. Long-term outcome in patients with critical illness myopathy or neuropathy; the Italian multicentre CRIMYNE study. *J Neurol Neurosurg Psychiatry* 2008; **79**; 838 – 41.

[48] Schweickert WD, Pohlman MC, Pohlman AS, et al. Early physical and occupational therapy in mechanically ventilated, critically ill patients; a randomised controlled trial. *Lancet* 2009; **373**; 1874 – 82.

[49] Morris PE, Goad A, Thompson C, et al. Early intensive care unit mobility therapy in the treatment of acute respiratory failure. *Crit Care Med* 2008; **36**; 2238 – 43.

[50] Needham DM, Korupolu R, Zanni JM, et al. Early physical medicine and rehabilitation for patients with acute respiratory failure; a quality improvement project. *Arch Phys Med Rehabil* 2010; **91**; 536 – 42.

[51] Van den Berghe G, Schoonheydt K, Becx P, Bruyninckx F, Wouters PJ. Insulin therapy protects the central and peripheral nervous system of intensive care patients. *Neurology* 2005; **64**; 1348 – 53.

[52] Hermans G, Wilmer A, Meersseman W, et al. Impact of intensive insulin therapy on neuromuscular complications and ventilator dependency in the medical intensive care unit. *Am J Respir Crit Care Med* 2007; **175**; 480 – 9.

[53] Stevens RD, Dowdy DW, Michaels RK, Mendez-Tellez PA, Pronovost PJ, Needham DM. Neuromuscular dysfunction acquired in critical illness; a systematic review. *Intensive Care Med* 2007; **33**; 1876 – 91.

[54] Hermans G, Wilmer A, Meersseman W, et al. Impact of intensive insulin therapy on neuromuscular complications and ventilator dependency in the medical intensive care unit. *Am J Respir Crit Care Med* 2007; **175**; 480 – 9.

[55] Hermans G, De Jonghe B, Bruyninckx F, Van den Berghe G. Interventions for preventing critical illness polyneuropathy and critical illness myopathy. *Cochrane Database Syst Rev* 2009; **1**; CD006832.

[56] Papazian L, Forel JM, Gacouin A, et al. Neuromuscular blockers in early acute respiratory distress syndrome. *N Engl J Med* 2010; **363**; 1107 – 16.

[57] Morandi A, Brummel NE, Ely EW. Sedation, delirium and mechanical ventilation; the 'ABCDE' approach. *Curr Opin Crit Care* 2011; **17**; 43 – 9.

[58] Gerovasili V, Stefanidis K, Vitzilaios K, et al. Electrical muscle stimulation preserves the muscle mass of critically ill patients; a randomized study. *Crit Care* 2009; **13**; R161.

[59] Gerovasili V, Tripodaki E, Karatzanos E, et al. Short-term systemic effect of electrical muscle stimulation in critically ill patients. *Chest* 2009; **136**; 1249 – 56.

[60] Kress JP, Herridge MS. Medical and economic implications of physical disability of survivorship. *Semin Respir Crit Care Med* 2012; **33**; 339 – 47.

[61] Unroe M, Kahn JM, Carson SS, et al. One-year trajectories of care and resource utilization for recipients of prolonged mechanical ventilation; a cohort study. *Ann Intern Med* 2010; **153**; 167 – 75.

[62] Kalb TH, Lorin S. Infection in the chronically critically ill; unique risk profile in a newly defined population. *Crit Care Clin* 2002; **18**; 529 – 52.

[63] Scheinhorn DJ, Hassenpflug MS, Votto JJ, et al. Ventilator-dependent survivors of catastrophic illness transferred to 23 long-term care hospitals for weaning from prolonged mechanical ventilation. *Chest* 2007; **131**; 76 – 84.

[64] Callahan LA, Supinski GS. Sepsis induces diaphragm electron transport chain dysfunction and protein depletion. *Am J Respir Crit Care Med* 2005; **172**; 861 – 8.

[65] Galley HF. Oxidative stress and mitochondrial dysfunction in sepsis. *Br J Anaesth* 2011; **107**; 57 – 64.

[66] Desmond P, Raman R, Idikula J. Effect of nasogastric tubes on the nose and maxillary sinus. *Crit Care Med* 1991; **19**; 509 – 11.

[67] Ahmed QA, Niederman MS. Respiratory infection in the chronically critically ill patient. Ventilator-associated pneumonia and tracheobronchitis. *Clin Chest Med* 2001; **22**; 71 – 85.

[68] Poutsiaka DD. Antimicrobial resistance in the chronically critically ill patient. *Clin Chest Med*. Mar 2001; **22**; 87 – 103, viii.

[69] Boomer JS, To K, Chang KC, et al. Immunosuppression in patients who die of sepsis and multiple organ failure. *JAMA* 2011; **306**; 2594 – 605.

[70] Annane D, Bellissant E, Bollaert PE, et al. Corticosteroids in the treatment of severe sepsis and septic shock in adults; a systematic review. *JAMA* 2009; **301**; 2362 – 75.

[71] Mullard A. Drug withdrawal sends critical care specialists back to basics. *Lancet* 2011; **378**; 1769.

[72] Angus DC. The search for effective therapy for sepsis; back to the drawing board? *JAMA* 2011; **306**; 2614 – 15.

[73] Pronovost P, Needham D, Berenholtz S, et al. An intervention to decrease catheter-related bloodstream infections in the ICU. *N Engl J Med* 2006; **355**; 2725 – 32.

[74] Bouadma L, Deslandes E, Lolom I, et al. Long-term impact of a multifaceted prevention program on ventilator-associated pneumonia in a medical intensive care unit. *Clin Infect Dis* 2010; **51**; 1115 – 22.

［75］Berenholtz SM, Pham JC, Thompson DA, et al. Collaborative cohort study of an intervention to reduce ventilator-associated pneumonia in the intensive care unit. *Infect Control Hosp Epidemiol* 2011; **32**: 305 - 14.

［76］Munoz-Price LS, De La Cuesta C, Adams S, et al. Successful eradication of a monoclonal strain of Klebsiella pneumoniae during a K. pneumoniae carbapenemase-producing K. pneumoniae outbreak in a surgical intensive care unit in Miami, Florida. *Infect Control Hosp Epidemiol* 2010; **31**: 1074 - 7.

［77］Munoz-Price LS, Hayden MK, Lolans K, et al. Successful control of an outbreak of Klebsiella pneumoniae carbapenemase-producing K. pneumoniae at a long-term acute care hospital. *Infect Control Hosp Epidemiol* 2010; **31**: 341 - 7.

［78］Ray A, Perez F, Beltramini AM, et al. Use of vaporized hydrogen peroxide decontamination during an outbreak of multidrug-resistant Acinetobacter baumannii infection at a long-term acute care hospital. *Infect Control Hosp Epidemiol* 2010; **31**: 1236 - 41.

［79］Climo MW, Sepkowitz KA, Zuccotti G, et al. The effect of daily bathing with chlorhexidine on the acquisition of methicillin-resistant Staphylococcus aureus, vancomycin-resistant Enterococcus, and healthcare-associated bloodstream infections: results of a quasi-experimental multicenter trial. *Crit Care Med* 2009; **37**: 1858 - 65.

［80］Ratnayake L, McEwen J, Henderson N, et al. Control of an outbreak of diarrhoea in a vascular surgery unit caused by a high-level clindamycin-resistant Clostridium difficile PCR ribotype 106. *J Hosp Infect* 2011; **79**: 242 - 7.

［81］Titsworth WL, Hester J, Correia T, et al. Reduction of catheter-associated urinary tract infections among patients in a neurological intensive care unit: a single institutions success. *J Neurosurg* 2012; **116**: 911 - 20.

［82］Nerandzic MM, Cadnum JL, Pultz MJ, Donskey CJ. Evaluation of an automated ultraviolet radiation device for decontamination of Clostridium difficile and other healthcare-associated pathogens in hospital rooms. *BMC Infect Dis* 2010; **10**: 197.

［83］Carasa M, Polycarpe M. Caring for the chronically critically ill patient: establishing a wound-healing program in a respiratory care unit. *Am J Surg* 2004; **188** (1 A Suppl): 18 - 21.

［84］Cohen SH, Gerding DN, Johnson S, et al. Clinical practice guidelines for Clostridium difficile infection in adults: 2010 update by the Society for Healthcare Epidemiology of America (SHEA) and the infectious Diseases Society of America (IDSA). *Infect Control Hosp Epidemiol* 2010; **31**: 431 - 55.

［85］Smith PW, Bennett G, Bradley S, et al. SHEA/APIC Guideline: infection prevention and control in the long-term care facility. *Am J Infect Control* 2008; **36**: 504 - 35.

［86］O'Grady NP, Alexander M, Burns LA, et al. Guidelines for the prevention of intravascular catheter-related infections. *Am J Infect Control* 2011; **39** (4 Suppl 1): S1 - 34.

［87］Gould CV, Umscheid CA, Agarwal RK, Kuntz G, Pegues DA. Guideline for prevention of catheter-associated urinary tract infections 2009. *Infect Control Hosp Epidemiol* 2010; **31**: 319 - 26.

［88］Siegel JD, Rhinehart E, Jackson M, Chiarello L. Guideline for isolation precautions: preventing transmission of infectious agents in health care settings. *Am J Infect Control* 2007; **35** (10 Suppl 2): S65 - 164.

［89］Coffin SE, Klompas M, Classen D, et al. Strategies to prevent ventilator-associated pneumonia in acute care hospitals. *Infect Control Hosp Epidemiol* 2008; **29** (Suppl 1): S31 - 40.

［90］Ely EW, Inouye SK, Bernard GR, et al. Delirium in mechanically ventilated patients: validity and reliability of the confusion assessment method for the intensive care unit (CAM-ICU). *JAMA* 2001; **286**: 2703 - 10.

［91］Jones C, Griffiths RD, Slater T, Benjamin KS, Wilson S. Significant cognitive dysfunction in nondelirious patients identified during and persisting following critical illness. *Intensive Care Med* 2006; **32**: 923 - 6.

［92］Jackson JC, Hart RP, Gordon SM, et al. Six-month neuropsychological outcome of medical intensive care unit patients. *Crit Care Med* 2003; **31**: 1226 - 34.

［93］Ehlenbach WJ, Hough CL, Crane PK, et al. Association between acute care and critical illness hospitalization and cognitive function in older adults. *JAMA* 2010; **303**: 763 - 70.

［94］Iwashyna TJ, Ely EW, Smith DM, Langa KM. Long-term cognitive impairment and functional disability among survivors of severe sepsis. *JAMA* 2010; **304**: 1787 - 94.

［95］Hopkins RO, Jackson JC. Long-term neurocognitive function after critical illness. *Chest* 2006; **130**: 869 - 78.

［96］Jackson JC, Mitchell N, Hopkins RO. Cognitive functioning, mental health, and quality of life in ICU survivors: an overview. *Crit Care Clin* 2009; **25**: 615 - 28.

［97］Hopkins RO, Suchyta MR, Snow GL, Jephson A, Weaver LK, Orme JF. Blood glucose dysregulation and cognitive outcome in ARDS survivors. *Brain Inj* 2010; **24**: 1478 - 84.

［98］Hopkins RO, Weaver LK, Collingridge D, Parkinson RB, Chan KJ, Orme JF, Jr. Two-year cognitive, emotional, and quality-of-life outcomes in acute respiratory distress syndrome. *Am J Respir Crit Care Med* 2005; **171**: 340 - 7.

［99］Cheung AM, Tansey CM, Tomlinson G, et al. Two-year outcomes, health care use, and costs of survivors of acute respiratory distress syndrome. *Am J Respir Crit Care Med* 2006; **174**: 538 - 44.

［100］Davydow DS, Russo JE, Ludman E, et al. The association of comorbid depression with intensive care unit admission in patients with diabetes: a prospective cohort study. *Psychosomatics* 2011; **52**: 117 - 26.

［101］Kapfhammer HP, Rothenhausler HB, Krauseneck T, Stoll C, Schelling G. Posttraumatic stress disorder and health-related quality of life in long-term survivors of acute respiratory distress syndrome. *Am J Psychiatry* 2004;

161: 45 - 52.

[102] **Kress JP, Gehlbach B, Lacy M, Pliskin N, Pohlman AS, Hall JB**. The long-term psychological effects of daily sedative interruption on critically ill patients. *Am J Respir Crit Care Med* 2003; **168**: 1457 - 61.

[103] **Griffiths J, Fortune G, Barber V, Young JD**. The prevalence of post traumatic stress disorder in survivors of ICU treatment: a systematic review. *Intensive Care Med* 2007; **33**: 1506 - 18.

[104] **Myhren H, Ekeberg O, Stokland O**. Health-related quality of life and return to work after critical illness in general intensive care unit patients: a 1-year follow-up study. *Crit Care Med* 2010; **38**: 1554 - 61.

[105] **Jones C, Griffiths RD, Humphris G, Skirrow PM**. Memory, delusions, and the development of acute posttraumatic stress disorder-related symptoms after intensive care. *Crit Care Med* 2001; **29**: 573 - 80.

[106] **Jones C, Backman C, Capuzzo M, et al**. Intensive care diaries reduce new onset post traumatic stress disorder following critical illness: a randomised, controlled trial. *Crit Care* 2010; **14**: R168.

[107] **Carson SS, Garrett J, Hanson LC, et al**. A prognostic model for one-year mortality in patients requir-ing prolonged mechanical ventilation. *Crit Care Med* 2008; **36**: 2061 - 9.

[108] **Douglas SL, Daly BJ, Gordon N, Brennan PF**. Survival and quality of life: short-term versus long-term ventilator patients. *Crit Care Med* 2002; **30**: 2655 - 62.

[109] **Chelluri L, Im KA, Belle SH, et al**. Long-term mortality and quality of life after prolonged mechanical ventilation. *Crit Care Med* 2004; **32**: 61 - 9.

第 14 章

ICU 相关长期呼吸衰竭和呼吸机依赖

Gaëtan Beduneau，Jean-Christophe M. Richard，Laurent Brochard

引　言

机械通气(MV)的单次或多次间断脱离尝试是患者脱离 MV 过程的一部分,这一过程约占 MV 总时间的 40%[1]。在过去的二十年里,有关这一主题的大量文献使我们从病理生理学方面更好地理解了脱离 MV 和气管拔管的难点[2]。积累的证据强调,对患者的自主呼吸功能进行每日系统评估可以帮助减少脱离 MV 的时间,并且可以不需要逐渐、系统地减少通气支持[3-5]。镇静管理已经成为任何旨在测试自主呼吸功能策略的关键考虑因素。由于停用镇静或镇痛药物后蓄积效应的频繁发生和药物的延续作用,直接或间接干扰了 ICU 患者脱离 MV 的过程[6-9]。在这种情况下,一些有或没有具体镇静管理的系统性呼吸试验研究,调查了脱离 MV 策略或方案的优点[10-12]。然而,这些方案对于研究人员或临床医生的意义尚未阐明,并且已经报道了方案的不同结果。观察性研究结果表明,大多数患者(50%~80%)在第一次自发呼吸试验(SBT)后可以脱离呼吸机[4,5]。然而,这些研究还表明,很大比例的患者在他们的第一次 SBT 后没有成功脱离呼吸机。这组患者启发我们关注具体的问题,并且可能有益于有针对性地诊断和治疗脱离 MV 失败的病因。最后,甚至更小比例的从重大疾病和(或)有严重潜在并发症中恢复的患者,不论在 ICU 或专业单元中,都需要非常长的时间脱离呼吸机。最后这组患者的预后通常很差[13,14]。

新的机械通气脱离分类

基于这些观察结果,最近一次国际共识会议提出根据机械通气脱离过程的速度和时间长度,将脱机过程中的患者分为三组[15]。虽然有些随意,但这种分类有趣地挑战了机械通气脱离过程的经典概念,讨论如下(表 14.1)。

容易脱机

患者经过第一次 SBT 后(并且通常为拔管)成功地脱离呼吸机称为"容易脱机"。该组患

表 14.1 根据最近的脱机分类相关的具体目标、管理方案和延迟脱机的理由

	目 标	方 案	延迟脱机的理由
第一组：容易脱机	- 辨别可能达到脱机准备要求的患者 - 一旦有脱机的可能进行 SBT** 测试	- 脱机准备的系统监测（早期筛查） - 不恰当呼吸机设置 - 镇静管理 - SBT（30~120 分钟） - 脱机的自动模式（SmartCare®）	- 过度镇静 - 过度的机械通气支持 - 呼吸机的设置不当 - 代谢性碱中毒 - SIMV+ 的使用
第二组：困难脱机	- 鉴别和治疗可逆的脱机失败原因 - 尽快复测 SBT	- 心脏超声 - 呼吸力学评估 - 考虑无创通气（NIV）以预防再插管 - 拔管前的气囊漏气试验 - 早期活动 - 利尿钠肽作为生物标志物的测定	- 声门水肿 - 体液潴留 - 左心功能不全 - 气道分泌物增加 - 呼吸机获得性肺炎 - 危重症神经肌病 CINM*** - 谵妄-焦虑
第三组：延迟脱机	- 通过检查发现"慢性危重症患者"	- 考虑转入专业脱机单元 - 考虑气管切开 - 逐渐减少机械通气支持 - 逐渐减小气管套管的直径 - 躯体活动 - 多学科临床路径	- 中枢神经系统疾病 - 既往慢性呼吸系统疾病或心功能不全 - 慢性呼吸功能不全 - 严重营养不良 - 危重症神经肌病 - 抑郁

注：* 脱机准备：医生认为脱机成功的客观可能性存在。
** 自主呼吸试验（SBT）：较低的呼气末正压（ZEEP，相当于 SBT），或者三通管试验
*** CINM：危重症神经肌病
+SIMV：同步间歇指令通气
资料来源：Boles JM，Bion J，Connors A，et al. Weaning from mechanical ventilation. *Eur Respir J* 2007；29：1033 - 56.

者约占需要 MV 并经历机械通气脱离过程的所有患者的 50%~80%。该组患者的临床挑战在于一旦患者能够维持自主呼吸，尽可能早地进行 SBT 来评估其与呼吸机脱离的准备状态。因此，筛查他们的呼吸能力是关键问题，像快速浅呼吸指数[16]这样的筛查指标在这方面十分有价值[17]。临床试验已经表明，SBT 既可以用于 7~8 cmH$_2$O 的压力支持通气（PSV）并且没有呼气末正压（PEEP）（"SBT 当量"）的情况，又可以在通过 T 管自发呼吸时进行[18,19]。有证据表明，相当数量的患者能够通过 PSV 成功拔管[18,20,21]。这表明 T 管试验可能略微低估了患者的脱机准备情况，或者与此相反，PSV 测试可能使患者暴露于更高的再插管风险。在一些患者中，压力水平提供的支持量可能低估拔管的风险。上述结果没有被严格地证明，但所选用技术可能受到患者正在进行测试的影响。在任何情况下，对患者而言通过三通管呼吸比使用 PSV[21]更具挑战性，并且准确地再现了患者在拔管后必须维持的呼吸做功（WOB），特别是拔管后的头几个小时[22]。非镇静状态（或尽可能避免镇静剂使用）和随后进行 SBT 的一个正式的方法，可能是管理这些患者的一种有效策略[12]。文献中描述的另一种可能的方法是使用一个特殊的自动化系统，最初称为 NeoGanesh，随后被商业化为

SmartCare®，其研究人员已经开发出了一种自动通气和脱机技术。它专门设计用于自动检测自主呼吸的准备情况，并随之发送相关的数据给临床医生[23-25]。临床试验表明，这种自动系统能够执行，或者比正式的临床驱动脱机方案更为有效，即使在护士-患者比率高的情况下应用[26-28]。与常规方案相比，该系统能够显著减少 MV 的时间，同时将患者的呼吸模式保持在舒适的范围内。这种自动化系统相对良好的临床应用结果，可能部分由其"每天 24 小时/每周 7 天"的不间断工作能力来解释。

困难脱机

患者未能通过第一次 SBT，并且需要多达 3 次 SBT 或从第一次尝试到成功拔管时间长至 7 天，称为"困难脱机"。在这组患者中应该仔细检查可逆的脱机失败原因，其中经常观察到的困难脱机原因包括心力衰竭和体液超负荷。几项研究已经表明心脏代偿失调可以引起和解释脱机失败[29,30]，并且体液超负荷是不能承受脱离呼吸机或拔管的常见原因[31,32]。因此，使用心脏生物标志物作为脱机失败的预测指标已成为最近的研究热点[33-35]。最近一项 RCT 表明，基于在 SBT 之前立即检测脑利钠肽（BNP）来帮助指导利尿剂给药的策略，显著增加了 SBT 成功的患者数量，从而显著减少了脱机时间[36]。无创通气（NIV）后系统性拔管，也被提议作为"困难脱机"患者继续常规 MV 的替代方案。这最后一种方法对慢性阻塞性肺部疾病（COPD）患者和持续性高碳酸血症患者似乎最有希望[37,38]。然而针对这一问题的研究结果仍然存在矛盾[39]，在这种情况下，NIV 不能确切地推荐给这些患者。

延迟脱机

第三组包括少部分患者，被称为"延迟脱机"组，定义为需要超过 3 次以上的脱机尝试或与呼吸机脱离需要超过 7 天。在延迟脱机的这个阶段，这些患者中的绝大多数已经接受气管切开，以促进其全身功能和通气的管理。最近十年的队列研究中提出了慢性危重症（CCI）这一概念，适用于这些患者中的大多数[40]。这一亚组患者通常需要长期 MV，因此促进了专业脱机单元（SWUs）的发展[41]。

脱机分类相关的流行病学数据

上述 3 个组之间的结果在何种程度上存在差异是临床上重要的问题，几个最近的研究已经解决了这一问题。Funk 等人进行了第一个前瞻性研究，描述了不同脱机类别的分布及其相应的结果[42]，这项研究在奥地利维也纳的一个中心进行，包括 250 多名外科手术患者。容易脱机、困难脱机和延迟脱机的患者分布分别为 59%、26% 和 14%，这些患者都最终脱离了呼吸机。第 3 组患者，即延迟脱机的患者，其与容易脱机和困难脱机的患者相比死亡率最高。这一最近的发现已经在其他一些观察性研究中得到了证实。除了观察不同脱机组的结局，Sellares 等人在西班牙呼吸科 ICU 中尝试确定延迟脱机风险增加的相关预测因素[43]。他们前瞻性地招募了约 200 名患者，分组如下：容易脱机占 40%，困难脱机占 40%，延迟脱机占 20%。在 SBT 期间，心率增加和二氧化碳分压（$PaCO_2$）与延迟脱机相关，而 SBT 期间的高碳酸血症和需要重新插管可以预测 90 天存活率降低。应该注意的是,参与本研究的患者在慢性呼吸系统疾病的情况下大部分使用机械通气,因此与非专门 ICU 相比改变了 MV 的预期结果。如在奥地利的研究中观察到,与容易脱机组和困难脱机组相比,延迟脱机组的死亡率显著升高。同样,在第 3 组中,MV 的持续时间更长,但是,正如附带的评论中所述,根据"延迟脱机"的定义,这是预期的结果[44]。在 Tonnelier 等人的一项观察性研究中,延迟脱机的患者占 30%,并且在 ICU 中有较高的死亡率,尽管一年后的死亡率没有类似升高[45]。Penuelas 等人报道的一项迄今为止最大的队列研究证实了上述研究的大多数结果[46]。该研究是关于机械通气患者的大型国际队列研究的第二次分析[1]。作者发现,延迟脱机只占总研究对象的 6%。与上述研究类似,该亚组患者的死亡率明显更高;而与容易脱机组相比,困难脱机组的结果并没有差异。这四项研究的结论证实前两组之间没有死亡率差异,即容易脱机组和延迟脱机组,表明这两组患者之间存在较大的重叠。符合容易脱机和困难脱机定义的患者可以代表单个组,其中分期(组 1 和组 2)取决于执行第一次进行 SBT 的时间以及用于评估自发呼吸准备的方法。在最后一项研究中,SBT 采用 PEEP 和压力支持或与呼吸机断开(三通管试验),并且超过 25% 的患者使用同步间歇强制通气进行通气。这些不规则性可能干扰脱机的定义和 MV 的持续时间。最后,对新定义的一个重要的问题是缺乏镇静终止的精确时间,这可能会显著影响对患者进行自主呼吸准备的评估。

肌无力和延迟脱机

一般肌肉无力和呼吸肌无力是 ICU 患者的常见问题。目前还没有研究特别关注肌无力患者脱离呼吸机的最佳方法,并且这些患者最可能进入困难和延迟的脱机组。在醒后,紧接着镇静终止,ICU 获得性轻瘫大约在长期的机械通气(PMV)后 30% 的患者中发生[47]。这可能会影响呼吸肌,潜在地导致脱机困难,虽然关于这一问题的精确数据依然缺乏。然而,已证明 ICU 获得性轻瘫与延迟脱机有关[48]。De Jonghe 和他的同事重新分析了 5 个 ICU 中 95 名患者的前瞻性队列研究,这些患者在 7 天或更多天的 MV 后加入了 ICU 获得性轻瘫发病率和危险因素的研究[47]。他们观察了与脱机时间延长相关的变量;变量被输入到多变量 Cox 比例风险模型中,以识别影响从 MV 脱离持续时间的独立变量。ICU 获得性轻瘫和 COPD 的存在都是延迟脱机的独立预测因素。醒后仍依赖 MV 的概率对于轻瘫患者(95%CI 1.4～4.2)是 2.4 倍,对于 COPD 患者(95%CI 1.6～4.5)是 2.7 倍。在轻瘫但无 COPD 的患者中,脱机的中位持续时间比没有轻瘫或 COPD 的患者长 3.5 天。最近,相同的研究者还表明,在一个星期的 MV 后,呼吸和肢体的肌肉力量均发生改变,该研究使用最大吸气和呼气压力、肺活量作为呼吸肌功能的指标[49]。呼吸肌无力与延迟拔管和机械通气延长相关;脓毒症休克是导致呼吸衰弱的一个原因。其他风险因素还包括单独使用类固醇或与肌肉松弛剂组合应用的病史(如 ARDS、严重急性哮喘发作)。

一项研究把膈肌疲劳作为 COPD 患者脱机失败的原因,Laghi 及其同事[50]测量脱离了 MV 的 16 名患者中膈肌对膈神经刺激的收缩反应。9 名未能通过试验的患者比 7 名脱机成功的患者经受更大的呼吸负荷,并有更强的横膈膜的做功。然而,没有患者发生膈肌抽搐压力的减少,即由膈神经刺激诱发的作为膈肌疲劳的指标。9 名脱机失败患者中有 7 名患者的呼吸肌张力-时间指数(呼吸周期产生的平均压力)高于报道导致任务失败和疲劳的阈值[51]。医生可能在患者疲劳发生前重新接入 MV,这就解释了为什么它不能被观察到。在膈膜疲劳发生之前,患者在一段相当长的时间表现为呼吸窘迫,因此临床医生在隔肌疲劳发展之前重新接入 MV。然而,在所有患者中研究者惊人地发现,在膈神经刺激下测量的跨膈肌压力抽搐远低于预测值,即使与休息时的重症 COPD 患者相比。这表明肌无力是频繁发生的,至少在 COPD 患者中,并且可能有导致困难脱机。

继发于心脏手术的膈神经损伤也可能导致严重的膈肌功能障碍,进而造成 MV 持续时间延长、呼吸机相关并发症和脱机困难[52,53]。

这些不同研究的结果表明,肌无力患者,特别是呼吸肌无力的患者可能常常属于困难脱机的类别,有时也会属于延迟脱机的类别。

机械通气期间的肌无力预防

因为肌无力可能会极大地影响 MV 的持续时间和脱机,应当尽力防止肌肉的废用和呼吸肌萎缩[54]。ICU 获得性多发性神经病变是难以预防的,尽管一些影响因素可能被改进。其中包括:感染的早期识别和治疗,有限制地使用类固醇[47]和神经肌肉阻滞剂(NMBA)[55],利用胰岛素控制血糖[56]和早期活动[57,58]。

Levine 和同事[59]最近公布了数据,说明机械通气的患者有伴发呼吸肌无力-肌肉萎缩的附加风险。这些研究者对 14 名脑死亡器官供体进行了胸膜、横膈膜的活检。这些已经接受 MV 18~69 小时的患者表现出膈膜活动停滞状态。他们还获得了 8 例疑似肺癌患者的术中膈膜活检作为对照。组织学检测显示脑死亡患者明显存在膈肌萎缩。与对照组相比,肌纤维的平均横截面积减少了 50% 以上。两组患者胸大肌的肌纤维横截面积相等,未受 MV 的影响。因此,脑死亡患者经历的膈萎缩并不是全身肌肉萎缩病症的一部分。生化和基因表达研究表明,膈肌萎缩是由于氧化应激导致肌肉蛋白的降解引起的。研究者们得出结论,18~69 小时的完全性膈膜停滞状态以及 MV 导致明显的膈肌萎缩,是氧化应激的增加导致蛋白质降解途径激活的结果。这一结论也由最近一项非常设计类似的二次研究所证实,显示 MV 可触发膈肌的自体吞噬[60]。

在多种动物物种中进行的大量实验研究的结果在患者中得到了证实[61-65]。有趣的是,Sassoon 及其同事的研究表明使用辅助控制通气能够部分避免 3 天的控制性 MV 对家兔膈肌失用性萎缩的影响[66]。他们得出结论,在 MV 期间保持膈肌收缩可减少完全停滞状态引起的肌力损失。这样的结果同样在 MV 超过 3 天的大型动物模型中得到支持[67]。这项研究发现成为使用辅助通气模式的重要论据,允许从 MV 启动或任何可能的情况下进行一定程度的自发呼吸。

呼吸机依赖的患者

在 ICU 中依赖呼吸机的患者代表了一个新的疾病分类。他们经历了重大疾病之后,在

ICU 停留期间存活,并且不能完全脱离 MV。

　　在美国,每年有超过 10 万患者属于这一范畴,由于重症监护治疗进展和患者概况的改变(更多的老年患者,更多的合并症),这个数字预计将进一步增加。虽然这个群体占整个 ICU 患者不到 10% 的比例,但他们需要在 ICU 停留的天数却不成比例地增加,并且占 ICU 支出的 40%。减少在 ICU 的停留时间或 MV 可能有助于降低这些患者的医疗支出[68-70]。

　　最近的研究证实,延迟脱机与更高的死亡率、更长的 ICU 住院时间和更长的 MV 依赖时间相关[46]。此外,ICU 可能缺乏必要的部门和专业人员来照顾延迟脱机的患者[41]。

　　三十年来,由于这些患者在传统 ICU 病房中的高支出和潜在的不良进展,所以 SWUs 得到了发展[41,71,72]。这些单元开始能够为患者提供更好的、更具体的适应性治疗以满足他们的需求,同时降低护士与患者比例、监测和技术设备数量的成本。这些单位还通过增加急性 ICU 病床的可用性来促进更有效地利用重症监护资源[6]。通常,在这些 SWUs 中,由临床医生、物理治疗师、护士、营养师和心理治疗师组成的专业多学科团队为延迟脱机患者提供专业知识。使用标准化治疗师导向的方案,这是一个以睡眠时长和质量为重点的适应区域,相关资源用于康复和包括旨在恢复功能独立性的特定程序[73]。

　　在关于上述主题的两个主要出版物中,Scheinhorn 等人[13,14]报道了美国 23 个 SWUs 中 1 年内招募的 1 419 名持续呼吸机依赖患者的研究数据。这些描述性出版物帮助我们对这些患者的特征、疾病前的诊断以及在 SWU 住院期间执行的程序提供了深刻的见解。在这些报道中,患者年龄中位数大约为 72 岁,入住前 ICU 住院日的中位时间为 25 天,在 SWU 中的中位时间为 40 天。发病前诊断的平均数目为 2.6 个(高血压占 47%,COPD 为 42%),61% 的患者因疾病而导致呼吸机依赖。感染是在 SWU 治疗期间最常见的并发症。此外,大量的患者接受了物理治疗(PT)(85%),并且需要诸如 CT(25%)或支气管镜检查(15%)之类的常规检查。总之,这些患者需要相当多的医疗干预和治疗。

　　几乎所有的 SWU 患者在入院前 2 周(中位时间)进行气管切开。最近的研究[74-76]已经证明,是否进行气管切开术不会改变死亡率或 MV 持续时间。然而,普遍认可的是,对这些依赖呼吸机的患者进行气管切开术有利于减少 WOB,并使得移动、护理、吞咽功能、经口营养和言语变得更加容易[77,78]。

　　在上述研究中,Scheinhorn 等也报道了脱机的中位时间为 15 天[13],54% 的患者脱机成功,21% 的患者持续存在呼吸机依赖,25% 的患者死亡。此外,对在 SWU 中存活并出院患者的情况随访如下:29% 的患者回归家庭,19% 的患者急诊再入院治疗,49% 的患者需要康复或"延伸护理机构";出院 1 年后,30% 的患者存活。这项队列研究说明了延迟脱机患者可能需要的人力和技术资源。在最近一项针对 5 个意大利呼吸科 ICU 的研究中,Polverino 等[79]观察到他们的 ICU 的治疗结果在过去 15 年中逐渐恶化,脱机成功率从 87% 降低到 66%,可能是由于更棘手的危重患者入住这些机构导致。虽然通气管理是很重要的,但目前仍没有具体的其他策略已被证明其优于这个患者组的方案[80]。有趣的是,需要特别关注拔管策略,例如,拔管可以极大地影响患者的呼吸做功[81],并且在移除套管之前等待适当的时机尤为重要。据我们所知,只有一个出版物概述了气管切开患者的拔管分步临床流程图[82]。

结　　论

对进入脱机单元的患者进行正确的筛选是非常重要的。大多数患者主要患有呼吸衰竭,但其长期在 ICU 停留(在北美模型中超过 21 天),患有严重的后遗症,例如肾功能不全、皮肤损伤、自主功能严重丧失或抑郁[83,84]。一些研究纳入了大量 COPD 患者[79],而其他研究包括由于其他的医学或手术诊断而致使其 MV 依赖的患者[14,71]。ICU 获得性无力(ICUAW)的相关报道很少。足够的意识水平和积极参与康复治疗的能力是必要的,以能够参与物理治疗计划,并优化和加速肌肉损伤和废用功能的恢复[73]。根据目前的文献报道,对于气管切开和困难脱机的 COPD 患者,增加三通管自主呼吸试验或减少压力支持的程度似乎同样有效[80]。由于更多的"慢性危重症患者"从重大疾病中得以幸存,他们在临床结局方面的全面恶化,困难脱机只是许多亟待解决的问题之一。鉴于他们器官储备能力的受损,必须让困难脱机的患者在入院时清楚地确定康复目标、治疗方法和机构,医疗资源应留给有恢复或康复潜力的患者。例如,Carpene 等人[85]提出了一个由两个层次组成的原始机构模型:第一,呼吸科 ICU;第二,呼吸机依赖患者的脱机中心。

抑郁障碍或创伤后应激障碍(PTSD)与 MV 延迟脱机的高度关联也已经得到近期研究的证实[83,84]。这一方面的治疗必须优先考虑,并且可以更容易地在 SWUs 环境中进行规范化操作,以建立更人性化和个性化的治疗环境。

这些单元也有一些潜在的风险。一个专业的脱机单元可能使减少在等待 SWU 转移期间医生对患者进行的脱机尝试;也可能减少医生对这些患者预后的承诺,并促使进行终末期治疗。这些矛盾将导致总体医疗成本的上升[86]。

为了了解 SWU 的风险和优势,迫切需要进一步的研究,其中包括以患者为中心的短期和长期结局,以便清楚地知道哪些患者从这种专业的治疗中受益。

(张听雨　译)

参考文献

[1] Esteban A, Ferguson ND, Meade MO, et al. Evolution of mechanical ventilation in response to clinical research. *Am J Respir Crit Care Med* 2008;**177**:170 - 7.

[2] Tobin MJ. Remembrance of weaning past: the seminal papers. *Intensive Care Med* 2006;**32**:1485 - 93.

[3] Ely EW, Baker AM, Dunagan DP, et al. Effect on the duration of mechanical ventilation of identifying patients capable of breathing spontaneously. *N Engl J Med* 1996;**335**:1864 - 9.

[4] Brochard L, Rauss A, Benito S, et al. Comparison of three methods of gradual withdrawal from ventilatory support during weaning from mechanical ventilation. *Am J Respir Crit Care Med* 1994;**150**:896 - 903.

[5] Esteban A, Frutos F, Tobin MJ, et al. A comparison of four methods of weaning patients from mechanical ventilation. Spanish Lung Failure Collaborative Group. *N Engl J Med* 1995;**332**:345 - 50.

[6] Heffner JE. A wake-up call in the intensive care unit. *N Engl J Med* 2000;**342**:1520 - 2.

[7] Kress JP, Pohlman AS, O'Connor MF, Hall JB. Daily interruption of sedative infusions in critically ill patients undergoing mechanical ventilation. *N Engl J Med* 2000;**342**:1471 - 7.

[8] Strøm T, Martinussen T, Toft P. A protocol of no sedation for critically ill patients receiving mechanical ventilation: a prospective randomised trial. *Lancet* 2010;**375**:475 - 80.

[9] **Brochard L.** Sedation in the intensive-care unit: good and bad? *Lancet* 2008; **371**: 95 – 7.

[10] **Kollef MH, Shapiro SD, Silver P, et al.** A randomized, controllet trial of protocol-directed versus physician-directed weaning from mechanical ventilation. *Crit Care Med* 1997; **25**: 567 – 74.

[11] **Krishnan JA, Moore D, Robeson C, Rand CS, Fessler HE.** A prospective, controlled trial of a protocol-based strategy to discontinue mechanical ventilation. *Am J Respir Crit Care Med* 2004; **169**: 673 – 8.

[12] **Girard TD, Kress JP, Fuchs BD, et al.** Efficacy and safety of a paired sedation and ventilator weaning protocol for mechanically ventilated patients in intensive care (Awakening and Breathing Controlled trial): a randomised controlled trial. *Lancet* 2008; **371**: 126 – 34.

[13] **Scheinhorn DJ, Hassenpflug MS, Votto JJ, et al.** Post-ICU mechanical ventilation at 23 long-term care hospitals: a multicenter outcomes study. *Chest* 2007; **131**: 85 – 93.

[14] **Scheinhorn DJ, Hassenpflug MS, Votto JJ, et al.** Ventilator-dependent survivors of catastrophic illness transferred to 23 long-term care hospitals for weaning from prolonged mechanical ventilation. *Chest* 2007; **131**: 76 – 84.

[15] **Boles JM, Bion J, Connors A, et al.** Weaning from mechanical ventilation. *Eur Respir J* 2007; **29**: 1033 – 56.

[16] **Yang KL, Tobin MJ.** A prospective study of indexes predicting the outcome of trials of weaning from mechanical ventilation. *N Engl J Med* 1991; **324**: 1445 – 50.

[17] **Tobin MJ, Jubran A.** Variable performance of weaning-predictor tests: role of Bayes' theorem and spectrum and test-referral bias. *Intensive Care Med* 2006; **32**: 2002 – 12.

[18] **Esteban A, Alia I, Tobin MJ, et al.** Effect of spontaneous breathing trial duration on outcome of attempts to discontinue mechanical ventilation. Spanish Lung Failure Collaborative Group. *Am J Respir Crit Care Med* 1999; **159**: 512 – 18.

[19] **Foronda FK, Troster EJ, Farias JA, et al.** The impact of daily evaluation and spontaneous breathing test on the duration of pediatric mechanical ventilation: a randomized controlled trial. *Crit Care Med* 2011; **39**: 2526 – 33.

[20] **Ezingeard E, Diconne E, Guyomarc'h S, et al.** Weaning from mechanical ventilation with pressure support in patients failing a T-tube trial of spontaneous breathing. *Intensive Care Med* 2006; **32**: 165 – 9.

[21] **Cabello B, Thille AW, Roche-Campo F, Brochard L, Gomez FJ, Mancebo J.** Physiological comparison of three spontaneous breathing trials in difficult-to-wean patients. *Intensive Care Med* 2010; **36**: 1171 – 9.

[22] **Straus C, Louis B, Isabey D, Lemaire F, Harf A, Brochard L.** Contribution of the endotracheal tube and the upper airway to breathing workload. *Am J Respir Crit Care Med* 1998; **157**: 23 – 30.

[23] **Dojat M, Brochard L, Lemaire F, Harf A.** A knowledge-based system for assisted ventilation of patients in intensive care units. *Int J Clin Monit Comput* 1992; **9**: 239 – 50.

[24] **Dojat M, Harf A, Touchard D, Laforest M, Lemaire F, Brochard L.** Evaluation of a knowledge-based system providing ventilatory management and decision for extubation. *Am J Respir Crit Care Med* 1996; **153**: 997 – 1004.

[25] **Dojat M, Harf A, Touchard D, Lemaire F, Brochard L.** Clinical evaluation of a computer-controlled pressure support mode. *Am J Respir Crit Care Med* 2000; **161**: 1161 – 6.

[26] **Lellouche F, Mancebo J, Jolliet P, et al.** A multicenter randomized trial of computer-driven protocolized weaning from mechanical ventilation. *Am J Respir Crit Care Med* 2006; **174**: 894 – 900.

[27] **Rose L, Presneill JJ, Johnston L, Cade JF.** A randomised, controlled trial of conventional versus automated weaning from mechanical ventilation using SmartCare/PS. *Intensive Care Med* 2008; **34**: 1788 – 95.

[28] **Schadler D, Engel C, Elke G, et al.** Automatic control of pressure support for ventilator weaning in surgical intensive care patients. *Am J Respir Crit Care Med* 2012; **185**: 637 – 44.

[29] **Jubran A, Mathru M, Dries D, Tobin MJ.** Continuous recordings of mixed venous oxygen saturation during weaning from mechanical ventilation and the ramifications thereof. *Am J Respir Crit Care Med* 1998; **158**: 1763 – 9.

[30] **Lemaire F, Teboul JL, Cinotti L, et al.** Acute left ventricular dysfunction during unsuccessful weaning from mechanical ventilation. *Anesthesiology* 1988; **69**: 171 – 9.

[31] **Khamiees M, Raju P, DeGirolamo A, Amoateng-Adjepong Y, Manthous CA.** Predictors of extubation outcome in patients who have successfully completed a spontaneous breathing trial. *Chest* 2001; **120**: 1262 – 70.

[32] **Frutos-Vivar F, Ferguson ND, Esteban A, et al.** Risk factors for extubation failure in patients following a successful spontaneous breathing trial. *Chest* 2006; **130**: 1664 – 71.

[33] **Chien JY, Lin MS, Huang YC, Chien YF, Yu CJ, Yang PC.** Changes in B-type natriuretic peptide improve weaning outcome predicted by spontaneous breathing trial. *Crit Care Med* 2008; **36**: 1421 – 6.

[34] **Grasso S, Leone A, De Michele M, et al.** Use of N-terminal pro-brain natriuretic peptide to detect acute cardiac dysfunction during weaning failure in difficult-to-wean patients with chronic obstructive pulmonary disease. *Crit Care Med* 2007; **35**: 96 – 105.

[35] **Mekontso-Dessap A, de Prost N, Girou E, et al.** B-type natriuretic peptide and weaning from mechanical ventilation. *Intensive Care Med* 2006; **32**: 1529 – 36.

[36] **Mekontso Dessap A, Roche-Campo F, Kouatchet A, et al.** Natriuretic peptide-driven fluid management during ventilator weaning: a randomized controlled trial. *Am J Respir Crit Care Med* 2012; **186**: 1256 – 63.

[37] **Nava S, Ambrosino N, Clini E, et al.** Noninvasive mechanical ventilation in the weaning of patients with respiratory failure due to chronic obstructive pulmonary disease. A randomized, controlled trial. *Ann Intern Med* 1998; **128**: 721 – 8.

[38] Ferrer M, Esquinas A, Arancibia F, et al. Noninvasive ventilation during persistent weaning failure: a randomized controlled trial. *Am J Respir Crit Care Med* 2003; **168**: 70 - 6.

[39] Girault C, Bubenheim M, Abroug F, et al. Noninvasive ventilation and weaning in patients with chronic hypercapnic respiratory failure: a randomized multicenter trial. *Am J Respir Crit Care Med* 2011; **184**: 672 - 9.

[40] Nelson JE, Cox CE, Hope AA, Carson SS. Chronic critical illness. *Am J Respir Crit Care Med* 2010; **182**: 446 - 54.

[41] Scheinhorn DJ, Chao DC, Stearn-Hassenpflug M, LaBree LD, Heltsley DJ. Post-ICU mechanical ventilation: treatment of 1,123 patients at a regional weaning center. *Chest* 1997; **111**: 1654 - 9.

[42] Funk GC, Anders S, Breyer MK, et al. Incidence and outcome of weaning from mechanical ventilation according to new categories. *Eur Respir J* 2010; **35**: 88 - 94.

[43] Sellares J, Ferrer M, Cano E, Loureiro H, Valencia M, Torres A. Predictors of prolonged weaning and survival during ventilator weaning in a respiratory ICU. *Intensive Care Med* 2011; **37**: 775 - 84.

[44] Laghi F. Stratification of difficulty in weaning. *Intensive Care Med* 2011; **37**: 732 - 4.

[45] Tonnelier A, Tonnelier JM, Nowak E, et al. Clinical relevance of classification according to weaning difficulty. *Respir Care* 2011; **56**: 583 - 90.

[46] Penuelas O, Frutos-Vivar F, Fernandez C, et al. Characteristics and outcomes of ventilated patients according to time to liberation from mechanical ventilation. *Am J Respir Crit Care Med* 2011; **184**: 430 - 7.

[47] De Jonghe B, Sharshar T, Lefaucheur JP, et al. Paresis acquired in the intensive care unit: a prospective multicenter study. *JAMA* 2002; **288**: 2859 - 67.

[48] De Jonghe B, Bastuji-Garin S, Sharshar T, Outin H, Brochard L. Does ICU-acquired paresis lengthen weaning from mechanical ventilation? *Intensive Care Med* 2004; **30**: 1117 - 21.

[49] De Jonghe B, Bastuji-Garin S, Durand MC, et al. Respiratory weakness is associated with limb weakness and delayed weaning in critical illness. *Crit Care Med* 2007; **35**: 2007 - 15.

[50] Laghi F, Cattapan SE, Jubran A, et al. Is weaning failure caused by low-frequency fatigue of the diaphragm? *Am J Respir Crit Care Med* 2003; **167**: 120 - 7.

[51] Bellemare F, Grassino A. Effect of pressure and timing of contraction on human diaphragm fatigue. *J Appl Physiol* 1982; **53**: 1190 - 5.

[52] Diehl JL, Lofaso F, Deleuze P, Similowski T, Lemaire F, Brochard L. Clinically relevant diaphragmatic dysfunction after cardiac operations. *J Thoracic Cardiovasc Surg* 1994; **107**: 487 - 98.

[53] Lerolle N, Guerot E, Dimassi S, et al. Ultrasonographic diagnostic criterion for severe diaphragmatic dysfunction after cardiac surgery. *Chest* 2009; **135**: 401 - 7.

[54] Hermans G, De Jonghe B, Bruyninckx F, Van den Berghe G. Interventions for preventing critical illness polyneuropathy and critical illness myopathy. *Cochrane Database Syst Rev* 2009; **1**: CD006832.

[55] Segredo V, Caldwell JE, Matthay MA, Sharma ML, Gruenke LD, Miller RD. Persistent paralysis in critically ill patients after long-term administration of vecuronium. *N Engl J Med* 1992; **327**: 524 - 8.

[56] van den Berghe G, Wouters P, Weekers F, et al. Intensive insulin therapy in the critically ill patients. *N Engl J Med* 2001; **345**: 1359 - 67.

[57] Needham DM. Mobilizing patients in the intensive care unit: improving neuromuscular weakness and physical function. *JAMA* 2008; **300**: 1685 - 90.

[58] Schweickert WD, Pohlman MC, Pohlman AS, et al. Early physical and occupational therapy in mechanically ventilated, critically ill patients: a randomised controlled trial. *Lancet* 2009; **373**: 1874 - 82.

[59] Levine S, Nguyen T, Taylor N, et al. Rapid disuse atrophy of diaphragm fibers in mechanically ventilated humans. *N Engl J Med* 2008; **358**: 1327 - 35.

[60] Hussain SN, Mofarrahi M, Sigala I, et al. Mechanical ventilation-induced diaphragm disuse in humans triggers autophagy. *Am J Respir Crit Care Med* 2010; **182**: 1377 - 86.

[61] Decramer M, Gayan-Ramirez G. Ventilator-induced diaphragmatic dysfunction: toward a better treatment? *Am J Respir Crit Care Med* 2004; **170**: 1141 - 2.

[62] Gayan-Ramirez G, Testelmans D, Maes K, et al. Intermittent spontaneous breathing protects the rat diaphragm from mechanical ventilation effects. *Crit Care Med* 2005; **33**: 2804 - 9.

[63] Le Bourdelles G, Viires N, Boczkowski J, Seta N, Pavlovic D, Aubier M. Effects of mechanical ventilation on diaphragmatiq contractile properties in rats. *Am J Respir Crit Care Med* 1994; **149**: 1539 - 44.

[64] Jaber S, Sebbane M, Koechlin C, et al. Effects of short vs. prolonged mechanical ventilation on antioxidant systems in piglet diaphragm. *Intensive Care Med* 2005; **31**: 1427 - 33.

[65] Sassoon CS, Caiozzo VJ, Manka A, Sieck GC. Altered diaphragm contractile properties with controlled mechanical ventilation. *J Appl Physiol* 2002; **92**: 2585 - 95.

[66] Sassoon CS, Zhu E, Caiozzo VJ. Assist-control mechanical ventilation attenuates ventilator-induced diaphragmatic dysfunction. *Am J Respir Crit Care Med* 2004; **170**: 626 - 32.

[67] Jung B, Constantin JM, Rossel N, et al. Adaptive support ventilation prevents ventilator-induced diaphragmatic dysfunction in piglet: an in vivo and in vitro study. *Anesthesiology* 2010; **112**: 1435 - 43.

[68] Dasta JF, McLaughlin TP, Mody SH, Piech CT. Daily cost of an intensive care unit day: the contribution of mechanical ventilation. *Crit Care Med* 2005; **33**: 1266 - 71.

[69] **Kahn JM**. The evolving role of dedicated weaning facilities in critical care. *Intensive Care Med* 2010; **36**; 8 - 10.

[70] **Gracey DR, Hardy DC, Koenig GE**. The chronic ventilator-dependent unit; a lower-cost alternative to intensive care. *Mayo Clin Proc* 2000; **75**; 445 - 9.

[71] **Gracey DR, Naessens JM, Viggiano RW, Koenig GE, Silverstein MD, Hubmayr RD**. Outcome of patients cared for in a ventilator-dependent unit in a general hospital. *Chest* 1995; **107**; 494 - 9.

[72] **Gracey DR, Viggiano RW, Naessens JM, Hubmayr RD, Silverstein MD, Koenig GE**. Outcomes of patients admitted to a chronic ventilator-dependent unit in an acute-care hospital. *Mayo Clin Proc* 1992; **67**; 131 - 6.

[73] **Ambrosino N, Venturelli E, Vagheggini G, Clini E.,** Rehabilitation weaning and physical therapy strategies in chronic critically ill patients. *Eur Respir J* 2012; **39**; 487 - 92.

[74] **Blot F, Similowski T, Trouillet JL, et al**. Early tracheotomy versus prolonged endotracheal intubation in unselected severely ill ICU patients. *Intensive Care Med* 2008; **34**; 1779 - 87.

[75] **Terragni PP, Antonelli M, Fumagalli R, et al**. Early vs late tracheotomy for prevention of pneumonia in mechanically ventilated adult ICU patients; a randomized controlled trial. *J AMA* 2010; **303**; 1483 - 9.

[76] **Trouillet JL, Luyt CE, Guiguet M, et al**. Early percutaneous tracheotomy versus prolonged intubation of mechanically ventilated patients after cardiac surgery; a randomized trial. *Ann Intern Med* 2011; **154**; 373 - 83.

[77] **Diehl JL, El Atrous S, Touchard D, Lemaire F, Brochard L**. Changes in the work of breathing induced by tracheotomy of ventilator-dependent patients. *Am J Respir Crit Care Med* 1999; **159**; 383 - 8.

[78] **Nieszkowska A, Combes A, Luyt CE, et al**. Impact of tracheotomy on sedative administration, sedation level, and comfort of mechanically ventilated intensive care unit patients. *Crit Care Med* 2005; **33**; 2527 - 33.

[79] **Polverino E, Nava S, Ferrer M, et al**. Patients' characterization, hospital course and clinical outcomes in five Italian respiratory intensive care units. *Intensive Care Med* 2010; **36**; 137 - 42.

[80] **Vitacca M, Vianello A, Colombo D, et al**. Comparison of two methods for weaning patients with chronic obstructive pulmonary disease requiring mechanical ventilation for more than 15 days. *Am J Respir Crit Care Med* 2001; **164**; 225 - 30.

[81] **Chadda K, Louis B, Benaissa L, et al**. Physiological effects of decannulation in tracheostomized patients. *Intensive Care Med* 2002; **28**; 1761 - 7.

[82] **Ceriana P, Carlucci A, Navalesi P, et al**. Weaning from tracheotomy in long-term mechanically ventilated patients; feasibility of a decisional flowchart and clinical outcome. *Intensive Care Med* 2003; **29**; 845 - 8.

[83] **Jubran A, Lawm G, Duffner LA, et al**. Post-traumatic stress disorder after weaning from prolonged mechanical ventilation. *Intensive Care Med* 2010; **36**; 2030 - 7.

[84] **Jubran A, Lawm G, Kelly J, et al**. Depressive disorders during weaning from prolonged mechanical ventilation. *Intensive Care Med* 2010; **36**; 828 - 35.

[85] **Carpene N, Vagheggini G, Panait E, Gabbrielli L, Ambrosino N**. A proposal of a new model for long-term weaning; respiratory intensive care unit and weaning center. *Respir Med* 2010; **104**; 1505 - 11.

[86] **Subbe CP, Criner GJ, Baudouin SV**. Weaning units; lessons from North America? *Anaesthesia* 2007; **62**; 374 - 80.

第15章
急性肾损伤的长期结局

Ron Wald，Ziv Harel

引　言

急性肾损伤(AKI)是危重症的常见并发症,其对危重疾病的短期发病率和死亡率都有重要影响。最近的研究表明,根据现在的疾病分期体系,22%～67%的重症监护住院患者并发有 AKI[1-4]。即使是出现最轻微的 AKI 症状(血清肌酐升高 27 μmol/L 或高于基线 50%),也会使住院死亡率增高。对于少数需要急性透析的 AKI 患者来说,他们的 60 天死亡率超过 50%[5]。由于没有任何明确的治疗方法可以预防 AKI,这些凄凉结局还会被进一步强化,而且一旦出现 AKI,也没有加速肾功能恢复或提高生存率的有效治疗策略。

当前对 AKI 幸存者的结局知之甚少。过去通常认为,从合并有 AKI 的急性疾病中恢复过来的患者,其肾功能通常能够恢复到急性疾病之前的功能水平。然而,最近的研究发现 AKI 和新发慢性肾脏疾病(CKD)及既往患有 CKD 的进展之间关系密切。此外,AKI 的幸存者具有较高的心血管事件发生率和死亡率。这些流行病学发现是否能够表明 AKI 和临床结局之间具有因果关系尚不明确。

AKI 的不良临床影响的科学依据

动物研究为深入了解 AKI 长期影响的重要机制提供依据。Basile 和他的同事通过夹闭大鼠双侧肾动脉以诱导 AKI,而对照组的大鼠接受了假手术[6]。实验组大鼠在肾动脉夹闭之初,血清肌酐会出现明显升高,但是到第一周末,血清肌酐水平就恢复到基线水平并接近于假手术组大鼠。尽管肾功能明显恢复,但是在最初损伤后第 16 周时,与假手术组大鼠相比,AKI 大鼠出现明显的蛋白尿。在肾动脉夹闭后的第 40 周,AKI 大鼠出现微血管密度下降和肾小管间质性纤维化程度增加。后续的研究表明促纤维化细胞因子转化生长因子-β(TGF-β)在介导这一过程中发挥了重要作用[7]。

进一步的研究结果表明,AKI 的发作会导致长期的心血管功能障碍。Kelly 等人证实在暴露于短暂肾缺血再灌注(I/R)的大鼠中发现了细胞凋亡,超声心动图证实有心脏功能障碍[8]。此外,有证据显示 I/R 损伤后肾功能恢复正常的大鼠在损伤后数周会出现内皮功能障碍和盐敏感性高血压[9,10]。

总之,动物模型研究提供了一个令人信服的理由来解释为什么尽管肾功能明显恢复,但急性疾病恢复后的数月至数年内,AKI 对身体仍有影响。

AKI 长期结局的流行病学

AKI 和进展型 CKD

对 AKI 幸存者进行肾功能检测的早期研究都受限于相对较小的样本量,并且通常缺乏包含非 AKI 患者的对照组[11]。此外,对 AKI 幸存者的定义和随访持续时间差异很大。但访问包含整个人群的注册数据库使得可以对 AKI 住院患者进行大样本的研究,并将其与实验室和终末期肾病(ESRD)记录进行关联,允许在初始损伤后的相当长的时间段内确定肾脏结局。

在一项针对 1994—1995 年因心肌梗死住院的患者的质量改进计划中,Newsome 等人使用来自心血管合作项目的数据,对近 90 000 名患者进行了出院后随访[12]。最长的随访时间为 10 年(中位随访时间为 4.1 年),其中 1.6% 的患者发展为 ESRD。在调整关键临床和人口统计变量后,在血清肌酐升高最高四分位数(即 0.6~3.0 mg/dL)的住院患者中 ESRD 的风险增加 3 倍(调整风险比为 3.26,95%CI 为 2.73~3.71)。

后续的研究在更广泛的住院患者人群中评估了 AKI 和进展性 CKD 之间的关系。Ishani 等人使用来自 2000 年的美国医疗保险数据,发现在合并有 AKI 的住院幸存者中,ESRD 发生率为 5.3/1 000 人·年[13]。对一组有限的协变量调整后,既往没有 CKD 的 AKI 住院幸存者,其 ESRD 的发病风险是既无 AKI 也无 CKD 的对照组的 13 倍(风险比 13.0,95%CI 为 10.6~16.0)。而在既往往有 CKD 的 AKI 住院幸存者中,ESRD 的发病风险进一步增加(风险比 41.2,95%CI 为 34.6~49.1)。

来自北加利福尼亚州 Kaiser Permanente 数据库的两个队列研究强调了需要透析的 AKI 对肾功能的长期影响。这两项研究纳入的 AKI 幸存者均为在出院后存活至 30 天而未进展为 ESRD 的患者。与没有 AKI 的患者相比,潜在的 CKD 住院患者[住院前估计肾小球滤过率(eGFR)<45 mL/(min·1.73 m²)]和需要透析的 AKI 患者发生 ESRD 的风险显著增高(调整风险比为 1.30,95%CI 为 1.04~1.64)[14]。一项关于在基线时相对保留肾功能[eGFR>45 mL/(min·1.73 m²)]但需要透析的 AKI 患者平行研究发现[15],与没有 AKI 的对照组相比,需要透析的 AKI 患者出现 CKD 4 期或更糟糕病情的风险[即 eGFR<30 mL/(min·1.73 m²)]增加 28 倍(调整的风险比为 28.1,95%CI 为 21.1~37.6)。

一项使用加拿大安大略省的管理数据的研究中,根据诊断和计费代码进一步建立了需要透析的 AKI 与随后的 ESRD 之间的联系[16]。由于存在政府资助的单方付费的医疗保健系统,确保了能够获取来自全省的所有数据。研究纳入的是在 1996—2006 年期间经历透析而在出院后至少 30 天内没有透析并再次住院的 AKI 患者。对照组为在同期既没有 AKI 也没有透析的住院患者,他们通过使用需要透析的 AKI 风险倾向评分进行配对而获得。在需要透析的 AKI 幸存者中,ESRD 的发病率(定义为需要≥90 天的持续透析)为 2.63/100 人·年,在 3 年的中位随访时间中,这些患者的 ESRD 发病风险较对照组高 3 倍(调整的风险比为 3.23,95％CI 为 2.70～3.86)。在一项更大的 AKI 住院患者人群研究($n=41\,327$)中,不需要急性透析的 AKI 幸存者的 ESRD 的发生率显著更低,为 1.78/100 人·年。然而,与那些根据倾向评分匹配的无合并 AKI 的住院患者相比,前者发生 ESRD 的相对风险与需要透析的 AKI 患者相似(调整的风险比为 2.70,95％CI 为 2.42～3.00)[17]。

James 等人将加拿大阿尔伯塔省的全省数据库与实验室数据相关联,同时结合 eGFR 和蛋白尿的分级后准确地定义了 AKI 前的肾功能的特点[18]。虽然 AKI 的发作与肾脏疾病的进展独立相关(肾脏疾病的定义为中位随访 35 个月开始慢性透析或血清肌酐翻倍),但在病前 eGFR 较低或具有高水平蛋白尿的患者中,这种关联程度显著降低。这些发现表明,在存在显著的潜在肾脏疾病的情况下,肾脏预后主要由 CKD 决定,而不是 AKI 的发作。AKI 发作更主要的是影响到了病前肾功能的保留。

AKI 和长期死亡率

前面段落中提到的几项研究表明,AKI 与长期死亡风险增加之间存在一致的联系。AKI 的发作与调整的死亡风险相关,这种死亡风险在 Midicare 医疗保险接受者中增加了两倍[13]。一项北加州 Kaiser 的人群研究显示,在一些出院后存活 30 天的患者中,无论肾功能保存与否,需要透析的 AKI 患者都有较高的死亡风险[14,15]。

一项超过 80 万名美国退伍军人的大型人群研究,进一步评估了不需要透析的 AKI 发作对住院后 90 天仍然存活的患者长期存活率的影响[19]。在平均随访 2.3 年后,AKI 幸存者的大致死亡率为 30％,而无 AKI 的患者为 16％。在调整一系列的协变量(包括出院后残存肾功能)后,AKI 幸存者的死亡风险甚至高于 40％(调整的风险比为 1.41,95％CI 为 1.39～1.43)。重要的是,住院期间 AKI 的严重性与长期死亡风险呈递增关系。

在加拿大安大略省出院后存活超过 30 天的 AKI 幸存者中也观察到高的长期死亡率[16,17]。需要透析的 AKI 患者和无需透析的 AKI 患者的大致死亡率分别为 35％和 41％。然而,当与没有 AKI 的倾向匹配患者相比时,需要透析的 AKI 不与死亡独立相关(调整的风险比为 0.95,95％CI 为 0.89～1.02)[16]。在无需透析的 AKI 幸存者中死亡的相对危险度适度升高(调整的风险比为 1.10,95％CI 为 1.07～1.13)[17]。

综上所述,虽然 AKI 的幸存者在其急性疾病后的数月到数年中具有较高的死亡风险,但 AKI 的独立影响仍有争议。在使用不同方法来解释混杂因素的研究中,离散效应评估显示 AKI 和死亡率之间本质上不存在因果关系。

AKI 的长期心血管影响

如前所述,基础研究表明 AKI 会导致心血管毒性,并可在最初损伤后持续存在。在一项近 2 000 例经历 ST 段抬高型心肌梗死患者的人群研究中,在 36 个月的中位随访时间内,具有中度/重度 AKI(定义为入院时血清肌酐升高＞0.5 mg/dL)且出院时肾功能仍未能完全恢复的患者,其出现心力衰竭(HF)的风险提高两倍[20]。一项关于生存和心室扩大试验的二级分析评估了卡托普利在心肌梗死合并严重左心室收缩功能障碍的患者中的作用。这项分析发现经过 36 个月的随访,AKI 发作(定义为住院时血清肌酐>0.3 mg/dL)与心血管死亡、复发性心肌梗死和 HF 的复合终点的高风险明显相关(风险比为 1.32,95%CI 为 1.03~1.70)[21]。

AKI 幸存者的流行病学研究相关的局限性

虽然基于注册数据库的诸多研究为多样化人群提供了大量的统计数据和普遍性,但这些研究也存在重大局限性。确定 AKI 的诊断标准,特别是无需透析时,较差的灵敏度可能会导致假阴性增高[22,23]。然而,AKI 诊断标准和透析结合可提高诊断的准确性。虽然"残酷"的结局(如 ESRD 或死亡)可在注册数据库中可靠辨别,但是在许多研究中无法与实验室数据建立联系,这就限制了及时发现 CKD 的发生和进展。然而,即使能够与实验室数据建立联系,每隔固定的时间(即出院后每 6 个月)对患者进行抽血采样也不太现实。最后,由于存在不能获得或不可测量的协变量,使得许多旨在建立 AKI 和不良结局关联的流行病学数据仍很混乱。最重要的是,由于缺少发病前的肾功能以及在急性疾病合并 AKI 之前肾功能下降速度的数据,这使得 AKI 对肾功能长期轨迹的实际影响难以确定(图 15.1)[24]。具体来说,归因于 AKI 的不良结果是否反映了 AKI 仅仅是严重并发症的替代品或是 AKI 是进行

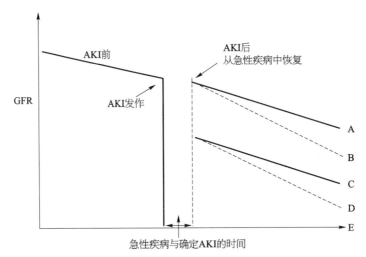

图 15.1　AKI 对长期肾功能的影响

该图描述了在严重 AKI 的发作之后的五个假设情形,AKI 导致内源性肾功能几乎停止,y 轴表示 GFR(肾小球滤过率)。在 AKI 前期,GFR 以稳定的速度下降。在急性疾病的可变期后,并且可能需要肾脏替代疗法(RRT)时,幸存的患者进入恢复期,这由虚线垂直线表示。在情形 A 和 B 中,肾功能 GFR 恢复到略低于急性疾病之前的水平。在情形 A 中,肾功能以相同的速率下降,但在情形 B 中,肾功能下降的速度在 AKI 发作后加速。在情形 A 中,AKI 的发作并没有改变肾功能衰退的过程,而在情形 B 中却会发生。在情形 C 和 D 中,肾功能恢复到显著低于 AKI 发作之前的肾功能水平。在情形 C 中,肾功能以与急性疾病之前相同的速率下降,但是由于 AKI 后肾功能被重置在较低水平,在这种情况下患者肾功能很可能进一步恶化而需要慢性透析。在情形 D 中,从急性疾病恢复之后,患者的肾功能恢复到较低水平,并且肾功能下降加速。在情形 E 中,在 AKI 发作后,肾功能没有明显的恢复,并且患者仍然需要 RRT。理解 AKI 发作和 AKI 肾功能之间的真实关系非常取决于对 AKI 前后肾功能的理解。例如,在情形 A 中,如果在 AKI 发作之前肾脏功能变化轨迹的信息有限,那么可以试图将急性疾病后观察到的较低 GFR 归因于"AKI 诱导的 GFR 下降",事实上,AKI 发作后患者的肾功能下降轨迹与 AKI 发生前相同。

引自 Liu KD, Lo L, Hsu CY. Some methodological issues in study the long-term renal sequelae of acute kidney injury. Current Opinion in Nephrology and Hypertension, 18, 3, 241–245,版权 2009.已由 Wolters Kluwer 授权。

性肾脏疾病和死亡的直接介导者？如果将来有研究关注 AKI 初级预防并进行一个长期随访，以确定在接下来的几年中 AKI 的预防是否能防止进展型 CKD 和死亡，这个问题才能得到明确解决。

如何才能改善 AKI 幸存者的预后

预测 AKI 发作后的不良临床事件

虽然不断增加的流行病学数据支持 AKI 和随后不良结局之间有相关性，但是由于资料有限，这使得目前这些信息不能转化到临床实践。虽然相当大比例的 AKI 幸存者将死亡，较小数量的患者将在 AKI 住院后 2～5 年内发生进行性肾脏疾病，但大多数 AKI 幸存者将恢复肾功能，并且不会经历不良的临床事件。由于急性住院合并有 AKI 的频率较高且较复杂，所以为所有 AKI 幸存者提供密切随访或推定的保护性治疗可能是低效的。因此，早期识别"高风险"AKI 幸存者将有助于任何潜在的预防策略瞄准那些能够最大获益的个体。

Chawla 及其同事随访了 5 351 名住院时并发 AKI 的出院患者，目的是确定进展性 CKD 的预测因素[25]。在 1999 年 10 月至 2005 年 12 月期间被送往退伍军人管理医院的患者被纳入研究，这些患者住院前的 eGFR>60 mL/(min·1.73 m²)。主要结果是有 728 例(14%)患者发生了持续性 4 期 CKD[eGFR<30 mL/(min·1.73 m²)]。根据可用数据，推导出三个独立的最适用于临床的预测模型。每个模型对发展为 4 期 CKD 都具有良好的鉴别能力(c-statisitics 范围为 0.77～0.82)。高龄，住院期间的平均血清肌酐水平，AKI 严重程度和接受急性透析都与显著增高的 CKD 进展可能性相关，而血清白蛋白和非裔美国人与 CKD 进展呈负相关。

一项纳入 1 610 例在住院期间发生 AKI 的患者[病前 eGFR>60 mL/(min·1.73 m²)]的研究中，在 3.3 年的中位随访时间内，有 841 例(52.2%)患者发展为 CKD。高龄、先前存在 HF 和高血压、低于 GFR 基线以及更多的合并症(由 Charlson 合并症指数量化)与 AKI 的严重性及新发 CKD 相关[26]。

在加拿大艾伯塔省进行的一项研究强调了 AKI 发作后肾功能的短期恢复对长期预后的重要性。在 3 231 例 AKI 发作后存活至 90 天的患者中，70% 经历了肾功能的早期恢复(定义为在 AKI 发作后的 30～150 天内，肾功能恢复至病前血清肌酐水平 25% 以内)。在2.8 年的中位随访时间内，肾功能未恢复的患者的死亡率明显更高(风险比为 1.26,95%CI 为1.10～1.43)。如果患者肾功能不恢复，那么其发生血清肌酐持续倍增或需要慢性 RRT 的风险会增加 4 倍(风险比为 4.13,95%CI 为 3.38～5.04)[27]。

虽然这些研究结果在广泛适用之前需要在不同人群中进行验证，但这些研究为 AKI 幸存者的风险分层提供了初步依据，并建议一些亚组患者可从更严格的出院后随访中获益(见表 15.1)。

表 15.1 AKI 发作后进展为肾脏疾病的风险因素

预先存在的因素	与急性发作及其后果相关的因素
高龄	AKI 的严重程度
肾功能受损	急性肾损伤的持续时间
蛋白尿	肾脏支持的接受形式(间歇性 vs. 连续性)
心力衰竭病史	急性疾病后肾脏恢复的程度
高血压病史	
糖尿病病史	

减少 AKI 发作后不良结局的策略

虽然 AKI 和不良临床事件之间的因果关系尚未确定,但毫无疑问,AKI 的发作预示 CKD 进展和总存活状况的不良预后。这些个体中不良事件的高发生率表明迫切需要新策略以改善预后。到目前为止,还没有临床试验专门检验 AKI 幸存者的治疗策略,因此缺乏高质量证据来指导管理此类好发人群。

关于改善 AKI 幸存者长期预后可能有用的策略,观察性研究提供了一些假设性数据。对于需要 RRT 的严重 AKI 患者,连续性肾脏替代疗法(CRRT)提出了慢速超滤和溶质去除的优势理论,从而使血流动力学干扰最小化。尽管这些推定的益处在多个随机试验中没有转化为任何短期生存优势(无论是连续性模式还是间歇性模式)[28,29],但是可能的是,在最初危重疾病的幸存者中,CRRT 带来的血流动力学稳定性将受损肾脏的医源性缺血程度降至最低,并提高肾功能恢复的可能性[30]。在瑞典的多中心研究中,Bell 等人证明接受 CRRT 用于 AKI 初始管理的患者在透析开始后 90 天很可能脱离透析。与接受间歇性血液透析(IHD)的患者相比,CRRT 接受者在 10 年的随访期中维持无需慢性透析状态的可能性更大[31]。

已显示 HMG - CoA 还原酶抑制剂(他汀类药物)在多种情况下可优化心血管结局,可能是由于它们的抗炎特性。意大利一项纳入 434 例接受经皮冠状动脉介入治疗的患者单中心研究中,在手术前接受他汀类药物的患者术后出现造影剂诱导 AKI 的风险较低(3%,而非他汀类药物使用者为 27%)[32]。所有患者在出院时均接受他汀类药物治疗。在 4 年的随访中,造影剂诱导的 AKI 是主要不良心脏事件(即包括心脏死亡、心肌梗死或重复冠状动脉血运重建)的强预测因子,但是术前使用他汀类药物似乎能够提供持续性保护作用。在经历 AKI 的患者中,早期接受他汀类药物能够减轻未来心血管事件的发生风险。

AKI 发作后的治疗过程

最近的研究已阐明了对 AKI 发作后患者提供的治疗情况[33]。研究纳入的是 2003—2008 年期间从 5 所退伍军人管理医院出院后 30 天仍存活的 AKI 幸存者。有证据表明符合条件的患者均有一定程度的肾功能受损[eGFR<60 mL/(min·1.73 m²)],根据现行的指南通常建议肾脏咨询或共同管理。在 12 个月的监测期后,考虑到死亡、开始透析或肾功能改

善的竞争风险,只有 8.5% 的患者转诊给肾内科医生。肾内科转诊率并没有因为最初 AKI 发作的严重程度而发生明显变化。

需要透析的 AKI 的幸存者特别容易发展成进行性 CKD,并且死亡风险很高。一项来自加拿大安大略省的人群研究纳入了 3 877 名患者,这些患者在住院期间都合并有需要透析的 AKI,出院后存活超过 90 天。根据这些省级权限数据,Harel 等人发现其中有 1 583(41%)患者在疾病早期至肾内科就诊(其定义为在出院后 90 天内看过肾病专家)[34]。与倾向评分匹配的早期没有就诊肾内科的 AKI 幸存者相比,早期就诊肾内科的患者在随后的 2 年中死亡率明显更低(发病率为 8.4/100 人年,而在早期没有就诊肾内科的那些患者中,发病率为 10.6/100 人年,调整风险比为 0.76,95%CI 为 0.62~0.93)。在那些早期就诊肾内科的患者中,ESRD 的发生率显著更高(发生率为 7.0/100 人年,而在早期没有就诊肾内科的患者中,发生率为 2.7/100 人年,调整风险比为 2.71,95%CI 为 1.76~4.19)。用于研究的数据库尚不能评价肾内科医生给予的可以解释前述关系的特定干预。然而,可以推测,几种益处可归因于出院后的肾脏病学治疗,这可以降低死亡的风险。肾内科医生善于提供最佳的 CKD 治疗方案,并且能准确地解决一系列 CKD 相关并发症,同时酌情准备慢性透析。已有研究表明,在开始维持性透析后,较迟或较少地咨询肾内科医生的 CKD 患者,其死亡率会明显增加[35]。值得注意的是,早期肾内科就诊和随后的 ESRD 发生风险之间的关联表明,应优先推荐那些在住院治疗结束时,肾功能残留较少,肾脏疾病很可能进一步恶化的患者转诊至肾内科。

对当前临床实践的启示和对未来研究的建议

AKI 发病后幸存的住院患者仍然存在严重不良预后的风险,包括 ESRD 和死亡。在最初 AKI 发作住院出院后的持续几年内,这些风险可持续存在。尽管肾功能看似恢复,但来自发生 AKI 的动物基础研究数据证明在最初损伤后,不可逆的肾瘢痕和血管异常会长期存在。这些数据提供了一个似乎合理的机制来解释越来越多的流行病学数据,这些流行病学数据已将 AKI 与进行性肾脏疾病、心血管事件和死亡率联系起来。尽管如此,仍然不清楚 AKI 是否是长期不良结果的直接介导者,或者报道的关系是否被患者的人口统计学和并存疾病情况混淆,最明显的是住院前 CKD 的程度。最终,AKI 的真正长期影响将只有在 AKI 预防试验中(其目的为观察 AKI 风险的最初降低是否能够转化为持续的结果改善)随访几年后才能知道。

不考虑是 AKI 事件的真正的生物学意义,AKI 幸存者代表着一组高风险人群,由于没有高质量的证据从而无法指导临床实践。由于 AKI 发病率的增加,确定 AKI 幸存者的最佳管理方案与公共卫生关系重大[36]。迫切需要 RCT 检验合理的肾保护和(或)心脏保护性治疗策略[例如阻断肾素-血管紧张素系统(RAS)、控制血压、服用他汀类药物、戒烟]的效果。检验整合了许多疗法的多管齐下的务实的策略,而不是检验单一的干预手段,具有最高的成功可能性。在完成这些试验之前,肾脏科医师应该为急性疾病后所有经历透析的 AKI 患者以及遗留 CKD 的患者[eGFR$<$60 mL/(min·1.73 m^2)]提供出院后的随访服务。可能需要

确保密切监测肾功能和蛋白尿,调整血压和心血管危险因素。

（张安静　译）

参考文献

[1] Hoste EA, Clermont G, Kersten A, et al. RIFLE criteria for acute kidney injury are associated with hospital mortality in critically ill patients: a cohort analysis. *Crit Care* 2006;10: R73.

[2] Thakar CV, Christianson A, Freyberg R, Almenoff P, Render ML. Incidence and outcomes of acute kidney injury in intensive care units: a Veterans Administration study. *Crit Care Med* 2009; 37: 2552-8.

[3] Mandelbaum T, Scott DJ, Lee J, et al. Outcome of critically ill patients with acute kidney injury using the Acute Kidney Injury Network criteria. *Crit Care Med* 2011; 39: 2659-64.

[4] Nisula S, Kaukonen KM, Vaara ST, et al. Incidence, risk factors and 90-day mortality of patients with acute kidney injury in Finnish intensive care units: the FINNAKI study. *Intensive Care Med* 2013; 39: 420-8.

[5] Palevsky PM, Zhang JH, O'Connor TZ, et al. Intensity of renal support in critically ill patients with acute kidney injury. *N Engl J Med* 2008; 359: 7-20.

[6] Basile DP, Donohoe D, Roethe K, Osborn JL. Renal ischemic injury results in permanent damage to peritubular capillaries and influences long-term function. *Am J Physiol Renal Physiol* 2001; 281: F887-99.

[7] Spurgeon KR, Donohoe DL, Basile DP. Transforming growth factor-beta in acute renal failure: receptor expression, effects on proliferation, cellularity, and vascularization after recovery from injury. *Am J Physiol Renal Physiol* 2005; 288: F568-77.

[8] Kelly KJ. Distant effects of experimental renal ischemia/reperfusion injury. *J Am Soc Nephrol* 2003; 14: 1549-58.

[9] Phillips SA, Pechman KR, Leonard EC, et al. Increased ANG II sensitivity following recovery from acute kidney injury: role of oxidant stress in skeletal muscle resistance arteries. *Am J Physiol Regul Integr Comp Physiol* 2010; 298: R1682-91.

[10] Spurgeon-Pechman KR, Donohoe DL, Mattson DL, Lund H, James L, Basile DP. Recovery from acute renal failure predisposes hypertension and secondary renal disease in response to elevated sodium. *Am J Physiol Renal Physiol* 2007; 293: F269-78.

[11] Coca SG, Yusuf B, Shlipak MG, Garg AX, Parikh CR. Long-term risk of mortality and other adverse outcomes after acute kidney injury: a systematic review and meta-analysis. *Am J Kidney Dis* 2009; 53: 961-73.

[12] Newsome BB, Warnock DG, McClellan WM, et al. Long-term risk of mortality and end-stage renal disease among the elderly after small increases in serum creatinine level during hospitalization for acute myocardial infarction. *Arch Intern Med* 2008; 168: 609-16.

[13] Ishani A, Xue JL, Himmelfarb J, et al. Acute kidney injury increases risk of ESRD among elderly. *J Am Soc Nephrol* 2009; 20: 223-8.

[14] Hsu CY, Chertow GM, McCulloch CE, Fan D, Ordonez JD, Go AS. Nonrecovery of kidney function and death after acute on chronic renal failure.*Clin J Am Soc Nephrol* 2009; 4: 891-8.

[15] Lo LJ, Go AS, Chertow GM, et al. Dialysis-requiring acute renal failure increases the risk of progressive chronic kidney disease. *Kidney Int* 2009; 76: 893-9.

[16] Wald R, Quinn RR, Luo J, et al. Chronic dialysis and death among survivors of acute kidney injury requiring dialysis. *JAMA* 2009; 302: 1179-85.

[17] Wald R, Quinn RR, Adhikari NK, et al. Risk of chronic dialysis and death following acute kidney injury. *Am J Med* 2012; 125: 585-93.

[18] James MT, Hemmelgarn BR, Wiebe N, et al. Glomerular filtration rate, proteinuria, and the incidence and consequences of acute kidney injury: a cohort study. *Lancet* 2010; 376: 2096-103.

[19] Lafrance JP, Miller DR. Acute kidney injury associates with increased long-term mortality. *J Am Soc Nephrol* 2010; 21: 345-52.

[20] Goldberg A, Kogan E, Hammerman H, Markiewicz W, Aronson D. The impact of transient and persistent acute kidney injury on long-term outcomes after acute myocardial infarction. *Kidney Int* 2009; 76: 900-6.

[21] Jose P, Skali H, Anavekar N, et al. Increase in creatinine and cardiovascular risk in patients with systolic dysfunction after myocardial infarction. *J Am Soc Nephrol* 2006; 17: 2886-91.

[22] Waikar SS, Wald R, Chertow GM, et al. Validity of International Classification of Diseases, Ninth Revision, Clinical Modification Codes for Acute Renal Failure. *J Am Soc Nephrol* 2006; 17: 1688-94.

[23] Hwang YJ, Shariff SZ, Gandhi S, et al. Validity of the International Classification of Diseases, Tenth Revision code for acute kidney injury in elderly patients at presentation to the emergency department and at hospital admission. *BMJ Open* 2012; 2: pii: e001821.

[24] Liu KD, Lo L, Hsu CY. Some methodological issues in studying the long-term renal sequelae of acute kidney injury. *Curr Opin Nephrol Hypertens* 2009；**18**：241－5.

[25] Chawla LS, Amdur RL, Amodeo S, Kimmel PL, Palant CE. The severity of acute kidney injury predicts progression to chronic kidney disease. *Kidney Int* 2011；**79**：1361－9.

[26] Bucaloiu ID, Kirchner HL, Norfolk ER, Hartle JE, 2nd, Perkins RM. Increased risk of death and *de novo* chronic kidney disease following reversible acute kidney injury. *Kidney Int* 2012；**81**：477－85.

[27] Pannu N, James M, Hemmelgarn B, Klarenbach S. Association between AKI，recovery of renal function，and long-term outcomes after hospital discharge. *Clin J Am Soc Nephrol* 2013；**8**：194－202.

[28] Vinsonneau C, Camus C, Combes A, et al. Continuous venovenous haemodiafiltration versus intermittent haemodialysis for acute renal failure in patients with multiple-organ dysfunction syndrome：a multicentre randomised trial. *Lancet* 2006；**368**：379－85.

[29] Bagshaw SM, Berthiaume LR, Delaney A, Bellomo R. Continuous versus intermittent renal replacement therapy for critically ill patients with acute kidney injury：a meta-analysis. *Crit Care Med* 2008；**36**：610－17.

[30] Schneider AG, Bellomo R, Bagshaw SM, et al. Choice of renal replacement therapy modality and dialysis dependence after acute kidney injury：a systematic review and meta-analysis. *Intensive Care Med* 2013；**39**：987－97.

[31] Bell M, Granath F, Schon S, Ekbom A, Martling CR. Continuous renal replacement therapy is associated with less chronic renal failure than intermittent haemodialysis after acute renal failure. *Intensive Care Med* 2007；**33**：773－80.

[32] Patti G, Nusca A, Chello M, et al. Usefulness of statin pretreatment to prevent contrast-induced nephropathy and to improve long-term outcome in patients undergoing percutaneous coronary intervention. *Am J Cardiol* 2008；**101**：279－85.

[33] Siew ED, Peterson JF, Eden SK, et al. Outpatient nephrology referral rates after acute kidney injury. *J Am Soc Nephrol* 2012；**23**：305－12.

[34] Harel Z, Wald R, Bargman JM, et al. Nephrologist follow-up improves all-cause mortality of severe acute kidney injury survivors. *Kidney Int* 2013；**83**：901－08.

[35] Winkelmayer WC, Owen WF, Jr, Levin R, Avorn J. A propensity analysis of late versus early nephrologist referral and mortality on dialysis. *J Am Soc Nephrol* 2003；**14**：486－92.

[36] Hsu CY. Where is the epidemic in kidney disease? *J Am Soc Nephrol* 2010；**21**：1607－11.

第16章
严重烧伤及其长期意义

Eva C. Diaz，Celeste C. Finnerty，David N. Herndon

引　言

与其他危重疾病相比,烧伤患者的危重期持续时间更长。烧伤可引起剧烈地应激反应,其特征为免疫和内分泌系统紊乱、胰岛素抵抗增加、肌肉萎缩和明显的代谢亢进[1]。

急性期治疗的发展提高了严重烧伤患者的生存率。四十年前,半数致死量(LD50,导致50％存活率的致死剂量)为烧伤面积接近总体表面积(TBSA－B)的40％。目前,LD50接近TBSA－B的80％,如果没有吸入性损伤,则烧伤面积超过80％～90％TBSA－B的儿童通常仍可存活[2]。然而,这些幸存者将出现严重的残疾和损伤,这也是烧伤患者管理中所面临的一个越来越大的挑战[3]。尽管瘢痕、功能限制和心理问题是最臭名昭著的后遗症,但是在烧伤后出现的深刻而又复杂的代谢变化可能在烧伤发生后持续数年,它会影响身体中的每个系统并延迟恢复和康复[2,4]。

当前临床实施的药理学和非药理学干预可以减轻烧伤诱发的高代谢反应并为烧伤患者提供代谢支持。其目的不仅是确保患者存活,而且希望能够更改与烧伤反应相关的病理生理事件并改善长期结局[5]。

本章回顾了与严重烧伤之后出现的相关的长期代谢和激素变化及其对肌肉代谢、生长延迟和骨丢失的影响。瘢痕形成是烧伤后的重要后遗症,本章也提供了恢复期的治疗性干预手段。

烧伤后高代谢反应

严重的热灼伤是指烧伤面积超过总体表面积的40％,它可触发在烧伤患者中所见的最激进的高代谢和高分解反应[6,7]。严重烧伤发生后,患者立即会出现耗氧量、葡萄糖耐量和心输出量(CO)下降。这种所谓的"衰退"期发生在损伤后的前3天内。之后紧接着出现"流动"期,表现为高动力循环、代谢率逐渐增加、脂肪分解、糖酵解、蛋白质水解增加、体温逐渐升高以及无效的底物循环增多[4,7,8]。

与以前观点相反,这一阶段远远长于伤口愈合和急性住院的时间[9]。在最初烧伤发生后多年,包括显著的内分泌和免疫反应在内的高代谢生理学变化仍可持续存在多年,并对长期结局产生不利影响。

高代谢反应的程度

烧伤所致高代谢反应的强度取决于 TBSA - B 和损伤后经历的时间。因此,TBSA - B 小于 10％的患者,其静息能量消耗(resting energy expenditure,REE)改变不明显,而 TBSA - B 超过 40％的患者,其 REE 可能比正常的非烧伤患者高两倍[10]。严重烧伤后,在中性温度(33℃)的情况下,患者的静息代谢率在急性入院时可达到基础代谢率的 180％,烧伤创伤完全愈合时为 150％,烧伤后 6 个月为 140％,烧伤后 9 个月为 120％,烧伤后 12 个月为 110％[9,10]。

在一项大型的前瞻性研究中,我们评估了在烧伤发生最初 3 年内与烧伤相关的病理生理学事件[11]。即使烧伤发生了 3 年,幸存者应激激素和炎症标志物水平仍高于正常和 REE 水平异常升高,这表明高代谢反应长期持续存在。

高代谢反应的介质

严重热损伤后,皮质类固醇、促炎性细胞因子和儿茶酚胺参与了机体的级联反应,而且它们被认为是烧伤创伤后高代谢状态的主要介质[6]。

烧伤后,血浆中儿茶酚胺的水平会立即升高并且保持持续升高长达 9 个月,而尿去甲肾上腺素(NE)水平会升高 10 倍并且持续保持显著升高长达 18 个月。除了诱导代谢紊乱,儿茶酚胺还可导致烧伤后的心脏应激和随后的心肌抑制。因此,有研究报道持续的交感神经反应可以解释在损伤后长达 6 个月内心脏参数(例如 CO 和心脏指数)的长期升高以及至少 36 个月的明显的心动过速(120％～180％的预测心率)[11,12]。

与儿茶酚胺类似,尿和血清皮质醇水平在烧伤后立即增加,并且在损伤后 3 年内持续显著升高[8,11,13]。皮质醇影响烧伤创伤后的代谢和免疫应答。具体来说,它可提高 REE,增加急性期蛋白质合成、蛋白水解、脂肪分解和糖异生以及降低骨形成[12]。

由直接热灼伤和 I/R 损伤的介质所造成的组织损伤可促进以细胞因子激增为特征的即时炎症反应[14]。几种细胞因子的过度表达可导致免疫系统、蛋白质代谢、胰岛素敏感性以及多种器官系统发生改变[11,15,16]。烧伤后,IL - 6、IL - 8 和 MCP - 1 以及 IL - 2、GM - CSF、IFN - γ 和 TNF - α 浓度立即急剧增加 2 000 倍,并且在烧伤后 3 年 IL - 2、GM - CSF、IFN - γ 和 TNF - α 浓度会持续保持显著升高[8,11]。

长期胰岛素抵抗

所有上述代谢改变都会引起能量底物代谢的重要改变[17]。儿茶酚胺、皮质醇和胰高血糖素是导致糖尿病的激素,它们刺激肝脏产生葡萄糖,肌肉释放氨基酸以及从脂肪中释放游离脂肪酸和甘油[6,18]。所有这些变化都会导致高血糖和与受体后胰岛素抵抗相关的胰岛素敏感性受损,这已被胰岛素和空腹血糖浓度水平的升高以及葡萄糖清除率的显著降低所证实[6]。

已有研究证实高血糖和胰岛素抵抗与不良结局相关,特别是移植物功能丧失的风险增加、伤口延迟愈合或不愈合、蛋白质的分解代谢增加、免疫功能受损、感染和死亡风险增加[19,20]。

Gauglitz 等报道,在胰腺 β 细胞功能正常的情况下,烧伤后患者血糖水平可持续升高 6 个月[8]。烧伤后 3 年,即使血糖浓度水平最终恢复正常,胰岛素和 C 肽的血清水平仍然持续升高,这表明胰岛素抵抗会持续较长时间。

慢性胰岛素抵抗的机制

烧伤后胰岛素抵抗的分子机制很复杂。儿茶酚胺和细胞因子例如 IL-6、MCP-1 和 TNF 可以抑制胰岛素作用,它们主要是通过修饰胰岛素受体底物 1(insulin receptor substrate 1, IRS-1)的信号传导特性和葡萄糖转运蛋白(GLUT)的转位来发挥作用[4,16,17,21]。

通常,IRS-1 的磷酸化可活化磷脂酰肌醇-3 激酶(PI3K)/AKT 通路,这条途径在刺激肝细胞、骨骼肌和脂肪组织内的葡萄糖转运中发挥了主要作用。PI3K/AKT 通路也是刺激蛋白质合成的关键,它主要是通过激活哺乳动物的蛋白激酶雷帕霉素靶点(mTOR)来实现[17]。

胰岛素抵抗也可归因于线粒体功能障碍。烧伤后,线粒体功能障碍可减弱胰岛素对肝糖原合成的抑制作用,并减少肌肉内葡萄糖氧化,从而导致高血糖和外周胰岛素抵抗。此外,在烧伤的急性期和恢复期,肌肉质量的大量丢失也会导致胰岛素抵抗,因为 70%~80% 的胰岛素诱导的葡萄糖摄取发生在骨骼肌[17,21]。

肌肉分解代谢和烧伤

肌肉消耗,即 5%~10% 肌肉质量的无意丢失是烧伤后高代谢反应的标志。它会导致免疫力下降、肌力降低、生长延迟、不能实现完全康复和日常生活活动能力(QoL)降低[6,8,22]。烧伤后,蛋白质合成和蛋白质分解都增加。然而,肌肉蛋白质的降解速度远远超过其合成速度,这导致负的净氮平衡[7]。去脂体重(LBM)的大量消耗可导致重要的结构和功能性蛋白质的丧失,从而增加发病率和死亡率[23]。例如,丢失总体重的 10% 可出现免疫系统功能障碍。丢失 20% 会阻碍伤口愈合。丢失 30% 时肺炎和压疮的风险会增加。最后,损失 40% 时可能导致患者死亡[6]。

在烧伤急性期存活下来的受害者都将面临并发症的风险。事实上,发病率的主要决定因素是分解代谢状态的程度和时程[24]。

严重热损伤后肌肉分解代谢

Hart 等通过测量苯丙氨酸平衡来研究烧伤引起的肌肉分解代谢程度[9]。这项研究显示在损伤后 9 个月是蛋白质的负净氮平衡,虽会不断改善,但仍不是正平衡,在 12 个月时才达到平衡。这种改善仅仅是由于蛋白质分解速率降低所致。在相同的研究中,LBM 的改变可反映蛋白质动力学的变化,因为在损伤后 12 个月可观察到 LBM 的增加。有趣的是,进一步的研究表明,烧伤的儿童在损伤后 2 年甚至 3 年时仍不能达到正常的 LBM 值[11,24]。这一点与重症的成人相似,他们可以恢复体重,但不能恢复他们的 LBM。

在我们的烧伤中心,最近发现肌肉部分合成率(FSR)在损伤后至少 18 个月保持升高(数据尚未发表)。肌肉蛋白动力学的这种持续改变与严重烧伤后所观察到的体内代谢平衡的长期紊乱有关。需要在更大的人口样本中进一步研究损伤后第一年蛋白质的合成和分解平衡特点。

与长期肌肉蛋白质消耗相关的生物学机制

在生理条件下，IGF-1 通过刺激成肌细胞的增殖和分化能力，从而在骨骼肌中发挥独特作用[25]。然而，在严重烧伤后，IGF-1 及其主要结合蛋白 IGFBP-3 的血清水平会立即下降并在至少 3 年内保持降低水平[3,11]。由于 IGF-1 和胰岛素能够通过激活 mTOR 来促进蛋白质的翻译，所以它们都是决定肌肉质量的重要因素。严重热损伤通过升高 GCs、TNF-α 和其他细胞因子的水平来降低 IGF-1 水平并损害胰岛素信号通路。这些变化会减少 FOX-O 转录因子（含叉头框的蛋白质，O-亚家族）的磷酸化。这反过来会增加泛素蛋白酶体系统成分（例如 Atrogin-1 和 MuRF1）的表达，而泛素蛋白酶体系统成分能够介导蛋白质降解和肌肉萎缩[22,26]。

生 长 延 迟

线性生长和体重增加是一种动态过程，通常能够反映儿童的健康状态[27]。它们依赖于许多因素：营养摄入，垂体和甲状腺激素的释放，能量消耗和社会心理环境[28]。严重的热灼伤是一种灾难性疾病，它可延长住院时间，导致 GH-垂体-IGF-1-IGFBP-3 轴的长期改变，大量肌肉萎缩，持续高营养需求和高代谢状态，这些似乎又相互作用并且导致儿童的生长停滞[8,17,29]。Rutan 和 Herndon 表明，严重的热灼伤会在长达 3 年的时间内均降低儿童的体重、身高和生长速度。据报道，烧伤后 18 个月开始有显著的身高和体重百分比增加[24]；然而，烧伤儿童的体重和身高在 3 年后仍显著低于未烧伤的对照组[11]。

烧伤对生长延迟的影响似乎随着儿童在损伤时的发育阶段而变化。以前的研究表明，青少年（6～8 岁）和青春期（女孩为 10.5～13 岁，男孩为 12.5～15 岁）的 GH 生理性增加可以在严重烧伤后维持患儿的正常生长。然而，在非身高快速增长期间，受伤的儿童会经历明显的生长延迟[30]。

严重热损伤后，重组人生长激素（rhGH）治疗可显著改善身高的线性生长和身体成分并增加体重[31]。一项 RCT 显示，自出院至烧伤后 12 个月内接受 rhGH 治疗的患儿能够在治疗后 12 个月甚至在停止治疗后 1 年达到平均身高的第 50 百分位数。相比之下，那些没有接受 rhGH 治疗的儿童则显示出生长停滞，其 12 个月和 24 个月的平均身高百分位数与出院时没有差异[32]。

尽管高剂量的 rhGH 会增加非烧伤的成人危重症患者的发病率和死亡率[33]，但是在严重烧伤的儿童中，无论是短期还是长期使用 rhGH 都不会增加其发病率和死亡率[32]。

骨 损 耗

严重烧伤会对钙和骨代谢产生不利影响。在成人中，髂嵴骨活检已经证明在烧伤后 3 周骨形成会减少[13]。TBSA-B<50% 的成人表现为非偶联的骨重塑，即骨形成减少，而没

有伴随骨吸收的减少。然而,骨损伤对成年人骨密度的长期影响仍然未知[34]。在儿童中,热灼伤对骨转换的影响更为严重和持久。组织形态学分析表明,在烧伤后 26±10 天,几乎不存在骨形成,因为观察到骨小梁几乎没有摄入多西环素[34]。在一项横断面研究中,Klein 等证明 60% 的受试者在烧伤后 5 年均有骨量减少[35]。在儿童中,这种持续的而又普遍的骨丢失可导致男孩的年骨折发生率增加两倍,而女孩增加三分之一。据报道,即使进行适龄的体育活动,患者也会出现躯干和四肢骨折[13,35]。

急性和长期骨消耗的生物学机制

严重烧伤后骨质减少迅速发生,这是一种持续现象,其中包含多种相互作用机制。首先,促炎细胞因子 IL-1β 和 IL-6 刺激成骨细胞以增加核转录因子 κB 受体活化剂的配体(RANKL)产生,而 RANKL 可刺激破骨细胞分化以增加骨吸收。第二,皮质醇可刺激成骨细胞生成 RANKL,导致进一步的骨消耗[13]。第三,烧伤后甲状旁腺激素(PTH)立即降低 8 倍,并且在烧伤后至少 3 年内均保持明显降低[11]。甲状旁腺功能减退、PTH 抵抗、低钙血症和高钙尿是烧伤后发生的特征性改变。钙敏感受体的上调会加剧甲状旁腺功能减退,这也会降低钙刺激 PTH 分泌的设定点[36]。尿中钙损耗和成骨细胞活性的降低可能会干扰钙在骨中的沉积[13]。

另一个可能导致骨病的因素是身体生物力学的改变,这种改变是由烧伤后软组织损伤所致[35]。肌肉萎缩和无法恢复到烧伤前的身体活动水平也引起骨矿化减少[37]。

最后,烧伤患者可能由于皮肤的生化异常而逐渐出现维生素 D 缺乏。烧伤瘢痕,甚至相邻的正常皮肤,生成 7-脱氢胆固醇底物的量均会减少,因此其将维生素 D 前体转化为前维生素 D3 的能力也下降。推荐补充维生素 D,因为先前的研究已经证明低水平的 25(OH)维生素 D 和腰脊柱骨矿物质密度(BMD)之间存在相关性[13,38]。

管理

在入院时就开始康复治疗并减轻不良结局。骨萎缩是不可避免的,但它可以通过早期活动而减轻。因此,应优先选择站立训练,因为承重是使脊柱、骨盆和下肢骨骼得到应力的最有效策略。此外,肌肉等长收缩可以用于骨应力和维持肌肉紧张与体积。

合成代谢剂,如 rhGH 和氧甲氢龙,已被用于调节高代谢反应和改善结局。rhGH 对骨矿物质含量(BMC)的影响具有剂量相关性。与安慰剂相比,从出院至烧伤后 12 个月内按每天 0.05 mg/kg 的剂量使用 rhGH,烧伤后 12 个月,甚至 2 年患者的 BMC 会发生显著改善。然而,每天 0.2 mg/kg 的 rhGH 可显著降低损伤后 9 个月和 12 个月时的 BMC。

在一项前瞻性对照研究中,严重烧伤儿童从出院至受伤后 12 个月被给予氧甲氢龙,并在停用氧甲氢龙后监测患者 12 个月。氧甲氢龙在 0.1 mg/kg、每天 2 次的剂量下,在 12 个月时患儿的 BMC 显著改善,但在 18 或 24 个月时改善不明显。另一方面,患儿在身体组成、体重、身高和力量方面的改善显著并且持续[39]。

在使用合成代谢剂之后骨消耗会减少,其部分和间接原因可能是肌肉骨骼质量增加从而使骨骼负荷增加[36]。

最后,在严重烧伤的儿童中,在烧伤后 10 天内静脉使用一次二膦酸帕米膦酸盐(每天 1.5 mg/kg),然后在 1 周后第二次使用,从入院到出院,其腰椎 BMC 可得以保留。在烧伤后 6 和 24 个月,接受帕米膦酸盐急性治疗的患者较安慰剂组具有更好的腰椎 BMC[40]。

烧 伤 瘢 痕

瘢痕组织是指由纤维组织替代因损伤或疾病破坏的正常组织。损伤后,如果瘢痕管理不当,它可能会变得肥大[41]。肥厚性瘢痕是皮肤纤维化的一种常见和严重的形式,它会限制运动、损害皮肤的美观和功能[42]。它可引起疼痛、瘙痒和挛缩,继而在身体和心理上对患者的 QoL 产生严重的影响[43]。

肥厚性瘢痕发生在深部皮肤损伤后,其特征为胶原蛋白的过量生成[44]。伤口感染、遗传学和免疫因素、供皮部位的重复取材、年龄、慢性炎症过程、损伤部位以及皮肤张力都可导致过度瘢痕形成[41]。

烧伤瘢痕挛缩可能是烧伤幸存者中最常见的功能障碍原因。瘢痕挛缩所产生的收缩力可导致明显的皮肤短缺,不仅减少瘢痕所在关节的活动度,甚至还会影响到邻近的关节。当瘢痕挛缩严重时,可能需要多次分期的外科手术,直到达到功能和美观。除了发生挛缩,瘢痕组织也很脆弱,因此容易出现慢性溃疡。排汗受损、无毛发生长、色素形成改变、不耐受冷热和感觉改变是与烧伤瘢痕相关的其他异常,这些也会限制功能的恢复[2]。

烧伤瘢痕的病理生理

正常的伤口修复包括三个不同的阶段：炎症期、增殖期和重塑期。在炎症期,血小板脱颗粒负责释放有效的细胞因子,例如表皮生长因子(EGF)、IGF-1、血小板衍生生长因子(PDGF)和 TGF-β,它们作为趋化因子募集炎症细胞。烧伤发生后 48～72 小时内进入第二阶段,这一过程持续长达 3～6 周。此时,成纤维细胞合成修复组织的支架,即所谓的胞外基质(ECM),其形成结构修复框架以桥接伤口并允许血管内生。一旦伤口闭合就进入到最终的成熟阶段,这一过程可以持续几个月。丰富的 ECM 被降解,并且早期伤口中未成熟Ⅲ型胶原可以被修饰为成熟的Ⅰ型胶原[45]。ECM 蛋白沉积和降解之间微妙平衡的改变可导致异常的瘢痕形成。炎症和成纤维细胞表型的改变通过增加生长因子受体数目而产生这种异常的纤维化反应[43]。

烧伤瘢痕管理

压力治疗一直是预防和治疗烧伤患者肥大性瘢痕和瘢痕疙瘩的首选保守方法[43]。在瘢痕形成的早期阶段,通过使用夹板和压力治疗可起到纠正烧伤瘢痕挛缩的作用[2]。可选择的压力治疗包括压力服、插入物和舒适矫形器[41]。目前我们对压力治疗的作用机制仍然知之甚少,然而,可能的机制是通过限制瘢痕组织的血供、氧气和营养供应以增加细胞凋亡和减少胶原合成[45]。

严重烧伤后的药物和非药物治疗策略及远期预后

已有证据显示烧伤可诱导应激反应和复杂的代谢、激素以及免疫学改变,这种改变会在损伤后持续至少 3 年。这些科学证据强调需要选择最佳的药物干预以调节高代谢反应,不仅是在急性期,慢性期也同样重要。

长期持续的 REE 升高,肌肉质量和力量下降以及生长缓慢都会明显影响患者功能恢复和重新融入社会[39]。本节简要总结了急性期的药物和非药物干预,旨在提高恢复水平和康复效果以及降低与重大热灼伤后的长期高代谢和分解代谢状态相关的发病率和死亡率。

氧甲氢龙

氧甲氢龙是一种睾酮类似物,不良反应仅为这类类固醇激素所致男性化效应的 5%,它通过增强蛋白质的合成从而减少肌肉蛋白质的消耗、减少体重丢失、缩短住院时间,并在急性住院期间加快患者供皮部位的伤口愈合速度[46]。也有研究报道了长期使用氧甲氢龙的有益作用。

在一项前瞻性随机试验中,61 名儿科烧伤患者在出院至受伤后 12 个月内接受每天 0.1 mg/kg 的氧甲氢龙或安慰剂治疗,并在出院以及损伤后 6、12、18 和 24 个月接受评估。接受氧甲氢龙治疗的患者在治疗期间显示出 LBM、BMD 和肌力的改善,并且在治疗停止后两组间患儿的体重和身高也存在显著差异。有趣的是,在 12 和 18 个月时,在氧甲氢龙治疗组的患者中,血清 IGF-1 水平显著增加。此外,氧甲氢龙没有导致瘢痕评分或 REE 预测值发生显著变化[39]。

氧甲氢龙结合运动训练

已有研究证实氧甲氢龙和运动训练具有协同作用。在一项试验中,51 名严重烧伤的儿童被分配至氧甲氢龙组(OX)、氧甲氢龙加运动训练组(OXEX)、安慰剂无运动训练(PL)或安慰剂加运动训练组(PLEX),前两组患儿从出院至损伤后 12 个月使用氧甲氢龙。研究发现 OXEX 在提高体重和 LBM 的百分比变化方面较其他三种治疗改善程度更大;OX 和 PLEX 组中 LBM 的变化优于 PL 组;OXEX,OX 和 PLEX 组的肌肉力量明显优于 PL 组。然而,OXEX 组并不优于 OX 组和 PLEX 组。有趣的是,OX 能够提高肌肉力量,而单独使用 rhGH 则没有这样的效果(图 16.1)[47]。

rhGH

rhGH 可增强免疫功能、促进伤口愈合以及降低高代谢反应。此外,在烧伤创伤的急性期,rhGH 可刺激蛋白质合成并减弱蛋白质分解代谢[3]。

一项前瞻性随机试验在 205 名 40%TBSA-B 的儿童患者中评估了 rhGH 的长期功效。患者从出院至损伤后 12 个月内接受安慰剂或长期 rhGH 治疗(每天 0.05 mg/kg、0.1 mg/kg 或 0.2 mg/kg)。出院时和烧伤后 6、9、12、18 和 24 个月进行评价[31]。与安慰剂相比,从烧

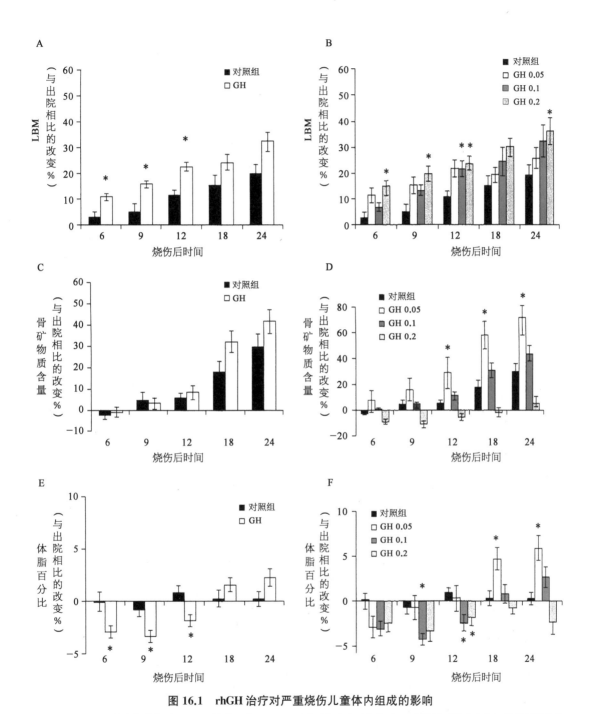

图 16.1 rhGH 治疗对严重烧伤儿童体内组成的影响

LBM(A、B)、骨矿物质含量(C、D)和体脂百分比(E、F)显示了从出院至烧伤后 24 个月的百分比变化。数据用平均值±SEM 表示。＊代表相对于对照组 *P*＜0.05。

引自 Branski et al. "Randomized Controlled Trial to Determine the Efficacy of Long-Term Growth Hormone Treatment in Severely Burned Children", *Annals of Surgery*. 250(4)，514－523，copyright 2009，Wolters Kluwer 已授权。

伤后 6～12 个月，rhGH 可显著提高 LBM。在每天 0.2 mg/kg 的剂量下 LBM 的改善最大，并且在整个研究期间这种改善都很明显（图 16.2）。

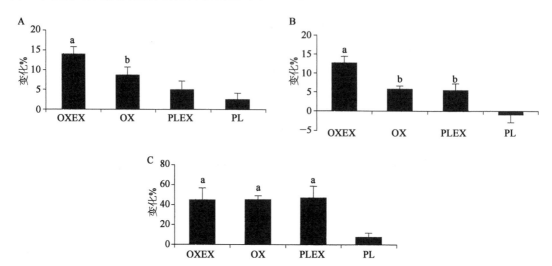

图 16.2 在严重烧伤的儿童中评价单独或组合使用氧甲氢龙和 12 周运动方法对 **(A)** 体重、**(B)** LBM 和 **(C)** 肌肉力量的影响

患者分至氧甲氢龙组（OX）、氧甲氢龙＋运动方案组（OXEX）、安慰剂组（PL）或安慰剂＋运动方案组（PLEX）。数据代表着运动方案完成后 6～9 个月的变化百分比（平均值±SEM）。对于 A 和 B，a：与 OX 组、PLEX 组和 PL 组相比，$P<0.05$；b：与 PL 组相比，$P<0.05$；对于 C，a：与 PL 组相比，$P<0.05$。

经许可引自：*Pediatrics*，Przkora R，Herndon DN，Suman OE，'The effects of oxandrolone and exercise on muscle mass and function in children with severe burns'，119，1，e109 - 16，Copyright © 2007 by the AAP。

在整个 rhGH 组中，CO 在第 12 和 18 个月时降低，而除了第 24 个月外，REE 在所有时间点均显著降低。在每天 0.1 mg/天 rhGH 组中 REE 的降低程度最大。心脏应激和高代谢的改善可能与 rhGH 治疗后皮质醇水平的降低有关。rhGH 治疗也与激素组的改善相关，表现为增加 IGF - 1/IGFBP - 3 和内源性 GH 的水平，特别是在每天 0.1 mg/kg 或 0.2 mg/kg 组中。在本研究中，葡萄糖水平没有显著改变。然而，在每天 0.1 mg/kg 和 0.2 mg/kg rhGH 组中，在 12 个月时可观察到瘢痕评分的改善（表明瘢痕形成减少）。

总之，长期使用 rhGH 具有以下剂量相关效应：生长速度和 LBM 的增加，高代谢状态的减轻，IGF - 1/IGFBP - 3 血清水平的提高，心脏应激的减少和瘢痕形成的减轻。

运动训练

运动治疗是指活动身体或其组成部分以缓解症状或改善功能。患者在急性期就需要开始进行运动治疗，并且在烧伤愈合的数月内持续进行。这一策略的目的是减少水肿和制动的影响，保持功能性关节运动和肌肉力量，牵伸瘢痕组织，并使患者恢复到最佳功能水平[41]。

运动训练是任何代谢治疗的重要辅助性治疗。Celis 等表明，在损伤后 6 个月纳入或实施监督运动计划可减少烧伤后 9 个月内功能性手术松解次数，甚至在烧伤后 24 个月内，功能性手术松解的次数会更大幅度地减少[48]。

在标准的医院康复计划中增加 12 周的耐力和有氧运动计划后，结果显示总 LBM、肌肉力量和总体心肺容量均得到提高[49]。Suman 等证明经过耐力和有氧运动的患者与标准治疗组患者在总 LBM 的平均增加率上存在大于 20 倍的差异。这项研究显示，LBM 的变化是与肌肉力量、总训练量和做功程度的增加相平行。

严重热灼伤的患者应在出院后尽快参加有组织的锻炼计划。该计划应该个体化并以渐进抗阻性训练为基础。与运动相关的改善可增加患者恢复正常的日常活动能力，并获得更多的身体独立性[41,49]。

结　　论

严重热灼伤是一种灾难性病症，它与严重而持久的代谢和激素紊乱相关，这种紊乱会在最初损伤后数年阻碍患者功能恢复和康复。长期结局取决于烧伤后应激反应的独特特征。因此，如果要实现结构和功能恢复，则需要调节高代谢反应。锻炼对烧伤患者有明显益处。此外，氧甲氢龙和 rhGH 这两种治疗策略已被证明能有效减轻出院后的高代谢反应和改善长期结局。然而，为严重热灼伤的幸存者确定最佳的药理学方案还需进一步的研究。

（张安静　译）

参考文献

［1］ **Mann EA, Mora AG, Pidcoke HF, Wolf SE, Wade CE.** Glycemic control in the burn intensive care unit：focus on the role of anemia in glucose measurement. *J Diabetes Sci Technol* 2009；**3**：1319 - 29.

［2］ **Warden GD, Warner P.** Functional sequelae and disability assessment. In：Herndon DN（ed.）*Total burn care*. 2nd ed. London：WB Saunders；2002. p. xv, p. 817, 4 p. of plates.

［3］ **Jeschke MG, Chinkes DL, Finnerty CC, et al.** Pathophysiologic response to severe burn injury. *Ann Surg* 2008；**248**：387 - 401.

［4］ **Herndon DN, Tompkins RG.** Support of the metabolic response to burn injury. *Lancet* 2004；**363**：1895 - 902.

［5］ **Desai SV, Law TJ, Needham DM.** Long-term complications of critical care. *Crit Care Med* 2011；**39**：371 - 9.

［6］ **Williams FN, Jeschke MG, Chinkes DL, Suman OE, Branski LK, Herndon DN.** Modulation of the hypermetabolic response to trauma：temperature, nutrition, and drugs. *J Am Coll Surg* 2009；**208**：489 - 502.

［7］ **Williams FN, Herndon DN, Jeschke MG.** The hypermetabolic response to burn injury and interventions to modify this response. *Clin Plast Surg* 2009；**36**：583 - 96.

［8］ **Gauglitz GG, Herndon DN, Kulp GA, Meyer WJ 3rd, Jeschke MG.** *Abnormal insulin sensitivity persists up to three years in pediatric patients post-burn. J Clin Endocrinol Metab* 2009；**94**：1656 - 64.

［9］ **Hart DW, Wolf SE, Mlcak R, et al.** Persistence of muscle catabolism after severe burn. Surgery 2000；**128**：312 - 19.

［10］ **Pereira CT, Jeschke MG, Herndon DN.** Beta-blockade in burns. *Novartis Found Symp* 2007；**280**：238 - 48；discussion 248 - 51.

［11］ **Jeschke MG, Gauglitz GG, Kulp GA, et al.** Long-term persistence of the pathophysiologic response to severe burn injury. *PLoS One* 2011；**6**：e21245.

［12］ **Jones SB ea.** Significance of the adrean and sympathetic response to burn injury. In：Herndon DN（ed.）*Total burn care*. 2nd ed. London：WB Saunders；2002. p. xv, p. 817, 4 p. of plates.

［13］ **Klein GL.** Burn-induced bone loss：importance, mechanisms, and management. *J Burns Wounds* 2006；**5**：e5.

［14］ **Sherwood ER.** The systemic inflammatory response syndrome. In：Herndon DN（ed.）*Total burn care*. 2nd ed. London：WB Saunders；2002. p. xv, p. 817, 4 p. of plates.

［15］ **Finnerty CC, Herndon DN, Przkora R, et al.** Cytokine expression profile over time in severely burned pediatric patients. *Shock* 2006；**26**：13 - 19.

［16］ **Sell H, Dietze-Schroeder D, Kaiser U, Eckel J.** Monocyte chemotactic protein-1 is a potential player in the negative cross-talk between adipose tissue and skeletal muscle. *Endocrinology* 2006；**147**：2458 - 67.

[17] Gauglitz GG, Herndon DN, Jeschke MG. Insulin resistance postburn: underlying mechanisms and current therapeutic strategies. *J Burn Care Res* 2008; **29**: 683 – 94.

[18] Cochran A, Saffle JR, Caran G. Nutritional support of the burned patient. In: Herndon DN (ed.) *Total burn care*. 2nd ed. London: WB Saunders; 2002. p. xv, p. 817, 4 p. of plates.

[19] Gore DC, Chinkes DL, Hart DW, Wolf SE, Herndon DN, Sanford AP. Hyperglycemia exacerbates muscle protein catabolism in burn-injured patients. *Crit Care Med* 2002; **30**: 2438 – 42.

[20] Gore DC, Chinkes D, Heggers J, Herndon DN, Wolf SE, Desai M. Association of hyperglycemia with increased mortality after severe burn injury. *J Trauma* 2001; **51**: 540 – 4.

[21] Padfield KE, Astrakas LG, Zhang Q, et al. Burn injury causes mitochondrial dysfunction in skeletal muscle. *Proc Natl Acad Sci USA* 2005; **102**: 5368 – 73.

[22] Heszele MF, Price SR. Insulin-like growth factor I: the yin and yang of muscle atrophy. *Endocrinology* 2004; **145**: 4803 – 5.

[23] Chang DW, DeSanti L, Demling RH. Anticatabolic and anabolic strategies in critical illness: a review of current treatment modalities. *Shock* 1998; **10**: 155 – 60.

[24] Przkora R, Barrow RE, Jeschke MG, et al. Body composition changes with time in pediatric burn patients. *J Trauma* 2006; **60**: 968 – 71; discussion 971.

[25] Roberts CT, Rosenfeld RG. The IGF system: molecular biology, physiology, and clinical applications. In: *Contemporary endocrinology*. Totowa, NJ: Humana Press; 1999. p. xii, p. 787.

[26] Norbury WB. Modulation of the hypermetabolic response after burn injury. In: Herndon DN (ed.) *Total burn care*. 2nd ed. London: WB Saunders; 2002. p. xv, p. 817, 4 p. of plates.

[27] Rogol AD, Clark PA, Roemmich JN. Growth and pubertal development in children and adolescents: effects of diet and physical activity. *Am J Clin Nutr* 2000; 72(2 Suppl): 521S – 8S.

[28] Rutan RL, Herndon DN. Growth delay in postburn pediatric patients. *Arch Surg* 1990; **125**: 392 – 5.

[29] Suman OE. Mitigation of the burn induced hypermetabolic response during convalescence. In: Herndon DN (ed.) *Total burn care*. 2nd ed. London: WB Saunders; 2002. p. xv, p. 817, 4 p. of plates.

[30] Low JF, Herndon DN, Barrow RE. Effect of growth hormone on growth delay in burned children: a 3-year follow-up study. *Lancet* 1999; **354**: 1789.

[31] Przkora R, Herndon DN, Suman OE, et al. Beneficial effects of extended growth hormone treatment after hospital discharge in pediatric burn patients. *Ann Surg* 2006; **243**: 796 – 801; discussion 801 – 3.

[32] Branski LK, Herndon DN, Barrow RE, et al. Randomized controlled trial to determine the efficacy of long-term growth hormone treatment in severely burned children. *Ann Surg* 2009; **250**: 514 – 23.

[33] Takala J, Ruokonen E, Webster NR, et al. Increased mortality associated with growth hormone treatment in critically ill adults. *N Engl J Med* 1999; **341**: 785 – 92.

[34] Klein GL, Herndon DN, Goodman WG, et al. Histomorphometric and biochemical characterization of bone following acute severe burns in children. *Bone* 1995; **17**: 455 – 60.

[35] Klein GL, Herndon DN, Langman CB, et al. Long-term reduction in bone mass after severe burn injury in children. *J Pediatr* 1995; **126**: 252 – 6.

[36] Klein G. Effects of burn injury on bone and mineral metabolism. In: Herndon DN (ed.) *Total burn care*. 2nd ed. London: WB Saunders; 2002. p. xv, p. 817, 4 p. of plates.

[37] Evans E. Musculoskeletal changes secondary to thermal burns. In: Herndon DN (ed.) *Total burn care*. 2nd ed. London: WB Saunders; 2002. p. xv, p. 817, 4 p. of plates.

[38] Klein GL, Langman CB, Herndon DN. Vitamin D depletion following burn injury in children: a possible factor in post-burn osteopenia. *J Trauma* 2002; **52**: 346 – 50.

[39] Przkora R, Jeschke MG, Barrow RE, et al. Metabolic and hormonal changes of severely burned children receiving long-term oxandrolone treatment. *Ann Surg* 2005; **242**: 384 – 9, discussion 390 – 1.

[40] Przkora R, Herndon DN, Sherrard DJ, Chinkes DL, Klein GL. Pamidronate preserves bone mass for at least 2 years following acute administration for pediatric burn injury. *Bone* 2007; **41**: 297 – 302.

[41] Serghiou MA. Comprehensive rehabilitation of the burn patient. In: Herndon DN (ed.) *Total burn care*. 2nd ed. London: WB Saunders; 2002. p. xv, p. 817, 4 p. of plates.

[42] Tredget EE, Yang L, Delehanty M, Shankowsky H, Scott PG. Polarized Th2 cytokine production in patients with hypertrophic scar following thermal injury. *J Interferon Cytokine Res* 2006; **26**: 179 – 89.

[43] Gauglitz GG, Korting HC, Pavicic T, Ruzicka T, Jeschke MG. Hypertrophic scarring and keloids: pathomechanisms and current and emerging treatment strategies. *Mol Med* 2011; **17**: 113 – 25.

[44] Oliveira GV, Hawkins HK, Chinkes D, et al. Hypertrophic versus non hypertrophic scars compared by immunohistochemistry and laser confocal microscopy: type I and III collagens. *Int Wound J* 2009; **6**: 445 – 52.

[45] Slemp AE, Kirschner RE. Keloids and scars: a review of keloids and scars, their pathogenesis, risk factors, and management. *Curr Opin Pediatr* 2006; **18**: 396 – 402.

[46] Jeschke MG, Finnerty CC, Suman OE, Kulp G, Mlcak RP, Herndon DN. The effect of oxandrolone on the endocrinologic, inflammatory, and hypermetabolic responses during the acute phase postburn. *Ann Surg* 2007; **246**: 351 – 60; discussion 360 – 2.

［47］ **Przkora R, Herndon DN, Suman OE.** The effects of oxandrolone and exercise on muscle mass and function in children with severe burns. *Pediatrics* 2007；**119**：e109－16.

［48］ **Celis MM, Suman OE, Huang TT, Yen P, Herndon DN.** Effect of a supervised exercise and physiotherapy program on surgical interventions in children with thermal injury. *J Burn Care Rehabil* 2003；**24**：57－61；discussion 56.

［49］ **Suman OE, Spies RJ, Celis MM, Mlcak RP, Herndon DN.** Effects of a 12-wk resistance exercise program on skeletal muscle strength in children with burn injuries. *J Appl Physiol* 2001；**91**：1168－75.

第17章
气管插管和气管切开术的后果

Bernd Schönhofer，Stefan Kluge

背 景 和 历 史

　　机械通气（MV）在全世界范围内的应用正在不断增加。气管插管和气管切开术是ICU中主要的气道通路技术。然而，这些技术手段与气道损伤、院内下呼吸道感染等一系列并发症相关。在本章中，我们将总结成人患者中直接由于气管插管和气管切开术所造成的急性和慢性并发症。以前，气管插管后损伤是气管切除和重建最常见的单一指征。幸运的是，随着最近气管内导管和气切插管的设计和管理的改进，这些损伤的发生率已经下降[1]。

　　历史上，气管切开术的最早记载可以追溯到公元前2000年的印度文献。在最近的历史中，有报道称气管内插管首先应用于17世纪，以挽救溺水者。在1833年，Trousseau报道了他在诊治白喉时遇到的200例呼吸衰竭的治疗经验[2]。随后在1880年，Macewan发表了第一篇学术论文，介绍了在4名患者中进行气管插管持续时间长达35小时。这篇早期发表的文献还强调了气管插管的并发症，如咳嗽、气道不适、气管黏膜充血和声带增厚等[3]。在斯堪的纳维亚地区气管插管的临床操作开展得更为广泛，Nilsson引入气管插管替代气管切开术，治疗由巴比妥中毒引起的呼吸衰竭，Ibsen用气管插管治疗由脊髓灰质炎引起的呼吸衰竭[4,5]。

　　气管插管和气管切开术的并发症通常由多种因素引起，如急救紧急插管时的盲插，患者不合适的体位，经验不足的操作者和患者异常的解剖结构等。此外，急救气管插管的套管和（或）套囊的机械特点，包括气管内管（ETT）的大小、形状、压力和运动，是导致病理变化的因素。还有就是患者的基础疾病，例如：环杓关节受累的类风湿关节炎，以及侵入性机械通气的持续时间越长发生并发症的可能性越大。

　　气管插管和气管切开术的许多长期并发症是相似和重叠的。并发症的预防和早期评估对于最大限度地降低长期并发症的风险很重要。

　　气管插管和气管切开术的喉气管并发症可分为：与尝试插管相关的早期并发症和在拔管后数周至数月内发生的晚期并发症。

气 管 插 管

并发症——气管插管后早期、机械通气期和拔管后短期

气管内管放置过程中的并发症主要是由于无经验的医师操作导致或者由于患者异常的解剖结构所导致的。与选择麻醉插管相比,紧急气道的建立所造成的伤害更多,但是大多数伤害是短暂的,并且通过自愈过程完全可恢复。

1981 年在两所教学医院进行的前瞻性研究中,Stauffer 等人报道了 226 例气管插管患者中有 62％的早期不良事件[6]。按不良事件发生频率的降序排列,可以发现以下损伤因素:密封气道的套囊压力过高、自行拔管、气道密封不稳定性、右支气管插管和气管误吸。最近超过 3 400 例的一系列紧急气管插管中,4.2％的患者发生以下急性并发症:气管误吸(2.8％)、食管插管(1.3％)、牙齿损伤(0.2％)和气胸(0.1％)[7]。并发症的独立预测因子是:三次或更多次插管尝试、气管插管时咽喉镜下分级为Ⅲ或Ⅳ级,在一般护理床位插管和急诊插管。这些因素造成的插管困难的发生率为 10.3％。

肺外损伤

虽然在插管期间可能发生广泛的肺外不良反应(例如血流动力学不稳定),但是只有一些是严重的,并影响 ICU 后的生活。举一个例子是食管插管,在危重成年人的插管中有 1％发生此并发症,这可能与严重的局部和全身并发症如食管穿孔和心脏骤停有关[8,9]。

口咽和鼻损伤

口腔区域中,在插入气管套管期间和在成功的气管插管后,牙齿损伤相对常见。在对接受全身麻醉的 598 904 例患者的分析中,其中气管插管患者的牙齿损伤率为 0.035 7％[10]。在气管插管期间的牙齿损伤是麻醉相关医疗纠纷索赔中最重要的原因之一。嘴唇和口咽部位因所受压力而发生的溃疡也是一种由气管套管所引起的重要后遗症。

鼻旁窦炎

鼻旁窦炎的危险因素除了鼻气管插管和鼻胃管外,还包括头部创伤,先前的类固醇史和抗生素治疗史。

鼻导管具有闭塞上颌窦口的缺点,这通常导致鼻窦中的液体积聚和鼻窦炎的发展。在 16 例患者的前瞻性研究中,在鼻气管插管后第 8 天进行的 CT 成像显示:87％的患者分别受到上颌窦和蝶窦的影响,其次是筛窦(50％)和额叶鼻窦(12.5％)受累,包括液体积聚、浑浊和黏膜增厚[11]。此外,一些研究报道了继发于长期鼻气管插管的鼻窦炎是脓毒症的起因[12,13]。Holzapfel 等发现鼻气管插管与呼吸机相关性肺炎显著相关,并增加 2 个月的死亡率[14]。基于这些数据,目前大多数医生首选的插管路径是经口气管插管。

咽喉部损伤

在气管套管放置期间,可能发生鼻-口咽和下咽部的损伤,包括撕裂、出血(见图 17.1)、挫伤、黏膜下出血和水肿。后咽壁或下咽的穿孔和环杓关节的创伤,主要是杓状软骨的半脱位和脱位,是罕见但严重的并发症。

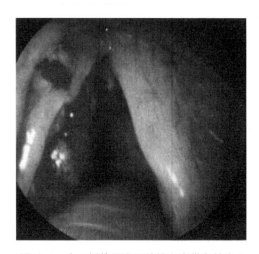

图 17.1　由于插管困难导致的左声带急性出血

感谢 H－JWelkoborsky 博士，Klinikum Region Hannover。

几乎所有插管 4 天及以上的患者，都会发生喉部水肿和黏膜溃疡[15]。在最近的一项研究中，136 例患者的中位插管持续时间为 3 天。在拔管后 6 小时内对喉进行纤维内窥镜检查，在 73％的患者中发生喉部损伤，并且与插管的持续时间和插管时没有使用肌松药相关[16]；在 1 000 个麻醉插管患者中，6％检测到喉部严重损伤[17]。

由气管内插管导致的喉部溃疡通常是对称的，并且发生在声带的后部和中间部分以及环状软骨的杓状部和后外侧区域[18]。在临床上可能直到拔管时，气管内插管所致的喉部溃疡才会有临床症状。真正的声带和杓状软骨溃疡发生在超过 50％的气管插管患者中[6]。

Colice 等前瞻性地随访了 82 例接受气管内插管超过 4 天的患者[19]，在拔管时和拔管后 2 周进行直接喉镜检查。喉部损伤的一种典型模式是沿着声带的后部-中间部分的黏膜溃疡，并且大多数患者这样的损伤会在 4 周内愈合。Thomas 等人对需要机械通气大于 24 小时的患者插管后喉部后遗症进行了前瞻性研究[20]。有 87.6％的患者(n＝131)在拔管后立即可见喉部损伤，并且 8.6％的类似患者具有长期后遗症。

气管损伤

在插管期间，气管穿孔、撕裂和破裂是罕见的并发症，主要由强力插管、气道后膜撕裂或过度膨胀的套囊引起。在这种情况下，必须注意插管后气管支气管撕裂这种罕见但严重的并发症。

肺损伤

主支气管的插管通常发生在右侧。并发症包括右肺的过度充气，右气胸和左主肺非充气部分的肺不张。

已经报道在 8％～19％的成人非麻醉性插管中，在试图放置气管套管期间的肺并发症包括气管误吸[6,21]。此外，在气管套管放置期间，已知有不同类型的压力-容积损伤。在本书的上下文中，残余肺损伤作为气管内插管和气管切开的长期后遗症相对较少，因为它们大多是可逆的。

吞咽功能障碍

大约半数患者在拔管后会发生短暂吞咽功能障碍；然而，临床上严重的误吸不太常见。在最近的一项研究中，平均插管时间为 9.2 天的创伤患者有 41％发生吞咽功能障碍。患者年龄大于 55 岁和气管内插管持续时间是拔管后吞咽功能障碍的独立危险因素[22]。

气管插管的后期并发症

后期并发症发生在拔管后数周至数月。在长时间的气管内插管期间，气管损伤通常发生在充气的套管和套囊处、气管导管尖端水平处，或者在抽吸导管的尖端损伤气管壁的黏膜区域中。这些损伤的一个主要病理生理机制是高气管套管的套囊压力。升高的套囊压力超过黏膜的毛细血管灌注压力导致黏膜缺血、炎症、坏死以及溃疡。纤维化或肉芽肿形成的异常愈合是气管内插管的最重要的晚期并发症。严重的晚期并发症包括：气管肉芽肿形成、气管狭窄，或气管软骨破坏、扩张，或窦道至邻近器官，例如食管。由气道局部缺血引起气管软化是气管内插管后的另一种严重并发症，局部缺血所致的软骨炎导致气管支气管软骨的破坏和坏死。在引入大容量、低压套管和套囊之后，套囊导致损伤的发生显著减少。

喉部损伤

一个重要的晚期并发症是肉芽肿形成，其主要影响喉部（图 17.2）。研究中的肉芽肿发病率波动较大，从 3%[6] 到 7%[19]，再到 27%[23]。喉狭窄处位于声门区和声门下区，单独或组合。成人的插管后狭窄多发生在后声门处[6]。

气管狭窄

气管狭窄通常表现为吸气性喉鸣以及气促。对机械通气后有这些症状的每一位患者，应排除气管狭窄。一般在休息时不会出现症状，只会在气管内腔减少 50%～75% 时出现症状。综合考虑前瞻性研究结果[6,19,24-26]，大概有 3% 的患者在拔管后出现喉狭窄。损伤发生率还取决于机械通气时间长短。在有长期机械通气的特殊患者群体中（定义为 11 天或者更长），14% 的人发现有喉狭窄[26]。在急性呼吸窘迫综合征患者气管插管的

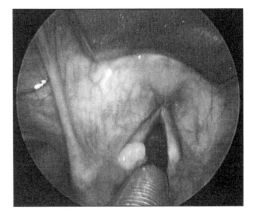

图 17.2　气管插管持续 12 日后，左声带的肉芽肿

感谢 H - J Welkoborsky, Klinikum Region Hannover。

长期不良反应评估中，Elliott 等人发现在出院后 4～12 个月有 10%（3/30）的患者由喉气管狭窄导致上气道阻塞症状[27]。这些患者主要出现呼吸困难的症状，其风险因素包括气管插管困难和高气管内插管套囊压力。

气管食管瘘

气管食管瘘是一个在气管插管术或气管切开术后出现、少见但有可能威胁生命的并发症。随着使用带有低压套的现代管以及对套囊压力密切监视后，其发生率变得很小。

并发症预防

英国的呼吸道管理主要并发症的记录列出了治疗上重要因素包含对高危患者的低辨识、治疗计划不完整、成功管理气道的技术人员和设备不足、病情确认延迟或者二氧化碳图的解释不充分或错误导致的救援失败[28]。预防上述并发症的一个重要方法是实施教育计划，并采用关于如何执行插管术可行的方法，特别强调对困难气道的管理。研究表明，ICU 气管插管治疗的一系列策略的实施可以减少插管患者急性和威胁生命的严重并发症[29]。然而，并不清楚这是否会影响长期气道并发症的发生率。气管内管型号可能影响并发症发生率，已有证据表明 8 号管是长期机械通气患者的气道不良后遗症的重要风险因素之一[30]。需要对套囊压力及管稳定性进行仔细检测。套囊压力超过 20～30 cmH$_2$O 被认为会引起黏

膜局部缺血及随后的喉部和气管损伤[31]。相较于低容量、高压、低顺应性套囊,使用高容量、低压、高顺应性套(称为"软套")的人造气道引起的损伤较小[31,32]。预防鼻导管鼻窦炎最好的方法是避免鼻插管。

诊 断 方 法

气管插管时出现的喉部和气管损伤大多为未知的,因为不可能存在一个完全准确的诊断方法。有时,气管损伤可以在缩小套囊和向上移动插管后,通过纤维支气管镜检查发现。该技术尚未标准化,因此不推荐使用。

流量-容积曲线可显示固定的气道阻塞。体格检查和肺功能是诊断气管插管和机械通气并发症的基本工具。拔管后损伤是通过间接的和直接的喉镜检查、纤维支气管镜、颈部CT,以及MRI来评估。此外,在鉴别神经损伤导致的真正声带麻痹和杓状软骨脱位导致的声带麻痹时,喉部肌电图可能是非常重要的。

在长期机械通气和困难撤机后,气管狭窄在后期可能会变得明显。如前所述,患者通常在气道管腔减少50%～60%时出现气管狭窄的症状。鉴于这一点,我们建议密切随访这些患者,例如在出院后4周和3个月。如有任何气管狭窄的临床怀疑,应执行前述的全套诊断程序。尤其是那些成功接受胸外科手术来修复因插管引起的气管支气管损伤的患者,需要密切随访以发现气管狭窄。

气管切开术

气管切开术是ICU中经常进行的外科手术,并且数十年来经历了重大的改变。对前述气管内插管并发症的担忧,是进行气管切开用于长期气道维持的主要理由。气管切开术的主要适应证是长期机械通气的需要;然而,由于没有证据表明早期气管切开可以改善长期的临床结果,所以进行气管切开术的理想时间仍然是一个有争议的话题[33]。然而,自从经皮技术被引入ICU中并被广泛接受后,危重症患者接受气管切开术的数量增加,而且在重症监护期间实施手术的时间明显地提早了。许多研究强调了其改善患者舒适度、口腔卫生和降低镇静要求的优点。此外,气管切开术可以缩短机械通气的持续时间,因为它能减少呼吸做功(WOB)和降低无效腔通气量。然而,气管切开术可能与许多严重的并发症相关。本章节的目的是概述与操作相关的并发症,特别是重点关注晚期并发症。

气管切开术的技术

经皮气管切开术在ICU中已被广泛的认可,并且在过去几年中已经开发了六种不同的经皮气管切开技术。新近的文献表明经皮气管切开术具有许多潜在的优势,并且许多重症监护专家认为这是需要行气管切开的危重患者的首选方法。一项关于比较经皮气管切开和外科手术气管切开的荟萃分析显示,关于伤口感染和不利的瘢痕形成方面,经皮气管切开组的并发症明显更少。然而,经皮气管切开术组患者,拔管和管道阻塞方面在统计学和临床风险上都显著增加。然而,并发症和死亡率的总发生率在两种操作之间没有差异。此外,经皮气管切开术的成本效益更高,而且为床边操作提供了更大的可行性[34]。单步扩张法或改良

Ciaglia 技术已经成为经皮气管切开术中最广泛使用的技术,并且在安全性和成功率上是目前最具可靠性[35,36]。有经皮气管切开术禁忌证的患者通常行外科气管切开术。

气管切开术的早期并发症

在一大型病例系列报道中,早期并发症(手术中或术后即刻)的发生率为 3%[37]。并发症包括以下方面:

◆ 出血是报道的最常见的并发症,但通常出血量少,很少危及生命或致死。经皮技术因为插管与吻合口结合紧密,有效地填塞了血管,使围手术期和吻合口的出血减少。

◆ 现有管道意外脱落或管道阻塞是经皮技术的主要问题。这些都是 ICU 中常见的气道管理问题,能影响发病率和死亡率[28]。开放性技术允许更容易插入气管套管。

◆ 皮下气肿和气胸是与经皮气管切开术相关的并发症,但很少发生,在患者中的发病率分别为 1.4% 和 0.8%[37]。

◆ 气管后壁损伤发生在不到 1% 的外科或经皮气管切开术后患者中,可能是需要手术修复的严重并发症。

◆ 在外科气管切开术后伤口感染较常见,经皮气管切开术由于皮肤切口尺寸较小,伤口较小,所以较少看到伤口感染。

一些研究报道了在 ICU 出院后留置的气管切开管与 ICU 后较高的死亡风险的相关[37]。最近的数据显示,带有气管切开管的患者从 ICU 到普通病房时,接受一个专业的多学科团队的随访(与标准治疗相比),减少了拔管时间、住院时间和不良事件[38]。

气管切开术的晚期并发症

与气管切开术的早期并发症相比,晚期并发症更难以量化,因为 ICU 幸存者的长期随访通常是个有挑战性的任务,而且通常难以确定并发症是继发于气管切开术还是气管内插管或上述手术的组合。在本节中,强调了更多的当前数据,以强调在过去十多年来气管切开术并发症发生率的变化。

1. 肉芽组织

气管切开术后的一个常见现象是肉芽组织增生,并且许多患者在气管切开位置具有一定程度的气管狭窄。这种并发症通常是亚临床的,但可能导致气道阻塞或气管狭窄[39]。

2. 气管狭窄

气管狭窄是气管切开术后最常见的晚期气道并发症。气管狭窄的相关危险因素包括脓毒症、吻合口感染、套囊压力过高引起的黏膜缺血、高龄、糖皮质激素全身性应用以及置管时间的延长[39]。穿刺部位过高损伤环状软骨也增加了气管狭窄的风险。由于引入了大容量,低压气管内套管,严重气管狭窄(>50%)的发生已经下降。在最近的研究中已报道临床严重的气管狭窄的发生率为 1.7%～5.9%[40,41]。肥胖患者在气管切开后会经历更多的并发症。Halum 等人回顾了美国 1 175 例气管切开术后并发症的图表,发现气道狭窄的发展与 BMI>30 之间显著相关[40]。

在 ICU 中接受经皮气管切开术的患者中常存在亚临床气管狭窄。然而,狭窄通常不严重。Norwood 等人利用气管 CT 随访 48 例经气管切开术后的患者 30 个月,48 例患者中有 15 例(31%)发现气管狭窄超过 10%。然而,这些患者中只有一个具有大于 50% 的气道管腔变窄。除了一个患者以外,所有的狭窄发生在切口水平位置[42]。

通常难以将先前的气管内插管效果与气管切开术的效果分开,因为两者均可导致气管狭窄。然而,气管切开术后的气管狭窄与气管内插管后的气管狭窄不同。气管切开术后的气管狭窄最常见的结局是伤口异常愈合,在气管切开位置周围形成过多的肉芽组织[43]。过量肉芽组织也可以在气管切开术中发生的骨折软骨上形成。然而,气管环骨折是否真正与气管狭窄的后续发展相关仍受怀疑。经验丰富的耳鼻喉科专家随访 16 例气管环骨折患者,通过鼻内镜检查他们的气管。在这个随访研究中没有气管狭窄的报道[44]。

一个广泛争议的问题是经皮技术是否导致气管狭窄发生率更高。目前的证据表明,这两种技术的气管狭窄发生率是无明显差异的[45]。Silvester 等人进行了前瞻性随机对照研究,比较经皮气管切开术(通过 Ciaglia 技术)和手术气管切开术,对经皮气管切开术组的 29 名患者和外科手术切开组的 42 名患者进行中位随访 20 个月,用于评估长期后遗症。两组患者均未发现气管狭窄的任何证据[46]。

3. 瘢痕形成

ICU 患者的气管切开术等操作可导致永久性、不美观的瘢痕。由于经皮气管切开术中的切口较小、组织损伤较少,出现的瘢痕更美观和更易接受。Badia 和同事在检查了 ICU 出院后 12 个月的 189 名患者,以确定 ICU 中的操作产生的皮肤损伤,93 例(49%)在 12 个月后报告了一些皮肤损伤。所有接受手术气管切开术的患者报告存在瘢痕,但是 24 例接受经皮气管切开术的患者中有 4 例报告无气切瘢痕[47]。在 Sylvester 等人的研究中评估气管切开术皮肤瘢痕的月份中位数为 20 个月,该研究显示手术气管切开术(ST)组的瘢痕长度明显更长,并且有异常颜色、褶皱、肥大、可见或难看的趋势[46]。

4. 声音的变化

在前面提到的 Norwood 等人的研究中,对 100 例经皮气管切开术后患者进行了访谈,27%患者中出现了声音变化,2%患者有严重的声音嘶哑[42]。另一项研究评估了 66 个拔管后患者 16 个月后的情况,21%患者发生了声音变化,主要是轻微的变化[48]。气管切开术后 1 年,Antonelli 等人访谈并检查了住院进行长期机械通气治疗的 31 例存活患者。在经皮气管切开组 13 名患者中的 5 名(38%)和来自外科气管切开组 18 名患者中的 6 名(33%)报道有轻度或中度主观语音或呼吸问题[45]。

5. 吞咽功能障碍

已经证明,气管插管的存在通常引起或增加误吸。可以解释这种效应的机制包括喉的束缚、上气道的脱敏、声带闭合反射的损伤、喉部肌肉的废用性萎缩、膨胀的套囊对食管的压迫和吞咽期间的声门下气压的缺失[49]。Romero 等人检查了 40 名气管切开的非神经系统危重患者,在停止机械通气后 3～5 天进行纤维内镜评估吞咽功能。他们发现这组患者的吞咽功能障碍的发生率为 38%。在这些患者中,73%(11/15)有隐性误吸[50]。值得注意的是,已知吞咽功能障碍发生率高的神经系统疾病患者,已被排除在本研究之外。吞咽功能障碍患者的气管拔管过程时间显著延长。鉴于这些发现,我们建议在拔管之前进行常规吞咽评估。

6. 瘘

气管-食管瘘是相对罕见的并发症,发生在不到 1%的患者中,并且通常是医源性气管后壁损伤的结果。

　　一种罕见（发生率<1%）但可怕的并发症是由气管瘘发展引起的大出血，可由任何形式的气管切开导致。大多数病例将在气管切开放置套管后 3 天至 6 周内发生。风险因素包括来自高气囊压力的压力性坏死、来自错位插管尖端的黏膜创伤、低气管切口和过度颈部运动。如不立即进行治疗，这种情况通常是致命的[51]。

　　7. 气管软化症

　　另一个可能的、但罕见的晚期并发症是气管软化。它可由压力性坏死、缺血（血流受损）和反复感染引起，通常伴有支撑软骨的破坏。气管软化症形成的气道薄弱能引起呼吸气道塌陷[39]。

气管切开术后长期预后

　　Engoren 等对 1998—2000 年因呼吸衰竭接受气管切开术的 429 例患者的出院后生存和功能结局的研究（图 17.3）[52]，住院死亡率为 19%；存活更多的是年轻患者、出院后接受更多康复治疗的手术患者。只有 57% 的存活患者摆脱了机械通气，36% 的住院存活患者出院 1 年后死亡。出院时没有气管插管的患者的 1 年生存率最高（92%）；呼吸机依赖的患者死亡率最高（57%）。66 例患者完成了 SF - 36 简明健康调查问卷用于评估功能状态。在随访时，许多受访者精神情绪状态良好，但体力活动仍严重受限。拔管的患者比部分或完全依赖呼吸机的出院患者有更好的社会功能[52]。

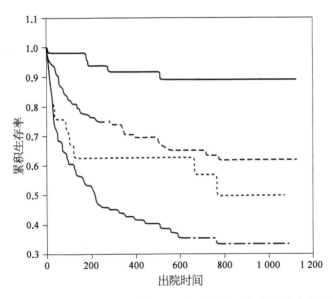

　　图 17.3　Kaplan - Meier 生存曲线：呼吸机依赖患者（点横线），部分依赖患者（图上看起来是短虚线），脱机但留有气管套管的患者（虚线），脱机且已经拔管的患者（实线）[52]

　　在 Antonelli 等的随访评估中，在每一组评估中有超过一半的幸存受访者的身体健康状况中度或重度受损，精神健康评分甚至更低。切口开放的患者评分明显低于切口已经闭合的患者。气管切开技术（经皮 vs. 外科）对结果评价没有明显影响[45]。

　　预防并发症

　　与任何其他的侵入性手术一样，并发症的发生率取决于手术操作者的经验和患者的解剖特点[48,53]。因此,注意经皮气管切开术的禁忌证(颈部解剖结构变异、不可逆的凝血功能障碍等)的存在,对避免并发症的发生是非常重要。然而,大多数禁忌证又是相对的,有赖于手术者的技能。

我们提倡在视频支气管镜视野下进行操作,使手术者能够观察到支气管镜的操作,能使围手术期并发症减少到最低。这可以帮助观察针、导丝、扩张器和气管切开套管的正确放置。此外,可预防医源性气管后壁损伤。然而,支气管镜检查的缺点包括通气不足、二氧化碳(CO_2)潴留、增加成本和时间。研究表明,术前颈部超声检查可以辨别异常的血管,在光纤辅助经皮气管切开术期间使用喉面罩导气管(LMA)可以改善对气管、喉的观察。这些操作都可以提高安全性;然而在这些方法被推荐为常规应用前还需要做更多的研究。仔细监测套囊压力以避免过度充气是预防气管狭窄的推荐方法。外缘缝合用于固定气管套管似乎可以减少并发症的发生[40]。总之,应该重视对气管切开患者的治疗策略标准化,制定因地制宜的指南能够降低气管切开术并发症的发生率[54]。

并发症的治疗

喉部肉芽肿在考虑外科手术或者内镜介入治疗前,局部吸入类固醇激素治疗可作为一线治疗方案[55]。喉头狭窄需要更多的侵入性干预措施,比如激光治疗、扩张和(或)安放支架。外科重建手术被应用于复杂病变,如环杓关节纤维化。气管狭窄的治疗策略取决于症状及其严重程度。轻度狭窄(<25%气道直径)且没有观察到的症状的患者无需治疗。严重气管狭窄患者的治疗措施包括非手术和外科手术治疗,包括球囊扩张、激光切除术、冷冻治疗,支架置入术、狭窄节段的气管切除和再吻合/构造术。超过 4 cm 长的狭窄,传统上行气管袖状切除术。进展缓慢的轻度狭窄的患者常常从利用柔性或硬性支气管镜的机械扩张,随后行激光治疗和(或)放置支架中获益。Rahman 评估了 76 例气管插管后气管狭窄患者和 30 例气管切开术后气管狭窄患者的柔性支气管镜治疗管理[56]。大多数患者只进行了球囊扩张术和激光治疗,而不是放置支架和短距离放射治疗。即使在具有显著的共患疾病负担的老年人群中,在经过柔性的支气管镜的治疗后,在中位随访 51 个月时,有近 90% 的成功率。Nouraei 评估了成人气管插管后气管狭窄内镜治疗的结果[57]。62 例患者中总共有 53 例进行了气管切开术;插管时间为 26±28 天,在上述人群中插管和治疗之间的潜伏期为 29±47 个月。这组患者中除了球囊扩张、激光治疗和支架放置外,还局部滴注丝裂霉素 C 或类固醇激素作为抗炎措施。Noppen 等人报道了 15 例患者由于气管插管后引起的良性气管狭窄导致多次脱机失败[58]。在成功的实施扩张手术和植入支架后,几乎所有患者(14/15例)都顺利拔管了。

依据气管裂伤的程度和部位,非手术和手术治疗措施都能成功实施[59,60]。此外在气管内插管术时突发的气管破裂需要手术修复[61]。

在气管插管后气管狭窄的治疗中,我们倾向于使用硬式支气管镜结合可屈支气管镜,在麻醉下执行上述介入治疗和放置支架(图 17.4)。

支架置入术治疗气管狭窄的成功率取决于一系列辅助因素,例如病变的位置、其到声门的距离、狭窄的剩余程度和支架的类型。一个重要的挑战是将支架固定在气管内。

如果支架是用于愈合期间稳定扩张治疗和激光介入治疗疗效的,则在几周或数月后它

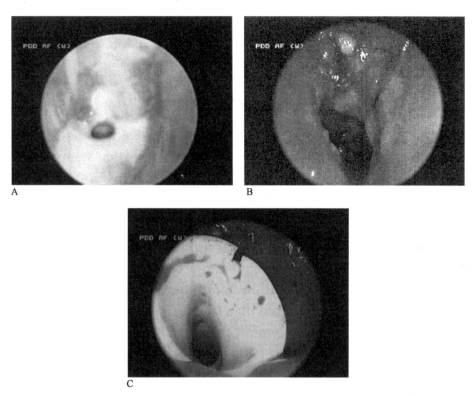

图 17.4　A. 长期气管切开后严重的气管狭窄。B. 激光切除后扩宽的气管。C. 激光切除后放置支架

们可以被移除。

　　气管软化症的治疗取决于其程度。轻度病例可以采取保守策略。重症病例的治疗选择，包括支架置入术、气管切除和端-端吻合术或气管成形术。

（刘萍　译）

参考文献

［1］ **Wain JC, Jr** Postintubation tracheal stenosis. *Semin Thorac Cardiovasc Surg* 2009；**21**：284 – 9.

［2］ **Frost EA**. Tracing the tracheostomy. *Ann Otol Rhinol Laryngol* 1976；**85**：618 – 24.

［3］ **Macewen W**. Clinical observations on the introduction of tracheal tubes by the mouth，instead of performing tracheotomy or laryngotomy. *Br Med J* 1880；**2**：163 – 5.

［4］ **Nilsson E**. On treatment of barbiturate poisoning；a modified clinical aspect. *Acta Med Scand Suppl* 1951；**253**：1 – 127.

［5］ **Ibsen B**. The anaesthetist's viewpoint on the treatment of respiratory complications in poliomyelitis during the epidemic in Copenhagen，1952. *Proc R Soc Med* 1954；**47**：72 – 4.

［6］ **Stauffer JL, Olson DE, Petty TL**. Complications and consequences of endotracheal intubation and tracheotomy. A prospective study of 150 critically ill adult patients. *Am J Med* 1981；**70**：65 – 76.

［7］ **Martin LD, Mhyre JM, Shanks AM, Tremper KK, Kheterpal S**. 3,423 emergency tracheal intubations at a university hospital：airway outcomes and complications. *Anesthesiology* 2011；**114**：42 – 8.

［8］ **Phillips LG, Jr, Cunningham J**. Esophageal perforation. *Radiol Clin North Am* 1984；**22**：607 – 13.

［9］ **Keenan RL, Boyan CP**. Cardiac arrest due to anesthesia. A study of incidence and causes. *JAMA* 1985；**253**：2373 – 7.

［10］Warner ME, Benenfeld SM, Warner MA, Schroeder DR, Maxson PM. Perianesthetic dental injuries: frequency, outcomes, and risk factors. *Anesthesiology* 1999; **90**: 1302 - 5.

［11］Fassoulaki A, Pamouktsoglou P. Prolonged nasotracheal intubation and its association with inflammation of paranasal sinuses. *Anesth Analg* 1989; **69**: 50 - 2.

［12］O'Reilly MJ, Reddick EJ, Black W, et al. Sepsis from sinusitis in nasotracheally intubated patients. A diagnostic dilemma. *Am J Surg* 1984; **147**: 601 - 4.

［13］Deutschman CS, Wilton P, Sinow J, Dibbell D, Jr, Konstantinides FN, Cerra FB. Paranasal sinusitis associated with nasotracheal intubation: a frequently unrecognized and treatable source of sepsis. *Crit Care Med* 1986; **14**: 111 - 14.

［14］Holzapfel L, Chastang C, Demingeon G, Bohe J, Piralla B, Coupry A. A randomized study assessing the systematic search for maxillary sinusitis in nasotracheally mechanically ventilated patients. Influence of nosocomial maxillary sinusitis on the occurrence of ventilator-associated pneumonia. *Am J Respir Crit Care Med* 1999; **159**: 695 - 701.

［15］Wittekamp BH, van Mook WN, Tjan DH, Zwaveling JH, Bergmans DC. Clinical review: post-extubation laryngeal edema and extubation failure in critically ill adult patients. *Crit Care* 2009; **13**: 233.

［16］Tadie JM, Behm E, Lecuyer L, et al. Post-intubation laryngeal injuries and extubation failure: a fiberoptic endoscopic study. *Intensive Care Med* 2010; **36**: 991 - 8.

［17］Kambic V, Radsel Z. Intubation lesions of the larynx. *Br J Anaesth* 1978; **50**: 587 - 90.

［18］Burns HP, Dayal VS, Scott A, van Nostrand AW, Bryce DP. Laryngotracheal trauma: observations on its pathogenesis and its prevention following prolonged orotracheal intubation in the adult. *Laryngoscope* 1979; **89**: 1316 - 25.

［19］Colice GL, Stukel TA, Dain B. Laryngeal complications of prolonged intubation. *Chest* 1989; **96**: 877 - 84.

［20］Thomas R, Kumar EV, Kameswaran M, et al. Post intubation laryngeal sequelae in an intensive care unit. *J Laryngol Otol* 1995; **109**: 313 - 16.

［21］Taryle DA, Chandler JE, Good JT, Jr, Potts DE, Sahn SA. Emergency room intubations - complications and survival. *Chest* 1979; **75**: 541 - 3.

［22］Bordon A, Bokhari R, Sperry J, Testa D, Feinstein A, Ghaemmaghami V. Swallowing dysfunction after prolonged intubation: analysis of risk factors in trauma patients. *Am J Surg* 2011; **202**: 679 - 82.

［23］Santos PM, Afrassiabi A, Weymuller EA, Jr Prospective studies evaluating the standard endotracheal tube and a prototype endotracheal tube. *Ann Otol Rhinol Laryngol* 1989; **98**: 935 - 40.

［24］Pecora DV, Seinige U. Prolonged endotracheal intubation. *Chest* 1982; **82**: 130.

［25］Kastanos N, Estopa MR, Marin PA, Xaubet MA, Agusti-Vidal A. Laryngotracheal injury due to endotracheal intubation: incidence, evolution, and predisposing factors. A prospective long-term study. *Crit Care Med* 1983; **11**: 362 - 7.

［26］Whited RE. A prospective study of laryngotracheal sequelae in long-term intubation. *Laryngoscope* 1984; **94**: 367 - 77.

［27］Elliott CG, Rasmusson BY, Crapo RO. Upper airway obstruction following adult respiratory distress syndrome. An analysis of 30 survivors. *Chest* 1988; **94**: 526 - 30.

［28］Cook TM, Woodall N, Harper J, Benger J. Major complications of airway management in the UK: results of the Fourth National Audit Project of the Royal College of Anaesthetists and the Difficult Airway Society. Part 2: intensive care and emergency departments. *Br J Anaesth* 2011; **106**: 632 - 42.

［29］Jaber S, Jung B, Corne P, et al. An intervention to decrease complications related to endotracheal intubation in the intensive care unit: a prospective, multicenter study. Intensive *Care Med* 2010; **36**: 248 - 55.

［30］Santos PM, Afrassiabi A, Weymuller EA, Jr Risk factors associated with prolonged intubation and laryngeal injury. *Otolaryngol Head Neck Surg* 1994; **111**: 453 - 9.

［31］Tu HN, Saidi N, Leiutaud T, Bensaid S, Menival V, Duvaldestin P. Nitrous oxide increases endotracheal cuff pressure and the incidence of tracheal lesions in anesthetized patients. *Anesth Analg* 1999; **89**: 187 - 90.

［32］Grillo HC, Cooper JD, Geffin B, Pontoppidan H. A low-pressure cuff for tracheostomy tubes to minimize tracheal injury. A comparative clinical trial. *J Thorac Cardiovasc Surg* 1971; **62**: 898 - 907.

［33］Wang F, Wu Y, Bo L, et al. The timing of tracheotomy in critically ill patients undergoing mechanical ventilation: a systematic review and meta-analysis of randomized controlled trials. *Chest* 2011; **140**: 1456 - 65.

［34］Higgins KM, Punthakee X. Meta-analysis comparison of open versus percutaneous tracheostomy. *Laryngoscope* 2007; **117**: 447 - 54.

［35］Kluge S, Baumann HJ, Maier C, et al. Tracheostomy in the intensive care unit: a nationwide survey. *Anesth Analg* 2008; **107**: 1639 - 43.

［36］Cabrini L, Monti G, Landoni G, et al. Percutaneous tracheostomy, a systematic review. *Acta Anaesthesiol Scand* 2012; **56**: 270 - 81.

［37］Fikkers BG, van Veen JA, Kooloos JG, et al. Emphysema and pneumothorax after percutaneous tracheostomy: case reports and an anatomic study. *Chest* 2004; **125**: 1805 - 14.

［38］Garrubba M, Turner T, Grieveson C. Multidisciplinary care for tracheostomy patients: a systematic review. *Crit Care* 2009; **13**: R177.

[39] Epstein SK. Late complications of tracheostomy. *Respir Care* 2005; **50**; 542 - 9.

[40] Halum SL, Ting JY, Plowman EK, et al. A multi-institutional analysis of tracheotomy complications. *Laryngoscope* 2012; **122**; 38 - 45.

[41] Fikkers BG, Staatsen M, van den Hoogen FJ, van der Hoeven JG. Early and late outcome after single step dilatational tracheostomy versus the guide wire dilating forceps technique; a prospective randomized clinical trial. *Intensive Care Med* 2011; **37**; 1103 - 9.

[42] Norwood S, Vallina VL, Short K, Saigusa M, Fernandez LG, McLarty JW. Incidence of tracheal stenosis and other late complications after percutaneous tracheostomy. *Ann Surg* 2000; **232**; 233 - 41.

[43] Zias N, Chroneou A, Tabba MK, et al. Post tracheostomy and post intubation tracheal stenosis; report of 31 cases and review of the literature. *BMC Pulm Med* 2008; **8**; 18.

[44] Higgins D, Bunker N, Kinnear J. Follow-up of patients with tracheal ring fractures secondary to antegrade percutaneous dilational tracheostomy. *Eur J Anaesthesiol* 2009; **26**; 147 - 9.

[45] Antonelli M, Michetti V, Di PA, et al. Percutaneous translaryngeal versus surgical tracheostomy; a randomized trial with 1-yr double-blind follow-up. *Crit Care Med* 2005; **33**; 1015 - 20.

[46] Silvester W, Goldsmith D, Uchino S, et al. Percutaneous versus surgical tracheostomy; a randomized controlled study with long-term follow-up. *Crit Care Med* 2006; **34**; 2145 - 52.

[47] Badia M, Trujillano J, Servia L, March J, Rodriguez-Pozo A. Skin lesions after intensive care procedures; results of a prospective study. *J Crit Care* 2008; **23**; 525 - 31.

[48] van Heurn LW, Goei R, de P, I, Ramsay G, Brink PR. Late complications of percutaneous dilatational tracheotomy. *Chest* 1996; **110**; 1572 - 6.

[49] Prigent H, Lejaille M, Terzi N, et al. Effect of a tracheostomy speaking valve on breathing-swallowing interaction. *Intensive Care Med* 2012; **38**; 85 - 90.

[50] Romero CM, Marambio A, Larrondo J, et al. Swallowing dysfunction in nonneurologic critically ill patients who require percutaneous dilatational tracheostomy. *Chest* 2010; **137**; 1278 - 82.

[51] Grant CA, Dempsey G, Harrison J, Jones T. Tracheo-innominate artery fistula after percutaneous tracheostomy; three case reports and a clinical review. *Br J Anaesth* 2006; **96**; 127 - 31.

[52] Engoren M, Arslanian-Engoren C, Fenn-Buderer N. Hospital and long-term outcome after tracheostomy for respiratory failure. *Chest* 2004; **125**; 220 - 7.

[53] Diaz-Reganon G, Minambres E, Ruiz A, Gonzalez-Herrera S, Holanda-Pena M, Lopez-Espadas F. Safety and complications of percutaneous tracheostomy in a cohort of 800 mixed ICU patients. *Anaesthesia* 2008; **63**; 1198 - 203.

[54] Cosgrove JE, Sweenie A, Raftery G, et al. Locally developed guidelines reduce immediate complications from percutaneous dilatational tracheostomy using the Ciaglia Blue Rhino technique; a report on 200 procedures. *Anaesth Intensive Care* 2006; **34**; 782 - 6.

[55] Roh HJ, Goh EK, Chon KM, Wang SG. Topical inhalant steroid (budesonide, Pulmicort nasal) therapy in intubation granuloma. *J Laryngol Otol* 1999; **113**; 427 - 32.

[56] Rahman NA, Fruchter O, Shitrit D, Fox BD, Kramer MR. Flexible bronchoscopic management of benign tracheal stenosis; long term follow-up of 115 patients. *J Cardiothorac Surg* 2010; **5**; 2.

[57] Nouraei SA, Ghufoor K, Patel A, Ferguson T, Howard DJ, Sandhu GS. Outcome of endoscopic treatment of adult postintubation tracheal stenosis. *Laryngoscope* 2007; **117**; 1073 - 9.

[58] Noppen M, Stratakos G, Amjadi K, et al. Stenting allows weaning and extubation in ventilator- or tracheostomy dependency secondary to benign airway disease. *Respir Med* 2007; **101**; 139 - 45.

[59] Carbognani P, Bobbio A, Cattelani L, Internullo E, Caporale D, Rusca M. Management of postintubation membranous tracheal rupture. *Ann Thorac Surg* 2004; **77**; 406 - 9.

[60] Massard G, Rouge C, Dabbagh A, et al. Tracheobronchial lacerations after intubation and tracheostomy. *Ann Thorac Surg* 1996; **61**; 1483 - 7.

[61] Fan CM, Ko PC, Tsai KC, et al. Tracheal rupture complicating emergent endotracheal intubation. *Am J Emerg Med* 2004; **22**; 289 - 93.

第3篇

危重症后认知和
行为障碍

第**18**章
引　言

E. Wesley Ely

　　患者进入重症监护室(ICU)，常被广大群众以及医务人员认为是生命垂危的信号。ICU的事件本身令人痛心，然而我们现在意识到 ICU 患者在危重症后的数月及数年内，出现影响其日后正常生活能力的脑功能后遗症及行为障碍。近十多年来，研究者(如本篇四章节的作者)已公布了数据，清晰说明一系列获得性或加重的"颈水平以上"的功能障碍，这些功能障碍常危及患者的生命，并且将很大程度上阻碍或延缓患者的康复进程。在这些功能障碍中，首当其冲且最严重的是潜在的生活方式的改变，"痴呆型"长期认知功能障碍(见第 19章)发生在 60%～80% 的 ICU 幸存者中，其最常见的特点是记忆和执行功能障碍。这些障碍在现实生活中切实可见，因为它影响了患者重返工作及在停车场找到他们的车、购物、平衡收支的能力，虽然大多数人能记住他们熟悉的人的名字，但他们无法记住新发生的事件、事实和他们的时间安排。这些严重的神经心理缺损往往伴有情绪功能障碍如重度抑郁(见第 20 章)和创伤后应激综合征(PTSD)(见第 21 章)。尽管 25%～30% 和 10%～20% 的ICU 幸存者分别会发生抑郁和 PTSD，但这两种诊断却常常被忽视。作为医疗专业人士，我们才刚刚开始强调这些"新出现的"和(或)"从基础疾病演变的"危险因素。

　　那么作为一个专业医务工作者，我们又该如何考虑和处理这些问题呢？我认为最重要的是，想象你的患者随时有可能伴有肺炎或胆囊炎等其他重症疾病，然后提醒自己，在 ICU住院期间，这些有"肺或胆囊问题"的患者可能将患有新的"颈水平以上"和"颈水平以下"(大脑、中枢神经系统以及神经肌肉、神经骨骼肌)的疾病。在 ICU 患者住院期间和出院以后，我们应该重点关注这两种新出现的或伴随疾病演变的致病因素。同样重要的是，这两类身体功能衰退是紧密联系的。当我们面临选择合适的干预方式以预防或是治疗这些疾病时，我们需要在患者 ICU 住院和恢复期间重点关注以下几个可控的危险因素：强效精神类药物的总用药量、谵妄的持续时间、睡眠障碍或紊乱(见第 27 章)以及制动的时间。关于这些疾病的医护方法已在本书中进行详细描述，此外，本书出版于重症医护观念发生重大改变之时，不仅可用于 ICU 内的治疗，同时也能适用于 ICU 出院后的认知和躯体康复领域。

(朱玉连　译)

第19章
危重症后认知障碍

Ramona O. Hopkins, James C. Jackson

引　言

随着危重症治疗方法的进步,使得危重症死亡率降低,大量患者得以在危重症后幸存[1],幸存者中有一大部分可能出现严重的运动、认知以及精神功能障碍等后遗症。有文献提出,危重症幸存患者的医疗问题是重症监护医学的重大挑战[2]。相关部门参加了由危重症医学学会(SCCM)主办的关于改善ICU患者出院后结局的研讨会,会议上将其包括在危重症后获得的躯体、认知或精神并发症这一系列并发症定义为"重症监护后综合征(PICS)"[3]。这些并发症对幸存者的功能状态、返回工作的能力和生活质量有不利影响,并且增加了相关联的医疗费用[2]。本章将重点关注危重症后的认知障碍,认知障碍的潜在机制和风险因素,以及ICU后认知障碍的恢复和康复。

认 知 障 碍

迄今为止的研究表明,危重症幸存者在疾病期间将有很大的可能性出现明显的认知功能障碍,影响多个认知领域,包括如记忆、执行力、注意力、反应速度等,它可能影响患者数年,也可能是永久性影响[4]。研究显示,ICU幸存者出院后的第一年,认知功能障碍的发病率在9%~70%[5,6]。而患者出院时认知评估报告显示,认知功能障碍的发病率为78%~100%[7,8],且出院后两年内认知功能障碍的发病率仍保持在45%左右[7]。与其他获得性脑损伤[例如脑外伤(TBI)]后所观察到恢复情况相似,一部分危重症患者在出院后的6~12个月内,其认知功能障碍可能会有所改善[7]。危重症后的认知功能障碍通常是严重的,并且许多危重症患者在ICU出院后数年还存在严重的慢性认知障碍。诸多因素可能影响认知功能障碍的发病率,比如年龄,因为65岁以上的患者出现认知功能障碍的风险将会增加。Girard和他的同事发现,在老年群体中(平均年龄为61岁),80%的ICU幸存者在3个月时出现认知障碍,70%患者在12个月时出现认知障碍,这个比例高于之前的大多数研究[6]。一项针对慢性危重症(CCI)的前瞻性研究显示,在126例长期机械通气(PMV)患者中生存时间达一年的只占56%,而这些患者中又有65%出现严重的认知功能障碍[9]。由于这项研究只评估了严重的认知损害,还有很多幸存者可能患有轻度至中度的认知功能障碍。在这项研究的幸存者中,82%的患者预后不良(如功能完全依赖),26%的患者预后一般(如部分依赖),只有9%的患者预后较好(如功能独立)[9]。以上数据表明,危重症后的认知功能障碍不仅常见,而且通常是比较严重,影响患者的功能,并且这种影响可能是永久性的。

危重症获得性脑损伤

　　目前的认知和神经影像学数据表明,危重症和新发的非特异性获得性脑损伤密切相关[4,10,11]。根据定义,获得脑损伤具有起病急、任何年龄可发生,由于外部或人体内部因素导致受损等特点,它可能保持稳定状态或随时间推移而有所改善(而不是恶化),并且康复效果较好。在危重症的情况下,缺氧、细胞因子激活的免疫系统失调、高血压、血糖调节功能紊乱,药物的神经毒性作用(如镇静剂)以及谵妄(见生物学机制章节)等各种致病因素都与脑损伤有关。

　　获得性脑损伤有一个重要条件就是急性起病。最近的研究显示危重症-获得性脑损伤和相关认知功能障碍都是在危重症之后急性发病。最近有3个基于大量人口数据的研究显示,新发的获得性认知功能障碍常在危重症、脓毒症或是住院治疗后出现[12-14]。一项纵向队列研究显示,对认知功能正常的老年人,每2年对其认知功能进行评估,与没有经历过危重症的患者相比,危重症患者认知功能衰退的程度要远大于没有经历重症疾病的患者[12]。其次,在关于1 194例健康老人的纵向队列研究发现,严重脓毒症发作与新发认知功能障碍的发生相关[14]。最后,最近在1 870名老年人群中进行的纵向队列研究中,每3年对其进行一次认知功能评估,在控制年龄、疾病严重程度以及入院前的认知功能衰退等变量的情况之下,与住院治疗后第一年的认知功能衰退下降率相比,住院治疗的老年人第3年(其中只有3%为ICU患者)的认知功能衰退速度增长了2.4倍[13]。其中记忆衰退增加了3.3倍,执行力衰退增加了1.7倍。这些数据说明脓毒症、危重症和住院治疗可导致预先不存在认知功能障碍的健康老年人群出现新的、突发的认知障碍。

认知障碍的病因

　　获得性脑损伤的另一个重要条件,它是由外部环境或内部损伤所引起的。已对各种ICU患者包括急性呼吸窘迫综合征(ARDS)、机械通气后(post - MV)、脓毒症、外术和外伤性无颅内出血患者的认知功能进行评估,表19.1显示了不同病因导致危重症的认知障碍发病率。迄今为止没有研究使用危重症的具体病因直接比较认知功能障碍的发生率,然而,在不同ICU患者中不断发现认知障碍的高患病率[15],包括内科患者[16]、外科患者[17]、ARDS患者[7]和脓毒症患者[14]。接近1/3的普通ICU内科患者在6个月内可能出现认知障碍[18]。在ICU内科老年幸存者中,70%的患者可能在12个月内出现认知障碍,是报道的最高比率之一,这说明除了危重症的病因以外,人口特征如年龄也可能影响患者认知功能[6]。在这些认知障碍高发病率的患者中,ARDS患者认知障碍发病率最高:出院时74%,出院后的1~2年接近46%[7]。最近的一项多中心研究对ARDS患者的认知功能进行评估发现,55%有认知障碍,13%记忆功能受损,16%言语流畅性受损,49%执行力受损[19]。意料之中的是,外伤患者确实有较差的认知功能表现,其中57%的重症外伤患者(无颅内出血)有中度到重度认知障碍,而头颅骨折及脑震荡患者可能有加倍的认知损害[20]。关于ICU外伤幸存者(无颅内出血)的第二个前瞻性研究发现,55%的患者有中度到重度认知障碍,并且中度损伤(损伤严重度评分>15和<25)患者认知障碍的与严重损伤(损伤严重度评分>25)患者相比,比例没有差异[21]。正如已有研究发现的,约65%的CCI幸存者有认知障碍。以上数据表明,危重症的病因并不能成为重症疾病之后患者是否出现认知障碍最主要的判断因素,相较之下,有重大疾病事件及其相关治疗对于患者认知功能的影响可能更为重要。目前缺乏对于不同病因的危重症后认知障碍鉴别诊断的认识,可能也是因为他们的产生机制是类似或是相同的。

表 19.1　不同危重症病因下的认知障碍

患者类型	研　究	实验类型	认知障碍发病率
呼吸窘迫综合征（ARDS）	Kapfhammer et al. (2004)[5]	回顾性研究	9%
	Hopkins et al. (2005)[7]	前瞻性研究	出院时为78% 出院后1~2年为45%
	Mikkelsen et al. (2009)[65]	横断面研究	56%
	Rothenhausler et al. (2001)[66]	回顾性研究	24%
	Mikkelsen et al. (2012)[19]	ARDS幸存者输液和导管治疗试验的前瞻性多中心队列研究	认知障碍55% 记忆受损13% 语言流利性16% 执行能力49%
慢性重症疾病	Unroe et al. (2010)[9]	前瞻性研究	65%
内科	Jackson et al. (2010)[18]	前瞻性研究	32%
	Girard et al. (2010)[6]	前瞻性研究	3个月时80%有障碍 12个月时70%有障碍
	Jones et al. (2006)[8]	前瞻性研究	100%出院 2个月时,31%有记忆障碍和执行功能障碍
	Sukantarat et al. (2015)[16]	前瞻性研究	55%
脓毒症	Lwashyna et al. (2010)[14]	前瞻性的横断面研究	认知障碍从严重脓毒症发病前的6.1%上升到发病后的16.7% 在严重的脓毒症发病后59.3%出现严重的认知或躯体功能障碍
外科	Torgersen et al. (2011)[67]	前瞻性研究	ICU出院时64% 3个月时11%
	Duning et al. (2010)[17]	前瞻性研究	注意力、执行能力、视觉空间处理能力以及记忆功能受损(百分比尚没有报道)

（续表）

患者类型	研　究	实验类型	认知障碍发病率
外伤	Jackson et al.（2007）[20]	前瞻性研究	43%
	Jackson et al.（2011）[21]	前瞻性研究	55%

生 物 学 机 制

导致危重症后认知障碍的机制是由相互联系的多因素造成的。虽然关于危重症后认知障碍机制的研究近年来数量上不断增加，但是进展仍然很有限。现有数据表明，与认知障碍后遗症相关的病理机制有：低氧血症[7]、低血压[22]、血糖调节障碍[23]、炎症，以及细胞激活的免疫系统失调[24]。

低氧血症

缺氧与各类患者的认知障碍有关，包括心肺功能紊乱的患者。在一项机械通气 ARDS 幸存者的前瞻性队列研究中，评估了低氧血症的持续时间及严重程度与认知功能之间的关系，发现低氧血症的持续时间与认知后遗症显著相关[7]。这与以前的研究结果一致，最近一项急性呼吸窘迫综合征液体和导管治疗（FACTT）临床试验的辅助研究，即成人呼吸窘迫综合征认知结局研究（ACOS）发现，低氧血症是导致长期认知障碍的潜在风险因素[19]。试验期间的低氧血症、保守的输液治疗以及 FACTT 期间的中心静脉压降低都与较差的认知执行功能有关。在控制其他变量的情况下，在 12 个月的随访中发现低氧血症和保守性的输液治疗都与认知功能障碍独立相关[19]。

缺氧对大脑的损伤包括以下几个生化级联反应：① 三磷酸腺苷（ATP）产量降低[25]；② 乳酸性酸中毒[26]；③ 由兴奋性神经递质过度释放导致的兴奋性中毒（如谷氨酸）[27]；④ 由于离子泵受损而导致钙离子增多和细胞内钙蓄积[28]；⑤ 再灌注损伤[29]；⑥ 坏死[29]和细胞凋亡[30]。如需了解缺氧导致脑损伤机制的研究进展请见第 31 章参考文献[31]。

低血压

目前，仅有少量数据表明低血压与认知障碍有关。一项关于 ARDS 患者的研究发现，患者低血压的持续时间和患者出院时（并非出院后的 1~2 年内）记忆的受损程度存在联系[7]。正如前文中提及的 ACOS 研究发现，在 FACTT 期间较低的中央静脉压与较差的执行功能和认知功能障碍有关。然而，在本研究中没有低血压的间接证据，比如脑血流量灌注的减少、心脏指数的降低或心脏收缩压降低。因此仍需更多的研究来证明危重症患者低血压是出现认知障碍的危险因素之一。

血糖调节障碍

血糖调节障碍与 ARDS 患者 1 年随访时认知功能障碍相关[23]。血糖指数高于 153 mg/

dL(中度高血糖)预示严重的认知障碍后遗症,但是认知障碍严重程度并不会因为血糖指数的增大而加重。除此之外,血糖的波动(血糖 SD>15.9)增加了认知障碍后遗症的风险[23]。有研究评估低血糖发作至少一次以上的外科危重症患者,与无伴发低血糖的外科危重症患者相比,结果两组患者在认知功能中的注意力、执行力、工作记忆、记忆和视觉-空间处理能力方面都存在功能障碍。危重症导致的认知障碍会因低血糖而进一步加重,但是包括高糖血症、血糖波动等血糖调节障碍也是重症患者出现认知障碍后遗症的重要原因[17]。最近一项关于 ICU 死亡患者的尸检研究评估了与正常血糖,中度高血糖和高血糖症相关的神经病理学改变[32]。研究发现高糖血症患者小胶质细胞活化增加,星形胶质细胞数量减少并激活,神经细胞凋亡增加,以及在海马体及额叶皮质的神经损害加重。中度高血糖减弱了神经病理学改变,而正常血糖患者没有发生病理学病变。

高糖血症可降低脑血流量(CBF)[33],损害血管内皮[34],增加血脑屏障(BBB)的通透性[35],以及兴奋性神经递质释放增加,最后神经元死亡[36]。由高糖血症引起的大脑损伤病理性机制包括以下方面:乳酸堆积形成酸性中毒,磷代谢障碍[37],钙离子过度内流及释放,儿茶酚胺释放增加[38]及神经元坏死[39]。高血糖还导致氧自由基、溶细胞蛋白酶的形成及促炎细胞因子的释放,最终导致神经元损伤[40]。

认知障碍的风险因素

谵妄

超过 80% 的 ICU 机械通气患者会出现谵妄,而谵妄与长期住院及增高死亡率有关[41]。谵妄是危重症患者中一种非常普遍的急性神经功能障碍,它与患者较差的认知功能相关。对老年住院患者的研究发现,谵妄是患者出现认知功能障碍的一项独立风险因素,但目前关于两者之间的关系仍缺乏深入的了解[42]。谵妄可能是危重症幸存者神经损伤和认知损害的危险因素。一项关于危重症患者谵妄与认知结局之间关系的研究显示,那些平均谵妄持续时间 2 天患者,在第 3 个月与第 12 个月时认知障碍的发病率为 70%[6]。谵妄持续时间是危重症患者第 3 个月和第 12 个月时认知障碍的独立预测因子[6]。另一项利用弥散张量成像(DTI)的前瞻性队列研究,试图寻找危重症幸存者中谵妄、白质完整性和认知障碍之间的联系[43]。此研究发现较长的谵妄持续时间和患者胼胝体和内囊前脚白质的缺损有关,而白质缺损与第 3 个月及第 12 个月时的认知障碍有关。一项研究利用磁共振(MRI)发现,出现谵妄的脓毒症患者在半卵圆中心区域存在损伤,包括多个较小的弥漫性损伤[44]。

谵妄的病理生理机制是非常复杂的,目前认为其可能与大脑神经递质的合成、释放和失活相关,其中包括多巴胺分泌过多或乙酰胆碱耗竭[45],5-羟色胺失衡和去甲肾上腺素活性增加,这些都与谵妄有关[46]。其他可能引起谵妄的机制包括:由于内毒素或细胞因子释放引起的炎症[47]、脑灌注不足[48]、代谢紊乱[49]及下丘脑-垂体轴的激活[50]。

镇静剂或镇痛剂的使用

众所周知,ICU 的常规用药对于神经递质[如乙酰胆碱、多巴胺、5-羟色胺、γ-氨基丁酸

(GABA)、谷氨酸和去甲肾上腺素]有一定作用。举例来讲，三环类抗抑郁药、H_2阻滞剂、阿片类药物、呋塞米、苯二氮䓬类药物都有中枢抗胆碱能作用[51]。过量的多巴胺[52]和异常的GABA 是诱发谵妄的危险因素[53]。例如镇静、麻醉类药物对于谵妄的发展也有一定作用[54]，但关于它们对于认知功能的影响知之甚少。最近的一项研究评估接受自主呼吸试验(SBT)和促醒呼吸实验(可中断和减少镇静剂的用量)患者的认知功能，与只参加 SBT 的患者相比，结果表明认知障碍依旧普遍存在，在第 3 个月时 79％的患者出现认知障碍，而在第 12 个月时有 71％的患者出现认知障碍。第 3 个月时镇静剂用量较少的患者认知障碍发病率较低，第 12 个月时两组无明显差异。该实验说明镇静剂的使用可能只影响短期结果[55]。

患者的恢复及康复

恢复期

　　正如很多研究所提出的观点那样，在危重症幸存者中认知功能障碍可能会自发恢复，但往往是部分恢复并且是非常有限[6,7]。这种自发恢复的时间可能是数月至数年之间，并且恢复率随时间以及患者情况的不同而不同。而不能就此简单地认为所有患者都可以恢复。危重症幸存者在恢复期认知恢复可能有以下几种趋势：包括恢复到危重症之前的认知功能水平、认知功能减退、认知功能没有变化，或随着时间的推移认知功能保持稳定。而对于随时间推移保持稳定的患者还有以下两种可能：第一种，患者在危重症前后的认知功能保持正常；第二种，患者在 ICU 出院时有认知功能障碍，随着时间的推移认知仍然受损(没有恢复)。图 19.1 显示了危重症后认知功能叠合年龄变化的假设转归。危重症发病后认知功能结局可能出现以下几种可能：① 新发的认知障碍，其随着时间的推移可能会自发恢复到患者之前的功能水平(自然恢复)；② 认知功能减退或是部分恢复到新的功能水平；③ 认知功能降低到一个新的基线且没有恢复；④ 危重症后认知功能下降并随着年龄的增长而持续降低。除此之外还有其他可能的结局，如认知功能先改善后下降。对于一部分患者而言，神经可塑性理论上可能会帮助患者自发恢复一定程度的认知功能，当然这里所指的自发性恢复不包含康复治疗的介入。事实上也没有一种万能的康复方法可以改善所有危重症后认知障碍患者的功能水平。

康复

　　正如我们以前观察到的，在重症监护之后存在许多可能会导致认知障碍的风险因素，有些风险因素不可控，而有些则可控。在能够降低或是消除这些风险因素之前，认知康复是能够改善 ICU 幸存者认知功能的重要措施。认知康复可广泛应用于多类患者，其中包括各种获得性脑损伤的个体[56]。虽然认知康复治疗是创伤或神经 ICU 的一种常规治疗方式，但在普通内科及外科 ICU 幸存者中开展较少[57]，这可能与由于对脑损伤患者的常用模式可能不适用这些患者的损伤类型、资金缺乏，以及至少有 60％患者具有一项符合法规批准的诊断清单才可行急性期住院康复的法规等有关[3]。然而，认知康复仍可能是重症监护后患者恢复

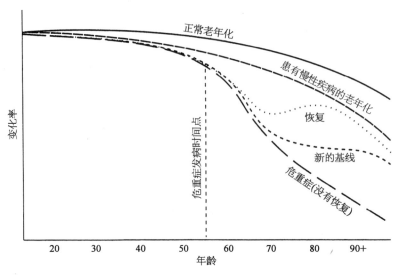

图 19.1　危重症后认知功能叠合年龄变化的假设发展趋势

　　危重症可能发生在任何年龄阶段,但之所以选择 55 岁这个时间节点是因为部分群体在这个时间点可能产生随着年龄增长而引起的生理性认知功能衰退,并且这也更清晰地显示了与年龄相关的认知功能变化的情况。图中实线显示了理论上正常老年化认知功能减退的假设速率,曲线斜率相对平缓且平滑。密集虚线显示的是老年慢性疾病患者随着年龄增长的认知功能减退的假设速率。虚点线显示的是理论上危重症前后认知功能的情况,可以看出认知功能下降后又有所恢复。短虚线显示的是理论上危重症前后认知功能的情况,危重症后认知功能损伤,很少或没有恢复,然后出现新的认知功能的基线。长虚线显示的是理论上危重症前后认知功能的情况,危重症后认知功能损伤,然后认知功能随着老龄化持续下降。

认知功能适当的和有效的治疗方式。

　　认知康复已被以不同的形式广泛定义,Ciecrone 和他的同事提出了一种广泛使用的定义,即"基于对患者脑功能受损的评估和理解的系统性的,以功能为导向的治疗性活动",认知康复基于两条最基本的原则:① 大脑有可能从直接或间接损伤中恢复(或多或少的);② 患者具有脑损伤后适应和调整的潜在能力,以便更有效地应对当前的状态[59]。虽然大脑可塑性及自发性恢复会给许多脑损伤患者带来乐观希望,但是其他的各种因素和条件比如年龄和康复的时间选择是患者预后更重要的判断因素[60]。大脑的可塑性受年龄影响很大,许多啮齿动物研究表明,幼鼠比老年大鼠对于行为压力有更多的神经元的改变,而老年的大鼠大脑基本没有变化[61]。类似地,大脑可塑性是时间依赖性的,在患者脑损伤后的头几周和几个月内发生相对大的变化,但是它们随着时间逐渐消失[60]。基于这些事实可以发现,重症监护后能够获得较好恢复的患者应该是那些较为年轻以及在脑损伤之后尽早进行认知康复的患者。

　　除了上文所说的利用认知康复训练改善患者认知功能外,还有一种不需要考虑神经可塑性因素,利用完善的代偿性策略来提升脑损伤患者(包括 ICU 幸存者)认知功能的方法[62]。这种代偿性策略理论上可以在脑损伤后的任何时间点介入并且不需要考虑大脑可塑性存在时间依赖性的影响。代偿性策略是指患者利用现有技能和能力或开发新的方法来"抵消"脑损伤后认知障碍影响的方法。例如利用笔记本帮助记忆,日常规划表或者智能手机(日常计划和提醒)用来代偿受损的记忆功能。另外,代偿可以涉及患者的目标或者愿望的调整,以更好地适应患者受损后的功能障碍[63]。对于年轻脑损伤 ICU 幸存者来讲,鉴于他的执行力障碍(决策及计划)而不适合继续就读一个大型综合类大学的机械类工程学科。对于他而言,代偿性策略可能会考虑利用他较少受影响的,比较有优势的人际交往能力,让他选择一个例如销售和市场研究这类入学要求相对较低的小型专科大学作为新的求学目标,这也可以让他获得更多的社会支持。当然做出这样的改变和决定是不容易的,他因此可能需要长期规律的心理治疗,因为像他这样的患者在这样的环境下可能会历经抑郁或者焦虑以及由于丧失原有功能所带来的悲痛。事实上,康复的中心目标可能是帮助这些患者减轻痛苦并适应新的伤后角色,更好地应对他们的伤后的功能状态[64]。

关于 ICU 患者早期认知康复训练的影响,还没有得出太多的结论,但目前对此的态度是积极地,认为有改善认知结局的可能性。此前有一项称为“RETURN”的单一调查实验(专注于研究康复治疗对执行功能障碍的疗效)。这个随机性实验由 Jackson 等人完成,实验对象主要是常规的内科和外科 ICU 患者,采用称之为“目标管理性训练”的标准化方法进行康复[57]。基线(干预前)的神经心理测试结果很好地匹配。在 3 个月的随访中,研究的主要结果 Tower 测试($P<0.01$)表明干预组的患者执行功能方面显著改善。尽管“RETURN”是一项有明显限制的初步调查,但是它以一种公认的初步方式证明,ICU 幸存者的执行功能的康复是切实有效的,但随着时间的推移,效果会持续吗? 未来的研究应该在更大的人群中进行,以确定是否可以改善和维持执行障碍,从而充分回答这个问题。

结　论

近十五年来,ICU 幸存者的认知功能障碍已成为研究热点。越来越多的证据表明,ICU 幸存者在危重症后出现明显的认知缺陷,大量知识已经被更新。接近 20 余篇研究报道得出几乎一致的答案,认知问题发生在出院后三个人中的两个以上,并会持续多年,而这些患者在患病之前往往并不存在认知问题。但是许多相关的关键性问题依旧需要继续进行研究,包括认知障碍随时间的变化趋势,ICU 幸存者认知功能是否会持续降低,以及患者如何应对在日常生活中认知障碍所带来的问题(生态有效性)。关于认知功能随时间变化的趋势已经在其他类型患者中广泛研究,但是很少用于重症监护后的危重症患者,因为随访次数有限(往往只会进行一次)。因此,关于患者的长期自然病史以及 ICU 获得性认知障碍的恢复还存在许多未知。更重要的是,需要更全面评估危重症后,特别是在老年患者中,发生持续性认知障碍或危重症加速认知功能减退的程度,以及不同风险因素是否导致不同认知障碍模式。阿尔茨海默病的发病率增加可能部分受危重症及其治疗的影响[4,10,11],虽然这是推测的,尚有待证明。

关于 ICU 幸存者常见的认知功能障碍对他们生活的影响仍然是个关键性的问题。遗憾的是,这方面依旧缺乏关注。通过其他认知障碍患者的观察可以发现,认知障碍可能影响到的生活技能包括开车、管理药物、经济能力(例如平衡自己的收支)、购买日常生活必需品以及看地图等。这种认知功能表现很难去评估,这需要专门的设备和进行专业的训练。此外,关于这种任务导向性的规范的数据,比如自己服用药物的数据非常有限甚至不存在。这些限制不应该阻碍我们探知认知障碍对日常生活活动影响的热情,因为这些研究将使我们能够更充分地理解 ICU 后认知障碍的功能结局。

ICU 幸存者的认知障碍仍然是一个公共卫生问题。近年来,越来越多的人开始关注到这一问题,无论是临床、研究还是公众舆论方面。现有的努力对于改善 ICU 后患者认知障碍的发病率还是非常有价值的,并且重症监护后的康复治疗是一个非常被看好的研究方向。在这方面还有许多东西值得学习。未来努力的方向应反映对认知结局日益成熟和细化的评估,并解决在本章中所提及的重要问题。届时,这些努力将直接有助于改善 ICU 幸存者的生活质量以及健康,并最终改善公共卫生的现状。

(朱玉连　译)

参考文献

[1] **Adhikari NK, Fowler RA, Bhagwanjee S, Rubenfeld GD.** Critical care and the global burden of critical illness in adults. *Lancet* 2010; **376**: 1339 - 46.

[2] **Iwashyna TJ.** Survivorship will be the defining challenge of critical care in the 21st century. *Ann Intern Med* 2010; **153**: 204 - 5.

[3] **Needham DM, Davidson J, Cohen H, et al.** Improving long-term outcomes after discharge from intensive care unit: report from a stakeholders' conference. *Crit Care Med* 2012; **40**: 502 - 9.

[4] **Hopkins RO, Jackson JC.** Long-term neurocognitive function after critical illness. *Chest* 2006; **130**: 869 - 78.

[5] **Kapfhammer HP, Rothenhausler HB, Krauseneck T, Stoll C, Schelling G.** Posttraumatic stress disorder and health-related quality of life in long-term survivors of acute respiratory distress syndrome. *Am J Psychiatry* 2004; **161**: 45 - 52.

[6] **Girard TD, Jackson JC, Pandharipande PP, et al.** Delirium as a predictor of long-term cognitive impairment in survivors of critical illness. *Crit Care Med* 2010; **38**: 1513 - 20.

[7] **Hopkins RO, Weaver LK, Collingridge D, Parkinson RB, Chan KJ, Orme JF, Jr.** Two-year cognitive, emotional, and quality-of-life outcomes in acute respiratory distress syndrome. *Am J Respir Crit Care Med* 2005; **171**: 340 - 7.

[8] **Jones C, Griffiths RD, Slater T, Benjamin KS, Wilson S.** Significant cognitive dysfunction in non-delirious patients identified during and persisting following critical illness. *Intensive Care Med* 2006; **32**: 923 - 6.

[9] **Unroe M, Kahn JM, Carson SS, et al.** One-year trajectories of care and resource utilization for recipients of prolonged mechanical ventilation: a cohort study. *Ann Intern Med* 2010; **153**: 167 - 75.

[10] **Hopkins RO, Gale SD, Weaver LK.** Brain atrophy and cognitive impairment in survivors of acute respiratory distress syndrome. Brain Inj 2006; **20**: 263 - 71.

[11] **Suchyta MR, Jephson A, Hopkins RO.** Neurologic changes during critical illness: brain imaging findings and neurobehavioral outcomes. *Brain Imaging Behav* 2010; **4**: 22 - 34.

[12] **Ehlenbach WJ, Hough CL, Crane PK, et al.** Association between acute care and critical illness hospitalization and cognitive function in older adults. *JAMA* 2010; **303**: 763 - 70.

[13] **Wilson RS, Hebert LE, Scherr PA, Dong X, Leurgens SE, Evans DA.** Cognitive decline after hospitalization in a community population of older persons. *Neurology* 2012; **78**: 950 - 6.

[14] **Iwashyna TJ, Ely EW, Smith DM, Langa KM.** Long-term cognitive impairment and functional disability among survivors of severe sepsis. *JAMA* 2010; **304**: 1787 - 94.

[15] **Hopkins RO, Jackson JC.** Short- and long-term cognitive outcomes in intensive care unit survivors. *Clin Chest Med* 2009; **30**: 143 - 53.

[16] **Sukantarat KT, Burgess PW, Williamson RC, Brett SJ.** Prolonged cognitive dysfunction in survivors of critical illness. *Anaesthesia* 2005; **60**: 847 - 53.

[17] **Duning T, van den Heuvel I, Dickmann A, et al.** Hypoglycemia aggravates critical illness-induced neurocognitive dysfunction. *Diabetes Care* 2010; **33**: 639 - 44.

[18] **Jackson JC, Hart RP, Gordon SM, et al.** Six-month neuropsychological outcome of medical intensive care unit patients. *Crit Care Med* 2003; **31**: 1226 - 34.

[19] **Mikkelsen ME, Christie JD, Lanken PN, et al.** The adult respiratory distress syndrome cognitive outcomes study: Long-term neuropsychological function in survivors of acute lung injury. *Am J Respir Crit Care Med* 2012; **185**: 1307 - 15.

[20] Jackson JC, Obremskey W, Bauer R, et al. Long-term cognitive, emotional, and functional outcomes in trauma intensive care unit survivors without intracranial hemorrhage. *J Trauma* 2007; **62**: 80 - 8.

[21] Jackson JC, Archer KR, Bauer R, et al. A prospective investigation of long-term cognitive impairment and psychological distress in moderately versus severely injured trauma intensive care unit survivors without intracranial hemorrhage. *J Trauma* 2011; **71**: 860 - 6.

[22] Hopkins RO, Weaver LK, Chan KJ, Orme JF, Jr. Quality of life, emotional, and cognitive function following acute respiratory distress syndrome. *J Int Neuropsychol Soc* 2004; **10**: 1005 - 17.

[23] Hopkins RO, Suchyta MR, Snow GL, Jephson A, Weaver LK, Orme JF. Blood glucose dysregulation and cognitive outcome in ards survivors. *Brain Inj* 2010; **24**: 1478 - 84.

[24] Elenkov IJ, Iezzoni DG, Daly A, Harris AG, Chrousos GP. Cytokine dysregulation, inflammation and well-being. *Neuroimmunomodulation* 2005; **12**: 255 - 69.

[25] Lutz PL, Nilsson GE. *The brain without oxygen: causes of failure — physiological and molecular mechanisms for survival*. Austin, TX: RG Landes Co; 1994.

[26] Michenfelder JD, Sundt TM, Jr. Cerebral ATP and lactate levels in the squirrel monkey following occlusion of the middle cerebral artery. *Stroke* 1971; **2**: 319 - 26.

[27] Siesjo BK, Bengtsson F, Grampp W, Theander S. Calcium, excitotoxins, and neuronal death in the brain. *Ann N Y Acad Sci* 1989; **568**: 234 - 51.

[28] Schurr A, Lipton P, West CA, Rigor BM. The role of energy in metabolism and divalent cations in the neurotoxicity of excitatory amino acids in vitro. In: Krieglstein J (ed.) *Pharmacology of cerebral ischemia*. Boca Raton, FL: CRC Press LLC; 1990. pp. 217 - 26.

[29] Biagas K. Hypoxic-ischemic brain injury: advancements in the understanding of mechanisms and potential avenues for therapy. *Curr Opin Pediatr* 1999; **11**: 223 - 8.

[30] Floyd RA. Role of oxygen free radicals in carcinogenesis and brain ischemia. *FASEB J* 1990; **4**: 2587 - 97.

[31] Johnston MV, Nakajima W, Hagberg H. Mechanisms of hypoxic neurodegeneration in the developing brain. *Neuroscientist* 2002; **8**: 212 - 20.

[32] Sonneville R, den Hertog HM, Guiza F, et al. Impact of hyperglycemia on neuropathological alterations during critical illness. *J Clin Endocrinol Metab* 2012; **97**: 2113 - 23.

[33] Katsura K, Kristian T, Smith ML, Siesjo BK. Acidosis induced by hypercapnia exaggerates ischemic brain damage. *J Cereb Blood Flow Metab* 1994; **14**: 243 - 50.

[34] Nabeshima T, Katoh A, Ishimaru H, et al. Carbon monoxide induced delayed amnesia, delayed neuronal death and change in acetylcholine concentration in mice. *J Pharmacol Exp Ther* 1991; **256**: 378 - 84.

[35] Dietrich WD, Alonso O, Busto R. Moderate hyperglycemia worsens acute blood-brain barrier injury after forebrain ischemia in rats. *Stroke* 1993; **24**: 111 - 16.

[36] McCall AL. The impact of diabetes on the CNS. *Diabetes* 1992; **41**: 557 - 70.

[37] Levine SR, Welch KM, Helpern JA, et al. Prolonged deterioration of ischemic brain energy metabolism and acidosis associated with hyperglycemia: human cerebral infarction studied by serial 31p NMR spectroscopy. *Ann Neurol* 1988; **23**: 416 - 18.

[38] Rosner MJ, Newsome HH, Becker DP. Mechanical brain injury: the sympathoadrenal response. *J Neurosurg* 1984; **61**: 76 - 86.

[39] Siesjo BK, Siesjo P. Mechanisms of secondary brain injury. *Eur J Anaesthesiol* 1996; **13**: 247 - 68.

[40] Feuerstein GZ, Liu T, Barone FC. Cytokines, inflammation, and brain injury: Role of tumor necrosis factor-alpha. *Cerebrovasc Brain Metab Rev* 1994; **6**: 341 - 60.

[41] Ely EW, Shintani A, Truman B, et al. Delirium as a predictor of mortality in mechanically ventilated patients in the intensive care unit. *JAMA* 2004; **291**: 1753 - 62.

[42] Jackson JC, Gordon SM, Hart RP, Hopkins RO, Ely EW. The association between delirium and cognitive decline: A review of the empirical literature. *Neuropsychol Rev* 2004; **14**: 87 - 98.

[43] Morandi A, Rogers BP, Gunther ML, et al. The relationship between delirium duration, white matter integrity, and cognitive impairment in intensive care unit survivors as determined by diffusion tensor imaging: The visions prospective cohort magnetic resonance imaging study. *Crit Care Med* 2012; **40**: 2182 - 9.

[44] Sharshar T, Carlier R, Bernard F, et al. Brain lesions in septic shock: a magnetic resonance imaging study. *Intensive Care Med* 2007; **33**: 798 - 806.

[45] Trzepacz PT. Is there a final common neural pathway in delirium? Focus on acetylcholine and dopamine. *Semin Clin Neuropsychiatry* 2000; **5**: 132 - 48.

[46] Meagher DJ, Trzepacz PT. Motoric subtypes of delirium. *Semin Clin Neuropsychiatry* 2000; **5**: 75 - 85.

[47] Arvin B, Neville LF, Barone FC, Feuerstein GZ. Brain injury and inflammation. A putative role of TNF alpha. *Ann N Y Acad Sci* 1995; **765**: 62 - 71; discussion 98 - 9.

[48] Bellingan GJ. The pulmonary physician in critical care: the pathogenesis of ALI/ARDS. *Thorax* 2002; **57**: 540 - 6.

[49] Francis J, Martin D, Kapoor WN. A prospective study of delirium in hospitalized elderly. *JAMA* 1990; **263**: 1097 - 101.

[50] De Kloet ER, Vreugdenhil E, Oitzl MS, Joels M. Brain corticosteroid receptor balance in health and disease.

Endocr Rev 1998; **19**; 269 - 301.

[51] Milbrandt EB, Angus DC. Potential mechanisms and markers of critical illness-associated cognitive dysfunction. *Curr Opin Crit Care* 2005; **11**; 355 - 9.

[52] Sommer BR, Wise LC, Kraemer HC. Is dopamine administration possibly a risk factor for delirium? *Crit Care Med* 2002; **30**; 1508 - 11.

[53] Fischer JE, Rosen HM, Ebeid AM, James JH, Keane JM, Soeters PB. The effect of normalization of plasma amino acids on hepatic encephalopathy in man. *Surgery* 1976; **80**; 77 - 91.

[54] Morrison RS, Magaziner J, Gilbert M, et al. Relationship between pain and opioid analgesics on the development of delirium following hip fracture. *J Gerontol* 2003; **58**; 76 - 81.

[55] Jackson JC, Girard TD, Gordon SM, et al. Long - term cognitive and psychological outcomes in the awakening and breathing controlled trial. *Am J Respir Crit Care Med* 2010; **182**; 183 - 91.

[56] Stuss DT, Winocur G, Robertson IH (eds.). *Cognitive neurorehabilitation: evidence and applications.* 2nd ed. Cambridge; Cambridge University Press; 2010.

[57] Jackson JC, Ely EW, Morey MC, et al. Cognitive and physical rehabilitation of intensive care unit survivors; results of the return randomized controlled pilot investigation. *Crit Care Med* 2012; **40**; 1088 - 97.

[58] Cicerone KD, Dahlberg C, Kalmar K, et al. Evidence-based cognitive rehabilitation; recommendations for clinical practice. *Arch Phys Med Rehabil* 2000; **81**; 1596 - 615.

[59] Winocur G. Introduction to principles of cognitive rehabilitation. In; Stuss DT, Winocur G, Robertson IH (eds.) *Cognitive neurorehabilitation: evidence and application.* 2nd ed. Cambridge; Cambridge University Press; 2010. pp. 3 - 5.

[60] Kleim JA, Jones TA. Principles of experience-dependent neural plasticity; Implications for rehabilitation after brain damage. *J Speech Lang Hear Res* 2008; **51**; S225 - 39.

[61] Bloss EB, Janssen WG, Ohm DT, et al. Evidence for reduced experience-dependent dendritic spine plasticity in the aging prefrontal cortex. *J Neurosci* 2011; **31**; 7831 - 9.

[62] Dixon RA, Garrett DD, Blackman L. Principles of compensation in cognitive neuroscience and neurorehabilitation. In; Stuss DT, Winocur G, Robertson IH (eds.) *Cognitive neurorehabilitation: evidence and application.* 2nd ed. Cambridge; Cambridge University Press; 2010. pp. 22 - 38.

[63] Backman L, Dixon RA. Psychological compensation; a theoretical framework. *Psychol Bull* 1992; **112**; 259 - 83.

[64] Gracey F, Evans JJ, Malley D. Capturing process and outcome in complex rehabilitation interventions; a 'y-shaped' model. *Neuropsychol Rehabil* 2009; **19**; 867 - 90.

[65] Mikkelsen ME, Shull WH, Biester RC, et al. Cognitive, mood and quality of life impairments in a select population of ards survivors. *Respirology* 2009; **14**; 76 - 82.

[66] Rothenhausler HB, Ehrentraut S, Stoll C, Schelling G, Kapfhammer HP. The relationship between cognitive performance and employment and health status in long-term survivors of the acute respiratory distress syndrome; results of an exploratory study. *Gen Hosp Psychiatry* 2001; **23**; 90 - 6.

[67] Torgersen J, Hole JF, Kvale R, Wentzel-Larsen T, Flaatten H. Cognitive impairments after critical illness. *Acta Anaesthesiol Scand* 2011; **55**; 1044 - 51.

第**20**章
危重症后的抑郁情绪状态

O. Joseph Bienvenu

引　言

在 ICU 治疗的危重症患者面临着许多严重的身体和心理的压力,主要来自疾病本身以及与之相关的生理障碍和抢救过程。具体来说,危重症患者经常经受呼吸功能不全、气管插管吸痰和侵入性操作的不适,炎症级联反应的激活、下丘脑-垂体-肾上腺轴的应激、高水平的内源性和外源性儿茶酚胺以及谵妄相关的精神症状经历,所有这些都发生在患者的沟通能力和自主性减低的情况下。此外,许多幸存者遗留有认知障碍、肌肉无力[1-3]、经济负担、再入院治疗的需要以及其他压力[4,5],这些压力可能大幅增加情绪紊乱的风险。

重要的是,抑郁症状和综合征可能会阻碍危重症幸存者全面的恢复[6]。首先,抑郁症状可能会降低身体活动的自我驱动和自我激励能力[7]。与临床经验一致,抑郁症患者参与物理治疗(PT)会更加困难,而 PT 对于恢复身体功能通常是至关重要的[8]。第二,抑郁症状可以放大普通临床疾病的症状[9],以及增加身体症状负荷,从而对功能产生负面影响。第三,抑郁症状会影响患者对药物治疗的依从性[10],这可能会使一般的临床疾病出现恶化。第四,抑郁症状可能通过直接的神经生物学途径影响功能,包括神经内分泌和炎症机制[11]。重要的是,抑郁状态的治疗已经显示出能够改善老年抑郁患者的身体功能[12,13]。本章将回顾对 ICU 幸存者的抑郁情绪状态的了解,指出我们知识库中的空白,并讨论未来的研究议程。

定义和注意事项

读者可能想知道为什么选择"抑郁情绪状态"这个词作为这一章的标题。主要原因是抑郁情绪状态通常是在危重症或 ICU 长期预后的研究中评估得出的结果,而不同于重度抑郁症、恶劣心境障碍、双相情感障碍伴近期抑郁发作、抑郁情绪调节障碍、不另外指定说明的抑郁症、物质诱发的情绪障碍或医源性的情绪障碍这些精神病学诊断。

有人可能会认为,我作为一名精神科医生,会发现精神病诊断是有价值的,而症状信息的价值不大,但事实并非如此,原因有两个。首先,尽管精神病的诊断可能相对可靠,但根据病情,像重度抑郁症这样的诊断在不同个体间表现单一的和特定的发病过程是不太可能的[14,15]。也就是说,重度抑郁症表现有异质性,有时表现出更多的"主要状态"或"类似疾病"(即涉及真正的"错乱"情绪),有时更像是具有不同程度耐受性的人们对环境的反应[16-18]。第二,在许多精神病诊断的领域内,大家逐渐认识到精神病学诊断往往反映现象的严重性超过其本质,包括重度抑郁症的诊断。例如,人们经历损失或挫折后可以有不同程度的精神痛苦和功能障碍,有时轻有时重,但是没有一个明确清晰的临界点[19]。在我看来,自我调查问卷得到的数据的确有其内在的价值,而且这些数据补充了那些通过临床访谈获得的数据。

患病率和自然史

先前的系统评价

几年前,我们对重症监护预后文献中关于急性肺损伤(ALI)/急性呼吸窘迫综合征(ARDS)幸存者抑郁症状和综合征的信息进行了系统地回顾[20]。我们发现,在 277 名患者中,ALI/ARDS 之后的最初 2 年使用问卷确定的严重抑郁症状的患病率范围为 17%~43%(研究中位数为 28%)[21-24]。问卷调查措施包括贝克抑郁量表(BDI)[21,23,25]、CES-D 量表[22,26]和 Zung 抑郁量表(ZDRS)[24,27]。其中一项研究检查了最近评估的 ALI 后患者是否有更多的抑郁症状,而事实确实是如此[22]。其中一项研究使用临床医生(特别是精神科医生)在 46 名患者中使用的《精神障碍诊断与统计手册(第 4 版)(结构化临床访谈)》[DSM-Ⅳ(SCID)][28,29]。在这个研究中,只有 4% 的 ARDS 幸存者符合重度抑郁障碍的标准,但这些患者接受访谈时间为危重症后中位数 8 年[29]。值得注意的是,这项研究排除了之前患有精神疾病的患者[29],以及排除了之前存在精神障碍的患者[21]。因此,一般 ALI/ARDS 幸存者中严重抑郁症状的发病率通常可能在我们报告范围的上限。

在对 ICU 幸存者的抑郁症状和抑郁综合征的单独系统回顾中,我们发现,在 1 213 例患者中,在危重症后第 1 年使用调查问卷确定的严重抑郁症状的患病率为 8%~61%(研究中位数为 28%)[30]。尽管重度抑郁症的患病率较低(13% 患有重度抑郁症或双相抑郁症),但是临床医生诊断的抑郁障碍时点患病率却很高(134 例接受 SCID 的患者中有 33% 的患病率)。HADS 抑郁量表是抑郁症状最常用的评定量表(14 个研究中有 8 个研究采用)[31-39];除了两个研究,所有的研究使用≥8 的阈值来定义严重的抑郁症状(两个研究使用更严格的阈值≥11)[32,35]。4 个研究采用 CES-D 量表[40-43],一个采用老年抑郁评定量表[44,45],一个采用 BDI-Ⅱ[46,47]。14 项回顾性研究中的 5 项排除了已知精神疾病(即主要或未明确的精神疾病,精神病或自杀企图后入院)的患者[32,33,35,36,45]。因此,危重症幸存者中严重抑郁症状的患病率通常可能处于我们报告范围的上限。此外,其中 5 项研究明确检查了抑郁症状随时间的变化而变化。在其中 3 项研究中,抑郁症状在危重症后的前 2~12 个月显著减少。

最近的研究

表 20.1 和 20.2 显示了 18 个最近报道危重症/ICU 幸存者的抑郁症状和抑郁综合征研究(13 个独立的队列研究,总 n=1 652)的特征[6,48-64],对同一患者队列研究报道被集中一起。

表 20.1　队列研究的特点

第一作者	试验设计	纳入(I)和排除(E)标准	平均值(标准差或 95% 置信区间)或中位数(四分位距)(绝对区间)					
			%男性	年龄(年)	住院天数	ICU 天数	MV 天数	APACHE II 评分
Jubran (2010)[48]	前瞻性队列研究	I: 气管切开转至长期急性治疗医院	51	71	—	—	—	16
Treggiari (2009)[49]	前瞻性随访开放式随机对照试验	I: 成人,需要插管和 MV≥12 h; E: 神经疾病预期出院,GCS<8,NMD 需要通气支持,肾衰竭,对来二氮䓬类药物或吗啡过量,入院诊断为药物过量。肝衰竭,怀孕,精神残疾,无法配合。接受 HIV 蛋白酶抑制剂或红霉素	77	61	—	—	—	III: 60(27)
Cox (2012)[50]	横断面研究	I: 成人,MV≥96 h; E: 缺乏正式照顾者基线伴有痴呆,脑损伤,急性脑卒中,言语障碍,预期存活<3 m	43	56 (47~74)	28 (18~50)	19 (10~25)	10 (6~21)	25 (18~31)
Rattray (2010)[51]	前瞻性队列研究	I: 成人,ICU 时间≥24 h,MV; E: 头部损伤神经外科手术,无法给予签署知情同意	64	60 (17~64)	13 (0~368)	7 (0~63)	—	19 (6~34)
McKinley (2012)[52]	前瞻性随访多中心随机对照试验	I: 成人,ICU 时间≥48 h,MV>24 h; E: 出院去康复机构	61	57(16)	18 (12~29)	6 (4~11)	4 (2~8)	18(7)
Myhren (2009,2010, 2010)[53-55]	前瞻性队列研究	I: 成人<75 y,入住 ICU 时长 ICU 时间≥24 h; E: 言语困难,精神病,重型颅脑损伤伴认知障碍	63	48(16)	—	12 (10~14)	11 (9~13)	—
Dowdy (2008, 2009)[56,57] Bienvenu (2012)[6]	前瞻性多中心队列研究	I: 成人,急性肺损伤入住非神经 ICU; E: 预期寿命<6 m,认知障碍或语言障碍,转院时有预先存在>24 h 的急性肺损伤,急性肺损伤前 MV>5 d,没有固定地址,不需要护理升级	56	48(14)	—	18(12)	—	24(6)

（续表）

第一作者	试验设计	纳入(I)和排除(E)标准	平均值(标准差或95%置信区间)或中位数(四分位距)(绝对区间)					
			%男性	年龄(年)	住院天数	ICU天数	MV天数	APACHE II 评分
Schandl (2011)[58]	前瞻性队列研究	I: 普通ICU出院；E: ICU时间<4 d	64	53(18)	—	7 (4~37)	—	21(9)
Jackson (2010)[59]	前瞻性随访随机对照试验	I: 成人,MV>12 h；E: 心跳呼吸骤停后入院、纳入之前持续MV>2 w,垂死状态和(或)撤销生命支持,独立人选另一项临床试验,心脏手术,或神经外科手术,或脑卒中	50	66	—	—	—	28
Cuthbertson (2009)[60]	前瞻性随访非盲随机对照试验	I: ICU监护,出院时幸存；E: <小于18岁预期无法幸存的,无法完成问卷调查或复诊	60	60	—	—	—	19 (15~24)
Mikkelsen (2012)[61]	前瞻性随访多中心个随机对照试验	I: 成人,MV,ALI,参加急性呼吸窘迫综合征临床试验网络和导管治疗试验和肺动脉导管的研究经济分析	43	49 (40~58)	—	—	—	III: 85 (63~102)
Strom (2011)[62]	前瞻性随访单盲随机对照试验	I: 成人,需要MV>24 h；E: 怀孕,颅内压升高,或需要镇静的(例如癫痫或治疗性低体温)	66	67	—	—	—	22
Adhikari (2009, 2011)[63,64]	前瞻性队列研究 t	I: ≥大于16岁的ARDS；E: ICU入住之前不能活动、既往肺切除史、神经系统疾病或精神障碍有肺切除手术的史、有记录有神经疾病或精神疾病的	54	42 (35~56)	—	27 (16~51)	—	23 (15~27)

注：Adm：收入院；ALI：急性肺损伤；Ap Ⅲ：急性生理与慢性健康评分Ⅲ；CP：心肺；DX：诊断；f/u：随访；GCS：格拉斯哥昏迷量表；h：小时；h/o：病史；hosp：医院；HIV：艾滋病毒；IC：颅内；ICU：重症监护病房；m：月；MC：多中心；MV：机械通气；neuro：神经病的；NB：非一盲；NMD：神经肌肉病；RCT：随机对照试验；SB：单盲；w：周；y：年。

表 20.2　抑郁症状评估，大致按照随访时间排序

第　一　作　者	工　具（潜在区间）	随访月	例数	平均值（标准差）或中位数（四分位距）	界　　限	时点患病率
Jubran(2010)[48]	心理学家临床访谈	0	336	n/a	n/a	42%*
Treggiari(2009)[49]	HADSd(0~21)	0 1	109 102	5.9 3.2	≥11 ≥8,≥11	12% 15%,6%
Cox(2012)[50]	HADSd(0~21)	1.5	21	—	≥7	58%
Rattray(2010)[51]	HADSd(0~21)	0 2 6	43 43 43	6.7 7.2 6.9	≥11	18%
McKinley(2012)[52]	DASS-21d(0~42)	0.25 2 6	186 175 164	8(2~12) 4(0~10) 4(0.5~10)	≥14,≥21 ≥14,≥21 ≥14,≥21	27%,14% 16%,9% 21%,9%
Myhren(2009,2010,2010)[53-55]	HADSd(0~21)	1~1.5 12	255 192	4.8 4.7	≥11 ≥8,≥11	12% 27%,12%
Dowdy(2008,2009)[56,57]	HADSd(0~21)	3 6	135 184	5.5 5.2(4.2)	≥8,≥11 ≥8,≥11	28%,11% 26%,11%
Bienvenu(2012)[6]	HADSd(0~21)	12 14	142 136	—	≥8 ≥8	24% 32%
Schandl(2011)[58]	HADSd(0~21)	3 6 12	30 30 30	5.2(4.2) 4.5(4.1) 4.9(4.0)	—	—
Jackson(2010)[59]	BDI-II (0~63)	3 12	79 60	~12 ~13	≥11 ≥11	62% 60%
Cuthbertson(2009)[60]	HADSd(0~21)	6	220	5.3	—	—
Mikkelsen(2012)[61]	ZDRS(20~80)	12	102	—	≥60	36%
Strøm(2011)[62]	BDI-II (0~63)	23	26	3	≥11	19%
Adhikari(2009,2011)[63,64]	BDI-II (0~63)	22 62	61 43	12(5~25) 10(3~18)	≥20 ≥20	41% 19%

注：BDI-Ⅱ：Beck 抑郁量表Ⅱ；DASS-21d：抑郁、焦虑和压力量表 21 抑郁分量表；HADSd：医院焦虑和抑郁量表分级量表；n：评估幸存者数；n/a：不适用；ZDRS：Zung 抑郁自评量表。

* 在 142 例 DSM-Ⅳ抑郁障碍患者中，12%有重度抑郁症，4%恶劣心境障碍，84%抑郁障碍，无其他特殊情况。

大多数这些研究有前瞻性队列设计,六个研究涉及对照试验[49,52,59-62]。

工具

正如在我们之前对一般 ICU 幸存者抑郁症状的系统回顾[30],抑郁症状的最常见的评定是 HADS 抑郁量表(11/17 研究采用该问卷测量)[6,49-51,53-58,60]。在计算严重抑郁症状的时点患病率时,研究者在使用 HADS 抑郁量表时采用的阈值各不相同,1 个报道使用相对较低的阈值(≥7)[50],1 个报道仅使用≥8 为阈值[6],2 个报道仅使用≥11 为阈值[51,53],4 个报道使用≥8 和≥11 为阈值[49,54,56,57]。第 2 个最常见的工具是 BDI-Ⅱ,用于 4 个研究[59,62-64]。研究者在 BDI-Ⅱ阈值选择方面也不同,2 个报告使用≥11 为阈值[59,62],2 个报道使用≥20 为阈值[63,64]。研究者在一项研究中使用 ZDRS[61],研究者在另一项研究中使用抑郁焦虑压力量表(DASS-21)抑郁量表[52]。

结果

与我们之前的系统回顾类似[20,30],在危重症后的前 5 年内使用调查问卷确定的严重抑郁症状的患病率为 15%[49]～61%[59](见表 20.2),研究中的平均患病率为 27%(总 $n=$ 1 316)。值得注意的是,研究人员仅在 12 项研究/组中的 3 项研究中排除了已知既往精神疾病患者[49,53-55,63,64],在其中两项研究中,研究者只排除了药物过量[49]或以前的精神病患者[53-55]。在 LTAC 中,气管切开术患者中任何 DSM-Ⅳ抑郁症的时点患病率为 42%($n=$ 336),尽管这些患者中只有 16%被诊断为重度抑郁症或精神抑郁症,然而大多数患者有非特定的抑郁症[48]。关于随着时间的推移抑郁症状减轻的证据比我们以往的系统回顾更加错杂[20,30]。也就是说,在危重症后的前 1～2 年,在评估患者随时间变化的五个/组研究中,时点患病率和(或)症状水平出现相对恒定[6,51,53-59],而时点患病率和(或)症状水平似乎只有在两项研究中降低[49,52]。然而,在 ARDS 后 2～5 年,严重抑郁症状的患病率明显下降[63,64]。

结论

抑郁情绪状态在危重症幸存者中极为常见,研究中的平均时点患病率约为 28%(大多数研究集中在危重症后的第 1 年)。一些研究表明抑郁情绪的持续性,尽管不是全部,但至少在危重症后的第一年左右。在危重症幸存者中抑郁障碍的诊断表现与临床显著抑郁症状相同;然而,虽然严重的抑郁状态(例如重性抑郁发作)很常见,但相比于较轻微的抑郁状态并不常见。因此,重症监护医师应该意识到,其幸存者中有 1/4～1/3 的患者在恢复期间可能有严重的抑郁症状,并且应该监测和治疗幸存者这种常见的不良结局。

危险因素和相关因素

以往的系统回顾

ALI/ARDS 幸存者

不幸的是,在我们之前系统回顾的时候[20],很少有研究人员检测了 ALI/ARDS 幸存者抑郁症状的危险因素。一组研究者发现,镇静天数、MV 天数和 ICU 天数与随访时的抑郁症状严重程度呈正相关[65]。

一般 ICU 幸存者

在我们之前系统回顾时,随访一般 ICU 幸存者的临床研究中调查了关于危重症幸存者的更多危险因素[30]。我们总结了 ICU 前(基线)危险因素、ICU 危险因素(相关因素),以及 ICU 后危险因素(相关因素)。

ICU 前危险因素

在 3 项关于人口危险因素的研究中,其中一个研究报道女性与更多的抑郁症状相关联,但是年龄与抑郁症状没有关联[34,38,42]。一项研究检查了先前的抑郁症和身体功能,作为 ICU 后抑郁症的预测因子;作者发现,在 ICU 前 6 个月没有服用过抗抑郁药物,但在 ICU 前的 1 个月,如果出现身体功能差和旁人汇报的抑郁症状可预测 ICU 后抑郁发生[42]。

ICU 危险因素

在一项研究中,研究人员将 ICU 入院诊断作为 ICU 后抑郁症状的潜在危险因素进行了调查,但二者没有明显的相关性[33]。三项研究调查了 ICU 住院时间、APACHE Ⅱ 评分与 ICU 抑郁症状之间的关系,没有发现有关联[33,34,37]。此外,ICU 的镇静持续时间[33]和连续镇静的每日中断[47]与 ICU 后抑郁症状无关。

ICU 相关因素

在一项 6 个月随访的研究中,出院时对 ICU 经历记忆模糊,但不是令人恐惧的经历的记忆,可预测抑郁症状[34]。然而在另一项研究中,极度紧张的 ICU 噩梦的回忆或 ICU 后 5 天的恐惧预测了 ICU 后 2 个月的抑郁症状[32]。在第三项研究中,ICU 精神病样的回忆/噩梦般的经历与 ICU 出院后 14 天横断面分析上的更多抑郁症状相关[33]。

ICU 后危险因素、相关因素

在五项研究中,出院时和出院后的神经精神症状是 ICU 后抑郁症状的前瞻性预测因素或横断面相关因素[32,34,37,42,45]。具体来说,一项研究表明,出院时的抑郁症状是 6 个月和 12 个月随访时抑郁症状的强烈预测因素[34];而另一项研究表明,2 个月随访时的抑郁症状是 6 个月随访时抑郁症状的强烈预测因素[42]。在研究相关问题的两项研究中发现,ICU 后 PTSD 症状与 ICU 后抑郁症状显著横向相关[32,37]。同样,在验证该问题的一项研究中显示,ICU 后非特异性焦虑症状与 ICU 后抑郁症状显著相关[42]。最后,一项研究中发现,6 个月随访时的认知缺损与抑郁症状横向相关[45]。

两项研究探讨了 ICU 后身体功能和抑郁症状之间的关系[37,42]。第一项研究显示,身体功能的改善与 2～6 个月随访期间伴随的抑郁症状改善有关,但在出院至 2 个月随访期间抑郁症状并没有改善[42]。在第二项研究中,身体症状负担的增加与 3 个月和 9 个月随访时的抑郁症状横向相关[37]。

更多的近期研究

表 20.3 显示了从更多的近期研究得出的危重症/ICU 幸存者的抑郁症状和综合征的风险因素和相关信息。我们再次总结了 ICU 前(基线)危险因素、危重症/ICU 危险因素/相关因素和 ICU 后危险因素/相关因素的结果。

表 20.3 识别抑郁症状/综合征的危险因素、相关因素、结局

第一作者	危险因素	评价指标与时间	相关
Jubran(2010)[48]	- 更多依赖基线功能依赖 - 更多的基线临床发病率 - 以前的精神病史	长期机械通气脱机患者的 DSM-IV 抑郁障碍	- 更高的脱机失败比率 - 更长的通气时间 - 更高的死亡率
Rattray(2010)[51]		出院时 HADSd 评分（连续）	- 更可怕的经历，更少的回忆，以及出院后更低的护理满意度
Cox(2012)[50]		出院后 6 周 HADSd 评分（连续）	- 自适应应对的频繁使用
McKinley(2012)[52]	- 女性	ICU 后 6 个月 DASS-21d 评分（连续）	- 糟糕的睡眠
Myhren(2009)[53]	- 教育程度低 - 基线失业/残疾 - 性格悲观 - 在 ICU 时无法表达需求	ICU 后 4~6 周 HADSd 评分（连续）	
Myhren(2010)[54,55]	- 性格悲观 - 手术	ICU 后 12 个月 HADSd 评分（分值≥11）	- 没有重返工作
Dowdy(2008)[56]	- 基准 BMI>40 kg/m² - 住院前抑郁/焦虑 - ICU 时低血糖 - ICU 中大剂量的苯二氮䓬类药物	急性肺损伤后 3 个月 HADSd 评分[连续和(或)评分≥8]	
Dowdy(2009)[57]	- 低于 12 年的教育经历 - 基准 BMI>40 kg/m² - 住院前抑郁/焦虑 - 外科 ICU - ICU 中最大每日 SOFA 评分 - ICU 中的大剂量苯二氮䓬类药物	急性肺损伤后 6 个月 HADSd 评分[连续和(或)评分≥8]	

（续表）

第 一 作 者	危 险 因 素	评价指标与时间	相　关
Bienvenu(2012)[6]	- 低于 12 年的教育经历 - 基准残疾/失业 - 更多的基线临床发病率	没有基础抑郁的患者 AL 后 3～24 个月 HADSd 评分≥8 - 最后一次随访时抑郁	- 后来发生身体功能的损伤
Hopkins(2010)[66]	- 酒精依赖史 - 女性，年轻 - 出院后 12 个月 BDI 评分≥17 - 出院后 12 个月认知后遗症	出院后 12 个月 BDI 评分≥17；出院后 24 个月 BDI 评分≥17	- 出院后 12 个月认知后遗症
Adhikari(2009)[63]	- 更早时 BDI‐Ⅱ评分(～22 m) - ICU 的身体功能恢复较慢	AL 后 BDI‐Ⅱ评分≥20～22 m	- 更差的记忆功能 - 没有重返工作
Adhikari(2011)[64]	- 更长的机械通气时间，ICU 住院时间	ARDS 后 5 年 BDI‐Ⅱ评分(连续和/或评分≥20)	- 更差的记忆功能

注：ALI：急性肺损伤；BDI‐Ⅱ：Beck 抑郁量表Ⅱ；DASS‐21d：抑郁、焦虑和压力量表 21；HADSd：医院焦虑和抑郁量表分级量表；历史；ICU：重症监护病房；m：月；MV：机械通气；QOL：生活质量；SOFA：序贯器官衰竭评估；w：周；w/o：无。

ICU 前危险因素

两项研究中抑郁症状的人口学危险因素包括女性（两项研究）[52,66]、年龄较小（一项研究）[66]、接受教育较少（两个独立队列研究）[6,53,57]和基线失业/残疾（两项研究）[6,53]。两项研究中，基线的一般疾病发病率是抑郁障碍/症状的危险因素[6,48]。一组研究中，基线功能依赖与以后的抑郁症/症状相关[48]，而另一个研究认为无关[57]。一组研究中，基线病态肥胖是抑郁症状的危险因素[56,57]。另一组研究中，在4~6周随访期间评估的性格悲观与抑郁症状相关[53,54]。一组研究在出院前的回顾性评估发现，ICU前抑郁/焦虑与后期抑郁症状相关[56,57]。在一项研究中，既往的精神病史与抑郁障碍相关，其中对两个因素同时进行评估[48]。最后，一项研究发现以前有酒精依赖者与后来的抑郁症状相关[66]。

ICU 危险因素

两项研究中，手术或外科ICU入院与抑郁症状相关[54,57]。一组研究中，ICU血糖过低/低血糖是早期抑郁症状的危险因素[6,56,57]。两项ALI/ARDS幸存者研究中，多器官衰竭或器官恢复缓慢与后期的抑郁症状相关[57,64]。最后，一项ARDS幸存者研究中，更长时间的MV和ICU停留与更多的抑郁症状相关[64]。

ICU 相关因素

研究发现，在ICU中接受高剂量苯二氮䓬类药物的患者具有更多抑郁症状[56,57]。一项横断面研究中，患者对ICU的回忆较少、记住更可怕的经历、对护理的满意度较低，则在出院时出现更多的抑郁症状[51]。此外，另一项横断面研究表明，那些能回忆起在ICU中不能表达其需要的患者具有更多的抑郁症状[53]。在一项研究中发现，经常使用适应性应对措施的患者很少有较多的抑郁症状。有趣的是，LTAC医院的抑郁症患者具有更长的MV持续时间、更高的脱机失败率和死亡率[48]。

ICU 后危险因素、相关因素

两项研究发现，ICU后早期抑郁症状是后期抑郁症状潜在的危险因素[64,66]。抑郁症状与没有重返工作（两项研究）[55,63]、睡眠较差（一项研究）[52]和记忆功能较差等相关（一项研究）[63,64]。一个横断面研究随访中，ARDS患者一年后认知后遗症与抑郁症状和随后的随访相关[66]。最后，一个研究中，最后一次随访时抑郁症与后期发生的身体功能受损（IADL减少）相关[6]。

结论

图20.1说明了在危重症幸存者中抑郁情绪状态的病因和后果的理论模型。单侧箭头显示可能的原因，而双侧箭头显示更多不确定的原因（即相关性）。值得注意的是，在危重症幸存者的研究中显然没有评估抑郁症状和综合征的许多潜在危险因素，例如家庭（焦虑）的遗传风险（抑郁）、童年家庭环境干扰、儿童性虐待、童年父母的缺失、广泛的神经质人格特质（倾向负面情绪）、自卑、早期焦虑或行为障碍、终身创伤、社会支持不足、婚姻问题和其他紧张的生活事件[67-69]。

有了这些信息，临床医生和研究人员可以通过预防和早期干预来减少患者的痛苦。不可改变的和可改变的风险因素都是相关的。具体来说，存在不可改变的危险因素时，如

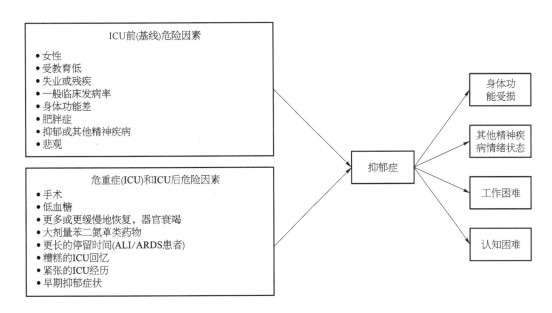

图 20.1　重症幸存者抑郁病因的理论模型和潜在的后果

既往的精神病,应该提醒临床医生根据需要提供持续监测和早期精神科转诊。此外,在 ICU 中合理使用镇静药物来使谵妄和相关可怕的经历减少到最小,可能具有预防效果。最后,临床医生注意到早期的痛苦和必要时会诊是至关重要的,因为早期症状是长期痛苦的强预测因素。

与生活质量的相关性

抑郁症状似乎对 HRQoL 具有显著的负面影响。一组研究发现,在 ALI/ARDS 幸存者中,用 BDI 评估的抑郁症状与用于医学结果研究的 SF - 36 量表中的心理健康和生理领域呈负相关,特别是心理健康领域[70]。具体来说,相关性为:身体功能 = -0.29,生理作用 = -0.46,身体疼痛 = -0.56,总体健康 = -0.59,活力 = -0.57,社会功能 = -0.56,情感作用 = -0.65,心理健康 = -0.76[21]。另一组发现 CES - D 抑郁症状与 SF - 36MCS 评分之间有强的相关性($r = -0.94$);在该研究中,抑郁症状与 SF - 36 PCS 评分没有显著相关($r = -0.17$)。

在一般 ICU 幸存者中,一组研究发现,抑郁症(重度抑郁症或非特定抑郁症)与较低的 SF - 36 生理功能域评分相关(T 评分 = 14 *vs.* 没有抑郁症患者的 T 评分 = 43)[42]。另一组发现 HADS 抑郁量表与 3 个月($r = -0.63$)和 9 个月($r = -0.67$)的 EuroQoL 视觉模拟量表[71]呈负相关;类似地,HADS 抑郁量表与 SF - 36 的身体健康总量表(PCS)和心理健康量表(MCS)评分呈负相关(分别为 $r = -0.44$ 和 $r = -0.48$,3 个月;$r = -0.44$ 和 $r = -0.62$,9 个月)[37]。最后,在最近的一项研究中,BDI - Ⅱ抑郁症状与 SF - 36 男性健康结构呈负相关(Spearman 系数在 -0.50 ~ -0.82)[64]。

预 防 和 治 疗

虽然没有什么肯定的数据来指导危重症后的抑郁状态的预防和治疗,但是我们已有大量关于抑郁状态治疗的信息[72],并且目前没有什么理由预测这种信息不能很好地应用于危重症幸存者的治疗。然而,值得回顾已经试图促进危重症后恢复一些广泛的干预措施。

ICU 内的心理干预

在最近对重度创伤患者的研究中[73],Peris 及其同事检查了在 ICU 制订心理干预之前和之后患者的治疗结果。作者使用 HADS 评估 ICU 出院后 12 个月的抑郁症状。他们发现干预队列(6.5%)与干预前队列(13%)相比,干预队列患病率较低(抑郁量表阈值>11),尽管该差异没有达到统计学显著性。有趣的是,在 12 个月的随访中,干预队列中患者的精神病药物使用率明显低于干预前队列的患者(分别为 8.1%和 42%,$P<0.0001$)。

ICU 镇静策略

四项随机研究调查了替代镇静策略对危重症患者的长期心理影响。这些研究的动机之一是确保减少苯二氮䓬类药物和其他镇静剂不恶化精神状态的结果。首先,如前所述,Kress 及其同事发现[47],在 6 个月以上的随访中,镇静每日中断(DIS)与抑郁症状无关。其次,Treggiari 及其同事随机研究发现[49],在 4 周的随访中,轻度镇静组患者比深度镇静患者没有更多的抑郁症状。再而,Jackson 和同事发现[59],随机分为自发觉醒试验的患者在 3 个月和 12 个月的随访中与对照组比较没有更多抑郁症状。最后,在 2 年随访中,Strøm 及其同事发现[62],使用吗啡镇静治疗的患者没有比用异丙酚、咪达唑仑输液治疗的抑郁症状更严重。

康复策略

Jones 及其同事进行旨在帮助身体和心理恢复的 6 周自助康复指导研究,危重症幸存者随机分成接受组或不接受组[35]。作者发现,与对照组(25%)相比,在 8 周随访时干预组患者 HADS 抑郁评分≥11(12%)的比例更低。抗抑郁药物似乎提高了干预的效果。

Elliott 及其同事将危重症幸存者随机分为以家庭为基础、为期 8 周的个性化物理康复组与常规治疗组[74],旨在促进生理和心理恢复。但结果发现,干预组和对照组患者抑郁症状没有差异[52]。

护士主导的重症监护随访计划

Cuthbertson 及其同事将危重症幸存者随机分配到一个护士主导的密集随访计划组与常规护理组[60]。干预组中的患者纳入物理治疗师制定的基于手册的、自我导向的身体康复计划,该计划在医院开始并在出院后持续 3 个月。这些患者通过手册为基础的治疗监测他们自己的依从性和进展,并在出院后 3 个月和 9 个月的护士主导的诊所进行评估。如果护士发现精神问题或身体虚弱,他们会将患者转诊给心理健康专业人员或物理治疗师,如果需要则转至 ICU,同时了解患者目前的药物治疗情况。护士还向患者的全科医生发送了关于患者进展的信件。不幸的是,在 1 年随访中,干预组和对照组的抑郁症状没有差异。

结　　论

迄今为止,用于预防或早期干预抑郁情绪状态的最有希望的干预是 ICU 心理干预和自助康复手册,其重点在于生理和心理恢复。虽然早期的研究表明 ICU 大剂量苯二氮䓬类药物与以后的抑郁情绪状态有关,但最近的随机试验没有显示减少苯二氮䓬剂量的益处。然而,如上所述,这是一个新兴的领域,有巨大的机会取得重大进展。

针对长期抑郁症状风险最大的患者,利用危险因素信息可以大大提高干预的效益。针对先前具有焦虑和抑郁障碍的患者以及那些早期 ICU 后感到悲痛的患者,应该将 ICU 后早期抗抑郁药物和心理治疗干预的益处最大化。

（周扬　译）

参考文献

[1] **Herridge MS, Cheung AM, Tansey CM, et al**. One-year outcomes in survivors of the acute respiratory distress syndrome. *N Engl J Med* 2003；**348**：683 - 93.

[2] **Herridge MS, Tansey CM, Matté A, et al**. Functional disability 5 years after acute respiratory distress syndrome. *N Engl J Med* 2011；**364**：1293 - 304.

[3] **Needham DM, Davidson J, Cohen H, et al**. Improving long-term outcomes after discharge from intensive care unit：report from a stakeholders' conference. *Crit Care Med* 2012；**40**：502 - 9.

[4] **Cheung AM, Tansey CM, Tomlinson G, et al**. Two-year outcomes，health care use，and costs of survivors of acute respiratory distress syndrome. *Am J Respir Crit Care Med* 2006；**174**：538 - 44.

[5] **Unroe M, Kahn JM, Carson SS, et al**. One-year trajectories of care and resource utilization for recipients of prolonged mechanical ventilation：a cohort study. *Ann Intern Med* 2010；**153**：167 - 75.

[6] **Bienvenu OJ, Colantuoni E, Mendez-Tellez PA, et al**. Depressive symptoms and impaired physical function after acute lung injury：a 2-year longitudinal study. *Am J Respir Crit Care Med* 2012；**185**：517 - 24.

[7] **Roshanaei-Moghaddam B, Katon WJ, Russo J**. The longitudinal effects of depression on physical activity. *Gen Hosp Psychiatry* 2009；**31**：306 - 15.

[8] **Desai SD, Law TJ, Needham DM**. Long-term complications of critical care. *Crit Care Med* 2011；**39**：371 - 9.

[9] **Katon W, Lin EHB, Kroenke K**. The association of depression and anxiety with medical symptom burden in patients with chronic medical illness. *Gen Hosp Psychiatry* 2007；**29**：147 - 55.

[10] **DiMatteo MR, Lepper HS, Croghan TW**. Depression is a risk factor for noncompliance with medical treatment：meta-analysis of the effects of anxiety and depression on patient adherence. *Arch Intern Med* 2000；**160**：2101 - 7.

[11] **Tsigos C, Chrousos GP**. Hypothalamic-pituitary-adrenal axis，neuroendocrine factors and stress. *J Psychosom Res* 2002；**53**：865 - 71.

[12] **Oslin DW, Streim J, Katz IR, Edell WS, TenHave T**. Change in disability follows inpatient treatment for late life depression. *J Am Geriatr Soc* 2000；**48**：357 - 62.

[13] **Callahan CM, Kroenke K, Counsell SR, et al**. Treatment of depression improves physical functioning in older adults. *J Am Geriatr Soc* 2005；**53**：367 - 73.

[14] **Shorter E**. *Before Prozac: the troubled history of mood disorders in psychiatry*. New York，NY：Oxford University Press；2009.

[15] **Roth M**. Unitary or binary nature of classification of depressive illness and its implications for the scope of manic depressive disorder. *J Affect Disord* 2001；**64**：1 - 18.

[16] **McHugh PR, Slavney PR**. *The perspectives of psychiatry*. 2nd ed. Baltimore，MD：Johns Hopkins University Press；1998.

[17] **McHugh PR**. Striving for coherence：psychiatry's efforts over classification. *JAMA* 2005；**293**：2526 - 8.

［18］ Bienvenu OJ, Davydow DS, Kendler KS. Psychiatric 'diseases' versus behavioral disorders and degree of genetic influence. *Psychol Med* 2010；**41**：33 - 40.

［19］ Andrews G, Brugha T, Thase ME, Duffy FF, Rucci P, Slade T. Dimensionality and the category of major depressive episode. *Int J Methods Psychiatr Res* 2007；**16**（Suppl 1）：S41 - 51.

［20］ Davydow DS, Desai SV, Needham DM, Bienvenu OJ. Psychiatric morbidity in survivors of the acute respiratory distress syndrome：a systematic review. *Psychosom Med* 2008；**70**：512 - 19.

［21］ Hopkins RO, Weaver LK, Chan KJ, Orme JF, Jr. Quality of life, emotional, and cognitive function following acute respiratory distress syndrome. *J Int Neuropsychol Soc* 2004；**10**：1005 - 17.

［22］ Weinert CR, Gross CR, Kangas JR, Bury CL, Marinelli WA. Health-related quality of life after acute lung injury. *Am J Respir Crit Care Med* 1997；**156**：1120 - 8.

［23］ Hopkins RO, Weaver LK, Collingridge D, Parkinson RB, Chan KJ, Orme JF, Jr. Two-year cognitive, emotional, and quality-of-life outcomes in acute respiratory distress syndrome. *Am J Respir Crit Care Med* 2005；**171**：340 - 7.

［24］ Christie JD, Biester RC, Taichman DB, et al. Formation and validation of a telephone battery to assess cognitive function in acute respiratory distress syndrome survivors. *J Crit Care* 2006；**21**：125 - 32.

［25］ Beck AT. *Beck Depression Inventory: manual*. San Antonio, TX：Psychology Corporation；1987.

［26］ Radloff LS. The CES-D scale：a self-report depression scale for research in the general population. *Appl Psychol Meas* 1977；**1**：385 - 401.

［27］ Zung WWK. A self-rating depression scale. *Arch Gen Psychiatry* 1965；**12**：63 - 70.

［28］ First MB, Spitzer RL, Gibbon M, Williams JBW. *Structured clinical interview for DSM-IV axis I disorders, clinician version（SCID-CV）*. Washington, DC：American Psychiatric Press, Inc；1996.

［29］ Kapfhammer HP, Rothenhausler HB, Krauseneck T, Stoll C, Schelling G. Posttraumatic stress disorder and health-related quality of life in long-term survivors of acute respiratory distress syndrome. *Am J Psychiatry* 2004；**161**：45 - 52.

［30］ Davydow DS, Gifford JM, Desai SV, Bienvenu OJ, Needham DM. Depression in general intensive care unit survivors：a systematic review. *Intensive Care Med* 2009；**35**：796 - 809.

［31］ Zigmond AS, Snaith RP. The Hospital Anxiety and Depression Scale. *Acta Psychiatr Scand* 1983；**67**：361 - 70.

［32］ Samuelson KAM, Lundberg D, Fridlund B. Stressful memories and psychological distress in adult mechanically ventilated intensive care patients：a 2-month follow-up study. *Acta Anaesthesiol Scand* 2007；**51**：671 - 8.

［33］ Jones C, Griffiths RD, Humphris G, Skirrow PM. Memory, delusions, and the development of acute posttraumatic stress disorder-related symptoms after intensive care. *Crit Care Med* 2001；**29**：573 - 80.

［34］ Rattray JE, Johnston M, Wildsmith JA. Predictors of emotional outcomes of intensive care. *Anaesthesia* 2005；**60**：1085 - 92.

［35］ Jones C, Skirrow P, Griffiths RD, et al. Rehabilitation after critical illness：a randomized, controlled trial. *Crit Care Med* 2003；**31**：2456 - 61.

［36］ Young E, Eddleston J, Ingleby S, et al. Returning home after intensive care：a comparison of symptoms of anxiety and depression in ICU and elective cardiac surgery patients and their relatives. *Intensive Care Med* 2005；**31**：86 - 91.

［37］ Sukantarat K, Greer S, Brett S, Williamson R. Physical and psychological sequelae of critical illness. *Br J Health Psychol* 2007；**12**：65 - 74.

［38］ Eddleston JM, White P, Guthrie E. Survival, morbidity, and quality of life after discharge from intensive care. *Crit Care Med* 2000；**28**：2293 - 9.

［39］ Scragg P, Jones A, Fauvel N. Psychological problems following ICU treatment. *Anaesthesia* 2001；**56**：9 - 14.

［40］ Boyle M, Murgo M, Adamson H, Gill J, Elliott D, Crawford M. The effect of chronic pain on health related quality of life amongst intensive care survivors. *Aust Crit Care* 2004；**17**：108 - 13.

［41］ Guentner K, Hoffman LA, Happ MB, et al. Preferences for mechanical ventilation among survivors of prolonged mechanical ventilation and tracheostomy. *Am J Crit Care* 2006；**15**：65 - 77.

［42］ Weinert C, Meller W. Epidemiology of depression and antidepressant therapy after acute respiratory failure. *Psychosomatics* 2006；**47**：399 - 407.

［43］ Chelluri L, Im KA, Belle SH, et al. Long-term mortality and quality of life after prolonged mechanical ventilation. *Crit Care Med* 2004；**32**：61 - 9.

［44］ Sheikh JL, Yesavage JA. Geriatric Depression Scale（GDS）：Recent evidence and development of a shorter version. *Clin Gerontol* 1986；**5**：165 - 73.

［45］ Jackson JC, Hart RP, Gordon SM, et al. Six-month neuropsychological outcome of medical intensive care unit patients. *Crit Care Med* 2003；**31**：1226 - 34.

［46］ Beck AT, Steer RA, Brown GK. *Beck Depression Inventory: second edition manual*. San Antonio, TX：Psychological Corporation, Harcourt, Brace；1980.

［47］ Kress JP, Gehlbach B, Lacy M, Pliskin N, Pohlman AS, Hall JB. The long-term psychological effects of daily sedative interruption on critically ill patients. *Am J Respir Crit Care Med* 2003；**168**：1457 - 61.

［48］ Jubran A, Lawm G, Kelly J, et al. Depressive disorders during weaning from prolonged mechanical ventilation. *Intensive Care Med* 2010；**36**：828 - 35.

[49] Treggiari MM, Romand JA, Yanez ND, et al. Randomized trial of light versus deep sedation on mental health after critical illness. *Crit Care Med* 2009; **37**: 2527 – 34.

[50] Cox CE, Porter LS, Hough CL, et al. Development and preliminary evaluation of a telephone-based coping skills training intervention for survivors of acute lung injury and their informal caregivers. *Intensive Care Med* 2012; **38**: 1289 – 97.

[51] Rattray J, Crocker C, Jones M, Connaghan J. Patients' perceptions of and emotional outcome after intensive care: results from a multicentre study. *Nurs Crit Care* 2010; **15**: 86 – 93.

[52] McKinley S, Aitken LM, Alison JA, et al. Sleep and other factors associated with mental health and psychological distress after intensive care for critical illness. *Intensive Care Med* 2012; **38**: 627 – 33.

[53] Myhren H, Tøien K, Ekeberg O, Karlsson S, Sandvik L, Stokland O. Patients' memory and psychological distress after ICU stay compared with expectations of the relatives. *Intensive Care Med* 2009; **35**: 2078 – 86.

[54] Myhren H, Ekeberg O, Tøien K, Karlsson S, Stokland O. Posttraumatic stress, anxiety and depression symptoms in patients during the first year post intensive care unit discharge. *Crit Care* 2010; **14**: R14.

[55] Myhren H, Ekeberg Ø, Stokland O. Health-related quality of life and return to work after critical illness in general intensive care unit patients: a 1-year follow-up study. *Crit Care Med* 2010; **38**: 1554 – 61.

[56] Dowdy DW, Dinglas V, Mendez-Tellez PA, et al. Intensive care unit hypoglycemia predicts depression during early recovery from acute lung injury. *Crit Care Med* 2008; **36**: 2726 – 33.

[57] Dowdy DW, Bienvenu OJ, Dinglas VD, et al. Are intensive care factors associated with depressive symptoms 6 months after acute lung injury? *Crit Care Med* 2009; **37**: 1702 – 7.

[58] Schandl AR, Brattström OR, Svensson-Raskh A, Hellgren EM, Falkenhav MD, Sackey PV. Screening and treatment of problems after intensive care: a descriptive study of multidisciplinary follow-up. *Intensive Crit Care Nurs* 2011; **27**: 94 – 101.

[59] Jackson JC, Girard TD, Gordon SM, et al. Long-term cognitive and psychological outcomes in the awakening and breathing controlled trial. *Am J Respir Crit Care Med* 2010; **182**: 183 – 91.

[60] Cuthbertson BH, Rattray J, Campbell MK, et al. The PRaCTICaL study of nurse led, intensive care follow-up programmes for improving long term outcomes from critical illness: a pragmatic randomised controlled trial. *BMJ* 2009; **339**: b3723.

[61] Mikkelsen ME, Christie JD, Lanken PN, et al. The adult respiratory distress syndrome cognitive outcomes study: long-term neuropsychological function in survivors of acute lung injury. *Am J Respir Crit Care Med* 2012; **185**: 1307 – 15.

[62] Strøm T, Stylsvig M, Toft P. Long term psychological effects of a no sedation protocol in critically ill patients. *Crit Care* 2011; **15**: R293.

[63] Adhikari NK, Mc Andrews MP, Tansey CM, et al. Self-reported symptoms of depression and memory dysfunction in survivors of ARDS. *Chest* 2009; **135**: 678 – 87.

[64] Adhikari NK, Tansey CM, McAndrews MP, et al. Self-reported depressive symptoms and memory complaints in survivors five years after ARDS. *Chest* 2011; **140**: 1484 – 93.

[65] Nelson BJ, Weinert CR, Bury CL, Marinelli WA, Gross CR. Intensive care unit drug use and subsequent quality of life in acute lung injury patients. *Crit Care Med* 2000; **28**: 3626 – 30.

[66] Hopkins RO, Key CW, Suchyta MR, Weaver LK, Orme JF, Jr. Risk factors for depression and anxiety in survivors of acute respiratory distress syndrome. *Gen Hosp Psychiatry* 2010; **32**: 147 – 55.

[67] Kendler KS, Gardner CO, Prescott CA. Toward a comprehensive developmental model for major depression in women. *Am J Psychiatry* 2002; **159**: 1133 – 45.

[68] Kendler KS, Gardner CO, Prescott CA. Toward a comprehensive developmental model for major depression in men. *Am J Psychiatry* 2006; **163**: 115 – 24.

[69] Kendler KS, Gardner CO. A longitudinal etiologic model for symptoms of anxiety and depression in women. *Psychol Med* 2011; **41**: 2035 – 45.

[70] Ware JE. *SF-36 health survey manual and interpretation guide*. Boston, MA: The Health Institute, New England Medical Center; 1993.

[71] Nord E. EuroQol: health-related quality of life measurement. Valuations of health states by the general public in Norway. *Health Policy* 1991; **18**: 25 – 36.

[72] American Psychiatric Association. Practice guideline for the treatment of patients with major depressive disorder (revision). *Am J Psychiatry* 2000; **157**(4 Suppl): 1 – 45.

[73] Peris A, Bonizzoli M, Iozzelli D, et al. Early intra-intensive care unit psychological intervention promotes recovery from post traumatic stress disorders, anxiety and depression symptoms in critically ill patients. *Crit Care* 2011; **15**: R41.

[74] Elliott D, McKinley S, Alison JA, Aitken LM, King MT. Study protocol: home-based physical rehabilitation for survivors of a critical illness. *Crit Care* 2006; **10**: R90.

第21章
危重症的创伤后应激障碍

Christina Jones，Richard D. Griffiths

引　言

定义

创伤后应激障碍(PTSD)被归类为一种焦虑症,它可以在一件非常可怕的事件后发生,例如强奸、战争或地震等自然灾害。其症状分为三组:

(1) 逃避——个体试图避免提及创伤性事件。

(2) 再次体验——个体对创伤性事件的再次体验;这可以通过反复出现的噩梦或闪念回顾,感觉好像事件再次发生。

(3) 警觉性增高——例如很难集中注意力、过度的惊吓反射、失眠。

急性 PTSD,这些症状必须在创伤性事件后持续 1 个月;而慢性 PTSD,症状持续 3 个月或以上[1]。最终的诊断类别是症状影响个体在日常生活的某些方面的功能。PTSD 是一个重大的挑战,它是危及患者恢复健康和正常生活能力的一个关键因素。这些症状和患者对症状的反应会影响他们生活的每一个方面,使他们在家中变得孤立;此外,为了减轻痛苦,患者可能转向以酒精和药物的方式自我麻痹。

有许多模型来解释 PTSD 的发展,但他们都有其核心假设,即 PTSD 症状主要是由于创伤记忆的独特特征以及难以将创伤记忆融入其他自体记忆中而引起的。有人推测,在创伤性事件中经历的无助可能导致 PTSD 出现的变化[2]。Ehlers 和 Clark 的 PTSD 模型假设[3],PTSD 是个体在慢性 PTSD 发展中对创伤性事件认知处理的能力。那些在创伤性情况下感到困惑和不知所措的人更容易发展为慢性 PTSD。了解 ICU 中 PTSD 如何发展的关键,是要明白 ICU 患者处理信息的能力可能因危重症(以谵妄和健忘为表现)、睡眠剥夺、镇静和阿片类药物的使用导致急性脑功能障碍而受到干扰。其含义是,由于急性脑功能障碍,ICU 患者无法正确处理这些事情发生在他们身上的意义。

危重症后的 PTSD

需入住 ICU 的危重症患者可能发展为 PTSD，直到最近这种现象才被重视。事实上，危重症中镇静的目的之一是确保患者遗忘这段经历，因此被认为没有可怕回忆。这种患者治疗模式来自外科手术患者的经验，保持术中清醒是 PTSD 的强力促进剂[4]。然而，危重症患者并不如此，他们对疾病的真实记忆不断被非常可怕和现实的妄想记忆取代[5]，如幻觉、噩梦和偏执妄想，如工作人员试图杀死他们或被外星人绑架[6]（图 21.1）。为什么我们观察到没有任何真正、真实经历的患者却存在痛苦的妄想体验，其发生急性应激反应的风险增加，易发展为 PTSD，这说明重症监护真正、真实的体验是创伤性的，这与我们长期的固有理念是相矛盾的。这个问题的关键是意识到妄想的经历显得非常真实和可怕，而缺乏真正体验来否定妄想的经历，即与医护专业人员的接触获得保护性的安心感和安全感。我们可能认为不愉快和痛苦的经历可能无法回忆或其影响可能不被认为是痛苦的，因为这些经历与人的接触、支持治疗或舒适护理（如气管内吸痰）相关。重要的是不要低估患者的安全感，他们必须经常看到医护人员在身边。重要的是强调患者对可能发生的，即

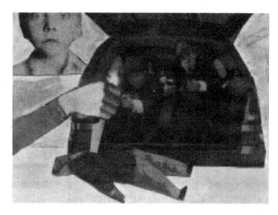

图 21.1　来自 ICU 偏执妄想的恐怖记忆表现

引自 British Medical Journal，Griffiths RD，Jones C，'ABC of intensive care：Recovery from intensive care'，319，pp. 427 – 429，copyright 1999. 获得 BMJ Publishing Group Ltd. 许可。

使被证明是完全虚构的事情有非常强烈的特定的妄想信念。此外，许多所谓的真实经历会被误解。精神病如精神分裂症，其发作的经历可能是 PTSD 的触发因素，特别是当经历了当时的无助感和不可控性或有被害妄想的可怕内容[7]。

危重症期间患者缺乏事实的记忆，包括入住 ICU 之前住院治疗，这直接影响患者对其疾病的躯体后遗症的认知。因为患者对自己的病情没有真正的体验，所以他们不明白为什么会感到虚弱、关节疼痛[8]。此外，对 ICU 恢复期间妄想记忆的回忆可以对患者的生活质量产生不利影响[9,10]，可导致不明原因的恐慌情绪[11]，并成为发生 PTSD 的有力诱因[3,12,13]。影响妄想记忆回忆的因素分为两类：

首先，患者因素，如以前曾有心理问题；其次，ICU 的治疗因素，如深度镇静，随着更深、更长时间的镇静这种记忆的风险也随之增加。PTSD 发展的多个预测因子已被证明，一个 ICU 研究的系统回顾发现了一些一致的预测因子，包括心理问题的既往史、ICU 期间使用高剂量的苯二氮䓬类，以及危重症期间对恐惧或精神病经历的记忆[14]。一项对 ARDS 患者研究的单独综述发现在这些患者中 PTSD 的一致预测因子是长时间的机械通气、长时间的 ICU 住院时间以及镇静[15]。最早的 ARDS 的研究之一表明患者入住 ICU 后的不良记忆，如噩梦、焦虑、呼吸困难和疼痛的回忆，其数量和 PTSD 的发展相关[16]。

在不同的研究中危重症后 PTSD 的发病率有很大差异,不同的报道其发病率为 8%～51%[17]。这已归因于一些可能的因素:首先,大量研究依赖于使用筛查工具来评估 PTSD 相关症状,并使用截止分数来诊断 PTSD,这可能高估了发病率;其次,ICU 研究的病例组合或镇静治疗可能会影响发病率[9];最后,大多数研究没有检查何时发生 PTSD 的创伤记忆。这可能意味着将已有精神问题但未诊断的患者也包含其中,这可能会使发病率增加 5%[9]。这可以很容易地通过询问患者患有 PTSD 症状多长时间或使用诊断工具例如创伤后诊断量表(PDS)来确定[18],该诊断工具对先前的创伤事件进行评估并能识别预先存在的 PTSD。用于诊断的金标准是使用 DSM-Ⅳ 标准的临床访谈[1];然而,这需要为临床心理学家提供资金,并且在临床上,这并不总是可行的。使用筛选工具(例如 PTSS-14)[19],来识别 PTSD 相关症状的水平,加上关于症状如何影响患者日常生活以及症状已经存在多久的关键问题,为适当的转诊治疗提供了足够的信息。另一个筛选工具是事件影响量表修订版(IES-R)[20]。最初的 IES 由 Horowitz 等人在 1979 年制定[21],是所有 PTSD 筛选工具中最广泛使用的,具有良好的心理测量学特性。它已经用于 ICU 患者[6]。对其修订是考虑到过度觉醒的症状,以及其可靠性和有效性需要更多的信息。然而,该工具具有简短且容易被患者理解的优点。它作为一个更详细的诊断访谈的辅助量表,是一个很好的筛查工具[22]。

表 21.1　危重症患者 PTSD 研究综述

研　　究	分　　组	n	PTSD
Schelling et al. (1998)[42]	ARDS	80	27.5%
Schelling et al. (1999)[43]	感染性休克	54	38%
Stoll et al. (1999)[44]	ARDS	52	25%
Nelson et al. (2000)[28,45]	ARDS	24	25%
Eddleston et al. (2000)[46]	—	227	36%
Shaw et al. (2001)[47]	ARDS	20	35%
Schnyder et al. (2001)[48]	创伤	106	14%
Scragg et al. (2001)[49]	—	80	15%
Jones et al. (2001)[6]	—	126	51%
Kress et al. (2003)[50]	镇静中断	32	54%对照
Cuthbertson et al. (2004)[51]	—	78	5%～15%
Kapfhammer et al. (2004)[52]	ARDS	80	43%
Capuzzo et al. (2005)[53]	—	84	5%
Rattray et al. (2005)[54]	—	109	20%
Deja et al. (2006)[55]	ARDS	129	29%
Jones et al. (2007)[13]	—	231	3%～15%
Girard et al. (2007)[56]	—	43	14%

（续表）

研　　究	分　　组	n	PTSD
Davydow et al.（2009）[57]	创伤	1 906	25%
Myhren et al.（2010）[58]	—	194	27%
Jackson et al.（2011）[59]	创伤	108	26%
Jones et al.（2012）[32]	—	352	13%对照

　　ICU 患者的亲属也可以发展为 PTSD,这可能意味着家庭治疗是必要的[23,24]。患者及其亲属可以同时患有 PTSD[13],这可能意味着他们不能互相支持,并可能导致家庭和婚姻破裂[25]。如果患者的妄想记忆围绕着他们的家庭成员之一,使其在某种程度上受到伤害,那么这同样可以导致关系问题。我们的一个患者记得在她危重症期间看到她十几岁的女儿被性虐待,这是她的妄想,ICU 工作人员通过镇静阻止她。这是一次如此真实的经历,后来她在普通病房里惊慌失措,睡不着觉。她花了一段时间来足够信任本书的作者之一(CJ),告诉她她记得什么。她需要治疗 PTSD,并在一段时间内,她与女儿的关系受到影响,因为一旦她出院回家,她就试图阻止女儿离开她身边。亲属中 PTSD 相关症状的高水平,其相关的因素是外伤患者入院、ICU 期间高度焦虑、患病期间的支付方式是保险[26]、参与决策的家属认为 ICU 给出的信息不完整,以及患者在 ICU 死亡时参与临终决定的家属[24]。患者 PTSD 相关症状的高水平与其亲属的 PTSD 相关症状高水平相关。

PTSD 的长期影响

　　对其他患者如交通事故受害者的长期随访研究发现,PTSD 会妨碍他们重返工作、社会交往和休闲活动[27]。此外,PTSD 已被证明与医学上不明原因的躯体症状和高水平的医疗使用率相关,对妇女的医疗成本有重大影响[28]。最近对持续轻度 TBI 的回国军人进行的一项大规模研究强调,健康和功能问题归因于纯粹的器官损伤的危险[29]。虽然 TBI 似乎预示了一系列的健康问题,但如果考虑到 PTSD 和抑郁,它便不再是重要因素。事实上,相关的 PTSD 是各种神经和躯体健康问题的主要原因。不考虑同时存在的功能性心理过程,仅把躯体疾病归因于急性脑损伤是一个重要的教训。

[案例分析]

　　一个 ICU 后存在 PTSD 患者的临床案例,该患者被转诊给本书作者之一(CJ)进行膝盖手术治疗。他太害怕去医院接受手术。他 12 年前因道路交通事故被送到邻近的 ICU,发生了脂肪栓塞,导致长时间的机械通气。在这 12 年中,他没有工作(他是一名训练有素的工程师),也不让妻子去工作,以免自己独自留在家中,他害怕生病时独自一人。他还出现慢性疼痛,并正在滥用酒精和可卡因。作为一名嗜酒者,他经过 18 个月每周一次 PTSD 治疗后,已经停止饮酒和服用药物并接受职业再培训,成功地得到一份工作。他的妻子接受教学助理培训,也在工作。他们偿还了已经存在了 12 年以上社会保障福利方面的债务,并且度过了自得病以来的第一次家庭假期。他觉得他终于找回了他的生活,并决定推迟膝盖手术,直到身体无法坚持。治疗结束 4 年后,他仍在工作,并不觉得还需要手术。

患者需要关于可能发生 PTSD 及其他心理问题的信息。最近,本书作者之一通过电子邮件联系了美国的一位患者,该患者曾因阻塞性细支气管炎肺炎和 ARDS 入住 ICU。几年来,她不明白为什么会有反复的噩梦、焦虑和惊恐发作,她在网上发现了本书作者之一提供的关于 ICU 中的妄想记忆、躯体约束和 PTSD 的文稿,她认为这把她的感觉用语言表达出来了。自从这以后,她去看了心理学家,并开始治疗,同时在 ARDS 论坛帮助其他患者在恢复早期了解他们的疾病经验。

PTSD 对患者及其亲属的生活有巨大的影响,可导致经济困难、关系破裂、滥用酒精和药物[30]、慢性疼痛、不明原因的医疗问题、较差的 HRQoL[14] 和过早死亡[19]。危重症后康复需要患者进行锻炼,并良好进食以重建肌肉;PTSD 的存在阻碍其恢复,需要在恢复早期优先处理。一旦发展为慢性 PTSD 则更难治疗,可能需要不同的治疗方式和心理社会康复[31]。因此,重要的是预防危重症的这种并发症的发生(见"案例分析")。

PTSD 的预防与治疗

关于慢性 PTSD 影响的案例表明,降低患者发展成这种衰弱综合征的风险,并在急性症状还未稳定时提供早期治疗是非常重要,可以使患者在危重症后尽可能恢复正常生活。患者在 ICU 期间治疗方面的简单变化可能对他们的经历产生显著影响,例如镇静措施的改变使患者更清醒且舒适,或者任何时期谵妄的识别与处理可能影响患者事后的记忆,从而降低发生 PTSD 的风险[32]。当患者从 ICU 转到普通病房后,应告知他们有关常见的妄想性记忆和 ICU 经历的规范化信息。日常语言来记录 ICU 日记,还可附加照片,可以给患者提供在 ICU 期间发生的情况信息。邀请家人一起记录这些日记,不仅仅是描述医院发生的事情,还可以记录他们的感受以及家里发生的事情,这些都是患者所不知道。最近的一项研究调查了这种 ICU 日记对危重症后新发 PTSD 发病率的影响。这项研究表明 PTSD 的发病率可以通过简单的日记减少一半以上,从对照组的 13% 到干预组的 5%[33]。此外,一部分家庭被要求加入这项研究,结果表明,记录日记的患者,其家庭成员的 PTSD 症状也减少了[34]。最近发表的一项研究支持这些在患者及其家属中的发现[35]。除了对 PTSD 的影响外,ICU 日记也能降低患者的焦虑和抑郁[36]。

发生在危重症后一个月内的早期心理疾病可以不经任何治疗而自发缓解。但高度的焦虑、抑郁或 PTSD 症状可能需要一些帮助来解决。适当干预的关键是能够识别那些无法应对他们症状的患者和(或)家属,然后提供帮助,而不会产生不必要的干扰[37]。危重症后可能需要提供针对严重焦虑、抑郁和 PTSD 的咨询服务,并且已被证明可有效帮助患者及其亲属恢复其正常功能[38]。具体的治疗方法,如认知行为疗法(CBT)和眼动脱敏及再处理(EMDR)已被证明是有效的。CBT 使用一个目标导向、系统程序,旨在改变个体对目前的心理问题的感受和想法[39]。EMDR 的开发最初是为了减少应激事件如强奸后个人的痛苦感[40]。当发生创伤性经历时,个人的正常应对机制可能会不堪重负,体验记忆没有得到充分处理。EMDR 的目标是处理这些痛苦的记忆,它允许个人产生更具适应性的应对机制。对于 ICU 患者,EMDR 可用于帮助他们处理其妄想记忆,从而在通过重复出现的噩梦或闪念回顾再次体验这些记忆时,减轻他们的痛苦强度。减少患者在这些记忆中的痛苦,使他们能够减少逃避行为,例如不参加门诊预约或不谈论他们的经历,以此避免触发回忆。这是逃避行为,使 PTSD 难以识别,特别是慢性 PTSD,因为患者会说他们感觉良好,而不是通过揭示他们的可怕经历而触发。这也许可以解释为什么一些 ICU 临床医生相信他们的患者不会患有 PTSD!

结　　论

PTSD 是一种衰弱和严重的疾病,ICU 患者及其家属可以通过适当的措施减少其发病率。尽管我们尽最大的努力,但 PTSD 也可能发生,现在有好的有效的治疗方法,可以帮助他们恢复并回到正常的生活。作为临床医生,这是我们的责任,因为我们有别人没有的关于他们经历的信息,我们提供的治疗既能引起问题又有助于恢复。

(周哲　译)

参考文献

[1] **American Psychiatric Association**. *The diagnostic and statistical manual of mental disorders*. 4th ed. Arlington，VA：American Psychiatric Publishing；2000.

[2] **Van der Volk B，Greenberg M，Boyd J，Krystal J**. Inescapable shock，neurotransmitters and addiction to trauma：towards a psychobiology of post traumatic stress. *Biol Psychiatry* 1985；**20**：314 - 25.

[3] **Ehlers A，Clark DM**. A cognitive model of posttraumatic stress disorder. *Behav Res Ther* 2000；**38**：319 - 45.

[4] **Osterman JE，Hopper J，Heran WJ，van der Volk BA**. Awareness under anaesthesia and the development of posttraumatic stress disorder *Gen Hosp Psychiatry* 2001；**23**：198 - 204.

[5] **Skirrow P**. Delusional memories of ITU. In：Griffiths RD，Jones C（eds.）*Intensive care aftercare*. Oxford：Butterworth- Heinemann；2002. pp. 28 - 35.

[6] **Jones C，Griffiths RD，Humphris GH，Skirrow PM**. Memory，delusions，and the development of acute posttraumatic stress disorder-related symptoms after intensive care. *Crit Care Med* 2001；**29**：573 - 80.

[7] **Chisholm B，Freeman D，Cooke A**. Identifying potential predictors of traumatic reactions to psychotic episodes. *Br J Clin Psychol* 2006；**45**：545 - 59.

[8] **Griffiths RD，Jones C，Macmillan RR**. Where is the harm in not knowing? Care after intensive care. *Clin Intensive Care* 1996；**7**：144 - 5.

[9] **Granja C，Lopes A，Moreira S，et al**. Patients' recollections of experiences in the intensive care unit may affect their quality of life. *Crit Care* 2005；**9**：R96 - 109.

[10] **Ringdal M，Plos K，Örtenwall P，Bergbom I**. Memories and health-related quality of life after intensive care：a follow-up study. *Crit Care Med* 2010；**38**：38 - 44.

[11] **Ringdal M，Johansson L，Lundberg D，Bergbom I**. Delusional memories from the intensive care unit-experienced by patients with physical trauma. *Intensive Crit Care Nurs* 2006；**22**：346 - 54.

[12] **Jones C，Skirrow P，Griffiths RD，et al**. Rehabilitation after critical illness：a randomized，controlled trial. *Crit Care Med* 2003；**31**：2456 - 61.

[13] **Jones C，Backman C，Capuzzo M，Flaatten H，Rylander C，Griffiths RD**. Precipitants of post-traumatic stress disorder following intensive care：a hypothesis generating study of diversity in care. *Intensive Care Med* 2007；**33**：978 - 85.

[14] **Davydow DS，Gifford JM，Desai SV，Needham DM，Bienvenu OJ**. Posttraumatic stress disorder in general intensive

care unit survivors: a systematic review. *Gen Hosp Psychiatry* 2008; **30**: 421 – 34.

[15] **Davydow DS, Desai SV, Needham DM, Bienvenu OJ.** Psychiatric morbidity in survivors of the acute respiratory distress syndrome: a systematic review *Psychosom Med* 2008; **70**: 512 – 19.

[16] **Schelling G, Stoll C, Meier M, et al.** Health-related quality of life and posttraumatic stress disorder in survivors of adult respiratory distress syndrome. *Crit Care Med* 1998; **26**: 651 – 9.

[17] **Jubran A, Lawm G, Duffner LA, et al.** Post traumatic stress disorder after weaning from prolonged mechanical ventilation. *Intensive Care Med* 2010; **36**: 2030 – 7.

[18] **Foa EB, Cashman L, Jaycox L, Perry K.** The validation of a self-reported measure of posttraumatic stress disorder: the Posttraumatic Diagnostic Scale. *Psychological Assessment* 1997; **9**: 445 – 51.

[19] **Twigg E, Jones C, McDougall M, Griffiths RD, Humphris GH.** Use of a screening questionnaire for post-traumatic stress disorder (PTSD) on a sample of UK ICU patients. *Acta Anaesthesiol Scand* 2008; **52**: 202 – 8.

[20] **Weis DS, Marmar CR.** The impact of event scale—revised. In: Wilson JP, Keane TM (eds.). *Assessing psychological trauma and PTSD*. New York: Guildford Press; 1997. pp. 399 – 428.

[21] **Horowitz M, Wilner N, Alvarez W.** Impact of events scale: a measure of subjective stress. *Psychosom Med* 1979; **41**: 209 – 18.

[22] **Keane TM, Weathers FW, Foa EB.** Diagnosis and assessment. In: Foa EB, Keane TM, Friedman MJ (eds.) *Effective treatments for PTSD. Practice guidelines from the International Society for Traumatic Stress*. London: The Guildford Press; 2000. pp. 18 – 36.

[23] **Jones C, Skirrow P, Griffiths RD, et al.** Post traumatic stress disorder-related symptoms in relatives of patients following intensive care. *Intensive Care Med* 2004; **30**: 456 – 60.

[24] **Azoulay E, Pouchard F, Kentish-Barnes N, et al.** Risk of post traumatic stress symptoms in family members of intensive care unit patients' families. *Am J Respir Crit Care Med* 2005; **163**: 135 – 9.

[25] **Neis LA, Erbes CR, Polusny MA, Compton JS.** Intimate relationships among returning soldiers: the mediating and moderating roles of negative emotionality, PTSD symptoms, and alcohol problems. *J Trauma Stress* 2010; **23**: 564 – 72.

[26] **Pillai L, Aigalikar S, Vishwasrao SM, Husainy SM.** Can we predict intensive care relatives at risk for posttraumatic stress disorder? *Indian J Crit Care Med* 2010; **14**: 83 – 7.

[27] **Barth J, Kopfmann S, Nyberg E, Angenendt J, Frommberger U.** Posttraumatic stress disorders and extent of psychosocial impairments five years after a traffic accident. *Psychosoc Med* 2005; **2**: Doc09.

[28] **Walker EA, Katon W, Russo J, Ciechanowski P, Newman E, Wagner AW.** Health care costs associated with posttraumatic stress disorder symptoms in women. *Arch Gen Psychiatry* 2003; **60**: 369 – 74.

[29] **Hoge CW, McGurk D, Thomas JL, et al.** Mild traumatic brain injury in US soldiers returning from Iraq. *N Engl J Med* 2008; **358**: 453 – 63.

[30] **Foa EB, Keane TM, Friedman MJ (eds.)** Introduction. In: *Effective treatments for PTSD*. New York: The Guilford Press; 2000. p. 8.

[31] **Foa EB, Keane TM, Friedman MJ (eds.)** *Effective treatments for PTSD*. New York: The Guilford Press; 2000. p. 5.

[32] **Kress JP, Gehlbach B, Lacy M, Pliskin N, Pohlman AS, Hall JB.** The long-term psychological effects of daily sedative interruption on critically ill patients *Am J Respir Crit Care Med* 2003; **168**: 1457 – 61.

[33] **Jones C, Bäckman C, Capuzzo M, et al.; RACHEL group.** Intensive care diaries reduce new onset PTSD following critical illness: a randomised, controlled trial. *Crit Care* 2012; **14**: R168.

[34] **Jones C, Bäckman C, Griffiths RD.** Intensive care diaries reduce PTSD-related symptom levels in relatives following critical illness: a pilot study *Am J Crit Care* 2012; **21**: 172 – 6.

[35] **Garrouste-Orgeas M, Coquet I, Perier A, et al.** Impact of an intensive care unit diary on psychological distress in patients and relatives *Crit Care Med* 2012; **40**: 2033 – 40.

[36] **Knowles RE, Tarrier N.** Evaluation of the effect of prospective patient diaries on emotional well-being in intensive care unit survivors: a randomized controlled trial *Crit Care Med* 2009; **37**: 184 – 91.

[37] **Jones C, Griffiths RD.** Patient and caregiver counselling after the intensive care unit: what are the needs and how should they be met? *Curr Opin Crit Care* 2007; **13**: 503 – 7.

[38] **Jones C, Hall S, Jackson S.** Benchmarking a nurse-led ICU counselling initiative. *Nurs Times* 2008; **104**: 32 – 4.

[39] **Foa E, Rothbaum, B, Furr J.** Augmenting exposure therapy with other CBT procedures. *Psychiatric Ann* 2011; **33**: 47 – 56.

[40] **Shapiro F.** *EMDR as an integrative psychotherapy approach: experts of diverse orientations explore the paradigm prism*. Washington, DC: American Psychological Association; 2002.

[41] **Griffiths RD, Jones C.** ABC of intensive care: recovery from intensive care. *BMJ* 1999; **319**: 427 – 9.

[42] **Schelling G, Stoll C, Haller M, et al.** Health-related quality of life and post-traumatic stress disorder in survivors of adult respiratory distress syndrome. *Crit Care Med* 1998; **25**: 651 – 9.

[43] **Schelling G, Stoll C, Kapfhammer HP, et al.** The effect of stress doses of hydrocortisone during septic shock on posttraumatic stress disorder and health-related quality of life in survivors. *Crit Care Med* 1999; **27**: 2678 – 83.

[44] **Stoll C, Kapfhammer HP, Rothenhäusler HB, et al.** Sensitivity and specificity of a screening test to document

traumatic experiences and to diagnose post-traumatic stress disorder in ARDS patients after intensive care treatment. *Intensive Care Med* 1999; **25**; 697 – 704.

[45] Nelson BJ, Weinert CR, Bury CL, Marinelli WA, Gross CR. Intensive care unit drug use and subsequent quality of life in acute lung injury patients. *Crit Care Med* 2000; **28**; 3626 – 30.

[46] Eddleston JM, White P, Guthrie E. Survival, morbidity, and quality of life after discharge from intensive care. *Crit Care Med* 2002; **28**; 2293 – 9.

[47] Shaw RS, Harvey JE, Nelson KL, Gunary R, Kruk H, Steiner H. Linguistic analysis to assess medically related posttraumatic stress symptoms. *Psychosomatics* 2001; **41**; 35 – 40.

[48] Schnyder U, Moergeli H, Klaghofer R, Buddeberg C. Incidence and prediction of posttraumatic stress disorder symptoms in severely injured accident victims incidence and prediction of posttraumatic stress disorder symptoms in severely injured accident victims. *Am J Psychiatry* 2001; **158**; 594 – 9.

[49] Scragg P, Jones A, Fauvel N. Psychological problems following ICU treatment. *Anaesthesia* 2001; **56**; 9 – 14.

[50] Kress JP, Gehlbach B, Lacy M, Pliskin N, Pohlman AS, Hall JB. The long-term psychological effects of daily sedative interruption on critically ill patients. *Am J Respir Crit Care Med* 2003; **168**; 1457 – 61.

[51] Cuthbertson BH, Hull A, Strachan M, Scott J. Post-traumatic stress disorder after critical illness requiring general intensive care. *Intensive Care Med* 2004; **30**; 450 – 5.

[52] Kapfhammer HP, Rothenhäusler HB, Krauseneck T, Stoll C, Schelling G. Posttraumatic stress disorder and health-related quality of life in long-term survivors of acute respiratory distress syndrome. *Am J Psychiatry* 2004; **161**; 45 – 52.

[53] Capuzzo M, Valpondi V, Cingolani E, et al. Post-traumatic stress disorder-related symptoms after intensive care. *Minerva Anestesiol* 2005; **71**; 167 – 79.

[54] Rattray JE, Johnston M, Wildsmith JA. Predictors of emotional outcomes of intensive care. *Anaesthesia* 2005; **60**; 1085 – 92.

[55] Deja M, Denke C, Weber-Carstens S, et al. Social support during intensive care unit stay might reduce the risk for the development of posttraumatic stress disorder and consequently improve health related quality of life in survivors of acute respiratory distress syndrome. *Crit Care* 2006; **10**; R157.

[56] Girard TD, Shintani AK, Jackson JC, et al. Risk factors for post-traumatic stress disorder symptoms following critical illness requiring mechanical ventilation; a prospective cohort study. *Crit Care* 2007; **11**; R28.

[57] Davydow DS, Zatzick DF, Rivara FP, et al. Predictors of posttraumatic stress disorder and return to usual major activity in traumatically injured intensive care survivors. *Gen Hosp Psychiatry* 2009; **31**; 428 – 35.

[58] Myhren H, Ekeberg O, Toien K, Karlsson S, Stokland O. Post-traumatic stress, anxiety and depression symptoms in patients and relatives during the first year post intensive care discharge. *Crit Care* 2010; **14**; R14.

[59] Jackson JC, Archer KR, Bauer R, et al. A prospective investigation of long-term cognitive impairment and psychological distress in moderately versus severely injured trauma intensive care unit survivors without intracranial hemorrhage. *J Trauma* 2011; **71**; 860 – 6.

第 22 章
危重症的睡眠障碍与康复

Scott Hoff，Nancy A. Collop

引　言

　　ICU 是一个嘈杂的环境,高质量睡眠的机会是有限的。目前对 ICU 环境中哪些成分或者危重症本身如何影响睡眠或危重症的恢复,人们仍知之甚少。客观评估 ICU 睡眠的复杂性来源于围绕危重症的生物电、生理、生化信号层面以及睡眠与危重症方面关系研究的复杂化。本章将尝试描述一些已知的关于睡眠与危重症的相互作用。

睡 眠 生 理 学

　　睡眠是一种复杂的、动态的,但有组织的认知和行为状态的集合,使身心得到多方面恢复(图 22.1)。睡眠分为 N 睡眠[非快速动眼(NREM)]和 R 睡眠(REM)。最近的命名法将 N 睡眠细分为 N1、N2 和 N3。N3 睡眠阶段历史上称为 3 期和 4 期睡眠、δ 睡眠或慢波睡眠(SWS),是恢复性睡眠阶段。R 阶段睡眠是最常见的与有故事情节的梦和高度活跃的认知状态相关的睡眠状态。R 睡眠的常见特征是呼吸和心血管系统的不稳定,可能通过中枢性的自主神经活动产生。

　　睡眠周期通过睡眠阶段有一个固定的进程。在成人中,N1 睡眠通常是一个过渡阶段,占总睡眠的最小百分比。N2 阶段通常占总睡眠的最大百分比,并且通过特征性的波形发现来区分,即 K-复合波和睡眠纺锤波。N3 阶段占总睡眠的百分比随着年龄增长而逐渐减小,

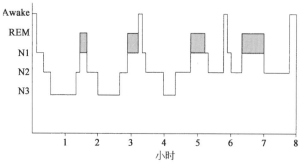

图 22.1　正常睡眠图显示随着睡眠周期的进行,睡眠经过不同的阶段

并在睡眠周期的前半部分占主导地位。N3 睡眠脑电图(EEG)的特征是 δ 频率(0.5~2 Hz)的 75 μV 的脑电波。R 阶段睡眠遵循昼夜节律,R 阶段的持续时间随着睡眠周期的进行而增加,与体温朝其最低点的正常降低相关。总睡眠时间(TST)的 20% 通常为 R 睡眠。EEG模式的突然变化至少持续 3 秒称为觉醒,经常中断 EEG 的连续性达足够频率时,可导致白天嗜睡时间过长。一个典型的睡眠周期通常在 90~110 分钟。

睡眠-觉醒周期通常由内源性昼夜节律和稳态驱动之间的复杂相互作用来调节。身体的昼夜节律由下丘脑前部的视交叉上核(SCN)协调。该生物钟具有略大于 24 小时的固有循环。来自视网膜的直接输入通过视网膜下丘脑束允许光在 SCN 和外部环境之间承担主要的同步作用。睡眠的稳态驱动由渐进觉醒期间累积的腺苷和可能的其他物质所决定。

几个典型的生理系统存在昼夜节律,这些节律的丧失可能对疾病的恢复产生严重后果。其中最突出的是下丘脑-垂体-肾上腺轴。皮质醇分泌的昼夜节律已有详细记录。由松果体合成和分泌的褪黑素也遵循昼夜节律模式并具有免疫调节特性。

ICU 中的睡眠

客观测量 ICU 中的睡眠是一个具有挑战性的过程。在 ICU 中获得多导睡眠图记录受到环境中的许多其他电子设备(例如机械通气机、静脉输液泵和视频监视器)产生的电信号干扰。与术后 ICU 患者的多通道测量相比,护士对睡眠的评估不准确,并且高估了总睡眠时间(TST)[1]。

关于在 ICU 中获得的患者睡眠总量和睡眠的相对质量,存在相互矛盾的数据。危重症患者的睡眠 EEG 可以表现出各种各样的模式,从一个普遍波形特征到一个睡眠和觉醒的混合特征,使其不可能通过常规定义来分类[2]。非感染性患者可能表现出第 1 阶段睡眠优势,同时第 2 阶段、第 3 阶段和 REM 睡眠量减少,而感染性患者可显示脑病 EEG 特点,没有可区分的睡眠和觉醒周期[3]。研究发现 ICU 中的术后患者出现睡眠剥脱、慢波睡眠(SWS)和REM 睡眠减少[1]。24 小时内的 TST 可以长达 8.3 小时,但周期缩短至 15 分钟并且高达54% 的睡眠发生在白天[3-7]。目前还不知道危重症患者中描述的这些异常睡眠模式是否与正常人通常夜间睡眠的完整模式实现相同的功能。

ICU 环境对睡眠的影响

见表 22.1。

表 22.1　可能导致 ICU 睡眠改善的原因

◆ 最大限度地提高气管插管患者的人机同步性
◆ 最小化镇静治疗
◆ 减少噪声
◆ 调整灯光以配合昼夜节律
◆ 减少来自患者护理活动的睡眠中断
◆ 提高对门诊药物潜在撤退反应的认识

噪声

ICU 是一个有各种来源产生的、无处不在的噪声环境。环境保护署于 1974 年出版的建议,规定医院的噪声水平白天不应超过 45 dB,夜间不应超过 35 dB。连续监测 ICU 噪声的研究显示噪声水平峰值范围为 66～86 dB,有 150～200 个声峰超过 80 dB 发生在午夜和凌晨 6 点之间。研究发现夜间噪声水平峰值和声峰值频率与白天相比都有所降低[3,5,8,9]。ICU 中噪声水平的大小可能不被重视,直到人们意识到分贝标度是对数标度;因此,响度的感知加倍表示大约 10 dB 的变化。

噪声和睡眠中断之间的关系似乎比简单的触发微觉醒和觉醒的噪声峰值更复杂。研究评估微觉醒和觉醒与噪声之间的关联表明,只有 11％～12％ 突然增加的噪声触发微觉醒[3,5]。可能存在引起微觉醒或觉醒所需的高于基线声音水平的阈值变化,所以即使是绝对高分贝水平,但如果它来自一个高基线分贝,这样一个给定的声音峰值可能不会导致微觉醒。向 ICU 噪声环境添加白噪声,可减少由相同频率和噪声峰值强度引起的微觉醒频率[10]。而且,患者可能适应噪声,所以可能需要更大的声音变化来引起微觉醒或觉醒。

环境噪声的强度、频率和噪声峰值的幅度似乎不是患者感觉到睡眠中断的重要原因。患者认为生命体征的测量和静脉切开术是破坏睡眠最重要的因素,而噪声与其他调查因素的破坏性一样。在不同类别的噪声中,患者认为工作人员对话和遥测警报是最具破坏性的环境噪声。

护理行为

对患者的护理行为,包括发给药物、呼吸机更换、洗澡和卫生活动,这些通常发生在夜间。ICU 医护人员导致睡眠中断的频率可能超过每小时一次,从而减少了完整的睡眠机会[8]。尽管其发生频率很高,但这些中断行为不被认为是 ICU 患者睡眠中断的主要原因[11]。

光线

光线是调节昼夜节律的必要条件。因此,可以预期 ICU 中的光线可能会在睡眠中断中发挥作用。即使是暴露在正常的(大约 180 lx)室内光线中,也可以显著提高核心体温循环的内源性成分[12]。此外,已证明暗至 100～500 lx 的光线可减少褪黑素的分泌并延迟其分泌[12]。各种 ICU 中的光线强度也显示昼夜变化,白天平均最大强度增加(2 229～5 090 lx),夜晚强度较低(190～1 445 lx)。因此,由于昼夜变化和光暴露导致的褪黑素分泌抑制,可能发生睡眠中断。

危重症对睡眠的影响

危重症对睡眠产生不同的影响。由危重症引起的睡眠结构的一致变化包括 N 睡眠的增加和 R 睡眠的减少。这些变化可以在接种鼻病毒或低剂量内毒素的健康志愿者或感染 HIV 早期阶段的患者中看到。作为急性期反应的一部分,细胞因子 TNF‐α 和 IL‐1β 增加,并具有化脓性和催眠性的特征。具有强昼夜节律成分的系统(包括体温循环和下丘脑-垂体-肾上腺轴)的破坏可能导致睡眠中断。

对褪黑素的影响

褪黑素是松果体产生的激素。褪黑素的分泌通常遵循昼夜节律的模式释放,峰值在凌晨 1～3 点之间。褪黑素对睡眠潜伏期以及昼夜节律具有潜在影响。最近,已经发现褪黑素具有免疫调节效应。危重症影响褪黑素的分泌模式和峰值水平,潜在地破坏睡眠昼夜节律模式的维持。脓毒症患者丧失了 6-硫酸基褪黑素排泄(褪黑素代谢物)的昼夜节律模式,相对于平均水平具有较低的峰值,并且与非感染性患者和健康对照相比具有较晚的峰值。这些异常变化的改善,在脓毒症恢复后持续数周[13]。使用动态记录评估睡眠的研究表明,与一般病房的患者相比,ICU 有意识的患者 6-硫酸基褪黑素排泄夜间没有升高,并具有较低的平均峰值排泄水平。

褪黑素作为治疗药物对改善 ICU 睡眠可能具有有益的效果。在对机械通气的非镇静患者的小样本试验中,使用双谱指数(BIS)测量睡眠效率指数,在晚上 9 点给予褪黑激素(10 mg)没有导致统计上显著的夜间睡眠量的改善,但在曲线下的双频谱指数面积确实显示有统计学意义,提示睡眠质量改善[14]。一项呼吸 ICU 呼吸衰竭患者的小样本试验中,与一般病房稳定的 COPD 患者相比,使用 3 mg 褪黑素使 TST 和睡眠整合增加。未提供接受安慰剂治疗的患者数据[15]。与对照组相比,以两个剂量的褪黑素(10 mg),间隔 1 小时给药治疗的感染性新生儿,在接受褪黑素治疗后 24 小时,白细胞计数、绝对嗜中性粒细胞计数和脂质过氧化标记物显示出显著的统计学改善[16]。

EEG 的变化

危重症患者 EEG 结果的频谱各不相同,包括从睡眠的离散干扰到缺乏典型觉醒——睡眠状态的任何定义特征的模式。在 20 例患者技术上可解释的 EEG 中,12 例没有传统定义的明显睡眠[2];而另一项 22 例患者的研究中,有 5 例显示缺乏定义睡眠特征的 EEG[3]。Hardin 等人将 ICU 患者随机分为间歇性镇静、持续镇静或神经肌肉阻滞持续镇静,发现患者 δ 睡眠增加近 3 倍,但各组之间没有显著的统计学差异。虽然间歇性镇静组的苯二氮䓬类药物和阿片类药物的剂量明显较低,但小样本量可能排除了药物剂量与任何睡眠阶段的时间量之间的相关性[7]。少数没有持续镇静的脓毒症患者产生一种 EEG 模式,其特征为具有不同频率的低振幅波以及 θ 和 δ 波的散布突发,所谓的"脓毒性脑病"。这种模式通常在脓毒症临床表现出现之前 8 小时出现,并且发生在患者睁眼或闭眼时,致使 EEG 无法辨别觉醒-睡眠状态[3]。在 Cooper 等研究的 20 个患者中,有 12 个患者根据常规定义没有睡眠,并且证明脓毒症的存在与非典型 EEG 模式之间没有相关性。许多患者表现出一种模式,作者称为病理性觉醒,在存在 δ 频率 EEG 活动的情况下观察到觉醒的表现,例如 EMG 活动增加的眼球运动[2]。

疾病严重程度和可以辨别的睡眠中断之间似乎没有相关性,且与镇静的影响无关。在一项研究中,TST 或在任何特定睡眠阶段所花费的时间与通过 EEG 评价常规定义患者睡眠获得的疾病严重评分无关[3]。在另一项研究中,显示常规睡眠结构的患者比缺乏常规睡眠结构特征的患者具有更低的急性生理学得分和更高的格拉斯哥昏迷评分(GCS)。同时具有非典型 EEG 和昏迷患者组服用较高剂量的苯二氮䓬类和阿片类药物。作者推测,组间 EEG 变化可能是药物诱导的[2]。第 3 项研究表明 TST 或任何特定睡眠阶段的时间与急性与慢性健康评分Ⅱ(APACHE Ⅱ)之间没有相关性[7]。在非镇静和机械通气患者中,使用 BIS 测量的夜间睡眠量与 APACHE Ⅱ 评分之间没有相关性;然而置信区间(CI)是宽的[14]。

治疗干预对睡眠的影响

不同治疗干预对睡眠具有破坏性影响,包括镇静剂、镇痛药、血管加压药和机械通气。长期处方药物的突然停药可以对睡眠产生显著影响,就像突然撤退娱乐性毒品一样。此外,药物分布量的变化和肝、肾代谢改变药物的清除率可以调节睡眠。已经证明多种药物,包括阿片类药物、选择性 5 - 羟色胺再摄取抑制剂、血管加压药、苯二氮䓬类药物和抗精神病药物影响睡眠结构,特别是减少 R 睡眠的量。此外,这类药物的突然中断可以导致 R 阶段睡眠的反弹,具有显著的心血管、呼吸和神经系统影响,特别是在危重症患者中。目前这在危重症患者中没有得到很好的研究,但当患者进入 ICU 时,应考虑诸多潜在的"影响睡眠的因素"。ICU 中睡眠中断的其他因素包括患者在入住 ICU 之前可能经历的睡眠模式以及在发病前存在的睡眠障碍。

镇静剂

在 ICU 患者护理的许多方面中,镇静是一个重要的组成部分。镇静剂有利于插管、机械通气和侵入性操作(例如中心静脉插管)的进行以及随后的耐受性,在缓解焦虑的同时增强患者的舒适度。ICU 中可以使用一系列镇静剂,其对睡眠有不同的影响。尚未解决的问题是镇静的生理效应如何与自然发生的睡眠进行比较。

苯二氮䓬类是 ICU 中常用的药剂,通过 GABA - A 型受体起作用。苯二氮䓬类会缩短睡眠潜伏期、增加 TST、增加纺锤波密度(N2 睡眠),同时减少睡眠的 N3 期和 R 期。更高剂量的苯二氮䓬类可以导致 EEG 的弥漫性慢波,最终导致全脑功能障碍和死亡。用于机械通气的镇静剂咪达唑仑导致 EEG 整体减慢,表现为在 β 频率范围(12.5~30 Hz)、中值频率和频谱边缘(总功率谱的第 95 百分位数)的功率逐渐丧失,所有这些都与镇静水平的提高相关。δ 频率(1~3.5 Hz)在所有镇静水平上占据了总功率的最大比例,提示即使轻度镇静,中枢神经系统(CNS)也减慢[17]。那些主要使用异氟烷镇静的术后患者,与使用咪达唑仑镇静的患者比较,在 24 小时研究期间,在所需的镇静水平有显著延长的时间和较低的儿茶酚胺水平[18]。

使用苯二氮䓬最重要的潜在后果之一是谵妄的风险增加。在一个单变量分析中,劳拉西泮的每日剂量大于 1.8 mg,发生谵妄的比值比超过 3[19]。一项研究中,在 6 个月随访期间,34% 在 ICU 发生谵妄的患者死亡,没有谵妄患者的死亡率为 15%,住院时间的中位数大于 10 天[20]。随着谵妄的天数的增多,30 天全因死亡率的危险比(HRs)、插管时间、ICU 住院时间逐渐增加[21]。

异丙酚是另一种常用的 ICU 镇静剂和麻醉剂,其作为 A 型 GABA 受体激动剂,可能在与苯二氮䓬不同的结合位点上起作用。已经在人类研究中证明异丙酚减少 N3 睡眠,但未出现对 R 睡眠的影响或导致睡眠剥夺的整体状态[22]。大鼠研究中有证据表明,异丙酚镇静不会干扰睡眠的恢复性质;一项人类志愿者研究发现,在习惯性睡前 8 小时接受 1 小时连续输注异丙酚后,睡眠潜伏期增加[23]。

在进行比较两类 GABA - A 型受体激动剂的研究中,咪达唑仑和异丙酚在未插管的夜间镇静患者中产生相似的焦虑和抑郁水平,患者睡眠质量无统计学意义差异。值得注意的是,因为服药后发生了思维混乱、焦虑和烦躁不安,25％的随机分配到咪达唑仑组的患者被排除[24]。

右美托咪定是具有麻醉和镇痛混合特性的 α2 -受体激动剂,其镇痛作用借助脊髓背角中的受体,无明显呼吸抑制的镇痛特性,理论上这种药物在危重症患者中具有潜在的应用价值。与苯二氮䓬类药物相反,右美托咪定增加 N3 睡眠并减少蓝斑释放 NE。

虽然使用右美托咪定后纺锤波持续时间可能更长,但右美托咪定镇静产生与生理性睡眠相似的平均纺锤波密度、振幅和频率[25]。与连续输注劳拉西泮镇静的机械通气患者相比,右美托咪定镇静增加了患者没有谵妄或昏迷的天数,并且在目标镇静水平持续时间更长[26]。另一项研究表明,随机分配到右美托咪定的患者与使用咪达唑仑镇静的患者相比,目标镇静水平持续时间在统计学上相似,前者在 3.7 天内拔管,并且谵妄的发生率为 54％,后者在 5.6 天拔管,谵妄的发生率为 77％[27]。心脏手术患者的研究表明,与异丙酚或咪达唑仑相比,当使用右美托咪定时谵妄发生率降低[28]。尽管右美托咪定具有潜在的优势,但与异丙酚相比,其在沟通、镇痛、抗焦虑或睡眠和休息方面没有使患者感到改善[29]。

镇静对危重症患者的舒适和安全可能是重要的,特别是那些需要机械通气的患者,但可能存在意想不到的后果。连续静脉镇静与更长的机械通气持续时间、更长的 ICU 住院时间和更长的住院时间有关[30,31]。当在 ICU 选择镇静剂类别时应该考虑谵妄发生率的增加及其伴随的发病率和死亡率。

镇痛药

阿片类药物表现出一些改变睡眠结构的特点。阿片类药物可引起中枢性呼吸暂停,使睡眠零散。在健康志愿者中,单次口服剂量的吗啡或美沙酮增加了 2 期睡眠,并且使 3 期和 4 期睡眠减少了 30％～50％[32]。一项针对手术患者的小样本研究中比较了硬膜外给予芬太尼与布比卡因的效果,两组都表现出显著的睡眠中断,术后期间出现减慢的慢波和 REM 睡眠。组间比较显示,尽管有相同的疼痛评分,接受硬膜外给予芬太尼的患者 SWS 量下降具有统计学意义,而 REM 睡眠无统计学意义[33]。腹部手术后 2～3 天,R 阶段睡眠受到抑制,随后在手术后第 4 和第 5 天 R 阶段睡眠的量逐渐增加,超过术前水平。研究发现 R 阶段睡眠的量与术后阿片类药物的剂量呈线性负相关。与 R 阶段睡眠反弹相关的是生动而痛苦的梦[34]。鉴于前面提到的在 R 阶段睡眠期间增加的心血管系统不稳定性,人们可能想知道术后 R 阶段睡眠需增加到何种数量,才可能有助于减少心脏术后的并发症。

升压药

肾上腺素(NE)是蓝斑中具有高信号传导活性的神经递质,并以促醒或激活方式起作用。其作为血管加压药和肾上腺素能神经系统的主要成分之一,其作用可能导致危重症患者的睡眠中断。

机械通气

与机械通气治疗相关联的许多特征可能会导致睡眠中断。在接受机械通气治疗患者反映的许多不适中,有 47% 出现焦虑和恐惧,46% 无法说话,35% 睡眠困难,26% 出现噩梦[35]。接受机械通气时的睡眠是高度零散的,综合微觉醒和觉醒指数从每小时 22~79 个事件不等,睡眠效率低至 43%[2,5,36,37]。当比较机械通气对睡眠的影响时,选择一个足够适当的对照组是具有挑战性的,因为有许多与使用机械通气相关的因素可能会混淆比较,如镇静和气管内管(ETT)的存在[38]。

不同模式的机械通气对睡眠的影响已引起研究者一定程度的兴趣。与辅助控制通气(ACV)相比,压力支持通气(PSV)有诱导更多与中枢性呼吸暂停相关的睡眠零散的倾向。在觉醒期间设置参数以提供与 ACV 相同的潮气量(8 mL/kg),会导致中枢性呼吸暂停的倾向较大,尤其是心脏衰竭(HF)的患者[36]。然而,当压力支持通气设定为较低的潮气量(6~8 mL/kg),并且限制过度的呼吸频率(<35),睡眠零散的发生无明显差异[37]。一个病例报道描述了在容量保障压力支持通气时由于压力支持的突然变化导致睡眠零散[39]。个人呼吸频率的范围在 N 睡眠期间可能比觉醒时更小[23]。设定过度的呼吸频率或潮气量可能导致过度的通气和随后的中枢性呼吸暂停和睡眠零散。

机械通气对睡眠中断的一些影响可能与患者力学与呼吸机设置不匹配相关,导致患者-呼吸机同步性降低。当设置压力支持通气和比例辅助通气(PAV)参数时,基于患者个体吸气努力的测量,TST 没有显著差异,但 PAV 的睡眠质量得到改善,反映为较低的微觉醒和觉醒指数以及较大量的 N3 和 R 睡眠。患者——呼吸机不同步与觉醒指数显著相关,与 R 睡眠的量成反比。因此,呼吸机时间和呼吸模式之间的同步以及呼吸机输送压力和患者产生的压力之间的平衡影响睡眠质量[40,41]。这个证据表明,通气模式可能不如最大限度地提高患者呼吸机同步性那么重要。

睡眠剥夺的生理效应

睡眠剥夺对危重症恢复的影响尚不清楚。文献充分研究了睡眠剥夺对健康志愿者的影响,但缺乏危重症患者的数据。此外,至少存在三种模式的睡眠剥夺,包括全部睡眠剥夺(受试者在测试期间没有睡眠)、部分睡眠剥夺(连续缩减每晚的 TST)和睡眠阶段剥夺(限制受试者特定的睡眠阶段)。研究方法中使用的特定睡眠剥夺模型的影响是否可以推广仍有待证实。

从健康志愿者向危重症患者推断的睡眠剥夺生理学观察的有效性从未被验证。睡眠剥夺的健康受试者的内分泌器官分泌模式的变化通常与在危重症中观察到的相反,或反映特征性昼夜节律模式的丧失,特别是葡萄糖代谢和儿茶酚胺释放。睡眠剥夺似乎不影响化学感受器的反应性,但可能导致呼吸肌耐力、肺活量指标和上呼吸道紧张度的降低;然而,目前还不知道这些因素对机械通气脱机有什么影响。已经描述了免疫系统各种成分的调节发生在睡眠剥夺中,但是不清楚这些改变对于危重症的反应和恢复可能意味着什么。睡眠剥夺的健康受试者经常表现出同已被诊断患有谵妄和神经认知缺陷的患者共有的症状。

结　　论

有共识的是,即使 ICU 危重症患者的 TST 正常,但他们发生睡眠结构紊乱的可能性很高。其中一些变化与疾病因素有关,而其他变化与 ICU 环境或相关治疗相关。虽然有健康受试者睡眠剥夺的生理效应的数据,但不知道这些数据如何应用于危重症患者。除非有更好的方法可用于受电磁信号干扰的环境中测量睡眠,并且控制危重症患者固有的相互作用的生物学复杂性,否则描述危重症患者的睡眠特征并了解睡眠中断可能在疾病的严重性或其恢复中起什么作用仍然是困难的。

ICU 治疗的许多方面必须改进以改善睡眠,并在危重症患者中进行研究。ICU 文化必须转向强调综合睡眠和保持昼夜节律的可能,而不是 ICU 工作人员的工作班次分配。进一步调查药物对增强和调节 ICU 睡眠和昼夜节律以及调节潜在疾病的潜在影响可能增加治疗性药物选择,如褪黑素。此外,更加坚定地描述常用药物(例如不同的镇静剂类型)的有益和有害说明,比如不同的镇静水平,可以阐明最佳实践方案并推动进一步的药物研发。开发准确定义和监测危重患者睡眠的方法对克服人群异质性和技术缺陷的限制至关重要。进一步研究不同模式的机械通气对睡眠中断的作用可能带来限制躁动和谵妄发生的策略,并且减少患者使用呼吸机和 ICU 住院时间。当我们进一步了解睡眠和危重症之间多方面的相互作用时,睡眠保持和避免睡眠中断的概念可能会成为 ICU 治疗管理的基本要素。

(周哲　高国一　译)

参考文献

[1] Aurell J, Elmqvist D. Sleep in the surgical intensive care unit: continuous polygraphic recording of sleep in nine patients receiving postoperative care. *Br Med J* 1985; **290**: 1029 – 32.

[2] Cooper AB. Sleep in critically ill patients requiring mechanical ventilation. *Chest* 2000; **117**: 809 – 18.

[3] Freedman NS, Gazendam J, Levan L, Pack AI, Schwab RJ. Abnormal sleep/wake cycles and the effect of environmental noise on sleep disruption in the intensive care unit. *Am J Respir Crit Care Med* 2001; **163**: 451 – 7.

[4] Friese RS, Diaz-Arrastia R, McBride D, Frankel H, Gentilello LM. Quantity and quality of sleep in the surgical intensive care unit: are our patients sleeping? *J Trauma* 2007; **63**: 1210 – 14.

[5] Gabor JY, Cooper AB, Crombach SA, et al. Contribution of the intensive care unit environment to sleep disruption in mechanically ventilated patients and healthy subjects. *Am J Respir Crit Care Med* 2003; **167**: 708 – 15.

[6] Shilo L, Dagan Y, Smorjik Y, et al. Patients in the intensive care unit suffer from severe lack of sleep associated with loss of normal melatonin secretion pattern. *Am J Med Sci* 1999; **317**: 278 – 81.

[7] Hardin KA, Seyal M, Stewart T, Bonekat HW. Sleep in critically ill chemically paralyzed patients requiring

mechanical ventilation. *Chest* 2006；**129**：1468 - 77.

[8] Meyer TJ, Eveloff SE, Bauer MS, Schwartz WA, Hill NS, Millman RP. Adverse environmental conditions in the respiratory and medical ICU settings. *Chest* 1994；**105**：1211 - 16.

[9] Aaron JN, Carlisle CC, Carskadon MA, Meyer TJ, Hill NS, Millman RP. Environmental noise as a cause of sleep disruption in an intermediate respiratory care unit. *Sleep* 1996；**19**：707 - 10.

[10] Stanchina ML, Abu-Hijleh M, Chaudhry BK, Carlisle CC, Millman RP. The influence of white noise on sleep in subjects exposed to ICU noise. *Sleep Med* 2005；**6**：423 - 8.

[11] Freedman NS, Kotzer N, Schwab RJ. Patient perception of sleep quality and etiology of sleep disruption in the intensive care unit. *Am J Respir Crit Care Med* 1999；**159**：1155 - 62.

[12] Boivin DB, Duffy JF, Kronauer RE, Czeisler CA. Dose-response relationships for resetting of human circadian clock by light. *Nature* 1996；**379**：540 - 2.

[13] Mundigler G, Delle-Karth G, Koreny M, et al. Impaired circadian rhythm of melatonin secretion in sedated critically ill patients with severe sepsis. *Crit Care Med* 2002；**30**：536 - 40.

[14] Bourne RS, Mills GH, Minelli C. Melatonin therapy to improve nocturnal sleep in critically ill patients：encouraging results from a small randomised controlled trial. *Crit Care* 2008；**12**：R52.

[15] Shilo L, Dagan Y, Smorjik Y, et al. Effect of melatonin on sleep quality of COPD intensive care patients：a pilot study. *Chronobiol Int* 2000；**17**：71 - 6.

[16] Gitto E, Karbownik M, Reiter RJ, et al. Effects of melatonin treatment in septic newborns. *Pediatr Res* 2001；**50**：756 - 60.

[17] Veselis RA, Reinsel R, Marino P, Sommer S, Carlon GC. The effects of midazolam on the EEG during sedation of critically ill patients. *Anaesthesia* 1993；**48**：463 - 70.

[18] Kong KL, Willatts SM, Prys-Roberts C, Harvey JT, Gorman S. Plasma catecholamine concentration during sedation in ventilated patients requiring intensive therapy. *Intensive Care Med* 1990；**16**：171 - 4.

[19] Dubois MJ, Bergeron N, Dumont M, Dial S, Skrobik Y. Delirium in an intensive care unit：a study of risk factors. *Intensive Care Med* 2001；**27**：1297 - 304.

[20] Ely EW, Shintani A, Truman B, et al. Delirium as a predictor of mortality in mechanically ventilated patients in the intensive care unit. *JAMA* 2004；**291**：1753 - 62.

[21] Shehabi Y, Riker RR, Bokesch PM, et al. Delirium duration and mortality in lightly sedated，mechanically ventilated intensive care patients. *Crit Care Med* 2010；**38**：2311 - 18.

[22] Weinhouse GL, Watson PL. Sedation and sleep disturbances in the ICU. *Anesthesiol Clin* 2011；**29**：675 - 85.

[23] Weinhouse GL, Schwab RJ. Sleep in the critically ill patient. *Sleep* 2006；**29**：707 - 16.

[24] Treggiari-Venzi, Borgeat A, Fuchs-Buder T, Gachoud JP, Suter PM. Overnight sedation with midazolam or propofol in the ICU：effects on sleep quality，anxiety and depression. *Intensive Care Med* 1996；**22**：1186 - 90.

[25] Huupponen E, Maksimow A, Lapinlampi P, et al. Electroencephalogram spindle activity during dexmedetomidine sedation and physiological sleep. *Acta Anaesthesiol Scand* 2008；**52**：289 - 94.

[26] Pandharipande PP, Pun BT, Herr DL, et al., Effect of sedation with dexmedetomidine vs lorazepam on acute brain dysfunction in mechanically ventilated patients：the MENDS randomized controlled trial. *JAMA* 2007；**298**：2644 - 53.

[27] Riker RR, Shenabi Y, Bokesch PM, et al. Dexmedetomidine vs midazolam for sedation of critically ill patients：a randomized trial. *JAMA* 2009；**301**：489 - 99.

[28] Maldonado JR, Wysong A, van der Starre PJ, Block T, Miller C, Reitz BA. Dexmedetomidine and the reduction of postoperative delirium after cardiac surgery. *Psychosomatics* 2009；**50**：206 - 17.

[29] Corbett SM, Rebuck JA, Greene CM, et al. Dexmedetomidine does not improve patient satisfaction when compared with propofol during mechanical ventilation*. *Crit Care Med* 2005；**33**：940 - 5.

[30] Kollef MH, Levy NT, Ahrens TS, Schaiff R, Prentice D, Sherman G. The use of continuous IV sedation is associated with prolongation of mechanical ventilation. *Chest* 1998；**114**：541 - 8.

[31] Kress JP, Pohlman AS, O'Connor MF, Hall JB. Daily interruption of sedative infusions in critically ill patients undergoing mechanical ventilation. *N Engl J Med* 2000；**342**：1471 - 7.

[32] Dimsdale JE, Norman D, DeJardin D, Wallace MS. The effect of opioids on sleep architecture. *J Clin Sleep Med* 2007；**3**：33 - 6.

[33] Cronin AJ, Keifer JC, Davies MF, King TS, Bixler EO. Postoperative sleep disturbance：influences of opioids and pain in humans. *Sleep* 2001；**24**：39 - 44.

[34] Knill RL, Moote CA, Skinner MI, Rose EA. Anesthesia with abdominal surgery leads to intense REM sleep during the first postoperative week. *Anesthesiology* 1990；**73**：52 - 61.

[35] Bergbom-Engberg I, Haljamae H. Assessment of patients' experience of discomforts during respirator therapy. *Crit Care* Med 1989；**17**：1068 - 72.

[36] Parthasarathy S, Tobin MJ. Effect of ventilator mode on sleep quality in critically ill patients. *Am J Respir Crit Care Med* 2002；**166**：1423 - 9.

[37] Cabello B, Thille AW, Drouot X, et al. Sleep quality in mechanically ventilated patients：comparison of three ventilatory modes. *Crit Care Med* 2008；**36**：1749 - 55.

[38] **Parthasarathy S, Tobin MJ**. Sleep in the intensive care unit. *Intensive Care Med* 2004；**30**：197－206.

[39] **Carlucci A, Fanfulla F, Mancini M, Nava S**. Volume assured pressure support ventilation—induced arousals. *Sleep Med* 2012；**13**：767－8.

[40] **Bosma K, Ferreyra G, Ambrogio C, et al**. Patient-ventilator interaction and sleep in mechanically ventilated patients：pressure support versus proportional assist ventilation. *Crit Care Med* 2007；**35**：1048－54.

[41] **Fanfulla F, Delmastro M, Berardinelli A, Lupo ND, Nava S**. Effects of different ventilator settings on sleep and inspiratory effort in patients with neuromuscular disease. *Am J Respir Crit Care Med* 2005；**172**：619－24.

第4篇

危重症后的神经肌肉和
肌肉骨骼疾病

第23章
引 言

Naeem A. Ali

据估计，全世界的 ICU 病房里每年有 1 300 万～2 000 万人需要生命支持[1]。仅仅在美国，每年有 75 万以上的人接受机械通气[2,3]，据估计其中近 30 万人需要长期支持[4-6]。这方面的经验程度对那些参与者有着显著影响。ICU 患者、家庭成员和服务提供者似乎都受到经验的影响[7-9]。特别针对 ICU 幸存者的多个研究表明，这种治疗和需要必要生命支持的疾病对他们恢复的各个方面都有持久的影响。已观察到抑郁和其他精神症状[7,10,11]、认知功能障碍[12-14]和躯体功能减退[15-17]等情况，这些可能最终影响发病率和死亡率[18]。近期相关专家讨论后，建议有关患者及其照顾者这一系列的问题都应被定义为 ICU 后综合征（PICS）[19]。

虽然 PICS 包括对认知、心理和躯体恢复的关注，但对患者躯体功能恢复的效果关注显得更普遍[17,20-22]。在使用生活质量（QoL）调查的研究中，躯体功能障碍似乎有着更为显著和持续的影响[16,23]。造成躯体功能障碍的原因尚不清楚，但是从一些急性疾病幸存者的调查情况来看，疼痛是主要症状[24,25]。疼痛可能是危重症[15]时关节、肌肉或神经损伤共同作用的结果，由于其会抑制患者的努力，可能会导致躯体残疾。此外，伤口疼痛也会导致制动从而产生肌肉萎缩与进一步的功能受限。尽管潜在的躯体功能障碍可能更多地被识别，但是毫无疑问，ICU 的幸存者存在较高的生理、认知和情绪障碍的影响。鉴于在 ICU 患者中观察到广泛的躯体功能障碍以及它们如何早期恢复[26]，躯体功能障碍有可能影响机械通气（MV）患者最初几天的临床决策。

早期临床治疗管理确定躯体虚弱可能是困难的。镇静剂治疗或原发性疾病相关的认知功能障碍会掩盖患者的躯体表现。但躯体残疾的存在会快速影响临床决策。获得性无力患者的呼吸机脱机需要更长的时间[20,27,28]，这将影响关于生命支持如何评价或管理的决策。较长时间的机械通气导致无力，还是无力本身导致了脱机的延迟，目前仍然是个未知数。周围肌肉无力是呼吸肌无力的明确标志[29]，所以患者出现呼吸浅快的可能性明显增加。大多数研究定义了严重弥漫性无力患者苏醒[17,20,28]后 3～12 天的 MV 持续时间增加了。这种延迟是早期无力的结果，应该在这个时间段促进肌肉力量恢复，这与 ICU 获得性无力（ICUAW）的大多数观察结果不一致。然而，加速复苏仍然有可能性，因为我们仍然有关于危重症相关无力病例的大量观察。这种方式可能会更令人满意地认为，机械通气的持续时间是制动期限的标志,因此导致肌肉损伤,但是这个问题还没有明确。

不幸的是,呼吸机脱机后,获得性无力的患者有额外的发病风险。当有严重无力的患者从 ICU 出院时,需要 ICU 再入院的风险似乎增加,因为这些患者经常需要反复使用机械通气[20]。其原因尚不清楚,但无力和呼吸可能是有联系的。至少一个报道表明,ICU 获得性无力患者中院内感染性肺炎的风险增加[30]。ICU 再入院的原因,是否完全由“晚”拔管失败、新的感染或呼吸道问题引起,目前是未知的,但意识到这些问题可以切实制订治疗计划或通知呼吸治疗师。

最后,对于那些准备出院的患者,必须评估执行日常生活活动所有项目的能力或有足够的耐力以保持独立。虽然再入院的原因受到越来越多的关注[31],但目前患者从危重症中恢复的原因仍知之甚少。事实上,卫生保健的使用和治疗费用明显增加[22]。由于无法自理或参加复诊以及进一步的废用性萎缩,住院后躯体残疾的发病率增加了。因此,对新发躯体残疾问题的认识在危重患者恢复的各个阶段都很重要。

了解这种疾病的必要性是显而易见的,但许多因素使其变得困难。首先,ICU 治疗后有广泛的躯体残疾。事实上,临床上存在着一个躯体残疾的范围,但没有一个单一的术语包含此范围[19,32]。轻度失调、局部周围神经病变或弥漫性多发性神经肌病都可以发生,这取决于当时的情况,并且每一个都可能影响患者恢复的性质。也许支持这些躯体异常的范围和持久性最有力的证据是急性呼吸窘迫综合征的幸存者,他们中的大部分没有明确的 ICU 获得性无力(ICUAW)[15],但病后至少 5 年,他们躯体功能和 6 分钟步行距离均有下降[16]。这些症状在那些严重躯体功能障碍的人中会更差。

当这些躯体障碍表现为严重无力时[32],必将恶化患者短期内的预后[20]。多个系列研究估计,约 25% 需要长时间机械通气(PMV)的患者将发展成全身性、严重的、持久的无力[17,20]。仅在美国,有超过 75 万人接受机械通气[2,3],其中近 30 万人需要长期支持[4-6]。因此,美国超过 75 000 的患者和全世界近 100 万的患者,在危重症期间可能会发展为获得性严重的、全身性的无力临床综合征,称之为 ICU 获得性无力[17,32]。虽然没有明确的已被测试的治疗可以扭转这种综合征,然而,许多预防方法显示很有希望[33-37]。重要的是,目前已经建立的物理疗法治疗模式来促进躯体疾病如急性脑血管意外的功能恢复[38,39],可能适用于这些易感人群。在重症医护人员能应用这些干预措施并掌握危重症长期预后之前,更好地了解这个问题的真实范围,需要进行评估,以确定是否需要干预措施,以及需要进行干预的类型。在随后的章节中,我们将概述这些临床问题,以提高我们对这种“沉默的”临床障碍的理解。

(沈夏锋　译)

参考文献

[1] **Adhikari NK, Fowler RA, Bhagwanjee S, Rubenfeld GD**. Critical care and the global burden of critical illness in adults. *Lancet* 2010；**376**：1339 - 46.

[2] **Kahn JM, Goss CH, Heagerty PJ, Kramer AA, O'Brien CR, Rubenfeld GD**. Hospital volume and the outcomes of

mechanical ventilation. *N Engl J Med* 2006; **355**: 41 - 50.

[3] **Zilberberg MD, Luippold RS, Sulsky S, Shorr AF.** Prolonged acute mechanical ventilation, hospital resource utilization, and mortality in the United States. *Crit Care Med* 2008; **36**: 724 - 30.

[4] **Cox CE, Martinu T, Sathy SJ, et al.** Expectations and outcomes of prolonged mechanical ventilation. *Crit Care Med* 2009; **37**: 2888 - 94.

[5] **MacIntyre NR, Epstein SK, Carson S, Scheinhorn D, Christopher K, Muldoon S.** Management of patients requiring prolonged mechanical ventilation: report of a NAMDRC consensus conference. *Chest* 2005; **128**: 3937 - 54.

[6] **Frutos-Vivar F, Esteban A, Apezteguia C, et al.** Outcome of mechanically ventilated patients who require a tracheostomy. *Crit Care Med* 2005; **33**: 290 - 8.

[7] **Adhikari NK, Tansey CM, McAndrews MP, et al.** Self-reported depressive symptoms and memory complaints in survivors five years after ARDS. *Chest* 2011; **140**: 1484 - 93.

[8] **Azoulay E, Pochard F, Kentish-Barnes N, et al.** Risk of post-traumatic stress symptoms in family members of intensive care unit patients. *Am J Respir Crit Care Med* 2005; **171**: 987 - 94.

[9] **Ali NA, Hammersley J, Hoffmann SP, et al.** Continuity of care in intensive care units: a cluster-randomized trial of intensivist staffing. *Am J Respir Crit Care Med* 2011; **184**: 803 - 8.

[10] **Davydow DS, Desai SV, Needham DM, Bienvenu OJ.** Psychiatric morbidity in survivors of the acute respiratory distress syndrome: a systematic review. *Psychosom Med* 2008; **70**: 512 - 19.

[11] **Bienvenu OJ, Colantuoni E, Mendez-Tellez PA, et al.** Depressive symptoms and impaired physical function after acute lung injury: a 2-year longitudinal study. *Am J Respir Crit Care Med* 2011; **185**: 517 - 24.

[12] **Jackson JC, Obremskey W, Bauer R, et al.** Long-term cognitive, emotional, and functional outcomes in trauma intensive care unit survivors without intracranial hemorrhage. *J Trauma* 2007; **62**: 80 - 8.

[13] **Jackson JC, Girard TD, Gordon SM, et al.** Long-term cognitive and psychological outcomes in the awakening and breathing controlled trial. *Am J Respir Crit Care Med* 2010; **182**: 183 - 91.

[14] **Iwashyna TJ, Ely EW, Smith DM, Langa KM.** Long-term cognitive impairment and functional disability among survivors of severe sepsis. *JAMA* 2010; **304**: 1787 - 94.

[15] **Angel MJ, Bril V, Shannon P, Herridge MS.** Neuromuscular function in survivors of the acute respiratory distress syndrome. *Can J Neurol Sci* 2007; **34**: 427 - 32.

[16] **Herridge MS, CM Tansey, A Matte, et al.** Functional disability 5 years after acute respiratory distress syndrome. *N Engl J Med* 2011; **364**: 1293 - 304.

[17] **De Jonghe B, Sharshar T, Lefaucheur JP, et al.** Paresis acquired in the intensive care unit: a prospective multicenter study. *JAMA* 2002; **288**: 2859 - 67.

[18] **Wunsch H, Guerra C, Barnato AE, Angus DC, Li G, Linde-Zwirble WT.** Three-year outcomes for Medicare beneficiaries who survive intensive care. *JAMA* 2010; **303**: 849 - 56.

[19] **Needham DM, Davidson J, Cohen H, et al.** Improving long-term outcomes after discharge from intensive care unit: report from a stakeholders' conference. *Crit Care Med* 2011; **40**: 502 - 9.

[20] **Ali NA, J O'Brien, SP Hoffmann, et al.** Acquired weakness, handgrip strength and mortality in critically ill patients. *Am J Respir Crit Care Med* 2008; **178**: 261 - 8.

[21] **Herridge MS, Cheung AM, Tansey CM, et al.** One-year outcomes in survivors of the acute respiratory distress syndrome. *N Engl J Med* 2003; **348**: 683 - 93.

[22] **Cheung AM, Tansey CM, Tomlinson G, et al., and for the Canadian Critical Care Trials Group.** Two-year outcomes, health care use, and costs of survivors of acute respiratory distress syndrome. *Am J Respir Crit Care Med* 2006; **174**: 538 - 44.

[23] **Orwelius L, Nordlund A, Nordlund P, et al.** Pre-existing disease: the most important factor for health related quality of life long-term after critical illness: a prospective, longitudinal, multicentre trial. *Crit Care* 2010; **14**: R67.

[24] **Desbiens NA, Mueller-Rizner N, Connors AF, Jr, Wenger NS, Lynn J.** The symptom burden of seriously ill hospitalized patients. SUPPORT Investigators. Study to Understand Prognoses and Preferences for Outcome and Risks of Treatment. *J Pain Symptom Manage* 1999; **17**: 248 - 55.

[25] **Johansen KL, Smith MW, Unruh ML, Siroka AM, O'Connor TZ, Palevsky PM.** Predictors of health utility among 60-day survivors of acute kidney injury in the Veterans Affairs/National Institutes of Health Acute Renal Failure Trial Network Study. *Clin J Am Soc Nephrol* 2010; **5**: 1366 - 72.

[26] **Khan J, Harrison TB, Rich MM, Moss M.** Early development of critical illness myopathy and neuropathy in patients with severe sepsis. *Neurology* 2006; **67**: 1421 - 5.

[27] **De Jonghe B, Bastuji-Garin S, Sharshar T, Outin H, Brochard L.** Does ICU-acquired paresis lengthen weaning from mechanical ventilation? *Intensive Care Med* 2004; **30**: 1117 - 21.

[28] **Garnacho-Montero J, Amaya-Villar R, Garcia-Garmendia JL, Madrazo-Osuna J, Ortiz-Leyba C.** Effect of critical illness polyneuropathy on the withdrawal from mechanical ventilation and the length of stay in septic patients. *Crit Care Med* 2005; **33**: 349 - 54.

[29] **De Jonghe B, Bastuji-Garin S, Durand M, et al.** Respiratory weakness is associated with limb weakness and delayed weaning in critical illness. *Crit Care Med* 2007; **35**: 2007 - 15.

[30] Garnacho-Montero J, Madrazo-Osuna J, Garcia-Garmendia JL, et al. Critical illness polyneuropathy: risk factors and clinical consequences. A cohort study in septic patients. *Intensive Care Med* 2001; **27**: 1288 – 96.

[31] Epstein AM, AK Jha, EJ Orav. The relationship between hospital admission rates and rehospitalizations. *N Engl J Med* 2011; **365**: 2287 – 95.

[32] Stevens RD, Marshall SA, Cornblath DR, et al. A framework for diagnosing and classifying intensive care unit-acquired weakness. *Crit Care Med* 2009; **37**: S299 – 308.

[33] Van den Berghe G, Schoonheydt K, Becx P, Bruyninckx F, Wouters PJ. Insulin therapy protects the central and peripheral nervous system of intensive care patients. *Neurology* 2005; **64**: 1348 – 53.

[34] Burtin C, Clerckx B, Robbeets C, et al. Early exercise in critically ill patients enhances short-term functional recovery. *Crit Care Med* 2009; **37**: 2499 – 505.

[35] Hermans G, A Wilmer, W Meersseman, et al. Impact of intensive insulin therapy on neuromuscular complications and ventilator dependency in the medical intensive care unit. *Am J Respir Crit Care Med* 2007; **175**: 480 – 9.

[36] Schweickert WD, Pohlman MC, Pohlman AS, et al. Early physical and occupational therapy in mechanically ventilated, critically ill patients: a randomised controlled trial. *Lancet* 2009; **373**: 1874 – 82.

[37] Routsi C, Gerovasili V, Vasileiadis I, et al. Electrical muscle stimulation prevents critical illness polyneuromyopathy: a randomized parallel intervention trial. *Crit Care* 2010; **14**: R74.

[38] Khadilkar A, Phillips K, Jean N, Lamothe C, Milne S, Sarnecka J. Ottawa panel evidence-based clinical practice guidelines for post-stroke rehabilitation. *Top Stroke Rehabil* 2006; **13**: 1 – 269.

[39] Gordon NF, Gulanick M, Costa F, et al. Physical activity and exercise recommendations for stroke survivors: an American Heart Association scientific statement from the Council on Clinical Cardiology, Subcommittee on Exercise, Cardiac Rehabilitation, and Prevention; the Council on Cardiovascular Nursing; the Council on Nutrition, Physical Activity, and Metabolism; and the Stroke Council. *Circulation* 2004; **109**: 2031 – 41.

第24章
ICU 获得性肌无力的长期影响

Nicola Latronico，Simone Piva，Victoria McCredie

引　言

　　肌肉萎缩，"肌肉的快速损失"是由 Osler[1] 首先描述的，常见于急性病患者。随着重症监护医学的出现，以及世界范围内重症治疗水平和危重症患者幸存率的提高，越来越多的人认识到肌无力和肌肉萎缩是 ICU 住院期间常见和严重的并发症。

　　本章将描述发病率、危险因素、病理、机制、临床表现以及 ICU 获得性无力（ICUAW）长期预后的影响[2,3]。原先存在的中枢神经系统或神经肌肉疾病可引起急性肌无力。这些情况将不在此章讨论，但如果存在以前未确诊的情况导致急性呼吸衰竭和需要 ICU 入院时，鉴别诊断将变得困难[4]。

定　义

　　ICUAW 是一种全身性、弥漫性肌无力，使危重患者的临床病程复杂化。常见于因各种急性病入院的 ICU 患者。术语 ICUAW 是一种临床诊断，指肌无力的存在和严重程度。术语如危重症多发性神经病（CIP）、危重症肌病（CIM）、联合神经病和肌病、废用或恶病质性肌病，指潜在的病理，这需要电生理和肌肉活检研究来定义[5]。不是所有 ICUAW 患者都有 CIP 或 CIM；也并非所有电生理学诊断为神经病变或肌病的患者都有 ICUAW，虽然这些增加了 ICUAW 的风险[6]。

发病率和危险因素

　　ICUAW 的发病率受诊断标准、评估时间的影响，并主要受不同患病人群的影响。ICU 入院和出院标准差别很大导致其发病率难以概括和估计[7]。如果使用徒手肌力测试[2]或手持测力计[8]测试，1/4 PMV（＞5～7 天）的危重症患者可诊断为 ICUAW。基于电生理标准或肌肉活检结果的诊断，脓毒症、多脏器功能衰竭（MOF）或长期 MV 的患者[9,10]，ICUAW 发病率更高，达 50%～100%[9]。

　　为了更好地了解患病人群对 ICUAW 发病率的影响,参看匹兹堡大学医学中心的数据将是有益的;研究者将 5 年内匹兹堡大学医学中心的 6 个 ICU 所有入院的患者纳入研究(4 400例患者中有 39 例 CIM 患者)[11],发现 ICU 获得性神经肌肉并发症的发病率为 0.09%;而患病人群限于在同一机构接受肝移植的 100 例危重症患者时[12]发病率约 7%。在一个精心设计的单中心前瞻性研究中,1.7% 的危重疾病患儿出现全身肌无力[13]。

　　在最严重的 ICU 患者[14,15]和全身性炎症反应综合征(SIRS)、脓毒症、MOF 或 PMV 患者中 ICUAW 的风险增加[2,10,16-19]。在女性中其风险也是增加的[2]。一些药物包括神经肌肉阻滞药物(NMBAs)、糖皮质激素、儿茶酚胺和异丙酚等可损伤肌肉,被认为是 ICUAW 的可能原因[20];然而,他们的病理作用很难从目前危重症中区分出来,但可作为一个启动因子(图 24.1)[21]。一般来说,不应该忘记这些患者病情危重,因为灾难性的事件入院,临床病程中多伴有多器官功能障碍,这和病情简单的服药患者不同[22]。

　　肝功能不全或肾功能不全的患者长时间输注非去极化神经肌肉阻断剂后,可观察到神经肌肉传导阻滞[23]。肌无力通常持续几小时[24]。许多伴有急性呼吸窘迫综合征、全身炎症反应综合征或多器官衰竭患者[25]接受持续神经肌肉阻滞药物输注仅仅几天的时间很可能发展为危重症多发性神经病和危重症肌病(图 24.1)[21]。在急性呼吸窘迫综合征患者中,给予大剂量 48 小时顺苯磺酸阿曲库铵,一种能减少死亡率、增加无呼吸机和无器官衰竭时间的天数的 NMBA,明显不会增加 ICUAW[26]。

　　长期使用类固醇一直被公认为是肌病的病因之一[27]。虽然实验大鼠模型显示大剂量类固醇后出现肌肉失神经支配,但大剂量的类固醇导致急性肌病是罕见的[28]。危重症患者急性类固醇性肌病的直接证据不足。至于神经肌肉阻滞药物,危重症患者接受类固醇治疗也有感染、全身性炎症反应综合征和多器官衰竭,因此很难区分开两者的不同作用[29]。内源性糖皮质激素和儿茶酚胺,都是代表应激反应的主要最终产物,是危重症的特征(图 24.1)[21]。短期使用大剂量类固醇治疗没有好处且被证明可能是有害的。脊髓损伤后大剂量甲泼尼龙治疗的益处还不确定,其不能减少患者的风险和并发症带来的额外治疗费用[30]。大剂量糖皮质激素治疗感染性休克患者,可能增加了继发感染、肝肾功能障碍和死亡的风险[31]。低剂量的类固醇有边际效益(如果有的话),在感染性休克患者中[32],仅推荐用在输液后血压反应不敏感和血管活性治疗响应不良时[33]。目前存在共识的是,由于各种其他疾病接受类固醇治疗的患者,发生脓毒症休克时使用类固醇治疗。类固醇不建议用于预防或治疗早期急性肺损伤,发生急性肺损伤后,使用类固醇治疗有益于前 2 周内的气体交换和血流动力学稳定[34]。类固醇结合强化胰岛素治疗,并进行严格的血糖控制,可能起到保护肌肉的作用,可能是因为其有益的抗炎作用不被高血糖和胰岛素抵抗所抵消[35]。在急性呼吸窘迫综合征患者的纵向研究中发现,3 个月内运动能力受损,激素是主要的决定因素,但其作用在 6 个月后消失[36]。总而言之,没有确凿证据表明激素在危重症期间对急性肌病和 ICUAW 有显著影响。在 ICU 住院期间决定是否使用类固醇,应该均衡分析其风险和收益。

　　长期以来,高血糖已被公认为是危重症多发性神经病的危险因素[17],在预防和治疗方面有重要的潜在影响。

　　苯二氮䓬类药物和麻醉药能确保舒适度、减少疼痛和痛苦,但过度镇静会导致不活动并与 PMV 和 ICU 住院时间增加有关[37]。使用苯二氮䓬类药物和不活动会使 ICU 获得性谵妄的风险增加(图 24.1)[37]。

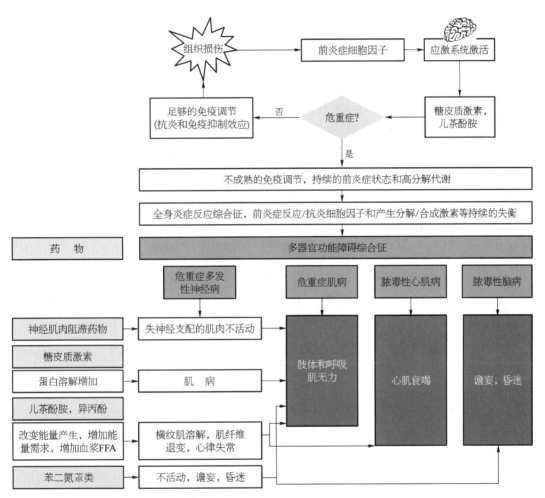

图 24.1　危重症之间的相互作用,导致 ICUAW 的启动因素、药物、触发因素。在组织损伤部位产生的前炎症细胞因子激活应激系统,分泌糖皮质激素和儿茶酚胺。应激反应通常有抗炎和免疫抑制作用。如果不够,炎症疾病的易感性增强。持续性前炎性状态和高分解代谢导致进行性器官功能障碍,包括心脏和骨骼肌功能障碍

引自 Vasile B, Rasulo F, Candiani A, Latronico N.,"The pathophysiology of propofol infusion syndrome: a simple name for a complex syndrome", Intensive Care Medicine, 29, 9, 2003, p1417 - 1425.获得 Springer 科学、商业媒体和欧洲重症监护医学学会的许可。

　　制动是健康人群肌肉数量和力量减少的强有力因素[38]。在危重症期间,患者可能会失去一半的肌肉质量,导致严重躯体残疾[39,40]。膈肌也不能幸免于这样的过程。在 MV 持续期间膈肌基本不活动,与 ICUAW 有关[2]。此外,在控制性 MV 数小时内可发生膈肌功能受损、纤维萎缩和损伤增加[41]。

病　理

危重症多发性神经病和危重症肌病的单独或组合，是ICUAW的主要原因[5]。制动和肌肉萎缩也是关键因素。

危重症多发性神经病是一种远端轴突神经病，影响感觉和运动神经。神经传导研究（NCS）显示复合肌肉动作电位波幅（CMAP）和感觉神经动作电位（SNAP）降低，神经传导速度正常或轻度降低。

危重症肌病是一种原发性肌病，其临床特征与危重症多发性神经病相同，都有呼吸机脱机困难、肢体无力和深腱反射减低，但如果进行检查可发现其感觉正常。主要的电生理特点是CMAP波幅降低、时间增加，SNAP正常，直接刺激时肌肉的兴奋性减少，针极肌电图肌病运动单位电位降低。肌肉活检可经常发现肌球蛋白丝选择性丢失、不同程度的肌纤维坏死和萎缩。横纹肌溶解症是骨骼肌的快速崩解，并且可由导致肌肉损伤的任何疾病所引起。横纹肌溶解症的电生理和肌肉活检结果是正常或接近正常的，这与其可快速和完全恢复一致[5]。在ICU患者中，与心脏衰竭、严重的代谢性酸中毒、肾功能衰竭和高甘油三酯血症相关的横纹肌溶解可能由持续大剂量静脉滴注异丙酚引起[21]。

病 理 生 理 学

ICUAW的病理生理机制复杂，至今尚未完全了解。危重症多发性神经病和危重症肌病不是孤立的事件，而是表明在多器官衰竭中神经肌肉系统的障碍，这是由脓毒症和SIRS期间产生炎症介质所引起的。

微循环改变是导致肌肉缺血缺氧的关键因素，具有显著的、多途径的减少灌注横纹肌的毛细血管[5]。钙蛋白酶和泛素-蛋白酶体介导的肌原纤维蛋白质的分解是另一个关键事件，特别是在脓毒症期间，导致肌球蛋白丝肌节损失、肌节紊乱和肌肉萎缩。制动潜在地增加肌肉蛋白质的分解（MPB）。所有危重症患者通常都不活动，这会改变骨骼肌形态、慢肌纤维和快肌纤维比例、收缩力、有氧代谢能力和肌肉蛋白质合成（MPS）。所有这些因素都会降低肌肉强度、力量和抗疲劳性。骨骼肌线粒体功能也发生了改变；这种细胞缺氧条件消耗ATP和细胞内的抗氧化剂，增加一氧化氮的产生。最后，作为去神经支配和类固醇给药的后果，肌肉可出现电刺激不兴奋。这些影响可能部分是由肌细胞毒性血清因子所介导[42]。

由于周围神经血管内皮中E-选择素表达增强，神经微循环可能受损，随后神经内膜白细胞激活[43]。然后这将导致局部细胞因子的产生和微血管通透性增加，形成神经内膜水肿。高血糖和低蛋白血症也破坏周围神经微循环和养分的供应，导致缺血性缺氧、能量耗竭和轴突变性。已在危重症患者中证明，神经细胞膜去极化与神经内膜高钾血症或缺氧有关，或与两者都有关[44]，但它是否继发神经缺氧或细胞病变缺氧还不清楚。在大鼠中，电压依赖性钠通道快速失活对功能性钠通道的负电位增加或密度降低，是导致神经失兴奋性的关键机制[45]。

临床表现与诊断

代谢及电解质紊乱,如低钠血症、低钾血症、低镁与高镁血症、高钙血症和低磷酸盐血症,可能造成复杂的肌肉无力和麻痹,这些应在考虑危重症多发性神经病和危重症肌病前进行系统调查以排除。同样,在倾向考虑神经肌肉问题之前,要对心血管、呼吸、肝脏、胃肠、血液、肾功能和营养状况进行系统评估。

在急性期,ICUAW 的典型表现是全身性、对称性、弛缓性肌无力,影响肢体和呼吸肌,但不影响面部肌肉[5]。肢体肌肉无力是弥漫性的,影响近端和远端肌肉,并与肌肉萎缩有关。在意识改变的患者中,用疼痛刺激评估意识水平时,可引起面部表情改变,而肢体活动很少或缺乏[5,16,46]。深部腱反射通常减弱或消失。呼吸机脱机困难是 ICUAW 的一个主要首发征象。实际上,ICUAW 的确是脱机困难和 PMV 的独立预测因子[35,47,48]。

对于清醒患者,可以使用 MRC 量表或惯用手持测力计测试肌肉力量[8]。根据 MRC 总分,结合 12 个肌肉群的各个评分,可以对肢体运动功能进行综合评估。MRC 评分小于 48 分或握力低于性别阈值(男性<11 千克力;女性<7 千克力),以及延长的 MV 和 ICU 住院时间,都会增加死亡率,降低危重症幸存者的生活质量。轻度的肌肉无力容易被忽视。

呼吸肌力量可以通过测量最大吸气压力、最大呼气压力和肺活量来评估。这些指标的低分数与肢体肌肉无力相关[5],并与延迟拔管、机械通气时间的延长和非计划性 ICU 再入院等相关[49]。这些评估分数在很大程度上取决于患者的清醒度和配合度,谵妄、昏迷、镇静或受伤可降低分数[50]。

针对周围神经、神经肌肉传导和肌肉的电生理检查,以及肌肉活检有助于诊断。几种既定的床边肌肉力量测试、电生理和肌肉活检的方案也是可行的[3,5,51]。

结　　果

在 ICU 出院后的早期,身体病损影响日常生活活动能力非常普遍,部分是由肌力下降所致。如果在患者 ICU 出院后第一周进行评估,绝大多数患者,特别是那些 ICU 住院时间长的患者,基本生活活动需要依赖他人、没有帮助不能行走、握力减退,但用 MRC 量表测量肢体肌力量却只有轻度降低[52]。通过早期 ICU 康复和作业治疗可提高功能独立性,但仍有 1/3 的患者尽管经过了治疗仍没有达到功能独立[53],早期康复后 MRC 检查和握力并没有明显改善[53]。吞咽控制不良以及咳嗽能力减退增加了气道分泌物吸入、肺不张、肺炎的风险,这些都可以引起急性呼吸衰竭和 ICU 再入院[54]。

从急性监护医院出院后,重新恢复肌肉大小、肌肉力量和功能独立性可能需要几周、几个月甚至几年[55,56]。1/3 患者可能无法恢复到患病之前的状态[56]。身体病损是重症监护后综合征(PICS)的关键因素,重症监护后综合征(PICS)定义为在危重症后或急诊住院治疗后在身体、认知或心理健康状况方面出现新的或更严重的病损[57]。ICU 出院后 1 个月,有相当比例的 ARDS 幸存者[58]日常生活活动的功能独立性仍然无法达到一个较为满意的目标,他们可能1年后也无法回到基线健康状态[58]。在这一阶段,肌肉废用和无力是突出的表现[39]。一半以上的危重症幸存者存在步行活动受限,如行走缓慢或上下楼梯、爬坡和远距离行走受限[59]。但随着时间的推移这些问题都会有所改善。5年后,对ARDS幸存者的检查发现不再存在肌肉废用和无力[36]。尽管如此,患者的行走和运动能力及生活质量仍持续降低[36]。年轻患者比老年患者可以更快更好地恢复,但5年后二者的身体功能可能都无法恢复至正常预期水平[36]。

周围神经、肌肉、关节、骨骼的改变往往与身体残疾密不可分。危重症多发性神经病和危重症肌病是在危重症幸存者长期残疾的相关因素[56]。轻微的身体功能障碍包括步态不稳、深反射减弱或消失、袜套和手套样感觉缺失、肌肉萎缩、痛觉过敏以及足下垂。足下垂通常是双侧的,与单侧足下垂不同,单侧足下垂通常是腓神经卡压引起的;然而,也有报道危重症多发性神经病也会出现持续性单侧足下垂[56]。在最严重的情况下,患者因持续性四肢麻痹或四肢瘫以及呼吸机依赖而长期卧床[56]。神经病理性疼痛,可能是由小纤维神经病变引起[60],可导致残疾[61]。

ICU幸存者中报道的其他骨骼肌肉后遗症包括尺神经和腓神经卡压神经病变、关节挛缩、异位骨化(HO)、冻结肩、截肢,女性患者肢体骨折风险增加[36,39,62]。这些因素与活动减少同时发生,阻碍有效康复。

即使肌肉的强度和体积恢复到基线[36],仍然存在持久显著的无力[63,64]。无力在本质上是可以是心理性的,或可能和疲劳重叠[65]。疲劳被描述为一种压倒性的疲倦感、精神不振以及筋疲力尽,常伴随着焦虑和抑郁,是重症监护后综合征的组成部分。区分疲劳和肌肉无力是很重要,因为疲劳可能有其独特的发病机制和潜在治疗方法[66]。

危重症幸存者恢复率的变化是一个很难定义的问题。患者的特点、疾病特异性模式、潜在的神经肌肉病理情况、结构化康复方案的存在和已发表文献的研究方法等方面都可以解释恢复率的不同。及时处理肺损伤和器官功能障碍、低龄化、没有共存病等都与ARDS幸存者身体功能恢复有关[36]。然而,其他类型急性病症如昏迷[10]、巨大创伤[67]或心脏手术[68]等,恢复的模式也有不同。

基本病理变化是解释ICUAW患者不同预后一个重要的因素,例如:危重症肌病比危重症多发性神经病预后更好[69];电刺激肌肉失兴奋及肌球蛋白丝选择性丧失比肌纤维坏死预后更好[5,45]。

最近才开始研究在ICU住院第一天开始早期康复和作业治疗的效果[53],并且没有证据表明康复治疗有长期受益;然而,ICU患者从急性治疗医院出院后进行合理的康复治疗会影响恢复率和长期预后[70,71]。现有的证据来源于变量方法学质量研究,包括小型回顾性队列研究、横断面研究和病例系列,使用不同的结局评估工具。结局本身的定义也各不相同,包括肌肉无力、疲劳和能(不能)执行特定任务的能力。

治　疗

强化胰岛素治疗是唯一的治疗策略,可以减少电生理证实的危重症多发性神经病的发病率和持续时间[72]。遗憾的是，最佳血糖目标仍然是不确定的，旨在维持血糖正常的强化胰岛素治疗也会增加死亡率[73,74]。在 ICU 住院早期进行康复支持治疗可提高患者的功能性运动能力、股四头肌肌力、认知功能状态[75] 以及短期功能独立性，但长期效果不明确。ICU 住院期间 EMS 和 ICU 出院后康复是令人鼓舞的方法，但仍然没有已证实的改善ICUAW 的方法。

结　　论

肢体无力和呼吸肌无力是危重症患者 ICU 住院期间常见的并发症。清醒合作的患者在早期阶段可以实现床边诊断，而要获得具体的病理诊断，需要依靠电生理检查和肌肉活检。

控制现有的危险因素和早期康复是改善急性监护患者出院后功能独立性的有效措施，但长期效果有待评估。

急性监护患者出院后肌肉力量和功能独立性的恢复可能需要几天、几周、几个月甚至几年，其原因尚未完全了解。

肌肉力量和功能独立性的恢复可以有不同的决定因素，部分患者尽管存在持续肌肉无力，但也可达到功能的独立性，这表明患者还要学会如何适应持续的残疾。最后，患者感觉到并经历的无力，可能不同于客观的肌肉无力，并可能与焦虑和抑郁相关，焦虑和抑郁是重症监护后综合征的重要组成部分。

需要在长期随访期间对危重症患者的代表性人群进行前瞻性队列研究，进行综合的身体、认知和心理评估，以阐明预后并确定相关的结局指标。

今后的研究中，关于恰当结局的定义应考虑纳入患者的观点，因为对患者来说很重要的结局可能会被临床医生和研究人员忽视。这一教训来自研究人员评估治疗类风湿关节炎的研究，结果表明，对于大多数患者来说，主要的症状是疲劳，而不是研究者假定的疼痛[76]。

（沈夏锋　译）

参考文献

[1] Osler W. *The principles and practice of medicine*. New York：D Appleton；1892.

[2] De Jonghe B, Sharshar T, Lefaucheur JP, et al. Paresis acquired in the intensive care unit：a prospective multicenter study. *JAMA* 2002；**288**：2859 - 67.

[3] Stevens RD, Marshall SA, Cornblath DR, et al. A framework for diagnosing and classifying intensive care unit-acquired weakness. *Crit Care Med* 2009；**37**(Suppl)：299 - 308.

[4] Cabrera Serrano M, Rabinstein AA. Causes and outcomes of acute neuromuscular respiratory failure. *Arch Neurol* 2010；**67**：1089 - 94.

[5] Latronico N, Bolton CF. Critical illness polyneuropathy and myopathy：a major cause of muscle weakness and paralysis. *Lancet Neurol* 2011；**10**：931 - 41.

[6] Latronico N, Shehu I, Guarneri B. Use of electrophysiologic testing. *Crit Care Med* 2009；**37**：S316 - 20.

[7] Latronico N, Rasulo FA. Presentation and management of ICU myopathy and neuropathy. *Curr Opin Crit Care* 2010；**16**：123 - 7.

［8］ **Ali NA, O'Brien JM, Jr, Hoffmann SP, et al.** Acquired weakness, handgrip strength, and mortality in critically ill patients. *Am J Respir Crit Care Med* 2008; **178**: 261 - 8.

［9］ **Stevens RD, Dowdy DW, Michaels RK, Mendez-Tellez PA, Pronovost PJ, Needham DM.** Neuromuscular dysfunction acquired in critical illness: a systematic review. *Intensive Care Med* 2007; **33**: 1876 - 91.

［10］ **Latronico N, Fenzi F, Recupero D, et al.** Critical illness myopathy and neuropathy. *Lancet* 1996; **347**: 1579 - 82.

［11］ **Lacomis D, Petrella JT, Giuliani MJ.** Causes of neuromuscular weakness in the intensive care unit: a study of ninety-two patients. *Muscle Nerve* 1998; **21**: 610 - 17.

［12］ **Campellone JV, Lacomis D, Kramer DJ, Van Cott AC, Giuliani MJ.** Acute myopathy after liver transplantation. *Neurology* 1998; **50**: 46 - 53.

［13］ **Banwell BL, Mildner RJ, Hassall AC, Becker LE, Vajsar J, Shemie SD.** Muscle weakness in critically ill children. *Neurology* 2003; **61**: 1779 - 82.

［14］ **de Letter MA, Schmitz PI, Visser LH, et al.** Risk factors for the development of polyneuropathy and myopathy in critically ill patients. *Crit Care Med* 2001; **29**: 2281 - 6.

［15］ **Nanas S, Kritikos K, Angelopoulos E, et al.** Predisposing factors for critical illness polyneuromyopathy in a multidisciplinary intensive care unit. *Acta Neurol Scand* 2008; **118**: 175 - 81.

［16］ **Zochodne DW, Bolton CF, Wells GA, et al.** Critical illness polyneuropathy. A complication of sepsis and multiple organ failure. *Brain* 1987; **110**: 819 - 41.

［17］ **Witt NJ, Zochodne DW, Bolton CF, et al.** Peripheral nerve function in sepsis and multiple organ failure. *Chest* 1991; **99**: 176 - 84.

［18］ **Bednarik J, Vondracek P, Dusek L, Moravcova E, Cundrle I.** Risk factors for critical illness polyneuromyopathy. *J Neurol* 2005; **252**: 343 - 51.

［19］ **Latronico N, Bertolini G, Guarneri B, et al.** Simplified electrophysiological evaluation of peripheral nerves in critically ill patients: the Italian multi-centre CRIMYNE study. *Crit Care* 2007; **11**: R11.

［20］ **Hermans G, De Jonghe B, Bruyninckx F, Van den Berghe G.** Clinical review: critical illness polyneuropathy and myopathy. *Crit Care* 2008; **12**: 238.

［21］ **Vasile B, Rasulo F, Candiani A, Latronico N.** The pathophysiology of propofol infusion syndrome: a simple name for a complex syndrome. *Intensive Care Med* 2003; **29**: 1417 - 25.

［22］ **Latronico N.** Acute myopathy of intensive care. *Ann Neurol* 1997; **42**: 131 - 2.

［23］ **Segredo V, Caldwell JE, Matthay MA, Sharma ML, Gruenke LD, Miller RD.** Persistent paralysis in critically ill patients after long-term administration of vecuronium. *N Engl J Med* 1992; **327**: 524 - 8.

［24］ **Gorson KC.** Approach to neuromuscular disorders in the intensive care unit. *Neurocrit Care* 2005; **3**: 195 - 212.

［25］ **Zohar M, Latronico N.** Neuromuscular complications in intensive care patients. In: Biller J, Ferro JM (eds.) *Handbook of clinical neurology, Volume 121 (3rd series). Neurological aspects of systemic disease Part III*. Edinburgh: Elsevier; 2014. pp. 1 - 13.

［26］ **Papazian L, Forel JM, Gacouin A, et al.** Neuromuscular blockers in early acute respiratory distress syndrome. *N Engl J Med* 2010; **363**: 1107 - 16.

［27］ **Dubois EL.** Triamcinolone in the treatment of systemic lupus erythematosus. *JAMA* 1958; **167**: 1590 - 9.

［28］ **Khan MA, Larson E.** Acute myopathy secondary to oral steroid therapy in a 49-year-old man: a case report. *J Med Case Reports* 2011; **5**: 82.

［29］ **MacFarlane IA, Rosenthal FD.** Severe myopathy after status asthmaticus. *Lancet* 1977; **2**: 615.

［30］ **Miller SM.** Methylprednisolone in acute spinal cord injury: a tarnished standard. *J Neurosurg Anesthesiol* 2008; **20**: 140 - 2.

［31］ **Cronin L, Cook DJ, Carlet J, et al.** Corticosteroid treatment for sepsis: a critical appraisal and metaanalysis of the literature. *Crit Care Med* 1995; **23**: 1430 - 9.

［32］ **Sprung CL, Annane D, Keh D, et al.** Hydrocortisone therapy for patients with septic shock. *N Engl J Med* 2008; **358**: 111 - 24.

［33］ **Dellinger RP, Levy MM, Carlet JM, et al.** Surviving Sepsis Campaign: international guidelines for management of severe sepsis and septic shock: 2008. *Intensive Care Med* 2008; **34**: 17 - 60.

［34］ **Steinberg KP, Hudson LD, Goodman RB, et al.** Efficacy and safety of corticosteroids for persistent acute respiratory distress syndrome. *N Engl J Med* 2006; **354**: 1671 - 84.

［35］ **Hermans G, Wilmer A, Meersseman W, et al.** Impact of intensive insulin therapy on neuromuscular complications and ventilator dependency in the medical intensive care unit. *Am J Respir Crit Care Med* 2007; **175**: 480 - 9.

［36］ **Herridge MS, Tansey CM, Matte A, et al.** Functional disability 5 years after acute respiratory distress syndrome. *N Engl J Med* 2011; **364**: 1293 - 304.

［37］ **Vasilevskis EE, Ely EW, Speroff T, Pun BT, Boehm L, Dittus RS.** Reducing iatrogenic risks: ICU-acquired delirium and weakness - crossing the quality chasm. *Chest* 2010; **138**: 1224 - 33.

［38］ **Kortebein P, Ferrando A, Lombeida J, Wolfe R, Evans WJ.** Effect of 10 days of bed rest on skeletal muscle in healthy older adults. *JAMA* 2007; **297**: 1772 - 4.

［39］ **Herridge MS, Cheung AM, Tansey CM, et al.** One-year outcomes in survivors of the acute respiratory distress syndrome. *N Engl J Med* 2003; **348**: 683 - 93.

[40] Lightfoot A, McArdle A, Griffiths RD. Muscle in defense. *Crit Care Med* 2009；**37**：S384 - 90.

[41] Jaber S, Petrof BJ, Jung B, et al. Rapidly progressive diaphragmatic weakness and injury during mechanical ventilation in humans. *Am J Respir Crit Care Med* 2011；**183**：364 - 71.

[42] Friedrich O, Hund E, Weber C, Hacke W, Fink RH. Critical illness myopathy serum fractions affect membrane excitability and intracellular calcium release in mammalian skeletal muscle. *J Neurol* 2004；**251**：53 - 65.

[43] Fenzi F, Latronico N, Boniotti C, et al. Critical illness polyneuropathy：nerve findings in 12 patients. *Clin Neuropathol* 1994；**13**：150 - 1.

[44] Z'Graggen WJ, Lin CS, Howard RS, Beale RJ, Bostock H. Nerve excitability changes in critical illness polyneuropathy. *Brain* 2006；**129**：2461 - 70.

[45] Novak KR, Nardelli P, Cope TC, et al. Inactivation of sodium channels underlies reversible neuropathy during critical illness in rats. *J Clin Invest* 2009；**119**：1150 - 8.

[46] Bolton CF, Gilbert JJ, Hahn AF, Sibbald WJ. Polyneuropathy in critically ill patients. *J Neurol Neurosurg Psychiatry* 1984；**47**：1223 - 31.

[47] De Jonghe B, Bastuji-Garin S, Sharshar T, Outin H, Brochard L. Does ICU-acquired paresis lengthen weaning from mechanical ventilation? *Intensive Care Med* 2004；**30**：1117 - 21.

[48] Garnacho-Montero J, Amaya-Villar R, Garcia-Garmendia JL, Madrazo-Osuna J, Ortiz-Leyba C. Effect of critical illness polyneuropathy on the withdrawal from mechanical ventilation and the length of stay in septic patients. *Crit Care Med* 2005；**33**：349 - 54.

[49] De Jonghe B, Bastuji-Garin S, Durand MC, et al. Respiratory weakness is associated with limb weakness and delayed weaning in critical illness. *Crit Care Med* 2007；**35**：2007 - 15.

[50] Hough CL, Lieu BK, Caldwell ES. Manual muscle strength testing of critically ill patients：feasibility and interobserver agreement. *Crit Care* 2011；**15**：R43.

[51] Schweickert WD, Hall J. ICU-acquired weakness. *Chest* 2007；**131**：1541 - 9.

[52] van der Schaaf M, Dettling DS, Beelen A, Lucas C, Dongelmans DA, Nollet F. Poor functional status immediately after discharge from an intensive care unit. *Disabil Rehabil* 2008；**30**：1812 - 18.

[53] Schweickert WD, Pohlman MC, Pohlman AS, et al. Early physical and occupational therapy in mechanically ventilated，critically ill patients：a randomised controlled trial. *Lancet* 2009；**373**：1874 - 82.

[54] Latronico N, Guarneri B, Alongi S, Bussi G, Candiani A. Acute neuromuscular respiratory failure after ICU discharge. Report of five patients. *Intensive Care Med* 1999；**25**：1302 - 6.

[55] Fletcher SN, Kennedy DD, Ghosh IR, et al. Persistent neuromuscular and neurophysiologic abnormalities in long-term survivors of prolonged critical illness. *Crit Care Med* 2003；**31**：1012 - 16.

[56] Latronico N, Shehu I, Seghelini E. Neuromuscular sequelae of critical illness. *Curr Opin Crit Care* 2005；**11**：381 - 90.

[57] Needham DM, Davidson J, Cohen H, et al. Improving long-term outcomes after discharge from intensive care unit：report from a stakeholders' conference. *Crit Care Med* 2011；**40**：502 - 9.

[58] Angus DC, Clermont G, Linde-Zwirble WT, et al. Healthcare costs and long-term outcomes after acute respiratory distress syndrome：a phase III trial of inhaled nitric oxide. *Crit Care Med* 2006；**34**：2883 - 90.

[59] van der Schaaf M, Beelen A, Dongelmans DA, Vroom MB, Nollet F. Functional status after intensive care：a challenge for rehabilitation professionals to improve outcome. *J Rehabil Med* 2009；**41**：360 - 6.

[60] Angel MJ, Bril V, Shannon P, Herridge MS. Neuromuscular function in survivors of the acute respiratory distress syndrome. *Can J Neurol Sci* 2007；**34**：427 - 32.

[61] Latronico N, Filosto M, Fagoni N, et al. Small nerve fiber pathology in critical illness. *PLoS ONE* 2013；**8**(9)：e75696.

[62] Orford NR, Saunders K, Merriman E, et al. Skeletal morbidity among survivors of critical illness. *Crit Care Med* 2011；**39**：1295 - 300.

[63] Iwashyna TJ. Survivorship will be the defining challenge of critical care in the 21st century. *Ann Intern Med* 2010；**153**：204 - 5.

[64] van der Schaaf M, Beelen A, Dongelmans DA, Vroom MB, Nollet F. Poor functional recovery after a critical illness：a longitudinal study. *J Rehabil Med* 2009；**41**：1041 - 8.

[65] Latronico N. Muscle weakness during critical illness. *Eur Crit Care Emerg Med* 2010；**2**：61 - 4.

[66] Hagell P, Brundin L. Towards an understanding of fatigue in Parkinson disease. *J Neurol Neurosurg Psychiatry* 2009；**80**：489 - 92.

[67] Livingston DH, Tripp T, Biggs C, Lavery RF. A fate worse than death? Long-term outcome of trauma patients admitted to the surgical intensive care unit. *J Trauma* 2009；**67**：341 - 8；discussion 8 - 9.

[68] Skinner EH, Warrillow S, Denehy L. Health-related quality of life in Australian survivors of critical illness. *Crit Care Med* 2011；**39**：1896 - 905.

[69] Guarneri B, Bertolini G, Latronico N. Long-term outcome in patients with critical illness myopathy or neuropathy：the Italian multicentre CRIMYNE study. *J Neurol Neurosurg Psychiatry* 2008；**79**：838 - 41.

[70] Dennis DM, Hebden-Todd TK, Marsh LJ, Cipriano LJ, Parsons RW. How do Australian ICU survivors fare functionally 6 months after admission? *Crit Care Resusc* 2011；**13**：9 - 16.

[71] Intiso D, Amoruso L, Zarrelli M, et al. Long-term functional outcome and health status of patients with critical illness polyneuromyopathy. *Acta Neurol Scand* 2011; **123**: 211 – 19.

[72] Van den Berghe G, Schoonheydt K, Becx P, Bruyninckx F, Wouters PJ. Insulin therapy protects the central and peripheral nervous system of intensive care patients. *Neurology* 2005; **64**: 1348 – 53.

[73] Finfer S, Chittock DR, Su SY, et al. Intensive versus conventional glucose control in critically ill patients. *N Engl J Med* 2009; **360**: 1283 – 97.

[74] Qaseem A, Humphrey LL, Chou R, Snow V, Shekelle P. Use of intensive insulin therapy for the management of glycemic control in hospitalized patients: a clinical practice guideline from the American College of Physicians. *Ann Intern Med* 2011; **154**: 260 – 7.

[75] Burtin C, Clerckx B, Robbeets C, et al. Early exercise in critically ill patients enhances short-term functional recovery. *Crit Care Med* 2009; **37**: 2499 – 505.

[76] Kirwan JR, Hewlett SE, Heiberg T, et al. Incorporating the patient perspective into outcome assessment in rheumatoid arthritis—progress at OMERACT 7. *J Rheumatol* 2005; **32**: 2250 – 6.

第25章
危重症后骨关节疾病

Amelia Barry，Guy Trudel

引　言

骨关节疾病会对重症监护患者产生严重的损害。在急性期，治疗的重点是抢救生命。经过急性期医疗干预和肺部治疗后，进入处理骨关节问题的第二阶段。然而，从长期来看，限制患者恢复到入院前功能的主要因素是获得性骨关节并发症。本章将讨论经过重症监护治疗后影响危重症患者的常见骨关节病变。强制体检和早期活动是预防关节挛缩、高钙血症和异位骨化的根本。

关　节　挛　缩

定义

关节挛缩定义为关节在被动活动范围内固定受限。这通常是关节周围结构改变所致，包括骨骼、肌肉、软组织和皮肤（表 25.1）[1-3]。

表 25.1　关节挛缩的分类

类　型	范　例
关节源性	
骨	关节内骨折
软骨	剥离性骨软骨炎
滑膜	滑膜软骨瘤病
关节囊	继发于制动、粘连性关节囊炎、关节纤维化
其他	半月板撕裂、盂唇撕裂
肌源性	
肌肉	肌肉纤维化、继发于神经病变的变化（如：痉挛）
筋膜	嗜酸性筋膜炎

（续表）

类 型	范 例
肌腱	肌腱移位、缩短
皮肤	烧伤、硬皮病
混合性（任意组合）	烧伤和粘连性关节囊炎

关节挛缩可使 ICU 后患者的恢复复杂化，导致更严重的残疾、占用更多的资源和长期的活动受限。Clavet 等研究了 ICU 住院 2 周及以上的 150 例患者，在出院回家时，和没有关节挛缩的患者相比，有关节挛缩的患者步行能力更差[4]。他们接受了更多的物理咨询，ICU 转出后的住院时间更长（38 天 *vs.* 23 天），治疗费用更高，更频繁地转入康复中心[4]。在对 ICU 出院患者平均为期 3 年的随访中发现，相比于 ICU 住院期间没有发生挛缩的患者，发生关节挛缩的患者有大部分已经死亡或存在活动能力受限。

危险因素

形成关节挛缩的一个重要危险因素是制动[5-10]。在重症监护病房，患者处于制动状态，易诱发关节结构改变。研究发现，在 ICU 时间的长短是发生关节挛缩的重要危险因素，在 ICU 住院超过 8 周的患者发生关节挛缩的可能性是住院 2～3 周的患者的 7 倍[11]。

ICU 患者关节挛缩的其他危险因素包括神经损伤、水肿、挫伤、骨折[12-14]和截肢[15]。除了有危重症肌病和神经病变（CRIMYE）的患者外，伴有中枢神经系统和周围神经系统损伤的 ICU 患者容易发生关节挛缩，如颅脑外伤、脊髓损伤和脑卒中[16-18]。这些患者通常处于制动状态，痉挛和瘫痪可能会破坏主动肌和拮抗肌的平衡，导致关节活动度的丧失[2,19-20]。关节挛缩的其他危险因素包括烧伤、风湿性疾病、年龄和血友病[21-24]。

流行病学

一项对 ICU 住院超过 2 周所有病因患者的队列研究证实，39％的患者至少一个关节发生挛缩。34％的患者的关节挛缩分级为功能显著受限[11]。约 1/3 的患者出现肘关节挛缩，其次是踝关节、膝关节、髋关节和肩关节[11]。

一项研究发现在脑损伤的患者中 84％发生关节挛缩。其他研究发现踝关节（16％）和肩关节（52％）挛缩发生率较低[18,25,26]。超过半数的脑卒中患者发生关节挛缩，可以发生在脑卒中后 2 个月[17]。入住康复病房的脊髓损伤患者约 15％发生功能性挛缩[27]。20 岁以上脊髓损伤患者，挛缩发生率升至 30％[24,28]。与截瘫相比，四肢瘫肘关节挛缩更多见，发病率达 50％[28,29,30]。

12％肘关节骨折后会发生挛缩[14]。烧伤患者是发生关节挛缩的特定高危人群，基于受累关节和治疗的不同，发病率为 50％～95％[22]。

病理变化

制动关节的软组织发生改变，导致挛缩。关节制动时，关节接头处没有机械拉力。有关挛缩的动物研究中发现关节囊缩短,增殖性滑膜细胞比例下降。进一步证据显示,关节囊内 1 型胶原蛋白增加而 3 型胶原蛋白减少,符合纤维化的表现[31]。这些改变导致关节囊僵硬。这些软组织的变化是依赖于它们在关节中的位置,并且只发生在不受拉力的一侧[32]。动物研究表明继发于制动的关节挛缩可能存在遗传易感性[3]。如果制动长期存在,软骨细胞不受机械应力会死亡,导致 ECM 破坏和关节退变[33]。最后阶段是关节强直。

症状和体征

关节挛缩是无痛的,通常无症状。重症监护小组应提高警惕,尤其是镇静治疗患者。患者可能会出现受累关节僵硬,以及受累关节终末端的疼痛和活动受限[27,34]。僵硬和疼痛也可能扰乱睡眠模式[34]。显著功能性挛缩损害患者的执行特定任务的能力。患者或照顾者可能会报告日常生活活动困难如转移、行走或自理[35,36]。挛缩也可能造成患者体位摆放困难,包括坐位[36]。

挛缩的评估包括完成肌肉骨骼体格检查。这在 ICU 评估中往往被忽视,但所有患者应进行相应的检查。检查时可能有关节畸形。应注意关节水肿和皮肤破损,如挛缩可伴发压力性溃疡[19]。应用测角仪进行关节活动度的检查,包括双侧的主动和被动活动度检查。应用特殊的试验以评估特定的关节(如托马斯试验用于髋屈曲挛缩)[1]。神经系统检查往往有利于临床医生诊断诱发挛缩的疾病,如脑损伤、脊髓损伤、脑卒中或神经肌肉疾病如危重症肌病和(或)神经病等。无力、反射消失或亢进、肌张力存在和痉挛将提示这些诊断。

调查

根据临床表现和体格检查进行关节挛缩的诊断。鉴别诊断包括骨性病变如骨折、异位骨化、关节炎;软组织病变如韧带或半月板损伤;神经系统异常如痉挛(图 25.1)。影像学可能有助于排除这些鉴别诊断。

管理

早期活动

患者尽可能进行早期活动,对预防挛缩至关重要。不同 ICU 的活动方案各不相同,

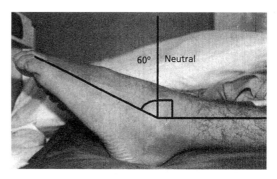

图 25.1　长期制动后 60°跖屈挛缩
经 Sreenivasan 博士许可转载。

但早期活动都能带来良好的效果[37]。早期活动使功能独立的出院患者的比例较高[38]。多学科团队参与指导危重症患者较早期活动[39]并减少重症监护患者 3 天的住院时间[40]。

牵伸

牵伸是用于预防和治疗关节挛缩的主要手段,包括被动牵伸、体位摆放、静态和动态夹板固定、石膏固定等。尽管普遍建议进行牵伸治疗,但关于牵伸在预防和治疗中的好处的证据是混杂的。动物研究表明,每天 30 分钟的牵伸可以预防制动肢体肌节的损失[41]。2010 年,一项对现有文献的系统回顾发现,在综合治疗和预防研究中牵伸并不能有效改善关节活

动度、疼痛、痉挛、活动受限、参与限制或生活质量[42]。该综述概括了挛缩的所有病因包括神经性和非神经性，以及所有干预措施包括持续被动牵伸、体位摆放、夹板和石膏固定等[42]。尽管如此，牵伸仍然是目前最为常用的关节挛缩的预防及治疗方法。然而，对于临床亚组和个体的各个关节牵伸治疗的起始时间、具体用量、实施模式、频率和强度尚未明确界定[7,16,43]。

1. 被动牵伸

一个临床研究报道，物理治疗师只能为 14％ 的 ICU 患者提供常规的被动活动度训练；然而，高危患者发生挛缩的比例更高[44]。目前推荐每天被动牵伸 30 分钟。一组对脊髓损伤患者的研究发现，相比于接受常规治疗的对照组，每天被动牵伸腘绳肌或踝关节 30 分钟持续 4 周并没有益处[16,45,46]。虽然有必要研究关节牵伸最有利于哪些患者人群，但牵伸被认为是标准的做法，应和体位摆放一样纳入 ICU 管理。

2. 体位摆放/矫形器

可以通过体位摆放、静态矫形器、系列石膏和动态矫形器来进行长期牵伸[7,16]。应用这些设备进行持续牵伸比治疗师单独进行的效果更好。静态矫形器可能适用于有挛缩风险的关节。当进行系列治疗时，将关节拉伸到其终点，然后应用石膏和静态矫形器固定，保持 2～3 天后去除。重新应用该设备，再次拉伸关节到其新的最大活动范围。动态矫形器应用于牵伸的好处是只需要一个设备并且容易调整到各种角度。缺点是该设备成本较高。

危重监护患者使用静态矫形器可防止关节挛缩发展的风险，如踝关节[2]。在许多中心这是常规干预，但是没有证据支持其在 ICU 人群中的使用效果[44]。同样，体位摆放对预防关节挛缩也很重要，虽然没有检索到公开的有关 ICU 患者的证据[44]。例如包括患者俯卧位伸展髋关节或通过安装在床上的扶手板维持肩外旋或外展位[47]。一项 ICU 调查显示，44％的医护人员认为变化关节位置是预防挛缩的一种手段，由物理治疗师重新摆放关节体位也是最常见的 ICU 干预措施之一[44,48]。

在脑卒中患者中，夜间夹板固定一周，或斜板站立每周 5 次，每次 30 分钟，都可以预防踝关节挛缩[49]。相反，两项有关上肢 RCT 表明，类似的手夹板未能降低挛缩发生率[50-52]。然而，另一个前瞻性 RCT 显示，脑卒中患者偏瘫后平均 14 天开始每天 30 分钟的肩部体位摆放可减少挛缩的发生[53]。

在脑损伤患者中，每天穿戴踝足矫形器 23 小时共 2 周或系列石膏治疗 1～4 天可改善跖屈挛缩患者的背屈活动[25,54-56]。相反，手夹板或上肢系列石膏在活动范围上没有显示长期获益[51,57,58]。

在脊髓损伤患者中，静态矫形器不能有效预防拇指挛缩[59]。对于非卧床患者，斜板站立 30 分钟，每周 3 次，持续 3 个月，踝关节活动度可增加 4°[60]。Harvey 等人建议牵伸可能需要每天超过 30 分钟，持续超过 3 月，并辅以矫形器固定[16]。

持续被动运动

持续被动运动（CPM）主要是用来辅助全膝关节置换术（TKA）、韧带修复和骨折等骨科患者的治疗[20]。它也可能用于 ICU。全膝关节置换术后患者，术后每天应用 8～12 小时，持续 5 天[20]。不幸的是，在 TKA 患者中，其增加的膝关节屈曲幅度很小，被动活动度约增加 2°,主动活动度约增加 3°[61]。

手术

手术可以纠正严重或致残性关节挛缩。可采用肌腱延长术、肌腱切断术、关节囊松解术、关节重建或置换术。预计肌腱延长术能改善关节活动度,但会丧失部分肌力[62]。

痉挛的管理

对于神经系统疾病,痉挛在关节活动管理上起着重要的作用。这包括去除可能会加剧痉挛的有害刺激。治疗痉挛的药物,如巴氯芬、丹曲林、替扎尼定,在神经肌肉接头处注射肉毒毒素或苯酚,在严重的情况下使用鞘内巴氯芬泵可以促进关节的活动。

药物治疗

目前尚没有发现能有效预防或治疗关节挛缩的药物。在动物模型中,糖皮质激素和酮替芬已显示出阳性结果,但因为它们的副作用而受到限制,目前尚未在人体中进行测试[63]。有趣的是,在 ICU 住院期间接受类固醇治疗的患者发生关节挛缩的概率降低[11]。

总之,在制动的重症监护和神经功能受损的患者中,重症监护小组改变肢体摆放和关节牵伸对预防挛缩至关重要。此外,静态和动态矫形器通常用于预防踝关节跖屈挛缩(见图 25.1),患者镇静时其他关节也可以支具固定,以防止发生挛缩。只要可行,应进行早期活动。

异 位 骨 化

定义

异位骨化被定义为软组织或肌肉中形成钙化板层骨[64-67]。异位骨化会对 ICU 出院患者造成长期功能损害。因此,重症监护小组对异位骨化的监测很重要。

危险因素

异位骨化可在多种人群中发生(表 25.2)。神经或创伤性损伤(或两者)是主要的危险因素。在脑损伤、痉挛、制动和昏迷期间,都可能发生异位骨化[65,66]。脊髓损伤、痉挛、压疮和损伤时间都是发生异位骨化的独立危险因素[68]。在没有神经或创伤性病变情况下的重症监护患者中也可发现异位骨化。这些患者通常是制动的、机械通气、有或没有神经肌肉阻滞[69-72]。

表 25.2　异位骨化的分类和流行病学

类　型	病　　因	发 生 率	参 考 文 献
神经源性	脊髓损伤	10%～78%	65,66,73,77
	颅脑外伤	11%～77%	65,66,147,148
	神经肌肉阻滞	案例报道	70
	脊髓灰质炎	案例报道	149
	急性炎症性脱髓鞘、多发性神经病	案例报道	150

（续表）

类 型	病 因	发 生 率	参考文献
创伤性	髋臼骨折	26%	151
	髋关节成形术	5%～90%，平均 50%	152,153
	烧伤	1%～3%	75
非神经源性，非创伤性	危重监护患者（机械通气、神经肌肉阻滞、原发性）	5%	71

病理生理

在异位骨形成的初始阶段，受累软组织区域血流增加，存在炎症反应[73]。这导致骨髓间充质干细胞（MSC）增殖，但是它们的起源是未知的，可以来自局部或远处部位。这些 MSC 中的一些细胞将分化成成骨细胞。成骨细胞沉积于骨软骨基质，钙化，从而形成异位骨。已经确定包括局部、神经免疫和体液等多个因素参与调节这个过程[67,73]。

症状和体征

异位骨化最常见的表现是关节活动范围下降[64]。患者可能会出现关节疼痛或局部软组织疼痛，体格检查常伴有压痛。在 ICU 镇静患者中，其他表现包括肿胀、红斑、关节处或异位骨化处温热等可以诊断异位骨化[69,70,72,74]。

异位骨化主要累及大关节。在非创伤性、非神经性重症监护患者中最常见的受累关节包括髋、肩和膝[69,70,72,74]。烧伤患者容易在肘关节发生异位骨化，其次是髋关节、膝关节、手和肩关节[75,76]。

诊断异位骨化的平均时间为 2 个月，但也因病情而异[64]。TBI 患者的神经源性异位骨化通常出现在损伤后 2～3 周；然而，在伤后 1～7 个月之间可做出诊断[65,66]。在脊髓患者中，伤后 1 个月进行骨扫描可确定异位骨化，并且在伤后最初的 2 个月内通常有典型临床表现[77,78]。在重症监护患者中，神经肌肉阻滞后平均 48 天和没有神经肌肉阻滞的 MV 后平均 32 天可确诊异位骨化[70,79]。

调查

血清标志物

在不同人群包括神经系统、外伤及重症监护患者的异位骨化中，损伤后 2 周血清碱性磷酸酶（alkP）升高，10 周达到高峰[70,80,81]。然而，在一项脊髓损伤患者的研究中，显示血清碱性磷酸酶水平和异位骨化之间没有相关性[82]。脊髓损伤患者发生异位骨化时血清肌酸激酶（CK）常常升高，可能与疾病的严重程度相关[82,83]。非特异性炎症标志物，包括 ESR 和 CRP 在诊断时也升高。在疾病形成过程中，CRP 比 ESR 特异性更强[84]。

影像学

在研究异位骨化的临床表现时，最初的 X 线检查往往是阴性的，因为此时骨化还没有发生。锝-99m(^{99m}Tc)标记的磷酸三相骨扫描显示异位骨化早于 X 线。三相扫描将检测第一相和第二相放射性同位素的摄取,分别对应增加的血管和血池[67,81]。异位骨化矿化发生后第三相将检测骨放射性同位素摄取[73]。骨扫描发现阳性结果比 X 线检查早 4～6 周[80]。6～18 个月后第一相和第二相骨扫描将转变为阴性[81]。骨扫描比 X 线检查具有更高的灵敏度,但要排除放射性核素摄取增加的其他原因,如肌肉骨骼肿瘤及软组织感染[85]。MRI 可以检测出一些特定重症监护患者的异位骨化,平均而言,在入院后第 20 天可发现,而 X 线检查往往要在第 40 天才发现[86]。异位骨化的鉴别诊断包括血栓性静脉炎、化脓性关节炎和深静脉血栓形成。

管理

预防

非甾体类抗炎药

非甾体类抗炎药(NSAIDs)被认为通过抑制早期骨形成来预防异位骨形成[87]。抗炎药通过抑制前列腺素-H 合酶(PGHS)来降低炎症反应。NSAIDs 也被认为能阻碍前体细胞的分化和迁移[88]。在影像学随访中,NSAIDs 能将全髋关节置换术后形成异位骨化的风险降低 1/3～1/2[89]。有关髋臼骨折的文献回顾,根据 12 和 14 个月的影像学随访结果,预防用药推荐口服吲哚美辛 25 mg,每日 3 次,持续 6 周以上[90-92]。同样,与安慰剂相比,脊髓损伤患者口服吲哚美辛每日 75 mg 持续 3 周,三相骨扫描诊断异位骨化发病率较低(早期和长达 12 个月),并且临床症状也不显著[78]。罗非昔布,一种 PGHS-2 选择性抑制剂,每日给药 25 mg,持续 4 周,临床上能预防异位骨化形成,且随访期间骨扫描也没有特别的表现[78,88,93]。没有试验证明,NSAIDs 能有效预防包括脑损伤在内的其他神经疾病患者、烧伤患者或危重患者形成异位骨化[70,75]。

双膦酸盐类药物

双膦酸盐化学上与无机焦磷酸盐相关,并已用于预防异位成骨。其机制被认为是通过抑制羟基磷灰石取代非结晶磷酸钙来防止骨矿化发生[87]。预防异位骨化的另一种机制是双膦酸盐类药物可减少成骨细胞数量[73]。在颅脑损伤后 1 周内使用依替膦酸钠,持续 6 个月,降低了异位骨化发生率[94]。X 线片阴性的脊髓损伤患者,使用依替膦酸钠治疗 8～12 周,可减少 12 周时异位骨化发病率,但在 1 年后异位骨化发病率相似。这可能是因为,当双膦酸盐治疗停止后,骨的矿化继续进行[91]。在这项研究中,早期使用(44 天内)比后期治疗更有益,治疗持续时间不影响最终结果[95,96]。一项回顾性研究发现,烧伤患者使用依替膦酸钠治疗后异位骨化发生率增加[97]。由于缺乏长期随访和结果不一,全髋关节置换术后并不推荐常规使用双膦酸盐进行预防。

放射治疗

放射治疗通过抑制间充质细胞分化为成骨细胞来阻止异位骨化的发展[98]。在选定的人群中采用单剂量 800 cGy 体外放射可预防异位骨的形成。使用单剂量 800 cGy 放射治疗能有效预防全髋关节置换术后以及髋部骨折开放术后异位骨化,尽管荟萃分析在这两个手术组中没有发现放射治疗和 NSAIDs 使用之间存在显著差异[99]。在 X 线片长达 12 个月和

14个月随访中,局部800 cGy的放射治疗与吲哚美辛预防髋臼骨折异位骨化同样有效[90,92]。然而,一个系统回顾认为放射治疗优于吲哚美辛,因为吲哚美辛会导致长骨骨折不愈合[100,101]。但另一项随机试验的结果使得治疗方法的选择进一步复杂化,该研究表明放射治疗本身可增加肘部骨折的不愈合率[102]。非骨折区域的放射治疗可能是安全的。目前没有关于放射治疗预防神经源性疾病异位骨化的研究报道。

药物治疗

异位骨的诊断成立后,一些用于预防的相同药物开始使用,以限制其发展。

NSAIDs

两个ICU病例报道提到在神经肌肉阻滞患者中使用吲哚美辛和理疗治疗异位骨化可改善患者功能[69,70]。

双膦酸盐类药物

静脉注射依替膦酸钠,随后口服依替膦酸钠,减少了脊髓损伤患者异位骨化相关的肿胀[103]。三项研究的证据表明,依替膦酸钠能限制已经发生的异位骨化的进展[65,66,77,104,105]。然而一个病例系列研究并没有表现出这种益处[65,66]。有关ICU神经肌肉阻滞患者异位骨化的各种病例报告证实依替膦酸钠和理疗能减少发热或水肿,并改善运动范围[69,70]。两个研究对使用双膦酸盐治疗烧伤患者异位骨化表现出不同的结果,这点证据不足以用来指导治疗[106,107]。

放射治疗

脊髓损伤患者选择放射治疗的范围为2~10 Gy,无论是单剂量或多组分,都可以限制已发生的异位骨化的进展[108-110]。

手术治疗

手术切除是所有异位骨化患者的一种治疗选择(图25.2)。在神经源性异位骨化,手术切除异位骨能改善TBI患者的转移、步态、疼痛水平以及关节运动范围[111-119]。脊髓损伤患者中手术切除大关节异位骨化也改善了运动范围[120,121]。

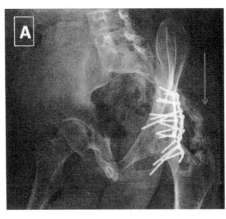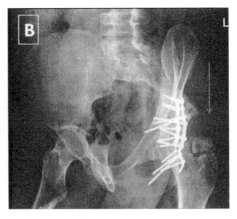

图25.2 左髋关节异位骨化的X线片(A)术前和(B)手术切除术后

创伤性和非创伤性异位骨化、非神经性原因异位骨化,包括骨折患者、烧伤患者和内科ICU患者的异位骨切除术,都能改善运动范围、提高坐位和步行能力[75,122-125]。

因为异位骨化可能会复发,手术切除的最佳时间是有争议的[75,93,123,124]。晚期切除术(12~18个月)的支持者认为在骨扫描中骨成熟和碱性磷酸酶水平稳定将防止复发。但一些证据表明,早期切除是必要的,因为骨扫描和碱性磷酸酶水平可能无法可靠地预测异位骨化复发的可能性[126]。

神经源性异位骨化手术切除后复发率高于外伤后异位骨化[122],且脑损伤患者比脊髓损伤患者的复发率更高[93,116,119,120,127]。脑损伤复发率与损伤的严重程度有关,而不是手术切除的时间[128]。机械通气患者行手术切除的病例报道中,不管是否应用吲哚美辛和依替膦酸钠预防,都未见复发[70,72,74,124]。

管理概述

在 ICU 中并没有常规进行预防性治疗以预防异位骨化发生。对已经发生的异位骨化的管理应从微小侵入性到最大侵入性。一些特定的病例可以初步选择 NSAIDs 和放射治疗。在可明显改善功能(例如坐位、移动、日常生活活动能力)或生活质量(如改善疼痛)的情况下,应考虑手术治疗。医生应权衡手术风险和手术时机,以及由异位骨化造成的残损及残障的严重程度。

骨代谢的改变：骨高吸收与骨质疏松症

危重症患者异常骨代谢的风险增加。骨代谢的改变与危重症和制动有关,并且容易产生急性高钙血症、骨质疏松症和脆性骨折。1998 年 Nierman 等人发现 92% 的机械通气危重患者在转移到普通病房时骨吸收标记物均有增高[129]。对 ICU 出院后 3.7 年的 748 例患者的随访中表明,与同龄的普通人群相比,＞60 岁的女性骨折风险增加,HR 值为 1.65[130]。

高 钙 血 症

定义

高钙血症是指血清钙浓度＞2.6 mmol/L,或与白蛋白水平校正后,离子钙浓度＞1.4 mmol/L。校正后的钙(mmol/L)浓度等于测得的钙(mmol/L)＋[40－白蛋白(g/L)×0.02][131]。

病因

在重症监护患者中,制动和瘫痪可引起脊髓损伤患者出血高钙血症。ICU 患者血钙升高的其他原因包括恶性肿瘤相关性(或副肿瘤性或骨吸收)或内分泌性(如甲状旁腺功能亢进、甲状腺功能亢进、肾上腺皮质功能不全或肢端肥大症)以及药物因素如利尿剂、锂、维生素 A 和维生素 D 中毒。鉴别诊断还包括乳碱综合征、Paget 病、结节病、肉芽肿性疾病以及肾功能衰竭[132,133]。

临床表现

高钙血症的症状和体征包括弥漫性肌肉骨骼疼痛、嗜睡、疲劳、恶心、呕吐、腹部不适、多尿、烦渴、便秘。患者也可能表现出混乱或精神变化。

高钙血症患者心电图显示 QT 间期缩短,严重者可出现 T 波增宽和室性快速心律失常[132]。

管理

主要治疗是静脉输液增加血容量利于尿钙排泄,如无禁忌证,通常使用生理盐水每小时200～300 ml 输注。进一步的治疗包括袢利尿剂,特别是呋塞米。双膦酸盐类药物通常用于转移性恶性肿瘤继发骨破坏的高钙血症。其他的方法包括降钙素或 GCs[133]。

急性钙丢失和骨基质缺损可导致骨质疏松。

骨 质 疏 松 症

定义和分类

骨质疏松症定义为 BMD 低于成熟骨量峰值 2.5 倍标准差,无论是否发生脆性骨折[134]。通过双能 X 线骨密度仪(DEXA)进行骨密度筛查[135]。加拿大指南推荐>65 岁或>50 岁伴有其他危险因素的患者要进行常规筛查。骨质疏松症分为原发性和继发性。原发性骨质疏松症 1 型发生在绝经后女性;原发性骨质疏松症 2 型发生在 75 岁后的人群[136-138]。继发性骨质疏松症的原因源于内分泌或代谢、遗传性胶原异常、营养问题、系统性疾病、活动低下或不活动以及重症监护患者使用的药物[137,138](见表 25.3)。

病理生理

在危重症患者中,骨代谢异常是多因素的,总结见表 25.3。一般人群相关的危险因素包括 40 岁以前的脆性骨折、父母髋部骨折和椎体骨折、使用类固醇或其他药物、吸烟、饮酒、低体重或体重明显下降、类风湿关节炎等,一些危险因素是重症监护患者所特有的[135]。

管理

ICU 后 DEXA 显示低骨密度的患者需要特殊管理。

维生素 D

200 IU 和 500 IU 维生素 D 的补充不足以维持重症监护患者维生素 D 的正常水平[139]。目标水平是 25 -羟维生素 D>80 nmol/L(32 ng/mL)[140]。目前推荐持续机械通气和 CCI 患者如果不存在高钙血症或高钙尿症,每日补充 2 000 IU 麦角钙化醇(维生素 D2)[141]。肾功能不全的患者抑制了 1α 羟化酶将麦角钙化醇转化为活性形式的骨化三醇,因此需要维生素 D 的活性形式(骨化三醇每天 0.25 μg)[140]。

双膦酸盐类药物

双膦酸盐类药物用于危重症患者以减缓骨高吸收;但不用于骨生成不良的患者。骨生成不良的定义是骨转换少:成骨细胞和破骨细胞少,骨形成较少,而骨钙化过程正常[142,143]。研究显示低甲状旁腺素、骨钙素和 NTX(分别提示成骨细胞和破骨细胞的活性降低)[143]。最常

表 25.3 ICU 骨代谢异常的原因及机制[129,136,140,141,145,146]

危险因素	机 制	标 志 物	意 义
制动	骨高吸收→高钙血症和高钙尿症→阻碍 PTH 和维生素 D 的产生[136,140,146,154,155]	血清钙(Ca)	升高
		尿钙	升高
		PTH	降低：制动期间被升高的钙所抑制[140]
		维生素 D	降低：低 PTH 抑制 1,25-维生素 D 的合成[145]
维生素 D 缺乏	骨高吸收导致血钙水平升高→低 PTH→1α 羟化酶下调导致维生素 D 生成减少[139,146] 和/或 维生素 D 摄入/吸收/肝或肾代谢不良 因此,不能钙化形成新骨	维生素 D	降低：吸收和摄入减少,肝肾活性维生素 D 形成减少
		PTH	升高：维生素 D 缺乏使 PTH 水平升高
激素水平异常	急性：放大的垂体应激反应→促 ACTH 增多→皮质醇增多[146]→持续刺激肾上腺	ACTH	升高
		皮质醇	升高
	亚急性：垂体功能减弱→GH 减少、IGF-1 抑制成骨细胞活性、TSH、T4 减少→破骨细胞骨吸收[140]	TSH	降低
		甲状腺素(T4)	降低
炎症细胞因子	危重症时细胞因子升高(TNF-α、IL-6 和 IL-1)→破骨细胞生成和活化→骨吸收和抑制成骨细胞形成新骨[140,146]	1 型胶原蛋白尿 N-肽(NTX)*	骨分解的特异性标记物；骨吸收增加[145]
		1 型胶原蛋白血清 C-肽(CTX)*	骨吸收增加[140]
药物	糖皮质激素：抑制成骨细胞增殖[156]		
	襻利尿剂：肾钙排泄增加[157]	尿钙	升高

注：*当破骨细胞功能增强时,骨高吸收的所有原因中都有 NTX 和 CTX 参与。

见于 CKD 患者和血液透析患者。如果骨钙素与 NTX 升高,则骨生成不良可能性较低[141]。

患者的血清 CTX 水平升高表明骨吸收,可用单剂量 3 mg 伊班膦酸盐静脉注射,麦角钙化醇 2 000 IU、碳酸钙 1 250 mg 和骨化三醇 0.25 μg 治疗。这种治疗减弱了骨吸收和破骨细胞的活性,降低了 CTX 的水平达 6 天[144]。危重症患者骨高吸收(尿液 NTX 水平升高)也对 90 mg 帕米膦酸盐静脉注射和骨化三醇的治疗有反应,骨吸收标志物减少达 18 天。而单用骨化三醇治疗不能改变骨吸收标志物[145]。静脉注射双膦酸盐类药物的副作用包括低钙血症,通常发生在缺乏维生素 D 的患者中,可导致感觉异常、手足抽搐、癫痫发作、心律失常和死亡。通过补充 25-羟维生素 D 可以预防低钙血症[146]。使用双膦酸盐类药物的患者应监测肾毒性,必要时调整剂量。依班膦酸盐表现出比其他双膦酸盐药物更少的肾毒性[144]。双膦酸盐类药物的其他副作用包括发热或流感样症状,罕见心房颤动、下颌骨坏死和脆性骨[146]。

结 论

关节挛缩、异位骨化和骨代谢的改变是 ICU 患者常见的骨关节并发症，识别这些问题很重要。骨关节病变可明显损害 ICU 幸存者出院后的长期功能。早期识别和治疗可以改善长期预后。

对于 ICU 团队，以下建议可以改善危重症后骨关节的预后：

◆ 对所有 ICU 患者进行肌肉骨骼评估。

◆ 早期活动对预防挛缩、高钙血症和异位骨化至关重要。

◆ 对关节挛缩保持高度的怀疑，它们往往无症状，一旦危重情况结束后，挛缩会成为长期残疾的根源。需要更多的研究确定目前预防挛缩的标准措施的有效性，包括变换体位、牵伸和支具。

◆ 异位骨化有很多共同相似点，当出现肿胀、温热和肌肉骨骼部位疼痛时应考虑异位骨化。早期检测需要三相骨扫描。在一些病例中，需要使用 NSAIDs 或放射治疗进行预防。当功能严重损伤时，需要内科和外科团队协调决定是否进行手术切除以及手术时间。

◆ ICU 患者骨高吸收可由制动、激素变化、炎症加剧、药物和维生素 D 缺乏等因素引起。实验室的生物标志物可以指导治疗。高钙血症可通过补液、利尿来治疗；严重病例需要维生素 D 和（或）双膦酸盐类药物治疗。这可能会防止长期骨质疏松与脆性骨折的发生。

（沈夏锋 译）

参考文献

[1] Braddom RL, Chan L, Harrast M. Spinal cord injury. In: Braddom RL, Chan L, Harrast M, et al. (eds.) *Physical medicine and rehabilitation*. 4th ed. Philadelphia, PA: Saunders/Elsevier; 2011. pp. 1293 – 346.

[2] Dittmer DK, Teasell R. Complications of immobilization and bed rest. Part 1: Musculoskeletal and cardiovascular complications. *Can Fam Physician* 1993; **39**: 1428 – 32, 1435 – 7.

[3] Laneuville O, Zhou J, Uhthoff HK, Trudel G. Genetic influences on joint contractures secondary to immobilization. *Clin Orthop Relat Res* 2007; **456**: 36 – 41.

[4] Clavet H, Hebert PC, Fergusson D, Doucette S, Trudel G. Joint Contractures in the Intensive Care Unit: Association with Resource Utilization and Ambulatory Status at Discharge. *Disabil Rehabil* 2011; **33**: 105 – 12.

[5] Akeson WH, Ameil D, Woo S. Immobility effects on synovial joints: The pathomechanics of joint contracture. *Biorheology* 1980; **17**: 95 – 110.

[6] Akeson WH, Ameil D, Abel MF, Garfin SR, Woo SL-Y. EO Effects of Immobilisation on Joints. *Clin Orthop Relat Res* 1987; **219**: 28 – 37.

[7] Farmer SE, James M. Contractures in orthopaedic and neurological conditions: a review of causes and treatment. *Disabil Rehabil* 2001; **23**: 549 – 58.

[8] Trudel G, Uhthoff HK, Brown M. Extent and direction of joint motion limitation after prolonged immobility: an experimental study in the rat. *Arch Phys Med Rehabil* 1999; **80**: 1542 – 47.

[9] Trudel G, Seki M, Uhthoff HK. Synovial adhesions are more important than pannus proliferation in the pathogenesis of knee joint contracture following immobilization: an experimental investigation in the rat. *J Rheumatol* 2000; **27**: 351 – 7.

[10] Woo SL, Matthews JV, Akeson WH, Amiel D, Convery FR. Connective tissue response to immobility. Correlative study of biomechanical and biochemical measurements of normal and immobilized rabbit knees. *Arthritis Rheum* 1975; **18**: 257 – 64.

[11] Clavet H, Hebert PC, Fergusson D, Doucette S, Trudel G. Joint contracture following prolonged stay in the intensive care unit. *CMAJ* 2008; **178**: 691 – 7.

[12] Cohen MS. Hastings 1H. Post-traumatic contracture of the elbow. *J Bone Joint Surg Br* 1998; 80 – B: 805 – 12.

[13] Hildebrand KA, Sutherland C, Zhang Z. Rabbit knee model of posttraumatic joint contractures: the long-term natural history of motion loss and myofibroblasts. *J Orthop Res* 2004; **22**: 313 – 20.

[14] Myden C, Hildebrand K. Elbow joint contracture after traumatic injury. *J Shoulder Elbow Surg* 2011; **20**: 39 – 44.

[15] Esquenazi A, Meier RH 3rd. Rehabilitation in limb deficiency 4. Limb amputation. *Arch Phys Med Rehabil* 1996; **77**(3 Suppl): S18 – 28.

[16] Harvey LA, Glinsky JA, Katalinic OM, Ben M. Contracture management for people with spinal cord injuries. *NeuroRehabilitation* 2011; **28**: 17 – 20.

[17] O'Dwyer NJ, Ada L, Neilson PD. Spasticity and muscle contracture following stroke. *Brain* 1996; **119**: 1737 – 49.

[18] Yarkony GM, Sahgal V. Contractures: a major complication of craniocerebral trauma. *Clin Orthop Relat Res* 1987; **219**: 93 – 6.

[19] Dalyan M, Sherman A and Cardenas DD. Factors associated with contractures in acute spinal cord injury. *Spinal Cord* 1998; **36**: 405 – 8.

[20] Frontera W. Joint contractures. In: Delisa's *Physical medicine and rehabilitation: principles and practice*. 5th ed. Philadelphia, PA: Wolters Kluwer/Lippincott Williams & Wilkins; 2010. pp. 1255 – 61.

[21] Atkins RM, Henderson NJ, Duthie RB. Joint contractures in hemophilias. *Clin Orthop Relat Res* 1987; **219**: 97 – 1066.

[22] Huang T, Blackwell SJ, Lewis SR. Ten years of experience in managing patients with burn contractures of axilla, elbow, wrist and knee joints. *Plast Reconstr Surg* 1978; **61**: 70 – 6.

[23] Karten I, Koatz AO, McEwen C. Treatment of contractures of the knee in rheumatoid arthritis. *Bull N Y Acad Med* 1968; **44**: 763 – 73.

[24] Krause JS. Aging after spinal cord injury: an exploratory study. *Spinal Cord* 2000; **38**: 77 – 83.

[25] Pohl M, Ruckriem S, Mehrholz J, Ritschel C, Strik H, Pause MR. Effectiveness of serial casting in patients with severe cerebral spasticity: a comparison study. *Arch Phys Med Rehabil* 2002; **83**: 784 – 90.

[26] Singer BJ, Jegasothy GM, Singer KP, Allison GT. Incidence of ankle contracture after moderate to severe acquired brain injury. *Arch Phys Med Rehabil* 2004; **85**: 1465 – 9.

[27] Yarkony GM, Bass LM, Keenan V and Meyer PR. Contractures complicating spinal cord injury: incidence and comparison between spinal cord centre and general hospital acute care. *Paraplegia* 1985; **23**: 265 – 71.

[28] Fergusson D, Hutton B, Drodge A. The epidemiology of major joint contractures: a systematic review of the literature. *Clin Orthop Relat Res* 2007; **456**: 22 – 9.

[29] Bryden AM, Kilgore KL, Lind BB, Yu DT. Triceps denervation as a predictor of elbow flexion contractures in C5 and C6 tetraplegia. *Arch Phys Med Rehabil* 2004; **85**: 1880 – 5.

[30] Vogel LC, Krajci JA, Anderson CJ. Adults with pediatric-onset spinal cord injury: Part 2: musculoskeletal and neurological complications. *J Spinal Cord Med* 2002; **25**: 117 – 23.

[31] Matsumoto F, Trudel G, Uhthoff H. High collagen type I and low collagen type III levels in knee joint contracture: an immunohistochemical study with histological correlate. *Acta Orthop Scand* 2002; **73**: 335 – 43.

[32] Trudel G, Jabi M, Uhthoff H. Localized and adaptive synoviocyte proliferation characteristics in rat knee joint contractures secondary to immobility. *Arch Phys Med Rehabil* 2003; **84**: 1350 – 6.

[33] Trudel G, Recklies A, Laneuville O. Increased Expression of Chitinase 3-like Protein 1 Secondary to Joint Immobility. *Clin Orthop Relat Res* 2007; **456**: 92 – 7.

[34] Scott JA, Donovan WH. The prevention of shoulder pain and contracture in the acute tetraplegia patient. *Paraplegia* 1981; **19**: 313 – 19.

[35] Grover J, Gellman H, Waters RL. The effect of a flexion contracture of the elbow on the ability to transfer in patients who have quadriplegia at the sixth cervical level. *J Bone Joint Surg* 1996; **78A**: 1397 – 400.

[36] Harvey LA, Herbert RD. Muscle stretching for treatment and prevention of contracture in people with spinal cord injury. *Spinal Cord* 2002; **40**: 1 – 9.

[37] Morris PE, Goad A, Thompson C, et al: Early intensive care unit mobility therapy in the treatment of acute respiratory failure. *Crit Care Med* 2008; **36**: 2238 – 43.

[38] Schweickert WD, Pohlman MC, Pohlman AS, et al. Early physical and occupational therapy in mechanically ventilated, critically ill patients: a randomized controlled trial. *Lancet* 2009; **373**: 1874 – 82.

[39] Garzon-Serrano J, Ryan C, Waak K, et al. Early mobilization in critically ill patients: patients' mobilization level depends on health care provider's profession. *PM R* 2011; **3**: 307 – 13.

[40] Hopkins RO, Spuhler VJ, Thomsen GE. Transforming ICU culture to facilitate early mobility. *Crit Care Clin* 2007; **23**: 81 – 96.

[41] Williams PE. Use of intermittent stretch in the prevention of serial sarcomere loss in immobilised muscle. *Ann Rheum Dis* 1990; **49**: 316 – 17.

[42] Katalinic OM, Harvey LA, Herbert RD. Effectiveness of stretch for the treatment and prevention of contractures in people with neurological conditions: a systematic review. *Phys Ther* 2011; **91**: 11 – 24.

[43] Stockley RC, Hughes J, Morrison J, Rooney J. An investigation of the use of passive movements in intensive care by UK physiotherapists. *Physiotherapy* 2010; **96**: 228 - 33.

[44] Wiles L, Stiller K. Passive limb movements for patients in an intensive care unit: a survey of physiotherapy practice in Australia. *J Crit Care* 2010; **25**: 501 - 8.

[45] Harvey LA, Byak AJ, Ostrovskaya M, Glinsky J, Katte L, Herbert RD. Randomised trial of the effects of four weeks of daily stretch on extensibility of hamstring muscles in people with spinal cord injuries. *Aust J Physiother* 2003; **49**: 176 - 81.

[46] Harvey, LA, Batty J, Crosbie J, Poulter S, Herbert RD. A randomized trial assessing the effects of 4 weeks of daily stretching on ankle mobility in patients with spinal cord injuries. *Arch Phys Med Rehabil* 2000; **81**: 1340 - 7.

[47] Dudek N, Trudel G. Joint contractures. In: Frontera WR, Silver JK, Rizzo TD (eds.) *Essentials of physical medicine and rehabilitation*. 2nd ed. Philadelphia: Saunders, Elsevier; 2008. pp. 651 - 5.

[48] Thomas PJ, Paratz JD, Stanton WR, Deans R, Lipman J. Positioning practices for ventilated intensive care patients: current practice, indications and contraindications. *Aust Crit Care* 2006; **19**: 122 - 6, 128, 130 - 2.

[49] Robinson W, Smith R, Aung O, Ada L. No difference between wearing a night splint and standing on a tilt table in preventing ankle contracture early after stroke: a randomised trial. *Aust J Physiother* 2008; **54**: 33 - 8.

[50] Foley N, Teasell R, et al. *Upper extremity interventions. Evidence based review of stroke rehabilitation*. Available at: http://www.ebrsr.com/uploads/Module-10_upper-extremity_001.pdf (accessed 21 November 2011).

[51] Lannin NA, Horsley SA, Herbert R, McCluskey A, Cusick A. Splinting the hand in the functional position after brain impairment: a randomized, controlled trial. *Arch Phys Med Rehabil* 2003; **84**: 297 - 302.

[52] Lannin NA, Cusick A, McCluskey A, Herbert RD. Effects of Splinting on Wrist Contracture After Stroke: A Randomized Controlled Trial. *Stroke* 2007; **38**: 111 - 16.

[53] Ada L, Goddard E, McCully J, Stavrinos T, Bampton J. Thirty minutes of positioning reduces the development of shoulder external rotation contracture after stroke: a randomized controlled trial. *Arch Phys Med Rehabil* 2005; **86**: 230 - 4.

[54] Grissom SP, Blanton S. Treatment of upper motoneuron plantar flexion contractures by using an adjustable ankle-foot orthosis. *ArchPhys Med Rehabil* 2001; **82**: 270 - 3.

[55] Moseley AM. The effect of casting combined with stretching on passive ankle dorsiflexion in adults with traumatic head injuries. *PhysTher* 1997; **77**: 240 - 7.

[56] Verplancke D, Snape S, Salisbury CF, Jones PW, Ward AB. A randomized controlled trial of botulinum toxin on lower limb spasticity following acute acquired severe brain injury. *Clin Rehabil*, 2005; **19**: 117 - 25.

[57] Marshall S, Aubut J, Willems G, Teasell R, Lippert C. *Motor & sensory impairment remediation post acquired brain injury. Evidence based review of moderate to severe acquired brain injury*. Available at: http://www.abiebr.com/module/4-motor-sensory-impairment-remediation-post-acquired-brain-injury (accessed 21 November 2011).

[58] Moseley AM, Hassett LM, Leung J, Clare JS, Herbert RD, Harvey LA. Serial casting versus positioning for the treatment of elbow contractures in adults with traumatic brain injury: a randomized controlled trial. *Clin Rehabil* 2008; **22**: 406 - 17.

[59] Harvey L, de Jong I, Goehl G, Marwedel S. Twelve weeks of nightly stretch does not reduce thumb web-space contractures in people with a neurological condition: a randomized controlled trial. *Aust J Physiother* 2006; **52**: 251 - 8.

[60] Ben M, Harvey L, Denis S, et al. Does 12 weeks of regular standing prevent loss of ankle mobility and bone mineral density in people with recent spinal cord injuries? *Aust J Physiother* 2005; **51**: 251 - 6.

[61] Harvey LA, Brosseau L, Herbert RD. Continuous passive motion following total knee arthroplasty in people with arthritis. *Cochrane Database Syst Rev* 2010; **3**: CD004260.

[62] Delp SL, Statler K, Carroll NC. Preserving plantar flexion strength after surgical treatment for contracture of the triceps surae: a computer simulation study. *J Orthop Res* 1995; **13**: 96 - 104.

[63] Monument MJ, Hart DA, Befus AD, Salo PT, Zhang M, Hildebrand KA. The mast cell stabilizer ketotifen fumarate lessens contracture severity and myofibroblast hyperplasia: a study of a rabbit model of posttraumatic joint contractures. *J Bone Joint Surg Am* 2010; **92**: 1468 - 77.

[64] Garland DE. A clinical perspective on common forms of acquired heterotopic ossification. *Clin Orthop* 1991; **263**: 13 - 29.

[65] Teasell R, Aubut J, Marshall S, Cullen N. *Heterotopic ossification and venous thromboembolism. Evidence based review of moderate to severe acquire brain injury*. Available at: http://www.abiebr.com/ module/11 -heterotopic-ossification-venous-thromboembolism (accessed 21 November 2011).

[66] Teasell R, Mehta S, Aubut J, et al. *Heterotopic ossification. Spinal cord injury rehabilitation evidence*. Available at: http://www.scireproject.com/rehabilitation-evidence/heterotopic-ossification. (accessed 21 November 2011).

[67] Vanden Bossche L, Vanderstraeten G. Heterotopic ossification: a review. *J Rehabil Med* 2005; **37**: 129 - 36.

[68] Coelho CV, Beraldo PS. Risk factors of heterotopic ossification in traumatic spinal cord injury. *Arq Neuropsiquiatr* 2009; **67**: 382 - 7.

[69] Clements NC, Camili AE. Heterotopic ossification complicating critical illness. *Chest* 1993; **104**: 1526 - 8.

[70] Goodman TA, Merkel PA, Perlmutter G, Doyle MK, Krane SM, Polisson RP. Heterotopic ossification in the setting

of neuromuscular blockade. *Arthritis Rheum* 1997; **40**: 1619 - 27.

[71] Herridge MS, Cheung AM, Tansey CM, et al. One-year outcomes in survivors of the acute respiratory distress syndrome. *N Engl J Med* 2003; **348**: 683 - 93.

[72] Jacobs JW, De Sonnaville PB, Hulsmans HM, van Rinsum AC, Bijlsma JW. Polyarticular heterotopic ossification complicating critical illness. *Rheumatology (Oxford)* 1999; **38**: 1145 - 9.

[73] van Kuijk AA, Geurts AC, van Kuppevelt HJ. Neurogenic ossification in spinal cord injury. *Spinal Cord* 2002; **40**: 313 - 26.

[74] Sugita A, Hashimoto J, Maeda A, et al. Heterotopic ossification in bilateral knee and hip joints after long-term sedation. *J Bone Miner Metab* 2005; **23**: 329 - 32.

[75] Chen HC, Yang JY, Chuang SS, Huang CY, Yang SY. Heterotopic ossification in burns: our experience and literature reviews. *Burns* 2009; **35**: 857 - 62.

[76] Peterson SL, Mani MM, Crawford CM, et al. Postburn heterotopic ossification: insights for management decision making. *J Trauma* 1989; **29**: 365 - 9

[77] Banovac K, Gonzalez F. Evaluation and management of heterotopic ossification in patients with spinal cord injury. *Spinal Cord* 1997; **35**: 158 - 62.

[78] Banovac K, Williams JM, Patrick LD, Haniff YM. Prevention of heterotopic ossification after spinal cord injury with indomethacin. *Spinal Cord* 2001; **39**: 370 - 4.

[79] Dellestable F, Volte C, Mariot J, Perrier JF, Gaucher A. Heterotopic ossification complicating long-term sedation. *Br J Rheumatol* 1996; **35**: 700 - 1.

[80] Freed JH, Hahn H, Menter R, Dillon T. The use of the three-phase bone scan in the early diagnosis of heterotopic ossification (HO) and in the evaluation of didronel therapy. *Paraplegia* 1982; **20**: 208 - 16.

[81] Orzel JA, Rudd TG. Heterotopic bone formation: clinical, laboratory, and imaging correlation. *J Nucl Med* 1985; **26**: 125 - 32.

[82] Singh RS, Craig MC, Katholi CR, Jackson AB, Mountz JM. The predictive value of creatine phosphokinase and alkaline phosphatase in identification of heterotopic ossification in patients after spinal cord injury. *Arch Phys Med Rehabil* 2003; **84**: 1584 - 8.

[83] Sherman AL, Williams J, Patrick L, Banovac K. The value of serum creatine kinase in early diagnosis of heterotopic ossification. *J Spinal Cord Med* 2003; **26**: 227 - 30.

[84] Estrores IM, Harrington A, Banovac K. C-reactive protein and erythrocyte sedimentation rate in patients with heterotopic ossification after spinal cord injury. *J Spinal Cord Med* 2004; **27**: 434 - 7.

[85] Parikh J, Hyare H, Saifuddin A. The imaging features of post-traumatic myositis ossificans, with emphasis on MRI. *Clin Radiol* 2002; **57**: 1058 - 66.

[86] Argyropoulou MI, Kostandi E, Kosta P, et al. Heterotopic ossification of the knee joint in intensive care unit patients: early diagnosis with magnetic resonance imaging. *Crit Care* 2006; **10**: R152.

[87] Cullen N, Perera J. Heterotopic ossification: pharmacologic options. *J Head Trauma Rehabil* 2009; **24**: 69 - 71.

[88] Banovac K, Williams JM, Patrick LD, Levi A. Prevention of heterotopic ossification after spinal cord injury with COX-2 selective inhibitor (rofecoxib). *Spinal Cord* 2004; **42**: 707 - 10.

[89] Fransen M, Neal B. Non-steroidal anti-inflammatory drugs for preventing heterotopic bone formation after hip arthroplasty. *Cochrane Database Syst Rev* 2004; **3**: CD001160.

[90] Burd TA, Lowry KJ, Anglen JO. Indomethacin compared with localized irradiation for the prevention of heterotopic ossification following surgical treatment of acetabular fractures. *J Bone Joint Surg Am* 2001; **83A**: 1783 - 8.

[91] Macfarlane RJ, Ng BH, Gamie Z, et al. Pharmacological treatment of heterotopic ossification following hip and acetabular surgery. *Expert Opin Pharmacother* 2008; **9**: 767 - 86.

[92] Moore KD, Goss K, Anglen JO. Indomethacin versus radiation therapy for prophylaxis against heterotopic ossification in acetabular fractures: a randomised, prospective study. *J Bone Joint Surg Br* 1998; **80**: 259 - 63.

[93] Aubut JA, Mehta S, Cullen N, Teasell RW; ERABI Group; Scire Research Team. A comparison of heterotopic ossification treatment within the traumatic brain and spinal cord injured population: An evidence based systematic review. *NeuroRehabilitation* 2011; **28**: 151 - 60.

[94] Spielman G, Gennarelli T, Rogers CR. Disodium etidronate: its role in preventing heterotopic ossification in severe head injury. *Arch Phys Med Rehabil* 1983; **64**: 539 - 42.

[95] Stover S. Disodium etidronate in the prevention of heterotopic ossification following spinal cord injury. *Paraplegia* 1976; **4**: 146 - 56.

[96] Stover SL. Didronel in the prevention of heterotopic ossification following spinal cord injury: Determination of an optimal treatment schedule. *Rehabil R D Prog Rep* 1987; **25**: 110 - 11.

[97] Shafer DM, Bay C, Caruso DM, Foster KN. The use of eidronate disodium in the prevention of heterotopic ossification in burn patients. *Burns* 2008; **34**: 355 - 60.

[98] Ayers DC, Pelligrini VD, Evarts CM. Prevention of heterotopic ossification in high-risk patients by radiation therapy. *Clin Orthop* 1991; **263**: 87 - 93.

[99] Vavken P, Castellani L, Sculco TP. Prophylaxis of heterotopic ossification of the hip: systematic review and meta-analysis. *Clin Orthop Relat Res* 2009; **467**: 3283 - 9.

[100] Blokhuis TJ, Frolke JP. Is radiation superior to indomethacin to prevent heterotopic ossification in acetabular fractures?: a systematic review. *Clin Orthop Relat Res* 2009; **467**: 526 - 30.

[101] Burd TA, Hughes MS, Anglen JO. Heterotopic ossification prophylaxis with indomethacin increases the risk of long-bone nonunion. *J Bone Joint Surg Br* 2003; **85**: 700 - 5.

[102] Hamid N. Radiation therapy for heterotopic ossification prophylaxis acutely after elbow trauma: a prospective randomized study. *J Bone Joint Surg Am* 2010; **92**: 2032 - 8.

[103] Banovac K, Gonzalez F, Wade N, Bowker JJ. Intravenous disodium etidronate therapy in spinal cord injury patients with heterotopic ossification. *Paraplegia* 1993; **31**: 660 - 6.

[104] Banovac K. The effect of etidronate on late development of heterotopic ossification after spinal cord injury. *J Spinal Cord Med* 2000; **23**: 40 - 4.

[105] Garland DE. Diphosphonate treatment for heterotopic ossification in spinal cord injury patients. *Clin Orthop Relat Res* 1983; **176**: 197 - 200.

[106] Lippin Y, Shvoron A, Faibel M, Tsur H. Vocal cords dysfunction resulting from heterotopic ossification in a patient with burns. *J Burn Care Rehabil* 1994; **15**: 169 - 73.

[107] Tepperman PS, Hilbert L, Peters WJ, et al. Heterotopic ossification in burns. *J Burn Care Rehabil* 1984; **5**: 283 - 7.

[108] Sautter-Bihl ML, Liebermeister E, Nanassy A. Radiotherapy as a local treatment option for heterotopic ossifications in patients with spinal cord injury. *Spinal Cord* 2000; **38**: 33 - 6.

[109] Sautter-Bihl ML, Hultenschmidt B, Liebermeister E, Nanassy A. Fractionated and single-dose radiotherapy for heterotopic bone formation in patients with spinal cord injury. A phase-I/II study. *Strahlenther Onkol* 2001; **177**: 200 - 5.

[110] Citak M, Backhaus M, Kalicke T, et al. Treatment of heterotopic ossification after spinal cord injury-clinical outcome after single-dose radiation therapy. *Z Orthop Unfall* 2011; **149**: 90 - 3.

[111] Charnley G, Judet T, Garreau DL, Mollaret O. Excision of heterotopic ossification around the knee following brain injury. *Injury* 1996; **27**: 125 - 8.

[112] de Palma L, Rapali S, Paladini P, Ventura A. Elbow heterotopic ossification in head-trauma patients: diagnosis and treatment. *Orthopedics* 2002; **25**: 665 - 8.

[113] Ippolito E, Formisano R, Caterini R, Farsetti P, Penta F. Operative treatment of heterotopic hip ossification in patients with coma after brain injury. *Clin Orthop Relat Res* 1999; **365**: 130 - 8.

[114] Ippolito E, Formisano R, Caterini R, Farsetti P, Penta F. Resection of elbow ossification and continuous passive motion in postcomatose patients. *J Hand Surg Am* 1999; **24**: 546 - 53.

[115] Fuller DA, Mark A, Keenan MA. Excision of heterotopic ossification from the knee: a functional outcome study. *Clin Orthop Relat Res* 2005; **438**: 197 - 203.

[116] Kolessar DJ, Katz SD, Keenan MA. Functional outcome following surgical resection of heterotopic ossification in patients with brain injury. *J Head Trauma Rehabil* 1996; **11**: 78 - 87.

[117] Lazarus MD, Guttmann D, Rich CE, Keenan MAE. Heterotopic ossification resection about the elbow. *NeuroRehabilitation* 1999; **12**: 145 - 53.

[118] Melamed E, Robinson D, Halperin N, Wallach N, Keren O, Groswasser Z. Brain injury-related heterotopic bone formation: treatment strategy and results. *Am .J Phys . Med Rehabil* 2002; **81**: 670 - 4.

[119] Moore TJ. Functional outcome following surgical excision of heterotopic ossification in patients with traumatic brain injury. *J Orthop Trauma* 1993; **7**: 11 - 14.

[120] Garland DE, Orwin JF. Resection of heterotopic ossification in patients with spinal cord injuries. *Clin Orthop Relat Res* 1989; **242**: 169 - 276.

[121] Meiners T, Abel R, Bohm V, Gerner HJ. Resection of heterotopic ossification of the hip in spinal cord injured patients. *Spinal Cord* 1997; **35**: 443 - 5.

[122] Baldwin K, Hosalkar HS, Donegan DJ, Rendon N, Ramsey M, Keenan MA. Surgical resection of heterotopic bone about the elbow: an institutional experience with traumatic and neurologic etiologies. *J Hand Surg Am* 2011; **36**: 798 - 803.

[123] Maender C, Sahajpal D, Wright TW. Treatment of heterotopic ossification of the elbow following burn injury: recommendations for surgical excision and perioperative prophylaxis using radiation therapy. *J Shoulder Elbow Surg* 2010; **19**: 1269 - 75.

[124] Mitsionis GI, Lykissas MG, Kalos N, et al. Functional outcome after excision of heterotopic ossification about the knee in ICU patients. *Int Orthop* 2009; **33**: 1619 - 25.

[125] Tsionos I, Leclercq C, Rochet JM. Heterotopic ossification of the elbow in patients with burns: results after early excision. *J Bone J Surg Br* 2004; 86B: 396 - 403.il Med 2005; **37**: 129 - 36.

[126] Freebourn TM. The treatment of immature heterotopic ossification in spinal cord injury with combination surgery, radiation therapy and NSAID. *Spinal Cord* 1999; **37**: 50 - 3.

[127] Ippolito E, Formisano R, Farsetti P, Caterini R, Penta F. Excision for the treatment of periarticular ossification of the knee in patients who have a traumatic brain injury. *J Bone Joint Surg Am* 1999; **81**: 783 - 9.

[128] Chalidis B. Early excision and late excision of heterotopic ossification after traumatic brain injury are equivalent:

a systematic review of the literature. *J Neurotrauma* 2007; **24**: 1675 - 86.

[129] Nierman DM, Mechanick JI. Bone hyperresorption is prevalent in chronically critically ill patients. *Chest* 1998; **114**: 1122 - 8.

[130] Orford NR, Saunders K, Merriman E, et al. Skeletal morbidity among survivors of critical illness. *Crit Care Med* 2011; **39**: 1295 - 300.

[131] Seccaricia D. Cancer related hypercalcemia. *Can Fam Physician* 2010; **56**: 244 - 6.

[132] Agus ZS. Disorders of calcium and magnesium homeostasis. *Am J Med* 1982; **72**: 473 - 88.

[133] Kraft MD, Btaiche IF, Sacks GS, Kudsk KA. Treatment of electrolyte disorders in adult patients in the intensive care unit. *Am J Health Syst Pharm* 2005; **62**: 1663 - 82.

[134] Woolf AD, Pfleger B. Burden of major musculoskeletal conditions. Bull *World Health Organ* 2003; **81**: 646 - 56.

[135] Pappaioannou A, Morin S, Cheung AM, et al. 2010 clinical practice guidelines for the diagnosis and management of osteoporosis in Canada: summary. *CMAJ* 2010; **182**: 1864 - 73.

[136] Griffith D. Bone loss during critical illness: a skeleton in the closet for the intensive care unit survivor? *Crit Care Med* 2011; **39**: 1554 - 5.

[137] South Paul J. Osteoporosis: Part 1. *Am Fam Physician* 2001; **63**: 897 - 904, 908.

[138] Templeton K. Secondary osteoporosis. *J Am Acad Orthop Surg* 2005; **13**: 475 - 86.

[139] Van den Berghe G, Van Roosbroeck, Wouters PJ, et al. Bone turnover in prolonged critical illness: effect of vitamin D. *J Clin Endocrinol Metab* 2003; **88**: 4623 - 32.

[140] Via MA, Gallagher EJ, Mechanick JI. Bone physiology and therapeutics in chronic critical illness. *Ann N Y Acad Sci* 2010; **1211**: 85 - 94.

[141] Hollander JM, Mechanick JI. Nutrition support and the chronic critical illness syndrome. *Nutr Clin Pract* 2006; **21**: 587 - 604.

[142] Frazao J. Adynamic bone disease: clinical and therapeutic implications. *Curr Opin Nephrol Hypertens* 2009; **18**: 303 - 7.

[143] National Kidney Foundation. K/DOQI clinical practice guidelines for bone metabolism and disease in chronic kidney disease. *Am J Kidney Dis* 2003; 42(4 Suppl 3): S1 - 201.

[144] Via MA. Intravenous ibandronate acutely reduces bone hyperresorption in chronic critical illness. *J Intensive Care Med* 2012; **27**: 312 - 18.

[145] Nierman DM, Mechanick JI. Biochemical response to treatment of bone hyperresorption in chronically critically ill patients. *Chest* 2000; **118**: 761 - 6.

[146] Hollander JM, Mechanick J. Bisphosphonates and metabolic bone disease in the ICU. *Curr Opin Clin Nutr Metab Care* 2009; **12**: 190 - 5.

[147] Garland DE, Blum CE, Waters RL. Periarticular heterotopic ossification in head-injured adults. Incidence and location. *J Bone Joint Surg. Am* 1980; **62**: 1143 - 6.

[148] Simonsen LL, Sonne-Holm S, Krasheninnikoff M, Engberg AW. Symptomatic heterotopic ossification after very severe traumatic brain injury in 114 patients: incidence and risk factors. *Injury* 2007; **38**: 1146 - 50.

[149] Larsen L, Wright HH. Para-articular ossification, a complication of anterior poliomyelitis: a case report. *Radiology* 1957; **69**: 103 - 5.

[150] Ohnmar H, Roohi SA, Naicker AS. Massive heterotopic ossification in Guillain-Barré syndrome: a rare case report. *Clin Ter* 2010; **161**: 529 - 32.

[151] Giannoudis PV, Grotz MR, Papakostidis C, Dinopoulos H. Operative treatment of displaced fractures of the acetabulum: a meta-analysis. *J Bone Joint Surg Br* 2005; **87**: 2 - 9.

[152] Brooker AF, Bowerman JW, Robinson RA, Riley RH Jr. Ectopic ossification following total hip replacement. Incidence and method of classification. *J Bone Joint Surg Am* 1973; **55**: 1629 - 32.

[153] Kocic M, Lazovic M, Mitkovic M, Djokic B. Clinical significance of the heterotopic ossification after total hip arthroplasty. *Orthopedics* 2010; **33**: 16.

[154] Sambrook PN, Chen CJ, March L, et al. High bone turnover is an independent predictor of mortality in the frail elderly. *J Bone Miner Res* 2006; **21**: 549 - 55.

[155] Ruml LA, Dubois SK, Roberts ML, Pak CY. Prevention of hypercalciuria and stone-forming propensity during prolonged bedrest by alendronate. *J Bone Miner Res* 1995; **10**: 655 - 62.

[156] Tsunashima Y. Hydrocortisone inhibits cellular proliferation by downregulating hepatocyte growth factor synthesis in human osteoblasts. *Biol Pharm Bull* 2011; **34**: 700 - 3.

[157] Rejnmark L. Loop diuretics increase bone turnover and decrease BMD in osteopenic postmenopausal women: results from a randomized controlled study with bumetanide. *J Bone Miner Res* 2006; **21**: 163 - 70.

第5篇

损伤和修复的
生物学机制

第**26**章

引　言

Robert D. Stevens

本节专门介绍危重症的器官功能障碍和修复的生物学机制。几十年来,对重症治疗的研究主要集中在生理功能的紊乱和调控机制上;虽然近年来才开始关注生物学机制,但这是一个可喜的进展。关于如脓毒症和急性呼吸窘迫综合征(ARDS)等疾病的生物学基础研究和转化研究取得了一些初步成果,并且提出了重要的全新治疗模式。但尽管取得了一些进展,对于大多数遭受这种危及生命的疾病的患者来说,仍缺乏安全而有效的细胞靶向和分子靶向治疗方法[1]。

将实验环境下获得的教条性假设应用于指导临床实践还面临巨大挑战。最近的分析表明,危重疾病动物模型中已经建立的成熟假设在实际应用中无效[2,3,4]。缩小这种差异需要彻底重新评估疾病动物模型和实验范式。本书的主旨是了解在患病期间和严重损伤后组织和器官如何进行修复或重塑,这可能为危重症后恢复过程的认识带来新的突破。从急性期到恢复期的连续的病理生理过程主要由发病前因素决定,如遗传易感性(第27章)、认知程度(第29章),生理性储备脆弱或不足(第28章)。此外,近期的研究非常强调细胞动态系统在ARDS、急性肾损伤(AKI)(第30章)、心肌缺血(第31章)和危重症肌肉萎缩(第35章)后组织再生和重组的作用。总的来说,这项研究开启了修复机制的新视角伴随再生生物学和再生医学的兴起,将可能会使危重症的治疗方法产生重大改变。

危重症的长期负担主要来自急性病发展过程中出现的神经系统或肌肉骨骼损伤[5,6]。这些损伤的潜在机制正在逐步解开,详见脓毒性脑病(SAE)的治疗(第32章)、危重症多发性神经病(CIP)(第33章)和危重症中肌肉结构改变(第34章)的章节。这项研究的推论已经提出了重要的新的治疗方法,见本书第37章和第46章所述。

(周媚媚　译)

参考文献

［1］**Dyson A, Singer M**. Animal models of sepsis:why does preclinical efficacy fail to translate to the clinical setting? *Crit Care Med* 2009;**37**:S30 - 7.

［2］**Seok J, Warren HS, Cuenca AG, et al**. Genomic responses in mouse models poorly mimic human inflammatory diseases. *Proc Natl Acad Sci USA* 2013；**110**：3507 - 12.

［3］**Perel P, Roberts I, Sena E, et al.** Comparison of treatment effects between animal experiments and clinical trials：systematic review. *BMJ* 2007；**334**：197.

［4］**Fisher M, Feuerstein G, Howells DW, et al.** Update of the stroke therapy academic industry roundtable preclinical recommendations. *Stroke* 2009；**40**：2244 - 50.

［5］**Herridge MS, Tansey CM, Matte A, et al., and Canadian Critical Care Trials.** Functional disability 5 years after acute respiratory distress syndrome. *N Engl J Med* 2011；**364**：1293 - 304.

［6］**Iwashyna TJ, Ely EW, Smith DM, Langa KM.** Long-term cognitive impairment and functional disability among survivors of severe sepsis. *JAMA* 2010；**304**：1787 - 94.

Sachin Yende，Derek C. Angus

引　言

感染和严重脓毒症是住院和入住非冠心病 ICU 的主要原因[1]。尽管遗传学可能会改变一些危重症的远期预后,但我们将重点关注遗传学在感染和严重脓毒症中的作用。本章还将回顾脓毒症的常见远期后遗症及潜在的生物学机制,并提供常用术语和研究设计的大纲,以确定遗传变异在重症治疗中的作用。遗传学有助于理解生物学机制,使干预措施更精确。使用针对个体遗传特性的靶向治疗(药物遗传学或药物基因组学),而并非应用到所有患者中,是一个极具吸引力的策略。我们还将研究表观遗传学的作用,因为一些研究表明,细胞暴露于炎症环境中,表观遗传学在严重脓毒症中可发生变化[2]。脓毒症损害恢复过程中,表观遗传变化在以下疾病中的作用已有阐述,例如动脉粥样硬化[3]和癌症[4]以及其他慢性炎性疾病如类风湿性关节炎[5]。因此,认为表观遗传学在危重症后遗症中起着重要作用。

感染和严重脓毒症的常见后遗症

死亡率

虽然估计的死亡率各不相同,但肺炎后 1 年内死亡率为 23%～35%[6-9]。即使在 1 年后死亡率仍然较高,并可能在首次住院 7 年后持续升高[10]。与远期死亡率高形成鲜明对比的是,肺炎的 28 天或 90 天内的短期死亡率或肺炎的住院死亡率小于 10%。因此,了解远期死亡率增长的机制非常重要。

目前难以鉴别死亡率高是由于急性病本身,还是肺炎和脓毒症之前的慢性健康状况不佳所致。研究脓毒症幸存者远期死亡率时,对照组的病例选择标准也不明确。此外,横断面研究中几乎没有关于可以影响长期病程的患者发病前状况的信息。

几项研究证据表明脓毒症可增加远期死亡率。肺炎住院患者的 1 年和 5 年死亡率类似于某些慢性病住院患者,如慢性心力衰竭(CHF),或由于脑血管意外和髋关节骨折等导致远期后遗症的急性病患者[8]。在调整健康行为、慢性病的负担和营养状况指标后肺炎的死亡率仍较高[6,8,11]。因此,尽管肺炎和脓毒症通常被定义为急性病,但早期住院治疗的幸存者的远期死亡率却高于慢性病患者。

探明肺炎和脓毒症幸存者远期高死亡率的原因很困难,尤其是出院后。死亡证明中列出的死亡原因往往是不可靠的,并且难以确定患者在家或长期护理机构死亡的真正原因。另一种方法是核查脓毒症住院幸存者后续住院治疗的原因。心血管疾病包括缺血性心脏病、CHF 和脑卒中,慢性呼吸道疾病的恶化、反复感染和癌症是导致死亡和反复住院的主要原因。这些结果表明脓毒症幸存者具有高死亡率,但死亡原因与一般人群相似。

发病率

大量文献对危重症、脓毒症和 ARDS 的非致命性后遗症进行了报道和调查。病态后遗症包括心血管、肾脏疾病恶化、躯体功能障碍、认知功能障碍、抑郁症和生活质量降低。

远期后遗症的机制

远期后遗症的机制目前仍然知之甚少。一般来说,可能在远期后遗症中起作用的机制包括在急性病之前被激活的慢性疾病和衰老的基础,它们在急性感染期间被激活,影响治疗效果并在感染控制后不能缓解(图 27.1)。某些机制可能不成比例地影响一些后遗症。例如,在老年人和感染高风险人群中循环炎性标志物水平增高。在急性感染期炎性标志物的水平呈对数增长,这一水平可以通过治疗干预得到调整,例如糖皮质激素(GC)治疗,但其亚单位在恢复期间可能无法分解。这些高水平的标志物可引起动脉粥样硬化斑块不稳定,增加急性心血管事件的风险,加重肌无力。

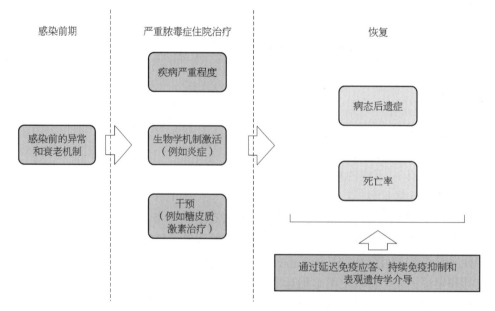

图 27.1　脓毒症远期后遗症的机制

老 化 和 衰 老

涉及老化和衰老的几种途径在危重症的远期后遗症中有着重要作用。几项证据表明氧化应激可能在衰老、严重脓毒症和脓毒症远期后遗症如心血管疾病中起着重要作用。例如，p66 的过表达、沉默信息调节(Sir)蛋白(哺乳动物同源物是去乙酰化酶)的沉默和激素通路(例如胰岛素生长因子)功能受损[12,13]可能在寿命调节过程中起重要作用。p66 基因突变使小鼠的寿命延长约 30%[14]。根据衰老的自由基理论以及寿命调节的几个动物模型(C 线虫、果蝇和小鼠)表明，氧化损伤增加可以加速衰老，抗氧化损伤增加可以延长寿命[13]。来自 p66 突变体的细胞抗氧化应激，而细胞内 p66shc 的高表达加剧了活性氧(ROS)的危害[15]。

严重脓毒症中氧化应激增加，且与器官功能障碍有关[16]。此外，由于活性氧和氮物质对动脉粥样硬化斑块和内皮的影响，它们可能在心血管疾病中发挥作用。例如，低密度脂蛋白(LDL)的氧化对于巨噬细胞的摄取和泡沫细胞的形成是必需的，这是斑块形成的关键步骤。一氧化氮(NO)与过氧化物相互作用以形成过硝酸盐，其可导致脂质过氧化和几种 NO 衍生物形成，这些物质使内皮功能恶化并增加斑块破裂的风险[16,17]。p66 还可加速血管老化。

动物研究表明 p66 在年龄依赖性内皮功能障碍中发挥重要作用，p66shc 基因敲除的小鼠动脉粥样硬化减少[15,18]。因此，严重脓毒症的老龄化机制可能会加速，并使得危重症患者的远期预后恶化。

免疫抑制和分解

严重脓毒症患者多死于医疗获得性感染。此外，重复感染是肺炎住院治疗的老年患者再住院和死亡的常见原因。因此，假设感染免疫应答的改变在严重脓毒症的后遗症中发挥作用。几个术语用于描述这种现象，包括免疫麻痹、脂多糖(LPS)耐受、免疫重塑、白细胞灭活和脓毒症诱导的免疫抑制。最近的研究在死于严重脓毒症的 ICU 患者中测量了几种免疫抑制标记物，以及脾、肺抗原呈递细胞中表达促炎细胞因子的能力[19]。这项研究的结果与之前在外周血中监测免疫抑制措施的观察性研究类似，这些患者大多具有严重的免疫抑制，从而使他们有着较高的感染风险。危重症患者恢复过程中和出院后是否发生免疫抑制是未知的。

一些临床前研究也表明，感染后免疫应答的反应是一个主动协调的过程[20,21]。炎症消退异常可导致持续不可控的炎症和远期预后的恶化。例如，氧化应激途径的重要介质脂氧素，在感染的控制中发挥重要作用[20,22]。

遗传学在远期后遗症中的作用

遗传学的研究可用于了解远期后遗症的机制。例如，肿瘤坏死因子(TNF)超分泌基因型可能与恢复期致炎因子水平持续升高有关。同样，纤溶酶原激活物抑制剂-1(PAI-1)超分泌物基因型与肺炎高风险相关，脓毒症期间 PAI-1 水平增加，超分泌基因型与心血管疾病的高风险相关。了解PAI-1基因型与晚期预后之间的关系可能会增加对PAI-1在远期后遗症中的潜在作用的理解。

药物遗传学研究有助于建立脓毒症治疗的风险-效益曲线。例如,GC治疗在GC抗性相关的遗传变异的个体如GC受体内遗传变异的患者中更有效。GC治疗有短期和远期不良反应,如继发感染和长期躯体功能下降。根据个体的遗传谱,GC治疗可基于个体的遗传谱,对那些最可能从中受益的患者进行治疗。

最后,测量全基因组标记(后面将描述),并确定其与远期病态后遗症的关系可用于确定介导危重症远期后遗症的新途径。

孟德尔特征或疾病受单基因影响,例如镰状细胞病或囊性纤维化。与此相反,大多危重症是多因素疾病,在遗传学上被称为"复杂特征"。严重脓毒症及其远期后遗症就属于复杂特征。例如,脓毒症后躯体功能障碍是由疾病前肌力、涉及炎性介质的遗传变异(例如TNFs)和药物治疗(例如在疾病急性期接受GC和神经肌肉阻滞治疗)所致。宿主遗传因子在复杂特征例如严重脓毒症中的相对作用可能是适度的。

影响复杂特征的遗传变异的确切模式仍不清楚,目前仅关注遗传变异对疾病的作用,并且提出了几种理论[23]。一个常见疾病-稀有变异模型表明,复杂特征的表型变异是由于在多对基因位点的许多罕见遗传变异导致,且每个变异单独引发疾病。虽然每个稀有变异的频率很低,但是人群中可存在几个这样的变异。

相比之下,常见疾病-常见变异模型表明常见变异是复杂特征的基础,更常见于重症监护。由于某种形式的平衡选择,其中相同的遗传变异可能对某些疾病有保护作用,而对其他疾病不利,这种变异可以世代保持。该模型可能在危重症中尤其重要,危重症通常由炎症介质的表达差异而产生。TNF和IL-6释放的强烈炎症反应可能增加了并发症的风险,如严重脓毒症或ARDS;但相同的炎症反应可能对于宿主对感染产生适当反应至关重要。因此,与炎症反应相关的遗传变异在不同条件下可能是保护性的也可能是伤害性的。平衡选择的一个实例是在淋巴毒素α基因内的+250位点处的鸟嘌呤转变成腺嘌呤,它与TNF的表达增加有关,并且还与冠状动脉旁路移植手术后严重脓毒症的高风险以及长期机械通气(PMV)的低风险有关[24,25]。复杂特征也可由稀有和常见变异的组合而发生。最后,发生在基因(异位显性)和环境因素(基因-环境相互作用)之间的相互作用可以影响表型。

遗传命名法

多态性、突变和单核苷酸多态性

核苷酸组成脱氧核糖核酸(DNA),并包含以下四个碱基:腺嘌呤(adenine,A),胸腺嘧啶(thymine,T),鸟嘌呤(guanine,G)和胞嘧啶(cytosine,C)。四个碱基对之一被另一个碱基对取代称为单核苷酸多态性(SNP或突变)。例如,SNP可以将DNA序列从GATAA改变为GGTAA。多态性和突变是DNA序列中可遗传的变化。通常情况下,突变的频率很低(<1%),而多态性的发生则更频繁。数目可变串联重复序列(VNTR)也是一种多态性,其特

定重复序列在不同的个体中存在不同的数目。串联重复的实例是巨噬细胞抑制因子(MIF)基因的启动子区域内四核苷酸(CATT)n重复,其中受试者可具有5,6,7或8个重复串[26]。

人类基因组中的基因占总DNA非常小的部分,并且基因之间的序列超过90%不编码任何特定蛋白质[27]。DNA变异是常见的,人类基因组中每1 000个碱基对发生SNPs,且大多数SNPs不导致蛋白质结构或分泌的变化。当SNPs导致氨基酸改变时,它们被定义为非同义或错义SNPs。编码区中的一些非同义SNPs可能影响蛋白质结构并导致表型的改变。一个实例是凝血级联因子V基因中+1691位点处的G至A编码多态性[28]。这种多态性导致在506位氨基酸处将精氨酸取代为谷氨酰胺,它是活化蛋白C的切割位点之一。因为切割位点不存在,凝血因子V失活延迟,并导致高凝状态。

启动子区域中的SNPs不影响蛋白质结构,但它们可能影响转录因子的结合并且改变蛋白质在适当刺激应答中的表达。例如,称为4G/5G的插入/缺失多态性位于PAI-1基因中转录起始位点上游675个碱基对[29,30]。尽管两个等位基因都结合转录激活因子,但5G等位基因通过结合抑制蛋白减少转录,并与较低的循环PAI-1浓度有关[31,32]。

大多数SNPs对表型没有影响,因为它们位于非编码区或者是同义SNPs。在非编码区的SNPs中,那些在5′或3′非编码区(UTR)中的SNPs可能比内含子中的重要,内含子是最初复制到核糖核酸(RNA)中但最终从RNA转录物中切除的DNA的非编码序列。它们可能在基因表达的转录后调控中发挥关键作用,包括调节信使RNA(mRNA)在细胞核外的运输以及稳定蛋白质[33]。在因果变异候选基因分析期间选择SNPs时,了解这些区别是很重要的。通常,位于启动子区的SNPs和非同义SNPs可能比位于非编码区的SNPs更重要。

连锁不平衡和单倍型

了解SNP的因果关系是困难的。许多与SNPs相关的特定表型仅仅只是一种"标记",而不是因果变异。这些标记物与因果变异体共同遗传,因为它们位于同一DNA片段。其中两个遗传变异体共同通过世代遗传,这种现象称为连锁不平衡(LD)。几种方法可用于测量LD。两种最常用的是Lewontin D′和R[2]。两者都是相关性的测量方法,并以0至1的标度表示,较高的数字表示较大的LD或这些SNPs更有可能共同遗传。LD的这些测量方法是群体遗传学中的统计测量,并不一定意味着两个位点之间的距离。单个基因中SNPs的LD图可公开获得,并为选择候选基因分析的标记SNPs提供重要的信息。在减数分裂期间,母本和父本DNA片段通过重组交换。然而,LD中的标记物保持紧密连锁,并通过被称为单倍型域的DNA区域传代。一旦确定了标记物和疾病之间的关联,人们就可以集中于研究DNA的"模块"以识别因果多态性。这些"模块"可以由模块上的一个或多个多态性来识别或标记。根据基因的大小,通常可以对单倍型域内的整个基因或所有变体进行测序以识别编码变体。

遗传学研究设计

两种通用的方法用于评估遗传变异在疾病中的作用:连锁分析和关联研究。连锁分析遵循减数分裂原则通过家族进行疾病和遗传变异的共分离。与慢性疾病相反,如糖尿病,以前获得关于危重症的准确家族史是困难的,例如家庭成员是否在肺炎后发展 ARDS。因此,这种方法在急性疾病中作用不大,没有广泛用于危重症。与连锁分析相反,关联研究是在人群中检测遗传变异和个体疾病之间的关联。大多数相关性研究是基于人群的,但也可以是基于家庭的研究,即使用双亲影响孩子的三元组(传输不平衡测试,TDT)。该设计通过测试杂合子父母是否比预期更频繁的将这种等位基因传递给受影响的儿童,用来测试儿童中特定等位基因与疾病之间的关联[34]。

全基因组关联研究

不管整体研究设计如何,我们仍需要确定性的方法来检查遗传变异。有两种常用方法:全基因组关联研究(GWAS)和候选基因关联研究。GWAS 在哲学上类似于全基因组连锁分析,其中研究者不具有易感性位点的先验概念,而是试图定位一个与感兴趣"疾病"相关的染色体区域[35]。这是一种假设-生成方法,其结果需要验证。GWAS 可用于识别可能在疾病结局中发挥作用的新途径或蛋白质。尽管 GWAS 的实施成本较高,但技术的进步正在迅速降低其成本。当前的 GWAS 芯片包含 70 万到 500 万个 SNPs。使用 LD,可以估算额外的基因型。例如,使用 Hapmap 数据或来自 1 000 基因组计划的数据,可以将具有 70 万个 SNPs 的芯片提高到 200 万个 SNPs。全基因组测序也越来越多,将普遍用于未来的研究。具有更高可能性功能的仅编码 SNPs 的定制芯片也是可用的。

候选基因方法

候选基因方法用于检查遗传变异最可能参与生物途径的一个或多个基因中的作用。这种方法需要理解生物学机制以识别候选基因,因为它在技术上是非密集的并且相对便宜所以很常用。大多数以往的研究使用候选基因方法。然而,最近的研究使用了一种混合方法,使用 GWAS 来识别整个人类基因组中间隔的遗传变异,使用候选基因方法以检查感兴趣区域内的基因。例如,GWAS 可以识别基因上的少数 SNPs 与预后相关。许多这些 SNPs 可能不是功能性的。可以进行其他候选基因研究,其中可以选择来自不同单元域的 SNPs 并进行基因分型,并且可以确认它们与预后的关联。也可以对整个基因进行测序以识别潜在的因果变异体。

基因关联研究中的统计问题

检验效能

不论研究设计如何,具有足够的检验效能来检测关联是至关重要的。个别基因位点的危重症的相对危险度较小,相对危险度≤2。一般来说,关联研究可能更容易提供低于连锁研究的相对风险的疾病基因的统计学证据[36]。然而,大约需要 1 000 个病例和 1 000 个对照来检测 1.5 的适度相对危险度[37]。较大的样本量对稀有等位基因(频率<10%)是必要的,而如果相对风险较大,则需要较小的样本量。许多统计工具可用于确定样本量大小。

多重测试

对于多重测试的问题,没有简单的统计解决方案。目前的方法之一是使用假发现率(FDR)统计来确定研究者可以接受的真阳性对假阳性的比例,基于该比例选择显著性水平,并且对达到该显著水平的所有结果进行跟踪[38]。GWAS 进行了大量比较(高达 200 万次比较)。通常认为 $P<0.05\times10^{-8}$ 是考虑多重测试的阈值。如果结果得到验证,特别是在多个队列研究中,可以使用 P 值的下限阈值,例如 10^{-6}。

特定变异体或候选基因是与特征相关的,因此可能是因果关系或位于具有因果变异体的强 LD 中,这种关联最有利的证据是复制结果[39]。复制被定义为在不同的群体中进行分析,使用不同的方法来避免引入偏差。

人 群 混 合

种群内的亚群可以具有不同的遗传结构。种群内遗传变异的频率差异可导致假阳性结果。遗传标记和疾病之间的假阳性关联可能由于疾病与亚群的关联而发生,而不是遗传标记。种族的自我报告通常用于对受试者进行分层,以避免族群分层。与那些认定自己是白人种族的人相比,人群混合在自我鉴定的非洲裔美国人中更常见[40]。尽管在大多数遗传关联研究中确实发生了人群混合,但对结果的影响程度不太清楚。已经开发了通过键入非链接标记来检测和校正群体分层的技术[41-43]。这种方法是否足够是有争议的[44]。

表 观 遗 传 学

表观遗传学是对基因表达的可遗传变化的研究,这种可遗传变化是由基础 DNA 序列变化以外的机制引起。希腊语 epi 是指超过或以上,因此观遗传学是指 DNA 外部的遗传变化。通常这些变化不涉及核苷酸序列的改变。在表观遗传学改变的各种分子机制中,两种机制可能是特别重要的,包括 CpG 残基的 DNA 甲基化和组蛋白- 3(H3)乙酰化[44,45]。这些修饰导致染色质的重塑,染色质是 DNA 与 DNA 缔合的组蛋白蛋白的复合物。组蛋白是 DNA 缠绕的小球体,组蛋白修饰导致基因表达的变化。

越来越多的证据表明,由于细胞暴露于炎症环境,在严重的脓毒症中可能发生表观遗传变化[2]。表观遗传变化在一些疾病中的作用已有很好的描述,如延缓脓毒症、动脉粥样硬化[3]、癌症[4],以及其他慢性炎性病症例如类风湿关节炎的恢复[5]。表观遗传学可能在严重脓毒症后免疫应答的延迟消退中起作用。例如,外周血白细胞在脓毒症期间被活化并且可发生表观遗传改变。这些细胞可能由此增加促炎因子的表达、延迟免疫应答的消退,并导致持续性炎症。可以在整个基因组中或在特定蛋白质的启动子区域内评估表观遗传变化。正在研究靶向表观遗传机制的药物，并测试其改善脓毒症后的免疫消退作用，以减轻脓毒症的远期后遗症。

结　　论

常见的危重症如感染和脓毒症的发病率随着美国人口的老龄化而不断上升[46]。ICU治疗的发展降低了短期死亡率[47]，继而远期后遗症的人群增长了。潜在的远期死亡率和病态后遗症产生的机制仍不清楚。遗传研究可以提高对这些机制的了解，并允许靶向治疗以减少远期后遗症。

（周媚媚　译）

参考文献

［1］Angus DC, Linde-Zwirble WT, Lidicker J, Clermont G, Carcillo J, Pinsky MR. Epidemiology of severe sepsis in the United States: analysis of incidence, outcome, and associated costs of care. *Crit Care Med* 2001; **29**: 1303 - 10.

［2］McCall CE, Yoza BK. Gene silencing in severe systemic inflammation. *Am J Respir Crit Care Med* 2007; **175**: 763 - 7.

［3］Lund G, Andersson L, Lauria M, et al. DNA methylation polymorphisms precede any histological sign of atherosclerosis in mice lacking apolipoprotein. *J Biol Chem* 2004; **279**: 29147 - 54.

［4］Vakkila J, Lotze MT. Inflammation and necrosis promote tumour growth. *Nat Rev Immunol* 2004; **4**: 641 - 8.

［5］Karouzakis E, Gay RE, Gay S, Neidhart M. Epigenetic control in rheumatoid arthritis synovial fibroblasts. *Nat Rev Rheumatol* 2009; **5**: 266 - 72.

［6］Kaplan V, Clermont G, Griffin MF, et al. Pneumonia: still the old man's friend? *Arch Intern Med* 2003; **163**: 317 - 23.

［7］Weycker D, Akhras KS, Edelsberg J, Angus DC, Oster G. Long-term mortality and medical care charges in patients with severe sepsis. *Crit Care Med* 2003; **31**: 2316 - 23.

［8］Yende S, Angus DC, Ali IS, et al. Influence of comorbid conditions on long-term mortality after pneumonia in older people. *J Am Geriatr Soc* 2007; **55**: 518 - 25.

［9］Angus DC, Laterre PF, Helterbrand J, et al. The effect of drotrecogin alfa (activated) on long-term survival after severe sepsis. *Crit Care Med* 2004; **32**: 2199 - 206.

［10］Quartin AA, Schein RM, Kett DH, Peduzzi PN. Magnitude and duration of the effect of sepsis on survival. Department of veterans Affairs systemic sepsis cooperative studies group. *JAMA* 1997; **277**: 1058 - 63.

［11］Wunsch H, Guerra C, Barnato AE, Angus DC, Li G, Linde-Zwirble WT. Three-year outcomes for medicare beneficiaries who survive intensive care. *JAMA* 2010; **303**: 849 - 56.

［12］Hajnoczky G, Hoek JB. Mitochondrial longevity pathways. *Science* 2007; **315**: 607 - 9.

［13］Guarente L, Kenyon C. Genetic pathways that regulate ageing in model organisms. *Nature* 2000; **408**: 255 - 62.

［14］Migliaccio E, Giorgio M, Mele S, et al. The p66shc adaptor protein controls oxidative stress response and life span in mammals. *Nature* 1999; **402**: 309 - 13.

［15］Napoli C, Martin-Padura I, de Nigris F, et al. Deletion of the p66Shc longevity gene reduces systemic and tissue oxidative stress, vascular cell apoptosis, and early atherogenesis in mice fed a high-fat diet. *Proc Natl Acad Sci USA* 2003; **100**: 2112 - 16.

［16］Rudolph V, Freeman BA. Cardiovascular consequences when nitric oxide and lipid signaling converge. *Circ Res* 2009; **105**: 511 - 22.

［17］Baker PR, Schopfer FJ, O'Donnell VB, Freeman BA. Convergence of nitric oxide and lipid signaling: anti-inflammatory nitro-fatty acids. *Free Radic Biol Med* 2009; **46**: 989 - 1003.

［18］Francia P, delli Gatti C, Bachschmid M, et al. Deletion of p66shc gene protects against age-related endothelial dysfunction. *Circulation* 2004; **110**: 2889 - 95.

［19］Boomer JS, To K, Chang KC, et al. Immunosuppression in patients who die of sepsis and multiple organ failure. *JAMA* 2011; **306**: 2594 - 605.

［20］Serhan CN, Chiang N, Van Dyke TE. Resolving inflammation: dual anti-inflammatory and proresolution lipid mediators. *Nat Rev Immunol* 2008；**8**：349 - 61.

[21] Serhan CN, Oliw E. Unorthodox routes to prostanoid formation：new twists in cyclooxygenase-initiated pathways. *J Clin Invest* 2001；**107**：1481 - 9.

[22] Epstein SE, Zhu J, Najafi AH, Burnett MS. Insights into the role of infection in atherogenesis and in plaque rupture. *Circulation* 2009；**119**：3133 - 41.

[23] Zwick ME, Cutler DJ, Chakravarti A. Patterns of genetic variation in Mendelian and complex traits. *Annu Rev Genomics Hum Genet* 2000；**1**：387 - 407.

[24] Mira JP, Cariou A, Grail F, et al. Association of TNF2, a TNF-α promoter polymorphism, with septic shock susceptibility and mortality. *JAMA* 1999；**282**：561 - 8.

[25] Yende S, Quasney MW, Tolley E, Zhang Q, Wunderink RG. Association of tumor necrosis factor gene polymorphisms and prolonged mechanical ventilation after coronary artery bypass surgery. *Crit Care Med* 2003；**31**：133 - 40.

[26] Donn RP, Shelley E, Ollier WE, Thomson W. A novel 5′-flanking region polymorphism of macrophage migration inhibitory factor is associated with systemic-onset juvenile idiopathic arthritis. *Arthritis Rheum* 2001；**44**：1782 - 5.

[27] Stein LD. Human genome End of the beginning. *Nature* 2004；**431**：915 - 16.

[28] Bertina RM, Koeleman BPC, Koster T, et al. Mutation in blood coagulation factor V associated with resistance to activated protein C. *Nature* 1994；**369**：64 - 7.

[29] Dawson SJ, Wiman B, Hamsten A, Green F, Humphries S, Henney AM. The two allele sequences of a common polymorphism in the promoter of the plasminogen activator inhibitor-1（PAI - 1）gene respond differently to interleukin-1 in HepG2 cells. *J Biol Chem* 1993；**268**：10739 - 45.

[30] Eriksson P, Kallin B, 't Hooft FM, Bavenholm P, Hamsten A. Allele-specific increase in basal transcription of the plasminogen-activator inhibitor 1 gene is associated with myocardial infarction. *Proc Natl Acad Sci USA* 1995；**92**：1851 - 5.

[31] Westendorp RG, Hottenga JJ, Slagboom PE. Variation in plasminogen-activator-inhibitor - 1 gene and risk of meningococcal septic shock. *Lancet* 1999；**354**：561 - 3.

[32] Hermans PW, Hibberd ML, Booy R, et al. 4G/5G promoter polymorphism in the plasminogen-activator-inhibitor - 1 gene and outcome of meningococcal disease. Meningococcal Research Group. *Lancet* 1999；**354**：556 - 60.

[33] Mignone F, Gissi C, Liuni S, Pesole G. Untranslated regions of mRNAs. *Genome Biol* 2002；**3**：reviews0004.

[34] Gauderman WJ. Candidate gene association analysis for a quantitative trait, using parent-offspring trios. *Genet Epidemiol* 2003；**25**：327 - 38.

[35] Hirschhorn JN, Daly MJ. Genome-wide association studies for common diseases and complex traits. *Nat Rev Genet* 2005；**6**：95 - 108.

[36] Risch NJ. Searching for genetic determinants in the new millennium. *Nature* 2000；**405**：847 - 56.

[37] Reich D, Patterson N, Jager PLD, et al. A whole-genome admixture scan finds a candidate locus for multiple sclerosis susceptibility. *Nat Genet* 2005；**37**：1113 - 18.

[38] Hochberg Y, Benjamini Y. More powerful procedures for multiple significance testing. *Stat Med* 1990；**9**：811 - 18.

[39] de Bakker PIW, Yelensky R, Pe'er I, Gabriel SB, Daly MJ, Altshuler D. Efficiency and power in genetic association studies. *Nat Genet* 2005；**37**：1217 - 23.

[40] Sinha M, Larkin EK, Elston RC, Redline S. Self-reported race and genetic admixture. *N Engl J Med* 2006；**354**：421 - 2.

[41] Pritchard JK, Stephens M, Rosenberg NA, Donnelly P. Association mapping in structured populations. *Am J Hum Genet* 2000；**67**：170 - 81.

[42] Ardlie KG, Lunetta KL, Seielstad M. Testing for population subdivision and association in four casecontrol studies. *Am J Hum Genet* 2002；**71**：304 - 11.

[43] Freedman ML, Reich D, Penney KL, et al. Assessing the impact of population stratification on genetic association studies. *Nat Genet* 2004；**36**：388 - 93.

[44] Cardon LR, Palmer LJ. Population stratification and spurious allelic association. *Lancet* 2003；**361**：598 - 604.

[45] Hake SB, Garcia BA, Duncan EM, et al. Expression patterns and post-translational modifications associated with mammalian histone H3 variants. *J Biol Chem* 2006；**281**：559 - 68.

[46] Simonsen L, Conn LA, Pinner RW, Teutsch SM. Trends in infectious disease hospitalizations in the United States 1980 - 94. *Arch Intern Med* 1998；**158**：1923 - 8.

[47] Martin GS, Mannino DM, Eaton S, Moss M. The epidemiology of sepsis in the United States from 1979 through 2000. *N Engl J Med* 2003；**348**：1546 - 54.

第28章
危重症的生理储备和衰弱

Robert C. McDermid，Sean M. Bagshaw

引　言

医生一直渴望得到"生理年龄"的操作性定义。大量临床病例发现，很多患者承受着或大或小超越其生理年龄的疾病负担，对疾病的反应有更大的不确定性。这给评估预后和确定治疗方案带来挑战。医生不得不将"生理储备"概念作为危重症发作后的生存和功能预后的主要决定因素，而非生理年龄。在这个模型中，个体的基线健康状态可以被视为个人遗传倾向与其在预期生命期间发生的急性和（或）慢性疾病的累积暴露的相互作用。在本章中，我们将探讨最新定义的老年衰弱综合征的概念，它是"生理年龄"以及其与危重症相关性的潜在标志。

生物复杂性的丧失和生理储备的概念

人体是一个复杂的生物系统，具有抵御和适应多种外部环境压力的能力。该系统的特征在于保持总体结构稳定性的前提下，对刺激做出的高度精细的反应[1]。在过去的二十年里，非线性动力学（"混沌理论"）学科在生物系统的应用已经为其功能过程提供了一些线索和理解。系统的复杂性（系统可以检测其基线状态的变化、变化的过程以及产生明显响应方式数量的数学描述）确定系统适应基线变化和致命性破坏的能力。当面对刺激时，生物系统对变化作出反应，建立一种集中性多模式适应性反应状态，暂时减少系统内的明显变化。系统复杂性的基线水平和其响应刺激而降低复杂性的能力的结合决定了系统适应刺激而避免致命失效的能力。

在概念上，衰老、疾病或损伤导致系统检测基线状态变化的能力降低，或者诱导系统适应这些变化的能力受限，其效果是系统的输出被简化，机体的复杂调节能力受限，"随机"调节活动减少。因此，生物系统复杂性变化的量化可以提供关于稳态功能的有用信息。人类数据已经证实了这种假设，即在健康器官系统的动力学中输出变异性的丧失是功能障碍的早期征兆。生理衰老和疾病都可能导致各种器官系统的复杂性丧失（表28.1）。许多这些变化也与患者的不良预后有关，包括心血管事件、跌倒、骨折和死亡。复杂性的丧失导致对应激物的可能生理反应、受损的抗干扰能力下降以及失代偿的阈值降低（即不明显的急性病或损伤发作)[2]。一旦超过临界阈值水平,聚合系统可能不再能够保持稳定状态,并发生加速和致命性失调[3]。这个理论临界阈值称之为"生理储备"。

表 28.1 关于衰老或疾病的反应中发生的各器官系统复杂性变化的总结

复杂性变化	示 例 条 件
心率变异性的丧失[72-78]	老龄化、危重症、创伤、缺血性心脏病、CHF、心房颤动前兆以及心室颤动
温度曲线复杂性丧失[79]	危重症
肿瘤的不规则形状[80,81]	良性和恶性乳房肿块的区分
呼吸频率的复杂性[82,83]	老龄化、CHF
步态动力学的变化[84,85]	老龄化、帕金森病
性激素的释放[86-88]	老龄化、睡眠障碍

衰弱与生理储备的关系

衰弱过程的常见表现形式是临床衰弱综合征。衰弱性最初见于对老年人群的描述,是一种小损伤不断积累的综合征,单独的损伤可能微不足道,但是共同作用可导致沉重的疾病负担和对不利事件的反应性降低。虽然衰弱性与年龄和老龄化密切相关,但其普遍性和严重性在各年龄层之间变化很大。非线性动力学很好地描述了这一现象,损伤的数量似乎比损伤本身更重要。随着对环境压力的生理反应减弱,适应和应答的能力降低,导致对不利临床事件和预后的易损性[4]。还涉及"惩罚低效"的概念,在这一概念中存在几种生理障碍导致生理功能低下[5]。除了生理反应的复杂性降低之外,衰弱患者更大比例的消耗他们已经减少的能量储备以维持体内平衡,结果导致身体对新的(甚至可能是微不足道的)应激物的反应能力进一步受损。证实这种现象的实例是发现衰弱患者心率变异性消失、平衡动力学下降,并且对年度三价灭活流感疫苗接种的抗体(Ab)反应减少,发生心功能不全、跌倒和流感的风险更大[6-8]。在这种衰弱的生理状态的某些关键点,功能缺陷开始迅速积累,最终导致一种非线性的"雪崩式的生物破坏"[9,10]。异常系统的数量似乎比异常本身的性质更具相关性,这表明复杂性的阈值丧失是脆弱性的重要的潜在机制[11]。这些发现的意义在于,临床上明显的衰弱性可被视为生物体对干扰接近耐受阈值或其生理储备上限做出的警示。

主要由内脏组织和骨骼肌组成的瘦体重(LBM)的减少也是衰弱性的共同特征[12]。将瘦体重损失与复杂性损失联系起来的老龄化理论之一表明,通过消耗蛋白质储存,过度活跃的促炎性免疫反应最终超过了系统控制炎症反应的能力。结果导致了无法控制的炎症和非预期的器官损伤[10]。来自心血管健康研究的数据支持这种促炎性假说。在对 4 735 名 65 岁或以上的社区居民的研究中发现,即使控制了心血管疾病、糖尿病、年龄、性别和种族因素之后,衰弱患者仍具有显著较高的 C 反应蛋白(CRP)、因子Ⅷ和 D-二聚体水平[13]。炎性环境的特征在于促炎细胞因子的产生,可引起厌食和分解代谢状态,最终导致炎症、器官损伤和 LBM 减少的恶性循环[14-16]。许多其他因素也影响肌肉损失的速度,包括营养摄入量、吸收和利用营养的能力、活动能力和当前的神经肌肉功能(包括认知功能)。此外,各种并发症会进一步减少现有蛋白质储存并导致广泛消耗,例如心肺疾病、慢性肾脏病(CKD)、癌症和HIV 感染的晚期阶段[17,18]。在一些疾病阶段,已证明大约 40% 的 LBM 的损失就可致命[19]。肌肉是代谢和蛋白质存储的场所,当生理反应紊乱时会动员肌肉,例如在危重症或创伤期间,功能性肌肉储备的耗尽将导致在应激状态下不能维持体内平衡[20]。

应当注意,文献中关于肌肉质量、肌肉强度和肌力对确定老年患者预后的相对重要性并不一致[21]。对门诊老年患者的研究表明,年龄相关的肌肉质量和力量的损失与死亡率和残疾密切相关[22-25]。然而,在调节肌肉强度和力量后,肌肉体积并没有显著预后价值[26,27]。在门诊健康患者和伴有合并症的患者中观察发现,当消耗量增加时,衰弱的心肺功能无法满足增加氧的输送和利用的要求[28,29]。这种强度和力量的损失与肌肉质量无关,被称为吞噬,并且可能与衰弱患者的不良发病率和死亡率的生理储备的广义减少相关。然而,也有可能是肌肉骨骼系统的健康功能以复杂的方式与其他器官系统相关联,如既往已证实运动对认知功能具有有利影响[30]。这意味着影响肌肉强度的疾病过程和治疗可能最终对整体健康具有决定性影响,并且可能是现代治疗学范畴的重要组成部分。

虽然衰弱性最初是用来描述老年人的,但衰弱的特征也出现在许多疾病状态中,而不论年龄层,这表明衰弱性可能是弱势群体发展的一个过程,而衰老和老年人只是其中之一。例如,HIV 感染的存在和持续时间与脆弱性表现密切相关(对于 HIV 持续时间≤4 年,4~8 年之间和＞8 年,OR 分别为 3.4、12.9 和 14.7)[31]。此外,55 岁以下的 HIV 感染男性患者中的脆弱性的流行率与 65 岁以上的非 HIV 感染男性相似。这表明衰弱状态的存在更加普遍,而非最初认为的只在老年人中发展。

可操作性的衰弱

不幸的是,衰弱综合征的性质使其难以定义其存在并描述其严重性。用于测量衰弱性的使用最广泛的工具之一是由 Fried 及其同事提出的操作性定义[4](见表 28.2)。尽管其相对简单,但是这种定义有局限性,其中包括认知和心理方面的缺失,仅分为衰弱、衰弱前期或非衰弱几个有限的分层,以及用于定义综合征的五个标准缺乏验证。在对 754 名独立老年患者随访 7.5年的前瞻性队列研究中,除了认知障碍和抑郁症之外,强调了评价五种"Fried"标准的局限[32]。在这项研究中,缓慢的步速是不良预后的最强预测因子(慢性残疾、长期入住护理院、跌倒损伤和死亡的 OR 分别为 3.8、5.9、2.5 和 2.7)。第二个重要的因素是低体力活动。有趣的是,发现认知功能障碍(Folstein 简易精神状态检查＜24 分)[33]比其他三个标准有更大的预后价值。

为了提高对衰弱性的识别和治疗,已经开发了许多其他评分系统,所有这些系统都各有利弊[34]。最近对各种文献的系统综述强调了衰弱的八个最重要的方面:营养状况、躯体活动、运动、精力、力量、认知、情绪和心理社会支持[34]。在已公布的评分系统中这些方面的每一个都是可变的。在这篇系统综述中,衰弱指数(FI)是最全面的工具,其利用临床缺损的 70条详细的项目来捕获衰弱的存在并量化其严重程度[35]。尽管在研究的背景下是有用的,但其在临床危重医学繁忙而且混乱的实践中并不适用。

表 28.2　衰弱性"表型"临床定义的建议

存在以下三个或更多特征
握力下降
疲惫主诉
过去 1 年体重意外减轻＞4.5 kg
较慢的步行速度
较低的体力活动

引自 Fried LP，Tangen CM，Walston J，Newman AB，Hirsch C，Gottdiener J，et al.经牛津大学出版社和美国老年学会许可，"老年人的衰弱性：表型证据"，"老年医学期刊"-A 辑：生物科学与医学科学，2001，56，3，页码，M146-156。

因此，最初为门诊患者开发的许多临床量表可能与重症监护更相关，尽管至今尚未在重症监护患者中得到验证。躯体衰弱改变的临床整体印象(CGIC-PF)包括患者和代理人提供的数据，以及临床医生的临床观察，但尚未得到广泛验证[36]。Groningen 衰弱指标是最初通过邮寄给受试者的包含 15 个项目的问卷，迄今为止尚未通过直接咨询代理人得到验证[37]。第三个评分系统(不包括在上述系统评价中)是由 Rockwood 等人开发和验证的基于临床医师判断基础的 7 点临床衰弱量表(Clinical Frailty Scale, CFS)[38]。该研究包含 2 305 名年龄在 65 岁或以上的参与加拿大健康和老龄化研究的患者。在这项研究中，CFS 与 FI 密切相关。在他们的多变量分析中，CFS 中每增加 1 分将增加死亡(OR 1.3)和住院风险(OR 1.5)。比起更全面的 FI 来说，CFS 更为通用和简化，至少在老年门诊患者中似乎更具有临床意义且更为有效。虽然这些衰弱性的评估工具在危重症患者中没有被具体利用和验证，但目前相关研究正在进行。

衰弱性是重症监护概念框架的一部分

无论使用何种定义，衰弱性作为生理储备的标志可能与大范围年龄层的重症监护具有最直接的相关性。已证明衰弱性与许多疾病相关，包括临床和亚临床心血管疾病[39,40]、癌症[41]和慢性肾病(CKD)[42]。加拿大健康和老龄化的研究表明，随着年龄增长衰弱性的发生率上升，在老年人口中可高达 43%[38]。考虑到老年人对 ICU 资源的需求增加，患者在入 ICU 前可能已经预先存在衰弱性[43]。

此外，危重症患者可能代表容易发展为衰弱的另一个群体，非线性动力学似乎解释了许多这些观察到的现象[44]。根据定义，危重症涉及致命性稳态的失衡：急性应激物超出生理储备，需要体细胞支持以维持生命。类似于衰弱的老年患者，危重症患者对不良事件和预后的衰弱性增加。短期风险采取不可预测的危及生命的临床恶化形式，独立于年龄或发病前的功能储备。引起临界失代偿所需的急性干扰因素的严重性是可变的，包括以下功能：① 应激物影响系统内变化的速度。② 当前生理水平的不稳定性。③ 躯体支持可以"巩固"生理的程度[45]。在概念上，生命支持技术可被视为增加生物系统的输出，为系统提供适应时间和机会来愈合；然而，在大多数情况下，它不直接影响导致失代偿的基础过程。

一个更具挑战性的问题是危重症的亚急性表达。系统的致命性破坏是导致器官功能障碍的常见模式，但是在具体时间以及特定方式下，特定患者中具体器官功能障碍的细节是不可预测的。然而，在危重症中，一个常见的现象是在几天到几周内迅速发展的严重肌肉萎缩、运动功能减退和功能障碍，而在门诊患者中这一进展过程通常需要几年。这种危重症相关的神经肌肉功能障碍发生在 $5\%\sim10\%$ 的危重症患者中，并且与 ICU 死亡风险的增加、住院和康复时间的延长以及出院后 QoL 降低有关[46-49]。有人提出，危重症可能是不同程度衰弱性快速发展的一种表现，除了抑郁症的心理影响和照顾者的疲倦之外，其特征由乏力、肌肉萎缩、功能状态不良和神经认知功能障碍共同组成[50]。进一步支持这一观点的事实是，危重症后的功能依赖性和衰弱性的两个更突出的表现特征相关：不能行走和上肢肌力下降[46]。肌肉萎缩和乏力与 ICU 并发症密切相关，这也表明导致肌肉萎缩的过程可能是重要的治疗和干预的目标，防止或最小化肌肉萎缩可能改善预后。非线性含义表明，仅影响该过程单一因素的治疗方法可能更容易失败，除非该治疗方法影响失代偿的级联反应或者能够同时影响多过程的单一病因学因素。

发病前功能状态和衰弱性对
ICU 患者预后的影响

一项关于评估危重症患者的实足年龄对预后影响的研究表明，年龄增长与存活率降低和不利的功能预后有关，其独立预测价值有限。简化急性生理学评分 3（SAPS 3）评分系统中，已证明利用进入 ICU 后 1 小时内采集的数据，在 ICU 存活和功能预后方面具有一些辨别价值，但它不够敏感和具体，不足以指导正在进行的 ICU 支持治疗效用的讨论[51]。此外，对 980 例危重症幸存者的前瞻性多中心研究发现，预先存在的并发症是转出 ICU 后 QoL 的最强预测因子[52]。在对 ICU 出院患者的 3 年随访中发现健康相关生活质量（HRQL）的改善较小。此外，虽然不是衰弱性本身，但肌肉量的损失（即肌肉减少症）是 ICU 中不良临床预后的危险因素，并且已经在结直肠肝转移肝切除术的患者中得到了验证[53]。Peng 等人评估了 259 名患者，其中 41 名患者 CT 成像显示腰大肌的质量有着显著的减少。在这项研究中，腰大肌的质量减少与住院时间延长和长期 ICU 住院（超过 2 天）的高风险有关。它也与主要的术后并发症有关，OR 为 3.3，但与无病或总生存率无关。尽管有这些案例支持，但仍缺乏一个经过验证的工具，可以在重症监护室出现危重症时用来明确区分幸存者与难以幸存者，也不能可靠地预测短期和远期功能结局和/或患者的被治愈能力[54]。医务人员对个别患者的预后以及特定干预对预后影响的高度信心与这些预测有限的精确度形成鲜明对比[55,56]。因此，尽管预后是由重症护理从业者每天进行的，但是这个过程充满误差。

不幸的是，许多其他疾病的严重程度评分系统，例如急性生理学与慢性健康状况评估（APACHE）得分，在个别患者的治疗中也没有作用，因为这些工具是设计用来比较患者群体，而不是预测床边生存率。系统评价证实了这一点，其将医生的预测与经过验证的评分系统的预测进行比较发现，医生预测患者在 ICU 出院前死亡的准确性较评分系统高出两倍，但两者都只有中等精确度[57]。值得注意的是医生对预后的预测与医生的观念有关：医生预测的低生存可能性与限制或撤回生命支持措施和死亡的自我预言的实现密切相关，与疾病的严重程度无关[58]。

衰弱性和生理储备在决定危重症预后中的作用还有待阐明。虽然有关发病前功能状态与 ICU 预后的独立预测价值还存在一些争议，但已有研究证实当生理储备耗尽时，危重症的恢复时间显著延长甚至不可能恢复，目前研究数据提示生理储备具有重要意义。一些研究目前正在尝试结合临床寻找预测预后的生物标记物和一些临床有效的"生理年龄"测量工具（表 28.3），以期可以有效帮助预测预后。在一些关于非危重症的文献中，对老年人和围手术期人群衰弱综合征的检测似乎越来越受欢迎，成为预后的较强潜在"生物标志物"。不幸的是，过多的定义、患者群体的异质性以及重症治疗的特定数据的缺乏使得目前不可能对现有或新发展的衰弱状态的预后或治疗影响作出确定的结论。然而，目前不断出现的数据表明，衰弱性的一些测量工具可能有助于预测住院后老年患者和需要入住 ICU 患者的死亡率、支持强度、不良事件和功能预后。

表 28.3　与"慢性炎症"状态相关的生物标志以及
作为衰弱性替代标记的潜在价值

类　　型	生 物 标 记 物
急性期蛋白	C 反应蛋白 前白蛋白/白蛋白 甲状腺素运载蛋白（TTR） 丙氨酸转氨酶（ALT） 转铁蛋白 视黄醇结合蛋白（RBP） D-二聚体 因子Ⅷ
免疫活化/氧化应激	新蝶呤 正五聚蛋白 3（PTX3） 谷胱甘肽（GSH）/氧化谷胱甘肽（GSSG） 4-羟基-2,3-壬烯醛（HNE） 丙二醛（MDA） 8-羟基-2′-脱氧鸟苷（8-OHdG） CD8、CD28、CCR5 T 细胞表达
炎症介质	白细胞介素-6 肿瘤坏死因子 内毒素（EA）/LPS CXC 趋化因子配体 10（CXCL-10）
生长因子	胰岛素样生长因子 1 25-羟基维生素 D3
激素	下丘脑-垂体-性腺轴

衰弱性及其与 ICU 内死亡率和
出 ICU 后发病率的相关性

在对 299 名法国高龄老年人的研究中,Roch 等人发现,通过 McCabe、Knaus 和 Karnovsky 量表来评估发病前功能状态似乎并不能预测 ICU 死亡率、院内死亡率或出院后 2 年内死亡率[59]。然而,识别效应的缺乏可能是由于该队列中高水平的共患疾病和功能受限导致,只有 15% 的入选患者没有功能受限,57% 的患者 5 年内出现致命性疾病。与之相反,Goldstein 等人的研究发现,死亡率与发病前功能水平密切相关,且在幸存者中常常伴随功能损伤[60]。(图 28.1,表 28.4)在对入住 ICU 的 2 213 例患者的前瞻性研究中,在出院后 8 个月进行评估发现,相比于发病前活动水平为"活动"或"久坐"的患者,那些发病前分类为"严重受限"的患者住院治疗存活率低。然而有趣的是,幸存患者的功能状态并不都是糟糕的。平素活动的患

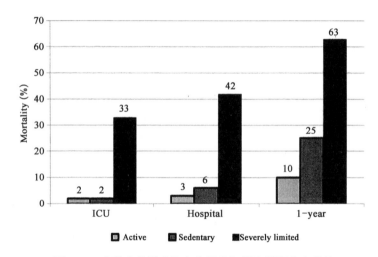

图 28.1　由发病前活动状态分层的短期和长期生存总结

Mortality(%):死亡率(%);Active:活动;Sedentary:久坐;Severely limited:严重受限。

引自 Goldstein RL, Campion EW, Thibault GE, Mulley AG, Skinner E, "Medical outcomes following medical intensive care", Critical Care Medicine, 14, 9, 783 – 788, 1986.获得 Wolters Kluwer 和重症医学学会许可。

表 28.4　由发病前活动水平分层的短期和远期预后总结

基线活动分类	ICU 住院期间的干预(n,%)	后续活动水平(n,%)		
		严重受限	久　坐	活　动
活　　动	137/917(15)	12(1.7)	524(72.7)	185(25.6)
久　　坐	174/1 017(17)	45(6.7)	590(88.2)	34(5.1)
严重受限	99/279(35)	19(29.8)	45(68.1)	2(3.0)

转载自 Goldstein RL, Campion EW, Thibault GE, Mulley AG, Skinner E, "Medical outcomes following medical intensive care", Critical Care Medicine, 14, 9, 783 – 788, 1986.获得 Wolters Kluwer 和重症医学学会许可。

者常伴有功能下降,但哪些严重功能受限的患者如果存活,他们也可能会恢复功能。遗憾的是,这个简单的分类系统没有足够的鉴别能力来区分那些仍具有恢复能力的严重功能受限的患者。

同样,Sligl 等人研究表明,与功能独立的成年人相比,完全依赖于护理的伴有肺炎的危重症患者的死亡率增加(30 天和 1 年死亡率 OR 分别为 5.3 和 3.0)[61]。通过使用助行器(例如手杖、助行器或轮椅)依赖程度较低的患者风险增加的不显著。Khouli 等人在一项前瞻性观察研究中发现,在入住 ICU 的前 30 天,患者或代理人主诉"身体健康不好"与 6 个月死亡率增加 8% 有关[62]。然而作者没有说明从家庭成员而不是患者处获得的 QoL 测量的比例。这使得数据有些难以解释,因为回顾性方法可产生回忆偏倚。此外,ICU 入院前患者的 QoL 通常被家族成员低估,尽管差异的临床相关性仍有争议[63-65]。在一项对 659 名从急诊入住 ICU 的老年患者的研究中发现,护理依赖、中度至重度认知障碍和低体质指数(body mass index,BMI)均对出院死亡有独立预测价值[66]。类似地,SUPPORT 试验评估了危重症住院患者的预后,其 6 个月时死亡率估计为 50%,发病前低 BMI 是死亡的独立预测因素[67]。事实上,那些健康患者 BMI 的 U 形死亡率曲线在危重症时消失,表明在该生理应激期间,适度营养或热量储备的益处超过中度肥胖的危害。

在 ICU 中评估衰弱性,需要对做过心脏手术的患者进行评估,因为这些患者术后进入 ICU 期间一直处于支持状态。Sundermann 等人评估了一些 75 岁以上的老年患者,对他们以前的衰弱性综合评价(CAF)的预测价值进行了研究[68]。该量表包括主观无力、力量的客观测量(从椅子上起来到爬楼梯)、血清肌酐以及 Rockwood 等人的 CFS 的组合。随访 1 年发现,基于 CAF,与非衰弱或中度衰弱的患者对比,严重衰弱患者 30 天院内死亡率和 1 年死亡率的增高[69]。在另一项对 3 826 例接受心脏手术的患者的观察性研究中,Lee 等人发现衰弱性(定义为在 ADLs、步行方面有任何损伤或有痴呆病史记录)在术前为 4.1%,与较高的院内死亡率(OR 1.8)和出院后需入住长期护理机构(OR 6.3)独立相关[70]。这项研究中患者的年龄为 57~78 岁。表现出衰弱性的患者中位年龄显著大于非衰弱患者,但是衰弱组中最年轻的患者为 61 岁,再次表明衰弱可能更容易在易受损患者中发展,与年龄或衰老无关。最后,在一项对 594 例接受心脏手术的老年患者的研究中发现,中度衰弱和衰弱与术后并发症(OR 2.06 和 2.54)以及出院(OR 3.16 和 20.48)的风险增加有关[71]。这项研究修改了 Fried[4] 的原来的操作性定义,具有中度衰弱的定义为两个或三个标准,衰弱为四个或五个标准。那些被分类为中度衰弱或衰弱的患者,ICU 的停留时间和住院时间明显延长。在这项研究中,将围手术期风险评分(美国麻醉师协会)和衰弱性评估联合使用时,具有额外的预测价值。

结　　论

"生理储备"的概念被简单地定义为个体在生理适应失败出现稳态失衡和失代偿之前可以响应急性病和(或)创伤的生理适应的临界阈值,其越来越被视为危重症患者生存和功能预后的潜在决定因素。不幸的是,由于缺乏关于生理储备的各种细化的诊断试验或测量方法,这一概念尚难以在床边应用。然而,我们可以通过评估替代临床标志物例如衰弱表型的存在和严重性可以获得对"生理储备"的了解。衰弱性是缺陷积累的临床综合征,其单个可能微不足道,但共同作用可致慢性疾病的负担增加、不利事件的易损性增加以及生理储备的减少。虽然衰弱性评估的价值尚未在危重症患者中进行具体评估,但是已证实衰弱状态的存在与老年患者和心血管术后患者的支持治疗的复杂性增加、住院时间延长、死亡率增高以及长期入住医疗机构相关。在所有危重症患者中常规评估衰弱性可能代表了一种额外的预后评估工具,在 ICU 的高级生命支持的时间-限制试验中,它可以在 ICU 时间有限的高级生命支持试验之后,被整合到患者和(或)家庭成员关于 ICU 入院以及支持和/或撤销支持的增加益处的决策讨论中。此外,衰弱性评估可以用于那些重症监护前后需要强化康复支持的患者,以优化其预后和潜在的恢复过程。

(周媚媚　译)

参考文献

［1］ **Varela M, Ruiz-Esteban R, De Juan M.** Chaos, fractals, and our concept of disease. *Perspect Biology Med* 2010；**53**：584-95.

［2］ **Lipsitz LA, Goldberger AL.** Loss of 'complexity' and aging. Potential applications of fractals and chaos theory to senescence. *JAMA* 1992；**267**：1806-9.

［3］ **Yates FE.** Complexity of a human being: changes with age. *Neurobiol Aging* 2002；**23**：17-19.

［4］ **Fried LP, Tangen CM, Walston J, et al.** Frailty in older adults: evidence for a phenotype. *J Gerontol A Biol Sci Med Sci* 2001；**56**：M146-56.

［5］ **Weiss CO.** Frailty and chronic diseases in older adults. *Clin Geriatr Med* 2011；**27**：39-52.

［6］ **Chaves PH, Varadhan R, Lipsitz LA, et al.** Physiological complexity underlying heart rate dynamics and frailty status in community-dwelling older women. *J Am Geriatr Soc* 2008；**56**：1698-703.

［7］ **Kang HG, Costa MD, Priplata AA, et al.** Frailty and the degradation of complex balance dynamics during a dual-task protocol. *J Gerontol A Biol Sci Med Sci* 2009；**64**：1304-11.

［8］ **Yao X, Li H, Leng SX.** Inflammation and immune system alterations in frailty. *Clin Geriatr Med* 2011；**27**：79-87.

［9］ **Mitnitski AB, Mogilner AJ, MacKnight C, Rockwood K.** The mortality rate as a function of accumulated deficits in a frailty index. *Mech Ageing Dev* 2002；**123**：1457-60.

［10］ **Franceschi C, Capri M, Monti D, et al.** Inflammaging and anti-inflammaging: a systemic perspective on aging and longevity emerged from studies in humans. *Mech Ageing Dev* 2007；**128**：92-105.

［11］ **Fried LP, Xue QL, Cappola AR, et al.** Nonlinear multisystem physiological dysregulation associated with frailty in older women: implications for etiology and treatment. *J Gerontol A Biol Sci Med Sci* 2009；**64**：1049-57.

［12］ **Kehayias JJ, Fiatarone MA, Zhuang H, Roubenoff R.** Total body potassium and body fat: relevance to aging. *Am J Clin Nutr* 1997；**66**：904-10.

［13］ **Walston J, McBurnie MA, Newman A, et al.** Frailty and activation of the inflammation and coagulation systems with and without clinical comorbidities: results from the Cardiovascular Health Study. *Arch Inter Med* 2002；**162**：2333-41.

［14］ **Grunfeld C, Feingold KR.** Metabolic disturbances and wasting in the acquired immunodeficiency syndrome. *N Engl J Med* 1992；**327**：329-37.

［15］ **Beutler B, Cerami A.** Cachectin: more than a tumor necrosis factor. *N Engl J Med* 1987；**316**：379-85.

［16］ **Bazar KA, Yun AJ, Lee PY.** 'Starve a fever and feed a cold': feeding and anorexia may be adaptive behavioral modulators of autonomic and T helper balance. *Med Hypotheses* 2005；**64**：1080-4.

［17］ **Lainscak M, Podbregar M, Anker SD.** How does cachexia influence survival in cancer, heart failure and other chronic diseases? *Curr Opin Support Palliat Care* 2007；**1**：299-305.

［18］ **Tan BHL, Fearson CH.** Cachexia: prevalence and impact in medicine. *Curr Opin Clin Nutr Metab Care* 2008；**11**：400-7.

［19］ **Roubenoff R.** Sarcopenia: effects on body composition and function. *J Gerontol A Biol Sci Med Sci* 2003；**58**：1012-17.

［20］ **Manini TM, Clark BC.** Dynapenia and aging: an update. *J Gerontol A Biol Sci Med Sci* 2012；**67**：28-40.

［21］Clark BC, Manini TM. Sarcopenia = / = dynapenia. *J Gerontol A Biol Sci Med Sci* 2008；**63**：829‐34.

［22］Cesari M, Pahor M, Lauretani F, et al. Skeletal muscle and mortality results from the InCHIANTI Study. *J Gerontol A Biol Sci Med Sci* 2009；**64**：377‐84.

［23］Janssen I. Skeletal muscle outpoints associated with elevated physical disability risk in older men and women. *Am J Epidemiol* 2004；**159**：413‐21.

［24］Newman AB, Kupelian V, Visser M, et al. Strength，but not muscle mass，is associated with mortality in the health，aging and body composition study cohort. *J Gerontol A Biol Sci Med Sci* 2006；**61**：72‐7.

［25］Visser M, Simonsick EM, Colbert LH, et al. Type and intensity of activity and risk of mobility limitation：the mediating role of muscle parameters. *J Am Geriatr Soc* 2005；**53**：762‐70.

［26］Visser M, Newman AB, Nevitt MC, et al. Reexamining the sarcopenia hypothesis. Muscle mass versus muscle strength. Health，Aging，and Body Composition Study Research Group. *Ann N Y Acad Sci* 2000；**904**：456‐61.

［27］Studenski S, Perera S, Patel K, et al. Gait speed and survival in older adults. *JAMA* 2011；**305**：50‐8.

［28］Barbat-Artigas S, Dupontgand S, Fex A, Karelis AD, Aubertin-Leheudre M. Relationship between dynapenia and cardiorespiratory functions in healthy postmenopausal women：novel clinical criteria. *Menopause* 2011；**18**：400‐5.

［29］Cortopassi F, Divo M, Pinto-Plata V, Celli B. Resting handgrip force and impaired cardiac function at rest and during exercise in COPD patients. *Respir Med* 2011；**105**：748‐54.

［30］Colcombe SJ, Kramer AF, Erickson KI, et al. Cardiovascular fitness，cortical plasticity，and aging. *Proc Natl Acad Sci USA* 2004；**101**：3316‐21.

［31］Desquilbet L, Jacobson LP, Fried LP, et al. HIV-1 infection is associated with an earlier occurrence of a phenotype related to frailty. *J Gerontol A Biol Sci Med Sci* 2007；**62**：1279‐86.

［32］Rothman MD, Leo-Summers L, Gill TM. Prognostic significance of potential frailty criteria. *J Am Geriatr Soc* 2008；**56**：2211‐16.

［33］Folstein MF, Folstein SE, McHugh PR. 'Mini-mental state'. A practical method for grading the cognitive state of patients for the clinician. *J Psychiatr Res* 1975；**12**：189‐98.

［34］de Vries NM, Staal JB, van Ravensberg CD, Hobbelen JS, Olde Rikkert MG, Nijhuis-van der Sanden MW. Outcome instruments to measure frailty：a systematic review. *Ageing Res Rev* 2011；**10**：104‐14.

［35］Rockwood K, Andrew M, Mitnitski A. A comparison of two approaches to measuring frailty in elderly people. *J Gerontol A Biol Sci Med Sci* 2007；**62**：738‐43.

［36］Studenski S, Hayes RP, Leibowitz RQ, et al. Clinical global impression of change in physical frailty：development of a measure based on clinical judgment. *J Am Geriatr Soc* 2004；**52**：1560‐6.

［37］Schuurmans H, Steverink N, Lindenberg S, Frieswijk N, Slaets JP. Old or frail：what tells us more? *J Gerontol A Biol Sci Med Sci* 2004；**59**：M962‐5.

［38］Rockwood K, Song X, MacKnight C, et al. A global clinical measure of fitness and frailty in elderly people. *CMAJ* 2005；**173**：489‐95.

［39］Afilalo J, Karunananthan S, Eisenberg MJ, Alexander KP, Bergman H. Role of frailty in patients with cardiovascular disease. *Am J Cardiol* 2009；**103**：1616‐21.

［40］Newman AB, Gottdiener JS, McBurnie MA, et al. Associations of subclinical cardiovascular disease with frailty. *J Gerontol A Biol Sci Med Sci* 2001；**56**：M158‐66.

［41］Mohile SG, Xian Y, Dale W, et al. Association of a cancer diagnosis with vulnerability and frailty in older Medicare beneficiaries. *J Natl Cancer Inst* 2009；**101**：1206‐15.

［42］Cook WL. The intersection of geriatrics and chronic kidney disease：frailty and disability among older adults with kidney disease. *Adv Chronic Kidney Dis* 2009；**16**：420‐9.

［43］Bagshaw SM, Webb SA, Delaney A, et al. Very old patients admitted to intensive care in Australia and New Zealand：a multi-centre cohort analysis. *Crit Care* 2009；**13**：R45.

［44］Seely AJ, Christou NV. Multiple organ dysfunction syndrome：exploring the paradigm of complex nonlinear systems. *Crit Care Med* 2000；**28**：2193‐200.

［45］McDermid RC, Bagshaw SM. Frailty：a new conceptual framework in critical care medicine. In：Vincent JL (ed.) *Annual update in intensive care and emergency medicine*：Berlin：Springer；2011. pp. 117‐19.

［46］van der Schaaf M, Dettling DS, Beelen A, Lucas C, Dongelmans DA, Nollet F. Poor functional status immediately after discharge from an intensive care unit. *Disabil Rehabil* 2008；**30**：1812‐18.

［47］De Jonghe B. Paresis acquired in the intensive care unit：a prospective multicenter study. *JAMA* 2002；**288**：2859‐67.

［48］Seneff MG, Zimmerman JE, Knaus WA, Wagner DP, Draper EA. Predicting the duration of mechanical ventilation：the importance of disease and patient characteristics. *Chest* 1996；**110**：469‐79.

［49］Garnacho-Montero J, Amaya-Villar R, Garcia-Garmendia JL, Madrazo-Osuna J, Ortiz-Leyba C. Effect of critical illness polyneuropathy on the withdrawal from mechanical ventilation and the length of stay in septic patients. *Crit Care Med* 2005；**33**：349‐54.

［50］McDermid RC, Bagshaw SM. ICU and critical care outreach for the elderly. *Best Pract Res Clin Anaesthesiol* 2011；**25**：439‐49.

[51] Capuzzo M, Moreno RP, Jordan B, Bauer P, Alvisi R, Metnitz PG. Predictors of early recovery of health status after intensive care. *Intensive Care Med* 2006; **32**: 1832 – 8.

[52] Orwelius L, Nordlund A, Nordlund P, et al. Pre-existing disease: the most important factor for health related quality of life long-term after critical illness: a prospective, longitudinal, multicentre trial. *Crit Care* 2010; **14**: R67.

[53] Peng PD, van Vledder MG, Tsai S, et al. Sarcopenia negatively impacts short-term outcomes in patients undergoing hepatic resection for colorectal liver metastasis. *HPB (Oxford)* 2011; **13**: 439 – 46.

[54] Ferreira FL, Bota DP, Bross A, Melot C, Vincent JL. Serial evaluation of the SOFA score to predict outcome in critically ill patients. *JAMA* 2001; **286**: 1754 – 8.

[55] Copeland-Fields L, Griffin T, Jenkins T, Buckley M, Wise LC. Comparison of outcome predictions made by physicians, by nurses, and by using the Mortality Prediction Model. *Am J Crit Care* 2001; **10**: 313 – 19.

[56] Frick S, Uehlinger DE, Zuercher Zenklusen RM. Medical futility: predicting outcome of intensive care unit patients by nurses and doctors—a prospective comparative study. *Crit Care Med* 2003; **31**: 456 – 61.

[57] Sinuff T, Adhikari NK, Cook DJ, et al. Mortality predictions in the intensive care unit: comparing physicians with scoring systems. *Crit Care Med* 2006; **34**: 878 – 85.

[58] Rocker G, Cook D, Sjokvist P, et al. Clinician predictions of intensive care unit mortality. *Crit Care* 2004; **32**: 1149 – 54.

[59] Roch A, Wiramus S, Pauly V, et al. Long-term outcome in medical patients aged 80 or over following admission to an intensive care unit. *Crit Care* 2011; **15**: R36.

[60] Goldstein RL, Campion EW, Thibault GE, Mulley AG, Skinner E. Functional outcomes following medical intensive care. *Crit Care Med* 1986; **14**: 783 – 8.

[61] Sligl WI, Eurich DT, Marrie TJ, Majumdar SR. Only severely limited, premorbid functional status is associated with short- and long-term mortality in patients with pneumonia who are critically ill: a prospective observational study. *Chest* 2011; **139**: 88 – 94.

[62] Khouli H, Astua A, Dombrowski W, et al. Changes in health-related quality of life and factors predicting long-term outcomes in older adults admitted to intensive care units. *Crit Care Med* 2011; **39**: 731 – 7.

[63] Gifford JM, Husain N, Dinglas VD, Colantuoni E, Needham DM. Baseline quality of life before intensive care: a comparison of patient versus proxy responses. *Crit Care Med* 2010; **38**: 855 – 60.

[64] Scales DC, Tansey CM, Matte A, Herridge MS. Difference in reported pre-morbid health-related quality of life between ARDS survivors and their substitute decision makers. *Intensive Care Med* 2006; **32**: 1826 – 31.

[65] Hofhuis J, Hautvast JL, Schrijvers AJ, Bakker J. Quality of life on admission to the intensive care: can we query the relatives? *Intensive Care Med* 2003; **29**: 974 – 9.

[66] Bo M, Massaia M, Raspo S, et al. Predictive factors of in-hospital mortality in older patients admitted to a medical intensive care unit. *J Am Geriatr Soc* 2003; **51**: 529 – 33.

[67] Galanos AN, Pieper CF, Kussin PS, et al. Relationship of body mass index to subsequent mortality among seriously ill hospitalized patients. SUPPORT Investigators. The Study to Understand Prognoses and Preferences for Outcome and Risks of Treatments. *Crit Care Med* 1997; **25**: 1962 – 8.

[68] Sundermann S, Dademasch A, Praetorius J, et al. Comprehensive assessment of frailty for elderly high-risk patients undergoing cardiac surgery. *Eur J Cardiothorac Surg* 2011; **39**: 33 – 7.

[69] Sundermann S, Dademasch A, Rastan A, et al. One-year follow-up of patients undergoing elective cardiac surgery assessed with the Comprehensive Assessment of Frailty test and its simplified form. *Interact Cardiovasc Thorac Surg* 2011; **13**: 119 – 23; discussion 23.

[70] Lee DH, Buth KJ, Martin BJ, Yip AM, Hirsch GM. Frail patients are at increased risk for mortality and prolonged institutional care after cardiac surgery. *Circulation* 2010; **121**: 973 – 8.

[71] Makary MA, Segev DL, Pronovost PJ, et al. Frailty as a predictor of surgical outcomes in older patients. *J Am Coll Surg* 2010; **210**: 901 – 8.

[72] Makikallio TH, Hoiber S, Kober L, et al. Fractal analysis of heart rate dynamics as a predictor of mortality in patients with depressed left ventricular function after acute myocardial infarction. TRACE Investigators. TRAndolapril Cardiac Evaluation. *Am J Cardiol* 1999; **83**: 836 – 9.

[73] Makikallio TH, Koistinen J, Jordaens L, et al. Heart rate dynamics before spontaneous onset of ventricular fibrillation in patients with healed myocardial infarcts. *Am J Cardiol* 1999; **83**: 880 – 4.

[74] Vikman S, Makikallio TH, Yli-Mayry S, et al. Altered complexity and correlation properties of R-R interval dynamics before the spontaneous onset of paroxysmal atrial fibrillation. *Circulation* 1999; **100**: 2079 – 84.

[75] Huikuri HV, Makikallio TH, Airaksinen KE, et al. Power-law relationship of heart rate variability as a predictor of mortality in the elderly. *Circulation* 1998; **97**: 2031 – 6.

[76] Mowery NT, Norris PR, Riordan W, Jenkins JM, Williams AE, Morris JA, Jr. Cardiac uncoupling and heart rate variability are associated with intracranial hypertension and mortality: a study of 145 trauma patients with continuous monitoring. *J Trauma* 2008; **65**: 621 – 7.

[77] Norris PR, Stein PK, Morris JA, Jr. Reduced heart rate multiscale entropy predicts death in critical illness: a study of physiologic complexity in 285 trauma patients. *J Crit Care* 2008; **23**: 399 – 405.

[78] Norris PR, Anderson SM, Jenkins JM, Williams AE, Morris JA, Jr. Heart rate multiscale entropy at three hours predicts hospital mortality in 3,154 trauma patients. *Shock* 2008; **30**: 17 - 22.

[79] Varela M, Churruca J, Gonzalez A, Martin A, Ode J, Galdos P. Temperature curve complexity predicts survival in critically ill patients. *Am J Respir Crit Care Med* 2006; **174**: 290 - 8.

[80] Velanovich V. Fractal analysis of mammographic lesions: a feasibility study quantifying the difference between benign and malignant masses. *Am J Med Sci* 1996; **311**: 211 - 14.

[81] Velanovich V. Fractal analysis of mammographic lesions: a prospective, blinded trial. *Breast Cancer Res Treat* 1998; **49**: 245 - 9.

[82] Peng CK, Mietus JE, Liu Y, et al. Quantifying fractal dynamics of human respiration: age and gender effects. *Ann Biomed Eng* 2002; **30**: 683 - 92.

[83] Kryger MH, Millar T. Cheyne-Stokes respiration: Stability of interacting systems in heart failure. *Chaos* 1991; **1**: 265 - 9.

[84] Hausdorff JM, Rios DA, Edelberg HK. Gait variability and fall risk in community-living older adults: a 1-year prospective study. *Arch Phys Med Rehabil* 2001; **82**: 1050 - 6.

[85] Hausdorff JM. Gait dynamics in Parkinson's disease: common and distinct behavior among stride length, gait variability, and fractal-like scaling. *Chaos* 2009; **19**: 026113.

[86] Brzezinski A. Melatonin in humans. *N Engl J Med* 1997; **336**: 186 - 95.

[87] Greenspan SL, Klibanski A, Rowe JW, Elahi D. Age-related alterations in pulsatile secretion of TSH: role of dopaminergic regulation. *Am J Physiol* 1991; **260**: E486 - 91.

[88] Frank SA, Roland DC, Sturis J, et al. Effects of aging on glucose regulation during wakefulness and sleep. *Am J Physiol* 1995; **269**: E1006 - 16.

Vanessa Raymont，Robert D. Stevens

引　言

大量证据表明危重症与急性脑功能障碍[1]和长期认知损伤[2]相关,这些改变可能代表神经损伤的不同模式[3,4]。最近对老年受试者的大型队列研究分析提示有一种以往未被认识的联系,即认知功能加速下降与先前暴露因素,如谵妄[5]、危重症[6]和严重脓毒症[7]相关。神经系统疾病个体差异明显,通常难以识别神经病理学异常的类型和程度与相关的表型表达之间的可预测的直接关系。因此,具有相似特征和程度的脑损伤模式可导致不同水平的神经和认知损伤,并且这种损伤的进展速度或恢复速度上可能会发生变化。认知储备的概念已经用来解释这种差异[8]。

随着关于在尸体样本中确定的阿尔茨海默病(AD)神经病理学的改变与相关的临床表现之间有显著差异报告的出现,认知储备的理论假说也逐渐形成;此外,当与年龄匹配的对照者相比时,临床表现少或无临床表现的受试者大脑的重量和神经元密度有增加[9]。有研究报道,一些神经心理测试正常的存活的个体中,其中高达25%的患者满足AD的病理学标准,表明这种程度的病理改变不一定导致临床痴呆[10]。由此推测,这些受试者可能具有更多的"认知储备",意味着在出现可检测的临床损伤前存在更高的保护阈值[11](图29.1)。然而,其他的研究已经表明,一旦临床损伤出现,那些具有更多认知储备的患者会出现更快的认知衰退,这表明补偿机制的失效[12,13]。

储　备　模　型

储备可以由被动的方式调节,或者由与认知储备结构有很好匹配的主动过程来调节[14]。根据被动模型,"脑储备"由神经元数量或神经元连接数(例如突触密度,树突分支)的个体差异来解释,这是决定临床症状出现的关键阈值,也是导致临床症状出现前对病理学的耐受性差异的主要原因。在一个基本的水平上,更大的脑容量或大脑大小的区域差异可能使个体在临床变化出现之前承受更多的损伤,因为仍有足够的神经基质维持正常功能[15,16]。被动模型认为总脑储备能力(brain reserve capacity, BRC)存在个体差异,并且当

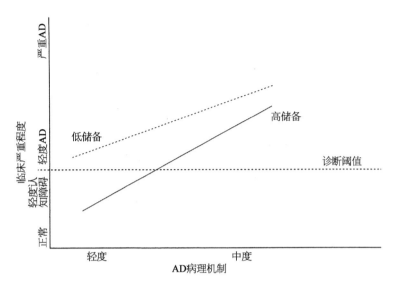

图 29.1 不同程度认知储备对阿尔茨海默病的影响

转载自 The Lancet Neurology，11，11，Stern Y，"Cognitive reserve in ageing and Alzheimer's disease"，1006–1012，copyright 2012.获得 Elsevier 许可。

储备消耗超过固定阈值时出现临床症状[17]。个体的脑储备能力不同,并且脑损伤是否足以使脑储备能力耗尽超过临界阈值,被视为调节病理和其临床结局之间关系的因素,储备水平也影响达到阈值之后的临床症状的严重程度。该模型如图 29.2 中所示,改编自 Satz 等人[17]。特定大小的病变可能在储备较少的患者身上(患者 B)出现临床症状,因为它超过足以产生缺陷的脑损伤的阈值。然而,具有更大储备的个体(患者 A)保持不受影响,因为不超过该阈值。脑储备能力的概念已经在 AD 和其他慢性退行性疾病受试者中得到广泛地研究[18]。在危重症与急性脑功能障碍群体中的验证可能是一个挑战,因为疾病模型必须考虑影响疾病的风险或脑储备能力大小变量的多样性。另一方面,在急性脑损伤中获得性病理学和脑储备能力是独立的,使脑储备能力的应用可以更直接;因此,与临床症状的程度相比,通过评估病理的程度可间接推断脑储备能力。

然而,被动/阈值脑储备模型没有解释当疾病存在时大脑如何处理任务的差异。在主动模型中,大脑通过利用原有的网络,通过更有效方式("神经储备"),或通过募集新的或替代的网络或认知策略("神经补偿")来抵御伤害[14]。认知储备一词越来越多地用于表达主动的神经储备或补偿的特殊模型上[8]。主动模型没有假定存在发生功能障碍的固定临界点,而是强调大脑在面对损害时使用其资源的方式[19]。虽然这个模型说明通过脑的结构或网络来补偿脑损伤,同样健康的个体在处理任务需求时使用类似的网络[19]。功能神经影像学表明,在正常个体中增加任务难度的常见反应是增加参与更简单任务的脑区或募集额外脑区的激活[20]。但是,这种额外募集的发生方式存在个体差异;对于任何水平的任务难度,技术熟练的个人通常比不熟练的个人显示较少的任务相关募集。因此,这种增加的处理效率可能表示了认知储备的基本神经基础。

主动储备模型意味着大脑网络水平的可变性,而被动模型意味着可用神经基质数量的

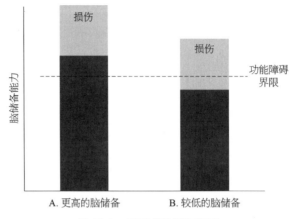

图 29.2 阈值或脑储备模型

引自 Satz P，"Brain reserve capacity for symptom onset after brain injury: a formulation and review of evidence for threshold theory"，Neuropsychology，7，273-295，copyright 1993.获得美国心理学会许可。

差异性。然而,这些模型可能是相互依存的。已知一系列的学习方法和其他认知参与的任务或经验能诱导大脑结构和功能的持续改进。已经证明丰富的环境和运动、储备相关因素[21,22]可能与神经形成和神经元对细胞死亡的抵抗相关[23,24]。例如,有证据表明丰富环境可能直接作用以预防或减缓 AD 病理学的改变[25]。认知储备的全面解释必须整合遗传易感性、环境对脑储备和病理学的影响,以及这种病理影响的主动补偿能力之间复杂的相互作用。

认知储备的测量

鉴于关于认知储备的不同理论,测量和量化是具有挑战性的。解剖学测量,例如全脑体积、单个脑叶或 Brodmann 分区的体积分析都与年龄相关的认知障碍或痴呆风险相关[15,26,27]。与认知功能正相关的全脑体积可以通过脑成像直接获得[28]。在活组织检查或基于尸体解剖的研究中,神经元密度[29]或树突形态[30]代表了可能合理的,尽管不太可触及的储备能力。

终身经历变量的描述性统计分析通常用作脑储备的代替物,包括社会和经济地位、职业水平、教育、社交网络和休闲活动。在一些人群中,文化水平与正规教育年限相比,是一个更好的代表[31]。教育成就水平也可能是先天智力的标志,相应的这可能是基于遗传的,尽管一些研究表明,病前智商(IQ)的评估可能是比教育程度更准确的储备测量[32,33]。

有趣的是,已证明教育和其他生活经验可以增加脑储备。研究表明高等教育、职业成就和休闲活动对储备具有独立、附加和协同效应,表明每一个这样的生活经验都可以独立增加脑储备[34-38]。1946 年英国前瞻性出生队列研究表明,储备可以近似为 53 岁时的言语能力和智商水平,并受童年认知水平、教育程度和成人职业等因素的独立影响[39]。童年智力是脑储备最主要的参数,而成人职业对评估脑储备影响最小。然而,有观察结果证实大脑储备能力并不是固定的,在一生中的任何时刻都是由所有经历综合而成的[40]。

尝试解释身体或精神活动对储备的有益影响主要集中在诸如脑血流量或更大的突触可塑性等因素方面[41,42]。证据表明神经形成也可能是一个重要的机制,并且这可以在成年动物和人类的较长时间内发生[23,24]。已经确定的是,成年哺乳动物大脑不断地产生新的功能神经元[43]。动物研究表明,生活经历方面,包括丰富的环境[44]和运动,可以增加成熟动物的新生神经元数量[24]。因此,表面上与脑储备能力相关联的变量(例如教育)可以动态地影响潜在的神经基质。

测量认知储备的另一个问题是对任何脑损伤的性质和程度评估的困难。通常,使用病理学来测量。例如,在脑外伤的研究中,我们没有直接测量神经元损伤的方法,而是使用获得的临床指标来测量损伤的严重性。这些方法包括头部创伤本身的严重程度或其后遗症的测量,如意识丧失持续时间。在 AD 中,没有活体人类病理严重程度的直接测量方法。Snowdon 等人已经证明了早期获得的语言能力的测量和死后记录的 AD 病理表现之间的关系[45]。其他研究已经使用 AD 静息时观察到的颞、顶、额叶血液灌注和代谢特征性的减少作为病理学严重程度的指标[46]。灌注不足与疾病严重程度相关,随着疾病进展而加剧,并且其分布与密度最大的组织病理学异常皮层区域重叠[48-50]。

生理神经影像研究已经发现,在与痴呆的总体严重程度匹配的患者中,脑血流量与教育水平[50]和职业成就之间[38]存在反比关系。这种反比关系甚至在控制临床痴呆严重性之后仍存在,并且注意到在前额叶、前运动区和左顶叶相关区域中最显著。在后来的研究中,即使控制了教育和职业成就之后,局部脑血流量和参与休闲活动增加之间也发现了类似的负相关性[51]。这些观察已经被其他研究团队重复了几次[52,53]。

流行病学研究

大量的流行病学证据支持了储备的概念。一项系统综述确定了截止到 2004 年发表的22 项队列研究,评估教育、职业、病前智商和精神活动对痴呆发生风险的影响[54]。15 项研究中有 10 项表明教育具有显著的保护作用;12 项研究中有 9 项显示职业成就的保护作用;2项研究显示病前智商的保护作用;6 项研究显示休闲活动的保护作用。而那些没有发现保护作用的研究也有最低痴呆率。综合这些研究,作者报道,更高的脑储备能力与痴呆发生风险的显著降低具有相关性。

在正常年龄相关认知下降的研究中也有证据证实认知储备。在一个种族多样化的非痴呆老年受试者群体中,Manly 等发现阅读能力增加与记忆、执行功能和语言能力的下降趋缓有关[55]。另一些其他正常老龄化的研究报道,具有较高的教育程度的个体的认知功能下降较慢[56,57]。这些研究表明,延迟痴呆发病的教育相关因素也使个体更有效地应对在正常老龄化过程中遇到的大脑变化。由于教育和社会经济地位高度相关,因此还开展了大规模研究,以检查受过高等教育但社会经济地位低的个人,反之亦然[22,58]。在一项此类研究中,即使在限定社会经济地位时,AD 的风险和低教育程度之间的关联仍然明显[58]。已发现较低的儿童智力水平是迟发性痴呆的危险因素[22]。这种关联在老年后变得更明显,提示儿童智力可能是脑储备的可靠代表。

相反,对 AD 患者的一系列研究表明,一旦 AD 出现,那些原本具有更高认知储备的患者结局更差。在一项对 593 名 60 岁或以上的非痴呆社区人群的前瞻性研究中[37],发现痴呆发病之前有更多休闲活动的患者及有较高教育水平一般性痴呆和疾病导致痴呆[59]患者认知衰退更快[60]。在这项工作的基础上,Hall 等人还检查了从健康老年受试者中定期收集的记忆测试数据,对这些受试者进行前瞻性随访直到他们变得痴呆[61]。他们模拟数据以确定记忆开始急剧下降的拐点,发现,接受高等教育的患者较晚出现拐点,但高等教育患者拐点后的记忆力下降速度更快[61]。在另一项研究中,收集了 801 个没有痴呆的老年天主教修女,牧师和其兄弟的纵向数据。在控制年龄、性别和教育之后,显示参与认知刺激性任务与认知功能保留和降低 AD 的风险相关。忽视涉及的认知努力程度,在非痴呆的一般人群样本调查中,也已发现休闲活动对于发生痴呆的可能性具有累积保护作用[51]。

认知储备的生物学机制：神经病理学和成像研究的证据

认知储备的概念源于观察到的 AD 神经病理学的程度不能完全解释该疾病的临床表现[9]。随后的研究已经证实,AD 的神经心理学表型依赖于不同病变范围或病变密度的因素[62-64]。Kemppainen 等人已经在体内研究了该模式,其通过 AD 受试者的外侧额叶皮层吸收 Pittsburgh 化合物 B([11 C]PIB)后的正电子发射断层扫描(PET)成像发现,与受教育程度较低的受试者相比,较高的教育水平的受试者的淀粉样蛋白水平更高[65]。

解剖神经影像学

AD 和其他神经系统疾病的研究表明,在发病前的阶段,具有较高认知储备的受试者具有更大的整体和区域脑容量,而在临床症状发作后,这些体积则小于表型匹配的具有较少储备的受试者[26,27,66]。Mori 等使用磁共振成像评估全脑和颅内体积,发现在认知下降的 AD 患者中,脑容量比发病前减少了 8%～16%[26]。在另一份报道中,显示发病前脑容量越大,AD 的发病年龄越晚[67]。在最近对具有轻度认知障碍的患者的研究中,在相同认知水平下,较高教育水平的受试者比较低受教育程度的受试者的皮质更薄[68]。但是另有不同的研究发现认知表现的差异最好由教育和职业,而不是脑容量来解释[22]。类似地,其他人已经发现健康对照组和痴呆患者之间的发病前大脑容量的差异很小或无差异[69,70],并且发病前大脑容量和发病年龄之间没有关联[70]。然而,Kesler 等在 25 例脑外伤后患者的高分辨率 MRI 研究中发现,在损伤之前较大的脑体积认知缺陷的程度较低,而不论损伤程度如何[66]。

生理和功能神经影像学

已有研究描述了 AD 患者脑血流量的区域指标和神经病理学变化之间的相关性[71]。后来的研究表明,在类似的认知障碍中,具有高等教育或职业的 AD 患者的脑葡萄糖代谢比有较低教育或职业的患者减少[72]。此外,已发现在颞顶叶区的脑血流与 AD 患者的教育水平显著负相关[50]。职业成就显示出类似的模式[38]。

脑功能成像研究根据神经储备和神经补偿的证据一般也支持认知储备的主动模式[73-76]。功能性磁共振(fMRI)已经表明,多发性硬化患者中,与智力较低的患者相比,更高智力的患者执行任务需要大脑的默认模式网络的激活和更少的前额叶皮质的募集,这说明认知储备与激活皮质效率相关[77]。Scheibel 等使用 fMRI 的视觉认知控制任务,评估了 30 名中重度脑外伤患者的功能网络[78]。他们发现更高教育水平的患者出现与左顶叶和后额叶中更大的任务相关激活,表明教育可以促进有神经病理学损伤的个体利用左侧网络进行语言指导或调整作为补偿。

Cabeza 等对比了健康的年轻人和老年人完成两个记忆任务时前额叶皮层(PFC)的激活[79]。相对于回忆任务,年轻成年人执行记忆任务时前额叶皮质区域的募集是不对称,主要从右前额叶皮层募集。完成不佳的老年人显示了与年轻人类似的激活模式,但完成良好的老年人显示双侧前额叶皮质更多区域的募集,从而补偿年龄相关的认知缺损。其他人报告了补偿性重新分配的研究。在一项研究中,老年受试者募集了未被年轻受试者使用的补偿网络,但仍比年轻受试者表现差[20,80]。

为了维持功能而采用补偿激活的方式,可能代表使用了补偿网络,但这个网络随后可能会失效,换而言之去分化。去分化的概念假定由于噪声水平的增加或者功能性整合能力的下降导致老年后大脑的区域性处理能力下降[81]。功能低下的患者如果激活这部分脑区差,去分化可以合理地解释。但是,如果使用替代网络来补偿年龄相关变化对主网络的影响,则可以使用诸如萎缩或白质高信号的替代测量来量化这些年龄相关的变化。然后人们预测萎缩明显的个体将更可能使用替代网络。类似地,诸如经颅磁刺激(TMS)的技术通过允许对脑区或网络的直接操纵,将有助于检验这些想法。

对预测和治疗的意义

认知储备的概念解释了为什么在一些个体中,认知障碍不太可能被检测到,并且也不太可能损害日常功能。脑的大小和功能受遗传因素、教育、职业、社会经济环境、身体健康和生活方式的影响。这些因素不仅决定了任何年龄的认知能力,而且能够随时间的推移增加认知储备。如前所述,从痴呆的角度来看,认知储备和神经病理学是完全独立的实体;教育不能阻止 AD 神经病理学的改变,仅影响其临床表现。但是,如果脑体积和功能是发病前认知能力的决定因素,那么脑储备能力(BRC)能够在恶性循环中发挥作用。因此,对脑体积和功能的负面影响,如较低的教育和职业成就,也是中枢神经系统(CNS)病变发展的危险因素,其反过来可消耗储备并减少对其临床表现的保护。

确定认知储备的核心机制对于认知功能损害的预防很重要,如减慢脑损伤、衰老或痴呆。不幸的是,研究表明,认知训练的好处仅限于训练中使用的任务本身,不延伸到其他任务或行为。然而,成像可以用作认知干预中一个有意义的终点。成像认知储备对于了解老年人的真实临床状态也是非常有用的,这些临床状态是潜在疾病相关的大脑变化和变化中的个体认知储备的组合。出现相同临床表现的两个个体可能在这些基本测量上差异很大。这种描述患者的方法可能对神经系统疾病以及损伤的预后和治疗具有重要的意义。

事实上,认知储备的概念最近已经应用于多种的疾病,包括癫痫[82]、多发性硬化[83]、睡眠呼吸暂停相关的认知缺陷[84]和精神分裂症[85]。精神病发作之后呈现更好认知的患者在功能领域,如工作康复[86],以及技能,如解决社会问题等方面具有更好结局[87]。因此,认知储备可以缓解疾病对患者生活的影响,以及可能调节疾病进展。

结 论

认知储备范例显示脑结构和功能可以提供缓冲以对抗神经系统疾病表现。被动储备模式关注解剖特征的潜在保护,例如脑体积,神经密度和突触连接性,而主动模型强调损伤后加强神经网络的效率,以及替代或建立更广泛的网络来主动补偿。这两个模型代表了常见的生物物质的独特特征。未来需要进行研究以确定主动储备的方式,并确定可以用于减轻神经系统疾病负担的目标。

（徐友康　万春晓　译）

参考文献

[1] Ely EW, Shintani A, Truman B, et al. Delirium as a predictor of mortality in mechanically ventilated patients in the intensive care unit. *JAMA* 2004; **291**: 1753 - 62.
[2] Girard TD, Jackson JC, Pandharipande PP, et al. Delirium as a predictor of long-term cognitive impairment in survivors of critical illness. *Crit Care Med* 2010; **38**: 1513 - 20.
[3] Morandi A, Rogers BP, Gunther ML, et al; and Visions Investigation, V. I. S. N. S. The relationship between delirium duration, white matter integrity, and cognitive impairment in intensive care unit survivors as determined by diffusion tensor imaging: the VISIONS prospective cohort magnetic resonance imaging study. *Crit Care Med* 2012; **40**: 2182 - 9.
[4] Sharshar T, Carlier R, Bernard F, et al. Brain lesions in septic shock: a magnetic resonance imaging study. *Intensive Care Med* 2007; **33**: 798 - 806.
[5] Fong TG, Jones RN, Shi P, et al. Delirium accelerates cognitive decline in Alzheimer disease. *Neurology* 2009; **72**: 1570 - 5.
[6] Ehlenbach WJ, Hough CL, Crane PK, et al. Association between acute care and critical illness hospitalization and cognitive function in older adults. *JAMA* 2010; **303**: 763 - 70.
[7] Iwashyna TJ, Ely EW, Smith DM, Langa KM. Long-term cognitive impairment and functional disability among survivors of severe sepsis. *JAMA* 2010; **304**: 1787 - 94.
[8] Stern Y. Cognitive reserve in ageing and Alzheimer's disease. *Lancet Neurol* 2012; **11**: 1006 - 12.
[9] Katzman R, Terry R, Deteresa R, et al. Clinical, pathological, and neurochemical changes in dementia: a subgroup with preserved mental status and numerous neocortical plaques. *Ann Neurol* 1988; **23**: 138 - 44.
[10] Neuropathology Group. Medical Research Council Cognitive Function and Aging Study. Pathological correlates of late-onset dementia in a multicentre, community-based population in England and Wales. Neuropathology Group of the Medical Research Council Cognitive Function and Ageing Study (MRC CFAS). *Lancet* 2001; **357**: 169 - 75.
[11] Katzman R. Education and the prevalence of dementia and Alzheimer's disease. *Neurology* 1993; **43**: 13 - 20.
[12] Stern Y, Albert S, Tang MX, Tsai WY. Rate of memory decline in AD is related to education and occupation: cognitive reserve? *Neurology* 1999; **53**: 1942 - 7.
[13] Wilson RS, Bennett DA, Gilley DW, Beckett LA, Barnes LL, Evans DA. Premorbid reading activity and patterns of cognitive decline in Alzheimer disease. *Arch Neurol* 2000; **57**: 1718 - 23.
[14] Stern Y. Cognitive reserve and Alzheimer disease. *Alzheimer Dis Assoc Disord* 2006; **20**: 869 - 74.
[15] Chetelat G, Villemagne VL, Pike KE, et al. Larger temporal volume in elderly with high versus low beta-amyloid deposition. *Brain* 2010; **133**: 3349 - 58.
[16] Schofield PW, Logroscino G, Andrews HF, Albert S, Stem Y. An association between head circumference and Alzheimer's disease in a population-based study of aging and dementia. *Neurology* 1997; **49**: 30 - 7.
[17] Satz P. Brain reserve capacity on symptom onset after brain injury: A formulation and review of evidence for threshold theory. *Neuropsychology* 1993; **7**: 273 - 95.
[18] Meng X, D'arcy C. Education and dementia in the context of the cognitive reserve hypothesis: a systematic review with meta-analyses and qualitative analyses. *PLoS One* 2012; **7**: e38268.

[19] Stern Y. What is cognitive reserve? Theory and research application of the reserve concept. *J Int Neuropsychol Soc* 2002; **8**: 448-60.

[20] Grady CL, Maisog JM, Horwitz B, et al. Age-related changes in cortical blood flow activation during visual processing of faces and location. *J Neurosci* 1994; **14**: 1450-62.

[21] Deary IJ, Whalley LJ, Batty GD, Starr JM. Physical fitness and lifetime cognitive change. *Neurology* 2006; **67**: 1195-200.

[22] Staff RT, Murray AD, Deary IJ, Whalley LJ. What provides cerebral reserve? *Brain* 2004; **127**: 1191-9.

[23] Brown J, Cooper-Kuhn CM, Kempermann G, et al. Enriched environment and physical activity stimulate hippocampal but not olfactory bulb neurogenesis. *Eur J Neurosci* 2003; **17**: 2042-6.

[24] Van Praag H, Kempermann G, Gage FH. Running increases cell proliferation and neurogenesis in the adult mouse dentate gyrus. *Nat Neurosci* 1999; **2**: 266-70.

[25] Lazarov O, Robinson J, Tang YP, et al. Environmental enrichment reduces Abeta levels and amyloid deposition in transgenic mice. *Cell* 2005; **120**: 701-13.

[26] Mori E, Hirono N, Yamashita H, et al. Premorbid brain size as a determinant of reserve capacity against intellectual decline in Alzheimer's disease. *Am J Psychiatry* 1997; **154**: 18-24.

[27] Sole-Padulles C, Bartres-Faz D, Junque C, et al. Brain structure and function related to cognitive reserve variables in normal aging, mild cognitive impairment and Alzheimer's disease. *Neurobiol Aging* 2009; **30**: 1114-24.

[28] Maclullich AM, Ferguson KJ, Deary IJ, Seckl JR, Starr JM, Wardlaw JM. Intracranial capacity and brain volumes are associated with cognition in healthy elderly men. *Neurology* 2002; **59**: 169-74.

[29] Valenzuela MJ, Matthews FE, Brayne C, et al. Multiple biological pathways link cognitive lifestyle to protection from dementia. *Biol Psychiatry* 2012; **71**: 783-91.

[30] Spires TL, Meyer-Luehmann M, Stern EA, et al. Dendritic spine abnormalities in amyloid precursor protein transgenic mice demonstrated by gene transfer and intravital multiphoton microscopy. *J Neurosci* 2005; **25**: 7278-87.

[31] Manly JJ, Schupf N, Tang MX, Stern Y. Cognitive decline and literacy among ethnically diverse elders. *J Geriatr Psychiatry Neurol* 2005; **18**: 213-17.

[32] Alexander GE, Furey ML, Grady CL, et al. Association of premorbid intellectual function with cerebral metabolism in Alzheimer's disease: implications for the cognitive reserve hypothesis. *Am J Psychiatry* 1997; **154**: 165-72.

[33] Teresi JA, Albert SM, Holmes D, Mayeux R. Use of latent class analyses for the estimation of prevalence of cognitive impairment, and signs of stroke and Parkinson's disease among African-American elderly of central Harlem: results of the Harlem Aging Project. *Neuroepidemiology* 1999; **18**: 309-21.

[34] Evans DA, Beckett LA, Albert MS, et al. Level of education and change in cognitive function in a community population of older persons. *Ann Epidemiol* 1993; **3**: 71-7.

[35] Mortel KF, Meyer JS, Herod B, Thornby J. Education and occupation as risk factors for dementias of the Alzheimer and ischemic vascular types. *Dementia* 1995; **6**: 55-62.

[36] Rocca WA, Bonaiuto S, Lippi A, et al. Prevalence of clinically diagnosed Alzheimer's disease and other dementing disorders: a door-to-door survey in Appignano, Macerata Province, Italy. *Neurology* 1990; **40**: 626-31.

[37] Stern Y, Gurland B, Tatemichi TK, Tang MX, Wilder D, Mayeux R. Influence of education and occupation on the incidence of Alzheimer's disease. *JAMA* 1994; **271**: 1004-10.

[38] Stern Y, Alexander GE, Prohovnik I, et al. Relationship between lifetime occupation and parietal flow: implications for a reserve against Alzheimer's disease pathology. *Neurology* 1995; **45**: 55-60.

[39] Richards M, Sacker A. Lifetime antecedents of cognitive reserve. *J Clin Exp Neuropsychol* 2003; **25**: 614-24.

[40] Richards M, Deary IJ. A life course approach to cognitive reserve: a model for cognitive aging and development? *Ann Neurol* 2005; **58**: 617-22.

[41] Rhyu IJ, Bytheway JA, Kohler SJ, et al. Effects of aerobic exercise training on cognitive function and cortical vascularity in monkeys. *Neuroscience* 2010; **167**: 1239-48.

[42] Rogers RL, Meyer JS, Mortel KF. After reaching retirement age physical activity sustains cerebral perfusion and cognition. *J Am Geriatr Soc* 1990; **38**: 123-8.

[43] Gould E, Reeves AJ, Graziano MS, Gross CG. Neurogenesis in the neocortex of adult primates. *Science* 1999; **286**: 548-52.

[44] Kempermann G, Kuhn HG, Gage FH. More hippocampal neurons in adult mice living in an enriched environment. *Nature* 1997; **386**: 493-5.

[45] Snowdon DA, Kemper SJ, Mortimer JA, Greiner LH, Wekstein DR, Markesbery WR. Linguistic ability in early life and cognitive function and Alzheimer's disease in late life. Findings from the Nun Study. *JAMA* 1996; **275**: 528-32.

[46] Prohovnik I, Mayeux R, Sackeim HA, Smith G, Stern Y, Alderson PO. Cerebral perfusion as a diagnostic marker of early Alzheimer's disease. *Neurology* 1988; **38**: 931-7.48.

[47] Brun A, Englund E. Regional pattern of degeneration in Alzheimer's disease: neuronal loss and histopathological grading. *Histopathology* 1981; **5**: 549-64.

[48] Pearson RC, Esiri MM, Hiorns RW, Wilcock GK, Powell TP. Anatomical correlates of the distribution of the

pathological changes in the neocortex in Alzheimer disease. *Proc Natl Acad Sci USA* 1985；**82**：4531－4.

[49] Rogers J, Morrison JH. Quantitative morphology and regional and laminar distributions of senile plaques in Alzheimer's disease. *J Neurosci* 1985；**5**：2801－8.

[50] Stern Y, Alexander GE, Prohovnik I, Mayeux R. Inverse relationship between education and parieto-temporal perfusion deficit in Alzheimer's disease. *Ann Neurol* 1992；**32**：371－5.

[51] Scarmeas N, Levy G, Tang MX, Manly J, Stern Y. Influence of leisure activity on the incidence of Alzheimer's disease. *Neurology* 2001；**57**：2236－42.

[52] Alexander GE, Furey ML, Grady CL, et al. Association of premorbid intellectual function with cerebral metabolism in Alzheimer's disease：implications for the cognitive reserve hypothesis. *Am J Psychiatry* 1997；**154**：165－72.

[53] Perneczky R, Drzezga A, Diehl-Schmid J, et al. Schooling mediates brain reserve in Alzheimer's disease：findings of fluoro-deoxy-glucose-positron emission tomography. *J Neurol Neurosurg Psychiatry* 2006；**77**：1060－3.

[54] Valenzuela MJ, Sachdev P. Brain reserve and dementia：a systematic review. *Psychol Med* 2006；**36**：441－54.

[55] Manly JJ, Touradji P, Tang MX, Stern Y. Literacy and memory decline among ethnically diverse elders. *J Clin Exp Neuropsychol* 2003；**25**：680－90.

[56] Butler SM, Ashford JW, Snowdon DA. Age, education, and changes in the Mini-Mental State Exam scores of older women：findings from the Nun Study. *J Am Geriatr Soc* 1996；**44**：675－81.

[57] Lyketsos CG, Chen LS, Anthony JC. Cognitive decline in adulthood：an 11.5-year follow-up of the Baltimore Epidemiologic Catchment Area study. *Am J Psychiatry* 1999；**156**：58－65.

[58] Karp A, Kareholt I, Qiu C, Bellander T, Winblad B, Fratiglioni L. Relation of education and occupation-based socioeconomic status to incident Alzheimer's disease. *Am J Epidemiol* 2004；**159**：175－83.

[59] Scarmeas N, Albert SM, Manly JJ, Stern Y. Education and rates of cognitive decline in incident Alzheimer's disease. *J Neurol Neurosurg Psychiatry* 2006；**77**：308－16.

[60] Helzner EP, Scarmeas N, Cosentino S, Portet F, Stern Y. Leisure activity and cognitive decline in incident Alzheimer disease. *Arch Neurol* 2007；**64**：1749－54.

[61] Hall CB, Derby C, Levalley A, Katz MJ, Verghese J, Lipton RB. Education delays accelerated decline on a memory test in persons who develop dementia. *Neurology* 2007；**69**：1657－64.

[62] Bennett DA, Wilson RS, Schneider JA, et al. Apolipoprotein E epsilon4 allele, AD pathology, and the clinical expression of Alzheimer's disease. *Neurology* 2003；**60**：246－52.

[63] Koepsell TD, Kurland BF, Harel O, Johnson EA, Zhou XH, Kukull WA. Education, cognitive function, and severity of neuropathology in Alzheimer disease. *Neurology* 2008；**70**：1732－9.

[64] Negash S, Xie S, Davatzikos C, et al. Cognitive and functional resilience despite molecular evidence of Alzheimer's disease pathology. *Alzheimers Dement* 2013；**9**：e89－95.

[65] Kemppainen NM, Aalto S, Karrasch M, et al. Cognitive reserve hypothesis：Pittsburgh Compound B and fluorodeoxyglucose positron emission tomography in relation to education in mild Alzheimer's disease. *Ann Neurol* 2008；**63**：112－18.

[66] Kesler SR, Adams HF, Blasey CM, Bigler ED. Premorbid intellectual functioning, education, and brain size in traumatic brain injury：an investigation of the cognitive reserve hypothesis. *Appl Neuropsychol* 2003；**10**：153－62.

[67] Schofield PW, Mosesson RE, Stern Y, Mayeux R. The age at onset of Alzheimer's disease and an intracranial area measurement. A relationship. *Arch Neurol* 1995；**52**：95－8.

[68] Querbes O, Aubry F, Pariente J, et al. Early diagnosis of Alzheimer's disease using cortical thickness：impact of cognitive reserve. *Brain* 2009；**132**：2036－47.

[69] Edland SD, Xu Y, Plevak M, et al. Total intracranial volume：normative values and lack of association with Alzheimer's disease. *Neurology* 2002；**59**：272－4.

[70] Jenkins R, Fox NC, Rossor AM, Harvey RJ, Rossor MN. Intracranial volume and Alzheimer disease：evidence against the cerebral reserve hypothesis. *Arch Neurol* 2000；**57**：220－4.

[71] Friedland RP, Brun A, Budinger TF. Pathological and positron emission tomographic correlations in Alzheimer's disease. *Lancet* 1985；**1**：228.

[72] Garibotto V, Borroni B, Kalbe E, et al. Education and occupation as proxies for reserve in aMCI converters and AD：FDG-PET evidence. *Neurology* 2008；**71**：1342－9.

[73] Bosch B, Bartres-Faz D, Rami L, et al. Cognitive reserve modulates task-induced activations and deactivations in healthy elders, amnestic mild cognitive impairment and mild Alzheimer's disease. *Cortex* 2010；**46**：451－61.

[74] Habeck C, Hilton HJ, Zarahn E, Flynn J, Moeller J, Stern Y. Relation of cognitive reserve and task performance to expression of regional covariance networks in an event-related fMRI study of nonverbal memory. *Neuroimage* 2003；**20**：1723－33.

[75] Liao YC, Liu RS, Teng EL, et al. Cognitive reserve：a SPECT study of 132 Alzheimer's disease patients with an education range of 0－19 years. *Dement Geriatr Cogn Disord* 2005；**20**：8－14.

[76] Scarmeas N, Zarahn E, Anderson KE, et al. Cognitive reserve modulates functional brain responses during memory tasks：a PET study in healthy young and elderly subjects. *Neuroimage* 2003；**19**：1215－27.

[77] Sumowski JF, Wylie GR, Deluca J, Chiaravalloti N. Intellectual enrichment is linked to cerebral efficiency in multiple sclerosis：functional magnetic resonance imaging evidence for cognitive reserve. *Brain* 2010；**133**：

362 - 74.

[78] **Scheibel RS, Newsome MR, Troyanskaya M, et al**. Effects of severity of traumatic brain injury and brain reserve on cognitive-control related brain activation. *J Neurotrauma* 2009; **26**: 1447 - 61.

[79] **Cabeza R**. Hemispheric asymmetry reduction in older adults: the HAROLD model. *Psychol Aging* 2002; **17**: 85 - 100.

[80] **Reuter-Lorenz P**. New visions of the aging mind and brain. *Trends Cogn Sci* 2002; **6**: 394.

[81] **Rajah MN, D'esposito M**. Region-specific changes in prefrontal function with age: a review of PET and fMRI studies on working and episodic memory. *Brain* 2005; **128**: 1964 - 83.

[82] **Oyegbile TO, Dow C, Jones J, et al**. The nature and course of neuropsychological morbidity in chronic temporal lobe epilepsy. *Neurology* 2004; **62**: 1736 - 42.

[83] **Cader S, Cifelli A, Abu-Omar Y, Palace J, Matthews PM**. Reduced brain functional reserve and altered functional connectivity in patients with multiple sclerosis. *Brain* 2006; **129**: 527 - 37.

[84] **Alchanatis M, Zias N, Deligiorgis N, Amfilochiou A, Dionellis G, Orphanidou D**. Sleep apnea-related cognitive deficits and intelligence: an implication of cognitive reserve theory. *J Sleep Res* 2005; **14**: 69 - 75.

[85] **Koenen KC, Moffitt TE, Roberts AL, et al**. Childhood IQ and adult mental disorders: a test of the cognitive reserve hypothesis. *Am J Psychiatry* 2009; **166**: 50 - 7.

[86] **Bell MD, Bryson G**. Work rehabilitation in schizophrenia: does cognitive impairment limit improvement? *Schizophr Bull* 2001; **27**: 269 - 79.

[87] **Addington J, Addington D**. Neurocognitive and social functioning in schizophrenia: a 2.5 year follow-up study. *Schizophr Res* 2000; **44**: 47 - 56.

第**30**章

急性肾损伤、修复和再生的病理生理学

Ching-Wei Tsai，Sanjeev Noel，Hamid Rabb

引　言

　　急性肾损伤（AKI）是住院患者的常见并发症[1-3]，与死亡率、住院时间和花费显著增加相关。虽然急性肾损伤在很大程度上被认为是可逆的，但是流行病学研究已经表明，相当数量的急性肾损伤患者仅有部分肾功能恢复[4]。动物研究已经表明，急性肾损伤导致肾脏的持续和永久的结构和功能变化，肾纤维化是随后发展为慢性肾病（CKD）的重要因素[5-7]。新出现的证据表明，急性肾损伤可发展为慢性肾病并加速进展为终末期肾病（ESRD）[8-11]。Coca 等人[12]对急性肾损伤后的长期结局进行了系统综述和荟萃分析，发现急性肾损伤幸存者的年死亡率为 8.9 人/100 例患者。急性肾损伤后的年慢性肾病发生率为 7.8 次/100 例患者，终末期肾病发生率为 4.9 次/100 例患者。在对需要透析的 130 名急性肾损伤患者的长期随访研究中，41％发展为慢性肾病，其中 10％需要长期透析。发生急性肾损伤的患者可以分为四组：① 肾功能完全恢复；② 发展为进展性慢性肾病；③ 加重先前存在的慢性肾病的恶化速率；④ 肾功能的不可逆丧失，演变为终末期肾病[13]。本章回顾了在损伤、修复和再生阶段（包括进展为慢性肾病）中急性肾损伤的病理生理学的最新进展。

缺血性急性肾损伤期间的细胞变化

　　肾脏损伤和修复的病理生理学是复杂的。缺血再灌注损伤（IRI）是急性肾损伤的主要原因。不管急性肾损伤（败血症，局部缺血或毒素）的病因如何，其损伤过程都有共同特征。在急性肾损伤的初期，有效肾灌注的减少导致血管和肾小管细胞中的 ATP 耗尽。最易于发生缺血损伤的肾脏区域是近端小管的 S3 段和 Henle 环的髓袢升支粗段。在再灌注期间，ATP 耗尽诱导氧化应激，活性氧（ROS）引起肾小管上皮细胞（TECs）的损伤。ATP 耗尽的肾小管上皮细胞按照损伤的程度，表现为未致死性损伤，表现为功能和结构可恢复性，或者致死性损伤，以细胞凋亡或坏死为特征[14,15]。未致死性损伤涉及刷状缘的脱落，肌动蛋白细胞骨架的变化，紧密连接和黏附连接的破坏，以及黏附分子和其他偏振膜蛋白如 Na+/K+-ATP 酶和 β-整联蛋白的错位导致的极性损失[16-20]。坏死或凋亡的肾小管上皮细胞从基底膜覆盖到小管腔以及蛋白质,例如纤连蛋白,导致铸形形成,其导致管内阻塞和肾小球滤过率(GFR)降低[16]。管状上皮细胞的损失,紧密连接的破坏和肾小管阻塞导致管状反向漏出,这进一步降低有效 GFR。缺血后基底外侧 Na＋/K＋-ATP 酶错误分布降低了钠跨细胞转运的效率,并增加了管腔内钠运送至远端小管,导致在急性肾小管坏死患者中钠的高排泄[18,19](图 30.1)。缺血再灌注损伤(IRI)恢复期间,存活的肾小管上皮细胞分化和增殖,最终替代不可逆受损的肾小管上皮细胞[21]。正常情况下,近端小管细胞以低速率分裂。在缺血再灌注损伤后 24～48 小时内,幸存的肾小管上皮细胞开始以高速率增殖,特别是在外髓的近端小管中[22]。然而,最近的报道表明肾脏中的骨髓间充质干细胞(BMSCs)和祖细胞产生缺血后肾脏中的新的肾小管上皮细胞形成。目前的证据支持这样的观点,缺血性急性肾损伤后肾小管上皮的恢复主要来自内源性存活的肾小管上皮细胞的增殖[23]。缺血再灌注损伤中断肾血管内皮的完整性并增加微血管通透性,增强黏附分子的表达和白细胞-内皮细胞的相互作用,并促进白细胞的外渗。肾上皮细胞的细胞间黏附分子-1(ICAM-1),P-选择蛋白和 E-选择蛋白的表达增加,以及在肾小管上皮细胞上的 Toll 样受体(TLR2 和 TLR4),激活缺血后肾脏中的免疫应答。补体活化进一步加重损伤早期阶段的炎症。损伤早期阶段的重要效应细胞包括嗜中性粒细胞、M1 巨噬细胞(M1)、自然杀伤(NK)细胞、树突

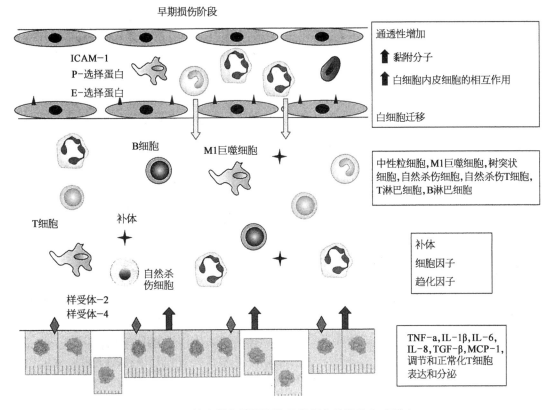

图 30.1　缺血性急性肾损伤早期损伤阶段的免疫反应

引自 Jang HR, "The interaction between ischemia-reperfusion and immune responses in the kidney", "Journal of Molecular Medicine", 87, 99, 859-864.经 Springer 科学与商业媒体的许可。

细胞(DC)、T淋巴细胞和可能的B细胞。可溶性因子,包括补体、促炎细胞因子和趋化因子,在肾脏缺血再灌注损伤的起始阶段起重要作用(图30.2)。

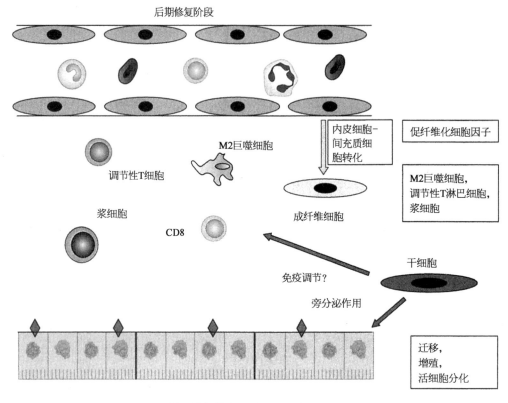

图30.2 缺血性急性肾损伤晚期修复阶段的免疫应答

引自 Jang HR, "The ischemia-reperfusion and immune responses in the kidney", Journal of Molecular Medicine，87，99，859 - 864.经 Springer 科学与商业媒体的许可。

缺血性急性肾损伤期间的微血管变化

肾小管周围毛细血管再狭窄和内皮细胞间质转化

Basile[24]指出缺血再灌注损伤对肾血管结构的潜在长期影响。缺血后大鼠肾脏在损伤后4、8和40周显示微血管密度降低30%～50%[5,6,25]。来自动物模型和人类的证据已经确立了肾小管周围毛细血管的稀少和肾小管间质纤维化的发展之间有直接相关性[26,27,28]。在探索肾小管周围毛细血管稀少机制的同时,证实肾脏缺血再灌注损伤下调了一种血管生成因子即血管内皮细胞生长因子(VEGF)的表达,上调了一种新的 VEGF 抑制剂即 ADAMTS-1 的表达[29]。用 VEGF-121 治疗可保持局部缺血后的血管结构并影响慢性期肾功能[30]。重复施用溴脱氧尿苷(BrdU)后发现,在缺血再灌注后2天无增殖的内皮细胞,并且在7天后 BrdU 阳性细胞仅占约1%。此外,通过内皮标记物与成纤维细胞标记物的共定位来鉴定内皮细胞-间充质细胞转化(endoMT)。利用标记的转基因小鼠跟踪缺血再灌注损伤后的内皮细胞的归宿,发现黄色荧光蛋白(YFP)阳性内皮细胞是间质成纤维细胞的来源。黄色荧光蛋白阳性细胞的这种间质分布被 VEGF-121 减弱。这些数据表明急性肾损伤后肾微血管密度的减少是来自有限的再生能力引起的,结合 endoMT,其可能导致进行性慢性肾病[31]。

慢性缺氧和肾小管间质纤维化

无论是肾小管周围毛细血管丢失或是持续性血管收缩都有会发生慢性缺氧。而慢性缺氧可能诱发肾小管间质性纤维化,肾间质纤维化是不同病因的慢性肾病的标志[32]。事实上,肾小管间质纤维化是进展到终末期肾脏疾病的最佳预测指标[33]。对管状上皮细胞和间质成纤维细胞的体外研究表明,缺氧可以引发纤维化反应[34]。通过缺氧激活缺氧诱导因子(HIF)导致多种适应性基因的表达[35]。缺氧诱导纤维形成因子(例如 TGF-β)[26]的表达,促进细胞外基质积聚,并通过降低基质金属蛋白酶的表达抑制基质降解[36]。此外,缺氧还可以诱导 endoMT 和内皮细胞转分化成(肌)成纤维细胞[31,37]。考虑到慢性缺氧是慢性肾病进展中的重要介质,逆转血管收缩或保持血管结构的治疗策略,可能是有益的。L-精氨酸治疗增加肾血流量(RBF),减少缺氧,并减轻缺血后大鼠中继发性肾瘢痕形成和蛋白尿的发展[38]。之前已经讨论了运用 VEGF 的肾脏保护作用。几项实验研究表明通过氯化钴、一氧化碳和脯氨酰羟化酶抑制剂稳定 HIF 减弱缺血再灌注损伤[35,39,40]。恢复微血管完整性和预防缺氧的策略是未来治疗的潜在目标。

炎　　症

现在认为局部缺血和再灌注期间白细胞的炎症反应和聚集是内皮细胞和肾小管细胞损伤的主要介质[14,41]。炎症在肾局部缺血期间开始,并在缺血后肾脏再灌注时加速,伴随内皮激活、白细胞募集、趋化因子和细胞因子的上调和补体系统的激活。先天性和适应性免疫应答是缺血再灌注损伤的重要因素。一些报道表明,免疫靶向治疗的肾脏保护作用直接支持免疫在急性肾损伤的发病机制中的作用[42]。通常认为中性粒细胞是在缺血性损伤部位积聚的第一种细胞[43]。然而,阻断中性粒细胞功能或减少中性粒细胞仅对损伤提供部分保护,表明其他白细胞也介导损伤[44]。急性肾损伤后期的特征在于单核细胞和淋巴细胞的浸润超过中性粒细胞[41,42,45,46]。激活的白细胞分泌促炎细胞因子,例如 TNF-α、IL-1 和 IFN-γ,其损害近端肾小管上皮细胞并破坏细胞基质黏附,诱导细胞脱落入管腔[47-49]。

缺血性急性肾损伤中的可溶性分子和免疫细胞

尽管已知急性肾损伤早期的许多成分,但是在修复期的免疫反应尚未完全了解。细胞黏附分子以及由白细胞产生的细胞因子和趋化因子不仅可以影响损伤的水平,而且可以影响恢复期肾上皮细胞的迁移、分化和增殖[21]。最近在缺血再灌注损伤的恢复阶段 M2 巨噬细胞和调节性 T 细胞(Treg)上的发现提示免疫反应在急性肾损伤的修复期也起到调节作用。

巨噬细胞

巨噬细胞是缺血再灌注损伤起始阶段的重要介质。已报道单核细胞衍生的巨噬细胞早在再灌注后 24 小时就通过 CCR2 和 CX3CR1 信号通路介导而在肾脏中浸润[50,51,52]。在肾脏缺血再灌注损伤之前由氯膦酸盐消耗巨噬细胞以预防急性肾损伤,而过继性转移的巨噬细胞则重建急性肾损伤[53,54]。这些结果证实了巨噬细胞在缺血再灌注损伤时调节损伤的作用。最近的证据表明巨噬细胞也参与损伤后的肾脏修复和纤维化。具有缺血再灌注(I/R)的小鼠在 4 和 8 周时,系统性巨噬细胞的消耗有助于减少肾纤维化[55]。骨桥蛋白敲除的小鼠中巨噬细胞浸润的减少与缺血后肾脏中Ⅰ型和Ⅳ型胶原的沉积相关[56]。

然而,目前巨噬细胞在肾损伤中的作用比以往的认识复杂得多。有两个不同的巨噬细胞亚群,经典激活(M1)或替代激活(M2)。M2 巨噬细胞进一步细分为 M2a(伤口愈合巨噬细胞)、M2b 和 M2c 细胞(调节巨噬细胞)[57]。除了在肾脏炎症中众所周知的作用外,巨噬细胞也在组织重塑和修复以及免疫调节中发挥关键作用。M1 巨噬细胞分泌促炎细胞因子,如 TNF-α、IFN-γ,并加重肾损伤。相比之下,M2 巨噬细胞产生抗炎细胞因子并抑制 T 细胞增殖,抑制炎症和修复损伤[58]。此外,M1 和 M2 巨噬细胞也分别对纤维化、促纤维化和抗纤维化有不同的影响[59]。最近,Lee 等人显示 M1 巨噬细胞在缺血再灌注损伤后的前 48 小时被募集到肾中,而 M2 巨噬细胞在随后的时间点占优势。此外,当跟踪在损伤后注射的荧光标记的巨噬细胞时,他们发现 M1 巨噬细胞可以在肾脏修复开始时转换为肾脏中的 M2 表型[60]。

树突细胞

树突细胞(DCs)不仅参与先天免疫,而且参与 T 细胞的抗原呈递,激活 T 细胞。Dong 等证明,肾树突状细胞是缺血再灌注损伤后肾脏中促炎性介质,如 TNF-α、IL-6、MCP-1 和 RANTES 的有效早期生产者。肾脏局部缺血前树突状细胞的体内消耗显著降低了由肾脏产生的 TNF-α 的水平[61]。使用 CD11c-DTR 转基因小鼠时,树突状细胞耗尽的小鼠中的肾损伤显著小于接受突变体 DT 处理的对照小鼠[62]。然而,在顺铂诱导的急性肾损伤模型中,树突状细胞减少顺铂肾毒性及其相关的炎症[63]。树突状细胞在急性肾损伤中的作用需要更多的研究。

NK 细胞

NK 细胞在先天免疫应答的早期阶段是重要的。最近的一项研究表明,NK 细胞可以直接杀死肾小管上皮细胞,并对肾缺血再灌注损伤有重要作用。野生型小鼠的 NK 细胞消耗具有肾脏保护性作用,而 NK 细胞的过继转移使 NK、T 和 B 细胞失效的 Rag2-/- γc-/-小鼠 I/R 肾损伤加剧[64]。

自然杀伤 T 细胞

自然杀伤 T(NKT)细胞是 T 淋巴细胞的特殊类型,具有 T 细胞和 NK 细胞受体,并且具有迅速分泌大量细胞因子的能力,如 IFN-γ、TNF-α 和 IL-4。它们向树突状细胞、NK 细胞和淋巴细胞提供成熟信号,从而有助于先天性和获得性免疫应答[65]。CD1d 限制性 NKT 细胞在缺血肾脏中通过 3 小时的再灌注显著增加。用抗 CD1d 抗体阻断 NKT 细胞活化,或用抗体消耗 NKT 细胞或使用 NKT 细胞缺陷小鼠(Jα18 -/-)抑制 I/R 后中性粒细胞的积累以及减少肾脏缺血再灌注损伤。这些结果暗示 NKT 细胞在肾脏缺血再灌注损伤中的重要作用[66]。

T 淋巴细胞

许多研究已经显示 T 淋巴细胞参与肾缺血再灌注损伤的发病机制[46,67,68],缺血后 CD4+T 细胞浸润入肾脏[69]。CD4 敲除的小鼠,但不是 CD8 敲除的小鼠,受到显著保护,以免受肾脏缺血再灌注损伤,并且将 CD4T 细胞过继转移到 CD4 敲除的小鼠可恢复早期缺血后损伤[70]。用 CTLA4 免疫球蛋白阻断 T 细胞 CD28-B7 共刺激途径也减弱了缺血再灌注损伤后的肾功能障碍[69]。

T 细胞受体(TCR)也在肾脏缺血再灌注损伤中起作用。与野生型小鼠相比,TCRαβ 缺陷小鼠在肾脏缺血再灌注损伤中获得显著的功能和结构保护,其与缺血后肾脏中的 TNF-α 和 IL-6 水平降低相关[71,72]。一项关于小鼠肾缺血再灌注损伤模型中 CD4T 细胞亚群 Th1 或 Th2 的研究表明 Th1 表型是致病的,而 Th2 表型是保护性的。缺陷 STAT6(调节 Th2 的酶)的小鼠显示比野生型小鼠更严重的肾损伤,而缺乏 STAT4(调节 Th1 的酶)的小鼠在缺血再灌注损伤后肾功能轻微改善[73]。

在 I/R 后 3 小时即可以观察到 T 细胞转运,并在第 24 小时降低[74]。T 细胞转运也与早期缺血性急性肾损伤中血管通透性增加相关[75]。更重要的是,T 细胞缺陷小鼠中肾的损伤减弱和通透性降低,并且在移入 T 细胞后通透性又增加[76,77]。Ascon 等人表明在严重肾脏缺血再灌注损伤后的肾脏中 CD4+和 CD8+T 细胞浸润达 6 周。这些 T 细胞具有增加的活化标记(CD69+)和效应记忆(CD44hi CD62L -)的表达,并且 IL-1β、IL-6、TNF-α、IFN-γ、MIP-2 和 RANTES 表达显著上调[78]。因此,中度或严重的肾局部缺血可诱导长期 T 淋巴细胞浸润和细胞因子/趋化因子上调,这可能有助于慢性肾病的发展。

最近,发现调节 T 细胞在缺血再灌注损伤中发挥作用。CD4+CD25+调节 T 细胞是功能上成熟的 T 细胞亚群,其涉及维持免疫学自身耐受和对各种生理学和病理学免疫应答的负性控制[79]。Gandolfo 等人[80]发现,在缺血再灌注损伤后 3 天和 10 天后,增加了 TCRβ+CD4+CD25+Foxp3+调节 T 细胞到肾脏的运输。使用抗 CD25 抗体消耗缺血再灌注损伤后的调节 T 细胞,加重肾损伤并增加促炎细胞因子的产生。通过更少的小管损伤和更多的小管增殖证明缺血再灌注损伤后的调节 T 细胞转移减少了 T 淋巴细胞产生的细胞因子,并促进肾脏修复。Kinsey 等人还揭示,在肾缺血再灌注损伤的早期阶段,调节 T 细胞消耗导致更多的中性粒细胞、巨噬细胞,以及增强了先天免疫反应[81,82]。他们证明调节 T 细胞通过 IL-10 介导的先天免疫系统的抑制来调节肾脏缺血再灌注损伤。这些研究说明了调节 T 细胞在肾脏修复中的重要作用[82]。

B 淋巴细胞

B 细胞缺陷(μMT)的小鼠与野生型小鼠相比时,缺血后 24、48 和 72 小时具有更好的肾功能以及肾小管损伤减少,初次证明了 B 淋巴细胞在缺血再灌注损伤中的作用[83]。Jang 等[84]人进一步揭示 B 细胞限制肾 I/R 后的修复。B 细胞浸润在肾脏缺血后第 3 天达到峰值,并随时间减少。B 细胞随后在修复阶段期间激活并分化成浆细胞。使用抗 CD126 抗体靶向浸润 CD126 表达的浆细胞导致肾小管萎缩减少,肾小管增殖增加和减少修复后期的功能损伤。过继转移 B 细胞到 B 细胞缺陷(μMT)小鼠肾小管增生减少和肾小管萎缩增加。

肾脏再生和修复

干细胞在肾脏修复和再生中的作用

急性肾损伤的修复/再生阶段增殖细胞的起源目前不清楚并且仍然存在争议。再生细胞可以衍生自三种不同类型的细胞:① 迁移到损伤的肾中并分化为成熟细胞的骨髓来源的干细胞;② 移动到修复位点的肾干细胞;③ 去分化、增殖和再分化的存活肾细胞。在下面的章节中,我们列出目前一些新的研究的证据(图 30.3)。

骨髓干细胞不直接替代肾上皮细胞

骨髓干细胞(BMSCs)包括间充质干细胞(MSC)和造血干细胞(HSC)。已经发现骨髓干细胞移植到肝、肺、胃肠道和皮肤中[85,86]。骨髓干细胞的多向性引起了研究者对骨髓干细胞是否直接参与肾损伤和修复以及使用骨髓干细胞用于治疗急性肾损伤的极大兴趣[23]。几个早期研究声称骨髓干细胞分化成损伤肾脏的肾小管上皮细胞[87-90]。然而,后来的研究发现在给定的器官中循环骨髓干细胞植入通常低于 1%[91]。Duffield 等人使用在骨髓衍生的细胞中特异表达绿色荧光蛋白(GFP)或细菌 β-半乳糖苷酶的嵌合体小鼠来追踪肾脏缺血再灌注损伤模型中绿色荧光蛋白阳性细胞的归宿。99% 以上的绿色荧光蛋白间质细胞是白细胞。在静脉注射骨髓干细胞后,虽然注意到在肾小管细胞的高增殖率,但是没有证据表明这些间充质干细胞分化成肾小管细胞。这些结果显著表明,骨髓干细胞在肾修复过程中

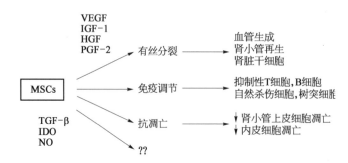

图 30.3　MSCs 对肾脏修复和再生的可能机制

不能直接替代肾上皮细胞[92,93]。

间充质干细胞通过旁分泌和内分泌机制修复肾脏

虽然内源性骨髓干细胞不直接作用于肾小管上皮细胞的替代,但是一些研究显示外源性的间充质干细胞对肾损伤有保护作用[94]。注射间充质干细胞可显著保护顺铂诱导小鼠肾功能损伤和严重肾小管损伤[89]。在甘油诱导的色素性肾病模型和缺血再灌注损伤模型中发现注射间充质干细胞有类似的肾保护作用[95]。Duffield 等人[92]和 Lin 等人[91]的研究表明了外源性间充质干细胞对损伤的保护作用,但很少或没有间充质干细胞直接分化成受损的肾小管。这种保护的机制可能是由于使用的干细胞的免疫调节和旁分泌效应[96]。

间充质干细胞分泌多种具有旁分泌和自分泌活性的细胞因子和生长因子,其可抑制局部免疫系统,抑制纤维化和细胞凋亡,增强血管生成,并刺激组织固有修复或干细胞的有丝分裂和分化[97]。Togel 等人证明了这种旁分泌效应[96]。他们发现在肾缺血后无论是立即或 24 小时内颈内动脉注射间充质干细胞都可显著改善肾功能、增殖增高、凋亡指数降低和肾损伤减少,尽管输注的间充质干细胞很少分化。他们进一步证明间充质干细胞条件培养基含有 VEGF、肝细胞生长因子(HGF)和 IGF－1,并增强内皮细胞生长和存活[96,98]。他们得出结论,间充质干细胞在缺血性肾脏中的有益效果主要通过复杂的旁分泌作用介导,而不是通过它们向靶细胞的分化介导。

Bi 等人(2007)报道了即使在肾中仅发现非常少的细胞,但腹膜内或静脉注射骨髓干细胞都有相似的肾脏保护作用。此外,培养基质细胞的条件培养基诱导肾小管上皮细胞的增殖,并在体外显著减少顺铂诱导的近端肾小管细胞死亡。向注射顺铂的小鼠腹膜内施用条件培养基减少了肾小管上皮细胞凋亡和限制肾损伤。这意味着骨髓干细胞通过分泌限制细胞凋亡和增强内源性肾小管上皮细胞增殖的因子,从而保护肾脏免受损伤[99]。

另一方面,鉴于炎症在急性肾损伤病理生理学中的重要性,考虑外源性施用间充质干细胞在免疫调节方面的肾脏保护作用是非常重要的[41,100]。已经发现人间充质干细胞在体外和体内都能抑制免疫应答[100-102]。已报道间充质干细胞的免疫抑制特性影响多种类型免疫细胞(包括 T 细胞、抗原呈递细胞、NK 细胞和 B 细胞)的功能[100]。观察到的间充质干细胞的肾脏保护作用对缺血再灌注损伤的可能机制如图 30.4 所示。间充质干细胞分泌多种具有旁分泌和自分泌活性的细胞因子和生长因子,这些介质包括 VEGF、IGF－1、HGF 和 TGF－β。通过这些因子,间充质干细胞具有促有丝分裂作用、促进血管新生、肾小管上皮细胞再增殖和可能的肾干细胞增殖。此外,间充质干细胞可以免疫调节多种类型的免疫细胞,包括 T 细胞、抗原呈递细胞、NK 细胞和 B 细胞。间充质干细胞还具有减少肾小管上皮细胞和内皮细胞凋亡的抗凋亡能力。

生长因子在肾脏修复和再生中的作用

生长因子(GH)可能在肾脏恢复中发挥重要作用。许多生长因子,如 EGF、HGF 和 IGF－1,在急性肾损伤后上调。早期研究表明,尽管 IGF－1 在急性肾衰竭(ARF)患者中的临床试验具有不确定或阴性结果,但是 EGF、HGF 和 IGF 的使用可加速肾脏功能的恢复并

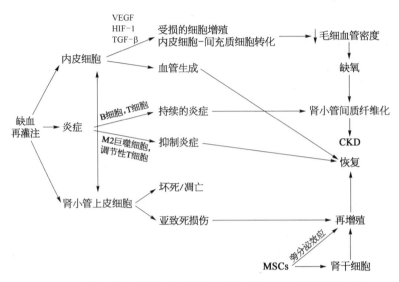

图30.4 缺血性急性肾损伤的损伤、修复和再生阶段可能的机制

增强肾小管细胞再生[103,104]。然而,最近的一项研究表明间充质干细胞在急性肾损伤中对肾小管细胞修复的有益影响是由 IGF-1 介导[105]。VEGF 是血管生成因子,在最初的缺血后阶段减少,并且 VEGF 的使用保持 I/R 大鼠微血管密度并减轻慢性肾病进展[30]。

很多这些生长因子通过自分泌或旁分泌过程影响细胞。它们可以刺激细胞从 G0 期转换到 G1 期,以启动 DNA 合成和有丝分裂。因此,在急性肾损伤的修复期加速肾小管细胞重新进入细胞周期可能是这些生长因子的重要机制[106]。最近的一项研究显示使用间充质干细胞条件培养基(包含 VEGF、HGF 和 IGF-1)在急性肾损伤中增强内皮细胞生长和存活[96]。这意味着生长因子在肾脏修复和再生中的可能作用。已经证明存活的肾小管上皮细胞分泌生长因子。这些生长因子与产生它们的细胞无关,它们作为旁分泌调节剂或化学引诱物参与肾脏修复以诱导再生细胞的迁移[107]。碱性成纤维细胞生长因子(bFGF)参与早期肾发育,在急性肾衰竭的恢复期重新表达。在 I/R 的大鼠中,bFGF 参与再生过程。已证明用 bFGF 治疗可以加速缺血性肾脏的再生过程[108]。HGF 有促进肾小管细胞的有丝分裂、细胞活动、形态运动和抗凋亡的作用,同时其对内皮细胞具有血管生成和血管保护作用。在急性肾损伤中,HGF 在损伤的肾脏中上调,并促进肾脏再生[109]。在恢复的后期阶段,HGF 具有抗纤维化作用,HGF 和 TGF-β 之间的平衡影响慢性肾病和肾纤维化的进展[110,111]。

最近,Menke[112]发现集落刺激因子1(CSF-1),一种巨噬细胞生长因子,通过巨噬细胞依赖性机制和对肾小管上皮细胞直接自分泌/旁分泌作用介导肾脏的修复。CSF-1 主要由肾小管上皮细胞在肾脏炎症期间产生。在 I/R 后注射 CSF-1 的小鼠具有较少的肾小管病理改变,较少的纤维化和更好的肾功能。此外,CSF-1 治疗增加肾小管上皮细胞增殖和减少肾小管上皮细胞凋亡[112]。

已证明促红细胞生成素(EPO)在缺血性急性肾损伤时促进肾功能恢复[113-115]。这些保护机制来自 EPO 的多种作用,即能够抑制细胞凋亡、增加 HIF-1α 表达、减弱肾小管缺氧,并且增强肾小管上皮细胞再生[116,117]。目前正在进行临床试验,测试 EPO 治疗对急性肾损伤发展的影响。

急性肾损伤后的不良修复：肾小管间质性纤维化和进展为慢性肾病

　　一些研究表明急性肾损伤时肾脏的损伤和修复是肾脏疾病消退或进展的动态过程。急性肾损伤可以完全修复、不完全修复或恶化至不良修复。肾小管间质性纤维化是一种不良的修复。持续的肾小管间质性炎症伴随成纤维细胞的增殖和细胞外基质的过度沉积导致肾小管间质性纤维化，这是许多不同类型的肾脏疾病的共同特征，并且是进展为慢性肾病或终末期肾病的主要决定因素[118]。

　　损伤后导致纤维形成反应的机制尚不清楚。已经提出上皮细胞可以转化为成纤维细胞，上皮-间质转化（EMT）并且有助于纤维化。然而，Humphreys 等人最近的研究对这个概念提出了质疑，他们在肾纤维化模型中使用遗传标记的肾脏上皮细胞进行归宿映射，证实上皮细胞不能通过体内转分化直接生成肌成纤维细胞[119]。谱系分析显示大多数肌成纤维细胞是由血管周围成纤维细胞或周细胞分化。另一方面，Basile 等人[31]显示 EndoMT 可能是成纤维细胞的另一来源。

　　两项新的研究表明，上皮细胞的细胞周期抑制和表观遗传修饰在转向慢性疾病中具有关键作用[120,121]。Yang 等人[122]使用五种急性肾损伤模型，包括缺血性、毒性和阻塞性模型，显示纤维化的发展与促纤维化细胞因子的产生之间的因果关联与肾小管上皮细胞在 G2/M 期的抑制相关。G2/M 期抑制导致成纤维细胞生长因子的上调。消除 G2/M 期抑制显著减少纤维化和细胞因子产生[122]。

结　　论

　　急性肾损伤可导致慢性肾病，并可加速进展至终末期肾病。急性肾损伤的病理生理学涉及血管、肾小管和炎症因子之间的复杂相互作用。完全修复通常可恢复正常的肾功能，而不完全修复或适应不良的修复可能进展为慢性肾病。内皮损伤在急性肾损伤的发病机制中起关键作用。早期阶段涉及内皮细胞、肾小管上皮细胞和炎性细胞之间的相互作用。在缺血再灌注损伤后，内皮损伤引起内皮功能障碍。内皮功能障碍诱导细胞黏附分子的表达并增强白细胞-内皮细胞的相互作用。随着炎症介质的分泌，炎症进一步导致肾小管上皮细胞的凋亡和坏死。HIF－1 的活化、TGF－β 的上调和 VEGF 的抑制导致后期增殖受损和 EndoMT。管周细胞毛细血管网密度降低导致慢性缺氧。慢性缺氧引起肾小管间质性纤维化和慢性肾脏疾病的发病。内皮的确切修复机制尚不清楚，但似乎通过有效的血管生成或内皮祖细胞的参与来介导。根据损伤的严重程度，肾小管上皮细胞可能存活和增殖。在修复阶段，存活的肾小管上皮细胞重新填充受损的肾小管。间充质干细胞不直接有助于再增殖，但通过旁分泌作用帮助肾脏修复。M2 巨噬细胞、调节 T 细胞和后期各种生长因子的协同努力抑制炎症和有利于修复过程。炎症介导了内皮细胞和肾小管细胞的损伤和修复。先天性和适应性免疫组分均参与肾损伤的早期阶段；然而，其他如 M2 巨噬细胞、调节 T 细胞、抗炎细胞因子和自身免疫细胞因子，可能介导急性肾损伤的修复阶段。存活的肾小管上皮细胞去分化、增殖和迁移以修复小管的裸露区域。认为重建肾小管的大多数细胞源自存活的肾上皮细胞。骨髓干细胞可能不会直接替代肾上皮细胞。然而，间充质干细胞通过旁分泌和内分泌机制促进肾脏修复。成人肾脏干细胞在人肾中存在的理念已经牢固建立，然而，其在肾脏修复中的作用尚不清楚。生长因子可能在肾脏恢复中发挥重要作用；然而，它们在肾脏修复中的应用需要更多的研究。到目前为止，内皮或血管生成的确切机制尚不清楚。此外，作为适应不良修复的结果，肾小管间质性纤维化似乎是急性肾损伤进展为慢性肾病或终末期肾病的主要决定因素。了解肾损伤和修复所涉及的机制对于治疗急性肾损伤和防止其进展为慢性肾病的新治疗方法的设计是至关重要的[123]。

（徐友康　译）

参考文献

［1］ Ali T, Khan I, Simpson W, et al. Incidence and outcomes in acute kidney injury: a comprehensive population-based study. *J Am Soc Nephrol* 2007; **18**: 1292 - 8.

［2］ Hoste EA, Kellum JA. Incidence, classification, and outcomes of acute kidney injury. *Contrib Nephrol* 2007; **156**: 32 - 8.

［3］ Waikar SS, Liu KD, Chertow GM. The incidence and prognostic significance of acute kidney injury. *Curr Opin Nephrol Hypertens* 2007; **16**: 227 - 36.

［4］ Macedo E, Bouchard J, Mehta RL. Renal recovery following acute kidney injury. *Curr Opin Crit Care* 2008; **14**: 660 - 5.

［5］ Basile DP. Rarefaction of peritubular capillaries following ischaemic acute renal failure: a potential factor predisposing to progressive nephropathy. *Curr Opin Nephrol Hypertens* 2004; **13**: 1 - 7.

［6］ Basile DP, Donohoe D, Roethe K, Osborn JL. Renal ischaemic injury results in permanent damage to peritubular capillaries and influences long-term function. *Am J Physiol Renal Physiol* 2001; **281**: F887 - 99.

［7］ Forbes JM, Hewitson TD, Becker GJ, Jones CL. Ischaemic acute renal failure: long-term histology of cell and matrix changes in the rat. *Kidney Int* 2000; **57**: 2375 - 85.

［8］ Coca SG. Long-term outcomes of acute kidney injury. *Curr Opin Nephrol Hypertens* 2010; **19**: 266 - 72.

［9］ Hsu CY, Chertow GM, McCulloch CE, Fan D, Ordonez JD, Go AS. Nonrecovery of kidney function and death after acute on chronic renal failure. *Clin J Am Soc Nephrol* 2009; **4**: 891 - 8.

［10］ Lo LJ, Go AS, Chertow GM, et al. Dialysis-requiring acute renal failure increases the risk of progressive chronic kidney disease. *Kidney Int* 2009; **76**: 893 - 9.

［11］ Wald R, Quinn RR, Luo J, et al. Chronic dialysis and death among survivors of acute kidney injury requiring dialysis. *JAMA* 2009; **302**: 1179 - 85.

［12］ Coca SG, Yusuf B, Shlipak MG, Garg AX, Parikh CR. Long-term risk of mortality and other adverse outcomes after acute kidney injury: a systematic review and meta-analysis. *Am J Kidney Dis* 2009; **53**: 961 - 73.

［13］ Cerda J, Lameire N, Eggers P, et al. Epidemiology of acute kidney injury. *Clin J Am Soc Nephrol* 2008; **3**: 881 - 6.

［14］ Sharfuddin AA, Molitoris BA. Pathophysiology of ischaemic acute kidney injury. *Nat Rev Nephrol* 2011; **7**: 189 - 200.

［15］ Thadhani R, Pascual M, Bonventre JV. Acute renal failure. *N Engl J Med* 1996; **334**: 1448 - 60.

［16］ Clarkson MF, Friedewald JJ, Eustace JA, Rabb H. Acute kidney injury. In: Brenner BM (ed.) *Brenner and Rector's The kidney*. Philadelphia, PA: Saunders, Elsevier; 2007. pp. 943 - 86.

［17］ Molitoris BA, Marrs J. The role of cell adhesion molecules in ischaemic acute renal failure. *Am J Med* 1999; **106**: 583 - 92.

［18］ Molitoris BA. Ischemia-induced loss of epithelial polarity: potential role of the actin cytoskeleton. *Am J Physiol* 1991; **260**: F769 - 78.

［19］ Molitoris BA, Dahl R, Geerdes A. Cytoskeleton disruption and apical redistribution of proximal tubule Na(+)-K(+)-ATPase during ischemia. *Am J Physiol* 1992; **263**: F488 - 95.

［20］ Zuk A, Bonventre JV, Brown D, Matlin KS. Polarity, integrin, and extracellular matrix dynamics in the postischaemic rat kidney. *Am J Physiol* 1998；**275**：C711 – 31.

[21] **Bonventre JV.** Dedifferentiation and proliferation of surviving epithelial cells in acute renal failure. *J Am Soc Nephrol* 2003；**14**(Suppl 1)：S55 – 61.

[22] **Witzgall R, Brown D, Schwarz C, Bonventre JV.** Localization of proliferating cell nuclear antigen，vimentin，c-Fos，and clusterin in the postischaemic kidney. Evidence for a heterogenous genetic response among nephron segments，and a large pool of mitotically active and dedifferentiated cells. *J Clin Invest* 1994；**93**：2175 – 88.

[23] **Humphreys BD, Valerius MT, Kobayashi A, et al.** Intrinsic epithelial cells repair the kidney after injury. *Cell Stem Cell* 2008；**2**：284 – 91.

[24] **Basile DP.** The endothelial cell in ischaemic acute kidney injury：implications for acute and chronic function. *Kidney Int* 2007；**72**：151 – 6.

[25] **Horbelt M, Lee SY, Mang HE, et al.** Acute and chronic microvascular alterations in a mouse model of ischaemic acute kidney injury. *Am J Physiol Renal Physiol* 2007；**293**：F688 – 95.

[26] **Fine LG, Norman JT.** Chronic hypoxia as a mechanism of progression of chronic kidney diseases：from hypothesis to novel therapeutics. *Kidney Int* 2008；**74**：867 – 72.

[27] **Ishii Y, Sawada T, Kubota K, Fuchinoue S, Teraoka S, Shimizu A.** Injury and progressive loss of peritubular capillaries in the development of chronic allograft nephropathy. *Kidney Int* 2005；**67**：321 – 32.

[28] **Kang DH, Kanellis J, Hugo C, et al.** Role of the microvascular endothelium in progressive renal disease. *J Am Soc Nephrol* 2002；**13**：806 – 16.

[29] **Basile DP, Fredrich K, Chelladurai B, Leonard EC, Parrish AR.** Renal ischemia reperfusion inhibits VEGF expression and induces ADAMTS – 1，a novel VEGF inhibitor. *Am J Physiol Renal Physiol* 2008；**294**：F928 – 36.

[30] **Leonard EC, Friedrich JL, Basile DP.** VEGF-121 preserves renal microvessel structure and ameliorates secondary renal disease following acute kidney injury. *Am J Physiol Renal Physiol* 2008；**295**：F1648 – 57.

[31] **Basile DP, Friedrich JL, Spahic J, et al.** Impaired endothelial proliferation and mesenchymal transition contribute to vascular rarefaction following acute kidney injury. *Am J Physiol Renal Physiol* 2011；**300**：F721 – 33.

[32] **Fine LG, Orphanides C, Norman JT.** Progressive renal disease：the chronic hypoxia hypothesis. *Kidney Int Suppl* 1998；**65**：S74 – 8.

[33] **Nath KA.** Tubulointerstitial changes as a major determinant in the progression of renal damage. *Am J Kidney Dis* 1992；**20**：1 – 17.

[34] **Fine LG, Bandyopadhay D, Norman JT.** Is there a common mechanism for the progression of different types of renal diseases other than proteinuria? Towards the unifying theme of chronic hypoxia. *Kidney Int Suppl* 2000；**75**：S22 – 6.

[35] **Nangaku M, Eckardt KU.** Hypoxia and the HIF system in kidney disease. *J Mol Med* (*Berl*) 2007；**85**：1325 – 30.

[36] **Norman JT, Fine LG.** Intrarenal oxygenation in chronic renal failure. *Clin Exp Pharmacol Physiol* 2006；**33**：989 – 96.

[37] **O'Riordan E, Mendelev N, Patschan S, et al.** Chronic NOS inhibition actuates endothelial-mesenchymal transformation. *Am J Physiol Heart Circ Physiol* 2007；**292**：H285 – 94.

[38] **Basile DP, Donohoe DL, Roethe K, Mattson DL.** Chronic renal hypoxia after acute ischaemic injury：effects of L-arginine on hypoxia and secondary damage. *Am J Physiol Renal Physiol* 2003；**284**：F338 – 48.

[39] **Bernhardt WM, Campean V, Kany S, et al.** Preconditional activation of hypoxia-inducible factors ameliorates ischaemic acute renal failure. *J Am Soc Nephrol* 2006；**17**：1970 – 8.

[40] **Matsumoto M, Makino Y, Tanaka T, et al.** Induction of renoprotective gene expression by cobalt ameliorates ischaemic injury of the kidney in rats. *J Am Soc Nephrol* 2003；**14**：1825 – 32.

[41] **Bonventre JV, Zuk A.** Ischaemic acute renal failure：an inflammatory disease? *Kidney Int* 2004；**66**：480 – 5.

[42] **Jang HR, Rabb H.** The innate immune response in ischaemic acute kidney injury. *Clin Immunol* 2009；**130**：41 – 50.

[43] **Wu H, Chen G, Wyburn KR, et al.** TLR4 activation mediates kidney ischemia/reperfusion injury. *J Clin Invest* 2007a；**117**：2847 – 59.

[44] **Thornton MA, Winn R, Alpers CE, Zager RA.** An evaluation of the neutrophil as a mediator of in vivo renal ischaemic-reperfusion injury. *Am J Pathol* 1989；**135**：509 – 15.

[45] **Devarajan P.** Update on mechanisms of ischaemic acute kidney injury. *J Am Soc Nephrol* 2006；**17**：1503 – 20.

[46] **Rabb H, Daniels F, O'Donnell M, et al.** Pathophysiological role of T lymphocytes in renal ischemia-reperfusion injury in mice. *Am J Physiol Renal Physiol* 2000；**279**：F525 – 31.

[47] **Gailit J, Colflesh D, Rabiner I, Simone J, Goligorsky MS.** Redistribution and dysfunction of integrins in cultured renal epithelial cells exposed to oxidative stress. *Am J Physiol* 1993；**264**：F149 – 57.

[48] **Goligorsky MS, Lieberthal W, Racusen L, Simon EE.** Integrin receptors in renal tubular epithelium：new insights into pathophysiology of acute renal failure. *Am J Physiol* 1993；**264**：F1 – 8.

[49] **Lieberthal W, McKenney JB, Kiefer CR, Snyder LM, Kroshian VM, Sjaastad MD.** Beta1 integrin-mediated adhesion between renal tubular cells after anoxic injury. *J Am Soc Nephrol* 1997；**8**：175 – 83.

[50] **Li L, Huang L, Sung SS, et al.** The chemokine receptors CCR2 and CX3CR1 mediate monocyte/macrophage trafficking in kidney ischemia-reperfusion injury. *Kidney Int* 2008；**74**：1526 – 37.

[51] Oh DJ, Dursun B, He Z, et al. Fractalkine receptor (CX3CR1) inhibition is protective against ischaemic acute renal failure in mice. *Am J Physiol Renal Physiol* 2008; **294**: F264 – 71.

[52] Ysebaert DK, De Greef KE, Vercauteren SR, et al. Identification and kinetics of leukocytes after severe ischaemia/reperfusion renal injury. *Nephrol Dial Transplant* 2000; **15**: 1562 – 74.

[53] Day YJ, Huang L, Ye H, Linden J, Okusa MD. Renal ischemia-reperfusion injury and adenosine 2A receptor-mediated tissue protection: role of macrophages. *Am J Physiol Renal Physiol* 2005; **288**: F722 – 31.

[54] Jo SK, Sung SA, Cho WY, Go KJ, Kim HK. Macrophages contribute to the initiation of ischaemic acute renal failure in rats. *Nephrol Dial Transplant* 2006; **21**: 1231 – 9.

[55] Ko GJ, Boo CS, Jo SK, Cho WY, Kim HK. Macrophages contribute to the development of renal fibrosis following ischaemia/reperfusion-induced acute kidney injury. *Nephrol Dial Transplant* 2008; **23**: 842 – 52.

[56] Persy VP, Verhulst A, Ysebaert DK, De Greef KE, De Broe ME. Reduced postischaemic macrophage infiltration and interstitial fibrosis in osteopontin knockout mice. *Kidney Int* 2003; **63**: 543 – 53.

[57] Ricardo SD, van Goor H, Eddy AA. Macrophage diversity in renal injury and repair. *J Clin Invest* 2008; **118**: 3522 – 30.

[58] Wang Y, Harris DC. Macrophages in renal disease. *J Am Soc Nephrol* 2011; **22**: 21 – 7.

[59] Nishida M, Hamaoka K. Macrophage phenotype and renal fibrosis in obstructive nephropathy. *Nephron Exp Nephrol* 2008; **110**: e31 – 6.

[60] Lee S, Huen S, Nishio H, et al. Distinct macrophage phenotypes contribute to kidney injury and repair. *J Am Soc Nephrol* 2011; **22**: 317 – 26.

[61] Dong X, Swaminathan S, Bachman LA, Croatt AJ, Nath KA, Griffin MD. Resident dendritic cells are the predominant TNF-secreting cell in early renal ischemia-reperfusion injury. *Kidney Int* 2007; **71**: 619 – 28.

[62] Li L, Okusa MD. Macrophages, dendritic cells, and kidney ischemia-reperfusion injury. *Semin Nephrol* 2010; **30**: 268 – 77.

[63] Tadagavadi RK, Reeves WB. Renal dendritic cells ameliorate nephrotoxic acute kidney injury. *J Am Soc Nephrol* 2010; **21**: 53 – 63.

[64] Zhang ZX, Wang S, Huang X, et al. NK cells induce apoptosis in tubular epithelial cells and contribute to renal ischemia-reperfusion injury. *J Immunol* 2008; **181**: 7489 – 98.

[65] Diana J, Lehuen A. NKT cells: friend or foe during viral infections? *Eur J Immunol* 2009; **39**: 3283 – 91.

[66] Li L, Huang L, Sung SS, et al. NKT cell activation mediates neutrophil IFN-gamma production and renal ischemia-reperfusion injury. *J Immunol* 2007; **178**: 5899 – 911.

[67] Jang HR, Ko GJ, Wasowska BA, Rabb H. The interaction between ischemia-reperfusion and immune responses in the kidney. *J Mol Med* (*Berl*) 2009; **87**: 859 – 64.

[68] Ysebaert DK, De Greef KE, De Beuf A, et al. T cells as mediators in renal ischemia/reperfusion injury. *Kidney Int* 2004; **66**: 491 – 6.

[69] Takada M, Chandraker A, Nadeau KC, Sayegh MH, Tilney NL. The role of the B7 costimulatory pathway in experimental cold ischemia/reperfusion injury. *J Clin Invest* 1997a; **100**: 1199 – 203.

[70] Burne MJ, Daniels F, El Ghandour A, et al. Identification of the CD4(+) T cell as a major pathogenic factor in ischaemic acute renal failure. *J Clin Invest* 2001; **108**: 1283 – 90.

[71] Hochegger K, Schatz T, Eller P, et al. Role of alpha/beta and gamma/delta T cells in renal ischemia-reperfusion injury. *Am J Physiol Renal Physiol* 2007; **293**: F741 – 7.

[72] Savransky V, Molls RR, Burne-Taney M, Chien CC, Racusen L, Rabb H. Role of the T-cell receptor in kidney ischemia-reperfusion injury. *Kidney Int* 2006; **69**: 233 – 8.

[73] Yokota N, Burne-Taney M, Racusen L, Rabb H. Contrasting roles for STAT4 and STAT6 signal transduction pathways in murine renal ischemia-reperfusion injury. *Am J Physiol Renal Physiol* 2003; **285**: F319 – 25.

[74] Ascon DB, Lopez-Briones S, Liu M, et al. Phenotypic and functional characterization of kidney-infiltrating lymphocytes in renal ischemia reperfusion injury. *J Immunol* 2006; **177**: 3380 – 7.

[75] Liu M, Chien CC, Grigoryev DN, Gandolfo MT, Colvin RB, Rabb H. Effect of T cells on vascular permeability in early ischaemic acute kidney injury in mice. *Microvasc Res* 2009; **77**: 340 – 7.

[76] Ko GJ, Zakaria A, Womer KL, Rabb H. Immunologic research in kidney ischemia/reperfusion injury at Johns Hopkins University. *Immunol Res* 2010; **47**: 78 – 85.

[77] Burne-Taney MJ, Yokota N, Rabb H. Persistent renal and extrarenal immune changes after severe ischaemic injury. *Kidney Int* 2005; **67**: 1002 – 9.

[78] Ascon M, Ascon DB, Liu M, et al. Renal ischemia-reperfusion leads to long term infiltration of activated and effector-memory T lymphocytes. *Kidney Int* 2009; **75**: 526 – 35.

[79] Sakaguchi S, Ono M, Setoguchi R, et al. Foxp3 + CD25 + CD4 + natural regulatory T cells in dominant self-tolerance and autoimmune disease. *Immunol Rev* 2006; **212**: 8 – 27.

[80] Gandolfo MT, Jang HR, Bagnasco SM, et al. Foxp3 + regulatory T cells participate in repair of ischemic acute kidney injury. *Kidney Int* 2009; **76**: 717 – 29.

[81] Kinsey GR, Huang L, Vergis AL, Li L, Okusa MD. Regulatory T cells contribute to the protective effect of ischaemic preconditioning in the kidney. *Kidney Int* 2010; **77**: 771 – 80.

[82] Kinsey GR, Sharma R, Huang L, et al. Regulatory T cells suppress innate immunity in kidney ischemia-reperfusion injury. *J Am Soc Nephrol* 2009; **20**: 1744 – 53.

[83] Burne-Taney MJ, Ascon DB, Daniels F, Racusen L, Baldwin W, Rabb H. B cell deficiency confers protection from renal ischemia reperfusion injury. *J Immunol* 2003; **171**: 3210 – 15.

[84] Jang HR, Gandolfo MT, Ko GJ, Satpute SR, Racusen L, Rabb H. B cells limit repair after ischemic acute kidney injury. *J Am Soc Nephrol* 2010; **21**: 654 – 65.

[85] Krause DS, Theise ND, Collector MI, et al. Multi-organ, multi-lineage engraftment by a single bone marrow-derived stem cell. *Cell* 2001; **105**: 369 – 77.

[86] Petersen BE, Bowen WC, Patrene KD, et al. Bone marrow as a potential source of hepatic oval cells. *Science* 1999; **284**: 1168 – 70.

[87] Kale S, Karihaloo A, Clark PR, Kashgarian M, Krause DS, Cantley LG. Bone marrow stem cells contribute to repair of the ischaemically injured renal tubule. *J Clin Invest* 2003; **112**: 42 – 9.

[88] Lin F, Cordes K, Li L, et al. Hematopoietic stem cells contribute to the regeneration of renal tubules after renal ischemia-reperfusion injury in mice. *J Am Soc Nephrol* 2003; **14**: 1188 – 99.

[89] Morigi M, Imberti B, Zoja C, et al. Mesenchymal stem cells are renotropic, helping to repair the kidney and improve function in acute renal failure. *J Am Soc Nephrol* 2004; **15**: 1794 – 804.

[90] Poulsom R, Forbes SJ, Hodivala-Dilke K, et al. Bone marrow contributes to renal parenchymal turnover and regeneration. *J Pathol* 2001; **195**: 229 – 35.

[91] Lin F, Moran A, Igarashi P. Intrarenal cells, not bone marrow-derived cells, are the major source for regeneration in postischaemic kidney. *J Clin Invest* 2005; **115**: 1756 – 64.

[92] Duffield JS, Park KM, Hsiao LL, et al. Restoration of tubular epithelial cells during repair of the postischaemic kidney occurs independently of bone marrow-derived stem cells. *J Clin Invest* 2005; **115**: 1743 – 55.

[93] Duffield JS, Bonventre JV. Kidney tubular epithelium is restored without replacement with bone marrow-derived cells during repair after ischaemic injury. *Kidney Int* 2005; **68**: 1956 – 61.

[94] Humphreys BD, Bonventre JV. Mesenchymal stem cells in acute kidney injury. *Annu Rev Med* 2008; **59**: 311 – 25.

[95] Herrera MB, Bussolati B, Bruno S, Fonsato V, Romanazzi GM, Camussi G. Mesenchymal stem cells contribute to the renal repair of acute tubular epithelial injury. *Int J Mol Med* 2004; **14**: 1035 – 41.

[96] Togel F, Weiss K, Yang Y, Hu Z, Zhang P, Westenfelder C. Vasculotropic, paracrine actions of infused mesenchymal stem cells are important to the recovery from acute kidney injury. *Am J Physiol Renal Physiol* 2007; **292**: F1626 – 35.

[97] Caplan AI, Dennis JE. Mesenchymal stem cells as trophic mediators. *J Cell Biochem* 2006; **98**: 1076 – 84.

[98] Togel F, Hu Z, Weiss K, Isaac J, Lange C, Westenfelder C. Administered mesenchymal stem cells protect against ischaemic acute renal failure through differentiation-independent mechanisms. *Am J Physiol Renal Physiol* 2005; **289**: F31 – 42.

[99] Bi B, Schmitt R, Israilova M, Nishio H, Cantley LG. Stromal cells protect against acute tubular injury via an endocrine effect. *J Am Soc Nephrol* 2007; **18**: 2486 – 96.

[100] Stagg J. Immune regulation by mesenchymal stem cells: two sides to the coin. *Tissue Antigens* 2007; **69**: 1 – 9.

[101] McTaggart SJ, Atkinson K. Mesenchymal stem cells: immunobiology and therapeutic potential in kidney disease. *Nephrology*（*Carlton*）2007; **12**: 44 – 52.

[102] Nauta AJ, Fibbe WE. Immunomodulatory properties of mesenchymal stromal cells. *Blood* 2007; **110**: 3499 – 506.

[103] Hammerman MR. Growth factors and apoptosis in acute renal injury. *Curr Opin Nephrol Hypertens* 1998; **7**: 419 – 24.

[104] Nigam S, Lieberthal W. Acute renal failure. III. The role of growth factors in the process of renal regeneration and repair. *Am J Physiol Renal Physiol* 2000; **279**: F3 – 11.

[105] Imberti B, Morigi M, Tomasoni S, et al. Insulin-like growth factor-1 sustains stem cell mediated renal repair. *J Am Soc Nephrol* 2007; **18**: 2921 – 8.

[106] Wang S, Hirschberg R. Role of growth factors in acute renal failure. *Nephrol Dial Transplant* 1997; **12**: 1560 – 3.

[107] Baer PC, Geiger H. Mesenchymal stem cell interactions with growth factors on kidney repair. *Curr Opin Nephrol Hypertens* 2010; **19**: 1 – 6.

[108] Villanueva S, Cespedes C, Gonzalez A, Vio CP. bFGF induces an earlier expression of nephrogenic proteins after ischaemic acute renal failure. *Am J Physiol Regul Integr Comp Physiol* 2006; **291**: R1677 – 87.

[109] Liu Y, Tolbert EM, Lin L, et al. Up-regulation of hepatocyte growth factor receptor: an amplification and targeting mechanism for hepatocyte growth factor action in acute renal failure. *Kidney Int* 1999; **55**: 442 – 53.

[110] Herrero-Fresneda I, Torras J, Franquesa M, et al. HGF gene therapy attenuates renal allograft scarring by preventing the profibrotic inflammatory-induced mechanisms. *Kidney Int* 2006; **70**: 265 – 74.

[111] Matsumoto K, Nakamura T. Hepatocyte growth factor: renotropic role and potential therapeutics for renal diseases. *Kidney Int* 2001; **59**: 2023 – 38.

[112] Menke J, Iwata Y, Rabacal WA, et al. CSF-1 signals directly to renal tubular epithelial cells to mediate repair in mice. *J Clin Invest* 2009; **119**: 2330 – 42.

[113] Sharples EJ, Thiemermann C, Yaqoob MM. Mechanisms of disease: Cell death in acute renal failure and emerging

evidence for a protective role of erythropoietin. *Nat Clin Pract Nephrol* 2005；**1**：87 - 97.

[114] **Vesey DA, Cheung C, Pat B, Endre Z, Gobe G, Johnson DW.** Erythropoietin protects against ischaemic acute renal injury. *Nephrol Dial Transplant* 2004；**19**：348 - 55.

[115] **Yang CW, Li C, Jung JY, et al.** Preconditioning with erythropoietin protects against subsequent ischemia-reperfusion injury in rat kidney. *FASEB J* 2003；**17**：1754 - 5.

[116] **Imamura R, Moriyama T, Isaka Y, et al.** Erythropoietin protects the kidneys against ischemia reperfusion injury by activating hypoxia inducible factor-1 alpha. *Transplantation* 2007；**83**：1371 - 9.

[117] **Moore E, Bellomo R.** Erythropoietin (EPO) in acute kidney injury. *Ann Intensive Care* 2011；**1**：3.

[118] **Yang L, Humphreys BD, Bonventre JV.** Pathophysiology of acute kidney injury to chronic kidney disease：maladaptive repair. *Contrib Nephrol* 2011；**174**：149 - 55.

[119] **Humphreys BD, Lin SL, Kobayashi A, et al.** Fate tracing reveals the pericyte and not epithelial origin of myofibroblasts in kidney fibrosis. *Am J Pathol* 2010；**176**：85 - 97.

[120] **Bechtel W, McGoohan S, Zeisberg EM, et al.** Methylation determines fibroblast activation and fibrogenesis in the kidney. *Nat Med* 2010；**16**：544 - 50.

[121] **Wynn TA.** Fibrosis under arrest. *Nat Med* 2010；**16**：523 - 25.

[122] **Yang L, Besschetnova TY, Brooks CR, Shah JV, Bonventre JV.** Epithelial cell cycle arrest in G2/M mediates kidney fibrosis after injury. *Nat Med* 2010；**16**：535 - 43.

[123] **Jo SK, Rosner MH, Okusa MD.** Pharmacologic treatment of acute kidney injury：why drugs haven't worked and what is on the horizon. *Clin J Am Soc Nephrol* 2007；**2**：356 - 65.

第31章

心肌梗死后的心肌重构

Kavitha Vimalesvaran，Michael Marber

引 言

心室重构是指心肌损伤后，心脏的形状、结构和功能发生变化，这一过程可影响右心室和（或）左心室。本章仅重点讨论左心室部分。心肌梗死（MI）后的左心室（LV）重构过程复杂，积极并且具有时间依赖性，也是机体良性修复过程中的适应性反应。最好根据区域来考虑其显著性变化，可分为梗死区（IZ）和非梗死区（NIZ）或较远区域。这些变化表现在：① LV结构、形状和表型[1,2]；② 构成细胞类型，包括肌细胞和非肌细胞[1,3,5-12]；③ 分泌蛋白，最值得注意的是细胞因子和生长因子[1,3,13,14]；④ 细胞外胶原基质（ECCM）[1,3-9,11,12,15-18]。MI后的LV整体结构重构明显受 IZ 和 NIZ 两个区域差异重构的影响；这两个区域的主要特征是ECCM的增加[1,19,20]。

重 构 的 时 机

冠状动脉闭塞后，急性心肌梗死包括一个透壁性进展性的坏死进程，几个小时内从心内膜波及外膜[2,21]。早期再灌注或侧支血流供应[2,22,23]分别起着阻止或阻碍透壁性进展的作用。因此，受梗死威胁的心肌区域通常包含幸存的心脏组织或存活的心外膜边缘[2,24]。一般认为，"正常"心肌的心外膜边缘作为结构支架可阻断不良重构[2,19,25-27]。在愈合的早期阶段，存活心外膜中胶原基质的完整程度，是 IZ 抵抗扩张的一个重要生理决定因素[2,27-29]。

愈合过程旨在修补受损的心室壁，以保持心室完整性，并且恢复功能[2]。它在梗死后迅速开始，并在随后的几周和几个月内持续进行[2,30-32]。这是一个依赖于营养分流的动态过程[2]。在 LV 内发生的调节过程由体液因子、生长因子、自分泌和旁分泌源的细胞因子协调[2]。最终形成坚固、不一致的、收缩和紧凑的瘢痕。梗死和瘢痕形成之间的间隔 3～6 周，随后更缓慢的瘢痕重构将经历数年[2,30,32]。

心肌梗死后心脏显示出特殊能力，以适应在 IZ 和 NIZ 内发生的渐进变化[1]。因此，MI导致心肌细胞、非心肌细胞和 IZ 中的 ECCM 的时间依赖性损伤，而 NIZ 则收缩性增加，以补偿 IZ 中的急性收缩损失。这种 NIZ 的募集引起反应性肥大，伴随间质性纤维化，继而导致心室功能障碍和心肌扩张。因此,胶原蛋白合成[1,33]和血管重构在 IZ 和 NIZ 中十分常见[1,3]。

胶原合成受一些内源性分子的影响,并在 MI 后显著增加。而用于 MI 治疗的一些药物可影响胶原蛋白更新并发挥抗纤维化作用[1,20,31,34,35]。这可改变 IZ 中的 ECCM 重构[1,20,34]并阻碍愈合[1,36],从而促进不良重构,尽管确切的结果可能依赖于愈合病理生理阶段的相对时间。

心肌梗死后重构在缺血性损伤时即开始,基本上可以分为三个阶段。第一阶段(0～72 小时)在急性梗死的进展和完成阶段立即开始。这个阶段包括在数小时到数天的急性心肌梗死扩张,伴随 IZ 的拉伸,变薄和扩张[2]。在细胞和结构水平,扩张是由胶原基质破坏和心肌细胞滑动介导的[2,26]。降解 ECCM 的基质金属蛋白酶(MMPs)和抑制 MMP 的内源组织 MMP 抑制剂(TIMPs)[1,37-39]之间的平衡保持常规/适应性重构和功能,并且任何差异都可以引起不良重构[1,13,14,37,40,41]。

第二阶段(72 小时至 6 周)是 IZ 内的慢性炎症过程,伴随成纤维细胞增殖和胶原沉积。正常反应是心肌胶原体积分数扩张 2～3 倍,从而增加左心室硬度,导致轻度功能障碍[1,42]。如果这种炎症反应失败,即使是局灶性的,也可以产生严重后果,包括 LV 扩张[1,28,41]和心脏破裂。再灌注 MI,IZ 中 ECCM 的减少或损坏[1,16,43,44]与心脏破裂有关[1,16,44]。

心室重构的第三阶段即重构最后阶段(6 周及以后)是进一步的瘢痕重构,包括收缩、成熟和肌成纤维细胞形成等。这种重构的最后阶段可能导致 LV 进行性扩张,体积超负荷和 NIZ 的肥大,并且是 HF 的最常见原因。

MI 后的愈合和重构阶段总结于图 31.1 和表 31.1。

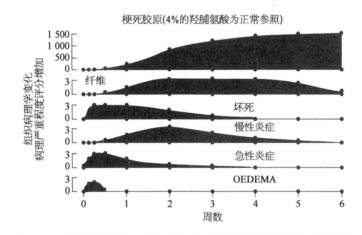

图 31.1 心肌梗死区内愈合和重构的病理生理的时间轴和相互关系

引自 Jugdutt BI, "Prevention of ventricular remodeling after myocardial infarction and in congestive heart failure", Heart Failure Reviews, 1, 2, 115-129, copyright 1996。获得 Springer 科学与商业媒体的许可。

表 31.1 心肌梗死后愈合和重构的各个阶段

病理阶段/时间	病理生理过程
超早期(～最初 24 小时)	MI 急性进展和完成;水肿增加糖胺聚糖;坏死、凋亡;中性粒细胞为主的急性炎症;细胞因子激活,MMPs 升高,ECCM 降解增强。梗死区域扩大

(续表)

病理阶段/时间	病 理 生 理 过 程
早期（～最初 2 周）	早期 IZ 愈合，～48 小时后，在胶原蛋白高峰之前，巨噬细胞和单核细胞为主的慢性炎症达到高峰；～1 周后成纤维细胞增殖为主；IZ 胶原蛋白沉积 5 倍或以上。早期 LV 扩张，要注意动脉瘤形成和 LV 破裂的可能
晚期（～3～6 周）	晚期 IZ 愈合至胶原蛋白高峰后的瘢痕形成，更多胶原蛋白沉积和少量细胞浸润。交联和肌成纤维细胞形成的胶原重建。还有 LV 扩张、超容量负荷和肥大
较晚期（1.5 个月至 1 年或以上）	晚期 IZ 瘢痕和 NIZ 纤维化，持续的 ECCM 重构，伴随着收缩、成熟和肌成纤维细胞形成，重构。重构过程包括进行性 LV 扩张，体积进一步超负荷和肥大

注：MMPs，基质金属蛋白酶；ECCM，细胞外胶原基质；IZ，梗死区；LV，左心室；NIZ，非梗死区。

重 构 和 肥 大

在梗死后重构期间，肥大是一种适应性反应，以补偿增加的负荷，减少进行性扩张的影响，平衡收缩功能[45,46]。神经激素激活、心肌伸展、局部组织肾素-血管紧张素系统（RAS）的激活和旁分泌（自分泌）因子等均可导致肌细胞肥大。心肌梗死后相对低的灌注，可激活 RAS-醛固酮系统及交感神经，促进肾上腺髓质分泌儿茶酚胺，也增加利尿钠肽［心房钠肽（ANP）及脑钠尿肽（BNP）］的分泌。同时去甲肾上腺素（NE）释放也增加，直接和间接地影响肥大反应。NE 刺激 α1 肾上腺素受体，导致肌细胞肥大[45]。肾小球旁体中 β1 肾上腺素受体的活化诱导导致肾素的释放，从而增强血管紧张素 II 的产生。肾小球旁体中血管平滑肌细胞的拉伸活化会减弱，诱导血管紧张素 II 的产生增加，刺激 NE 的突触前释放，并阻断其再摄取，进一步增加 NE[45]的突触后动作，促进心肌重构的恶性循环，如图 31.2 所示。

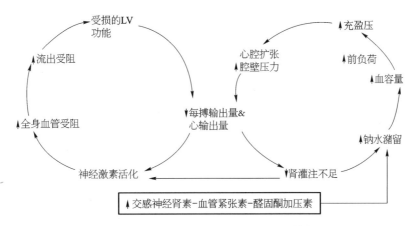

图 31.2　驱动进行性左心室重构的恶性循环

心力衰竭的进展

总体来说，LV 重构是不利的，并且与心力衰竭（HF）进展相关。现已证实，存在心肌重构的患者,心功能逐渐恶化。心肌重构也是大部分心血管病发病和死亡的基础[47]。

LV重构既是适应性过程,也是适应不良的过程[47]。在损伤的急性期,心脏通过自适应性过程,对压力或容量超负荷做出反应,从而维持心脏功能[47,48]。最初,至少前负荷的增加是适应性的,通过 Frank - Starling 机制的长度依赖性收缩来保持每搏输出量。然而,根据 LaPlace 定律,产生的压力和心肌半径成反比,需要增加室壁张力以保持相等的腔内压力。这增加了有效的后负荷,降低收缩性并引发图 31.2 右侧所示的恶性循环。这两个及其他恶性循环驱动不良心肌重构,将导致进行性代偿失调,除非循环中断[47]。

重 构 量 化

无论测量标准如何,目前认为进行性心肌重构是有害的,并与不良预后相关[47,49,50]。目前还不能精确识别适应和适应不良的重构之间的转变,然而,其转变的时间跨度和发生时机预计变异会很大。因此,了解 LV 重构的程度有助于预后的评估[47]。心室体积的大小是以下患者死亡的主要独立危险因素,包括冠状动脉疾病、近期发生 MI 和 HF[46,47,50,51]的患者。心脏大小、质量、射血分数、舒张末期容积、收缩末期容积和最大收缩力[47,52]都是评估 LV 重构预后的有意义指标。每个指标代表疾病状态的变化特征。LV 容积,特别是收缩末期容积,与预后不良相关[47,50]。

尽管心脏大小和形状似乎是心室重构最合理的测量指标,但是技术因素和不同模式导致不同的结果。例如,心电图(ECG)提示 LV 肥大的高血压患者中,仅有 38% 的 M 型超声心动图(ECHO)上,显示解剖性 LV 肥大[47,53]。不管 ECHO 是否证实 LV 解剖学上肥大,ECG 发现的 LV 肥大提示心脏衰竭的风险增加[47]。可能的解释是,对于 ECCM 积累、电耦合和复极化的评估,LV 壁厚度、心腔尺寸和质量的测量相对不敏感,然而这些病理过程是心肌重构的关键组成部分[47]。

LV 功能不全的症状和体征缺乏灵敏度和特异性[47,54]。评估 LV 重构和收缩功能不全的标准检查是 ECHO 和放射性核素成像[47,54]。但是,ECHO 缺乏重复性[47,55]和标准化[47],并且图像质量取决于声窗的可用性[47,56]。横断面成像模式,如 MRI 和 CT,提供优越的精度和一致性[47,57],同时能够分别评估心肌纤维化和冠状动脉解剖。以上的影像学检查价格昂贵,LV 应变的循环标记物,如 BNP,可以用于指导它们的使用。

限制重构的治疗性干预

预防或减少梗死后 LV 重构的治疗最好参考其病理生理机制。急性期后,心室重构主要受闭塞动脉的通畅度、心室负荷状况、神经激素激活和局部组织生长因子的影响。

血管紧张素转化酶抑制剂和血管紧张素受体阻断剂

20 多年来,通过使用血管紧张素转化酶(ACE)抑制剂,LV 收缩功能不全所致的 HF 患者的死亡率和发病率已经降低[58,59]。这得到了实验和临床数据的支持,证明了这些药物能有效限制心肌重构,特别是在心肌梗死后[59-63]。然而,在大型队列研究中,逆转心肌重构(即,扩大的 LV 重新缩小)的报道是罕见的。相反,临床对照研究表明 ACE 抑制剂只能延迟心肌重构,而不能阻止或逆转这一进程[59,64]。

ACE 抑制剂仅部分降低血管紧张素Ⅱ的产生,因为它们并不是作用于在选择性的、ACE 非依赖性的转化途径。因此,在长期 ACE 抑制期间,血浆中血管紧张素Ⅱ的水平将增加到初始值以上。ACE 抑制剂对心脏重构和交感活性的影响在治疗 1 年后减弱[59]。

选择性地作用于 1 型受体(AT$_1$R)(主要导致心脏肥大、醛固酮产生、纤维化和血管收缩)的血管紧张素受体拮抗剂(ARBs)可以用作 ACE 抑制剂的替代物或与 ACE 抑制剂组合使用。ARBs 不会抑制可能有利的 2 型受体(AT2R)的活性,后者介导血管舒张,也可能抑制心肌纤维化[59,65,66]。

在随机评价左心室功能不全策略(RESOLVD)研究中,对 ACE 抑制剂(依那普利)、ARB(坎地沙坦)及两者联合使用进行比较,其中入选的患者也随机化接受 β 受体阻滞剂(美托洛尔)或安慰剂[59,67]。以心肌重构和神经激素谱的变化作为终点。结果显示顺序阻断的优势。1 年后,相较于单一药物,坎地沙坦联合依那普利,更能增加射血分数,阻止 LV 扩大,降低血浆 BNP 和醛固酮的水平。此外,单独使用坎地沙坦不比单独使用依那普利更好。

总之,那些 HF 和 LV 整体功能不全的患者中使用 ACE 抑制剂和 ARBs 的研究表明:① 单步血管紧张素Ⅱ拮抗药物,即使用 ACE 抑制剂或不能耐受 ACE 抑制剂的患者使用 ARBs,增加患者存活率,降低死亡率和发病率;② ARBs 相对于 ACE 抑制剂并无优势;③ 顺序阻断(ACE 抑制剂加 ARBs)对降低发病率和心血管死亡率有额外益处[59]。

β 受体阻滞剂

β 受体阻滞剂可降低 LV 收缩功能不全所致的 HF 中的发病率和死亡率,包括缺血性或非缺血性病因以及不同严重程度的 HF,这是毋庸置疑的。与单独使用 ACE 抑制剂相比,使用 β 受体阻滞剂可获得更持久的益处[59]。

现已证明,在 HF 中具有临床益处的 β 受体阻滞剂如美托洛尔、卡维地洛和比索洛尔,可显著并持续改善射血分数和心肌重构,同时减少 LV 球形度和功能性二尖瓣反流[59,68-71]。在这方面,β 受体阻滞剂的效力似乎大于 ACE 抑制剂和 ARBs。尽管如此,必须考虑的是,参与 β 受体阻滞剂临床试验的患者已正在服用 ACE 抑制剂。因此,在 ACE 抑制的背景下,β 受体阻滞剂逆转重构效果显著。尚不清楚在没有抑制 RAS 的情况下是否可以获得相同的结果[59]。

停用美托洛尔的一项小型研究,进一步证实了 β 受体阻滞剂在逆转重构中的作用。恶化的 LV 功能,在恢复美托洛尔治疗后也恢复了[59,72]。此外,β 受体阻滞剂和 LV 容积或射血分数之间的剂量反应关系加强了 β 受体阻滞剂治疗和逆转重构之间的因果关系[59,73-76]。尤其是卡维地洛的剂量与死亡率成反比,加强了逆转重构和生存率之间的关系[59,76]。一项"观察研究"也强调 β 受体阻滞剂治疗在促进逆转重构中的意义,多变量分析表明,卡维地洛治疗和卡维地洛剂量是心脏大小和功能的正常化的预测指标之一。值得注意的是,该研究还表明,在中位随访 17 个月期间,心脏大小和功能正常的患者,无事件生存率为 100%。而心脏大小和功能不正常的患者,其死亡率为24%,无事件生存率<60%[59,74]。

总之,不管功能分级和病因如何,研究证实,患有HF和LV收缩功能不全并已用ACE抑制剂治疗的患者中,β受体阻滞剂如美托洛尔、卡维地洛和比索洛尔可进一步降低死亡率和发病率。β受体阻滞剂在逆转重构上,显然比ACE抑制剂更有价值,且更具有剂量相关性[59]。

醛固酮受体拮抗剂

醛固酮受体拮抗剂(ARAs)可降低以下患者的死亡率和发病率:不同病因的LV收缩功能不全导致的进展期HF[纽约心脏协会(New York Heart Association,NYHA)功能分类Ⅲ级和Ⅳ级][59,77]、近期MI、LV功能不全和有症状的HF或糖尿病[59,78]。螺内酯随机评估研究(RALES)招募了晚期HF即临床事件高风险的患者。该研究发现生存曲线早期分离,这一差异至少持续3年[59,77]。在依普利酮治疗急性心肌梗死后心力衰竭的疗效和生存率研究中也发现类似现象。这一发现预示着治疗对疾病机制的主要影响。尤其醛固酮是RAS途径的重要的基石,并且可导致包括水钠潴留在内的许多不良适应,其中最重要的是其驱动肥大、纤维化和激活交感神经系统的能力[59,79]。

结 论

心肌梗死后的重构过程是复杂的、时间依赖性的,并且与愈合过程不可避免地交织在一起。尽管如此,基于病理生理过程,特别是基于随机对照干预研究的结果,β_1受体激动剂、血管紧张素Ⅱ和醛固酮可驱动适应不良反应。抑制这些通路既能改善重构,也能降低发病率和死亡率,从而加强他们之间的必然联系。

（洪怡 费爱华 译）

参考文献

[1] **Jugdutt BI.** Ventricular remodeling after infarction and the extracellular collagen matrix: when is enough enough? *Circulation* 2003; **108**: 1395–403.

[2] **Jugdutt BI.** Prevention of ventricular remodeling after myocardial infarction and in congestive heart failure. *Heart Fail Rev* 1996; **1**: 115–29.

[3] **Jugdutt BI.** Remodeling of the myocardium and potential targets in the collagen degradation and synthesis pathways. *Curr Drug Targets Cardiovasc Haematol Disord* 2003; **3**: 1–30.

[4] **Jugdutt BI.** Identification of patients prone to infarct expansion by the degree of regional shape distortion on an early two-dimensional echocardiogram after myocardial infarction. *Clin Cardiol* 1990; **13**: 28–40.

[5] **Cleutjens JP.** The role of matrix metalloproteinases in heart disease. *Cardiovasc Res* 1996; **32**: 816–21.

[6] **Eghbali M, Blumenfeld OO, Seifter S, et al.** Localization of types I, III and IV collagen mRNAs in rat heart cells by *in situ* hybridization. *J Mol Cell Cardiol* 1989; **21**: 103–13.

[7] **Eghbali M, Czaja MJ, Zeydel M, et al.** Collagen chain mRNAs in isolated heart cells from young and adult rats. *J Mol Cell Cardiol* 1988; **20**: 267–76.

[8] **Nag AC.** Study of non-muscle cells of the adult mammalian heart: a fine structural analysis and distribution. *Cytobios* 1980; **28**: 41–61.

[9] **Weber KT, Anversa P, Armstrong PW, et al.** Remodeling and reparation of the cardiovascular system. *J Am Coll*

Cardiol 1992；**20**：3－16.

[10] **Zak R.** Development and proliferative capacity of cardiac muscle cells. *Circ Res* 1974；**35**：17－26.

[11] **Weinberg E, Schoen F, George D, et al.** Angiotensin-converting enzyme inhibition prolongs survival and modifies the transition to heart failure in rats with pressure overload hypertrophy due to ascending aortic stenosis. *Circulation* 1994；**90**：1410－22.

[12] **Eghbali M, Tomek R, Woods C, Bhambi B.** Cardiac fibroblasts are predisposed to convert into myocyte phenotype：specific effect of transforming growth factor beta. *Proc Natl Acad Sci* 1991；**88**：795－9.

[13] **Mann DL, Spinale FG.** Activation of matrix metalloproteinases in the failing human heart：breaking the tie that binds. *Circulation* 1998；**98**：1699－702.

[14] **Mann DL.** Inflammatory mediators and the failing heart. *Circulation Res* 2002；**91**：988－98.

[15] **Beltrami C, Finato N, Rocco M, et al.** Structural basis of end-stage failure in ischemic cardiomyopathy in humans. *Circulation* 1994；**89**：151－63.

[16] **Factor SM, Robinson TF, Dominitz R, Cho SH.** Alterations of the myocardial skeletal framework in acute myocardial infarction with and without ventricular rupture. A preliminary report. *Am J Cardiovasc Pathol* 1987；**1**：91－7.

[17] **Jugdutt BI.** Effect of reperfusion on ventricular mass，topography，and function during healing of anterior infarction. *Am J Physiol* 1997；**272**：H1205－11.

[18] **Marijianowski M, Teeling P, Becker A.** Remodeling after myocardial infarction in humans is not associated with interstitial fibrosis of noninfarcted myocardium. *J Am Coll Cardiol* 1997；**30**：76－82.

[19] **Jugdutt B, Tang S, Khan M, Basualdo C.** Functional impact of remodeling during healing after non-Q wave versus Q wave anterior myocardial infarction in the dog. *J Am Coll Cardiol* 1992；**20**：722－31.

[20] **Zannad F, Alla Fo, Dousset B, Perez A, Pitt B.** Limitation of excessive extracellular matrix turnover may contribute to survival benefit of spironolactone therapy in patients with congestive heart failure：insights from the Randomized Aldactone Evaluation Study（RALES）. *Circulation* 2000；**102**：2700－6.

[21] **Reimer KA, Lowe JE, Rasmussen MM, Jennings RB.** The wavefront phenomenon of ischemic cell death. 1. Myocardial infarct size vs duration of coronary occlusion in dogs. *Circulation* 1977；**56**：786－94.

[22] **Jugdutt BI, Becker LC, Hutchins GM.** Early changes in collateral blood flow during myocardial infarction in conscious dogs. *Am J Physiol* 1979；**237**：H371－80.

[23] **Jugdutt BI, Hutchins GM, Bulkley BH, Becker LC.** Myocardial infarction in the conscious dog：three-dimensional mapping of infarct，collateral flow and region at risk. *Circulation* 1979；**60**：1141－50.

[24] **Reimer KA, Jennings RB.** The 'wavefront phenomenon' of myocardial ischemic cell death. II. Transmural progression of necrosis within the framework of ischemic bed size（myocardium at risk）and collateral flow. *Lab Invest* 1979；**40**：633－44.

[25] **Hutchins GM, Bulkley BH.** Infarct expansion versus extension：two different complications of acute myocardial infarction. *Am J Cardiol* 1978；**41**：1127－32.

[26] **Weisman HF, Healy B.** Myocardial infarct expansion，infarct extension，and reinfarction：pathophysiologic concepts. *Prog Cardiovasc Dis* 1987；**30**：73－110.

[27] **Jugdutt BI, Khan MI.** Impact of increased infarct transmurality on remodeling and function during healing after anterior myocardial infarction in the dog. *Can J Physiol Pharmacol* 1992；**70**：949－58.

[28] **Caulfield JB, Borg TK.** The collagen network of the heart. *Lab Invest* 1979；**40**：364－72.

[29] **Jugdutt BI, Tang SB, Khan MI, Basualdo CA.** Functional impact of remodeling during healing after non-Q wave versus Q wave anterior myocardial infarction in the dog. *J Am Coll Cardiol* 1992；**20**：722－31.

[30] **Fishbein MC, Maclean D, Maroko PR.** The histopathologic evolution of myocardial infarction. *Chest* 1978；**73**：843－9.

[31] **Jugdutt BI.** Prevention of ventricular remodelling post myocardial infarction：timing and duration of therapy. *Can J Cardiol* 1993；**9**：103－14.

[32] **Jugdutt BI, Amy RW.** Healing after myocardial infarction in the dog：changes in infarct hydroxyproline and topography. *J Am Coll Cardiol* 1986；**7**：91－102.

[33] **Jugdutt BI, Joljart MJ, Khan MI.** Rate of collagen deposition during healing and ventricular remodeling after myocardial infarction in rat and dog models. *Circulation* 1996；**94**：94－101.

[34] **Jugdutt BI, Lucas A, Khan MI.** Effect of angiotensin-converting enzyme inhibition on infarct collagen deposition and remodelling during healing after transmural canine myocardial infarction. *Can J Cardiol* 1997；**13**：657－68.

[35] **Cohn JN, Tognoni G.** A randomized trial of the angiotensin-receptor blocker valsartan in chronic heart failure. *N Engl J Med* 2001；**345**：1667－75.

[36] **Nguyen QT, Cernacek P, Calderoni A, et al.** Endothelin a receptor blockade causes adverse left ventricular remodeling but improves pulmonary artery pressure after infarction in the rat. *Circulation* 1998；**98**：2323－30.

[37] **Tyagi SC.** Proteinases and myocardial extracellular matrix turnover. *Mol Cell Biochem* 1997；**168**：1－12.

[38] **Woessner JF, Jr.** Role of matrix proteases in processing enamel proteins. *Connect Tissue Res* 1998；**39**：69－73；discussion 141－9.

[39] **Tyagi SC, Kumar SG, Banks J, Fortson W.** Co-expression of tissue inhibitor and matrix metalloproteinase in

myocardium. *J Mol Cell Cardiol* 1995; **27**: 2177 – 89.

[40] **Heymans S, Luttun A, Nuyens D, et al**. Inhibition of plasminogen activators or matrix metalloproteinases prevents cardiac rupture but impairs therapeutic angiogenesis and causes cardiac failure. *Nat Med* 1999; **5**: 1135 – 42.

[41] **Fedak PW, Altamentova SM, Weisel RD, et al**. Matrix remodeling in experimental and human heart failure: a possible regulatory role for TIMP-3. *Am J Physiol Heart Circ Physiol* 2003; **284**: H626 – 34.

[42] **Covell JW**. Factors influencing diastolic function. Possible role of the extracellular matrix. *Circulation* 1990; **81**(2 Suppl): III 155 – 8.

[43] **Zhao M, Zhang H, Robinson T, Factor S, Sonnenblick E, Eng C**. Profound structural alterations of the extracellular collagen matrix in postischemic dysfunctional ('stunned') but viable myocardium. *J Am Coll Cardiol* 1987; **10**: 1322 – 34.

[44] **Becker RC, Hochman JS, Cannon CP, et al**. Fatal cardiac rupture among patients treated with thrombolytic agents and adjunctive thrombin antagonists: Observations from the Thrombolysis and Thrombin Inhibition in Myocardial Infarction 9 Study. *J Am Coll Cardiol* 1999; **33**: 479 – 87.

[45] **Sutton MG, Sharpe N**. Left ventricular remodeling after myocardial infarction: pathophysiology and therapy. *Circulation* 2000; **101**: 2981 – 8.

[46] **Pfeffer M, Braunwald E**. Ventricular remodeling after myocardial infarction. Experimental observations and clinical implications. *Circulation* 1990; **81**: 1161 – 72.

[47] **Cohn JN, Ferrari R, Sharpe N**. Cardiac remodeling—concepts and clinical implications: a consensus paper from an international forum on cardiac remodeling. Behalf of an International Forum on Cardiac Remodeling. *J Am Coll Cardiol* 2000; **35**: 569 – 82.

[48] **Sabbah HN, Goldstein S**. Ventricular remodelling: consequences and therapy. *Eur Heart J* 1993; **14**(suppl C): 24 – 9.

[49] **Gaudron P, Eilles C, Kugler I, Ertl G**. Progressive left ventricular dysfunction and remodeling after myocardial infarction. Potential mechanisms and early predictors. *Circulation* 1993; **87**: 755 – 63.

[50] **White H, Norris R, Brown M, Brandt P, Whitlock R, Wild C**. Left ventricular end-systolic volume as the major determinant of survival after recovery from myocardial infarction. *Circulation* 1987; **76**: 44 – 51.

[51] **Hammermeister K, DeRouen T, Dodge H**. Variables predictive of survival in patients with coronary disease. Selection by univariate and multivariate analyses from the clinical, electrocardiographic, exercise, arteriographic, and quantitative angiographic evaluations. *Circulation* 1979; **59**: 421 – 30.

[52] **Cohn JN, Johnson G, Ziesche S, et al**. A comparison of enalapril with hydralazine-isosorbide dinitrate in the treatment of chronic congestive heart failure. *N Engl J Med* 1991; **325**: 303 – 10.

[53] **Carr A, Prisant L, Watkins L**. Detection of hypertensive left ventricular hypertrophy. *Hypertension* 1985; **7**: 948 – 54.

[54] **No authors listed**. Guidelines for the diagnosis of heart failure. The Task Force on Heart Failure of the European Sociey of Cardiology. *Eur Heart J* 1995; **16**: 741 – 51.

[55] **Gottdiener JS**. Left ventricular mass, diastolic dysfunction, and hypertension. *Adv Intern Med* 1993; **38**: 31 – 56.

[56] **Francis CM, Caruana L, Kearney P, et al**. Open access echocardiography in management of heart failure in the community. *BMJ* 1995; **310**: 634 – 6.

[57] **Krzesinski JM, Rorive G, Van Cauwenberge H**. Hypertension and left ventricular hypertrophy. *Acta Cardiol* 1996; **51**: 143 – 54.

[58] **Effects of enalapril on mortality in severe congestive heart failure**. Results of the Cooperative North Scandinavian Enalapril Survival Study (CONSENSUS). The CONSENSUS Trial Study Group. *N Engl J Med* 1987; **316**: 1429 – 35.

[59] **Frigerio M, Roubina E**. Drugs for left ventricular remodeling in heart failure. *Am J Cardiol* 2005; **96**: 10L – 8L.

[60] **Greenberg B, Quinones MA, Koilpillai C, et al**. Effects of long-term enalapril therapy on cardiac structure and function in patients with left ventricular dysfunction. Results of the SOLVD echocardiography substudy. *Circulation* 1995; **91**: 2573 – 81.

[61] **St John Sutton M, Pfeffer MA, Plappert T, et al**. Quantitative two-dimensional echocardiographic measurements are major predictors of adverse cardiovascular events after acute myocardial infarction. The protective effects of captopril. *Circulation* 1994; **89**: 68 – 75.

[62] **Lopez-Sendon J, Swedberg K, McMurray J, et al**. Expert consensus document on angiotensin converting enzyme inhibitors in cardiovascular disease. *Eur Heart J* 2004; **25**: 1454 – 70.

[63] **Quinones MA, Greenberg BH, Kopelen HA, et al**. Echocardiographic predictors of clinical outcome in patients with left ventricular dysfunction enrolled in the SOLVD registry and trials: significance of left ventricular hypertrophy. Studies of Left Ventricular Dysfunction. *J Am Coll Cardiol* 2000; **35**: 1237 – 44.

[64] **Fedak PW, Verma S, Weisel RD, Li RK**. Cardiac remodeling and failure: from molecules to man (Part I). *Cardiovasc Pathol* 2005; **14**: 1 – 11.

[65] **Azizi M, Ménard JL**. Combined blockade of the renin-angiotensin system with angiotensin-converting enzyme inhibitors and angiotensin II type 1 receptor antagonists. *Circulation* 2004; **109**: 2492 – 9.

[66] **Opie LH, Sack MN**. Enhanced angiotensin II activity in heart failure: reevaluation of the counterregulatory

hypothesis of receptor subtypes. *Circulation Res* 2001；**88**：654－8.

［67］ **McKelvie RS, Yusuf S, Pericak D, et al.** Comparison of candesartan, enalapril, and their combination in congestive heart failure：Randomized Evaluation of Strategies for Left Ventricular Dysfunction（RESOLVD）Pilot Study：The RESOLVD Pilot Study Investigators. *Circulation* 1999；**100**：1056－64.

［68］ **Dubach P, Myers J, Bonetti P, et al.** Effects of bisoprolol fumarate on left ventricular size, function, and exercise capacity in patients with heart failure：analysis with magnetic resonance myocardial tagging. *Am Heart J* 2002；**143**：676－83.

［69］ **Hall SA, Cigarroa CG, Marcoux L, Risser RC, Grayburn PA, Eichhorn EJ.** Time course of improvement in left ventricular function, mass and geometry in patients with congestive heart failure treated with beta-adrenergic blockade. *J Am Coll Cardiol* 1995；**25**：1154－61.

［70］ **Lowes BD, Gill EA, Abraham WT, et al.** Effects of carvedilol on left ventricular mass, chamber geometry, and mitral regurgitation in chronic heart failure. *Am J Cardiol* 1999；**83**：1201－5.

［71］ **Zugck C, Haunstetter A, Kruger C, et al.** Impact of beta-blocker treatment on the prognostic value of currently used risk predictors in congestive heart failure. *J Am Coll Cardiol* 2002；**39**：1615－22.

［72］ **Khattar RS, Senior R, Soman P, van der Does R, Lahiri A.** Regression of left ventricular remodeling in chronic heart failure：comparative and combined effects of captopril and carvedilol. *Am Heart J* 2001；**142**：704－13.

［73］ **Packer M, Colucci WS, Sackner-Bernstein JD, et al.** Double-blind, placebo-controlled study of the effects of carvedilol in patients with moderate to severe heart failure. The PRECISE Trial. Prospective Randomized Evaluation of Carvedilol on Symptoms and Exercise. *Circulation* 1996；**94**：2793－9.

［74］ **Cioffi G, Stefenelli C, Tarantini L, Opasich C.** Chronic left ventricular failure in the community：Prevalence, prognosis, and predictors of the complete clinical recovery with return of cardiac size and function to normal in patients undergoing optimal therapy. *J Card Fail* 2004；**10**：250－7.

［75］ **Bristow MR, O'Connell JB, Gilbert EM, et al.** Dose-response of chronic beta-blocker treatment in heart failure from either idiopathic dilated or ischemic cardiomyopathy. Bucindolol Investigators. *Circulation* 1994；**89**：1632－42.

［76］ **Bristow MR, Gilbert EM, Abraham WT, et al.** Carvedilol produces dose-related improvements in left ventricular function and survival in subjects with chronic heart failure. MOCHA Investigators. *Circulation* 1996；**94**：2807－16.

［77］ **Pitt B, Zannad F, Remme WJ, et al.** The effect of spironolactone on morbidity and mortality in patients with severe heart failure. Randomized Aldactone Evaluation Study Investigators. *N Engl J Med* 1999；**341**：709－17.

［78］ **Pitt B, Remme W, Zannad F, et al.** Eplerenone, a selective aldosterone blocker, in patients with left ventricular dysfunction after myocardial infarction. *N Engl J Med* 2003；**348**：1309－21.

［79］ **White PC.** Aldosterone：direct effects on and production by the heart. *J Clin Endocrinol Metab* 2003；**88**：2376－83.

第32章
脓毒性脑病

Eric Magalhaes，Angelo Polito，Andrea Polito，Tarek Sharshar

引　言

　　脓毒症是最常见和最严重的全身性疾病,在没有任何中枢神经系统感染的情况下,它可以触发危重症患者的急性脑功能障碍。这种急性脑功能障碍,被称为脓毒症相关性脑病(SAE)[1],发生在脓毒症患者中,大多数时候与细菌或真菌感染相关[2,3]。SAE与医院及重症治疗后幸存者减少[3,4,5]和长期认知障碍独立相关[6]。SAE表现为整体认知功能变化和意识水平的改变(从超警戒状态到嗜睡),从而构成一个连续的临床谵妄状态。然而,局灶性神经系统体征也可以被识别,应及时考虑局部脑损伤,因为这是缺血性疾病最常见的起因[7]。SAE诊断需要一个考虑到多系统紊乱导致脑功能障碍的系统方法。在这一章中,我们描述了SAE的病理生理学机制并提出一个合理的诊断方法。

病 理 生 理 学

从全身炎症到疾病行为

　　脓毒症产生的炎症反应是大脑信号的主要来源,导致情绪和认知的改变。这些变化是称为"疾病行为"的生理行为反应的一部分(图32.1)。它的典型特点是乏力、心神不宁、精神萎靡、注意力不集中、情感淡漠、嗜睡、厌食。它应与混乱(或谵妄)到昏迷的脑病症状区别开来[8]。

　　两个主要的神经结构参与脑信号传递[8]。迷走神经通过其末端细胞因子受体检测器官炎症,并将信号传递给自主神经和神经内分泌中心,它们分别控制压力感受性反射和肾上腺轴或抗利尿激素分泌。迷走神经还可以通过释放乙酰胆碱结合巨噬细胞的烟碱受体以减轻炎症反应[9]。室周器官(CVOs)是第三脑室和第四脑室的周边的中线结构,位于神经内分泌和自主神经系统核附近。因为CVOs缺乏血脑屏障和表达先天免疫和适应性免疫系统的受体[10,11],CVOs检测并允许循环介质的通过,这间接导致信号传递至参与控制行为、神经内分泌和自主神经系统的反应的更深领域[8]。多种介质参与这种脑信号传递,特别是促炎性

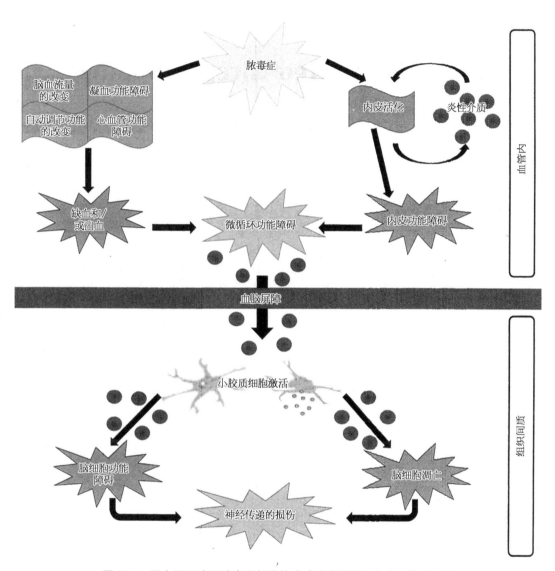

图 32.1　图中呈现涉及脓毒症相关的脑功能障碍的两个主要致病过程

　　这两个过程并不是独立的,均包括微循环功能障碍。在左边的缺血过程中,大循环功能障碍和凝血功能障碍的结合降低了氧和营养物质供应,最终导致缺血和出血。在右侧的神经炎症反应过程中,关键步骤是内皮激活,其诱导过度促炎性介质的生产,导致内皮功能障碍。这两个过程均改变微循环和诱导血脑屏障功能障碍,允许神经毒性介质进入大脑,尤其是炎性介质。这些过程的主要后果是小胶质细胞活化,导致脑细胞损伤和凋亡。这一病理生理过程最终导致神经传递受损,解释了所观察到的临床特征。

细胞因子和抗炎细胞因子,前列腺素和 NO[12-15]。

大脑的病理生理过程

　　SAE 是由于神经炎症和缺血过程引起,它们之间并不相互排斥,并且最终会导致细胞功能障碍和神经传递受损。在这两个过程中都常见微环境的改变。

脓毒症的急性神经炎症反应过程

内皮活化与血脑屏障功能障碍

这个过程包括内皮细胞活化,随后微循环和血脑屏障改变,从而影响氧的供应和允许的神经毒性和炎性介质进入中枢神经系统。

内皮细胞活化被认为是脓毒症器官衰竭(包括脑血管)的主要病理生理机制之一。这种内皮细胞活化的特点是各种黏附分子[16-19]、Toll样受体和细胞因子受体[20]的表达,以及由内皮细胞产生的促炎性细胞因子和NO、诱导型一氧化氮合酶(iNOS)[21]和2型环加氧酶的合成[22]。活化的内皮细胞通过释放促炎性细胞因子和NO[21]进入脑实质和聚集激活的白细胞,使脑部处于炎症状态[18,20,23]。

血脑屏障(BBB)功能障碍是一种内皮细胞活化的结果,同时伴有血管张力和微循环的变化[24]。感染性休克患者的MRI显示血管性水肿支持血脑屏障改变的存在[7]。这种BBB破坏有时可以影响整个白质[7]或在可逆性后部脑病综合征时局限在后叶[25]。最近报道了在实验性脓毒症发病之前静脉注射免疫球蛋白(IvIg)减少了BBB的改变[26]。实验研究表明BBB功能障碍的特点是外膜细胞脱离[27],以及紧密连接蛋白水平或通过跨细胞途径的通透性增加[26,28-30]。参与这一变化的因素主要包括补体[31,32,33]、TNF-α[34],ROS和活性氮(RNS)[35]。这种通透性的增加使白细胞[20]及各种炎症、代谢、药物和神经毒性的介质进入脑实质内[13,14,24,36,37]。然后脑细胞表达细胞因子受体和释放炎性介质,放大炎症反应过程[37-39]。

小胶质细胞的激活

实验和人类神经病理学研究报告在脓毒症中存在小胶质细胞的激活[40,41,42]。活化的小胶质细胞似乎参与白细胞的聚集[43],并优先分布于脑血管周围[27]。各种因素,例如TNF-α,iNOS[13,14,24,36,44]或者葡萄糖,可以直接影响脓毒症中的这些细胞[41]。活化的小胶质细胞,像星形胶质细胞,可以通过释放NO和促炎性细胞因子放大炎症反应过程[45]。研究证明病理性小胶质细胞的活化可能是脓毒症患者谵妄的关键机制。因此,通过抑制小胶质细胞,米诺环素已被证明能促进疾病行为的恢复,同时可以降低皮层和海马区IL-1β和IL-6的mRNA表达水平[37]。他汀类药物同样可以调节小胶质细胞的活化[46]。从谵妄到认知能力下降的转变过程中和脓毒症的神经退行性疾病中小胶质细胞活化的作用目前存在争议。这两点在以下的章节中讨论。

脓毒病的缺血过程

小病例系列报道了感染性休克患者中发生缺血性卒中[7]。神经病理学的研究发现缺血脑区易受脑低血流量(CBF)影响[42]。缺血可能与脑灌注损伤有关。在感染性休克期间发生脑灌注损伤相关的数据已经混淆。虽然一些研究没有显示在感染性休克期间灌注受损[47],但是其他研究表示脑灌注压或脑血流量降低,以及脑灌注的调节能力也发生改变,包括CO_2反应性调节和脑血管压力自我调节能力受损[48]。然而,尚不知道这些干扰因素在解释脑梗死病程中占何地位。我们在以前的神经病理学的研究中并没有发现低血压的持续时间或严重程度与脑缺血之间的关联[42]。研究表明,脑血流自动调节能力障碍与谵妄相关[49]。确定脑灌注在脓毒性休克中的重要性的一种方法是确定灌注监测和优化是否降低卒中的发生率。这种方法可能是受到两个因素的限制：微循环功能障碍和凝血功能障碍。

在各种脓毒症的实验模型中已经证明存在脑微循环功能障碍，但尚未在人类中证实[2,50]。这可以用来解释感染性休克死者的大脑中均可以观察到弥漫性缺血损害和微出血[42]。

凝血功能紊乱，特别是弥散性血管内凝血（DIC），这可涉及大脑也可能在 SAE 的发展起到一定的作用[7]。神经病理学研究报道指出 10％的感染性休克患者有与凝血功能紊乱相关的出血性病变[42]。此外，缺血性脑卒中还与低血小板计数和高活化凝血时间相关[51]。

最后，另一种机制可能以心脏栓塞为代表。最近的研究表明，新发的心房颤动与脓毒症患者死亡率和脑卒中的风险增加有关[52]。

细胞功能障碍和凋亡

促炎性介质进入大脑后会引起细胞氧化应激反应[53,54,55]。脓毒症大鼠不同脑区，特别是海马区和皮层区，容易在早期发生短暂的氧化应激[53,54]。这是由于过氧亚硝酸根形成（一氧化氮通路）[56,57,58]、抗氧化因子的下降（热休克蛋白[58]或抗坏血酸）[59]、超氧化物歧化酶通路功能障碍[53]，线粒体功能障碍[55,56,57,60]，同时可能是由于高血糖与低氧血症[61]。线粒体功能障碍可能是神经元的生物能量衰竭的根源[55,62]。然而，这种机制在接受 LPS 的健康志愿者中并没有得到证实[35,63,64]。

细胞凋亡是氧化应激的主要结果之一。iNOS 的表达似乎参与脓毒症中线粒体介导的细胞凋亡[56,60,65]。人类数据表明神经元凋亡的强度与内皮细胞 iNOS 的表达相关[66]。除了NO 之外，还有多种促凋亡分子参与凋亡的过程，例如 TNF - α、葡萄糖和谷氨酸盐[67]。对毒性休克患者多灶性坏死性脑白质脑病的鉴定支持 TNF - α 的促进细胞凋亡作用[68]。我们最近报道了血糖水平和小胶质细胞凋亡的强度之间的相关性，它的机制可能是缺乏GLUT5 水平的下调[41]。最后，谷氨酸的神经毒性已经在一些神经系统疾病中被证实[69]。大量的这种神经介质是由活化的小胶质细胞释放[56]。在脓毒症期间，因为 SAE 患者血浆和脑脊液（CSF）的减少[71]，星形胶质细胞的抗坏血酸的再循环和谷氨酸盐输出受到抑制[59,70]。

神经传递受损

这些神经炎症和缺血过程的最终结果是导致神经递质功能障碍，其可以直接解释脑病的临床症状[72]。β肾上腺素能系统[73]、GABA 受体系统[74]和胆碱能释放[75]在脓毒症病程中均受到影响。

多巴胺能和胆碱能神经传递失去平衡是危重患者谵妄的主要机制[44]。尽管如此，利凡斯的明的使用并没有降低谵妄持续时间[76]。GABA 激动剂的使用，如苯二氮䓬类药物，与危重患者脑功能障碍的风险增加有关[77]。去甲肾上腺素能神经传递可能也参与了 SAE，因为作为 α₂ 受体激动剂的右美托咪定，被认为可调节蓝斑核的活性，与咪达唑仑相比其降低了脓毒症患者脑功能障碍[78,79]。

神经传递功能的改变主要涉及 NO[32]和神经毒性氨基酸。神经毒性氨基酸，如铵、酪氨酸、色氨酸、苯丙氨酸，这些氨基酸在脓毒症期间由肝脏和肌肉过量释放，并且在 BBB 发生改变的情况下很容易到达大脑内[80-82]。伴随支链氨基酸减少可以增强其神经毒性作用[80-82]。代谢性疾病,特别是与肝肾衰竭相关的代谢障碍,以及给脓毒症患者服用的各种药物(如镇静催眠药、镇痛药、抗生素)都会促使神经递质的改变。

SAE 的脑损伤类型

人们可能认为神经炎症过程不同于脑缺血局灶性改变,其分布更广泛。事实上,缺血性脑卒中通常表现为局灶性神经病学体征。另一方面,脓毒症患者大脑容易发生多发性腔隙(腔隙性梗死)[42],多灶性坏死性白质脑病的有关报道表明脑的一些区域对神经炎症过程更敏感[68]。

谵妄,长期心理障碍(例如 PTSD)和认知衰退(特别是记忆和注意力)的流行提示海马在脓毒症期间特别容易受到影响。这可能由于其对炎症的易感性来解释,但也可能是由于缺血、缺氧、糖代谢障碍等造成的损害。

有证据表明脓毒症期间脑干功能障碍。事实上,我们发现在一些危重患者镇静后的脑干反应与包括死亡和谵妄的发生的不良结局相关[83]。控制心率的交感神经功能受损频繁发生,并且这与脓毒症患者死亡率增高相关,提示中枢自主神经调节障碍[84]。脑干通过交感神经系统[85]和副交感神经系统对免疫应答产生显著影响[9]。脑干核团易发生凋亡[66],使用具有抗凋亡作用的右美托咪定可使脓毒症患者谵妄发生率降低[78]。脑干功能障碍可以解释意识的改变(其由网状上行激活物质控制)和脓毒症患者心血管和免疫系统自主控制功能改变。

诊断与鉴别诊断

急性精神混乱的危重症患者的临床检查

ICU 中急性脑功能障碍的检查基于神经系统检查。SAE 以精神状态、认知、睡眠(觉醒)周期改变、定向障碍、注意力受损和(或)思维紊乱发生急性改变为特征。有时,可以观察到患者因激动和(或)幻觉导致夸张的运动活动,另外,可能会出现躁动和嗜睡。可能出现不常见的运动症状,如副交感僵直、扑翼样震颤、颤抖和多发性肌阵挛。医生可以考虑使用经过验证的临床工具来检测危重患者的脑功能障碍,例如 ICU 精神混乱评价方法(CAM - ICU)和重症监护谵妄筛查表(ICDSC)。CAM - ICU 和 ICDSC 都是经验证用于 ICU 内机械通气的患者检测谵妄的工具[86]。可以通过 PRE - DELERIC 评分[87]评估患者发展为谵妄的风险,而且如果使用镇静药物时,可以通过测试压眶反应,当其消失时,其与谵妄的风险增加相关[83]。GCS -[88]FOUR 昏迷量表[89]、Richmond 激动和镇静量表(RASS)或重症监护环境评估(ATICE)可用于评估意识状态[90]。一旦确定脑功能障碍,必须进行详尽的神经系统检查,评估颈强直、运动反应、肌肉力量、足底和深部腱反射以及颅神经,必须寻找局灶性神经学体征。

其他测试

不明原因的精神状态或注意力的突然波动或局灶性神经系统体征、癫痫或者颈强直的发生应提示医师考虑神经影像、EEG 和（或）腰椎穿刺检查。当怀疑脑膜炎或脑炎时，必须考虑在神经影像学检查之前或之后进行 CSF 分析。

当发生局灶性神经病系统体征时，脑成像可以显示病灶。对急性 CNS 疾病，如近期的缺血性或出血性脑卒中、白质病变、脑脓肿，脑部 MRI 比 CT 具有更高的灵敏度。尽管如此，仍应始终谨慎考虑转运危重患者以进行脑成像检查的风险和好处。

在没有局灶体征或神经影像学正常时，医生应该仔细排除由于常见新陈代谢紊乱导致意识损害的可能，例如低血糖、高钙血症、低或高钠血症。肾上腺功能不全可以通过意识改变表现出来，并且脓毒症也可以加重肝或尿毒症性脑病。医生应该考虑停用神经毒性药物，如一些抗生素，类固醇和心血管药物。在肝和（或）肾功能衰竭的情况下，应检查血浆中潜在毒性药物的水平。危重患者也容易产生药物戒断，特别是苯二氮䓬类药物和阿片类药物。再次给药后的时间顺序和神经功能改善可能提示戒断综合征。烟草依赖是危重患者发生谵妄的危险因素；可以通过在慢性吸烟者中使用尼古丁贴剂来预防[91]。酒精戒断相关性谵妄是潜在的致命并发症，但并不高发，发生在 5% 住院酒精依赖患者中，通常发生在最后一次饮酒后 48～72 小时内。在营养不良或嗜酒的患者中，Wernicke 脑病必须始终被考虑，特别是如果有眼肌麻痹或共济失调的症状时[92]。感染性心内膜炎也常与脑功能障碍有关，当 MRI 出现微量出血的情况下必须考虑该疾病。

在意识改变伴随异常运动的情况下必须做 EEG 检查以诊断癫痫，但是依然无法解释孤立的意识改变，因为它可以继发于非惊厥性癫痫。最近研究显示脓毒症可与异常脑电图有关：癫痫样放电、周期性癫痫样放电、θ 节律增加、三相波或暴发抑制[94]。

最后，脑损伤的生物标志物，如神经元特异性烯醇化酶和 S - 100 β -蛋白血浆水平的检测已被提议用于检测镇静的脓毒症患者的脑功能障碍[95,96]。

治疗

目前，没有可用于 SAE 有效的详细治疗方案，治疗应侧重于旨在控制脓毒症的支持性干预措施，控制器官衰竭和代谢紊乱，以及停用神经毒性药物。用于谵妄的预防和治疗方案可能被建议用于 SAE 的治疗，尽管几乎所有的研究都没有评估它们对脓毒症患者亚组的疗效。

值得注意的是，对 GCS<13 的感染性休克患者用活化蛋白 C 治疗时 S - 100β 蛋白的血浆水平显著降低[97]；然而，该药物已经不再可用。已有研究显示类固醇能够减少创伤后应激综合征并且减轻 BBB 改变和脑水肿[98]。尽管有实验数据支持控制血糖预防脓毒症相关的脑功能障碍的治疗方法，但其好处尚未得到证实[99]。实验研究表明，静脉注射免疫球蛋白、镁、利鲁唑、钙通道阻断剂、类固醇或抗细胞因子抗体的使用对 BBB 的完整性具有保护作用[101]。此外，用抗氧化剂 N -乙酰半胱氨酸和去铁胺的治疗可以预防脓毒症小鼠的认知损伤[54]。最后，脂类氨基酸缺陷的校正可能刺激神经递质合成增加使脑病体征减轻[82]。

预后和长期认知衰退

SAE 对疾病预后的影响尚不清楚,但肯定与有关谵妄的发生相关(图 32.2)。可以确定的是危重症患者的谵妄与 ICU 的住院周期延长[102]、更长的 MV 持续时间[103]、更高的费用[77],院内死亡率[104]以及其 1 年死亡率有关[105]。

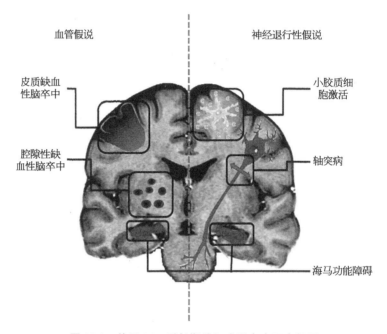

血管假说　　　　　　　　　　　　　神经退行性假说

皮质缺血性脑卒中

腔隙性缺血性脑卒中

小胶质细胞激活

轴突病

海马功能障碍

图 32.2　关于 SAE 后长期认知衰退存在两个假设

左侧的血管假说是神经影像学研究中描述最多的。多发性腔隙或皮质脑卒中可能在长期认知衰退中具有影响。右侧提出神经退行性假说与小胶质细胞激活和轴突病变假说。慢性小胶质细胞的活化可能产生神经毒性介质,导致神经传递的慢性损伤。这些机制并不是相互排斥的。海马是参与长期认知衰退的最常见的解剖结构。

入院时,约 1/3 的脓毒症患者 GCS<12。GCS<8 与脓毒症患者死亡率增加独立相关[5]。EEG 范围从正常时的 0 到表示暴发性抑制的 67%,随着电生理异常的严重程度增加死亡风险也增高[93,106,107]。脓毒症患者连续 EEG 监测已证明脑电图记录的癫痫发作和周期性癫痫放电与死亡率增加相关[93]。MRI 结果判断预后价值仍有待确定,但初步可以确定缺血性卒中与死亡率增加有关[108]。

正如在 ICU 中发展为谵妄的危重患者[109]和 ARDS[110]的存活者所报道的,因感染入院的脓毒症幸存者仍存在认知功能障碍长达 8 年[6]。这种认知下降程度与脓毒症的严重度成正比,并且可以影响无预先存在的中度功能障碍的患者[6]。在脓毒症幸存者中观察到的长期认知下降主要有两个假设:一种涉及小胶质细胞活化相关的神经组织退化过程和血管弥漫性缺血性损伤相关的过程。

小胶质细胞活化已被认为是连接谵妄和认知衰退的关键机制之一[44]。神经退行性疾病特别是阿尔茨海默氏病中识别出小胶质细胞活化支持了这一假说[111]。在慢性 CNS 疾期间,小胶质细胞被致敏并对反复的系统性或中枢性炎症刺激显示出放大的作用[112,113]。Weberpals 等人[114]报道了经 LPS 处理的小鼠的认知损伤与小胶质细胞的活化相关,而不是神经元的死亡;Semmler 等人注意到发生认知功能障碍的脓毒症大鼠胆碱能神经支配降低[75]。根据这一假设,小胶质细胞的胆碱能抑制作用降低将使它们具有神经毒性[44]。然而,由于其并不能预防手术后谵妄的发生,这一假说受到乙酰胆碱酯酶抑制剂利伐斯的明临床试验的质疑[76]。最后,最近的研究显示,伴有谵妄的重症监护患者的淀粉样蛋白-β水平升高与长期认知障碍相关[115]。

与血管弥漫性缺血性损伤相关的过程可能是 SAE 和长期认知能力减退之间的第二个环节。神经病理学和神经影像学报告支持这一假设[7,42,108]。一个初步的神经影像学研究表明,由脓毒症诱导的白质病变与认知减退相关[116]。海马的损害似乎可以解释长期心理障碍和认知功能障碍的模式[53]。实际上,海马参与 PTSD 病理生理学以及注意力和记忆力,这是 SAE 和谵妄患者中最常改变的两个认知领域[117]。研究已经指出海马中氧化应激反应的减少与脓毒症大鼠的认知功能障碍减轻相关[53]。同时涉及其他结构,特别是顶叶皮质层的胆碱能神经支配区域[75]。同时,iNOS 似乎也参与其中,因为 NOS2 基因缺陷可以保护机体免受脓毒症诱发的长期认知缺陷[114]。

最后,可以想象,轴突病变可以解释长期认知改变。轴突损伤可以导致白质高密度影,初步神经细胞生物学数据表明白质高密度影与伴有谵妄的危重患者的认知能力下降相关[118]。这一假说也将 SAE 与 CIP 联系起来,CIP 是脓毒症的另一种主要神经系统并发症。这两种疾病可能具有共同的病理生理学机制。

结 论

脓毒症是危重症患者脑功能障碍最常见和最严重的原因。SAE 的病理生理学机制较复杂,由影响所有类型脑细胞的炎症和缺血过程导致。脑病的诊断主要依靠神经系统检查和脑成像检查。在日常临床工作中,排除脑部感染是最重要的。目前,SAE 的治疗主要以治疗脓毒症为基础。

(张婷 译)

参考文献

[1] **Consales G, De Gaudio AR**. Sepsis associated encephalopathy. *Minerva Anestesiol* 2005;**71**:39–52.

[2] **Iacobone E, Bailly-Salin J, Polito A, Friedman D, Stevens RD, Sharshar T**. Sepsis-associated encephalopathy and its differential diagnosis. *Crit Care Med* 2009;**37**:S331–6.

[3] **Sprung CL, Peduzzi PN, Shatney CH, et al**. Impact of encephalopathy on mortality in the sepsis syndrome. The Veterans Administration Systemic Sepsis Cooperative Study Group. *Crit Care Med* 1990;**18**:801–6.

[4] **Akrout N, Sharshar T, Annane D**. Mechanisms of brain signaling during sepsis. *Curr Neuropharmacol* 2009;**7**:296–301.

[5] **Eidelman LA, Putterman D, Putterman C, Sprung CL**. The spectrum of septic encephalopathy. Definitions, etiologies, and mortalities. *JAMA* 1996;**275**:470–3.

［6］ Iwashyna TJ, Ely EW, Smith DM, Langa KM. Long-term cognitive impairment and functional disability among survivors of severe sepsis. *JAMA* 2010；**304**：1787 – 94.

［7］ Sharshar T, Carlier R, Bernard F, et al. Brain lesions in septic shock：a magnetic resonance imaging study. *Intensive Care Med* 2007；**33**：798 – 806.

［8］ Dantzer R, O'connor JC, Freund GG, Johnson RW, Kelley KW. From inflammation to sickness and depression：when the immune system subjugates the brain. *Nat Rev Neurosci* 2008；**9**：46 – 56.

［9］ Tracey KJ. Reflex control of immunity. *Nat Rev Immunol* 2009；**9**：418 – 28.

［10］ Lacroix S, Rivest S. Effect of acute systemic inflammatory response and cytokines on the transcription genes encoding cyclooxigenase enzymes（COX – 1 and COX – 2）in the rat brain. *J Neurochem* 1998；**70**：452 – 66.

［11］ Laflamme N, Souci G, Rivest S. Circulating cell wall components derived from Gram-negative and not gram-positive bacteria cause of a profound transcriptionnal activation of the gene Toll-like receptor 2 in the CNS. *J Neurochem* 2001；**70**：648 – 57.

［12］ Konsman JP, Kelley K, Dantzer R. Temporal and spatial relationships between lipopolysaccharide-induced expression of Fos，interleukin – 1 beta and inducible nitric oxide synthase in rat brain. *Neuroscience* 1999；**89**：535 – 48.

［13］ Wong ML, Bongiorno PB, Al-Shekhlee A, Esposito A, Khatri P, Licinio J. IL – 1 beta，IL – 1 receptor type I and iNOS gene expression in rat brain vasculature and perivascular areas. *Neuroreport* 1996；**7**，2445 – 8.

［14］ Wong ML, Rettori V, Al-Shekhlee A, et al. Inducible nitric oxide synthase gene expression in the brain during systemic inflammation. *Nat Med* 1996；**2**：581 – 4.

［15］ Wong ML, Bongiorno PB, Rettori V, Mccann SM, Licinio J. Interleukin（IL）-1ß，IL – 1 receptor antagonist，IL – 10，and IL – 13 gene expression in the central nervous system during systemic inflammation：pathophysiological implications. *Proc Natl Acad Sci USA* 1997；**94**：227 – 32.

［16］ Hess DC, Bhutwala T, Sheppard JC, Zhao W, Smith J. ICAM – 1 expression on human brain microvascular endothelial cells. *Neurosci Lett* 1994；**168**：201 – 4.

［17］ Hess DC, Thompson Y, Sprinkle A, Carroll J, Smith, J. E-selectin expression on human brain microvascular endothelial cells. *Neurosci Lett* 1996；**213**：37 – 40.

［18］ Hofer S, Bopp C, Hoerner C, et al. Injury of the blood brain barrier and up-regulation of icam – 1 in polymicrobial sepsis. *J Surg Res* 2008；**146**：276 – 81.

［19］ Omari KM, Dorovini-Zis K. CD40 expressed by human brain endothelial cells regulates CD4 ＋ T cell adhesion to endothelium. *J Neuroimmunol* 2003；**134**：166 – 78.

［20］ Zhou H, Andonegui G, Wong CH, Kubes P. Role of endothelial TLR4 for neutrophil recruitment into central nervous system microvessels in systemic inflammation. *J Immunol* 2009；**183**：5244 – 50.

［21］ Freyer D, Manz R, Ziegenhorn A, et al. Cerebral endothelial cells release TNF-alpha after stimulation with cell walls of Streptococcus pneumoniae and regulate inducible nitric oxide synthase and ICAM – 1 expression via autocrine loops. *J Immunol* 1999；**163**：4308 – 14.

［22］ Matsumura K, Cao C, Ozaki M, Morii H, Nakadate K, Watanabe Y. Brain endothelial cells express cyclooxygenase – 2 during lipopolysaccharide-induced fever：light and electron microscopic immunocy-tochemical studies. *J Neurosci* 1998；**18**：6279 – 89.

［23］ Bohatschek M, Werner A, Raivich G. Systemic LPS injection leads to granulocyte influx into normal and injured brain：effects of ICAM – 1 deficiency. *Exp Neurol* 2001；**172**：137 – 52.

［24］ Semmler A, Hermann S, Mormann F, et al. Sepsis causes neuroinflammation and concomitant decrease of cerebral metabolism. *J Neuroinflammation* 2008；**5**：38.

［25］ Bartynski WS, Boardman JF, Zeigler ZR, Shadduck RK, Lister J. Posterior reversible encephalopathy syndrome in infection，sepsis，and shock. *AJNR Am J Neuroradio* 2006；**27**：2179 – 90.

［26］ Esen F, Senturk E, Ozcan PE, et al. Intravenous immunoglobulins prevent the breakdown of the blood-brain barrier in experimentally induced sepsis. *Crit Care Med* 2012；**40**：1214 – 20.

［27］ Nishioku T, Dohgu S, Takata F, et al. Detachment of brain pericytes from the basal lamina is involved in disruption of the blood-brain barrier caused by lipopolysaccharide-induced sepsis in mice. *Cell Mol Neurobiol* 2009；**29**：309 – 16.

［28］ Esen F, Erdem T, Aktan D, et al. Effect of magnesium sulfate administration on blood-brain barrier in a rat model of intraperitoneal sepsis：a randomized controlled experimental study. *Crit Care* 2005；**9**：R18 – 23.

［29］ Mayhan G. Effect of lipopolysaccharide on the permeability and reactivity of the cerebral microcirculation：role of inducible nitric oxide synthase. *Brain Res* 1998；**792**：353 – 7.

［30］ Yi X, Wang Y, Yu FS. Corneal epithelial tight junctions and their response to lipopolysaccharide challenge. *Invest Ophthalmol Vis Sci* 2000；**41**：4093 – 100.

［31］ Flierl MA, Stahel PF, Rittirsch D, et al. Inhibition of complement C5a prevents breakdown of the blood-brain barrier and pituitary dysfunction in experimental sepsis. *Crit Care* 2009；**13**：R12.

［32］ Jacob A, Brorson JR, Alexander JJ. Septic encephalopathy：inflammation in man and mouse. *Neurochem Int* 2011；**58**：472 – 6.

［33］ Jacob A, Hack B, Chiang E, Garcia JG, Quigg RJ, Alexander JJ. C5a alters blood-brain barrier integrity in experimental lupus. *FASEB J* 2012; **24**: 1682 - 8.

[34] **Tsao N, Hsu HP, Wu CM, Liu CC, Lei HY.** Tumour necrosis factor-alpha causes an increase in blood-brain barrier permeability during sepsis. *J Med Microbiol* 2001; **50**: 812 - 21.

[35] **Berg RM, Moller K, Bailey DM.** Neuro-oxidative-nitrosative stress in sepsis. *J Cereb Blood Flow Metab* 2011; **31**: 1532 - 44.

[36] **Alexander JJ, Jacob A, Cunningham P, Hensley L, Quigg RJ.** TNF is a key mediator of septic encephalopathy acting through its receptor, TNF receptor - 1. *Neurochem Int* 2008; **52**: 447 - 56.

[37] **Henry CJ, Huang Y, Wynne AM, Godbout JP.** Peripheral lipopolysaccharide (LPS) challenge promotes microglial hyperactivity in aged mice that is associated with exaggerated induction of both pro-inflammatory IL-lbeta and anti-inflammatory IL-10 cytokines. *Brain Behav Immun* 2009; **23**: 309 - 17.

[38] **Bi XL, Yang JY, Dong YX, et al.** Resveratrol inhibits nitric oxide and TNF-alpha production by lipopolysaccharide-activated microglia. *Int Immunopharmacol* 2005; **5**: 185 - 93.

[39] **Gavillet M, Allaman I, Magistretti PJ.** Modulation of astrocytic metabolic phenotype by pro-inflammatory cytokines. *Glia* 2008; **56**: 975 - 89.

[40] **Lemstra AW, Groen In' T, Woud JC, et al.** Microglia activation in sepsis: a case-control study. *J Neuroinflammation* 2007; **4**: 4.

[41] **Polito A, Brouland JP, Porcher R, et al.** Hyperglycaemia and apoptosis of microglial cells in human septic shock. *Crit Care* 2011; **15**: R131.

[42] **Sharshar T, Annane D, De La Grandmaison GL, Brouland JP, Hopkinson NS, Francoise G.** The neuropathology of septic shock. *Brain Pathol* 2004; **14**: 21 - 33.

[43] **Zhou H, Lapointe BM, Clark SR, Zbytnuik L, Kubes P.** A requirement for microglial TLR4 in leukocytes recruitment in response to lipopolysaccharide. *J Immunol* 2006; **177**: 8103 - 10.

[44] **Van Gool WA, Van De Beek D, Eikelenboom P.** Systemic infection and delirium: when cytokines and acetylcholine collide. *Lancet* 2010; **375**: 773 - 5.

[45] **Cheret C.** Neurotoxic activation of microglia is promoted by a noxl-dependent NADPH oxidase. *J Neurosci* 2008; **28**: 12039 - 51.

[46] **Morandi A, Hughes CG, Girard TD, Mcauley DF, Ely EW, Pandharipande PP.** Statins and brain dysfunction: a hypothesis to reduce the burden of cognitive impairment in patients who are critically ill. *Chest* 2011; **140**: 580 - 5.

[47] **Matta BF, Stow P.** Sepsis-induced vasoparalysis does not involve the cerebral vasculature: indirect evidence from autoregulation and carbon dioxide reactivity studies. *Br J Anaesth* 1996; **76**: 790 - 4.

[48] **Burkhart, C. S., Siegemund, M. & Steiner, L. A.** Cerebral perfusion in sepis. *Crit Care* 2010; **14**, 215.

[49] **Pfister D, Siegemund M, Dell-Kuster S, et al.** Cerebral perfusion in sepsis-associated delirium. *Crit Care* 2008; **12**: R63.

[50] **Taccone FS, Su F, Pierrakos C, et al.** Cerebral microcirculation is impaired during sepsis: an experimental study. *Crit Care* 2010; **14**: R140.

[51] **Polito A, Eischwald F, Maho AL, et al.** Pattern of Brain Injury in the Acute Setting of Human Septic Shock. *Crit Care* 2013; **17**(5): R204.

[52] **Walkey AJ, Wiener RS, Ghobrial JM, Curtis LH, Benjamin EJ.** Incident stroke and mortality associated with new-onset atrial fibrillation in patients hospitalized with severe sepsis. *JAMA* 2011; **306**: 2248 - 54.

[53] **Barichello T, Fortunato JJ, Vitali AM, et al.** Oxidative variables in the rat brain after sepsis induced by cecal ligation and perforation. *Crit Care Med* 2006; **34**: 886 - 9.

[54] **Barichello T, Machado RA, Constantino L, et al.** Antioxidant treatment prevented late memory impairment in an animal model of sepsis. *Crit Care Med* 2007; **35**: 2186 - 90.

[55] **D'avila JC, Santiago AP, Amancio RT, Galina A, Oliveira MF, Bozza FA.** Sepsis induces brain mitochondrial dysfunction. *Crit Care Med* 2008; **36**: 1925 - 32.

[56] **Brown GC, Bal-Price A.** Inflammatory neurodegeneration mediated by nitric oxide, glutamate, and mitochondria. *Mol Neurobiol* 2003; **27**: 325 - 55.

[57] **Chan JY, Chang AY, Wang LL, Ou CC, Chan SH.** Protein kinase C-dependent mitochondrial translocation of proapoptotic protein Bax on activation of inducible nitric-oxide synthase in rostral ventrolateral medulla mediates cardiovascular depression during experimental endotoxemia. *Mol Pharmacol* 2007; **71**: 1129 - 39.

[58] **Li FC, Chan JY, Chang AY.** In the rostral ventrolateral medulla, the 70-kDA heat shock protein (HSP70), but not HSP90, confers neuroprotection against fatal endotoxemia via augmentation of nitric-oxide synthase I (NOS I)/ protein kinase G signaling pathway and inhibition of NOS II/peroxinitite cascade. *Mol Pharmacol* 2005; **68**: 179 - 92.

[59] **Korcok J, Wu F, Tyml K, Hammond RR, Wilson JX.** Sepsis inhibits reduction of dehydroascorbic acid and accumulation of ascorbate in astroglial cultures: intracellular ascorbate depletion increases nitric oxide synthase induction and glutamate uptake inhibition. *J Neurochem* 2002; **81**: 185 - 93.

[60] **Messaris E, Memos N, Chatzigianni E, et al.** Time-dependent mitochondrial-mediated programmed neuronal cell death prolongs survival in sepsis. *Crit Care Med* 2004; **32**: 1764 - 70.

[61] **Won SJ, Tang XN, Suh SW, Yenari MA, Swanson RA.** Hyperglycemia promotes tissue plasminogen activator-

induced hemorrhage by Increasing superoxide production. *Ann Neurol* 2011；**70**：583 – 90.

[62] **Maekawa T，Fujii Y，Sadamitsu D，et al.** Cerebral circulation and metabolism in patients with septic encephalopathy. *Am J Emerg Med* 1991；**9**：139 – 43.

[63] **Hotchkiss RS，Karl IE.** Reevaluation of the role of cellular hypoxia and bioenergetic failure in sepsis. *JAMA* 1992；**267**：1503 – 10.

[64] **Moller K，Strauss GI，Qvist J，et al.** Cerebral blood flow and oxidative metabolism during human endotoxemia. *J Cereb Blood Flow Metab* 2002；**22**：1262 – 70.

[65] **Semmler A，Okulla T，Sastre M，Dumitrescu-Ozimek L，Heneka MT.** Systemic inflammation induces apoptosis with variable vulnerability of different brain regions. *J Chem Neuroanat* 2005；**30**：144 – 57.

[66] **Sharshar T，Gray F，Lorin De La Grandmaison G，et al.** Apoptosis of neurons in cardiovascular autonomic centres triggered by inducible nitric oxide synthase after death from septic shock. *Lancet* 2003；**362**：1799 – 805.

[67] **Yuan J，Yankner BA.** Apoptosis in the nervous system. *Nature* 2000；**407**：802 – 9.

[68] **Sharshar T，Gray F，Poron F，Raphael JC，Gajdos P，Annane D.** Multifocal necrotizing leukoencepha lopathy in septic shock. *Crit Care Med* 2002；**30**：2371 – 5.

[69] **Villmann C，Becker CM.** On the hypes and falls in neuroprotection：targeting the NMDA receptor. *Neuroscientist* 2007；**13**：594 – 615.

[70] **Wilson JX，Dragan M.** Sepsis inhibits recycling and glutamate-stimulated export of ascorbate by astrocytes. *Free Radic Biol Med* 2005；**39**：990 – 8.

[71] **Voigt K，Kontush A，Stuerenburg HJ，Muench-Harrach D，Hansen HC，Kunze K.** Decreased plasma and cerebrospinal fluid ascorbate levels in patients with septic encephalopathy. *Free Radic Res* 2002；**36**：735 – 9.

[72] **Stevens RD，Nyquist PA.** Coma，delirium，and cognitive dysfunction in critical illness. *Crit Care Clin* 2006；**22**：787 – 804；abstract x.

[73] **Kadoi Y，Saito S，Kunimoto F，Imai T，Fujita T.** Impairment of the brain beta-adrenergic system during experimental endotoxemia. *J Surg Res* 1996；**61**：496 – 502.

[74] **Kadoi Y，Saito S.** An alteration in the gamma-aminobutyric acid receptor system in experimentally induced septic shock in rats. *Crit Care Med* 1996；**24**：298 – 305.

[75] **Semmler A，Frisch C，Debeir T，et al.** Long-term cognitive impairment，neuronal loss and reduced cortical cholinergic innervation after recovery from sepsis in a rodent model. *Exp Neurol* 2007；**204**：733 – 40.

[76] **Van Eijk MM，Roes KC，Honing ML，et al.** Effect of rivastigmine as an adjunct to usual care with haloperidol on duration of delirium and mortality in critically ill patients：a multicentre，double-blind，placebo-controlled randomised trial. *Lancet* 2010；**376**：1829 – 37.

[77] **Pandharipande P，Jackson J，Ely EW.** Delirium：acute cognitive dysfunction in the critically ill. *Curr Opin Crit Care* 2005；**11**：360 – 8.

[78] **Pandharipande PP，Sanders RD，Girard TD，et al.** Effect of dexmedetomidine versus lorazepam on outcome in patients with sepsis：an a priori-designed analysis of the MENDS randomized controlled trial. *Crit Care* 2007；**14**：R38.

[79] **Pandharipande PP，Sanders RD，Girard TD，et al.** Effect of dexmedetomidine versus lorazepam on outcome in patients with sepsis：an a priori-designed analysis of the MENDS randomized controlled trial. *Crit Care* 2010；**14**：R38.

[80] **Basler T，Meier-Hellmann A，Bredle D，Reinhart K.** Amino acid imbalance early in septic encephalopathy. *Intensive Care Med* 2002；**28**：293 – 8.

[81] **Berg RM，Taudorf S，Bailey DM，et al.** Cerebral net exchange of large neutral amino acids after lipopolysaccharide infusion in healthy humans. *Crit Care* 2010；**14**：R16.

[82] **Freund HR，Ryan JA，Jr，Fischer JE.** Amino acid derangements in patients with sepsis：treatment with branched chain amino acid rich infusions. *Ann Surg* 1978；**188**：423 – 30.

[83] **Sharshar T，Porcher R，Siami S，et al.** Brainstem responses can predict death and delirium in sedated patients in intensive care unit. *Crit Care Med* 2011；**39**：1960 – 7.

[84] **Annane D，Trabold F，Sharshar T，et al.** Inappropriate sympathetic activation at onset of septic shock：a spectral analysis approach. *Am J Respir Crit Care Med* 1999；**160**：458 – 65.

[85] **Kumar V，Sharma A.** Neutrophils：Cinderella of innate immune system. *Int Immunopharmacol* 2010；**10**：1325 – 34.

[86] **Ely EW，Inouye SK，Bernard GR，et al.** Delirium in mechanically ventilated patients：validity and reliability of the confusion assessment method for the intensive care unit (CAM-ICU). *JAMA* 2001；**286**：2703 – 10.

[87] **Boogaard M，Pickkers P，Slooter AJ，et al.** Development and validation of PRE-DELIRIC (PREdiction of DELIRium in ICu patients) delirium prediction model for intensive care patients：observational multicentre study. *BMJ* 2012；**344**：e420.

[88] **Teasdale G，Jennett B.** Assessment of coma and impaired consciousness. A practical scale. *Lancet* 1974；**2**：81 – 4.

[89] **Wijdicks EF，Bamlet WR，Maramattom BV，Manno EM，Mcclelland RL.** Validation of a new coma scale：the FOUR score. *Ann Neurol* 2005；**58**：585 – 93.

[90] **De Jonghe B，Cook D，Griffith L，et al.** Adaptation to the Intensive Care Environment (ATICE)：development and validation of a new sedation assessment instrument. *Crit Care Med* 2003；**31**：2344 – 54.

［91］ Lucidarme O, Seguin A, Daubin C, et al. Nicotine withdrawal and agitation in ventilated critically ill patients. *Crit Care* 2010；**14**：R58.

［92］ Sechi G, Serra A. Wernickes encephalopathy：new clinical settings and recent advances in diagnosis and management. *Lancet Neurol* 2007；**6**：442－55.

［93］ Oddo M, Carrera E, Claassen J, Mayer SA, Hirsch LJ. Continuous electroencephalography in the medical intensive care unit. *Crit Care Med* 2009；**37**：2051－6.

［94］ Watson PL, Shintani AK, Tyson R, Pandharipande PP, Pun BT, Ely EW. Presence of electroencephalogram burst suppression in sedated，critically ill patients is associated with increased mortality. *Crit Care Med* 2008；**36**：3171－7.

［95］ Nguyen DN, Spapen H, Su F, et al. Elevated serum levels of S-100 beta protein and neuron-specific enolase are associated with brain injury in patients with severe sepsis and septic shock. *Crit Care Med* 2006；**34**：1967－74.

［96］ Piazza O, Russo E, Cotena S, Esposito G, Tufano R. Elevated S100B levels do not correlate with the severity of encephalopathy during sepsis. *Br J Anaesth* 2007；**24**：24.

［97］ Spapen H, Nguyen DN, Troubleyn J, Huyghens L, Schiettecatte J. Drotrecogin alfa（activated）may attenuate severe sepsis-associated encephalopathy in clinical septic shock. *Crit Care* 2010；**14**：R54.

［98］ Schelling G, Roozendaal B, Krauseneck T, Schmoelz M, Briegel J. Efficacy of hydrocortisone in preventing posttraumatic stress disorder following critical illness and major surgery. *Ann N Y Acad Sci* 2006；**1071**：46－53.

［99］ Espinoza-Rojo M, Iturralde-RodríguezK I, Chanez-Cardenas ME, Ruiz-Tachiquín ME, Aguilera P. Glucose transporters regulation on ischemic brain：possible role as therapeutic target. *Cent Nerv Syst Agents Med Chem* 2010；**10**：317－25.

［100］ Toklu HZ, Uysal MK, Kabasakal L, Sirvanci S, Ercan F, Kaya M. The effects of riluzole on neurological，brain biochemical，and histological changes in early and late term of sepsis in rats. *J Surg Res* 2009；**152**：238－48.

［101］ Wratten ML. Therapeutic approaches to reduce systemic inflammation in septic-associated neurologic complications. *Eur J Anaesthesiol Suppl*，2008；**42**：1－7.

［102］ Salluh JI, Soares M, Teles JM, et al. Delirium epidemiology in critical care（DECCA）：an international study. *Crit Care* 2010；**14**：R210.

［103］ Lin SM, Huang CD, Liu CY, et al. Risk factors for the development of early-onset delirium and the subsequent clinical outcome in mechanically ventilated patients. *J Crit Care* 2008；**23**：372－9.

［104］ Ely EW, Shintani A, Truman B, et al. Delirium as a predictor of mortality in mechanically ventilated patients in the intensive care unit. *JAMA* 2004；**291**：1753－62.

［105］ Pisani MA, Kong SY, Kasl SV, Murphy TE, Araujo KL, Van Ness PH. Days of delirium are associated with 1－year mortality in an older intensive care unit population. *Am J Respir Crit Care Med* 2009；**180**：1092－7.

［106］ Young GB, Bolton CF, Archibald YM, Austin TW, Wells GA. The electroencephalogram in sepsis-associated encephalopathy. *J Clin Neurophysiol* 1992；**9**：145－52.

［107］ Young GB, Bolton CF, Austin TW, Archibald YM, Gonder J, Wells GA. The encephalopathy associated with septic illness. *Clin Invest Med* 1990；**13**：297－304.

［108］ Le Maho AL, Polito A, Eischwald F, Annane D, Carlier R, Sharshar T. Cerebral magnetic resonance imaging in septic shock patients with acute brain dysfunction. *ESICM Congress* Berlin；2011.

［109］ Girard TD, Jackson JC, Pandharipande PP, et al. Delirium as a predictor of long-term cognitive impairment in survivors of critical illness. *Crit Care Med* 2010；**38**：1513－20.

［110］ Hopkins RO, Weaver LK, Pope D, Orme JF, Bigler ED, Larson LV. Neuropsychological sequelae and impaired health status in survivors of severe acute respiratory distress syndrome. *Am J Respir Crit Care Med* 1999；**160**：50－6.

［111］ Ho GJ, Drego R, Hakimian E, Masliah E. Mechanisms of cell signaling and inflammation in Alzheimer's disease. *Curr Drug Targets Inflamm Allergy* 2005；**4**：247－56.

［112］ Cunningham C, Wilcockson DC, Campion S, Lunnon K, Perry VH. Central and systemic endotoxin challenges exacerbate the local inflammatory response and increase neuronal death during chronic neurodegeneration. *J Neurosci* 2005；**25**：9275－84.

［113］ Perry VH, Cunningham C, Holmes C. Systemic infections and inflammation affect chronic neurode-generation. *Nat Rev Immunol* 2007；**7**：161－7.

［114］ Weberpals M, Hermes M, Hermann S, et al. NOS2 gene deficiency protects from sepsis-induced long-term cognitive deficits. *J Neurosci* 2009；**29**：14177－84.

［115］ Van den Boogaard M, Kox M, Quinn KL, et al. Biomarkers associated with delirium in critically ill patients and their relation with long-term subjective cognitive dysfunction；indications for different pathways governing delirium in inflamed and noninflamed patients. *Crit Care* 2011；**15**：R297.

［116］ Morandi A, Rogers BP, Gunther ML, et al. The relationship between delirium duration，white matter integrity，and cognitive impairment in intensive care unit survivors as determined by diffusion tensor imaging：the Visions prospective cohort magnetic resonance imaging study. *Crit Care Med* 2012；**40**：2182－9.

［117］ Hopkins RO, Weaver LK, Collingridge D, Parkinson RB, Chan KJ, Orme JF, Jr. Two-year cognitive，emotional，and quality-of-life outcomes in acute respiratory distress syndrome. *Am J Respir Crit Care Med* 2005；**171**：340－7.

［118］ Morandi A, Gunther ML. Neuroimaging. *Psychiatry* 2010；**7**：28－33.

第33章

危重症神经病变、肌病和钠离子通道病

Mark M. Rich

引 言

危重症后的骨骼肌无力是一个常见问题,使得危重症患者的恢复变得复杂。在受影响的患者中,肌无力的主要原因是周围神经系统的功能障碍,也称为神经肌肉功能障碍。30多年前,在治疗一名哮喘持续状态的患者中,首次报道了危重症情况下发生的神经肌肉功能障碍[1]。从那时起,有许多在各种 ICU 环境中发生衰弱性肌无力的报道[2,3,4]。危重症期间无力的早期报道发现,在一些患者中,神经肌肉阻断剂(NMBAs)的长期使用是肌无力的原因[5]。然而,随着对这种综合征认识的提高和 NMBAs 的谨慎使用,ICU 中持续性神经肌肉阻滞导致的肌无力已不太常见[6]。尽管如此,在 ICU 中,肌无力仍然是危重症的常见并发症。

危重症神经病变,肌病和钠离子通道病

危重症神经病变

肌无力的主要原因包括神经病变,也称为危重症多发性神经病(CIP)和肌病。尽管以往被称为急性四肢麻痹性肌病、粗纤维肌病或危重症急性肌病,现在将肌病称为危重症肌病(CIM)[7]。CIP 是一种广泛的神经病变,20 年前在脓毒症和多器官功能衰竭(MOF)中被首次描述[2,8,9]。体检发现肌无力、感觉丧失和反射丧失。在 CIP 患者中神经传导研究(NCS)显示感觉和运动振幅降低,而肌电图(EMG)显示失神经支配的证据。失神经支配的 EMG 发现随时间变化而不同,在急性期,肌肉存在自发活动和正常运动单位振幅,但是运动单位数量减少。在慢性期,自发活动仍然存在,由于残存的轴突生长和神经病变,导致肌肉纤维失神经支配,出现运动单位振幅增加。神经活检提示轴突的死亡。所有上述发现与轴索性多发性神经病一致,是 CIP 患者出现无力的潜在机制。

CIM

CIM 是在使用高剂量皮质类固醇和 NMBA 的治疗中发生的肌病[10,11]。当 NMBA 停

用时患者仍然严重肌无力时,肌病变得明显。体检显示肌无力,但是感觉和反射功能不受累。NCS 显示运动振幅降低,但感觉传导正常。EMG 研究表明自发活动存在,伴随着肌肉活检显示萎缩肌纤维的小型运动单元的募集,肌球蛋白丢失以及肌节的混乱。

以上描述表明 CIP 和 CIM 可以通过临床表现、体检、神经传导的电生理学检查和肌电图以及肌肉和神经的活检轻松区分[4]。然而,在临床实践中,区分 CIP 和 CIM 通常是很困难的。

危重症钠离子通道病

最早的膜兴奋性缺陷是在患有 CIM 的危重症患者中发现的[12-16]。严重的患者对肌肉直接电刺激(ES)没有电响应。在神经和神经肌肉接头的疾病中,肌肉仍能保持其兴奋性,因此唯一解释是肌肉的无兴奋性。先前仅在罕见的离子通道遗传性疾病中描述过肌肉电兴奋性的丧失,称为周期性麻痹。在没有离子通道病史的患者中发现肌肉无兴奋,表明这是一种新型的疾病,这是归结于基因正常通道的调节缺陷,而不是离子通道的突变所致。

最近,已经发现在脓毒症的急性期,周围神经具有类似的兴奋性缺陷[17,18]。骨骼肌和外周神经丧失兴奋性主要可能缘于钠通道的失活。钠通道的失活是电压依赖性过程,比如静息电位的去极化或超极化迁移使得电压依赖性的钠通道失活,都可以造成失活的增加。在骨骼肌和外周神经中,静息电位的去极化和钠通道对失活敏感性的变化似乎有助于增加失活[17-21]。这些数据表明,除了 CIP 和 CIM,危重症急性期还可发生钠通道疾病。

有九种不同的钠离子通道亚型[22]。通常在骨骼肌中表达的钠通道亚型是 Nav1.4。在 CIM 的动物模型中,第二种钠通道亚型(Nav1.5)也同样表达[23]。在 CIM 的大鼠模型中发现 Nav1.4 和 Nav1.5 亚型均功能异常[24]。另一种不同的钠通道亚型(Nav1.6)主要在周围神经中表达[25,26]。由于危重症时外周神经受到影响,三种不同的钠通道亚型似乎都受到危重症的影响。Nav1.5 钠通道亚型通常在心肌组织中表达。骨骼肌中的心肌钠通道亚型功能障碍,这个发现增加了脓毒症期间心脏中钠通道功能障碍的可能性。一项关于脓毒症患者心电图变化的研究发现,心电图振幅可逆性减少,与心肌钠电流密度的降低相一致[27],但这也可能是由于全身水肿引起[28]。如果心脏钠电流减少,这将提供一种机制来解释脓毒症期间的高输出性心力衰竭的基础上心脏收缩力的降低[29]。进一步的研究将需要确定是否钠通道疾病将造成脓毒症期间的心脏功能障碍。在 CNS 中表达的主要钠通道亚型是 Nav1.1 和 Nav1.2[22]。目前不清楚这些钠通道亚型的功能是否受脓毒症影响。如果在脓毒症期间这些钠通道亚型失活增加,就可以解释脓毒性脑病。

CIP,CIM 和钠离子通道病变作为神经肌肉衰竭的原因

如前所述,已经清楚的是,在危重症后肌无力的患者中,至少有三种主要原因导致神经肌肉衰竭:CIP、CIM 和影响神经肌肉的钠离子通道病变。一个重要的问题是这三种疾病是否不同,是否由危重症的不同方面触发,是否发生在不同的患者群体,它们是否代表单一疾病的不同表现。

在患者从危重症的急性期恢复之后,很容易区分典型的 CIP 和 CIM,并且似乎发生在不同的患者群体中。CIP 发生在脓毒症患者中,CIM 发生在接受皮质类固醇和 NMBA 的患者中。然而,越来越多已完成的研究表明,一些 CIM 患者患有脓毒症和全身性炎症反应综合征(SIRS),但并且没有接受皮质类固醇或 NMBAs 治疗[13,15,16,30]。因此,CIP 和 CIM 都可以由脓毒症和 SIRS 触发。此外,在急性期,一直难以区分 CIP 和 CIM。这有很多原因:① 危重患者难以详细检查以区分 CIP 和 CIM。患者常常被镇静或患有脑病,使得他们不能配合感觉检查;② 因为患者不能配合,在电生理学的 EMG 检查中,他们不能主动募集运动单位。无法研究运动单位振幅和运动单位募集,这已成为许多研究区分 CIP 和 CIM 的主要障碍;③ 许多研究已经使用 EMG 的自发电活动作为失神经支配和 CIP 存在的指标。然而,EMG 的自发电活动也存在于 CIM 中,因此使用自发电活动来分类患者是错误的。因此,在危重症的急性期进行的大多数研究没有准确区分 CIP 和 CIM。

在小型研究中,对 CIP 和 CIM 进行了仔细的评估,似乎两个综合征通常一起发生[13,16,30,31,32,33]。CIP 和 CIM 共同出现被称为多发性神经病或危重症肌病和(或)神经病变(CRIMINAL)[31,34]。CIP 和 CIM 共存的机制尚不清楚,但可能它们是单一综合征的一部分。然而,钠离子通道病变影响神经和肌肉,这个发现提高了 CIP 和 CIM 共同发生是由于钠离子通道病变的可能性。因此仍不清楚 CIP,CIM 和钠离子通道病是否属于不同的综合征。当疑诊为急性钠离子通道病变的患者发生一系列 NCS 时,会演变成 CIP,CIM 或两者都有[31,33,35]。这表明钠通道病变是 CIP 和 CIM 的早期阶段,并且其恢复比 CIP 或 CIM 更快。留下未解决的问题是 CIP 和 CIM 是否是单一综合征的一部分,是否共存于许多危重症患者的早期恢复阶段。

CIP、CIM 和钠通道疾病的预后

神经肌肉功能障碍恶化了患者的短期和长期预后。急性期,神经肌肉功能障碍的发展可能会增加死亡率[32-34,36-39]。CIM 和 CIP 都与长期的机械通气相关,并增加了在医院和 ICU 的住院时间[38,40,41]。在疾病的急性期内神经肌肉功能障碍的发生发展也恶化了长期预后。肌无力通常持续几个月到几年[35,39,42-45]。发展为慢性肌无力的机制并不清楚。因为轴突重新生长非常缓慢,预计 CIP 功能预后取决于轴突变性的程度。鉴于轴突再生缓慢,恢复将从近端肌肉开始,逐渐到远端肌肉,并且远端肌肉的神经再支配可能是不完全的,因为长时间失神经支配的肌肉的神经再支配是不完全的[46]。

相较于神经,肌肉能相对较快地再生,因此理论上,CIM 患者应该比 CIP 患者有更好的预后,恢复得更快。然而,一些研究结果提示他们功能结局相似[35,47]。有几个原因可能限制 CIM 的恢复。在 CIM 中,伴随骨骼肌细胞核凋亡,肌肉极端萎缩[48]。肌肉细胞核损伤可能使得肌肉体积难以在萎缩后恢复,因为引导蛋白质合成的肌肉细胞核减少。造成慢性肌病的另一个潜在因素可能是 CIM 急性期肌球蛋白的极度丧失[11,49,50]。丧失肌球蛋白可能是 CIM 发生肌小节紊乱的原因[11,51]。目前尚不清楚在 CIM 恢复之后肌球蛋白的丧失能否完全逆转,或者肌小节紊乱能否逆转。由于这些原因,CIM 的预后可能比坏死性肌病的预后更

差,后者限制恢复的唯一因素是肌纤维的再生。在这一点上,尚不清楚 CIP、CIM 或另一种机制是否是慢性功能障碍的主要原因。

虽然数据有限,但一些患者的神经传导振幅的快速恢复表明,钠离子通道病变是可逆的,不会造成长期功能障碍[17,34]。作者的印象是,在同一时期脑病快速改善。这些数据的一个解释是所有组织中的钠通道在从急性疾病恢复后的几天内恢复正常功能。

危重症后骨骼肌无力的检查

通常由于 MV 脱机困难以及清醒患者出现全身性肌无力才发现神经肌肉功能障碍的存在。神经肌肉功能障碍的早期迹象是非特异性的,如可以是简单地的肢体自发运动的减少。临床上,CIM 和 CIP 的患者似乎相似;两者都为弛缓性四肢麻痹或四肢瘫;而脑神经,包括眼外肌运动,通常保持完整。神经肌肉功能障碍患者,包括肌酸激酶(CK)在内的实验室评估通常没有异常。异常通常反映全身性疾病,不会让临床医生警惕肌病或神经病的存在。然而,明确诊断时,升高的 CK 水平提示有毒性或炎性肌病的可能。

尽管前面描述的解释有局限性,电生理测试可以为危重症后严重无力的患者提供依据。电生理测试只需要简单的程序,可以容易地在床边进行,并且可以明确周围神经系统原因所致的肌无力,从而排除 CNS 功能障碍以及非神经性病因的全身性肌无力的可能性,如营养不良和功能失调。重要的是要注意有些情况下技术问题限制了解释。在显著外周水肿的情况下进行的检查,可以在没有神经病理的情况下产生肌电低振幅或缺乏感觉神经诱发反应。此外,感觉和运动反应可能被 ICU 环境例如静脉输液泵、监视器和床等干扰所掩盖。由于这些原因,最好有一名熟悉在 ICU 中实施 NCS 检查的检查者。

CIP 和 CIM 的确诊有赖于分别进行神经和肌肉活检。然而,常规进行神经和肌肉活检是不允许的。由于 CIP 和 CIM 的预后没有明显不同,并且目前没有针对任一病症的治疗,因此从活检中没有获得预后或治疗信息。然而,神经和肌肉活检对于 CIP 和 CIM 的研究仍然非常有价值。

结　　论

对危重症引起肌无力机制的理解目前在迅速发展。肌无力的新机制仍有待确认。确定和消除每个机制潜在的危险因素,有希望降低危重患者肌无力的发生频率和严重程度。此外,确定肌无力的具体分子机制将提供治疗靶点以逆转受累患者的肌无力。

(洪怡　费爱华　译)

参考文献

[1] Macfarlane IA, Rosenthal FD. Severe myopathy after status asthmaticus [letter]. *Lancet* 1977；**2**：615.

［2］ **Bolton CF.** Neuromuscular manifestations of critical illness. *Muscle Nerve* 2005；**32**：140－63.

［3］ **Stevens RD, Dowdy DW, Michaels RK, Mendez-Tellez PA, Pronovost PJ, Needham DM.** Neuromuscular dysfunction acquired in critical illness：a systematic review. *Intensive Care Med* 2007；**33**：1876－91.

［4］ **Stevens RD, Marshall SA, Cornblath DR, et al.** A framework for diagnosing and classifying intensive care unit-acquired weakness. *Crit Care Med* 2009；**37**：S299－308.

［5］ **Segredo V, Caldwell JE, Matthay MA, Sharma ML, Gruenke LD, Miller RD.** Persistent paralysis in critically ill patients after long-term administration of vecuronium. *N Engl J Med* 1992；**327**：524－8.

［6］ **Puthucheary Z, Rawal J, Ratnayake G, Harridge S, Montgomery H, Hart N.** Neuromuscular blockade and skeletal muscle weakness in critically ill patients：time to rethink the evidence? *Am J Respir Crit Care Med* 2012；**185**：911－17.

［7］ **Lacomis D, Zochodne DW, Bird SJ.** Critical illness myopathy. *Muscle Nerve* 2000；**23**：1785－8.

［8］ **Bolton CF, Gilbert JJ, Hahn AF, Sibbald WJ.** Polyneuropathy in critically ill patients. *J Neurol Neurosurg Psychiatry* 1984；**47**：1223－31.

［9］ **Zochodne DW, Bolton CF, Wells GA, et al.** Critical illness polyneuropathy. A complication of sepsis and multiple organ failure. *Brain* 1987；**110**：819－41.

［10］ **Danon MJ, Carpenter S.** Myopathy with thick filament（myosin）loss following prolonged paralysis with vecuronium during steroid treatment. *Muscle Nerve* 1991；**14**：1131－9.

［11］ **Lacomis D, Giuliani MJ, Van Cott A, Kramer DJ.** Acute myopathy of intensive care：clinical，electromyographic，and pathological aspects［see comments］. *Ann Neurol* 1996；**40**：645－54.

［12］ **Allen DC, Arunachalam R, Mills KR.** Critical illness myopathy：further evidence from muscle-fiber excitability studies of an acquired channelopathy. *Muscle Nerve* 2008；**37**：14－22.

［13］ **Lefaucheur JP, Nordine T, Rodriguez P, Brochard L.** Origin of ICU acquired paresis determined by direct muscle stimulation. *J Neurol Neurosurg Psychiatry* 2006；**77**：500－6.

［14］ **Rich MM, Teener JW, Raps EC, Schotland DL, Bird SJ.** Muscle is electrically inexcitable in acute quadriplegic myopathy［see comments］. *Neurology* 1996；**46**：731－6.

［15］ **Rich MM, Bird SJ, Raps EC, Mccluskey LF, Teener JW.** Direct muscle stimulation in acute quadriplegic myopathy. *Muscle Nerve* 1997；**20**：665－73.

［16］ **Trojaborg W, Weimer LH, Hays AP.** Electrophysiologic studies in critical illness associated weakness：myopathy or neuropathy—a reappraisal. *Clin Neurophysiol* 2001；**112**：1586－93.

［17］ **Novak KR, Nardelli P, Cope TC, et al.** Inactivation of sodium channels underlies reversible neuropathy during critical illness in rats. *J Clin Invest* 2009；**119**：1150－8.

［18］ **Z'graggen WJ, Lin CS, Howard R S, Beale RJ, Bostock H.** Nerve excitability changes in critical illness polyneuropathy. *Brain* 2006；**129**：2461－70.

［19］ **Rich MM, Pinter MJ.** Sodium channel inactivation in an animal model of acute quadriplegic myopathy. *Ann Neurol* 2001；**50**：26－33.

［20］ **Rich MM, Pinter MJ.** Crucial role of sodium channel fast inactivation in muscle fibre inexcitability in a rat model of critical illness myopathy. *J Physiol* 2003；**547**：555－66.

［21］ **Rich MM, Pinter MJ, Kraner SD, Barchi RL.** Loss of electrical excitability in an animal model of acute quadriplegic myopathy. *Ann Neurol* 1998；**43**：171－9.

［22］ **Goldin AL.** Resurgence of sodium channel research. *Annu Rev Physiol* 2001；**63**：871－94.

［23］ **Rich MM, Kraner SD, Barchi RL.** Altered gene expression in steroid-treated denervated muscle. *Neurobiol Dis* 1999；**6**：515－22.

［24］ **Filatov GN, Rich MM.** Hyperpolarized shifts in the voltage dependence of fast inactivation of Navi. 4 and Navi. 5 in a rat model of critical illness myopathy. *J Physiol* 2004；**559**：813－20.

［25］ **Angaut-Petit D, Mcardle JJ, Mallart A, Bournaud R, Pincon-Raymond M, Rieger F.** Electrophysiological and morphological studies of a motor nerve in 'motor endplate disease' of the mouse. *Proc R Soc Lond B Biol Sci* 1982；**215**：117－25.

［26］ **Caffrey JM, Eng DL, Black JA, Waxman SG, Kocsis JD.** Three types of sodium channels in adult rat dorsal root ganglion neurons. *Brain Res* 1992；**592**：283－97.

［27］ **Rich MM, Mcgarvey ML, Teener JW, Frame LH.** ECG changes during septic shock. *Cardiology* 2002；**97**：187－96.

［28］ **Madias JE, Bazaz R.** On the mechanism of the reduction in the ECG QRS amplitudes in patients with sepsis. *Cardiology* 2003；**99**：166－8.

［29］ **Merx MW, Weber C.** Sepsis and the heart. *Circulation* 2007；**116**：793－802.

［30］ **Latronico N, Fenzi F, Recupero D, et al.** Critical illness myopathy and neuropathy. *Lancet* 1996；**347**：1579－82.

［31］ **Bednarik J, Lukas Z, Vondracek P.** Critical illness polyneuromyopathy：the electrophysiological components of a complex entity. *Intensive Care Med* 2003；**29**：1505－14.

［32］ **De Jonghe B, Sharshar T, Lefaucheur JP, et al.** Paresis acquired in the intensive care unit：a prospective multicenter study. *JAMA* 2002；**288**：2859－67.

［33］ **Khan J, Harrison TB, Rich MM, Moss M.** Early development of critical illness myopathy and neuropathy in patients with severe sepsis. *Neurology* 2006；**67**：1421－5.

[34] Latronico N, Bertolini G, Guarneri B, et al. Simplified electrophysiological evaluation of peripheral nerves in critically ill patients: the Italian multi-centre CRIMYNE study. *Crit Care* 2007; **11**: R11.

[35] Guarneri B, Bertolini G, Latronico N. Long-term outcome in patients with critical illness myopathy or neuropathy: the Italian multicentre CRIMYNE study. *J Neurol Neurosurg Psychiatry* 2008; **79**: 838 – 41.

[36] Berek K, Margreiter J, Willeit J, Berek A, Schmutzhard E, Mutz NJ. Polyneuropathies in critically ill patients: a prospective evaluation [see comments]. *Intensive Care Med* 1996; **22**: 849 – 55.

[37] Coakley JH, Nagendran K, Yarwood GD, Honavar M, Hinds CJ. Patterns of neurophysiological abnormality in prolonged critical illness. *Intensive Care Med* 1998; **24**: 801 – 7.

[38] Garnacho-Montero J, Madrazo-Osuna J, Garcia-Garmendia JL, et al. Critical illness polyneuropathy: risk factors and clinical consequences. A cohort study in septic patients. *Intensive Care Med* 2001; **27**: 1288 – 96.

[39] Leijten FS, Harinck-De Weerd JE, Poortvliet DC, De Weerd AW. The role of polyneuropathy in motor convalescence after prolonged mechanical ventilation. *JAMA* 1995; **274**: 1221 – 5.

[40] De Jonghe B, Bastuji-Garin S, Durand MC, et al. Respiratory weakness is associated with limb weakness and delayed weaning in critical illness. *Crit Care Med* 2007; **35**: 2007 – 15.

[41] Garnacho-Montero J, Amaya-Villar R, Garcia-Garmendia JL, Madrazo-Osuna J, Ortiz-Leyba C. Effect of critical illness polyneuropathy on the withdrawal from mechanical ventilation and the length of stay in septic patients. *Crit Care Med* 2005; **33**: 349 – 54.

[42] Cheung AM, Tansey CM, Tomlinson G, et al. Two-year outcomes, health care use, and costs of survivors of acute respiratory distress syndrome. *Am J Respir Crit Care Med* 2006; **174**: 538 – 44.

[43] Fletcher SN, Kennedy DD, Ghosh IR, et al. Persistent neuromuscular and neurophysiologic abnormalities in long-term survivors of prolonged critical illness. *Crit Care Med* 2003; **31**: 1012 – 16.

[44] Herridge MS, Cheung AM, Tansey CM, et al. One-year outcomes in survivors of the acute respiratory distress syndrome. *N Engl J Med* 2003; **348**: 683 – 93.

[45] Zifko UA. Long-term outcome of critical illness polyneuropathy. *Muscle Nerve Suppl*, 2000; **9**: S49 – 52.

[46] Gordon T, Tyreman N, Raji MA. The basis for diminished functional recovery after delayed peripheral nerve repair. *J Neurosci* 2011; **31**: 5325 – 34.

[47] Lacomis D, Petrella JT, Giuliani MJ. Causes of neuromuscular weakness in the intensive care unit: a study of ninety-two patients. *Muscle Nerve* 1998; **21**: 610 – 77.

[48] Di Giovanni S, Mirabella M, D'amico A, Tonali P, Servidei S. Apoptotic features accompany acute quadriplegic myopathy. *Neurology* 2000; **55**: 854 – 8.

[49] Larsson L. Acute quadriplegic myopathy: an acquired 'myosinopathy'. *Adv Exp Med Biol* 2008; **642**: 92 – 8.

[50] Larsson L, Li X, Edstrom L, et al. Acute quadriplegia and loss of muscle myosin in patients treated with nondepolarizing neuromuscular blocking agents and corticosteroids: mechanisms at the cellular and molecular levels. *Crit Care Med* 2000; **28**: 34 – 45.

[51] Stibler H, Edstrom L, Ahlbeck K, Remahl S, Ansved T. Electrophoretic determination of the myosin/actin ratio in the diagnosis of critical illness myopathy. *Intensive Care Med* 2003; **29**: 1515 – 27.

第34章

危重症对骨骼肌结构的影响

Catherine L. Hough

引言：危重症与躯体功能预后

危重症患者,特别是急性呼吸衰竭和重度全身炎症反应综合征如脓毒症的患者,存在深度虚弱和骨骼肌萎缩的风险。在危重症的早期,住院死亡风险增加、长期机械通气(PMV)、重症监护病房(ICU)住院时间及总住院时间延长,以及出院后回归独立生活的可能性降低,这些都与 ICU 获得性无力(ICU‐acquired weakness,ICUAW)相关。重要的是神经肌肉后遗症不仅仅局限在危重症的急性期。幸存者在初次住院后的几年中持续存在躯体功能障碍,标准化身体性能测试(例如 6 分钟步行测试)中表现较差,健康相关生活质量(HRQoL)的躯体功能方面持续降低至少 5 年。

虽然已经明确预先存在的合并症和前期躯体功能衰退是 ICU 后躯体功能障碍的危险因素,但显而易见的是,危重症是神经肌肉功能障碍的独立危险因素。危重症患者可能面临着发生多种肌肉和神经异常的风险,包括骨骼肌结构的改变、肌肉质量的减少、肌膜无反应性、多发性神经病变、神经肌肉阻滞和线粒体功能障碍导致的生物能量衰竭。这些异常可能与短期和长期躯体功能受损有关(可能存在因果关系)。危重症患者的许多潜在的病因将在其他章节讨论,本章将重点关注危重症患者骨骼肌结构的变化。本章将首先回顾正常肌肉结构和功能。然后,我们将介绍危重症患者的组织学和超微结构。最后,我们简要讨论参与 ICU 肌肉病理学发展的潜在危险因素和病因学机制。

正常骨骼肌结构和功能

骨骼肌具有与其收缩功能紧密相关的独特结构。每块肌肉都是一个合胞体,它由成肌细胞融合形成的数百个长圆柱形多核细胞构成。肌肉细胞(又称肌细胞或肌纤维)彼此平行,并由结缔组织、血管和神经分开。肌细胞的质膜称为肌膜,肌膜褶皱包裹细胞,并且在横向小管(或 T 小管)中穿透肌肉纤维,形成规则间隔。肌细胞的许多细胞核位于外周,在肌纤维的下方,沿着肌细胞的整个长度分布。肌细胞内液体称为肌质,其内充满肌原纤维——肌肉收缩的主要结构。在肌质中也存在线粒体和一系列的肌质网通道,其中线粒体散布在肌原纤维之间为肌肉收缩提供能量。在每个肌细胞的末端,肌质网终止于终池,与 T 小管结合形成三联体,参与动作电位的传播(图 34.1)。

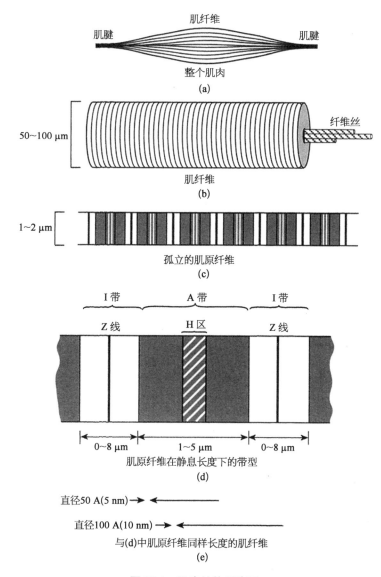

图 34.1 肌肉结构示意图

引自 David A. Warrell, Timothy M. Cox, John D. Firth, Oxford Textbook of Medicine(第 5 版),图 24. 24.1.1.经牛津大学出版社许可。

肌原纤维是形成肌丝的长链聚合物,包括:肌球蛋白和肌动蛋白。肌球蛋白丝,也称为"粗丝",由几百个肌球蛋白分子组成,肌球蛋白分子通过裂解 ATP 滑动并与肌动蛋白形成横桥。肌动蛋白丝,也称为"细丝",是三种蛋白质的聚合物——肌动蛋白、原肌球蛋白和肌钙蛋白。肌动蛋白分子聚合成螺旋形,构成肌动蛋白丝的大部分结构并携带二磷酸腺苷(ADP)。原肌球蛋白围绕肌动蛋白螺旋缠绕并覆盖肌球蛋白和肌动蛋白结合位点的 ADP。肌钙蛋白在肌质网中通过与肌动蛋白、原肌球蛋白和钙结合来调节上述相互作用。肌球蛋白和肌动蛋白丝相互交错,在重复单元肌节中形成暗带和明带(分别称为 A 带和 I 带)。每个肌节以 Z 线为分界线,肌动蛋白丝锚定在其上。Z 线连接每个肌纤维中的所有肌丝。肌节中间是 M 线,其交叉联接肌球蛋白丝,在收缩期间为肌节提供稳定性[1]。光学显微镜下可以看到纵段面明暗交替的条纹外观,但是观察单个肌丝和肌肉超微结构的其他成分需要借助电子显微镜(EM)。

随着动作电位沿神经向下传导,神经肌肉接头去极化,并扩散到肌膜,肌肉开始收缩。电压门控钠通道开放,通过 T-小管系统钙离子从肌质网释放从而使动作电位沿着肌肉传播。钙离子结合肌钙蛋白后诱导原肌球蛋白产生构象变化,从而允许肌动蛋白和肌球蛋白结合。结合肌动蛋白上的 ADP 后,肌球蛋白头部发生构象变化,使肌球蛋白沿着肌动蛋白滑动,随着 Z 线被拉近导致肌节缩短。持续收缩需要重复的动作电位和 ATP 的供应[2]。

肌纤维有两种主要类型:Ⅰ型和Ⅱ型。Ⅰ型纤维因肌红蛋白而呈红色,具有氧活性,其线粒体密度较高,收缩速度较慢,具有抗疲劳性。Ⅱ型纤维由于缺乏肌红蛋白呈现白色,主要具有厌氧性,其线粒体较少,收缩速度较快(称为"快肌纤维"),在几分钟内易产生疲劳。Ⅱ型纤维利用糖酵解途径产生 ATP。在光学显微镜下通过染色观察不同 pH 环境肌球蛋白 ATP 酶的活性来从组织学上区分Ⅰ型和Ⅱ型纤维;Ⅰ型和Ⅱ型纤维分别在酸性(pH 4.3)和碱性(pH10)染色中呈现黑色。

功能丧失可能先于结构变化

虽然肌肉功能需要正常的肌肉结构,但是反过来并不一定成立。在危重症的早期,骨骼肌可能丧失正常收缩和强力收缩的能力。在危重症后 96 小时内进行的电诊断研究显示,由于肌肉膜失兴奋性导致复合运动动作电位振幅显著降低或消失(详见第 33 章)[3]。膜失兴奋性可能是由于电压门控钠通道的翻译后修饰,阻止其传播动作电位的能力[4],这与早期阶段结构上可见的病理学改变无关[5,6]。然而,膜失兴奋性可能导致进一步的肌病变化。在最近对严重脓毒症患者的研究中,与具有正常膜功能的患者相比,膜失兴奋性的患者出现更多的Ⅱ型纤维萎缩[7]。

ICU 患者的肌肉活检:研究设计的概述

1977 年,MacFarlane 及其同事报道了一例哮喘持续状态的患者存在严重肌病[8]。他们的研究没有进行周围肌肉活检,但报道了与肌病相符的明显无力和电生理学发现。几年后,Bolton 报道了 ICU 中 5 例患者发展为重度无力[9]。电生理学研究的解释与多发性神经病一致,运动和感觉神经动作电位(SNAPs)都严重减少。对三名死亡患者进行了尸体解剖,神经组织病理学显示原发性轴索神经病变,同时肌肉组织病理学显示神经源性萎缩和肌病特征,包括肌纤维的细胞结构解体。Bolton 指出:"……可能继发于去神经支配或可能代表原发性肌肉损伤,"这表明除了多发性神经病以外,肌病可能是 ICUAW 的重要原因[9]。

由于这两个早期报道,这一类肌病最终被称为危重症肌病(CIM)[10],目前已有许多危重症

患者的研究中包括肌肉活检。在这些报告中最常使用的两种研究设计类型已总结在表 34.1
和表 34.2 中。大多数病例系列报道发现在 ICU 患者发展为重度无力或不能脱离 MV[11-20]。
有队列研究指出了 ICUAW 危险人群,如需要 7 天的重症监护、存在 MOF 或接受 MV 的这
类患者[6,19,21-24]。这组研究的主要结果是通过临床检查或电生理评估来鉴定 ICUAW。这
些研究中的大多数,仅对具有临床或电生理学证据的无力受试者进行肌肉活检。只有两项
研究对临床检查和电生理学评估均正常的患者进行了肌肉活检[6,23]。此外,在两项 ICU 患
者肌肉活检的队列研究中,进行了与 ICUAW 无关的调查[25,26]。还没有系统地收集关于神
经或肌肉功能的强度或其他指标的信息。

　　在讨论肌肉活检结果之前,应审查研究设计的细节。大多数研究通过活检或尸体解剖
获得下肢肌肉。很少有研究包括多个时间点的活组织检查,大多数是在危重症后期(通常在
14 天后)获得的肌肉样品。病情最严重的患者可能存在活组织检查的禁忌证,例如 DIC 或
其他凝血病,因此不能充分代表所研究的群体[23]。只有两项研究有可能探讨了肌肉活检结
果和临床表现之间的关联[6,23],因为它们对没有 ICUAW 临床综合征的患者进行了肌肉活
检。然而,这些研究评估的患者很少,因此不能保证这种关联的可信性。肌肉组织病理学很
可能在 ICU 人群中(也可能在其他急性或慢性患者群中)的应用比现有文献更广泛。肌肉
组织病理学可能存在于许多临床未确诊的患者中;未来的研究需要招募有 ICUAW 和无
ICUAW 的患者群体来了解这些发现的意义。

ICUAW 患者肌肉组织病理学改变

　　如前面章节所讨论的,危重症相关的神经肌肉疾病包括重叠的病因,这些病因可能同时
影响肌肉和神经[27,28]。ICU 获得性肌肉或神经的病理学可影响肌肉组织学。一般来说,在
危重症患者的肌肉中可见三种主要的异常模式:萎缩、粗肌球蛋白丝丢失和坏死。表 34.1
和表 34.2 总结了危重症中肌肉组织病理学研究的结果。

萎缩

　　萎缩定义为肌纤维的横截面积的减小,通常表现为肌纤维之间纤度的变异性增加。肌
纤维萎缩一般是最常见的肌肉病变之一,存在于所有的 ICUAW 患者中。在常见的几种不
同类型的肌肉萎缩中,影响 1 型和 2 型纤维的非选择性萎缩可能最常见。这些萎缩纤维通
常是圆形的,而不是正常的多边形。其次是 2 型纤维萎缩,其纤维可以是圆形或有棱角的。
报道的第三种类型见于伴随神经病变的患者,称为神经源性萎缩。受神经源性萎缩影响的
纤维形状通常是有棱角的。去神经支配的神经源性萎缩可能呈现纤维型分组,相同类型的
纤维组聚合在一起,而不是混合 1 型和 2 型纤维的典型棋盘图案。萎缩性肌纤维可以在改
良的 Gomori 三色染色上显示密度增加[20,29]。

　　图 34.2 和图 34.3 显示了在危重症的第 10 天患有 ARDS 的患者的肌纤维萎缩情况。通
过苏木精和伊红染色(HE 染色)然后在碱性 pH 下用肌球蛋白 ATP 酶染色,可观察到小的、
圆形的和有棱角的肌纤维。大多数萎缩纤维在碱性 pH 下被染色成黑色,这代表 2 型纤维占

表 34.1　队 列 研 究

作者	人群	活检标准	例数(%)	萎缩	肌球蛋白丢失	坏死	神经源性萎缩	正常肌肉	注释
Amaya-Villar (2005)[21]	MV>48小时,COPD	AQM 的临床依据	3/25(12%)	是(II型)	是	是	否	否	
Bednarik(2005)[22]	MOF(>2个器官)	CIPM 的电生理学依据	11/46(24%)	是(II型)	是	是	是	否	4/11 样本包括 EM
Coakley(1998)[23]	ICU>7天	无禁忌证	24/44(55%)	是(混合型和II型)		是	是	是	2/24 是正常肌肉,电生理研究正常
De Jonghe(2002)[24]	MV>7天	14天后持续无力	10/95(11%)	是(II型)	是	是	是	否	
Ahlbeck(2009)[6]	MV>3天	全部	10/10(100%)	否	是	否	否	是	第4天10/10正常肌肉,第14天为5/10

注: MV: 机械通气;COPD: 慢性阻塞性肺疾病;MOF: 多器官衰竭;AQM: 急性四肢瘫痪性肌病;CIPM: 危重症多发性神经病/肌病;EM: 电子显微镜。

表 34.2 ICUAW 患者病例系列

作者	数目	萎缩	肌球蛋白丢失	坏死	神经源性萎缩	正常肌肉	额外发现
Lacomis(1996)[11]	14	是（I型和II型）	是	是	很少	否	EM下Z带移动
Sander(2002)[12]	8	是（II型为主）	是	否	否	否	核心样病变和片状肌原纤维苍白 大量的脂肪滴内纤维 纤维收缩丝中的糖原丢失 肌动蛋白和Z线保留
Latronico(1996)[13]	24	是	否	是	是	否	增加细胞内脂质
Larsson(2000)[14]	7	是	是	是	是	否	肌原纤维紊乱 溶酶体活化
Hanson(1997)[15]	4	是	是	是	否	否	肌质网的囊泡扩大 线粒体扩增和积累 糖原和脂质增加 I带缩短
Matsumoto(2000)[16]	4	是	是	是	否	否	
Hund(1996)[17]	3	是	否	否	是	否	
Lopate(1998)[18]	1	是	是	否	否	否	描述肌联蛋白脱离肌球蛋白后突出的 N 线
Wokke(1988)[19]	2	是（II型比I型多）	是	否	否	否	Z带移动
Showalter(1997)[20]	5	是	是	是	否	否	肌束膜和肌内膜单核细胞，扩张型管状轮廓

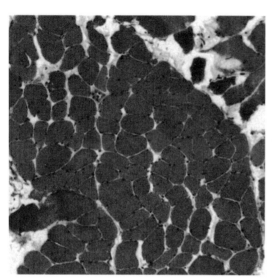

图 34.2 危重症患者三角肌活检在 H&E 染色下显示肌肉萎缩

感谢 Born 博士提供图片帮助。

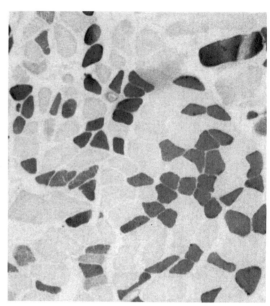

图 34.3 危重症患者的三角肌活检在碱性 ATP 酶染色下观察到显著的 II 型肌肉萎缩

感谢 Born 博士提供图片帮助。

优势。相继获得的肌肉活检的研究表明,肌肉纤维萎缩随着时间逐渐进展,在 ICU 中每增加一天其横截面积减少 1.5% 至 13.8%[25]。

粗肌丝的丢失

肌球蛋白的选择性丢失是危重症无力患者的典型发现,并且被许多人认为具有诊断价值。事实上,危重症肌病(CMI)的定义需要"肌肉组织病理学检查发现存在肌球蛋白丢失的肌病"[10]。选择性肌球蛋白丢失也可以称为"粗丝肌病"[30]或"获得性肌球蛋白病"[31]。有几种方法可以使用光学显微镜识别肌球蛋白丢失。局灶性丢失可以通过 H&E[32]嗜碱性染色识别,但更常见的是需要酶染色。存在肌球蛋白丢失的纤维可以在酸性或碱性 pH 下肌球蛋白 ATP 酶染色显示不完全或没有染色[11]。肌球蛋白重链(包括慢速和快速肌球蛋白亚型)[11]染色被破坏少于肌球蛋白 ATP 酶的影响。这一发现为以下理论提供了证据——由于肌球蛋白选择性地丢失导致其首先被解聚,但肌球蛋白单体仍保持完整[33]。

由于光镜检查对肌球蛋白丢失不敏感,使其不容易被发现或易与完全性神经源性萎缩相混淆[12]。因此,有人建议"危重症四肢瘫痪患者未来的研究应结合肌肉 EM 或肌球蛋白的生物化学定量分析"[12]。由于肌动蛋白在粗丝丢失过程通常不发生变化直到非常晚期阶段,一种识别肌球蛋白丢失的方法是使用凝胶电泳从肌肉活检中分离肌动蛋白和肌球蛋白,同时计算肌球蛋白/肌动蛋白比例[14,16,34]。正常健康人群中的肌球蛋白/肌动蛋白比率的测量范围在 1.3～1.4;CIM 急性期患者的比值远低于 1(0.37±0.17[34],0.55±0.9[16])。

　　EM 是评估肌肉超微结构的金标准，也是鉴定肌球蛋白丢失最敏感的方法[12]。在孤立的粗丝丢失中，EM 可以显示完整的 Z 线和 I 带，以及减少或不存在的 A 带和 M 线的消失。粗丝丢失可能会留下一些纤维（通过纤维类型或非选择性），或者可能存在于大多数取样的肌肉纤维中。伴随 I 带缩短的过度收缩是常见的，如同 Z 线移动。在更严重受累的纤维中，特别是那些存在坏死的纤维，粗丝丢失与显著的结构破坏和肌节破碎相关。图 34.4 给出了 EM 发现粗丝丢失的实例。值得注意的是，粗丝丢失不是 CIM 所独有的，在其他疾病如癌症恶病质中已经有过报道[35]。

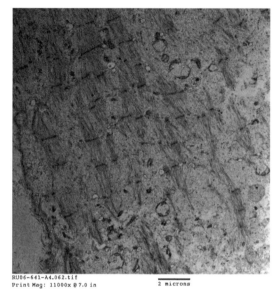

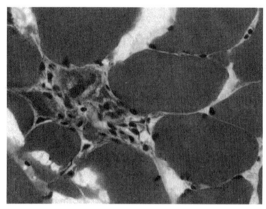

图 34.4　危重症患者的三角肌活检在 EM 下观察到 CIM 伴随肌球蛋白丢失和结构紊乱

感谢 Born 博士和 Miller 博士提供图片帮助。

图 34.5　危重症患者三角肌活检在 H&E 染色下观察到肌肉细胞再生（坏死的标志物）

感谢 Born 博士提供图片帮助。

坏死

　　第三类包括坏死、变性和再生。因为每个肌肉细胞都是一个合胞体，所以大多数坏死是节段性的，仅影响肌纤维的一部分。坏死部分与运动终板电绝缘，直到再生完成。大量的坏死称为横纹肌溶解。肌病肌纤维再生可导致中央核的异常发现——卫星细胞增殖、迁移、分化和融合。坏死可以通过圆形纤维识别，它被肌原纤维网覆盖并伴有大量巨噬细胞侵入。坏死纤维可变白或过度收缩。EM 显示，严重坏死的纤维没有可识别的 A 带或 I 带；相反，其细胞质内充满颗粒物质[33]。再生肌纤维通常很小，其内充满嗜碱性细胞质[33]，通常与坏死同时出现。图 34.5 和图 34.6 显示了 H&E 染色下的光学显微照片，证明了再生纤维和中央核都是坏死和再生的证据。

　　在一系列 CIM 患者中坏死比萎缩或粗丝丢失更不常见。如果存在坏死，通常发生在极少数纤维中[25]，但是如果发生横纹肌溶解，此时坏死可以是严重和广泛分布的。肌肉坏死的潜在危险因素包括器官衰竭的数目以及肾衰竭[25]。肌肉坏死可以通过血清 CK 和肌红蛋

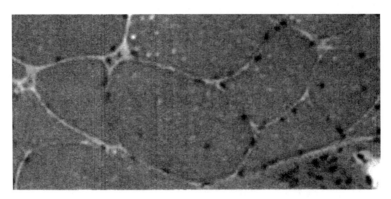

图 34.6 危重症患者三角肌活检在 H&E 染色下观察到的中央核(坏死的标志物)

感谢 Born 博士提供图片帮助。

白升高来检测,因为此时肌膜完整性丧失,溶酶体分解肌浆蛋白,将它们释放到血液循环中。由于 CIM 患者中肌肉坏死的存在和程度是多变的,CK 和肌红蛋白的升高可以支持其诊断但不是必需的[10,29]。

危重症骨骼肌病理学的发病机制

临床危险因素

目前为止,还没有发表的研究来评估 CIM 的临床危险因素及其病理成分:萎缩、粗丝丢失或坏死。事实上,更广泛类型的危重症相关的神经肌肉性异常,很少有明确的临床危险因素。在多个包括校正多变量分析潜在混杂因素的队列研究中,只显示三个因素(MOF,SIRS 和 PMV)与神经肌肉异常有关[27]。尽管有大量的文献表明糖皮质激素(GC)和(或)神经肌肉阻断剂(NMBA)的治疗和神经肌肉异常之间存在因果关系,这些表象现象学关联可能确实是指示设置偏倚导致的混淆结果。也就是说,最危重的患者发生神经肌肉异常的风险最高,最有可能接受这些药物治疗。事实上,GC[36]和 NMBA[37]的 RCT(使用随机化以防止偏倚)没有显示这些暴露因素和神经肌肉结果之间存在绝对性关系。

发病机制

类似于组织学研究,了解危重症骨骼肌病理学的早期研究主要集中于无力的单病例或系列病例。这些早期临床报告使用免疫染色来了解萎缩和肌球蛋白丢失病程中的活化途径。研究人员关注蛋白水解途径,发现钙激活蛋白酶(钙蛋白酶)[20]、ATP-泛素系统[26]和溶酶体蛋白酶(组织蛋白酶 B)[26]激活的证据(详见第 35 章)。假设这些途径协同作用,首先导致肌球蛋白丢失与纤维萎缩,潜在地进展到其他细胞骨架蛋白的降解,并在一些情况下导致纤维坏死时溶酶体和泛素的激活[26]。其他人指出凋亡通路的激活更明显,并且证明在大多数受累纤维中存在凋亡蛋白酶过度表达和凋亡细胞核[38]。最近的研究使用 mRNA 表达追踪蛋白质分解的途径[39]，以了解肌球蛋白生成减少的潜在作用，并观察肌球蛋白重链[40]和 MyoD[41]，MyoD 是一种调节肌肉分化和修复的关键蛋白。这些研究表明肌肉蛋白质的分解（MPB）和肌肉蛋白质合成（MPS）之间的复杂关系，受到危重症的共同因素如制动和炎症的影响而发生改变[41]。

研究者认为危重症对骨骼肌影响的认识由于缺乏模拟 ICU 条件的动物模型而受到阻碍[42]。最近研究人员使用小鼠[43]、大鼠[42]和猪[5]培育出相应模型，让它们经历危重症条件如 ALI、MV 和制动。这些研究开始证实先前的疑虑——例如泛素蛋白酶体通路（UPP）[42]识别调控关键参与者如肌肉特异性环指蛋白[42,43]中的重要性，并描述导致危重症肌病的复杂而简洁的时间顺序事件[44]。这种新颖的信息将指导危重症的神经肌肉后遗症的预防和（或）治疗的临床方法。

结　　论

在重度无力的危重症患者中，普遍存在骨骼肌异常。萎缩和肌球蛋白丢失是最常见的，而肌肉坏死不是普遍存在。肌球蛋白分解和产生之间的平衡可能是 CIM 的核心，其中危重症及其治疗方面之间存在错综复杂的关系。虽然现有的临床研究得出了令人兴奋的试验数据，但我们仍非常需要设计良好的转化型研究，以阐明 CIM 的发病率、危险因素、机制和预后[45]。如果没有这些知识，很难理解肌病在 ICUAW 中的临床作用及重要性以及以患者为中心的长期预后。

（张婷　译）

参考文献

［1］Schoenauer R, Lange S, Hirschy A, Ehler E, Perriard JC, Agarkova I. Myomesin 3，a novel structural component of the M-band in striated muscle. *J Mol Biol* 2008；**376**：338 – 51.

［2］Dumitru D. *Electrodiagnostic medicine*. Philadelphia，SL：Hanley & Belfus，Mosby；1995.

［3］Rich MM, Teener JW, Raps EC, Schotland DL, Bird SJ. Muscle is electrically inexcitable in acute quadriplegic myopathy. *Neurology* 1996；**46**：731 – 6.

［4］Rich MM, Pinter MJ. Crucial role of sodium channel fast inactivation in muscle fibre inexcitability in a rat model of critical illness myopathy. *J Physiol* 2003；**547**：555 – 66.

［5］Ochala J, Ahlbeck K, Radell PJ, Eriksson LI, Larsson L. Factors underlying the early limb muscle weakness in acute quadriplegic myopathy using an experimental ICU porcine model. *PLoS One* 2011；**6**：e20876.

［6］Ahlbeck K, Fredriksson K, Rooyackers O, et al. Signs of critical illness polyneuropathy and myopathy can be seen early in the ICU course. *Acta Anaesthesiol Scand* 2009；**53**：717 – 23.

［7］Bierbrauer J, Koch S, Olbricht C, et al. Early type II fiber atrophy in intensive care unit patients with nonexcitable muscle membrane. *Crit Care Med* 2012；**40**：647 – 50.

［8］MacFarlane IA, Rosenthal FD. Severe myopathy after status asthmaticus. *Lancet* 1977；**2**：615.

［9］Bolton CF, Gilbert JJ, Hahn AF, Sibbald WJ. Polyneuropathy in critically ill patients. *J Neurol Neurosurg Psychiatry* 1984；**47**：1223 – 31.

［10］Lacomis D, Zochodne DW, Bird SJ. Critical illness myopathy. *Muscle Nerve* 2000；**23**：1785 – 8.

［11］Lacomis D, Giuliani MJ, Van Cott A, Kramer DJ. Acute myopathy of intensive care：clinical，electromyographic，and pathological aspects. *Ann Neurol* 1996；**40**：645 – 54.

［12］Sander HW, Golden M, Danon MJ. Quadriplegic areflexic ICU illness：selective thick filament loss and normal nerve histology. *Muscle Nerve* 2002；**26**：499 – 505.

[13] Latronico N, Fenzi F, Recupero D, et al. Critical illness myopathy and neuropathy. *Lancet* 1996; **347**: 1579 – 82.

[14] Larsson L, Li X, Edstrom L, et al. Acute quadriplegia and loss of muscle myosin in patients treated with nondepolarizing neuromuscular blocking agents and corticosteroids: mechanisms at the cellular and molecular levels. *Crit Care Med* 2000; **28**: 34 – 45.

[15] Hanson P, Dive A, Brucher JM, Bisteau M, Dangoisse M, Deltombe T. Acute corticosteroid myopathy in intensive care patients. *Muscle Nerve* 1997; **20**: 1371 – 80.

[16] Matsumoto N, Nakamura T, Yasui Y, Torii J. Analysis of muscle proteins in acute quadriplegic myopathy. *Muscle Nerve* 2000; **23**: 1270 – 6.

[17] Hund EF, Fogel W, Krieger D, DeGeorgia M, Hacke W. Critical illness polyneuropathy: clinical findings and outcomes of a frequent cause of neuromuscular weaning failure. *Crit Care Med* 1996; **24**: 1328 – 33.

[18] Lopate G, Pestronk A, Yee WC. N lines in a myopathy with myosin loss. *Muscle Nerve* 1998; **21**: 1216 – 9.

[19] Wokke JH, Jennekens FG, van den Oord CJ, Veldman H, van Gijn J. Histological investigations of muscle atrophy and end plates in two critically ill patients with generalized weakness. *J Neurol Sci* 1988; **88**: 95 – 106.

[20] Showalter CJ, Engel AG. Acute quadriplegic myopathy: analysis of myosin isoforms and evidence for calpain-mediated proteolysis. *Muscle Nerve* 1997; **20**: 316 – 22.

[21] Amaya-Villar R, Garnacho-Montero J, Garcia-Garmendia JL, et al. Steroid-induced myopathy in patients intubated due to exacerbation of chronic obstructive pulmonary disease. *Intensive Care Med* 2005; **31**: 157 – 61.

[22] Bednarik J, Vondracek P, Dusek L, Moravcova E, Cundrle I. Risk factors for critical illness polyneuro-myopathy. *J Neurol* 2005; **252**: 343 – 51.

[23] Coakley JH, Nagendran K, Yarwood GD, Honavar M, Hinds CJ. Patterns of neurophysiological abnormality in prolonged critical illness. *Intensive Care Med* 1998; **24**: 801 – 7.

[24] De Jonghe B, Sharshar T, Lefaucheur JP, et al. Paresis acquired in the intensive care unit: a prospective multicenter study. *JAMA* 2002; **288**: 2859 – 67.

[25] Helliwell TR, Coakley JH, Wagenmakers AJ, et al. Necrotizing myopathy in critically-ill patients. *J Pathol* 1991; **164**: 307 – 14.

[26] Helliwell TR, Wilkinson A, Griffiths RD, McClelland P, Palmer TE, Bone JM. Muscle fibre atrophy in critically ill patients is associated with the loss of myosin filaments and the presence of lysosomal enzymes and ubiquitin. *Neuropathol Appl Neurobiol* 1998; **24**: 507 – 17.

[27] Stevens RD, Dowdy DW, Michaels RK, Mendez-Tellez PA, Pronovost PJ, Needham DM. Neuromuscular dysfunction acquired in critical illness: a systematic review. *Intensive Care Med* 2007; **33**: 1876 – 91.

[28] Khan J, Harrison TB, Rich MM, Moss M. Early development of critical illness myopathy and neuropathy in patients with severe sepsis. *Neurology* 2006; **67**: 1421 – 5.

[29] Bolton CF. Neuromuscular manifestations of critical illness. *Muscle Nerve* 2005; **32**: 140 – 63.

[30] Bolton CF. Sepsis and the systemic inflammatory response syndrome: neuromuscular manifestations. *Crit Care Med* 1996; **24**: 1408 – 16.

[31] Laing NG (ed.). *The sarcomere and skeletal muscle disease*. New York, NY: Springer *Science* + Business Media; LLC Landes Bioscience; 2008.

[32] Neuromuscular Disease Center. Available at: http://neuromuscular.wustl.edu.

[33] Dubowitz V, Brooke MH, Neville HE. *Muscle biopsy: a practical approach*. 2nd ed. London: Bailliere Tindall; 1985.

[34] Stibler H, Edstrom L, Ahlbeck K, Remahl S, Ansved T. Electrophoretic determination of the myosin/actin ratio in the diagnosis of critical illness myopathy. *Intensive Care Med* 2003; **29**: 1515 – 27.

[35] Acharyya S, Ladner KJ, Nelsen LL, et al. Cancer cachexia is regulated by selective targeting of skeletal muscle gene products. *J Clin Invest* 2004; **114**: 370 – 8.

[36] Hough CL, Steinberg KP, Taylor Thompson B, Rubenfeld GD, Hudson LD. Intensive care unit-acquired neuromyopathy and corticosteroids in survivors of persistent ARDS. *Intensive Care Med* 2009; **35**: 63 – 8.

[37] Papazian L, Forel JM, Gacouin A, et al. Neuromuscular blockers in early acute respiratory distress syndrome. *N Engl J Med* 2010; **363**: 1107 – 16.

[38] Di Giovanni S, Mirabella M, D'Amico A, Tonali P, Servidei S. Apoptotic features accompany acute quadriplegic myopathy. *Neurology* 2000; **55**: 854 – 8.

[39] Di Giovanni S, Molon A, Broccolini A, et al. Constitutive activation of MAPK cascade in acute quadriplegic myopathy. *Ann Neurol* 2004; **55**: 195 – 206.

[40] Norman H, Zackrisson H, Hedstrom Y, et al. Myofibrillar protein and gene expression in acute quadriplegic myopathy. *J Neurol Sci* 2009; **285**: 28 – 38.

[41] Guttridge DC, Mayo MW, Madrid LV, Wang CY, Baldwin AS, Jr. NF-kappaB-induced loss of MyoD messenger RNA: possible role in muscle decay and cachexia. *Science* 2000; **289**: 2363 – 6.

[42] Ochala J, Gustafson AM, Diez ML, et al. Preferential skeletal muscle myosin loss in response to mechanical silencing in a novel rat intensive care unit model: underlying mechanisms. *J Physiol* 2011; **589**: 2007 – 26.

[43] Files DC, D'Alessio FR, Johnston LF, et al. A critical role for muscle ring finger – 1 in acute lung injury-associated skeletal muscle wasting. *Am J Respir Crit Care Med* 2012; **185**: 825 – 34.

[44] Llano-Diez M, Gustafson AM, Olsson C, Goransson H, Larsson L. Muscle wasting and the temporal gene expression pattern in a novel rat intensive care unit model. *BMC Genomics* 2011；**12**：602.

[45] Hough CL, Needham DM. The role of future longitudinal studies in ICU survivors：understanding determinants and pathophysiology of weakness and neuromuscular dysfunction. *Curr Opin Crit Care* 2007；**13**：489 - 96.

第 35 章

危重症的骨骼肌质量调节

Zudin Puthucheary，Hugh Montgomery，
Nicholas Hart，Stephen Harridge

引　言

虽然危重症的结局正在改善,但生存状况与受损的骨骼肌功能相关,这种现象被称为ICU 获得性无力(ICUAW)[1,2]。肌肉是一种动态的、可塑的和有延展性的组织,其对肌肉负荷、运动及进食所提供的机械性和代谢性信号高度敏感。制动、卧床休息和长时间暴露于微重力环境将独立于任何其他因素,导致肌肉质量损失(消耗/萎缩)[3]。相反,造成肌肉机械性超负荷的活动,例如高强度的训练,将导致肌肉通过质量或体积的增加来适应[4]。本章将讨论危重症对骨骼肌质量的影响(图 35.1)[5]。具体来说,重点将是肌肉暴露在这种环境下所面临的独特挑战。这些包括炎症、脓毒症、镇静和进食,所有这些都与制动和卧床休息的失用性信号相结合,从而对外周骨骼肌产生负面的影响。

骨　骼　肌

结构和功能

骨骼肌是身体中最大的组织,占总体重的 $20\% \sim 40\%$[6]。根据肌肉的大小,每块肌肉由数百个,有时甚至几十万个细长肌纤维组成。每个纤维根据以下所需由不同蛋白质排列组成：① 收缩,例如肌动蛋白和肌球蛋白;② 活化,例如肌浆网;③ 代谢,例如线粒体;④ 结构的完整性,例如肌联蛋白;⑤ 维持和修复,例如卫星细胞[6]。肌肉纤维不是均质的,因为不同蛋白质亚型的表达导致它们表现出显著不同的收缩和代谢性质。含有慢肌球蛋白重链亚型(MHC-I)的纤维其代谢特征是缓慢收缩和氧化;MHC-IIa 纤维是具有一定氧化电位的快收缩纤维,而收缩最快的 MHC-IIX 纤维是快速收缩的糖酵解纤维,抗疲劳性差。虽然它有许多其他功能,如内生热源、动态代谢库和代谢调节剂[7],但是肌肉的主要功能是将化学能转化为机械功[8]。肌肉的强度(一次最大随意等长收缩所产生的最大力)和功率(运动速度和收缩力的乘积)在很大程度上由肌肉的大小决定[8]。因此,肌肉量的损失对收缩功能具

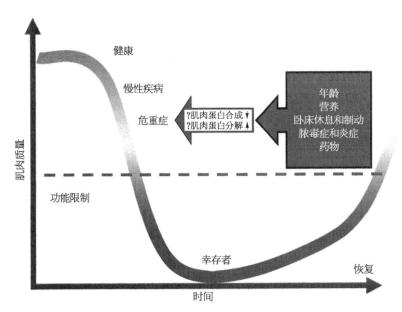

**图 35.1　危重症患者肌肉质量和功能的调节因子示意图。
肌肉蛋白质合成(MPS)和肌肉蛋白分解(MPB)**

引自 Puthucheary Z.等人的"结构功能：危重患者的肌肉衰竭"，Journal of Physiology，588，23，4641 - 4648，Wiley，© 2010 The Authors。Journal compilation © 2010 The Physiological Society.

有不利的影响。

肌肉质量调节

肌肉是一种持续存在的蛋白质合成与分解的动态组织。若要改变肌肉的大小，必须改变蛋白质合成速率或分解速率，或者同时改变。此前已有利用啮齿动物和基于细胞的模型来研究驱动蛋白质合成与分解过程的机制[9]，随着稳定同位素使用和结合质谱分析技术的发展，关于人类的这些研究数据越来越多。危重症患者的骨骼肌转译(translational)研究存在技术性挑战，可用的数据有限，这促使特定的 ICU 啮齿类动物模型的开发[10]。

肌肉蛋白合成与分解的测量

人类 MPS 的测量是通过连续输注稳定同位素标记的氨基酸[例如亮氨酸($1,2-$[13]C_2)]，并测量其在肌肉中的扩散来实现，其中肌肉样品通过活检获得。MPB 的测量不太可靠，依赖于连续输注(D5)苯丙氨酸的动静脉差异的测量，以及肢体血流量的测量。在健康的年轻人中，肌原纤维蛋白合成的基础分数率在每小时 $0.02\% \sim 0.06\%$ 的范围内[11]。通过进食(必需氨基酸，特别是亮氨酸)[12]和运动瞬时激发 MPS，但在健康的年轻成年人中，肌肉质量的维持有赖于 MPS 与 MPB 的平衡[12]。

蛋白质周转的分子调节

MPS 和 MPB 都是复杂的相互依赖的一系列细胞内过程的终产物。MPS 和 MPB 在彼此完全隔离时不发挥作用,但为了方便和简单,我们分别介绍。

MPS

从编码的 DNA 到合成新的氨基酸和蛋白质需要经过三个主要阶段。每个阶段分别由三组蛋白质控制起到驱动作用:启动[由真核启动因子(EIFs)控制]、伸长[通过真核延伸因子(EEFs)]和终止[通过真核释放因子(ERFs)]。终止后,蛋白质经历三级和四级结构发生折叠。

这些调节蛋白质组由上游信号传导通路控制,其活性由多种蛋白质和刺激物调节。MPS 由几种途径介导,主要在蛋白激酶 B 上汇聚(也称为 AKT),通过 IRS-1[13]具有一些独立的活性(图 35.2)。这些途径的活性调节尚不完全清楚,并且,虽然通常其称为是 IGF-1/P13K 蛋白激酶 B(IGF-1/PI3K/AKT)途径,但是合成代谢也可以通过其他途径发生,例如下游核因子 κB(NFκβ)[13,14]。

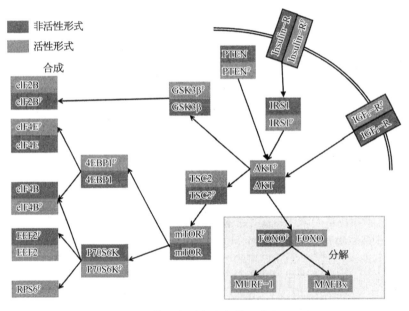

图 35.2 调节蛋白质内稳态的细胞信号蛋白

值得强调的途径中的两个组成部分是 mTOR 和 70-kDa S6 蛋白激酶(p70s6k)。mTOR 通过控制两种重要的蛋白质 P70S6K 和 EIF 4E 结合蛋白 1(E4BP-1)来调节蛋白质合成。虽然 mTOR 是 AKT 的下游靶标,但是它可以通过输注氨基酸(特别是支链氨基酸,例如亮氨酸)而独立于 AKT 途径活化[15]。有关 mTOR 在代谢调节中核心作用的进一步证据正在浮现,定义了 mTOR 在线粒体生物学中和在 ROS 生成的调节中的作用[16]。P70s6k 是翻译的重要调节因子(图 35.2)。不仅已经证明 P70s6k 是通过抗阻运动来上调的,而且在动物体内证明了 p70s6K 的活化与肌肉质量之间的直接关系[17]。除了发现 P70S6K 是 MPS 的标记之外,还发现其能在运动加上氨基酸负荷时适当地做出响应[18]。

虽然通过 IGF-1 的途径是有吸引力的,但实际上更为复杂。例如,啮齿动物研究显示尽管 IGF-1 受体发生了突变,但是依然出现了增生性适应和途径激活[19]。在生长和发育过程中,生长激素(GH)和 IGF-1 轴在促进肌肉生长中起关键作用,重组 GH 是对基因缺陷的治疗。然而,其在调节正常成人肌肉质量中的作用仍不清楚。

合成代谢激素(如 GH)的生理性升高加上抗阻运动,不能增强训练-诱导的肌肉肥大。这在一项研究中得到了证明,该研究调查了在"自然"激素增强的环境中训练对上肢肌肉的影响,其中 GH,IGF-1 和睾酮通过先前的大容量下肢抗阻运动得以提高。与在基础激素环境中的训练相比,没有观察到肌肉生长或力量的增强[20]。

MPB

MPB 是蛋白质代谢的一个重要组成部分。在能量缺乏的情况下,MPB 提供糖异生和能量生产所必需的氨基酸[21]。这种双重性质有助于 MPB 的复杂生理过程。已经描述的人类控制 MPB 的三种途径如下:① 自噬溶酶体途径;② 胞质蛋白酶途径;③ 泛素蛋白酶体途径(UPP)。在自噬溶酶体途径中,细胞外和胞质蛋白被内吞作用吸收,并通过酸性蛋白酶(如组织蛋白酶和酸性水解酶)在溶酶体内分解[9,21]。目前,认为溶酶体途径控制细胞外和细胞膜表面蛋白质周转,而不是正常情况下的细胞内蛋白质周转[9,22]。胞质蛋白酶(如钙蛋白酶)是钙激活蛋白水解所必需的[23]。这是一个与 ATP 无关的过程,其对细胞内钙的上升做出响应,并在组织损伤和坏死中发挥作用[9,23]。然而,他们在正常骨骼肌中的作用仍不清楚。凋亡蛋白酶(也称为白介素-β 转化酶相关蛋白酶)是凋亡途径的一部分,并对 DNA 损伤和有害刺激作反应,导致程序性细胞死亡[9]。最后,UPP 是一种 ATP 依赖性途径,被认为是大多数细胞内蛋白质降解的机制[9,24-26]。泛素活化酶(E1 连接酶)产生泛素的活性形式,并将其与泛素载体蛋白(E2 连接酶)结合。然后通过泛素蛋白连接酶(E3 连接酶,例如肌肉环指-1(MuRF-1)或肌肉萎缩因子(Mafbx)将泛素转移至底物。这反复进行直到形成多聚泛素链,其被 26s 蛋白酶体识别并被 20s 核心蛋白酶分解。

已证明 UPP 是在饥饿[27]、糖尿病[28]、酸中毒[29]、癌症恶病质[21]、脓毒症[30]、废用[27]和糖皮质激素(GC)治疗[31]等疾病模型中的最终共同的蛋白水解途径。在健康人中,阻断其他途径只引起轻微的 MPB 减少[32]。接受 UPP 作为蛋白水解的唯一机制的一个重要警告是我们对 UPP 的所有组分及其对彼此影响的知识有限。虽然频繁测量 MuRF-1[9,25],但是较少测量 MuRF-2 和 MuRF-3,这导致详细说明这些 E3 连接酶的作用和相互作用的数据有限[33,34]。与危重症患者完全相关的 UPP 的一个关键特征是,它是 ATP 依赖的[34,35]。已证明危重症患者的线粒体存在功能障碍,并且这些患者的细胞 ATP 的可用性是未知的[36,37]。本章报道的许多研究都使用了体内或体外的动物模型。虽然在临床背景下解释这些数据存在许多问题,但是值得注意的是,在人的许多人类疾病状态中已经记录了 UPP 的上调,包括 COPD[38]、脓毒症[39,40]、创伤[41]、他汀类药物相关性肌病[42]、癌症恶病质[43]、烧伤[44],和人类固定的实验模型[45]以及对运动的反应[46]。

与 IGF-1 平行的途径是 NFκβ 途径,其也可能参与危重症患者的肌肉萎缩。它被肿瘤坏死因子(TNF)家族的成员激活,在脓毒症和废用中明显上调[47,48]。已证明 TNF 家族的特定成员 TWEAK(TNF 相关的细胞凋亡诱导因子)会诱导肌肉萎缩[49]。动物研究已将

NFκβ 通路与泛素化作用联系起来,作为促进蛋白质分解的一种模式[14]。

肌肉生长抑制素

肌肉抑制素(也称为 GDF-8)是作为肌肉质量负调节因子 TGF-β 家族成员的一种蛋白质。其高表达加速肌肉萎缩和抑制卫星细胞的更新[50]。该基因敲除和突变动物研究表现出极端的肌肉肥大[51,52],在具有显著肌肉肥大临床特征的儿童中也得到了支持的证据,证实这些儿童中肌肉生长抑制素存在突变[53]。肌肉生长抑制素与ⅡB型激活素受体结合,通过 Smad2 和 Smad3(细胞信号转导分子)的磷酸化作用起作用,反过来使 FOXO[54](通过抑制 mTOR 而抑制 MPS)去磷酸化和激活[55,56]。肌肉生长抑制素也能通过非 Smad 途径起作用,包括丝裂原活化蛋白激酶(mitogen-activated protein kinase, MAPK)[57]、细胞外信号调节激酶(extracellular signal regulated kinase, ERK)[58]和 c-Jun N-末端激酶(JNK)途径[59]。虽然阻断这种途径的结果是乐观的,但是还尚未转化到人类的研究中[60]。此外,肌肉生长抑制素本身可能不是关键的调节剂,而是作用于激活素受体的一组蛋白质之一[61]。类似许多高度保守的蛋白一样,肌肉生长抑制素在代谢调节中具有多效性作用[55],其在这个阶段的确切作用仍有待定义。

肌肉生长抑制素的细胞外调节通过多种蛋白质发生。卵泡抑素是一种与 TGF-β 家族相似的糖蛋白,与肌肉生长抑制素结合并阻止受体与其结合[61]。肌肉生长抑制素与前肽结合以潜在形式循环。其从前肽的释放可以被 TGF-β 结合蛋白 3 抑制,也可以通过生长和分化血清因子相关蛋白-1(GASP-1)来抑制[62]。微 RNA(miR)是通过 mRNA 的转录后修饰调节基因表达的短 22 序列非编码 RNA(先前称为垃圾 RNA),也已显示其调节肌肉生长抑制素的表达[63]。具体来说,动物研究已证明了 miR-1 和 miR-206 参与肌肉生长抑制素的抑制作用[64],而人类研究显示,摄入必需氨基酸导致 miR-499,miR-1,miR-208b 和 miR-23a 的上调,而肌肉生长抑制素相应地减少[65]。

在人类固定模型中,肌肉生长抑制素的活性和肌肉质量之间的关系仍然不清楚[45,66]。在一项单一研究中,石膏固定后的康复与低肌肉生长抑制素 mRNA 表达相关,肌肉质量呈同步增加[45]。运动和 GH 研究尽管存在矛盾的结果[70],但是证实了肌肉生长抑制素 mRNA 的减少[67-69]。肌肉减少症和吸烟都与肌抑制素 mRNA 表达的增加有关[71,72]。

动物模型

动物模型有不同的优势。研究人员能够通过适当匹配的对照组来进行纵向观察和介入研究。可以分别给予不同的损伤和刺激,并进行剂量滴定来建立人类疾病的模型。事实上,我们对生物医学科学许多机制的理解都是以这种方式得出的。Ochala 等人[10]采用了一个实验大鼠模型来模拟人类的危重症状况,通过突触后神经肌肉阻滞和机械通气(MV)将这些大鼠镇静和致瘫。在该啮齿动物模型中,伴随肌球蛋白合成的下调,UPP 的上调,以及 MuRF-1 和 MuRF-2 定位的顺序变化,观察到肌肉萎缩。当然,当将动物模型推广到人类疾病时,必须谨慎行事。具体来说,成年大鼠的总蛋白周转率是人类的 3～4 倍,蛋白质合成率是人类的 2.5 倍[73]。这可能和啮齿动物与人之间的代谢稳定性(维持内环境稳定的能力)

的差异有关。大鼠每克体重的基础代谢率是人类的 7 倍[74],这两种物种之间具有不同的老化率[75]。在研究中使用的啮齿动物通常是未发育成熟且仍在生长的,这与进入 ICU 的中年和老年危重症患者相反。最近动物研究的综述强调了动物模型和人类之间的差异。特别是,5 小时的肌肉放松在动物中引发肌肉蛋白水解反应,而人类在睡眠期间通常肌肉放松至少 5 小时,但没有出现这种反应[76]。从概念上讲,动物研究将表明,分解是肌肉动态平衡的驱动力,但是,由于上述原因,应当谨慎地将这些数据外推到人类。此外,这些结论主要来自对 UPP 的研究,而不是实际的分解测量,这是进一步的限制。最后,许多研究是在离体状态下进行的,与体内状态相比,体外正常大鼠肌肉显示较低的肌肉合成速率和更高的肌肉分解率,导致做出 MPS 的变化直接影响 MPB 的错误假设。尽管有这些限制,动物研究对于肌肉生理学的机制和结构的理解仍然是非常有价值的。关于转化成临床上新颖和创新的想法,它们的贡献需要仔细考虑。如果我们要清楚地了解危重症对肌肉生理学的影响,从而开发分子及其他干预措施来预防肌肉萎缩,那么人类的研究是必需的。

危重症患者肌肉蛋白调节

对危重症患者进行侵入性生理实验有许多挑战。除了获得亲属的同意和来自患者的回顾性同意的实际困难之外,在生理不稳定的患者中进行肌肉活检存在明显的技术困难,具有出血和感染的固有风险。因此,为了进一步了解肌肉萎缩的病理生理状况,已经从健康人的类似情况中推断出来,例如腿部石膏固定[77]。这样的研究有助于确定与肌肉萎缩相关的因素在该过程中哪些可能是病因。然而,这些研究仍然存在限制性:① 许多所谓的损伤在健康志愿者中难以在伦理上重建(例如,非镇静的长时间神经肌肉阻滞);② 由于相同的原因不能测量多种损伤的累积效应。

几项研究已经探讨了合成代谢和分解代谢信号在危重症患者中的改变。由于迄今为止样品的大小和重大的方法缺陷,解释这些研究是困难的。虽然一项单一研究表明对于危重症代谢反应存在同质性[78],但目前有限的数据报告了性别、年龄和疾病对危重症患者肌肉质量损失的影响。这些研究缺乏对肌肉质量实际改变的测量,这阻碍了时间和效应关联的研究。活检时间点的标准还未确定。危重症是一个动态的过程[79-82],有常见的继发性并发症,如呼吸机获得性肺炎。在单个时间点进行的活检不可能反映在危重症患者的早期急性期和后期恢复期间发生的复杂的代谢适应。需要纵向数据,包括肌肉质量的客观测量,患者的深层表型,以及同时测量动态蛋白质周转都是必需但尚未公布的。

在这些限制之内,确实存在横截面数据。与健康的年龄和性别匹配的对照组相比,12 名危重症患者显示出 AKT 下游通路成分的信号传导增加,表明具蛋白水解减弱,合成代谢信号增加[83]。在 7 名健康对照,8 名患者的实验组中,稳定同位素研究表明,伴随着分解代谢信号的上调,MPB 高速率和 MPS 的速率可变[84]。有进一步小组实验的同一组实验已经证明类似的发现,虽然这两个研究受都限于缺乏合成代谢信号的测量[39]。在最近的一项研究中,64 名长期住院患者在中位数 15 天时活检[85],与对照相比结果表明,E3 连接酶或肌肉生长抑制素的基因表达并没有增加。唯一在 10 名危重症患者中探讨基因表达和蛋白质浓度之间关系的研究中观察到了蛋白分解[86]。同样的研究发现合成代谢信号的抑制,同时伴分解途径上调。至关重要的是,合成代谢信号的 mRNA 表达增加,而没有翻译生成蛋白质,这意味着在转录水平上启动合成程序。关于肌肉生长抑制素,在危重症患者中,具有非标准化活检时间点的两个相互矛盾的横断面研究已证明低[83]和高[86]的肌肉生长抑制素 mRNA 的表达。在 COPD 患者中反复观察到了模棱两可的结果[87,88],一项单一研究发现康复后肌肉生长抑制素水平较低(尽管这是横断面研究,而不是纵向研究)[89]。

肌肉功能丧失

如本章开头所述,肌肉功能(强度和功能)与肌肉大小有关。因此,假设功能的损失与大小的损失直接成正比可能是合理的。由于显而易见的原因,在重症监护环境中测量整个肌肉功能是很难甚至是不可能执行的。然而,可以客观地研究已经从活检样本中分离的单个纤维的功能。这些纤维被透化并且可以在体外化学活化。在这里,产生的力与纤维的横截面积相关。为了评价卧床休息的影响,已经在健康的年轻个体中进行这样的研究,结果表明不仅纤维尺寸变小,而且"质量"也下降。这表明每单位面积肌肉产生的力减少,或者称为特定的力量丢失[90]。在从体弱的老年人身上取得的肌纤维中也证明了特定的力量丢失,且部分地归因于选择性的丢失粗丝蛋白和肌球蛋白[91]。在镇静的、瘫痪的、机械通气大鼠中,已经观察到类似的特定的力量丢失,也选择性丢失肌球蛋白[10]。在危重症患者的肌肉样本中也描述了肌球蛋白的选择性丢失[92]。这表明特定的力量损失是存在于危重症患者的一种现象,需要进行纵向研究以证实这一点。可能是这种假设:肌肉质量的丢失低估了肌肉功能的损失。

结　　论

在危重症期间,骨骼肌受到制动和炎症的威胁,同时面临在原发性疾病和器官衰竭上再使用镇静剂。在这些状况下,肌肉内环境稳定受到严重破坏且肌肉质量损失,就不足为奇了。危重症期间调节肌肉损失的机制开始逐渐被理解,但许多问题仍然没有得到解答。如果我们要制定最小化、甚至防止肌肉消瘦、预防重症监护获得性肌肉无力以及 ICU 幸存者经历的长期功能障碍的策略,那么对这些机制进行详细的了解至关重要。

(王娜娜　译)

参考文献

[1] De Jonghe B, Sharshar T, Lefaucheur JP, et al. Paresis acquired in the intensive care unit: a prospective multicenter study. *JAMA* 2002; **288**: 2859 - 67.

[2] Herridge MS, Tansey CM, Matté A, et al. Functional disability 5 years after acute respiratory distress syndrome. *N Engl J Med* 2011; **364**: 1293 - 304.

[3] Murton AJ, Greenhaff PL. Muscle atrophy in immobilization and senescence in humans. *Curr Opin Neurol* 2009; **22**: 500 - 5.

[4] Aagaard P, Andersen JL, Dyhre-Poulsen P, et al. A mechanism for increased contractile strength of human pennate muscle in response to strength training: changes in muscle architecture. *J Physiol* 2001; **534**: 613 - 23.

[5] **Puthucheary Z, Montgomery H, Moxham J, Harridge S, Hart N**. Structure to function: muscle failure in critically ill patients. *J Physiol* 2010; **588**: 4641 – 8.

[6] **Lieber R**. *Skeletal muscle structure, function, and plasticity: the physiological basis of rehabilitation*. Philadelphia, PA: Lippincott Williams & Wilkins; 2002.

[7] **Edwards R, Hill D, Jones D**. Heat production and chemical changes during isometric contractions of the human quadriceps muscle. *J Physiol* 1975; **251**: 303 – 15.

[8] **Billeter R, Hoppeler H**. Muscular basis of strength. In: Komi PV (ed.) *Strength and power in sport*. 2nd ed. Oxford: Blackwell Science; 2003. pp. 50 – 72.

[9] **Lecker SH, Solomon V, Mitch WE, Goldberg AL**. Muscle protein breakdown and the critical role of the ubiquitin-proteasome pathway in normal and disease states. *J Nutr* 1999; **129**: 227S – 37S.

[10] **Ochala J, Gustafson AM, Diez ML, et al**. Preferential skeletal muscle myosin loss in response to mechanical silencing in a novel rat intensive care unit model: underlying mechanisms. *J Physiol* 2011; **589**: 2007 – 26.

[11] **Emery PW, Edwards RH, Rennie MJ, Souhami RL, Halliday D**. Protein synthesis in muscle measured in vivo in cachectic patients with cancer. *Br Med J (Clin Res Ed)* 1984; **289**: 584 – 6.

[12] **Rennie MJ**. Muscle protein turnover and the wasting due to injury and disease. *Br Med Bull* 1985; **41**: 257 – 64.

[13] **Glass DJ**. Skeletal muscle hypertrophy and atrophy signaling pathways. *Int J Biochem Cell Biol* 2005; **37**: 1974 – 84.

[14] **Cai D, Frantz JD, Tawa NE, Jr, et al**. IKKbeta/NF-kappaB activation causes severe muscle wasting in mice. *Cell*, 2004; **119**: 285 – 98.

[15] **Tato I, Barton R, Ventura F, Rosa JL**. Amino Acids activate mammalian target of rapamycin complex 2 (mTORC2) via PI3K/AKT signalling. *J Biol Chem* 2011; **286**: 6128 – 42.

[16] **Watanabe R, Wei L, Huang J**. mTOR signalling, function, novel inhibitors and therapeutic targets. *J Nuclear Med* 2011; **52**: 497 – 500.

[17] **Baar K, Esser K**. Phosphorylation of p70(S6k) correlates with increased skeletal muscle mass following resistance exercise. *Am J Physiol* 1999; **276**: C120 – 127.

[18] **Karlsson HK, Nilsson PA, Nilsson J, Chibalin AV, Zierath JR, Blomstrand E**. Branched-chain amino acids increase p70S6k phosphorylation in human skeletal muscle after resistance exercise. *Am J Physiol Endocrinol Metab* 2004; **287**: El – 7.

[19] **Wojtaszewski JF, Higaki Y, Hirshman MF, et al**. Exercise modulates postreceptor insulin signaling and glucose transport in muscle-specific insulin receptor knockout mice. *J Clin Invest* 1999; **104**: 1257 – 64.

[20] **West DWD, Burd NA, Tang JE, et al**. Elevations in ostensibly anabolic hormones with resistance exercise enhance neither training-induced muscle hypertrophy nor strength of the elbow flexors. *J App Physiol* 2010; **108**: 60 – 7.

[21] **Temparis S, Asensi M, Taillandier D, et al**. Increased ATP-ubiquitin-dependent proteolysis in skeletal muscles of tumor-bearing rats. *Cancer Res* 1994; **54**: 5568 – 73.

[22] **Mitch WE, Goldberg AL**. Mechanisms of muscle wasting. The role of the ubiquitin-proteasome path-way. *N Engl J Med* 1996; **335**: 1897 – 905.

[23] **Puthucheary Z, Rawal J, Connolly B, et al**. Serial Muscle Ultrasound Can Detect Acute Muscle Loss In Multi-Organ Failure. *Am J Respir Crit Care Med* 2011; **183**: A2376.

[24] **Cahill NE, Murch L, Jeejeebhoy K, et al**. When early enteral feeding is not possible in critically ill patients: results of a multicenter observational study. *JPEN J Parenter Enteral Nutr* 2011; **35**: 160 – 8.

[25] **Lecker SH, Jagoe RT, Gilbert A, et al**. Multiple types of skeletal muscle atrophy involve a common program of changes in gene expression. *FASEB J* 2004; **18**: 39 – 51.

[26] **Novak P, Vidmar G, Kuret Z, Bizovicar N**. Rehabilitation of critical illness polyneuropathy and myopathy patients: an observational study. *Int J Rehabil Res* 2011; **34**: 336 – 42.

[27] **Medina R, Wing SS, Goldberg AL**. Increase in levels of polyubiquitin and proteasome mRNA in skeletal muscle during starvation and denervation atrophy. *Biochem J* 1995; **307**: 631 – 7.

[28] **Price SR, Bailey JL, Wang X, et al**. Muscle wasting in insulinopenic rats results from activation of the ATP-dependent, ubiquitin—proteasome proteolytic pathway by a mechanism including gene transcription. *J Clin Invest* 1996; **98**: 1703 – 8.

[29] **Vanhorebeek I, Gunst J, Derde S, et al**. Mitochondrial Fusion, Fission, and Biogenesis in Prolonged Critically Ill Patients. *J Clin Endocrinol Metab* 2011; **97**: E59 – 64.

[30] **Voisin L, Breuille D, Combaret L, et al**. Muscle wasting in a rat model of long-lasting sepsis results from the activation of lysosomal, Ca2-activated, and ubiquitin-proteasome proteolytic pathways. *J Clin Invest* 1996; **97**: 1610 – 7.

[31] **Auclair D, Garrel DR, Chaouki Zerouala A, Ferland LH**. Activation of the ubiquitin pathway in rat skeletal muscle by catabolic doses of glucocorticoids. *Am J Physiol* 1997; **272**: c1007 – 16.

[32] **Furuno KGA**. The activation of protein degradation in muscle by Ca2 + or muscle injury does not involve a lysosomal mechanism. *Biochem J* 1986; **237**: 859 – 64.

[33] **Gregorio CC, Perry CN, Mcelhinny AS**. Functional properties of the titin/connectin-associated proteins, the muscle-specific RING finger proteins (MURFs), in striated muscle. *J Muscle Res Cell Motil*, 2005; **26**: 389 – 400.

［34］Jagoe RT, Goldberg AL. What do we really know about the ubiquitin-proteasome pathway in muscle atrophy? *Curr Opin Clin Nutr Metab Care* 2001；**4**：183 – 90.

［35］Coux O, Tanaka K, Goldberg AL. Structure and functions of the 20S and 26S proteasomes. *Annu Rev Biochem* 1996；**65**：801 – 47.

［36］Brealey D, Brand M, Hargreaves I, et al. Association between mitochondrial dysfunction and severity and outcome of septic shock. *Lancet* 2002；**360**：219 – 23.

［37］Carre JE, Orban J-C, Re L, et al. Survival in Critical Illness Is Associated with Early Activation of Mitochondrial Biogenesis. *Am J Respir Crit Care Med* 2010；**182**：745 – 51.

［38］Doucet M, Russell AP, Leger B, et al. Muscle Atrophy and Hypertrophy Signaling in Patients with Chronic Obstructive Pulmonary Disease. *AJRCCM* 2007；**176**：261 – 9.

［39］Klaude M, Fredriksson K, Tjader I, et al. Proteasome proteolytic activity in skeletal muscle is increased in patients with sepsis. *Clin Sci*（*Lond*）2007；**112**：499 – 506.

［40］Tiao G, Hobler S, Wang JJ, et al. Sepsis is associated with increased mRNAs of the ubiquitin—proteasome proteolytic pathway in human skeletal muscle. *J Clin Invest*，1997；**99**：163 – 8.

［41］Mansoor O, Beaufrere B, Boirie Y, et al. Increased mRNA levels for components of the lysosomal，Ca2-activated，and ATP-ubiquitin-dependent proteolytic pathways in skeletal muscle from head trauma patients. *Proc Natl Acad Sci USA* 1996；**93**：2714 – 18.

［42］Mallinson JE, Constantin-Teodosiu D, Sidaway J, Westwood FR, Greenhaff PL. Blunted Akt/FOXO signalling and activation of genes controlling atrophy and fuel use in statin myopathy. *J Physiol* 2009；**587**：219 – 30.

［43］Bossola M., Muscaritoli M, Costelli P, et al. Increased muscle ubiquitin mRNA levels in gastric cancer patients. *Am J Physiol Regul Integr Comp Physiol* 2001；**280**：R1518 – 23.

［44］Biolo G, BosuttiA, Iscra F, Toigo G, Gullo A, Guarnieri G. Contribution of the ubiquitin-proteasome pathway to overall muscle proteolysis in hypercatabolic patients. *Metabolism* 2000；**49**：689 – 91.

［45］Jones SW, Hill RJ, Krasney PA, O'conner B, Peirce N, Greenhaff PL. Disuse atrophy and exercise rehabilitation in humans profoundly affects the expression of genes associated with the regulation of skeletal muscle mass. *FASEB J* 2004；**18**：1025 – 7.

［46］Murton AJ, Constantin D, Greenhaff PL. The involvement of the ubiquitin proteasome system in human skeletal muscle remodelling and atrophy. *Biochim Biophys Acta* 2008；**1782**：730 – 43.

［47］Hunter RB, Stevenson E, Koncarevic A, Mitchell-Felton H, Essig DA, Kandarian SC. Activation of an alternative NF-kappaB pathway in skeletal muscle during disuse atrophy. *FASEB J* 2002；**16**：529 – 38.

［48］Penner CG, Gang G, Wray C, Fischer JE, Hasselgren PO. The transcription factors NF-kappab and AP-1 are differentially regulated in skeletal muscle during sepsis. *Biochem Biophys Res Commun* 2001；**281**：1331 – 6.

［49］Dogra C, Changotra H, Wedhas N, Qin X, Wergedal JE, Kumar A. TNF-related weak inducer of apoptosis （TWEAK） is a potent skeletal muscle-wasting cytokine. *Faseb J*. 2007；**21**：1857 – 69.

［50］Mccroskery S, Thomas M, Platt L, et al. Improved muscle healing through enhanced regeneration and reduced fibrosis in myostatin-null mice. *J Cell Sci* 2005；**118**：3531 – 41.

［51］Mcpherron, A. C. & Lee, S. J. Double muscling in cattle due to mutations in the myostatin gene. *Proc Natl Acad Sci USA* 1997；**94**：12457 – 61.

［52］Mcpherron AC, Lawler AM, Lee SJ. Regulation of skeletal muscle mass in mice by a new TGF-beta superfamily member. *Nature*，1997；**387**：83 – 90.

［53］Schuelke M, Wagner KR, Stolz LE, et al. Myostatin mutation associated with gross muscle hypertrophy in a child. *N Engl J Med* 2004；**350**：2682 – 8.

［54］Wing SS, Lecker SH, Jagoe RT. Proteolysis in illness-associated skeletal muscle atrophy：from pathways to networks. *Crit Rev Clin Lab Sci* 2011；**48**：49 – 70.

［55］Lebrasseur NK, Walsh K, Arany Z. Metabolic benefits of resistance training and fast glycolytic skeletal muscle. *Am J Physiol Endocrinol Metab* 2011；**300**：E3 – 10.

［56］Zhu X, Topouzis S, Liang LF, Stotish RL. Myostatin signaling through Smad2，Smad3 and Smad4 is regulated by the inhibitory Smad7 by a negative feedback mechanism. *Cytokine* 2004；**26**：262 – 72.

［57］Philip B, Lu Z, Gao Y. Regulation of GDF-8 signaling by the p38 MAPK. *Cellular Signalling*，2005；**17**：365 – 375.

［58］Yang W, Chen Y, Zhang Y, Wang X, Yang N, Zhu D. Extracellular signal-regulated kinase 1/2 mitogen-activated protein kinase pathway is involved in myostatin-regulated differentiation repression. *Cancer Res* 2006；**66**：1320 – 6.

［59］Huang Z, Chen D, Zhang K, Yu B, Chen X, Meng J. Regulation of myostatin signaling by c-Jun N-terminal kinase in C2C12 cells. *Cellular Signalling*，2007；**19**：2286 – 95.

［60］Zhou X, Wang JL, Lu J, et al. Reversal of cancer cachexia and muscle wasting by ActRIIB antagonism leads to prolonged survival. *Cell* 2010；**142**：531 – 43.

［61］Lee SJ, Lee YS, Zimmers TA, et al. Regulation of Muscle Mass by Follistatin and Activins. *Mol Endocrinol* 2010；**24**：1998 – 2008.

［62］Elkina Y, Von Haehling S, Anker SD, Springer J. The role of myostatin in muscle wasting：an overview. *J Cachexia Sarcopenia Muscle* 2011；**2**：143 – 51.

［63］ **Lee SJ**. Regulation of muscle mass by myostatin. *Annu Rev Cell Dev Biol* 2004；**20**：61－86.

［64］ **Clop A, Marcq F, Takeda H, et al**. A mutation creating a potential illegitimate microRNA target site in the myostatin gene affects muscularity in sheep. *Nat Genet* 2006；**38**：813－8.

［65］ **Drummond MJ, Glynn EL, Fry CS, Dhanani S, Volpi E, Rasmussen BB**. Essential Amino Acids Increase MicroRNA-499，-208b，and -23a and Downregulate Myostatin and Myocyte Enhancer Factor 2C mRNA Expression in Human Skeletal Muscle. *J Nutr* 2009；**139**：2279－84.

［66］ **De Boer MD, Selby A, Atherton P, et al**. The temporal responses of protein synthesis，gene expression and cell signalling in human quadriceps muscle and patellar tendon to disuse. *J Physiol* 2007；**585**：241－51.

［67］ **Hulmi JJ, Ahtiainen JP, Kaasalainen T, et al**. Postexercise myostatin and activin IIb mRNA levels：effects of strength training. *Med Sci Sports Exerc* 2007；**39**：289－97.

［68］ **Louis E, Raue U, Yang Y, Jemiolo B, Trappe S**. Time course of proteolytic，cytokine，and myostatin gene expression after acute exercise in human skeletal muscle. *J Appl Physiol* 2007；**103**：1744－51.

［69］ **Lui JC, Baron J**. Mechanisms limiting body growth in mammals. *Endocr Rev* 2011；**32**：422－40.

［70］ **Willoughby DS**. Effects of heavy resistance training on myostatin mRNA and protein expression. *Med Sci Sports Exerc* 2004；**36**：574－82.

［71］ **Leger B, Derave W, De Bock K, Hespel P, Russell AP**. Human sarcopenia reveals an increase in SOCS－3 and myostatin and a reduced efficiency of Akt phosphorylation. *Rejuvenation Res* 2008；**11**：163－75B.

［72］ **Petersen AM, Magkos F, Atherton P, et al**. Smoking impairs muscle protein synthesis and increases the expression of myostatin and MAFbx in muscle. *Am J Physiol Endocrinol Metab* 2007；**293**：E843－8.

［73］ **Waterlow JC, Garlick PJ, Millward DJ**. *Protein turnover in mammalian tissues and in the whole body*. Amsterdam：Elsevier North-Holland；1978.

［74］ **Demetrius L**. Of mice and men. *EMBO Reports* 2005；**6**：39－44.

［75］ **Demetrius L**. Caloric restriction，metabolic rate，and entropy. *J Gerontol A Biol Sci Med Sci* 2004；**59**：902－15.

［76］ **Phillips SM, Glover EI, Rennie MJ**. Alterations of protein turnover underlying disuse atrophy in human skeletal muscle. *J Appl Physiol* 2009；**107**：645－54.

［77］ **Glover EI, Phillips SM, Oates BR, et al**. Immobilization induces anabolic resistance in human myofibrillar protein synthesis with low and high dose amino acid infusion. *J Physiol* 2008；**586**：6049－61.

［78］ **Gamrin L, Essen P, Forsberg AM, Hultman E, Wernerman J**. A descriptive study of skeletal muscle metabolism in critically ill patients：free amino acids，energy-rich phosphates，protein，nucleic acids，fat，water，and electrolytes. *Crit Care Med* 1996；**24**：575－83.

［79］ **Finfer S**. Corticosteroids in Septic Shock. *N Engl JMed* 2008；**358**：188－90.

［80］ **Sprung CL, Annane D, Keh D, et al**. Hydrocortisone Therapy for Patients with Septic Shock. *N Engl J Med* 2008；**358**：111－24.

［81］ **The Acute Respiratory Distress Syndrome Network**. Ventilation with Lower Tidal Volumes as Compared with Traditional Tidal Volumes for Acute Lung Injury and the Acute Respiratory Distress Syndrome. *N Engl J Med* 2000；**342**：1301－8.

［82］ **The National Heart, L., and Blood Institute Acute Respiratory Distress Syndrome (ARDS) Clinical Trials Network***. Comparison of Two Fluid-Management Strategies in Acute Lung Injury. *N Engl J Med* 2006；**354**：2564－75.

［83］ **Jespersen JG, Nedergaard A, Reitelseder S, et al**. Activated protein synthesis and suppressed protein breakdown signaling in skeletal muscle of critically ill patients. *PLoS One* 2011；**6**：e18090.

［84］ **Klaude M, Mori M**. Protein metabolism and gene expression in skeletal muscle of critically ill patients with sepsis. *Clin Sci（Lond）* 2011；**122**：133－42.

［85］ **Derde S, Hermans G, Derese I, et al**. Muscle atrophy and preferential loss of myosin in prolonged critically ill patients. *Crit Care Med* 2012；**40**：79－89.

［86］ **Constantin D, Mccullough J, Mahajan RP, Greenhaff PL**. Novel events in the molecular regulation of muscle mass in critically ill patients. *J Physiol* 2011；**589**：3883－95.

［87］ **Ju CR, Chen RC**. Serum myostatin levels and skeletal muscle wasting in chronic obstructive pulmonary disease. *Respir Med* 2012；**106**：102－8.

［88］ **Vogiatzis I, Simoes DC, Stratakos G, et al**. Effect of pulmonary rehabilitation on muscle remodelling in cachectic patients with COPD. *Eur Respir J* 2010；**36**：301－10.

［89］ **Troosters T, Probst VS, Crul T, et al**. Resistance training prevents deterioration in quadriceps muscle function during acute exacerbations of chronic obstructive pulmonary disease. *Am J Respir Crit Care Med* 2010；**181**：1072－7.

［90］ **Larsson L, Li X, Berg HE, Frontera WR**. Effects of removal of weight-bearing function on contractility and myosin isoform composition in single human skeletal muscle cells. *Pflugers Arch* 1996；**432**：320－8.

［91］ **D'antona G, Pellegrino MA, Adami R, et al**. The effect of ageing and immobilization on structure and function of human skeletal muscle fibres. *J Physiol* 2003；**552**：499－511.

［92］ **Derde S, Hermans G, Derese I, et al**. Muscle atrophy and preferential loss of myosin in prolonged critically ill patients. *Crit Care Med* 2011；**40**：79－89.

第36章

危重症中的营养不良：影响、原因和治疗方法

Daren K. Heyland，Marina Mourtzakis

引 言

营养不良通常被定义为对满足适当的生理功能所需的营养物或卡路里摄取不足。营养不良具体是指与推荐给患者的计算量相比，低热量摄入以及宏观和微量营养素摄入减少。虽然这些术语经常互换使用，但本章将集中讨论危重症患者的营养不良，其伴随的生理和临床后果以及应对策略。ICU 中的营养不良可能继发于医源性营养不良，患者在进入 ICU 时呈现健康的身体组成和营养状态，但在 ICU 和住院期可能变得营养不良。在进入 ICU 之前营养不良的患者，例如先前存在营养不良的患者，当与医源性营养不良结合时可能表现为组织加剧营养丢失。

营养不足的后果

身体组成的变化

医源性营养不良会加速危重症患者的体重减轻。尽管体重减轻基本上被用作营养状态的替代指标，但它不能区分特定组织的变化，例如脂肪和非脂肪组织的损失。此外，考虑到危重症患者发生的大量的液体负荷和体液转移，因此用体重减轻表示营养丢失是不准确的。非脂肪组织(如骨骼肌质量)的丢失与发病率、住院时间延长及死亡率特别相关[1-3]。从生理学的角度看，肌肉萎缩可能损害细胞因子信号传导，并导致感染的风险增加[4]，也可能损害胰岛素信号传导，导致葡萄糖不耐受[5,6]。骨骼肌在免疫功能和细胞因子代谢中起重要作用[7]，并且是葡萄糖处理的最大储存场所(>75%)[8,9]，因此，骨骼肌完整性的改变可能进一步使 ICU 患者的代谢管理复杂化。对于幸存的住院患者来说，肌力低下会损害功能状态的恢复。尽管如此，住院期间减轻的大部分体重会在 ICU 出院后一年内恢复[10]，体重恢复主要是脂肪组织的重新分布，而不是非脂肪组织[11]，这将损害功能状态的恢复，并且还可能导致以后出现并发症。危重症患者非脂肪组织丢失的多种潜在因素包括长期卧床休息[12]，各种代谢紊乱，包括炎症和胰岛素抵抗[13]，以及低热量和低蛋白质摄入引起的营养不足[14,15]。

这些因素的任意组合都可以减弱蛋白质合成，并且可以同时加速蛋白质分解。

肌肉蛋白质的动态平衡

在经历择期手术的患者中，热量缺乏可以导致明显的蛋白水解，其中全身蛋白丢失可以达到 16%，该丢失的大部分（67%）包括骨骼肌[16]。这方面的研究有限，可能的解释是，AMP-激活蛋白激酶（AMPK），这是一个当 ATP 供应减少时被激活的能量传感器，可能部分负责在热量缺乏时诱导肌肉蛋白水解[17]。Pasiakos 等人支持这一观点，他们发现在体重稳定、身体活跃、健康的个体中热量摄入减少 80% 导致蛋白质合成速率降低，这归因于肌肉 AMPK 的减少[18]。

蛋白摄入的明显减少导致可用的氨基酸不足，也称为低氨基酸血症，其对蛋白质合成具有严重的负面影响[19]。合成蛋白质的可用氨基酸在促进危重症患者的免疫和其他生理功能方面特别重要。为提供所需的氨基酸来构建这些功能所必需的蛋白质，触发了骨骼肌降解，使危重症患者合并代谢并发症。蛋白质降解由蛋白酶和溶酶体系统驱动，而在危重症患者中钙激活蛋白酶和半胱天冬蛋白酶活性几乎不变[20,21]。谷氨酰胺[22,23]的减少特异性地使谷胱甘肽的状态发生负面的改变[24,25]。谷胱甘肽浓度降低反映了氧化应激，并且在胰岛素抵抗中具有潜在的致病作用[26]且增加炎症[25]。低谷氨酰胺还可以损害淋巴细胞[27]和单核细胞[28]的功能以及损害使用谷氨酰胺生产葡萄糖的能力[29]。相反，补充谷氨酰胺对葡萄糖利用有积极的影响，并降低感染和肺炎的发生率[30]。增加必需氨基酸，特别是亮氨酸，可以刺激肌肉蛋白合成（MPS），这与进食带来的胰岛素增加无关[31,32]。

临床并发症

几项研究发现，累积能量负平衡与并发症总数增加[33,34]、血液感染[35]、ARDS[33]、肾衰竭[33]、ICU 住院时间延长、MV 天数增加[34]相关。因此，在危重症患者中营养不良需要密切关注。由于累积能量缺乏不仅包括低热量摄取，也包括低蛋白质摄入，导致非脂肪组织的丢失加速。低热量和低蛋白质的摄入，不能满足患者的代谢和能量需求，阻碍了恢复。Tsai 等人的研究表明，在住进 ICU 的前 7 天，接受少于 60% 热量需求的患者死亡的可能性是 2.4 倍，这表明早期营养干预至关重要[36]。

医源性营养不良

患病率

最近一项涉及超过 150 个 ICU 的国际调查进一步表明了这一问题的性质[37]。在 ICU 进行至少 3 天机械通气的患者中，大多数患者接受了肠内营养（EN）（67% 的患者），16.8% 的患者接受 EN 和肠外营养（PN），7.6% 的患者仅接受 PN。共 8.5% 的患者没有接受任何人工营养。平均来说，入住 ICU 46.5 小时后开始 EN（范围为 8.2~149.1 小时）。总体上，通过标准 ICU EN 方案提供的能量和蛋白质的实际量分别仅为 45.3% 和 42.1%，并且采用优化 EN

提供的能量和蛋白质也是低的。只有 58.7％ 和 14.7％ 的高胃残留量的患者分别接受蠕动剂和小肠营养。医源性营养不良和对营养最佳实践的依从性差是一个全球性问题。

对比管理策略和类似的临床结局

将这些观察与收集的证据对比，进食更好的患者具有更好的临床结局。在另一项关于 ICU 营养实践的国际性、前瞻性、观察性的队列研究中，Heyland 及其同事分析了营养摄入量与随后的临床结局之间的关系[38]。在该研究中假设这种关系可能被患者发病前的营养状况所改变。身体重量指数(BMI)用于患者进入 ICU 前营养状况的替代指标。用回归模型探讨接受的营养与 60 天死亡率和呼吸机脱机日(VFD)之间的关系，并探讨入院 BMI 对这一关系的影响。研究对象平均每天摄取 1 034 kcal 热量和 47 g 蛋白。在死亡率和每日摄入的总热量之间存在一个显著的反线性关系。每天增加 1 000 cal 与死亡率的总体降低[60 天死亡率为 0.76,95％CI 0.61～0.95,$P=0.014$]和 VFD 增加(3.5 VFD,95％CI 1.2～5.9,$P=0.003$)有关。当比较增加的蛋白质摄入量和其对死亡率的影响时，获得了类似的结果，但没有观察到增加的蛋白质对 VFD 的影响。研究人员随后在不同的数据中使用相同的方法来证明增加每天 1 000 kcal 或 30 g 蛋白质也与感染性并发症的减少相关[39]。

相反，其他观察性研究表明，摄入少于目标量的卡路里与最佳结局相关[40,41]。Krishnan 等人对 187 名成人危重症患者进行了前瞻性队列研究，这些患者在可以经口进食之前至少在 ICU 停留 96 小时[40]。根据患者在整个 ICU 期间经口进食所达到的能量摄入百分比水平将患者分为三组，并且对用于计算每个患者的总营养摄入的广泛变化的天数(范围 4～41 天)没有进行统计调整。与最低组的患者相比，最高组(接受≥66％的推荐热量)的患者不太可能在出 ICU 前实现自主通气，并活着出院。这得到 Arabi 等人的数据支持。他们对来自单中心的 523 名患者的数据进行了事后分析，调查了前 7 天的营养摄入量与随后的临床结局之间的关系。即使在调整 ICU 住院时间和已知的混杂变量后，能耐受＞64％的目标热量的患者具有最高的住院死亡率、更高的 ICU 获得性感染的风险和更长的住院时间[41]。

尽管在研究方法、包括的患者以及在各种研究之间使用营养方面可能存在差异，但观察到的不一致的结果主要是由于研究中使用的统计方法不同，特别是营养暴露持续时间的计算方法或 ICU 住院时间的不同。由于大多数进食方案建议在住入 ICU 的前几天逐渐增加营养，在头几天很少或没有给予，对于人工营养天数少或在 ICU 时间短的患者，每日平均卡路里摄入量将更低。因此，在短暂停留后早期出院的患者，如果有少量或任何进食，可能会显著影响这些观察性分析的结果。所有的先前的分析都试图通过使用样本限制(例如，仅包括具有最短或相同住院时间的患者)和(或)通过回归模型的统计调整来解释营养暴露持续时间的混杂效应。因此，这些研究方法的细微差别主要解释了相互矛盾的结论。

最佳热量摄入

在一项涉及 352 例 ICU 和 7 872 例机械通气的危重症患者的营养实践的前瞻性、多机构调查中,这些危重患者住在 ICU 至少 96 小时,Heyland 及同事检查了所管理的热量和临床结局之间的关系,比较了公开的观察性研究中使用的不同统计方法,试图将给予的热量和死亡率相关联[42]。在最初的未调整的分析中,观察到热量摄入增加与死亡率增加之间存在显著的关联[对于接受>2/3 的卡路里处方的患者与接受<1/3 的处方的患者相比,比值比(OR):1.28,95% CI 1.12~1.48]。当排除进展到永久经口进食的天数后,伤害估计值减弱(未调整的分析:OR 1.04,95% CI 0.90~1.20)。将分析限制在经口进食之前至少在 ICU 中 4 天的患者,并排除进展至经口进食后的观察天数,导致热量摄入增加的明显好处(未调整的 OR 0.73,95% CI 0.63~0.85)。当进一步调整可评估天数和其他重要协变量时,接受>2/3 的热量处方的患者比接受<1/3 的处方的患者死亡的可能性降低(OR 0.67,95% CI 0.56~0.79,$P<0.000\,1$)。当作为连续变量处理时,摄入的热量处方的百分比和死亡率之间的总体关联具有显著统计学意义,死亡率降低与热量增加相关($P<0.000\,1$)。从这些分析中可以看出,在数据的准确分类以及统计方法方面,所公布的卡路里量和其与结局的关系之间显著地受到数据处理的影响。最佳方法表明,尝试达到热量目标(>80%)与危重症患者的临床结局改善相关(图 36.1)。

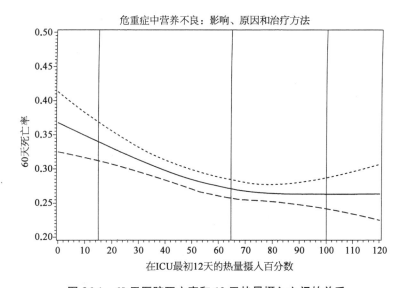

图 36.1 60 天医院死亡率和 12 天热量摄入之间的关系

实线是由限制三次样条拟合的模型,其中结点位于第 5,第 50 和第 95 个百分位。虚线表示 95% 的可信区间,水平线提供结点的位置。

引自 Heyland DK, Cahill N, Day A. Optimal amount of calories for critically ill patients: Depends on how you slice the cake! Critical Care Medicine 39(12),2619-2626.经 Wolters Kluwer 和危重症医学协会许可。

虽然观察性研究没有明确因果关系,但是营养摄入和临床结局之间的关系得到了随机对照试验(RCT)结果的支持,RCT 比较了不同的摄入途径和进食的时间[43-45]和最近的补充 PN 的试验[46]。这些数据与大规模观察性研究的数据一致[38,39,42],表明加强营养摄入会改善临床和经济结局。然而,最近的一项关于肠内摄入营养的单中心试验表明,与肠内摄入目标热量相比,没有观察到不同的结果[47],而另一项单中心试验将摄入不足(60%~70% 热量目标)与摄入 90%～100% 热量目标相比,得出的结论是,摄入不足可能与较低的死亡率有关[48]。有趣的是,这两项研究中患者的平均 BMI 为 28～29 kg/m[2];平均年龄在 50 岁以下,大多数患者住在 ICU 时间短(<5 天),这表明年轻、超重、ICU 住院时间短的患者不能从目标导向的热量和蛋白质摄入中获得死亡率益处。然而,可能有其他患者群体,例如具有高或低 BMI 且住在 ICU 较长时间的老年患者,从摄入目标量的热量和蛋白质中受益。这一假设得到了观察性研究的支持,这些研究表明,长期住院的 BMI 低于 25 kg/m[2] 或大于 35 kg/m[2] 的患者从积极的营养摄入中获益最大[38,49]。此外,即使没有显著的死亡率益处,接受目标量摄入方案的患者可能在 ICU 出院时表现出增强的功能状态[47]。由于认为功能状态与肌肉质量相关,所以临床医生必须将出院时的功能状态视为营养干预的关键结果。因为肌肉减少症状是一个主动的过程(甚至在其危重症发病之前)[43],所以这个结果在 65 岁以上的患者群体中可能更为重要。这些对比观察结果强调了在进入 ICU 时全面的营养风险评估的重要性,以确定可能受益于积极摄入的患者,或者医源性摄入不足伤害最严重的患者。

危重症患者的营养风险评估

目前用于住院患者的各种筛选工具,其基于以下标准:① 计划外体重减轻史;② 经口进食减少;③ BMI;④ 急性疾病的严重程度;⑤ 胃肠道症状;⑥ 流动性;⑦ 身体评估[50-55]。这些筛查工具都没有专门针对危重症患者进行开发和验证。因此量化危重症患者风险的新方法是必要的,特别是解释全身炎症反应以及急、慢性饥饿的方法。

根据 Jensen 及其同事对营养不良的定义[56],制定了危重症患者的营养风险评分(NUTRIC 评分),其中可以通过营养治疗修正的不良事件的风险被量化[57]。在一项前瞻性观察性研究的二次分析中,收集了 598 名危重症患者的关键变量的数据。变量包括年龄、急性生理学与慢性健康状况评估 Ⅱ 基线(APACHE Ⅱ)、序贯器官功能衰竭(SOFA)评分基线、合并症数、从入院至入 ICU 的天数、BMI<20 kg/m² 前一周的估计经口进食量、过去 3 个月的体重减轻量、血清 IL-6、降钙素原(PCT)和 C 反应蛋白(CRP)水平。多变量建模后,最终的 NUTRIC 评分由六个变量组成,包括年龄、APACHE Ⅱ 评分基线、SOFA 评分基线、合并症数、从入院至入 ICU 的天数和血清 IL-6。发现这些特定的变量可以高度预测结局,如死亡率和 MV 持续时间,较高的 NUTRIC 评分预示不良的结果。更重要的是,与 NUTRIC 评分较低的患者相比,具有较高 NUTRIC 评分的患者能从满足其营养需求中受益,没有从更多营养中得到益处(图 36.2)。这种新的评分工具将有助于从业者识别出更有可能从积极的营养中受益的危重症患者。

因为确定热量需求有助于设定需求目标,所以它的确定对于初始营养评价是很重要的。热量需求是通过采用简单的方程(每天 25～30 kcal/kg)、较复杂的预测方程(如 Harris-Benedict)或使用间接量热法的特定测量来计算的[58]。任何一种确定蛋白质-能量需求的方法都没有强有力的证据支持。然而,重要的是要及时达成目标。

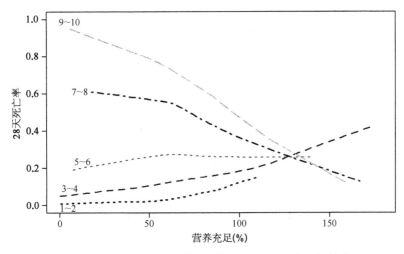

图 36.2　NUTRIC 评分、营养充足性和 28 天死亡率之间的关系

NUTRIC 评分范围从 1 到 10。每一行 1～10 表示具有一定 NUTRIC 评分的患者组：1＝低风险,10＝高风险。数字显示,对于具有较高 NUTRIC 评分的患者,28 天死亡率随着营养充足性的增加而降低,而在营养充足性较低的患者中没有观察到这种关系。营养充足性定义为摄入的热量超过了规定的卡路里量。

使 EN 效益最大化及尽量减少其风险的策略

EN 的时间选择

　　肠内营养是较佳的营养管理途径,证据表明应该在进入 ICU 后尽快开始肠内营养。在危重症患者中,有 14 项 RCT 比较早期 EN(入住 ICU 后 24～48 小时内开始)与延迟营养摄入(延迟 EN 或经口进食)[59]。当这些研究的结果汇总时,早期 EN 与延迟营养摄入相比,EN 与死亡率下降趋势[相对危险度(RR)0.60;95％CI 0.46,1.01;$P＝0.06$]和感染性并发症的显著降低(RR 0.76;95％CI 0.59,0.98;$P＝0.04$)有关。虽然死亡率结果缺乏统计学意义,但这些数据表明临床结局有所改善。此外,营养摄入的显著增加与早期肠内营养相关。

　　在认可早期肠内营养的概念之前,必须考虑这种策略的潜在风险。最近两项非随机研究发现,早期经胃肠内营养与并发症增加相关[60,61]。相反,Taylor 及其同事将积极的早期进食方案与使用小肠营养相结合,观察到颅脑外伤的患者积极的进食,与标准的(较慢的)EN 相比,不仅具有更好的营养状态,而且并发症也较少,且能从他们疾病中更快的恢复[43]。此外,在一项大型多中心的观察性研究中,Artinian 和同事表明早期 EN(在 48 小时内)与肺炎发生率的轻微增加相关,尽管那些早期进食的患者同延迟 EN 的患者比较死亡率较低[62]。来自最近同一组的数据表明,即使使用缩血管药物的患者也可能受益于早期 EN。他们使用多机构数据库来确定使用缩血管药物的机械通气患者,并将接受早期 EN 的患者的结局与接受延迟 EN 的患者的结局进行比较,使用倾向匹配分析来调整混杂变量[63]。他们发现,接受早期 EN 的患者比接受延迟 EN 的患者死亡率低。此外,他们描述了最严重的患者,特别是使用多种缩血管药物的患者,也从中获得了最大的效益。这是支持经受血流动力学挑战的患者进食的安全性和有效性最有力的证据。我们绝不倡导在昏迷、不稳定的患者中使用 EN,但是一旦患者完全清醒,即使患者正在使用肌力药和缩血管药物,也应该启动 EN。如果对这些患者耐受大容量胃内营养担心,可以考虑直接空肠营养或在开始的 24 小时以 10～20 mL/小时开始低剂量营养(营养摄入),并对吸收率定期进行重新评估。

减少误吸的风险: 小肠营养的作用

误吸可由污染的口咽分泌物经顺行通道或污染的胃内容物经逆行通道进入喉中发生。反流比误吸发生率更高[64]。通过将肠内营养输送到幽门以下的小肠中,可以使反流和误吸的频率以及发生肺炎的风险降低,同时能够达到营养输送最大化[65]。有 11 项随机试验评估了摄食途径对呼吸机相关性肺炎(VAP)发生率的影响[66]。将这些试验结果汇总发现,与胃内营养相比,小肠营养的 VAP 显著减少(RR 0.77;95％CI 0.60,1.00;$P=0.05$)。人们必须在该证据和考虑到获取小肠途径,特别是放置空肠管的困难之间做出权衡。延迟几天启动 EN 直到可以进行小肠内营养是人们不能接受的。考虑到大多数患者会吸收胃内营养,对于不能耐受 EN 的高风险患者来说,保留小肠营养似乎更为谨慎。这包括服用大剂量肌力药和缩血管药物的患者、长期需要持续输注镇静剂和肌松剂的患者、高胃残留量的患者、大量鼻胃引流的患者,具有高反流及误吸风险的患者以及长期卧位进食患者[58]。

身体位置

一些研究报告称,胃反流及肺部误吸率低与抬高床头有关。Drakulovic 及其同事的一项 RCT 研究表明,与床头抬高至 45°进食的患者相比,在仰卧位接受 EN 进入胃部的危重症患者中,肺炎的发生频率和风险更高(23％ *vs.* 5％;$P<0.05$)[67]。然而,van Nieuwenhoven 等人[68]无法重复这些研究结果。特别是,这些研究者在干预组中无法达到床头抬高 45°,并且仰卧组是在约床头抬高 20°进行护理的。虽然这些方法学问题可能部分解释与本研究相关的阴性结果,但是将床头抬高到 30°和 45°之间,可以减少与肠内营养相关的风险。

肠蠕动药物

胃肠动力药物具有促进胃排空、改善对 EN 的耐受、减少胃-食管反流及误吸的作用,因此可能改善危重症患者的预后[69]。虽然没有研究显示使用这些药物对临床结果的影响,但是它们的低危害性及有利的可行性和成本考虑值得将其作为优化营养摄入和减少反流的策略。由于考虑到使用大环内酯类抗生素红霉素的细菌耐药性,所以优先选择甲氧氯普胺。它可以用于开始肠内营养或持续高胃残留量的患者。如果没有观察到效果或已对 EN 耐受时,可以在使用四次剂量后停用。对于难治性病例,甲氧氯普胺与红霉素联合使用,效果良好[70]。减少麻醉药物剂量也可有效改善胃功能和 EN 耐受,同时也降低误吸风险。

摄食方案

几项观察性研究报告称,EN 常常由于与胃肠道不耐受相关的原因而中断,如高胃残留量、恶心和呕吐以及与基本程序相关的中断[71]。在 ICU 期间，这些中断导致 EN 摄入不足，进而引发营养不足相关的并发症。已证明护士指导的摄食方案增加每日 EN 摄入[72]，及应用蠕动剂减轻胃肠道不耐受和减少中断次数。保留 EN 是一个有争议的话题，但最近的研究表明，不适当的低停止阈值不能提供避免胃内容物误吸的保护。更高的阈值（＞400 mL/小时胃残留体积）与较低阈值（＜250 mL/小时胃残余体积）一样安全[73,74]。第二代方案，例如 PEP uP 方案，已证明在 ICU 入院的第二天就有效地达到了热量和蛋白质目标[75]。

EN 和 PN 组合使用

虽然 EN 是营养摄入的首选方法，但是一些危重症患者不能耐受足够量的 EN 以满足其营养需求。为了增加这些患者的蛋白质和热量摄入，一些医务人员可能会给予补充 PN。然而，关于在重症监护环境中进行补充 PN 的时间安排上存在相当大的争议。指南推荐的范围是从单独 EN 摄入不足长达 7～10 天[76]或在入院 72 小时内不耐受 EN 的患者，应在 24～48 小时内补充 PN[77]。数据显示必须在累积能量缺乏和热量不足所造成的不良临床结果与在 ICU 期间接受 PN 患者所发生的不良事件中做出权衡[33-35]，并且最近的观察性研究和 RCT 也不支持使用 PN[78,79]。尽管如此，尚不清楚在营养高风险患者（例如低 BMI 的那些患者）的治疗早期是否应当在"EN 不足"时"补充 PN"。正在进行的试验将解决这个重要的问题[80,81]。

营养和康复的协同效应

短期制动可以对骨骼肌萎缩产生深远的影响，这是医源性营养不良的潜在影响。健康人制动 14 天后，不考虑氨基酸利用率提高，MPS 减少，表明肌肉合成代谢被抑制[82,83]。卧床休息不仅导致肌肉质量平衡失调，在前 2～3 周内肌肉以每天 1.5％～2％的速率减少，而且肌肉不能利用循环氨基酸进行蛋白质合成。这被称为合成代谢抵抗。然而，有证据表明，在长期卧床休息期间补充必需氨基酸可以刺激蛋白质合成，并且合成代谢信号网络的这种生理靶向，而不是靶向个体化成分，可能在限制甚至预防肌肉损失方面有好处[84]。将营养和康复作为协同策略可以进一步限制危重症期间的肌肉损失。更多详细信息，请参见第 37 和 45 章。

对于健康人中，运动可以促进蛋白质平衡和胰岛素敏感性[85-87]。对于临床患者，运动还有减少全身炎症的好处。例如，虽然 IL-6 通常与肌肉萎缩相关，但其也随运动而升高，并且能抵抗 TNF-α、CRP 和 IL-1 的肌肉消耗作用，同时增加抗炎介质如 IL-10[88]。运动相关的 IL-6 上升也与运动后肌肉对胰岛素的敏化作用有关[2]。尽管在重症监护中还没有探讨这些生理学好处，但已经证明在危重症患者中早期活动减少了 ICU 的治疗时间和总住院时间[89]，也改善了出院时的身体功能，突显了对骨骼肌的潜在好处[90-95]。

在医院环境中使用了几种形式的康复或锻炼来评估其对临床结局的好处；这包括肌肉电刺激（EMS）[89-91,97]、物理治疗（PT）[96]和功率自行车[88,93,94,98]，后两者已经在危重症患者中进行了评估。使用被动和主动运动范围的锻炼，逐步进行床边功能训练和步行，改善了身体和呼吸功能[96]。在这项研究中,在 6 周时 53% 的患者能够完成 2 分钟的步行测试,而在常规护理组中没有患者可以在 6 周时完成这项任务[96]。最令人印象深刻的方案和研究结果是使用床边功率自行车进行被动辅助运动的研究[88,93,94]。Morris 等人发现,与接受常规护理的患者相比,进行功率自行车训练的组,缩短了 ICU 和住院时间以及首次离床的天数。然而,这些早期活动研究很大程度上忽视了营养状况和营养摄入。此外,在那些记录营养摄入的研究中,患者只接受他们营养需求的 34%～37%,这是不够的[88,92]。

结　论

营养不良对生理和临床结局产生不利影响。虽然医源性营养不良在全球广泛存在,并且在许多患者进入重症监护后出现,但是可以获得的数据显示,在这些 ICU 的亚组中,可以摄入营养需求的 80%～90%[37]。因此实现 80%～90% 营养摄入是可实现的,并且与有益的生理和临床结果相关联[42]。使这些益处最大化以及使 EN 的风险最小化的策略是至关重要。这些应包括 EN 的早期启动(在 24～48 小时内)、采用第二代摄食方案(PEP uP 方案)、使用胃肠蠕动剂,小肠饲管和床头抬高。鉴于早期活动的积极结果,可以假设早期活动结合营养干预将限制肌肉质量损失及维持肌肉的完整性和功能。我们从运动医学中了解到,运动营养和运动之间的相互作用是强有力的干预措施,以优化肌肉的大小、功能和新陈代谢。虽然适应证需要根据危重症对骨骼肌结构和生物学的影响进行调整,但是这些经验可以用于危重症患者,以改善临床结局和恢复。

(王娜娜　高国一　译)

参考文献

[1] Gruther W, Benesch T, Zorn C, et al. Muscle wasting in intensive care patients: ultrasound observed of m. quadriceps femoris muscle layer. *J Rehabil Med* 2008; **40**: 185 - 9.

[2] Lightfoot A, McArdle A, Griffiths RD. Muscle in defense. *Crit Care Med* 2009; **37**: S384 - 90.

[3] Mourtzakis M, Fan C, Heyland DK. Skeletal muscle measured at the time of ICU admission may be a determinant of clinical outcomes. Abstract. *Critical Care Canada Forum* 2009.

[4] Cosquéric G, Sebag A, Ducolombier C, Thomas C, Piette F, Weill-Engerer S. Sarcopenia is predictive of nosocomial infection in care of the elderly. *Br J Nutr* 2006; **96**: 895 - 901.

[5] Blanc S, Normand S, Pachiaudi C, Fortrat JO, Laville M, Gharib C. Fuel homeostasis during physical inactivity induced by bed rest. *J Clin Endocrinol Metab* 2000; **85**: 2223 - 33.

[6] Mikines KJ, Richter EA, Dela F, Galbo H. Seven days of bed rest decrease insulin action on glucose uptake in leg and whole body. *J Appl Physiol* 1991; **70**: 1245 - 54.

[7] Brandt C and Pedersen BK. The role of exercise-induced myokines in muscle homeostasis and the defense against chronic diseases. *J Biomed Biotechnol* 2010; **2010**: 520258.

[8] DeFronzo RA, Jacot E, Jequier E, Wahren J, Felber JP. The effect of insulin on the disposal of intravenous glucose: results from indirect calorimetry and hepatic and femoral venous catheterization. *Diabetes* 1981; **30**: 1000 - 7.

[9] Shulman GI, Rothman DL, Jue T, Stein P, DeFronzo RA, Shulman RG. Quantitation of muscle glycogen synthesis in normal subjects and subjects with non-insulin dependent diabetes by ^{13}C nuclear magnetic resonance spectroscopy. *N Engl J Med* 1990; **322**: 223 - 8.

[10] Herridge MS, Cheung AM, Tansey CM, et al; Canadian Critical Care Trials Group. One-year outcomes in survivors of the acute respiratory distress syndrome. *N Engl J Med* 2003; **348**: 683 - 93.

［11］Reid CL, Murgatroyd PR, Wright A, Menon DK. Quantification of lean and fat tissue repletion following critical illness: a case report. *Critical Care* 2008; **12**: R79.

［12］Brower RG. Consequence of bed rest. *Crit Care Med* 2009; **37**: S422 - 8.

［13］Glass DJ. Signaling pathways perturbing muscle mass. *Curr Opin Clin Nutr Metab Care* 2010; **13**: 225 - 9.

［14］Rubinson L, Diette GB, Song X, Brower RG, Krishnan JA. Low caloric intake is associated with nosocomial bloodstream infections in patients in the medical intensive care unit. *Crit Care Med* 2004; **32**: 350 - 7.

［15］Heyland DK, Schroter-Noppe D, Drover JW, et al. Nutrition support in the critical care setting: current practice in canadian ICUs—opportunities for improvement? *JPEN J Parenter Enteral Nutr* 2003; **27**: 74 - 83.

［16］Monk DN, Plank LD, Franch-Areas G, Finn PJ, Streat SJ, Hill GL. Sequential changes in the metabolic response in critically injured patients during the first 25 days after blunt trauma. *Ann Surg* 1996; **223**: 395 - 405.

［17］Bolster DR, Crozier SJ, Kimball SR, Jefferson LS. AMP-activated protein kinase suppresses protein synthesis in rat skeletal muscle through down-regulated mammalian target of rapamycin (mTOR) signaling. *J Biol Chem* 2002; **27**: 23977 - 80.

［18］Pasiakos SM, Vislocky LM, Carbone JW, et al. Acute energy deprivation affects skeletal muscle protein synthesis and associated intracellular signaling proteins in physically active adults. *J Nutr* 2010; **140**: 745 - 51.

［19］Kobayashi H, Børsheim E, Anthony TG, et al. Reduced amino acid availability inhibits muscle protein synthesis and decreases activity of initiation factor eIF2B. *Am J Physiol Endocrinol Metab* 2003; **284**: 488 - 98.

［20］Klaude M, Mori M, Tjäder I, Gustafsson T, Wernerman J, Rooyackers O. Protein metabolism and gene expression in skeletal muscle of critically ill patients with sepsis. *Clin Sci (Lond)* 2011; **122**: 133 - 42.

［21］Klaude M, Fredriksson K, Tjäder I, et al. Proteasome proteolytic activity in skeletal muscle is increased in patients with sepsis. *Clin Sci* 2007; **112**: 499 - 506.

［22］Luo JL, Hammarqvist F, Andersson K, Wernerman J. Surgical trauma decreases glutathione synthetic capacity in human skeletal muscle tissue. *Am J Physiol Endocrinol Metab* 1998; **275**: 359 - 65.

［23］Gamrin L, Essen P, Forsberg AM, Hultman E, Wernerman J. A descriptive study of skeletal muscle metabolism in critically ill patients: Free amino acids, energy-rich phosphates, protein, nucleic acids, fat, water, and electrolytes. *Crit Care Med* 1996; **24**: 575 - 83.

［24］Biolo G, Antonione R, De Cicco M. Glutathione metabolism in sepsis. *Crit Care Med* 2007; **35**: S591 - 5.

［25］Reid M, Badaloo A, Forrester T, et al. In vivo rates of erythrocyte glutathione synthesis in children with severe protein-energy malnutrition. *Am J Physiol Endocrinol Metab* 2000; **278**: 405 - 12.

［26］Khamaisi M, Kavel O, Rosenstock M, et al. Effect of inhibition of glutathione synthesis on insulin action: in vivo and in vitro studies using buthionine sulfoximine. *Biochem J* 2000; **349**: 579 - 86.

［27］Juretic A, Spagnoli GC, Hörig H, et al. Glutamine requirements in the generation of lumphokine-activated killer cells. *Clin Nutr* 1994; **13**: 42 - 9.

［28］Spittler A, Winkler S, Götzinger P, et al. Influence of glutamine on the phyenotype and function of human monocytes. *Blood* 1995; **86**: 1564 - 9.

［29］Meyer C, Woerle HJ, Gerich J. Paradoxical changes of muscle glutamine release during hyperinsu-linemia euglycemia and hypoglycemia in humans: further evidence for the glucose-glutamine cycle. *Metabolism* 2004; **53**: 1208 - 14.

［30］Déchelotte P, Hasselmann M, Cynober L, et al. L-alanyl-L-glutamine dipeptide-supplemented total parenteral nutrition reduces infectious complications and glucose intolerance in critically ill patients: the French controlled, ramdomized, double-blind, multi-center study. *Crit Care Med* 2006; **34**: 598 - 604.

［31］Cuthbertson D, Smith K, Babraj J, et al. Anabolic signaling deficits underlie amino acid resistance of wasting, aging muscle. *FASEB J* 2005; **19**: 422 - 44.

［32］Vary T, Lynch CJ. Nutrient signaling components controlling protein synthesis in striated muscle. *J Nutr* 2007; **137**: 1835 - 43.

［33］Dvir D, Cohen J, Singer P. Computerized energy balance and complications in critically ill patients: an observational study *Clin Nutr* 2006; **25**: 37 - 44.

［34］Villet S, Chiolero RL, Bollmann MD, et al. Negative impact of hypocaloric feeding and energy balance on clinical outcome in ICU patients. *Clin Nutr* 2005; **24**: 502 - 9.

［35］Rubinson L, Diette GB, Song X, Brower RG, Krishnan JA. Low caloric intake is associated with nosocomial bloodstream infections in patients in the medical intensive care unit. *Crit Care Med* 2004; **32**: 350 - 7.

［36］Tsai JR, Chang WT, Sheu CC, et al. Inadequate energy delivery during early critical illness correlates with increased risk of mortality in patients who survive at least seven days: a retrospective study. *Clin Nutr* 2011; **30**: 209 - 14.

［37］Jones N, Dhaliwal RD, Day A, Jiang X, Heyland DK. Nutrition therapy in the critical care setting: What is 'Best Achievable' practice? An international multicenter observational study. *Crit Care* 2010; **38**: 395 - 401.

［38］Alberda C, Gramlich L, Jones N, et al. The relationship between nutritional intake and clinical outcomes in critically ill patients: results of an international multicenter observational study. *Intensive Care Med* 2009; **35**: 1728 - 37.

［39］Heyland DK, Stephens KE, Day AG, McClave SA. The success of enteral nutrition and ICU-acquired infections: a multicenter observational study. *Clin Nutr* 2011; **30**: 148 - 55.

[40] **Krishnan JA, Parce PB, Martinez A, Diette GB, Brower RG.** Caloric intake in medical ICU patients: consistency of care with guidelines and relationship to clinical outcomes. *Chest* 2003; **124**: 297 - 305.

[41] **Arabi YM, Haddad SH, Tamim HM, et al.** Near-target caloric intake in critically ill medical-surgical patients is associated with adverse outcomes. *JPEN J Parenter Enteral Nutr* 2010; **34**: 280.

[42] **Heyland DK, Cahill N, Day A.** Optimal amount of calories for critically ill patients: Depends on how you slice the cake! *Crit Care Med* 2011; **39**: 2619 - 26.

[43] **Taylor SJ, Fettes SB, Jewkes C, Nelson RJ.** Prospective, randomized, controlled trial to determine the effect of early enhanced enteral nutrition on clinical outcome in mechanically ventilated patients suffering head injury. *Crit Care Med* 1999; **27**: 2525 - 31.

[44] **Martin CM, Doig GS, Heyland DK, Morrison T, Sibbald WJ.** Multicenter, cluster-randomized clinical trial of algorithms for critical-care enteral and parenteral therapy (ACCEPT). *CMAJ* 2004; **170**: 197 - 204.

[45] **McClave SA, Heyland DK.** The physiologic response and associated clinical benefits from provision of early enteral nutrition. *Nutr Clin Pract* 2009; **24**: 305 - 15.

[46] **Singer P, Anbar R, Cohen J, et al.** The tight calorie control study (TICACOS): a prospective, randomized, controlled pilot study of nutritional support in critically ill patients *Intensive Care Med* 2011; **37**: 601 - 9.

[47] **Rice T, Mogan S, Hays MA, Bernard GR, Jensen GL, Wheeler AP.** Randomized trial of initial trophic versus full-energy enteral nutrition in mechanically ventilated patients with acute respiratory failure *Crit Care Med* 2011; **39**: 967 - 74.

[48] **Arabi Y M, Tamin HM, Dhar GS, et al.** Permissive underfeeding and intensive insulin therapy in critically ill patients: a randomized controlled trial *Am J Clin Nutr* 2011; **93**: 569 - 77.

[49] **Faisy C, Lerolle N, Dachraoui F, et al.** Impact of energy deficit calculated by a predictive method on outcome in medical patients requiring prolonged acute mechanical ventilation. *Br J Nutr* 2009; **101**: 1079 - 87.

[50] **Detsky AS, McLaughlin JR, Baker JP, et al.** What is subjective global assessment of nutritional status? 1987. Classical article. *Nutr Hosp* 2008; **23**: 400 - 7.

[51] **Malnutrition Advisory Group.** A consistent and reliable tool for malnutrition screening. Nurs Times 2003; **99**: 26 - 7.

[52] **Nestle Nutrition Institute.** *MNA mini nutritional assessment*. Available at: http://www.mna-elderly.com (accessed October 2010).

[53] **Kruizenga HM, Seidell JC, de Vet HC, Wierdsma NJ, van Bokhorst-de van derSchueren MA.** Development and validation of a hospital screening tool for malnutrition: the short nutritional assessment questionnaire (SNAQ). *Clin Nutr* 2005; **24**: 75 - 82.

[54] **Ferguson M, Capra S, Bauer J, Banks M.** Development of a valid and reliable malnutrition screening tool for adult acute hospital patients. *Nutrition* 1999; **15**: 458 - 64.

[55] **Lim SL, Tong CY, Ang E, et al.** Development and validation of 3-Minute Nutrition Screening (3-MinNS) tool for acute hospital patients in Singapore. *Asia Pac J Clin Nutr* 2009; **18**: 395 - 403.

[56] **Jensen GL, Mirtallo J, Compher C, et al.; International Consensus Guideline Committee.** Adult starvation and disease-relatedmalnutrition: a proposal for etiology-based diagnosis in the clinical practicesetting from the International Consensus Guideline Committee. *JPEN J ParenterEnteral Nutr* 2010; **34**: 156 - 9.

[57] **Heyland DK, Dhaliwal R, Jiang X, Day A.** Quantifying nutrition risk in the critically ill patient: The development and initial validation of a novel risk assessment tool. *Crit Care* 2011; **15**: R268.

[58] **Boullata J, Williams J, Cottrell F, Hudson L, Compher C.** Accurate determination of energy needs in hospitalized patients. *J Am Diet Assoc* 2007; **107**: 393 - 401.

[59] **Critical Care Nutrition.** *Clinical practice guidelines*. Available at: http://www.criticalcarenutrition.com/index. php?option = com_content & view = article & id = 18 & Itemid = 10 (accessed 3 October 2011).

[60] **Ibrahim EH, Mehringer L, Prentice D, et al.** Early versus late enteral feeding of mechanically ventilated patients: Results of a clinical trial. *JPEN* 2002; **26**: 174 - 81.

[61] **Mentec H, Dupont H, Bocchetti M, Cani P, Ponche F, Bleichner G.** Upper digestive intolerance during enteral nutrition in critically ill patients: frequency, risk factors, and complications. *Crit Care Med* 2001; **29**: 1955 - 96.

[62] **Artinian V, Krayem H, DiGiovine B.** Effects of early enteral feeding on the outcome of critically ill mechanically ventilated medical patients. *Chest* 2006; **129**: 960 - 7.

[63] **Khalid I, Doshi P, DiGiovine B.** Early enteral nutrition and outcomes of critically ill patients treated with vasopressors and mechanical ventilation. *Am J Crit Care* 2010; **19**: 261 - 8.

[64] **Lukan JK, McClave SA, Stefater AJ, et al:** Poor validity of residual volumes as a marker for risk of aspiration. *Amer J Clin Nutrit* 2002; **75**: 417 - 18S.

[65] **Heyland DK, Drover JW, MacDonald S, Novak F, Lam M.** Effect of postpyloric feeding on gastroesophageal regurgitation and pulmonary microaspiration: results of a randomized controlled trial. *Crit Care Med* 2001; **29**: 1495 - 501.

[66] **Critical Care Nutrition.** *Clinical practice guidelines*. Available at: http://www.criticalcarenutrition.com/ index. php?option = com_content & view = article & id = 18 & Itemid = 10 (accessed: 23 March 2011).

［67］ Drakulovic MB, Torres A, Bauer TT, Nicolas JM, Nogue S, Ferrer M. Supine body position as a risk factor for nosocomial pneumonia in mechanically ventilated patients: a randomised trial. *Lancet* 1999; **354**: 1851 - 8.

［68］ van Nieuwenhoven CA, Vandenbroucke-Grauls C, van Tiel FH, et al. Feasibility and effects of the semirecumbent position to prevent ventilator- associated pneumonia: a randomized study. *Crit Care Med* 2006; **34**: 396 - 402.

［69］ Booth CM, Heyland DK, Paterson WG. Gastrointestinal promotility drugs in the critical care setting: A systematic review of the evidence. *Crit Care Med* 2002; **30**: 1429 - 35.

［70］ Nguyen NQ, Chapman M, Fraser RJ, Bryant LK, Burgstad C, Holloway RH. Prokinetic therapy for feed intolerance in critical illness: one drug or two? *Crit Care Med* 2007; **35**: 2561 - 7.

［71］ Heyland DK, Konopad E, Alberda C, Keefe L, Cooper C, Cantwell B. How well do critically ill patients tolerate early, intragastric enteral feeding? Results of a prospective multicenter trial. *Nutr Clin Pract* 1999; **14**: 23 - 8.

［72］ Heyland DK, Cahill NE, Dhaliwal R, Sun X, Day AG, McClave SA. Impact of enteral feeding protocols on enteral nutrition delivery: results of a multicenter observational study. *JPEN J Parenter Enteral Nutr* 2010; **34**: 675 - 84.

［73］ Montejo JC, Miñambres E, Bordejé L, et al. Gastric residual volume during enteral nutrition in ICU patients: the REGANE study. *Intensive Care Med* 2010; **36**: 1386 - 93.

［74］ McClave SA, Lukan JK, Stefater JA, et al. Poor validity of residual volumes as a marker for risk of aspiration in critically ill patients. *Crit Care Med* 2005; **33**: 324 - 30.

［75］ Heyland DK, Cahill NE, Dhaliwal R, et al. Enhanced protein-energy provision via the enteral route in critically ill patients: a single center feasibility trial of the PEP uP protocol. *Crit Care* 2010; **14**: R78.

［76］ McClave SA, Martindale RG, Vanek VW, et al. Guidelines for the provision and assessment of nutrition support therapy in the adult critically ill patient: Society of Critical Care MEdicien (SCCM) and Americal Society for Enteral and Parenteral Nutrition (ASPEN). *J PEN* 2009; **33**: 277 - 316.

［77］ Singer P, Berger MM, Van den Berghe G, et al. Parenteral Nutrition in the ICU: Guidelines. *Clin Nutr* 2009; **28**: 387 - 400.

［78］ Casaer MP, Mesotten D, Hermans G, et al. Early versus late parenteral nutrition in critically ill adults. *N Engl J Med* 2011; **365**: 506 - 17.

［79］ Kutsogiannis J, Alberda C, Gramlich L, et al. Early use of supplemental parenteral nutrition in critically ill patients: Results of an international multicenter observational study. *Crit Care Med* 2011; **39**: 2691 - 9.

［80］ ClinicalTrials.gov. *Trial of supplemental parenteral nutrition in under and over weight critically ill patients (TOP-UP)*. Available at: http://www.clinicaltrials.gov/ct2/show/NCT01206166. NLM Identifier: NCT01206166.

［81］ ClinicalTrials.gov. *Impact of SPN on infection rate, duration of mechanical ventilation and rehabilitation in ICU patients*. Available at: http://www.clinicaltrials.gov/ct2/show/NCT00802503. NLM Identifier: NCT00802503.

［82］ Glover EI, Phillips SM, Oates BR, et al. Immobilization induces anabolic resistance in human myofibrillar protein synthesis with low and high dose amino acid infusion. *J Physiol* 2008; **586**: 6049 - 61.

［83］ Biolo G, Beniamino C, Lebenstedt M, et al. Short-term bed rest impairs amino acid-induced protein anabolism in humans. *J Physiol* 2004; **558**: 381 - 8.

［84］ Paddon-Jones D, Sheffield-Moore M, Urban RJ, et al. Essential amino acid and carbohydrate supplementation ameliorates muscle protein loss in humans during 28 days bedrest. *J Clin Endocrinol Metab* 2004; **89**: 4351 - 8.

［85］ Biolo G, Williams BD, Fleming RYD, Wolfe RR. Insulin action on muscle protein kinetics and amino acid transport during recovery after resistance exercise. *Diabetes* 1999; **48**: 949 - 57.

［86］ Ferrando AA, Tipton KD, Bamman MM, Wolfe RR. Resistance exercise maintains skeletal muscle protein synthesis during bed rest. *J Appl Physiol* 1997; **82**: 807 - 10.

［87］ Richter EA, Mikines KJ, Galbo H, Kiens B. Effect of exercise on insulin action in human skeletal muscle. *J Appl Physiol* 1989; **66**: 876 - 85.

［88］ Price SR, Mitch WE. Mechanisms stimulating protein degradation to cause muscle atrophy. *Curr Opin Clin Nutr Metab Care* 1998; **1**: 79 - 83.

［89］ Morris PE, Goad A, Thompson C, et al. Early intensive care unit mobility therapy in the treatment of acute respiratory failure. *Crit Care Med* 2008; **36**: 2238 - 43.

［90］ Zanotti E, Felicetti G, Maini M, Fracchia C. Peripheral muscle strength training in bed-bound patients with COPD receiving mechanical ventilation: effect of electrical stimulation. *Chest* 2003; **124**: 292 - 6.

［91］ Vivodtzev I, Pépin JL, Vottero G, et al. Improvement in quadriceps strength and dyspnea in daily tasks after 1 month of electrical stimulation in severely deconditioned and malnourished COPD. *Chest* 2006; **129**: 1540 - 8.

［92］ Nuhr MJ, Pette D, Berger R, et al. Beneficial effects of chronic low-frequency stimulation of thigh muscles in patients with advanced chronic heart failure. *Eur Heart J* 2004; **25**: 136 - 43.

［93］ Schweickert WD, Pohlman MC, Pohlman AS, et al. Early physical and occupational therapy in mechanically ventilated, critically ill patients: a randomized controlled trial. *Lancet* 2009; **373**: 1874 - 82.

［94］ Burtin C, Clerckx B, Robbeets C, et al. Early exercise in critically ill patients enhances short-term functional recovery. *Crit Care Med* 2009; **37**: 2499 - 505.

［95］ Needham D, Truong AD, Fan E. Technology to enhance physical rehabilitation of critically ill patients. *Crit Care Med* 2009; **37**: S436 - 41.

［96］ Gibson JN, Smith K, Rennie MJ. Prevention of disuse muscle atrophy by means of electrical stimulation:

maintenance of protein synthesis. *Lancet* 1988；**2**：767 – 70.

[97] **Chiang LL, Wang LY, Wu CP, Wu HD, Wu YT**. Effects of physical training on functional status in patients with prolonged mechanical ventilation. *Phys Ther* 2006；**86**：1271 – 81.

[98] **Porta R, Vitacca M, Gilè LS, et al**. Supported arm training in patients recently weaned from mechanical ventilation. *Chest* 2005；**128**：2511 – 20.

第6篇

ICU 患者的治疗与
康复策略

第**37**章
引　言

Nicholas Hart

　　近年来,危重症患者的临床治疗方法发生了实质性的变化。以前,重症治疗团队完全专注于维持患者的生命,但现在已经开始关注更广大、复杂患者群体的中期和长期结局。对危重疾病的物理结局的开创性评价(分别见第 23 章和第 24 章)已促使临床研究人员开发能诊断危重症所致神经肌病的功能障碍的方法,这些功能障碍是导致身体功能长期受损的主要因素。近来的重点放在进一步的治疗策略研究以改善肌肉无力,继而增强体能。

　　虽然临床工作中会合理地认为早期给予被动肌肉牵伸和主动运动疗法可以限制危重症疾病引起的肌肉萎缩和肌肉力量下降的情况,但是从生物学及临床医学角度都存在不支持这种治疗策略的证据。从生物学的观点来看,早期给予被动或主动运动可能对肌肉功能改善无效或甚至是有害的,因为这时肌蛋白分解(MPB)增加、而肌蛋白合成(MPS)减少,同时肌蛋白结合线粒体的功能丧失,所有这些都可能导致合成代谢抵抗(参见第 35 章)。此外,在危重疾病的早期,当患者存在心血管和呼吸功能不稳定而完全依赖器官功能支持系统时,运动疗法的实施是一大难题。尽管有这些顾虑,观察证明,在 ICU 内进行早期运动治疗有充分的安全性,尽管要实施运动疗法客观存在着许多个人或非个人的障碍。临床试验结果不仅证实了运动治疗对于危重症患者的安全性,同时也为在危重症过程中早期使用运动疗法以改善功能的观点提供了数据支持。这些数据不仅推动了重症患者医学管理的变革,而且必然带来更广泛的多学科协作要求,促进了各学科的交叉,整合了医生、护士及物理和作业治疗师。

　　这些方法已被纳入其他既定策略,旨在减少危重症的死亡率。关于有创机械通气(IMV)脱机,现有数据认为压力支持通气(PSV)模式减少和自主呼吸试验(SBTs)是临床上指导脱机最有效方法(参见第 39 章),尤其是与镇静剂(见第 40 章)和睡眠促进策略(见第 41 章)结合使用。尽管胰岛素应用于危重症患者的主要目的是减轻应激性高血糖的影响,但已有研究表明胰岛素的促合成、抗分解作用会帮助神经肌肉保持完整性。这表明,临床医生在考虑血糖管理策略及其局限性时应该仔细权衡这一重要的有益而长期的"副作用"。其他包括肾脏替代治疗(RRT)的方法对肌肉功能具有间接的改善作用,其可降低肌肉无力的风险,关于慢性肾功能衰竭的研究能为此提供有效性的佐证,研究发现慢性肾功能衰竭患者的肾脏排泄功能丧失导致代谢产物堆积而对肌肉的毒性作用。最后,已有研究表明神经肌肉刺激在减少危重症患者肌肉萎缩方面具有直接作用,但在推荐其作为治疗方法之前仍需要大量临床试验的结果支持。

(徐绍红 译)

第38章

肾脏替代治疗的选择和肾功能恢复

Antoine G. Schneider，Neil J. Glassford，Rinaldo Bellomo

引　言

　　严重的急性肾损伤(AKI)是危重症疾病的主要并发症,近期一项将近 30 000 例患者的多中心研究发现,其发生率为 5.7%[1]。严重的急性肾损伤主要与代谢紊乱有关,如代谢性酸中毒、高钾血症或体液潴留,如果不处理,可能会导致死亡。因此,肾脏替代(RRT)治疗有时是必需的。

　　肾脏替代治疗基于两种不同的物理原理:对流和弥散。这两种原理可以单独运用(血液滤过或血液透析)或组合使用(血液透析滤过)。更重要的是肾脏替代治疗可以连续或间歇应用,这也更具有临床实用性。现如今,重症监护中应用的连续透析治疗包括连续静脉-静脉血液滤过(CVVH)和持续静脉-静脉血液透析滤过(CVVHDF),而间歇性治疗包括间歇性血液透析(IHD)和持续低效率透析(SLED)。

　　间歇性和连续性治疗均达到一定程度的代谢产物控制,迄今为止,尽管进行了大量的观察性研究和随机对照试验[2-9]以及两项荟萃分析[2,10],但在住院死亡率方面没有证明一种方法优于另外一种方法。然而,一些数据表明连续性肾脏替代治疗更利于肾脏功能的恢复且减少肾脏替代治疗依赖的时间。由于长期肾脏替代治疗意味着高成本和生活质量降低,这个差异性结果可能非常有意义。

　　本章中罗列了连续肾脏替代相对于间歇性血液透析更有利于肾脏功能恢复的生理和研究证据。

基础科学和临床研究的证据

　　当全身平均动脉压在 70 mmHg 和 100 mmHg 之间时,肾血流量和肾小球滤过率通常是自动调节的。这种自主调节依赖于黄斑中的氯化钠浓度[11]。其浓度的降低诱发肾素分泌增加和肾素-血管紧张素系统的活化,其作用是增加全身血压并诱导出球小动脉血管收缩,另一方面减小入球小动脉的阻力。这两方面效应都旨在维持肾血流量和肾小球滤过率。

　　然而,Kelleher 等人证明[12],在急性肾损伤的动物模型中,肾脏血流量的自主调节丧失、收缩压的降低,这些都与肾血流量和菊粉清除率(肾小球滤过率的指标)的降低显著相关。中度低血压后(在正常自主调节范围内)进行活检检查,结果显示与新鲜肾小管损伤一致的管状区域坏死。这些发现与其他实验模型的结果一致[13,14],并且进一步的研究显示在缺血性急性肾损伤的不同模型中均可以看到缺血后异常血管反应[15]。

低血压是间歇性血液透析期间的常见并发症。在急性肾损伤患者中,据报道在所有急性间歇性血液透析治疗患者中低血压的发生率为 20%～50%,并且在 5%～10% 的病例中导致治疗中断[16-19]。这在危重症疾病的急性肾损伤中尤其如此,可以从急性肾衰竭试验网络(ATN)试验[20]中体现,这将在后面详细讨论。在这项研究中,37% 的患者在间歇性血液透析治疗期间并发低血压。考虑到实验结果,生物学上似乎是合理的,反复的间歇性血液透析诱导产生的反复低血压可能损害已经丧失血流调节的肾脏功能的恢复。这一观点进一步得到 Conger 等人的研究支持[21]。这些研究者对一组急性肾损伤后接受间歇性血液透析治疗的士兵在首次治疗的 3～4 周后进行肾脏活检。其组织学表现为新鲜的肾小管坏死区域,该表现从理论上似乎只能由治疗期间发生的多发性低血压进行解释。

除了低血压,间歇性血液透析还可以在第一小时内引起心脏摄血指数的减少[22]以及氧消耗增加[23]。这些效应都可以使肾功能恢复延迟,甚至进一步恶化。由于以上这些原因,在肾脏替代治疗下,为了利于肾脏功能的恢复,选择血流动力学稳定的方式似乎是较明智的。数例临床研究为此提供了可能性的证据。

显示肾脏功能恢复的临床研究

在表 38.1 中总结了相关临床研究数据。Mehta 等人在 2001 年报道了第一例临床研究(图 38.1),研究肾脏功能恢复在两种透析治疗模式之间的差异[24]。采用了随机对照试验,其中急性肾损伤患者被随机分配到连续性肾脏替代(CRRT)治疗组或间歇性血液透析(IHD)治疗组。研究结论显示,连续肾脏替代治疗组死亡率下降 27%,这和该研究设计之初所设想的结果相一致。该研究共筛查了 718 名患者,其中 166 人进行了随机分组。尽管未能实现随机化分组配平[即,根据急性生理学与慢性健康状况评估量表(APACHE)的评分,分配到连续肾脏替代治疗组的患者病情更严重],但在接受连续肾脏替代治疗的那些幸存者中肾脏功能恢复似乎更好。在意向治疗分析中,与只有 4% 的连续肾脏替代治疗的治疗组相比,间歇性血液透析治疗组 17% 的患者在出院时或死亡时有一定程度的慢性肾功能损害(P=0.01)。此外,仅接受连续肾脏替代治疗而未交叉换组行间歇性血液透析治疗的患者中,有 92.3% 达到完全肾脏功能恢复,而仅接受间歇性血液透析治疗的患者中有 59.4% 达到完全肾脏功能恢复(P<0.01)。治疗的最初选择也至关重要:先接受连续肾脏替代治疗再进行间歇性血液透析治疗的患者中 44.7% 肾脏功能完全恢复,相比之下,先接受间歇性血液透析再进行连续肾脏替代治疗交换的患者中只有 6.7%(P<0.01)实现了肾脏功能的完全恢复。

文前所述研究提供了强有力的证据支持间歇性血液透析使肾脏功能的恢复延迟。然而,该研究还存在几个重要的不足。其随机化过程并不成功,因为随机分配到连续肾脏替代

表 38.1　研 究 概 要

	患者人数		出版年份	国家	研究类型	随访时间	主 要 发 现
	CRRT	IHD					
Mehta (2001)[24]	84	82	2001	美国	随机对照试验	出院时	连续肾脏替代治疗的患者住院死亡率较高但肾功能完全恢复更常见
Jacka (2005)[25]	65	25	2005	加拿大	回顾性队列研究	出院时	在用连续肾脏替代治疗的患者中肾脏功能恢复显著升高
SWING (2007)[26]	1911	291	2007	瑞典	回顾性队列研究	90 天	用间歇血液透析治疗的患者比用连续肾脏替代治疗的患者需要更长时间的血液透析
BEST (2007)[27]	1006	212	2007	23 个国家	回顾性队列研究	出院时	连续肾脏替代治疗作为初始治疗的选择不是存活率或无需透析出院的预测因子，而是出院时透析非依赖状态的强预测因子
ATN (2008)[20]	783	313	2008	美国	随机对照试验	60 天	高强度和低强度的肾脏替代治疗在死亡率方面没有差异
RENAL (2009)[28]	1464	0	2009	澳大利亚，新西兰	随机对照试验	90 天	低强度（25 mL/kg）和高强度（40 mL/kg）的连续静脉血液透析滤过在死亡率方面没有差异

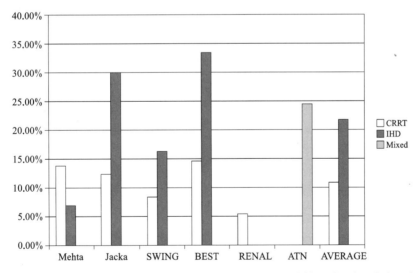

图 38.1　在不同研究中用 CRRT（连续肾脏替代治疗）或 IHD（间歇性血液透析）治疗且存活至出院但仍依赖血液透析的患者的百分比。"混合"即 ATN 试验[20]，指的是这些患者中的大多数也接受一些 CRRT（连续肾脏替代治疗）

治疗的患者病情更重，包括男性比例多于女性和纳入更多的具有药物禁忌证的患者；同时，间歇性血液透析组纳入相对更多的慢性肾损伤竭患者（P 值无显著性差异）。研究设计加入了交叉对照试验，许多患者并没有按照随机分组治疗，这使得数据的解释分析遇到了困难。

然而,肾脏功能恢复的差异是显著的,值得引人注意。

2005 年,加拿大研究团队 Jacka 等人发表了一项针对 93 名接受肾脏替代治疗的危重症患者的小规模回顾性观察性研究[25]。在这项研究中,接受连续肾脏替代治疗的患者中,只有 13% 在出院时存在肾脏替代治疗依赖性,而在接受间歇性血液透析的患者中为 63%。这些结果应批判性看待,因为在间歇性血液透析治疗组肾脏功能恢复被认为太低。尽管如此,这些发现为间歇性血液透析会延迟或阻碍肾脏功能恢复的观点提供了进一步的支持。

2007 年发布的更大的 SWING 研究证实了这些发现,尽管程度较小[26]。SWING 研究是一项回顾性观察性研究,随访了 10 年间在瑞典 32 个重症监护病房中接受肾脏替代治疗的 2 202 例患者。连续性肾脏替代者和间歇性血液透析者之间的死亡率没有差异。然而,在生存期达 90 天的 1 102 例患者中,其中 944 例接受连续肾脏替代治疗患者中只有 8.3% 需要长期血液透析,而间歇性血液透析治疗的 158 例患者中有 16.5% 需要长期血液透析。在间歇性血液透析治疗的患者中,90 天依赖后无法实现透析独立性的优势比为 2.19,并且在校正重症监护病房中的合并症、年份、医院类型和疾病诊断后,优势比升至 2.60。显然,由于该研究为观察性研究,其受到混杂因素的影响。其结果解释也因缺少重症监护病房内患者疾病严重程度评分、透析剂量、透析时间以及有否潜在肾脏疾病数据而受到限制。然而,从重症监护前的数据看,患者们似乎非常相似,如果有差异的话,更严重的患者采用连续肾脏替代治疗,因为他们患有糖尿病和心衰者稍许更多。此外,连续肾脏替代治疗患者中患更严重疾病的比例更高,例如败血症(17% vs. 10%)和胰腺炎(13% vs. 9%),而间歇性血液透析患者的中毒反应更频繁(9% vs. 2%)。最后,也可能存在年份偏倚,因为从 2000 年到 2004 年,有 90% 的患者接受连续肾脏替代治疗,而在此前只有 76%。然而,在校正时间段效应之后,比值比(odds ratio, OR)依然大于 2。

一项国际研究——肾脏早期和终末支持治疗研究(BEST kidney)得到了类似的数据。这是一项前瞻性流行病学研究,涉及 23 个国家的 54 个重症监护病房。在另外的分析中[27],根据其在重症监护入院期间使用的肾脏替代治疗的初始策略,将 1 218 个患者分层,其中 1 006 个患者最初接受连续肾脏替代治疗,212 个患者接受间歇性血液透析治疗。那些初始治疗模式是连续肾脏替代治疗的患者具有较高的 SAPS Ⅱ 评分,更容易因低血压需要使用血管活性药物,因其更差的肺气体交换功能而需要使用机械通气。他们入院后更早接受肾脏替代治疗,在肾脏替代治疗开始之前他们更易酸中毒,而且更倾向于使用更多的利尿剂。这表明在多数情况下,病情更重的患者会采用连续肾脏替代治疗。据报道治疗期间低血压发生率在间歇性血液透析组为 27.9%,而在连续肾脏替代治疗组为 18.8%。BEST Kidney 研究者发现肾脏替代治疗的初始模式不影响住院死亡率(OR 1.005,95% CI 0.673~1.502,$P=0.98$)。然而,在接受连续肾脏替代治疗的患者中,5.2% 在出院时对透析有依赖性,而在间歇性血液透析治疗组则为 17.5%($P<0.000\ 1$)。尽管在间歇性血液透析治疗组中有更多的慢性肾功能不全的患者,在多变量逻辑回归分析中,作为初始肾脏替代治疗模式的连续肾脏替代治疗仍然是肾功能恢复的独立预测因子,其 ORs 与 SWING 研究优势比非常接近(OR:2.653,95% CI 0.523~1.238,$P=0.000\ 8$)。当计算与肾脏替代治疗的初始模式的选择显著相关的十个变量的倾向得分并将其应用在分析中时,这种相关性依然存在,其实上,

更加密切(OR 3.365,95% CI 1.942～6.804,P<0.000 1)。

最后,最近的两个大型的、设计良好的多中心随机试验提供了高质量的数据,以帮助我们了解肾脏替代治疗对肾脏功能恢复的影响:正常与增加水平肾脏替代治疗的随机评价(RENAL)研究[28]和退伍军人管理局/美国国立卫生研究院(VA/NIH)急性肾损伤衰竭试验网络(ATN)研究[20]。这些研究表明,增加肾脏替代治疗的强度并没有使患者存活率或肾脏功能恢复得以改善。虽然这是所研究的主要假设,但这两项研究提供了一些有趣的有关治疗选择对肾脏功能恢复的可能影响的信息。

RENAL 研究是在澳大利亚和新西兰进行的大型多中心随机对照试验,其中满足纳入标准的 1 508 名患者均接受连续静脉血液透析滤过形式的连续肾脏替代治疗。受试者根据透析流量被随机分到两个"剂量"组(每小时 25 mL/kg vs. 40 mL/kg)。在美国 ATN 研究中,1 124 例患者随机分为高强度或低强度肾脏替代治疗组。血流动力学稳定的患者每周接受间歇性血液透析 3 次(低强度组)或 6 次(高强度组)。血流动力学不稳定的患者以每小时 20 mL/kg 或 35 mL/kg 的输出流量接受连续静脉血液透析滤过形式的连续肾脏替代治疗。该方案允许接受治疗模式的改变以适应患者的心血管状态。这两项研究均未能证实组间患者转归或肾脏情况之间的任何统计学显著差异。因此,如随后的荟萃分析所证实的[29],这些研究表明增加肾脏替代治疗的剂量不影响转归或肾脏恢复。然而,除了地理区域差别,这两项研究接受间歇血液透析治疗的患者数量有很大不同:所有参加 RENAL 研究的患者均接受连续肾脏替代治疗,而参加 ATN 试验的 313 名(27.8%)接受间歇血液透析作为初始模式,在研究期间总共>5 000 次接受间歇血液透析治疗。

正如预期的一样,肾脏功能恢复的比例在两个研究之间存在显著差异。在第 28 天,45.2% 的幸存者在 ATN 研究中是肾脏替代治疗依赖性的,而在 RENAL 研究中仅有 13.3%。类似地,在随访结束时,24.6% 的 ATN 存活者依赖肾脏替代治疗(在第 60 天)[30],而只有 5.6% 的 RENAL 存活者依赖肾脏替代治疗(在第 90 天)。肾脏替代治疗依赖性的差异>3 倍。此外,在 ATN 试验中 28 天内无肾脏替代治疗的平均天数是 6.5 天,而在 RENAL 试验中为 17 天。接受连续肾脏替代治疗联合间歇性血液透析治疗的患者,与使用连续肾脏替代治疗的患者相比,28 天内无肾脏替代治疗天数增加大于 2.5 倍。这些发现与 SWING 和 BEST 研究的结果非常一致。这些差异可以通过基础疾病严重性的差异来解释。然而,虽然 ATN 试验有更多的患者在入院时需要机械通气(80.6% vs. 73.6%),但是 RENAL 研究中的患者年龄更大(64.5 岁 vs. 59.6 岁),需要更频繁地使用强心药(72.3% vs. 45%),并且有更多的患者有慢性肾功能损害(58% vs. 34.4%)。

结　　论

虽然没有确定的 I 级证据,但试验性研究、观察性研究和来自多个国家的、多种条件下的、大量患者的随机对照试验的数据似乎一致指出间歇性血液透析延迟肾功能恢复的这一事实,并且在一些患者中,会妨碍肾脏功能恢复。临床医生似乎应慎重采用连续肾脏替代治疗作为急性肾功能损伤危重患者的首选肾脏替代治疗模式,直到任何令人信服的高质量的相反的证据表明间歇性血液透析不是阻碍肾脏恢复的危险因素。

（徐绍红　译）

参考文献

［1］Uchino S, Kellum JA, Bellomo R, et al. Acute renal failure in critically ill patients: a multinational, multicenter study. *JAMA* 2005; **294**: 813 - 18.

［2］Kellum JA, Angus DC, Johnson JP, et al. Continuous versus intermittent renal replacement therapy: a meta-analysis. *Intensive Care Med* 2002; **28**: 29 - 37.

［3］Kierdorf H. Continuous versus intermittent treatment: clinical results in acute renal failure. *Contrib Nephrol* 1991; **93**: 1 - 12.

［4］Bosworth C, Paganini EP, Cosentino F, Heyka RJ. Long-term experience with continuous renal replacement therapy in intensive-care unit acute renal failure. *Contrib Nephrol* 1991; **93**: 13 - 16.

［5］Kruczynski K, Irvine-Bird K, Toffelmire EB, Morton AR. A comparison of continuous arteriovenous hemofiltration and intermittent hemodialysis in acute renal failure patients in the intensive care unit. *Asaio J* 1993; **39**: M778 - 81.

［6］Rialp G, Roglan A, Betbese AJ, et al. Prognostic indexes and mortality in critically ill patients with acute renal failure treated with different dialytic techniques. *Ren Fail* 1996; **18**: 667 - 75.

［7］Swartz RD, Messana JM, Orzol S, Port FK. Comparing continuous hemofiltration with hemodialysis in patients with severe acute renal failure. *Am J Kidney Dis* 1999; **34**: 424 - 32.

［8］Uehlinger DE, Jakob SM, Ferrari P, et al. Comparison of continuous and intermittent renal replacement therapy for acute renal failure. *Nephrol Dial Transplant* 2005; **20**: 1630 - 7.

［9］Augustine JJ, Sandy D, Seifert TH, Paganini EP. A randomized controlled trial comparing intermittent with continuous dialysis in patients with ARF. *Am J Kidney Dis* 2004; **44**: 1000 - 7.

［10］Rabindranath K, Adams J, Macleod AM, Muirhead N. Intermittent versus continuous renal replacement therapy for acute renal failure in adults. *Cochrane Database Syst Rev* 2007; **3**: CD003773.

［11］Singh P, Thomson SC. Renal homeostasis and tubuloglomerular feedback. *Curr Opin Nephrol Hypertens* 2010; **19**: 59 - 64.

［12］Kelleher SP, Robinette JB, Miller F, Conger JD. Effect of hemorrhagic reduction in blood pressure on recovery from acute renal failure. *Kidney Int* 1987; **31**: 725 - 30.

［13］Adams PL, Adams FF, Bell PD, Navar LG. Impaired renal blood flow autoregulation in ischemic acute renal failure. *Kidney Int* 1980; **18**: 68 - 76.

［14］Matthys E, Patton MK, Osgood RW, Venkatachalam MA, Stein JH. Alterations in vascular function and morphology in acute ischemic renal failure. *Kidney Int* 1983; **23**: 717 - 24.

［15］Conger JD, Hammond WS. Renal vasculature and ischemic injury. *Ren Fail* 1992; **14**: 307 - 10.

［16］Davenport A. Intradialytic complications during hemodialysis. *Hemodial Int* 2006; **10**: 162 - 7.

［17］Lameire N, Van Biesen W, Vanholder R, Colardijn F. The place of intermittent hemodialysis in the treatment of acute renal failure in the ICU patient. *Kidney Int Suppl* 1998; **66**: S110 - 19.

［18］Abdeen O, Mehta RL. Dialysis modalities in the intensive care unit. *Crit Care Clin* 2002; **18**: 223 - 47.

［19］Manns M, Sigler MH, Teehan BP. Intradialytic renal haemodynamics—potential consequences for the management of the patient with acute renal failure. *Nephrol Dial Transplant* 1997; **12**: 870 - 2.

［20］Palevsky PM, Zhang JH, O'Connor TZ, et al. Intensity of renal support in critically ill patients with acute kidney injury. *N Engl J Med* 2008; **359**: 7 - 20.

［21］Conger JD. Does hemodialysis delay recovery from acute renal failure? *Sem Dial* 1990; **3**: 146 - 8.

［22］Davenport A, Will EJ, Davidson AM. Improved cardiovascular stability during continuous modes of renal replacement therapy in critically ill patients with acute hepatic and renal failure. *Crit Care Med* 1993; **21**: 328 - 38.

［23］Van der Schueren G, Diltoer M, Laureys M, Huyghens L. Intermittent hemodialysis in critically ill patients with multiple organ dysfunction syndrome is associated with intestinal intramucosal acidosis. *Intensive Care Med* 1996; **22**: 747 - 51.

［24］Mehta RL, McDonald B, Gabbai FB, et al. Collaborative Group for Treatment of ARFitICU: a randomized clinical trial of continuous versus intermittent dialysis for acute renal failure. *Kidney Int* 2001; **60**: 1154 - 63.

［25］Jacka MJ, Ivancinova X, Gibney RTN. Continuous renal replacement therapy improves renal recovery from acute renal failure. *Can J Anaesth* 2005; **52**: 327 - 32.

［26］Bell M, Granath F, Schon S, Ekbom A, Martling CR. Continuous renal replacement therapy is associated with less chronic renal failure than intermittent haemodialysis after acute renal failure. *Intensive Care Med* 2007; **33**: 773 - 80.

[27] Uchino S, Bellomo R, Kellum JA, et al. Patient and kidney survival by dialysis modality in critically ill patients with acute kidney injury. *Int J Artif Organs* 2007；**30**：281 - 92.

[28] Bellomo R, Cass A, Cole L, et al. Intensity of continuous renal-replacement therapy in critically ill patients. *N Engl J Med* 2009；**361**：1627 - 38.

[29] Jun M, Lambers Heerspink HJ, Ninomiya T, et al. Intensities of renal replacement therapy in acute kidney injury： a systematic review and meta-analysis. *Clin J Am Soc Nephrol* 2010；**5**：956 - 63.

[30] Ronco C, Honore P. Renal support in critically ill patients with acute kidney injury. *N Engl J Med* 2008；**359**：1959； author reply 1961 - 52.

Stefano Nava，Luca Fasano

引　言

中断机械通气是一个连续的过程，从患者一发生急性呼吸衰竭需要连接到呼吸机上进行通气支持开始，直到脱离呼吸机，包括呼吸机拔除后的无创机械通气支持和（或）拔除后的监测，以确定拔管成功。在 ICU 拔管过程必须严格监控，以避免延迟拔管和机械通气的负面效应[1]。50%左右的患者自主拔管效果良好，这些患者不需要重复插管[2]，这提示在很多情况下，拔管被过度延迟。拔管失败是指自主呼吸试验的失败或者拔管后 48 小时内需要重新插管。这一章我们将讨论结束机械通气治疗的策略、拔管失败的原因和后果，以及如何处理拔管失败。

脱　机

脱机耗时大约占整个机械通气时间的 40%[3]。延迟机械通气与增加并发症，增高死亡率以及增加费用有关[4,5]。因此，延迟机械通气不仅是医学问题，也是一个社会经济问题。美国在机械通气上的费用大约为 270 亿美元，占总医疗费用的 12%。随年龄增长发病率、死亡率和人口累积成本大幅上升[6]。在美国，每年大约有 30 万的人在 ICU 里接受延长的生命支持治疗，10 年内这个数字将翻倍，随之而来的就是费用将多达 500 亿美元[7]。

脱机过程是包括急性呼吸衰竭的治疗，着眼于通气泵和换气系统，以及评估是否做好脱机的准备，这个过程是渐进的、合理的减少，直到最后全部停止。治疗诱发急性呼吸衰竭的原发病会减少呼吸和循环系统的负荷，使得成功自主呼吸成为可行。机械通气和多种并发症相关，包括呼吸机相关肺炎、其他重症医疗相关的感染、严重的神经肌肉异常、营养支持不足、睡眠剥夺、谵妄、焦虑和抑郁，这些都会脱机过程产生显著的不良影响。

通常所说的脱机是指脱离有创的机械通气，但对于无创通气来说，拔管后会继续实施机械通气，目前已提出"进行中脱机"的概念[1]。2005 年举办的国际共识会议[1]上对这一过程给出了建议。全部 11 名国际专家回答了五个预定义问题：① 关于脱机问题的流行病学了解多少？② 脱机失败后的病理生理学是什么？③ 最初脱离通气机的常规过程是什么？

④ 有没有一个方法用于不同模式的更难的脱机过程? ⑤ 对于有延迟脱机困难的患者该如何处理? 根据国际专家组的看法,患者可被区分为三类:

◆ 简单脱机(简单的自主呼吸试验之后第一次脱机尝试成功)。

◆ 困难脱机(患者最多有三次自主呼吸试验,而且距离第一次自主呼吸试验 7 天以内)。

◆ 延迟脱机(3 次以上自主呼吸试验,距离第一次自主呼吸试验已超过 7 天)。

简单型患者大约占到 70%,且有 5% 的 ICU 病死率。困难型患者以及延迟型患者共有 25% 的病死率[8,9]。最近的研究表明,延迟型使 ICU 患者的发病率及死亡率都增加,而困难型则只增加了发病率,没有增加死亡率[10]。

脱机的病理生理学

脱机策略的关键机制在于呼吸泵负载之间的比例,也就是呼吸作用产生的潮气量,通气功能,产生吸气压的最大能力。还有其他几点需要考虑的:心脏和神经肌肉功能,营养,代谢平衡以及心理方面。

通气负荷

通气负荷依赖于:

◆ 胸肺顺应性降低:导致肺部浸润扩散的任何肺部疾病、胸膜疾病或胸廓疾病,这些疾病可能急性发作,和至少部分由急性呼吸衰竭引起(如肺炎、肺水肿、腹胀、腹水等),也可能慢性发作(如肺纤维化、间质性肺病等肺实质性疾病、脊柱后侧凸或肥胖等导致的胸廓疾病)这些都增加了拔管的困难。肺炎既可以是急性呼吸衰竭的病因也可以是气管插管的并发症,就如肺水肿既可以是急性呼吸衰竭的原发病因,也可以是急性呼吸衰竭因心脏负荷过重而导致的并发症。减少机械通气的时间对降低通气相关肺炎的发生很重要,通气相关肺炎可以使这类患者预后恶化[11,12]。而且,严重通气膨胀的 COPD 患者因严重的通气限制导致肺部顺应性降低,在进行机械通气的时候,医源性动态膨胀会恶化已经存在的静态的通气膨胀。患者与通气设备相互作用的不同步,可能会增加呼吸做功。

◆ COPD、哮喘、气道炎症,呼吸道水肿等可发生支气管狭窄从而增加气道阻力,这种阻力可通过治疗而得到部分改善。因此,在自主呼吸试验时气管导管阻力以及拔管后喉头水肿或者气道分泌物增加都会额外增加呼吸泵的阻力[13]。

通气能力

通气能力需要充足的中枢驱动以及有效的呼吸肌运动去产生吸气负压克服呼吸功并维持肺泡充足的通气,以满足代谢的需要。中枢驱动力不足可能是由神经性疾病(脑炎,脑干损伤等)、代谢性碱中毒、镇静止痛药等导致。外周功能障碍可能由神经肌肉疾病导致,如格林巴利综合征,重症肌无力等,通常发生在脱机困难患者。还有,在 ICU 期间并发危重症多发性神经病和危重症肌病可能会发生无力[14]。一项研究表明,从急性危重症苏醒后,ICU 获得性瘫痪可能是一个影响机械通气时间的独立因素[15]。低钾血症、低磷酸血症、低镁血症、贫血[16]和营养不良可能会进一步阻碍机械通气撤离的过程。脱机期间肾上腺功能不全也可能起着一定的作用,当危重症患者随机皮质醇浓度低于 25 g/dL 或者 ACTH 刺激后皮质醇增量小于 9 g/dL 时要考虑肾上腺功能不全[17]。

医源性因素

过度镇静与脱机的延长有关,每日的觉醒情况对评估是否准备好自主呼吸十分有用[18]。这种方法确定是安全的,可以缩短机械通气时间,与创伤后应激障碍发生率的降低有关[19]。

有人提出机械通气可能对膈肌有损害作用。在动物实验中,与机械通气有关的膈肌低反应导致了膈肌肌纤维的萎缩,降低了它产生动力的能力[20],这就是通气诱导膈肌运动障碍[21]。Levine 等[22]报道了在脑死亡捐赠者中发现机械通气导致的膈肌低反应,与优势纤维的萎缩、膈肌内蛋白水解标记物的增多有关,也证明了这些患者存在通气诱导膈肌运动障碍。最近的一项研究表明[23]:在进行机械通气的人群中膈肌无力及萎缩发展得很快,而且 MV 与膈肌肌肉纤维损伤及上调钙蛋白酶的蛋白水解系统有关。总而言之,这些证据有力地说明了使用机械通气时,如果有可能,尽可能避免采用最大降低患者吸气努力的模式。

危重患者的获得性无力,可能是由药物引起的神经肌肉关节障碍,多发神经病,肌病等导致[24]。急性四肢瘫痪性肌病明显影响需要机械通气治疗的哮喘持续状态患者,和需要大剂量静脉注射激素和(或)非去极化的神经肌肉阻断药物治疗的患者[25]。另一项观察性研究表明,三分之一的患者进 ICU 是因为 COPD 恶化,使用大剂量糖皮质激素导致了急性四肢瘫痪的肌病[26]。

心脏负荷

在进行自主呼吸试验期间,通气支持已经撤去,心血管系统平衡发生了两项主要改变:

◆ 因为增加了呼吸功,为了与积聚的 CO 保持平衡,增加代谢需求。

◆ 胸腔吸气负压的重现导致了增加右心充盈,前负荷增加,后负荷也增加。

脱机过程可看作是对心血管系统的一项应激测试,这过程对有慢性心衰的患者很难耐受,但也使潜在的心功能障碍易被发现[27,28]。心脏缺血和(或)肺水肿可能随之而来,尤其对于有过心肌梗死的患者来说[29]。正压机械通气带来的胸腔正压对心脏功能有保护性作用,这点已在肺水肿导致的急性肺功能衰竭患者的无创通气中证明[30]。

其 他 因 素

精神改变,如谵妄[31,32]、焦虑、抑郁等,有可能增加机械通气时间。42%的患者在持续通气脱机过程中被诊断为抑郁,这些患者更有可能脱机失败甚至死亡[33]。

时间设置

根据 International Task Force[1],脱机过程被分为六个阶段:① 治疗急性呼吸功能衰竭;② 推测有可能实施脱机;③ 评估脱机前准备是否充分;④ 自主呼吸试验;⑤ 尝试拔管;⑥ 可能重插管。

急性呼吸功能衰竭改善后,立即去除有创性机械通气的机会不能错过。任何不合理的拖延都会增加 ICU 相关综合征的可能,而且使拔管过程复杂化。自主拔管的患者,包括那些还在使用全套设备支持和已经在脱机患者[2,34],以及正在准备脱机的但只要医护人员改变就"无法脱机"患者[35],他们的结果也证明了这个观点,亦即机械通气没必要拖延。

对接受机械通气的成年人进行日常检查,给恰当的患者进行自主呼吸试验,而且当试验成功时,通知他们的医生,可以减少机械通气的时间,降低费用,而且比常规护理并发症风险小[36],这项策略还能减低自主拔管,气管造口术以及通气相关肺炎的发生率[37]。

通常认为抑郁心理状态是成功拔管的一个障碍,但在一个研究中,GCS 评分较低的脑损伤患者再插管率较低。在一个小的研究中,对神经重症监护患者拔管试验,显示了传统脱机参数不能预测拔管失败[38]。

然而针对这些患有神经系统疾病的患者,使用一个系统的方法脱机和拔管,可以减少拔管失败后再插管率,且没有影响机械通气的持续时间,总体上可积极地被 ICU 专业人士接受[39]。每日自发唤醒试验(即中止镇静剂,加上自主呼吸试验即自主呼吸试验)与目前标准方法相比,能给在重症监护室的机械通气患者带来更好的结果,一些学者建议这应该成为临床常规[40]。

对脱机准备情况的评估是基于对患者临床稳定以及有能力耐受呼吸功有信心,这个评估考虑了以下几点,但不是都必须要实现[1]:

- ◆ 显著和持续改善引起急性呼吸功能衰竭的急性疾病。
- ◆ 合作能力(包括能够容忍撤离镇静治疗)。
- ◆ 满意的处理气管支气管分泌物的能力(有效的咳嗽和可控分泌物量)[41]。
- ◆ 足够的气体交换($PaO_2/FiO_2>150$ mmHg),呼气末正压<8 cmH_2O。
- ◆ 可耐受的通气需求(每分钟通气<10 L/min)。
- ◆ 可控的呼吸性酸中毒。
- ◆ 充足的通气泵性能(肺活量>10 mL/kg,潮气量>5 mL/kg,最大吸气压<-20 cmH_2O,呼吸频率<35 呼吸/分钟,快速浅呼吸指数<105)。

在拔管前应进行空气泄漏测试(在已经使袖带放气之后存在气管导管周围的气流),以评估潜在的上气道阻塞的存在[42,43]。

脱机失败的预测因素

除了脱机成功或失败的最常见的指标之外,不管使用何种策略,临床医生必须基于客观临床标准在脱机试验后决定对患者实施拔管。呼吸窘迫(如胸腹反常运动,辅助肌的过度使用),出汗和焦虑,感觉受损,血流动力学不稳定性和存在氧气去饱和可能是患者不能维持自主呼吸的客观迹象。

在文献中提出了几个单个的提示脱机成功的指征如肺活量、潮气量、气道闭塞压力（P0.1）、每分通气量、呼吸频率、最大吸气压等；然而，在一般的 ICU 中，曲线下面积显示测试不能准确辨别脱机是否成功[44]。

同时文献也提出了复合指标，例如 P0.1/Pimax（吸气作用开始至最大吸气压后 0.1 秒的气道阻塞压力比率）和 CROP（顺应性，速率，氧合和压力的综合指数）[45,46]。前者取决于呼吸机直接测量的记录的质量，其并不总是可靠的，后者在临床环境中使用有点麻烦，因为它需要测量许多变量，在测量技术方面具有潜在的错误风险。

快速浅呼吸指数是呼吸频率和潮气量之间的比率，能够预测成功的自主呼吸试验，并且可能是临床实践中最常用的预测因子[46]。事实上，患者不能忍受自主呼吸倾向于快速增加呼吸频率，同时减少潮气量，因此导致快速浅呼吸指数增加。在一个里程碑式的研究中，快速浅呼吸指数 >105 次/$(min \cdot L)$ 与脱机失败相关，而快速浅呼吸指数的值较低则预测脱机成功，具有良好的灵敏度和令人满意的特异性。最近的系统评价支持，似然比较灵敏度和特异性更好的观点，因为它们独立于预测概率[47,48]，并且阴性似然比在描述即将失败的患者是比阳性似然比描述将脱机成功的患者更好。

在自主呼吸试验期间，Wysocki 等人[49]认为呼吸变异预测患者成功脱离呼吸机和气管导管的意义更大，并且变异系数足够区分出成功和失败的病例。

自主呼吸试验可以以低水平的吸气支持（PS$<+8$ cmH$_2$O）或持续气道正压通气（持续气道正压通气）进行，而不损害其成功拔管的预测能力[50-52]。持续气道正压通气在自主呼吸试验期间有助于 COPD 患者，因为其有助于克服由内源性呼气末正压施加的负荷，但是该"辅助作用"尚未被正式研究。那时不考虑由气管导管（ATC）[53]施加的阻力负荷的自动补偿，在实际生活中，在拔管后患者呼吸时必须对抗发炎的上气道的阻力，使得在没有该 ATC 的情况下更好地模拟拔管后呼吸功[13,54]。一些研究表明当患者不能克服自主呼吸试验[9,46]时，在 20 分钟内就有明显表现，在预测拔管成功方面，30 分钟自主呼吸试验与 120 分钟自主呼吸试验一样成功率[9]。

对于判断自主呼吸试验失败，存在客观指标和主观标准（激动，呼吸困难，发汗，发绀，抑郁的精神状态，使用辅助肌和愁苦面容）[55]。客观指标是：

◆ 低氧血症（PaO$_2$$<50\sim60$ mmHg，FiO$_2$$>50\%$）。
◆ 高碳酸血症（PaCO$_2$$>50$ mmHg 或自主呼吸试验期间增加>8 mmHg）。
◆ 酸中毒（pH<7.32 或 pH 的减少>0.07 的 pH 单位）。
◆ 快速浅呼吸指数>105。
◆ 呼吸急促（呼吸频率>35 次/分或增加 50%）。
◆ 心动过速（心率>140 次/分或增加$>20\%$）。
◆ 高血压>180 mmHg 或增加$>20\%$。
◆ 低血压<90 mmHg。
◆ 心律失常。

只有 13% 成功完成自主呼吸试验的患者需要重新插管；相反，在没有自主呼吸试验的情况下 40% 患者拔除后不得不重新插管[56]。当患者未能通过自主呼吸试验时，应使用非疲劳

模式(A/C 或压力支持通气)进行通气,以恢复等待下一自主呼吸试验。

脱 机 方 法

根据一项国际调查,每日自主呼吸试验可能是最常用的脱机方法,半数使用 T 管的患者应用该方法(较少使用的是低 PS 或持续气道正压通气)。

逐渐减少吸气压力支持是第二种最为常用的方法,特别是在那些脱机困难的患者中,并且基于逐渐减少"外部"辅助的原则,直到达到水平<7 cmH$_2$O。这就显示,一旦她/他拔管,就能很好地模拟患者的呼吸功。

最近的生理试验表明,与 T 管法相比,压力支持通气和压力支持通气联合呼气末正压显著改变呼吸模式(呼吸频率降低和潮气量增加),减少吸气肌力和心血管反应(减少肺动脉压和左心室心衰),因此在这个小组的大多数难以脱机的受试者采用 T‐piece 法容易失败,而采用其他这两个方法取得成功[57]。

过去常常使用的同步间歇强制通气是一种机械通气模式,通过决定潮气量和呼吸频率确保最小的每分通气量。呼吸机与患者的呼吸同步,患者可以通过压力支持的呼吸增加通气。脱机通过降低呼吸频率进行,此外,必须撤销给予自主呼吸的压力支持。

在这三个最流行的脱机方法中哪一个被认为是最好的呢? 几项试验表明,通过 T 管间歇性使用自主呼吸与脱机模式下的压力支持通气相当。因此,在自主呼吸试验失败后,逐渐增加 T‐piece 上的时间也是撤机的有效手段。根据 International Task Force,在几次自主呼吸的尝试失败后,使用压力支持通气也可能有助于从机械通气中帮助患者脱机。然而,一些研究报道了使用压力支持通气或 T 管试验的不同脱机成功率,但这可能反映了特定的临床医生团队对一种方法的不同态度,训练和信心,而不是脱机方法本身具有优势。比较这三种方法的大多数研究表明,在加速脱机过程中同步间歇强制通气比压力支持通气或 T‐piece 更差。事实上,文献不支持单独使用同步间歇强制通气作为脱机模式,并且对于使用同步间歇强制通气和压力支持通气组合的数据很少[58,59]。除了这三种最受欢迎的脱机方法,文献中还提出了一些其他通气模式。

高级闭环系统使脱机过程具有交互性,反应性和适应性,以简化呼吸机管理。尽管取得了一些积极的成果[60-62],这些自动化模式在减少脱机实践模式变化和促进知识转化方面的作用,仍有待确立。事实上,在脱机期间的自动化并没有取代对患者进行密切观察和监测的需要。这些技术中最流行的是强制性每分通气[63],其结合了控制性通气的特征,强制呼吸和压力支持通气,以增强自发呼吸能力。通过考虑患者的自主呼吸频率,呼吸机适应强制呼吸速率以满足预定的每分通气量。如果患者自主呼吸达到或超过预设的分钟容量,在强制性每分通气中不提供强制性呼吸。自适应支持通气自动选择目标通气模式,基于临床医生的输入(预测体重,最小分钟体积和压力极限)和来自呼吸机监测系统的呼吸力学数据(呼吸系统呼气的时间常数和动态顺应性)[64]。该算法的目的是总吸气工作减少到最小,通过对高于呼气末正压的吸气压力水平、频率和呼吸机启动的呼吸时间的自动控制,呼吸机连续地适应以匹配呼吸力学的变化。SmartCare®,也称为"Neoganesh"或自动脱机系统,是第一个商业上可用的自动化系统,专门设计用于指导脱机过程。SmartCare®/PS 每 2 或 5 分钟监测患者的呼吸状态,并定期调整压力支持以维持患者处于确定的"呼吸舒适区"。一旦 SmartCare® 成功地将吸气支持的水平降至最低时进入观察期,其后可以建议"考虑分离"(如果临床有指征,进行拔管)。

按比例辅助通气和神经调节通气辅助是相对较新的脱机模式,一些作者推测这两种方法对机械通气后的脱机有潜在作用,但实际上没有研究来验证该假说[65,66]。

无创通气缩短插管的持续时间

无创通气作为独立技术,建议用来缩短一部分患者,通常是具有持续性高碳酸血症和慢性呼吸系统疾病患者的通气持续时间。从生理学的角度来看,无创通气类似于侵入性机械通气;事实上,它能减少呼吸工作和频率,减少胸内压力的负压差,改善气体交换,并且减少呼吸肌的阻力[67]。实际上,侵入性和非侵入性压力支持同样有效,并且无创通气有可能"完全替代"有创通气。

Burns 等在一项荟萃分析和系统综述中确定了 12 个随机对照研究,530 名参与者参与其中,大多数患有 COPD。与侵入性脱机相比,非侵入性脱机与降低死亡率(RR 0.55,95% CI 0.38~0.79),通气相关肺炎(RR 0.29,95%CI 0.19~0.45),ICU 停留时间(加权平均差 −6.27 天,−8.77~−3.78)和住院(−7.19 天,−10.80~−3.58),通气总持续时间和有创通气持续时间等相关。非侵入性脱机对脱机失败或脱机时间没有影响[68]。

最近,Girault 在法国 17 个中心完成了一项大样本随机对照研究,患者是因急性肺功能衰竭插管的慢性高碳酸血症呼吸衰竭患者[69]。患者被随机分为三组:持续机械通气与常规脱机组,无创通气组,或拔管后吸氧组。有创脱机组,吸氧组和无创通气组的再插管率分别为 30%、37% 和 32%,包括拔管后急性肺功能衰竭在内的脱机失败率,分别为 54%、71% 和 33%,统计学结果明显倾向于无创通气。有创脱机组和氧疗组的无创通气补救成功率分别为 45% 和 58%。除了无创通气组比有创脱机组要更长的脱机时间(2.5 *vs.* 1.5 天;$P=0.033$),组间没有观察到显著差异。因此得出结论,无创通气减少了插管持续时间,降低拔管后急性肺功能衰竭的风险,改善难以脱机的患有高碳酸血症呼吸衰竭的患者的脱机。

一些小的,非随机试验已经使用无创通气对具有低氧呼吸衰竭的创伤患者[70]和早期拔管后持续性急性肺功能衰竭的非 COPD 患者进行脱机[71,72]。然而,基于这些研究,我们不能推荐无创通气作为严重缺氧患者的脱机策略。面部耐受性差和安装面罩可能的困难已被认为是脱机过程中无创通气失败的可能原因[73]。最近,头盔被认为是无创通气的潜在替代品。在病例报告中,Klein 等人[74]描述了一例因为急性肺功能衰竭插管的 COPD 患者在无创通气期间通过使用头盔快速拔管。与侵入性通气相比,患者依从性良好,降低成本和护士工作量,与镇静和感染相关的并发症明显少得多。

各种脱机方法的优点和缺点总结如表 39.1。

表 39.1　相关呼吸机撤离策略的优缺点

脱机方法	优　　　　点	缺　　　　点
T 管自行呼吸试验试验	- 模拟自主呼吸 - 是确定患者能否成功拔管的主要诊断性测试	- 对于某些患者来说太"短暂",潜在增加焦虑的危险性
逐渐减少吸气支持	- 模拟自主呼吸 - 用于自主呼吸试验失败病例	- 需要规范化操作(如.每日调整吸气支持的数量和总数)
SIMV		与 T - piece 试验或 PS 相比,增加了呼吸功 与自主呼吸试验和 PS 相比,延缓了脱机的过程
自动管补偿	- 可用于狭窄的气管内插管患者	- 没有考虑气管内插管的外部限制 - 缺乏坚实的科学证据
闭环系统	可简化通气管理	- 仍然需要对患者进行密切观察和监测 - 缺乏坚实的科学证据
NIV	- 允许超前拔管,即使是自主呼吸试验失败病例 - 降低了通气相关肺炎的风险	- 仅用于 COPD 患者 - 需要专业团队

拔管后呼吸衰竭

拔管后呼吸衰竭是 ICU 中的主要临床问题。它通常定义为当呼吸窘迫[即增加的呼吸频率和初期疲劳的间接迹象,例如辅助肌肉的大量激活和(或)下肋骨笼的向内运动],动脉血气恶化(即同时接收 $FiO_2 > 0.50$ 时,$PaCO_2 > 10$ mmHg 的增加和 pH > 0.10 的降低;$PaO_2 < 60$ mmHg 或 $SaO_2 < 90\%$),或由于上呼吸道阻塞或过度分泌而不能保护气道,在拔管后的 48 小时内发生[75]。

平均 13% 患者拔管后失败需要重新插管,这些患者的预后非常差,因为他们的住院死亡率超过 30%~40%,拔管失败原因和重新插管时间都是预测结果的独立因素[75,76]。

重新插管的最常见原因是呼吸衰竭、充血性心力衰竭、吸入或过量的肺分泌物和上气道阻塞。与那些主要由于气道问题拔管失败的患者相比,由于非气道病因导致拔管失败患者的死亡率显著更高(52.9% 和 17.4%)[76]。

死亡率随着拔管至重新插管的间隔时间增加而增加,和那些持续更长时间后才重新插管的患者相比,在拔管后 12 小时(24% 和 51%)或 24 小时(30.2% 和 58.1%)重新插管的患者死亡率明显降低[76]。

此外,正如托雷斯在病例对照研究中评估所揭示的,再插管代表"本身"是医院内肺炎的独立危险因素[77]。

存在这样的一些患者,其在拔管时的临床特征可以预测需要重新插管,这样就可以建议在所选择的风险患者群体中应用无创通气以避免拔管后失败的发生,降低重新插管的可能性。基于该假设进行两个随机试验[78,79],与标准医疗治疗相比,评估无创通气是否在预防"最高风险"的患者中拔管后发生衰竭有效。两项试验采用相似的标准来定义潜在风险的患者类别(即持续脱机失败,拔管后高碳酸血症,年龄,弱咳嗽反射或先前存在的心脏病)和相似的研究设计(如,第一个48小时内连续使用无创通气)。

在第一项研究中,使用无创通气与降低16%的重新插管风险相关,而对ICU死亡率的保护作用接近统计学显著性。在第二个随机试验中,不同于以前的研究,这两组患者拔管后出现呼吸衰竭不再立即重新插管,而使用无创通气作为拔除后的补救治疗,以免出现呼吸衰竭。作者发现,无创通气显著降低拔管后呼吸衰竭的发生率,但两组在再插管中的差异率无显著性。这是无创通气作为避免重新插管的挽救疗法的功效。无创通气提高存活率的作用只体现在自主呼吸试验期间慢性呼吸障碍和高碳酸血症的患者。为了证实在该亚组患者中发现的结果,Ferrer及其同事[80]进行了专门为自主呼吸试验期间高碳酸血症患者设计的多中心随机对照研究,他们发现,无创通气组的呼吸衰竭比其他组(标准治疗组)的发生率低(15% vs. 25%)。无创通气也独立地与拔管后较低的呼吸衰竭风险相关,并且在呼吸衰竭患者中,无创通气作为补救治疗可避免重新插管。无创通气组的总体90天死亡率显著降低(11% vs. 31%)。

拔管后已经显示出"早期"或甚至明显呼吸衰竭的迹象时,推荐使用无创通气以努力避免再重新插管。

在一个随机对照研究中[81],拔管后48小时内出现急性肺功能衰竭的患者被随机分配到仅接受标准药物治疗组或无创通气组。尽管无创通气组住院时间有缩短的趋势,但作者没有发现在重新插管率,住院死亡率,ICU和住院时间方面有任何差异。Esteban等[82]进行了一项大型多中心随机试验,以评估无创通气对拔管后呼吸衰竭患者死亡率的影响。在中期分析期间研究就提早停止,因为作者发现无创通气组与标准治疗相比死亡率更高(分别为25%和14%)。然而,不同似乎是由于需要重新插管患者的死亡率差异引起(无创通气组38%,标准治疗组22%),这可能与在无创通气组中急性肺功能衰竭发作和重新插管时间间隔较长相关。该研究未对患者进行选择,因此,作者得出结论,所选择的患者(即患有COPD的患者)仍然可能从无创通气获益,但是样本量太小而不能得到有意义的结论。

一般来说,无创通气目前并无用于治疗在拔管后有呼吸窘迫或衰竭患者的指征,但是将来肯定要在选定的患者群体,例如具有慢性呼吸疾病或呼吸衰竭的患者研究其作用。

结 论

最后,weaning这个词最初的含义是"断奶,用其他喂养手段代替母乳"[83],这个词可能并不能最好地刻画"脱机"这样一个与困难、疼痛和疾病相连的过程。在本文中最初引用了"断奶"一词的人作出了一个敏锐的选择,提醒我们,从机械通气断开不仅是一连串数字,策略,方案,通气模式和成本的问题,而且还包括需要放弃呼吸机的安全保护并自己再次呼吸的患者所需的护理,奉献和情感支持。选择最佳的从机械通气解放的策略,必须考虑来自个体经验和常识方法的证据[84]。在图 39.1 中提出了脱机的合理方法。任务组的建议,方案的实施和脱机策略的应用改善了过去几年中对这个问题的处理方法;然而,实践仍部分是经验性的,基于主观印象,其中包括患者自己感觉她/他可能可以脱离呼吸机。

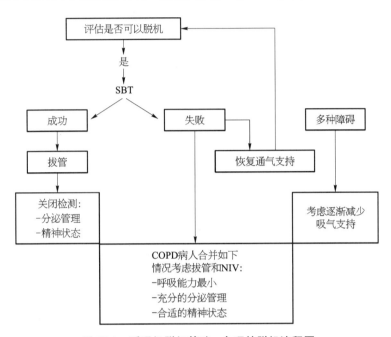

图 39.1 呼吸机脱机策略:合理的脱机流程图

(丁丽君 译)

参考文献

[1] Boles JM, Bion J, Connors A, et al. Weaning from mechanical Ventilation. *Eur Respir J* 2007;**29**:1033 – 56.

[2] Epstein SK, Nevins ML, Chung J. Effect of unplanned extubation on outcome of mechanical ventilation. *Am J Respir Crit Care Med* 2000;**161**:1912 – 16.

[3] Esteban A, Alía I, Ibanez J, Benito S, Tobin MJ. Modes of mechanical ventilation and weaning:a national survey of Spanish hospitals. *Chest* 1994;**106**:1188 – 93.

[4] Coplin WM, Pierson DJ, Cooley KD, Newell DW, Rubenfeld GD. Implications of extubation delay in brain injured patients meeting standard weaning criteria. *Am J Respir Crit Care Med* 2000;**161**:1530 – 6.

[5] Esteban A, Anzueto A, Frutos F, et al. Mechanical Ventilation International Study Group. Characteristics and outcomes in adult patients receiving mechanical ventilation:a 28 days international study. *JAMA* 2002;**287**:345 – 55.

[6] Wunsch H, Linde-Zwirble WT, Angus DC, et al. The epidemiology of mechanical ventilation use in the United States. *Crit Care Med* 2010;**38**:1947 – 53.

[7] Zilberberg MD, Shorr AF. Prolonged acute mechanical ventilation and hospital bed utilization in 2020 in the United States:implications for budgets, plant and personnel planning. *BMC Health Serv Res* 2008;**8**:242.

[8] Vallverdu I, Calaf N, Subirana M, Net A, Benito S, Mancebo J. Clinical characteristics, respiratory functional parameters, and outcome of a two hours T-piece trial in patients weaning from mechanical ventilation. *Am J Respir Crit Care Med* 1998;**158**:1855 – 62.

[9] Esteban A, Alia I, Tobin MJ, et al. Effect of spontaneous breathing trial duration on outcome of attempts to discontinue mechanical ventilation. *Am J Respir Crit Care Med* 1999;**159**:512 – 18.

[10] Funk GC, Anders S, Breyer MK, et al. Incidence and outcome of weaning from mechanical ventilation according to

new categories. *Eur Respir J* 2010；**35**：88 - 94.

[11] **Chastre J, Fagon JY.** Ventilator-associated pneumonia. *Am J Respir Crit Care Med* 2002；**165**：867 - 903.

[12] **American Thoracic Society.** Guidelines for the management of adults with hospital-acquired, ventilator-associated, and healthcare-associated pneumonia. *Am J Respir Crit Care Med* 2005；**171**：388 - 416.

[13] **Straus C, Louis B, Isabey D, Lemaire F, Harf A, Brochard L.** Contribution of the endotracheal tube and the upper airway to breathing workload. *Am J Respir Crit Care Med* 1998；**157**：23 - 30.

[14] **Garnacho-Montero J, Amaya Villar R, Garcia-Garmendia JL, Madrazo-Osuna J, Ortiz-Leyba C.** Effect of critical illness polyneuropathy on the withdrawal from mechanical ventilation and the length of stay in septic patients. *Crit Care Med* 2005；**33**：349 - 54.

[15] **De Jonghe B, Bastuji-Garin S, Sharshar T, Outin H, Brochard L.** Does ICU-acquired paresis lengthen weaning from mechanical ventilation? *Intensive Care Med* 2004；**30**：1117 - 21.

[16] **Shonhofer B, Wenzel M, Geibel M, Kohler D.** Blood transfusion and lung function in chronically anemic patients with severe chronic obstructive pulmonary disease. *Crit Care Med* 1998；**26**：1824 - 8.

[17] **Huang CJ, Lin HC.** Association between adrenal insufficiency and ventilator weaning. *Am J Respir Crit Care Med* 2006；**173**：276 - 80.

[18] **Kress JP, Pohlman AS, O'Connor MF, Hall JB.** Daily interruption of sedative infusions in critically ill patients undergoing mechanical ventilation. *N Engl J Med* 2000；**342**：1471 - 7.

[19] **Kress JP, Gehlbach B, Lacy M, Pliskin N, Pohlman AS, Hall JB.** The long-term psychological effects of daily sedative interruption on critically ill patients. *Am J Respir Crit Care Med* 2003；**168**：1457 - 61.

[20] **Le Bourdelles G, Viires N, Boczkowski J, Seta N, Pavlovic D, Aubier M.** Effects of mechanical ventilation on diaphragmatic contractile properties in rats. *Am J Respir Crit Care Med* 1994；**149**：1539 - 44.

[21] **Vassilakopoulos T, Petrof BJ.** Ventilator-induced diaphragmatic dysfunction. *Am J Respir Crit Care Med* 2004；**169**：336 - 41.

[22] **Levine S, Nguyen T, Taylor N, et al.** Rapid disuse atrophy of diaphragm fibers in mechanically ventilated humans. *N Engl J Med* 2008；**358**：1327 - 35.

[23] **Jaber S, Petrof BJ, Jung B, et al.** Progressive diaphragmatic weakness and injury during mechanical ventilation in humans. *Am J Respir Crit Care Med* 2011；**183**：364 - 71.

[24] **Stevens RD, Hart N, de Jonghe B, Sharshar T.** Weakness in the ICU：a call to action. *Crit Care Med* 2009 ；**37** (Suppl)：S299 - 308.

[25] **Leatherman JW, Fluegel WL, David WS, Davies SF, Iber C.** Muscle weakness in mechanically ventilated patients with severe asthma. *Am J Respir Crit Care Med* 1996；**153**：1686 - 90.

[26] **Amaya-Villar R, Garnacho-Montero J, García-Garmendía JL, et al.** Steroid-induced myopathy in patients intubated due to exacerbation of chronic obstructive pulmonary disease. *Intensive Care Med* 2005；**31**：157 - 61.

[27] **Lemaire F, Teboul JL, Cinotti L, et al.** Acute left ventricular dysfunction during unsuccessful weaning from mechanical ventilation. *Anesthesiology* 1988；**69**：171 - 9.

[28] **Pinsky MR.** Breathing as exercise：the cardiovascular response to weaning from mechanical ventilation. *Intensive Care Med* 2000；**26**：1164 - 6.

[29] **Srivastava S, Chatila W, Amoateng-Adjepong Y, et al.** Myocardial ischemia and weaning failure in patients with coronary artery disease：an update. *Crit Care Med* 1999；**27**：2109 - 12.

[30] **Nava S, Carbone G, DiBattista N, et al.** Noninvasive ventilation in cardiogenic pulmonary oedema：a multicentre trial. *Am J Respir Crit Care Med* 2003；**168**：1432 - 7.

[31] **Lin SM, Liu CY, Wang CH, et al.** The impact of delirium on survival of mechanically ventilated patients. *Crit Care Med* 2004；**32**：2254 - 9.

[32] **Ely EW, Shintani A, Truman B, et al.** Delirium as a predictor of mortality in mechanically ventilated patients in the intensive care unit. *JAMA* 2004；**291**：1753 - 62.

[33] **Jubran A, Lawm G, Kelly J, et al.** Depressive disorders during weaning from prolonged mechanical ventilation. *Intensive Care Med* 2010；**36**：828 - 35.

[34] **Betbese AJ, Perez M, Bak E, Rialp G, Mancebo J.** A prospective study of unplanned endotracheal extu-bation in intensive care unit patients. *Crit Care Med* 1998；**26**：1180 - 6.

[35] **Vitacca M, Vianello A, Colombo D, et al.** Comparison of two methods for weaning patients with chronic obstructive pulmonary disease requiring mechanical ventilation for more than 15 days. *Am J Respir Crit Care Med* 2001；**164**：225 - 30.

[36] **Ely EW, Baker AM, Dunagan DP, et al.** Effect on the duration of mechanical ventilation of identifying patients capable of breathing spontaneously. *N Engl J Med* 1996；**335**：1864 - 9.

[37] **Grap MJ, Strickland D, Tormey L, et al.** Collaborative practice：development, implementation, and evaluation of a weaning protocol for patients receiving mechanical ventilation. *Am J Crit Care* 2003；**12**：454 - 60.

[38] **Ko R, Ramos L, Chalela JA.** Conventional weaning parameters do not predict extubation failure in neurocritical care patients. *Neurocrit Care* 2009；**10**：269 - 73.

[39] **Navalesi P, Frigerio P, Moretti MP, et al.** Rate of reintubation in mechanically ventilated neurosurgical and neurologic patients：evaluation of a systematic approach to weaning and extubation. *Crit Care Med* 2008；**36**：

2986‐892.

[40] **Girard TD, Kress JP, Fuchs BD, et al**. Efficacy and safety of a paired sedation and ventilator weaning protocol for mechanically ventilated patients in intensive care（Awakening and Breathing Controlled trial）：a randomised controlled trial. *Lancet* 2008；**371**：126‐34.

[41] **Khamiees M, Raju P, DeGirolamo A, Amoateng-Adjepong Y, Manthous CA**. Predictors of extubation outcome in patients who have successfully completed a spontaneous breathing trial. *Chest* 2001；**120**：1262‐70.

[42] **De Bast Y, De Backer D, Moraine JJ, Lemaire M, Vandenborght C, Vincent JL**. The cuff leak test to predict failure of tracheal extubation for laryngeal oedema. *Intensive Care Med* 2002；**28**：1267‐72.

[43] **Jaber S, Chanques G, Matecki S, et al**. Post extubation stridor in intensive care units patients. Risk factors evaluation and importance of the cuff leak test. *Intensive Care Med* 2003；**29**：69‐74.

[44] **Conti G, Montini L, Pennisi MA, et al**. A prospective，blinded evaluation of indexes proposed to predict weaning from mechanical ventilation. *Intensive Care Med* 2004；**30**：830‐6.

[45] **Montgomery AB, Holle RH, Neagley SR, Pierson DJ, Schoene RB**. Prediction of successful ventilator weaning using airway occlusion pressure and hypercapnic challenge. *Chest* 1987；**91**：496‐9.

[46] **Yang KL, Tobin MJ**. A prospective study of indexes predicting the outcome of trials of weaning from mechanical ventilation. *N Engl J Med* 1991；**324**：1445‐50.

[47] **Meade M, Guyatt G, Cook D, et al**. Predicting success in weaning from mechanical ventilation. *Chest* 2001；**120**(6 Suppl)：400S‐24S.

[48] **Tobin MJ, Jubran A**. Variable performance of weaning-predictor tests：role of Bayes' theorem and spectrum and test-referral bias. *Intensive Care Med* 2006；**32**：2002‐12.

[49] **Wysocki M, Cracco C, Teixeira A, et al**. Reduced breathing variability as a predictor of unsuccessful patient separation from mechanical ventilation. *Crit Care Med* 2006；**34**：2076‐83.

[50] **Kollef MH, Shapiro SD, Silver P, et al**. A randomized，controlled trial of protocol-directed versus physician directed weaning from mechanical ventilation. *Crit Care Med* 1997；**25**：567‐74.

[51] **Matic I, Majeric-Kogler V**. Comparison of pressure support and T-tube weaning from mechanical ventilation：randomized prospective study. *Croat Med J* 2004；**45**：162‐6.

[52] **Jones DP, Byrne P, Morgan C, Fraser I, Hyland R**. Positive end-expiratory pressure versus T-piece. Extubation after mechanical ventilation. *Chest* 1991；**100**：1655‐9.

[53] **Haberthur C, Mols G, Elsasser S, Bingisser R, Stocker R, Guttmann J**. Extubation after breathing trials with automatic tube compensation，T-tube，or pressure support ventilation. *Acta Anaesthesiol Scand* 2002；**46**：973‐9.

[54] **Mehta S, Nelson DL, Klinger JR, Buczko GB, Levy MM**. Prediction of post-extubation work of breathing. *Crit Care Med* 2000；**28**：1341‐6.

[55] **Perren A, Domenighetti G, Mauri S, Genini F, Vizzardi N**. Protocol-directed weaning from mechanical ventilation：clinical outcome in patients randomized for a 30-min or 120-min trial with pressure support ventilation. *Intensive Care Med* 2002；**28**：1058‐63.

[56] **Zeggwagh AA, Abouqai R, Madani N, Zekraoui A, Kerkeb O**. Weaning from mechanical ventilation：a model for extubation. *Intensive Care Med* 1999；**25**：1077‐83.

[57] **Cabello B, Thille AW, Róche-Campo F, Brochard L, Gómez FJ, Mancebo J**. Physiological comparison of three spontaneous breathing trials in difficult-to-wean patients. *Intensive Care Med* 2010；**36**：1171‐9.

[58] **Brochard L, Rauss A, Benito S, et al**. Comparison of three methods of gradual withdrawal from ventilatory support during weaning from mechanical ventilation. *Am J Respir Crit Care Med* 1994；**150**：896‐903.

[59] **Esteban A, Frutos F, Tobin MJ, et al**. A comparison of four methods of weaning patients from mechanical ventilation. Spanish Lung Failure Collaborative Group. *N Engl J Med* 1995；**332**：345‐50.

[60] **Iotti GA, Polito A, Belliato M, et al**. Adaptive support ventilation versus conventional ventilation for total ventilatory support in acute respiratory failure. *Intensive Care Med* 2010；**36**：1371‐9.

[61] **Davis S, Potgieter PD, Linton DM**. Mandatory minute volume weaning in patients with pulmonary pathology. *Anaesth Intensive Care* 1989；**17**：170‐4.

[62] **Lellouche F, Mancebo J, Jolliet P, et al**. A multicenter randomized trial of computer-driven protocolized weaning from mechanical ventilation. *Am J Respir Crit Care Med* 2006；**174**：894‐900.

[63] **Hewlett AM, Platt AS, Terry VG**. Mandatory minute volume. A new concept in weaning from mechanical ventilation. *Anaesthesia* 1977；**32**：163‐9.

[64] **Brunner JX, Iotti GA**. Adaptive Support Ventilation（ASV）. *Minerva Anestesiol* 2002；**68**：365‐8.

[65] **Georgopoulos D**. Proportional assist ventilation：an alternative approach to wean the patient. *Eur J Anaesthesiol* 1998；**15**：756‐60.

[66] **Sinderby C, Beck J**. Proportional assist ventilation and neurally adjusted ventilatory assist-better approaches to patient ventilator synchrony？ *Clin Chest Med* 2008；**29**：329‐42.

[67] **Vitacca M, Ambrosino N, Clini E, et al**. Physiological response to pressure support ventilation delivered before and after extubation in patients not capable of totally spontaneous autonomous breathing. *Am J Respir Crit Care Med* 2001；**164**：638‐41.

[68] **Burns KE, Adhikari NK, Keenan SP, Meade M**. Use of non-invasive ventilation to wean critically ill adults off

invasive ventilation: meta-analysis and systematic review. *BMJ* 2009; **338**: 1574.

[69] Girault C, Bubenheim B, Fekri Abroug Al; for the VENISE trial group. Noninvasive ventilation and weaning in patients with chronic hypercapnic respiratory failure. A randomized multicenter trial. *Am J Respir Crit Care Med* 2011; **184**: 672 - 9.

[70] Gregoretti C, Beltrame F, Lucangelo U, et al. Physiologic evaluation of non-invasive pressure support ventilation in trauma patients with acute respiratory failure. *Intensive Care Med* 1998; **24**: 785 - 90.

[71] Kilger E, Briegel J, Haller M, et al. Effects of noninvasive positive pressure ventilatory support in non-COPD patients with acute respiratory insufficiency after early extubation. *Intensive Care Med* 1999; **25**: 1374 - 80.

[72] Vaschetto R, Turucz E, Dellapiazza F, et al. Noninvasive ventilation after early extubation in patients recovering from hypoxemic acute respiratory failure: a single-centre feasibility study. *Intensive Care Med* 2012; **38**: 1599 - 606.

[73] Nava S, Hill N. Non-invasive ventilation in acute respiratory failure. *Lancet* 2009; **374**: 250 - 9.

[74] Klein M, Weksler N, Bartal C, Gurman GM. Helmet noninvasive ventilation for weaning from mechanical ventilation. *Respir Care* 2004; **49**: 1035 - 7.

[75] Epstein SK, Ciubotaru RL, Wong JB. Effect of failed extubation on the outcome of mechanical ventilation. *Chest* 1997; **112**: 186 - 92.

[76] Epstein SK, Ciubotaru RL. Independent effects of etiology of failure and time to reintubation on outcome for patients failing extubation. *Am J Respir Crit Care Med* 1998; **158**: 489 - 93.

[77] Torres A, Gatell JM, Aznar E, et al. Re-intubation increases the risk of nosocomial pneumonia in patients needing mechanical ventilation. *Am J Respir Crit Care Med* 1995; **152**: 137 - 41.

[78] Nava S, Gregoretti C, Fanfulla F, et al. Noninvasive ventilation to prevent respiratory failure after extubation in high-risk patients. *Crit Care Med* 2005; **33**: 2465 - 70.

[79] Ferrer M, Valencia M, Nicolas JM, Bernadich O, Badia JR, Torres A. Early noninvasive ventilation averts extubation failure in patients at risk: a randomized trial. *Am J Respir Crit Care Med* 2006; **173**: 164 - 70.

[80] Ferrer M, Sellarés J, Valencia M, et al. Non-invasive ventilation after extubation in hypercapnic patients with chronic respiratory disorders: randomised controlled trial. *Lancet* 2009; **374**: 1082 - 8.

[81] Keenan SP, Powers C, McCormack DG, Block G. Noninvasive positive-pressure ventilation for postex-tubation respiratory distress: a randomized controlled trial. *JAMA* 2002; **287**: 3238 - 44.

[82] Esteban A, Frutos-Vivar F, Ferguson ND, et al. Non-invasive positive pressure ventilation for respiratory failure after extubation. *N Engl J Med* 2004; **350**: 2452 - 60.

[83] Williams and Wilkins Lippencott. *Stedman's ilustrated medical dictionary*. 24th ed. Baltimore, MD: Lippencott, Williams and Wilkins; 1992. p.1575.

[84] Milic-Emili J. Is weaning an art or a science? *Am Rev Respir Dis* 1986; **134**: 1107 - 8.

第40章

ICU 内镇静药物使用的再思考

Sinead Galvin，Lisa Burry，Sangeeta Mehta

引　言

20 世纪四五十年代，季节性脊髓灰质炎的疫情巩固了传统 ICU 及机械通气的作用。从这些 ICU 的老照片中我们可以看到清醒的患者在"铁肺"呼吸机负压通气的状态下与医护人员沟通。在随后的几十年，我们看到了为了减轻机械通气患者的痛苦，大量自由的应用阿片及镇静药物。然而在过去 20 年中这一方面的研究使得我们清楚地认识到，过度的镇静对患者的短期和长期预后都是不利的。

镇静，是一种概括性术语，包括 ICU 中使用的多种镇静药物，其作用机制、药理作用及短期长期的副作用均不相同。Arroliga 及其团队进行一项针对镇静药物使用范围的国际多中心研究，纳入了 5 183 名患者，结果显示在机械通气患者的病程中，超过 2/3 的患者都使用了镇静药物，同时发现镇静药物的使用是延长机械通气及 ICU 住院时间的独立危险因素[1]。镇痛和镇静药物在危重症患者的管理中应用非常普遍，可以镇痛、减轻焦虑、催眠、减轻疼痛病程以及提高机械通气患者的耐受性。当试图使睡眠-觉醒模式正常化时，运用镇静药物可能是有益的，特别对于颅高压患者可能有保护性作用。表 40.1 为常见镇痛、镇静药物的药理学和药代动力学。有很多患者特异性因素可能影响镇静药物的选择，包括年龄、特殊的器官功能障碍、感觉疼痛阈值、预期机械通气时间、临床轨迹、酒精或者药物滥用史[2]以及既往精神障碍或者慢性疼痛障碍史。同时来自护理、医师以及其他的相关的医疗专业人员的个人意见也对药物治疗方案的选择有影响。

参考过去 20 年的研究工作，我们发现管理方式、滴定以及监测镇痛和镇静的方式不仅可以影响 ICU 的结果还可以影响患者的长期预后。镇静药物剂量最小化的策略概念得到接受，并在随后的研究中又被强化，镇静的总体目标发生了变化，平静、舒适、清醒和互动的患者成为目标。通过个体化的、限制性的、目标导向的、标准化的流程可以达到该目标。此外有一些跨专业的指南和建议可以指导如何给 ICU 患者使用镇静药物[3]。

表 40.1 常用的镇静及镇痛药物比较[33,34]

药物类型	代表药物/用法	疗效	起效时间	维持时间	PK/PD	常见副作用
α₂肾上腺素能动药	右美托咪定 (IV)	激活脑干 α₂ₐ 肾上腺素受体,抑制去甲肾上腺素释放 麻醉辅助 镇静 减少阿片需求	15~30分钟	1~4小时	M: 肝脏(CYP2A6) PB: 94% $t_{1/2}$: 6分钟 E: 肾脏	低血压 心律失常(比如心动过缓,心房颤动) 呼吸抑制
苯二氮䓬类	劳拉西泮 (PO, IM, IV)	抑制 GABA 神经元的兴奋性 抗焦虑	IV 15分钟	6~8小时	M: 75%肝脏 PB: 85% $t_{1/2}$: 12~18小时 E: 肾脏	呼吸抑制/暂停 低血压
	地西泮 (PO, PR, IM, IV)	镇静 健忘症 抗惊厥	IV<10分钟	20~30分钟	M: 75%肝脏(CYP2C19/3A4) PB: 98% $t_{1/2}$: 20~90小时 E: 肾脏	幻视 谵妄 戒断综合征 长期使用的蓄积(>24小时)
	咪达唑仑 (PO, IM, IV)	震颤性谵妄的治疗	IV<5分钟	2小时	M: 肝脏(CYP3A4) PB: 95% $t_{1/2}$: 1~4小时 E: 肾脏	高剂量的劳拉西泮输注可能由于稀释剂积累而导致丙二醇毒性
常用麻醉药	氯胺酮 (IM, IV)	非巴比妥类麻醉剂,镇痛剂,通过结合 NMDA 和 ς 阿片样受体直接作用于大脑皮质和边缘系统,产生全身僵硬样的状态	IV<1分钟	5~10分钟	M: 肝脏 (CYP450) PB: 50% $t_{1/2}$: 2~3小时 E: 肾脏	高血压 心动过速 高血糖症 肌阵挛 出现反应(如生动的梦,分离性体验)

（续表）

药物类型	代表药物/用法	疗效	起效时间	维持时间	PK/PD	常见副作用
常用麻醉药	异丙酚（IV）	羟基酚复合物 麻醉辅助 抗惊厥 震颤性谵妄的治疗	IV＜1 分钟	3～10 分钟	M：肝脏 PB：99% t$_{1/2}$：1.5～12 小时 E：肾脏	禁用于对大豆、鸡蛋过敏的患者 低血压 心动过缓 呼吸抑制 高甘油三酯血症 异丙酚输注综合征（PRIS）—急性代谢性酸中毒、横纹肌溶解、肾衰竭、心动过缓，≥1% 的发生率，高脂血症，肝脏肿大或者脂肪肝
鸦片类 鸦片类衍生物	吗啡（PO, EPI, IM,IV,SC,PR）	与中枢神经系统的立体特异性阿片类物质μ受体结合，改变疼痛感觉 镇痛 麻醉辅助 抗焦虑	PO 30 分钟 IV 5～10 分钟	PO 4～5 小时 IV 4 小时	M：肝脏（CYP2D6） PB：30%～35% t$_{1/2}$：2～4 小时 E：肾脏	呼吸抑制 低血压 心动过缓 颅内压增高 肌阵挛 肌僵硬 意识模糊 谵妄 瘙痒、荨麻疹 便秘、恶心、呕吐
	氢吗啡酮（PO, PR,IM,IV,SC）		PO 30 分钟 IV 5～10 分钟	PO 4～5 小时 IV 4 小时	M：肝脏（CYP2D6） PB：30%～35% t$_{1/2}$：2～4 小时 E：肾脏	
	芬太尼（Top, PO, EPI, IM, IV,SC）		IV＜1 分钟	IM 1～2 小时 IV 0.5～1 小时	M：肝脏（CYP3A4） PB：80%～85% t$_{1/2}$：2～4 小时 E：肾脏	

（续表）

药物类型	代表药物/用法	疗效	起效时间	维持时间	PK/PD	常见副作用
合成阿片片类	阿芬太尼（IV, IM, EPI）		IV<1分钟	IV 30~60分钟	1/4 芬太尼的效力 M: 肝脏（CYP3A） PB: 92% $t_{1/2}$: 80~100 分钟 E: 肾脏	
	瑞芬太尼（IV）		1~3分钟	<10 分钟	M: 酯酶类 PB: 70%（非白蛋白） $t_{1/2}$: 3~10 分钟 E: 肾脏	
	舒芬太尼（IV, EPI）		IV 1~3分钟	IV 30 分钟	7~10 倍芬太尼的效力 M: 肝脏 PB: 91%~93% $t_{1/2}$: 2.5~3 小时 E: 肾脏	

E: 消除；EPI: 硬膜外；IV: 静脉注射；IM: 肌肉注射；M: 代谢；PB: 蛋白结合；PD: 药效学；PK: 药代动力学；PO: 口服；PR: 直肠；SC: 皮下；TOP: 局部；$t_{1/2}$: 半衰期。

表 40.2　用于机械通气患者疼痛、谵妄、镇静的评估工具

	评估工具（年）	量表设计	意识	躁动	同步呼吸机	疼痛	谵妄	可信度、有效性测试
疼痛	BPS（2001）[58,99,100]	各项分数之和: 面部表情、上肢运动、呼吸机依从性			◆			可信度（r 0.5~0.71） 在外科 ICU 患者疼痛与无疼痛病程中验证深度镇静反应性降低
	CPOT（2006）[101,102]	四项分数之和: 面部表情、身体动作、肌肉紧张度、如果插管的依从性（如果没有插管可以发声）			◆			在心脏手术患者中进行验证，利用休息时间、疼痛刺激以及疼痛刺激 20 分钟后评估，包括无意识及有意识患者

（续表）

评估工具（年）	量表设计	评估内容					可信度、有效性测试
		意识	躁动	同步呼吸机	疼痛	谵妄	
Ramsay (1974)[49]	6 个等级水平描述意识，躁动和焦虑 只有 1 个等级水平描述躁动或者焦虑（评分＝1）	◆	◆				可信度（κ0.94） 在内科 ICU 患者中验证 vs. RASS 和 BIS（r 0.4～－0.78）
SAS (1999)[50,51]	7 个等级水平描述意识和躁动	◆	◆				可信度（κ0.85～0.93） 在内外科 ICU 患者中验证 vs. Ramsay，VAS 和 BIS（r 0.43～0.90）
MAAS (1999)[52]	7 个等级水平描述意识和躁动	◆	◆				可信度（κ0.83） 在外科 ICU 患者中验证 vs. VAS，BP，HR 和躁动相关后遗症（P＝0.001）
VICS (2000)[53]	2 个部分：互动，平静 每个部分 5 个问题；每个问题从"非常赞同"到"极不赞同"6 个等级	◆	◆				可信度（κ0.89～0.90） 在内外科 ICU 患者中验证 vs. 需要干预（r 0.83）易感应的
RASS (2002)[54,55]	－4 到＋5 共 10 个级水平描述意识，躁动，认知或者理解力 为 CAM－ICU 谵妄评分量表的第一步	◆	◆				可信度（κ0.64～0.96） 在内科和外科机械通气患者中验证 vs. Ramsay，VAS，SAS，BIS（r 0.78～0.91）。也在其他人群中广泛测试：神经，心脏，创伤反应
ATICE (2003)[56]	5 项：觉醒，理解力，镇静 人机同步，面部放松；分成 2 个部分：意识和耐受性。同时测试认知或理解力	◆	◆	◆			可信度（κ0.82～0.99） 在成人内科 ICU 患者中验证 vs. Ramsay，VAS，SAS，GCS（r 0.37～0.95） 敏感 多个分级量表的总和增加评分的复杂性
MSAT (2004)[57]	唤醒部分 觉醒部分（自发性，对声音和肢体刺激的反应） 运动活动部分	◆		◆			可信度（κ0.72～0.85） 在成人内外科机械通气患者中验证 vs. VICS（r 0.41～0.68）

镇静

（续表）

评估工具（年）	量表设计	评估内容					可信度、有效性测试
		意识	躁动	同步呼吸机	疼痛	谵妄	
谵妄							
CAM-ICU (2001)[70~72]	2步法：（A）如果RASS≥-4，→B，评估谵妄的4个特征：精神状态的急性变化或波动，注意力不集中，思维紊乱，意识水平改变 不可交流患者运用是/否					◆	评定者之间高度可靠性（$P<0.000\ 1$） 在内科和心内科ICU患者中验证 高敏感性（0.9～1.0）和特异性（0.89～1.0）vs. 精神疾病DSM-IV评估量表
ICDSC (2001)[73]	2步法：（A）评估意识，如果患者有反应，则继续下一步：（B）评估8项特征：意识，注意力不集中，定向障碍，幻觉、躁动，不恰当的言语或者情绪，睡眠-觉醒周期丧失，症状波动					◆	在内外科患者中验证： 敏感性（0.99），特异性（0.64）vs. 精神疾病DSM-IV评估量表

注：ATICE：重症监护环境评估；BIS：脑电双频指数；BPS：疼痛行为量表；MV：机械通气；GCS：格拉斯哥昏迷量表；K：κ统计；MAAS：运动活力评分量表；MSAT：明尼苏达镇静评估量表；r：相关性；RASS：镇静和躁动评分；SAS：激越镇静量表；VICS：温哥华互动镇静量表；VAS：视觉模拟量表

镇痛——优先治疗疼痛

ICU 中的疼痛

疼痛是一种主观的个人感觉，并且医护人员不应该根据先前对于疾病严重性的认识来判断患者。研究表明，许多患者或危重症患者经历过疼痛。一项研究报告其受访患者中约有 50％ 的人感受到中度至重度疼痛[4]。据估计，多达 70％ 的患者在 ICU 期间经历过至少中等强度的操作相关或术后疼痛[5,6]。这些疼痛可能并未得到重视和治疗，医护人员可能也无法有效确定疼痛来源。常见的疼痛原因包括气管吸痰、受压部位、静脉注射部位、不能通过翻身来分散承重，以及气管内插管（ETT）和气管造口牵拉。对疼痛重视和治疗不充分会带来很多弊端，包括患者痛苦、交感神经过度兴奋、睡眠障碍、延迟活动、分泌物潴留/肺不张、谵妄，创伤后应激障碍以及慢性疼痛综合征的进展。此外，对疼痛的反应存在个体差异，这受遗传、年龄、性别和文化背景的影响。我们应该以患者为中心，注重预防性疼痛控制、定期计划给药，并尽量减少干预带来的不良影响。

系统方法

随着对 ICU 患者疼痛程度认识的加深，目前一种名为"analgosedation"的止痛优先的方法已被广为使用。Breen 及其团队[7]证明了基于止痛优先的镇静方法具有良好耐受性，并且能够稳定地起到预期的安抚作用，此外，与基于安眠药的镇静方法相比，减少了机械通气的持续时间。用于疼痛管理的机构性临床路径或流程被证明是有效的[8,9]。对疼痛资源护理项目[10]和转诊资源[11]的使用，诸如急性疼痛服务等也已经显示出良好的效果。美国疼痛学会定期会发布简明扼要的指南，以严格指导特定患者人群的疼痛管理，这些指南（见：http://www.ampainsoc.org）对教育、决策支持和质量改进的过程都非常重要。他们最新的质量改善建议是：① 及时识别和治疗疼痛；② 让患者及其家人参与疼痛管理计划；③ 改善治疗模式；④ 根据需要重新评估和调整疼痛管理计划；⑤ 监测疼痛管理的过程和结果[12]。

ICU 工作人员应使用经过验证的方法，并且经常评估疼痛评分。应该使用适合于个体患者的评估方法。经过验证的数值等级或视觉模拟量表（VAS）（参见表 40.2）对于清醒、意识清楚的患者可能是理想的，但是对于定向障碍、不合作的患者，可能需要面部疼痛评定量表。同时，明确地记录任何疼痛干预的结果和不良反应也是至关重要的；因为这有助于医务人员团队制定将来的镇痛计划。

药理学方法

ICU 中的许多疼痛干预措施都使用到了强效的阿片类药物，这在中度至重度疼痛的治疗中是可靠和快速的。然而，所有阿片类药物都有可能引起深度的镇静，减少呼吸动力和低血压。保持 ICU 患者清醒与活动自由的趋势可能促使我们重新评估 ICU 患者的疼痛管理方式。我们可能使用更为平衡的、多模式的、整体的方法来治疗疼痛。在下文中将会讨论到非药理学方法。平衡的、多模式的镇痛方法的工作原理是使用两种或多种具有不同作用机制的药剂,实现优异的镇痛作用,同时通过避免增加单种药物的剂量来限制不良反应。对乙酰氨基酚和 NSAIDs 对于低强度的疼痛颇为有效,也可在中度至重度疼痛治疗中作辅助剂或用以降低阿片类药物用量。鉴于 ICU 患者的器官功能障碍程度,可能未必会使用到这些药物,尤其是 NSAIDs。但在具有正常肝肾功能的更稳定的患者中,使用这类药物是合理的。抗惊厥药物 GABA 类似物加巴喷丁和普瑞巴林在疼痛治疗中具有明确的作用;这两种药物均通过选择性结合突触前 P/Q 型电压依赖性钙通道发挥其作用。普瑞巴林是一种较新的亲脂性 GABA 类似物,用以增强对血脑屏障(BBB)的扩散[13]。普瑞巴林已经在神经性疼痛和急性切口术后疼痛中获得良好的效果。普瑞巴林也被认为具有有利的睡眠诱导特性,能延长健康志愿者的慢波恢复性睡眠[14]。尽管这两种药物都可引起剂量相关的镇静作用,但都比静脉注射强效的阿片类药物所观察到的作用要弱。最近的一项研究评估了老年(>75 岁)心脏外科手术患者中普瑞巴林的使用[15]。治疗组术前接受普瑞巴林给药,术后 5天内每天给药 2 次,对照组则接受安慰剂治疗。在普瑞巴林组中,拔管后 16 小时内胃肠外羟考酮的累积摄入量减少了 44%,拔管至术后第 5 天结束时的总羟考酮消耗量减少 48%。这些 GABA 类似物试剂或许在 ICU 的疼痛治疗中具有潜力。长期 ICU 患者止痛的另一种选择是较弱的阿片类药物,例如曲马朵和可待因。这些药剂可用于治疗某些患者的基线、轻度至中度疼痛。与 GABA 类似物一样,它们也具有镇静作用,但通常程度低于强效的阿片类药物。它们可以规律口服给药,并且给药方案可以覆盖物理治疗和活动时的镇痛。平衡阶梯方法中列出的其他辅助药物包括氯胺酮和可乐定。这两种药物都可用于治疗中度和重度疼痛,但它们可能会产生一些限制作用,影响患者运动和日间间断镇静(DIS)。这些药剂可以作为短期、计划性干预措施(如换药和治疗方案调整)的靶向止痛的合理选择。可乐定在酒精和药物戒断相关的交感神经过度活跃综合征的情况下和在镇静戒断时期中具有特定的作用[16]。

　　平衡方法镇痛的另一个方面是局部麻醉。局部麻醉技术的使用在手术和创伤 ICU 中都很常见,其利用了从伤口浸润到周围神经或神经丛阻滞(单次注射或导管技术),再到神经轴向阻隔(硬膜外或蛛网膜下阻隔,通过单次注射、导管技术或者患者控制系统)等各种技术。这些技术通常通过麻醉手术在手术室进行,并在 ICU 中由疼痛外延服务进行管理。在综合或内科 ICU 中可能不太熟悉这些技术的实施。ICU 的人员配置也可能影响操作者对局部麻醉技术的熟悉程度。按理来说,具有麻醉或手术背景的人可能更加熟悉这些技术。局部麻醉有许多潜在的禁忌证,包括局部或全身感染[17]、凝血病、抗凝血或抗血小板药物[18]或患者拒绝。然而,这些技术肯定在某些患者的程序性疼痛中起作用,以抵消镇静药物的需求或减少其剂量。严格注意对静脉注射处、经皮气管造口部位或胸腔穿刺部位给予足够和大量的局部麻醉,可以减少手术疼痛。对于持续胸腔闭式引流术的不适,可考虑重复的肋间神经阻滞。硬膜外放置可以抵消严重急性胰腺炎[19]和 ICU 中的钝性胸部创伤的疼痛[20]。周围神经阻滞的其他适应证可能包括破坏性癌症疼痛或缺血性组织损失的疼痛。与任何患者管理方法一样,教育、质量保证和决策支持的工具是非常宝贵的。欧洲局部麻醉学会(详见:http://www.ESRA.org)和纽约局部麻醉学会(详见 http://www.NYSORA.com)有详细的教育和资源网站。

镇静的管理策略

镇静剂量最小化

日间间断镇静(DIS)具有许多潜在的优势,包括有机会完全停止药物输注或减少剂量,还有机会进行综合性神经学和谵妄评估,以及评估患者是否具备脱离呼吸机的条件。两项旨在减少镇静药物使用的重要临床试验研究改变了我们对 MV 患者使用止痛和镇静的方式。Brook 的团队比较了护士实施的镇静方案与常规镇静治疗对 MV 持续时间和其他重要临床结果的影响[21]。镇静效果控制在 Ramsay 评分 2～3 之间,镇静方案强调减少连续注射镇静药物有利于间歇性镇静。同时,与常规护理组相比,随机分配到护士指导的镇静方案的患者 MV 持续时间显著减少(55 小时 vs. 117 小时,P=0.004)。干预组的 ICU 停留时间和住院时间以及气管切开率都有所降低。在另一个单中心随机试验中,Kress 团队[22]比较了 DIS/止痛输注方案与常规镇静输注方案。DIS 组仅在临床医生的判断下间断输注,其 MV 持续时间中位数为 4.9 天,而对照组为 7.3 天(P=0.004)。在校正基线变量后,DIS 组较早从 ICU 出院。DIS 组仅需要较少的测试来评估意识水平的降低(对照组为 9% vs. 27%),并且接受咪达唑仑剂量仅为对照组的 50% 左右。DIS 组不良事件没有增加;值得一提的是,两组的自拔管率是相似的。

在 Brook[21]和 Kress[22]的研究之后,随后的试验继续拓展了镇静最小化策略的概念。Girard 团队[23]比较了 DIS 和一次自主呼吸试验(SBT)的配对治疗与常规镇静治疗和一次 SBT 配对治疗的效果。"唤醒和呼吸"治疗组自主呼吸的天数增加(14.7 vs. 11.6 天,P=0.02),住院时间和 ICU 停留时间较短,但 ICU 或院内死亡率并没有差异。干预组的自拔管发生率较高(16 例对照组为 6 例)。在 1 年之后,干预组的死亡率不出意料地较对照组显著降低,数字处理(NNT)为 7,这表明每 7 个进行干预的患者中有 1 个人可以得救。

Strom 团队[24]选取了 140 例 ICU 手术患者,比较了仅包括阿片类镇痛药的无镇静方案,以及对照静脉镇静组(使用异丙酚和咪达唑仑,DIS 和急救阿片类镇痛药)。无镇静组的不带呼吸机天数(VFDs)显著增加(13.8 vs. 9.6 天,P=0.019),ICU 停留时间和住院时间更短。但有人指责这项研究的排除标准过于严苛,造成 428 名患者中只有 140 名是随机选入的;而且对照组由于序贯性器官衰竭(SOFA)(第 1 天)和简明急性生理评分(SAPS Ⅱ)评分来看,病情更加严重。这项研究中不良事件没有明显增加,例如无镇静组中的意外拔管,但是在干预组中发现谵妄的发生较为频繁(20% vs. 7%),因此需要更频繁地使用氟哌啶醇。然而,医务人员也可能更好地发现清醒患者谵妄的发生情况,另外清醒患者也更倾向于发生活动增多的症状,而不是活动减少的症状。在干预组的床边也需要额外的人来安慰和安抚患者。这一人力需求增加的经济影响可能会被医药成本降低和 ICU 停留时间减少相抵消,但将需要对直接和间接成本进一步复杂的分析。然而,这项试验清楚地表明,有限的镇静方法是可行的,可能与改善重要结果有关,似乎是安全的;当然是正在进行中的研究。然而,这项试验清楚地表明,限制性的镇静方法是可行的、安全的,并且可能和一些重要结局的改善相关,结果值得进一步研究。显然,ICU 患者无镇静治疗的趋势,不仅是医务人员的重大变化,还包括患者家庭态度和继续教育的改变,但这将需要进一步的证据来支持结局的改善。重新聚焦于其他可以提高患者的舒适度的方法将是必要的,如增加家庭、照顾者及床边看护的出现时间、提高局部麻醉技术和浸润线局部神经阻滞,以及运用交互式的呼吸机模式以提高患者舒适度等。

最近一项多中心随机试验比较了 423 例危重症机械通气患者和手术患者的标准流程和标准流程加 DIS 的疗效[25]。初期结果发现 2 组间无论是在 MV 的耐受性或是 ICU 停留时间或住院时间方面都没有差别。此外,在 DIS 组,患者使用了更高剂量的阿片和苯二氮䓬类药物,护士反映说增加了工作负担。因此,虽然 DIS 看上去安全,它的有效性可能依赖于公共机构惯用的镇静监护;如果患者保持持续的轻度镇静,DIS 并不能增加进一步获益。

考虑到十多年前关于 DIS 的数据,它对于预后的改善和实践的变革方面产生了巨大的影响。但是在随后的研究中有时并没有证明这一获益[26,27]。在澳大利亚的一家 ICU 中,Brook[21] 及 Bucknall[26] 等发现,运用护士指导的镇静流程相比较于常规治疗,并没有发现任何的临床获益。他们指出,缺乏可观察到的获益是由于实施了更严格的镇静深度监测。他们认为早期临床试验的益处可能来自累计剂量的相对减少,因此,在当前更严格的给药环境中,DIS 可能不是至关重要的。当使用一些超短半衰期药物,如异丙酚等,给予标准流程的镇静直接滴定疗法来预防生物累积可能不会获益,也不是必需的。事实上,在某些患者群体中,如急性心肌缺血、颅内压升高,或药物依赖的患者,DIS 可能不是最理想的方法。Dewit 及其团队[28] 的一项研究引发了对既往有酒精或者药物误用史的患者使用 DIS 的担忧。此外一些调查也显示 ICU 的临床医师对某些特定患者使用 DIS 表示担忧[29]。

药物选择

系统回顾一系列药物超出了本篇文章的范围,但是我们在表 40.1 简要的总结了一些关键特征。2002 年,美国重症监护医学院的一个专责小组制定出镇静和镇痛指南,建议对于短期镇静使用咪达唑仑和异丙酚(<24 小时),而对于长期的镇静则推荐劳拉西泮(>24 小时)[3]。但是这些指南都只依据一些小型的随机对照试验(RCTs)研究。关于适用于各种危重患者群的多种"最佳"药物,2002 年后发表的文章有不同的看法。一些 RCTs 发现异丙酚较苯二氮䓬类有更快的觉醒时间以及减少 MV 的持续时间,但是在 ICU 住院时间及死亡率没有差别[30-32]。但是异丙酚会导致一些副作用,如低血压、高甘油三酯血症、异丙酚输注综合征(PRIS),以及高采购成本[33-35]。在北美使用劳拉西泮和咪达唑仑的比例非常高,但只有<25% 的受访者以异丙酚作为他们的首选镇静剂[29,36,37]。一些全球性的调查显示,对于大多数临床医生而言吗啡仍然是首选镇痛药,但使用芬太尼和较新的短效芬太尼诱导药有增加的趋势[36,38]。

新型药物

右美托咪定,作用于中枢 α_2 受体激动剂,可镇静和止痛,对呼吸驱动的影响不大,目前主要在手术后做相关的研究[39]。最近的随机对比临床试验探索对于超过 72 小时的内外科机械通气 ICU 患者使用该药物,结果令人期许[40-42]。在 MENDS 试验中,Pandharipande 团队[42]对 106 名患者,按照随机化原则分为右美托咪定和劳拉西泮组,使用长达 120 小时,显示在右美托咪定组,没有谵妄或者昏迷的患者生存的天数更多(7 vs. 3 天,P=0.01),但是机械通气的持续时间和 ICU 的住院时间没有减少。一项稍大型的 SEDCOM 多中心研究中,纳入 375 名患者,观察 30 天,使用右美托咪定治疗长达 30 天的患者较使用咪达唑仑的患者的中位拔管时间(3.7 vs. 5.1 天,P=0.01)更短,并且谵妄显著减少(54% vs. 76.6%,P<0.001)[40]。最显著的不良反应是心动过缓,右美托咪定组发生概率增加(42.2% vs. 18.9%,P<0.001)。一项纳入 20 例患者的试验研究,其中患者为已经神志不清的插管患者,右美托咪定相比使用氟哌啶醇有更短的中位拔管时间及 ICU 的住院时间[43]。目前,右美托咪定并没有在所有国家得到使用,并且费用昂贵,由于在既往的实验中,排除了严重的器官功能障碍患者,所以它的实用性在所有 ICU 人群并没有完全划定,理想的给药方案仍不明确。但是在高风险的谵妄或者那些已经神志不清的患者中,作为镇静止痛药物显示了可喜的结果。

瑞芬太尼是一种超短效合成阿片类药物,即使静脉持续给药,由于不受非特异性酯酶影响,其血浆清除发生迅速,半衰期为 3～5 分钟[33]。多个 RCTs 已经显示瑞芬太尼与吗啡、芬太尼或咪达唑仑相比,可以降低机械通气的持续时间和 ICU 住院时间[44-47]。其他益处包括以最小脑灌注压力的变化来减少脑代谢和颅高压。瑞芬太尼在 ICU 的常规使用受到高成本、停药后快速出现疼痛的限制,除非仔细滴定或运用长效药物替代,但在不同的 ICU 人群缺乏长期使用的数据。瑞芬太尼可能在神经 ICU 有特殊的作用,这里存在的中枢型换气过度与低碳酸血所导致的迟钝,必须通过定期的、镇静中断的神经系统评估来平衡[44]。

七氟烷是一种卤代挥发的吸入物质,常用于手术室的麻醉诱导和维持。七氟烷的持续作用时间很短,消除延迟时间短。在最近 Mesnil 等的三组研究中,纳入了 471 名 ICU 患者,使用吸入七氟烷、静脉注射(Ⅳ)咪达唑仑或者异丙酚比较长期(>24 小时)目标定向镇静[48]。七氟烷干预组较其他组唤醒时间及拔管延迟时间明显的缩短。各组间达到期望的 Ramsay 镇静等级 3～4 级所花费的研究时间类似,此外在七氟烷组有较少的幻觉报告和拔管后使用阿片类药物的倾向较少,提示七氟烷有抗痛觉过敏作用。这项研究表明,将来七氟烷可能是一种有效的 ICU 镇静药物,但仍需进一步数据支持。

镇静监测

目前客观的目标导向性镇静是一个推荐标准以避免过度镇静,可以促进早期从机械通气中解放,并尽量减少 ICU 停留时间。标准化的镇静评估工具通过指标用来评估镇静深度,比如运动和对语言或躯体刺激的反应。一个有用的镇静评估工具应该有离散的标准,当一线医务人员使用时,易于回忆、应用和解释。这里有很多有效的量表具有良好观测者间的信度(表 40.2)[49-57]。几个新的评定表,如重症监护环境评估(ATICE)[56]和运动活力评估量表(MAAS)[52],有评价多个领域的优势,如意识、躁动、运动活动、睡眠或患者呼吸机同步性。躁动镇静量表(RASS)、ATICE、温哥华互动和镇静量表(VICS)也能准确地反映反应性(随着时间的推移镇静状态的变化)[53,54,56]。几项单中心的研究显示在过度镇静、机械通气持续时间以及引入镇静量表的成本有下降[58-61]。与另一种评定表相比，使用特定的量表后是否取得优异临床结局的结果尚未知。表40.2总结了用于机械通气患者疼痛、谵妄和镇静的评估工具。

患者自控镇静（PCS）

患者自控镇痛的概念在ICU中并不新颖，特别是在外科或综合科室。患者自控镇痛的概念承认医护人员具有主观性，不能最佳地判断患者的疼痛或痛苦。入选组患者可以控制使用阿片类药物和硬膜外镇痛方案，效果良好。该研究显示患者满意度较好，总体镇痛消耗较低，且疼痛评分较好。对于患者自控镇痛的历史与经验主要来自急性疼痛文献。PCS的概念比较新，到目前为止，只在危重监护背景以外的短期的侵入性操作中有些描述。一个概念试点研究使用严格的锁定参数（护士控制基础输注速度），评估了一组选择的机械通气患者PCS条件下使用右美托咪定的效果[62]。在这项研究中，工作人员和患者都对此产生的镇静效果满意。但有一些不良的生理副作用，如低血压和心动过缓，这可能是药物特异性所导致。这项试点研究提出了PCS在ICU领域的可行性，并且值得今后进一步研究。

ICU中非药物的镇静止痛方法

治疗的最终目标是获得清醒、警觉和可活动的ICU患者，当认识到患者可能经历疼痛，焦虑，无序的睡眠模式以及痛苦时，那些重症患者必须限制使用镇静类药物。其他的非药物方法可能是有用的，但当前不管是ICU的数据或者疼痛文献都很少有数据支持。然而，这些替代方法发展迅速，美国国立卫生研究院（NIH）在1992年建立的替代医疗办公室（现在为补充和替代疗法国家中心）。以下我们描述几个简单的非药物干预措施。

降噪和最佳照明

ICU必须24小时照顾重病患者，这使其成为医院嘈杂的地方之一。推荐的噪声水平经常被超出[63]。我们的患者一直暴露在恶劣的照明、电话铃声、寻呼机、其他设备、报警和工作人员交谈的氛围中。在重症监护室，噪声水平是造成患者困扰的最主要问题[64]。针对噪声，一些简单的干预措施如降低警报铃音量，夜晚电话转到另一个中心区域，佩戴耳塞以及减少床边的令人气馁的讨论可能是行之有效。自然采光是当今ICU设计和规划的重点，因为这样可以使患者昼夜节律平衡。或者除了一些必要的程序，在晚间调暗床头灯或避免刺眼的灯光似乎更为妥当。一项干预性的研究发现，在神经科病房，降低噪声及灯光调节可使患者每天睡眠时间增加两倍[65]。

推拿疗法

ICU患者可通过推拿疗法获得放松并改善睡眠[66]。推拿疗法有助于缓解手法复位、关节挛缩或者运动导致的肌肉疼痛与紧张。当患者感到不适时，这是一个简单、便宜的安慰方式。当然，有必要对员工进行基本的培训以及征得患者同意。患者家属也可在指导下对患者进行简单的推拿，例如手脚按摩，这也可以增强患者家庭对疾病的信心。证据显示对于经皮电刺激神经疗法（TENS）用于缓解急性和慢性疼痛综合征的疗效并不一致，但部分患者反映有确定的缓解疼痛效果。这一疗法的作用机制认为是通过调节或关闭疼痛门控通道以及刺激脑内吗啡产生而发挥作用。然而对于有起搏器置入以及癫痫的患者,不建议使用经皮电刺激神经疗法。此外,由于它电极片放置简单,既可用于床旁又可移动,因此是一个较好的治疗方法,且适用于大多数患者。其他值得一试的简单干预方法有按次序的热敷和冷敷受损的肌群或者关节,而进行这些操作的时候应注意避开无知觉区域,避免造成烫伤。所有这些干预的缓解看似微小,但累积起来可使患者感觉功能得到一些恢复。

分散注意力疗法

这包括了诸如音乐疗法、催眠以及想象疗法等,这些疗法皆涵盖在补充或者替代疗法中。比如音乐疗法,音乐类型选择、音量、时间应由患者指定,以期达到放松及安慰的效果。这同样适用于想象疗法,熟悉的照片或熟悉图像投影可以帮助患者放松和回忆愉快的往事。

增加家属探视

ICU 是否允许家属探视的程度差异很大。"限制"探视主要是指限制探视人员及探视时间,这也是医院既定的政策。这种做法可保证患者睡眠,避免造成 ICU 拥挤以及打扰护士及医生诊疗工作。"开放"探视则是只要家属愿意即可 24 小时探视。持这种观点人的认为这样可改善患者情绪,并且家属可帮助照顾患者,在沟通方面也可发挥作用。就家属探视方面,Gonzalez 等[67]在 ICU 和综合医疗单元就患者对家属探视的偏好进行了调查。通过结构式访谈,就患者对家属探视、探视的压力和益处以及医院探视制度满意度进行了评估。研究清楚地显示这两种医疗单元患者认为家属探视并未对其造成压力,且认为探视让其感到安心、舒适并可让其平静。ICU 患者认为家属探视可帮助其理解医务人员的一些要求,且探视可帮助护士了解患者性格和处事方式,以便更好处理。随着对 ICU 急性谵妄和过度使用镇静药物的风险了解越来越多,我们可能需要允许并且鼓励家属更多的床边探视。家属的存在有助于患者适应病房并且可安抚其烦躁的情绪。家属可以更有效地为患者提供简单的护理措施。在新生儿和儿科重症病房,延长家属探视时间数小时,以及增加诸如换衣、洗浴,喂养等照顾方式非常普遍。因此,这种做法在成人重症病房也可借鉴。

咨询和沟通

与患者进行简单、频繁以及重复的交流对于其适应 ICU 环境至关重要。由于 ICU 工作繁忙,这样有意义的交流很可能被忽略。医疗人员可通过对患者解释最新医疗进展、拟采取的治疗措施以及花时间去理解患者的不适、担忧和价值观,这些做法可能使患者得到安慰。患者可以对一些治疗的局限性例如通过治疗虽可减轻疼痛而不能达到"无痛状态"这样的做法有更现实的认识。

针灸疗法

在 ICU 中针灸疗法可减轻患者焦虑,减少恶心,并且可减轻急性疼痛。然而,上述作用并无强有力数据支持。进行针灸疗法需要患者知情同意以及受过专业训练的技术人员在排除禁忌证后进行操作,而在某些情况下,如出血性疾病则不可进行针灸疗法。ICU 的一些试点研究[68]显示已经取得不错效果,但仍需大型试验验证。

其他

还有许多其他手段可安慰以及减轻重症监护患者的痛苦,比如动物辅助治疗,监护室外陪护以及可替代的中医治疗。

谵妄：预防、评估和管理

谵妄是一种急性波动性的意识以及认知障碍，常表现为极度活跃（精神运动兴奋性增加、激越行为）、极度消沉（精神运动兴奋性减少、嗜睡、昏迷）或两者混合状态。谵妄或急性脑损伤在 ICU 中常见但易被忽视[69]。据报道，依据患者疾病严重度及检测方法不同[70-74]，ICU 患者中谵妄的发病率在 20%～80%。《精神疾病诊断与统计手册》第 4 版为谵妄的诊断提供了金标准[75]，但需要神经专科医师患者进行 30 分钟评估，而这一要求在 ICU 病房是不易操作的。《精神疾病诊断与统计手册》第 4 版对谵妄进行了定义：① 伴随注意力不集中的意识障碍；② 不能用已有或进展型的痴呆所解释急性认知功能改变（定向障碍、感知障碍）；③ 病情在很短时间内（几小时至几天）进展，且随时间波动；④ 迹象表明疾病是由是一般躯体情况导致直接的生理性后果。ICU 混淆评定方法（CAM-ICU）以及重症监护谵妄筛选检查（ICDSC）是谵妄筛查的重要量表。这两个 ICU 特异性量表可帮助非神经科专科医生更有效、更可靠的诊断谵妄（表 40.2）[70-73]。这两个量表都可用于评估意识清醒度，以检测消沉性或活跃性谵妄，而不能用于意识水平评估。近年来数据显示 ICDSC 可能比 CAM-ICU 更有潜在的优势（表 40.2）。ICDSC 是专门为 ICU 机械通气患者开发和验证的谵妄状态筛查量表，而且相比精神病学专家运用 DSM-IV 标准筛查显示出明显的有效性。

已证实 ICU 患者服用苯二氮䓬类和阿片类药物与谵妄发病风险增加 2～3 倍有关，这为 ICU 患者更合理的使用这些药物提供了进一步的证据[40,42,74,76-80]。Ely 等[81] 在 275 位机械通气成年患者的前瞻性队列研究中证实谵妄状态可以作为死亡率的预测因子。这项研究中，经过相关变量调整后，谵妄与更长的 ICU 停留时间和病房住院日以及更少的无机械通气天数（VFDs）和出院时高认知功能损害率相关。谵妄状态不仅是 6 个月死亡率（34% vs. 15%）的预测因子，而且其持续天数也可以作为死亡率的预测指标。高达 11% 的幸存者出院后有持续的谵妄状态。调查者们还发现与非谵妄患者相比，谵妄患者接受了更高的安定、异丙酚、吗啡和芬太尼的日剂量和累及剂量，而且提示有因果关系。

旨在预防谵妄的多组分干预措施在老年患者和外科住院患者中显示出良好的效果，但是在 ICU 患者中还未得到正式评估[82-84]。这些干预措施包括（但不限于）：检查有可能引起或加重谵妄的药物，恢复正常睡眠-觉醒周期，重复评估，拔除不必要的导管，眼镜和助听器的重新引入和早期运动。在 ICU 患者中使用药物预防谵妄仍缺少证据支持。虽然危重症医学学会（SCCM）指南推荐氟哌啶醇作为 ICU 谵妄的首选药物，但指南发布时并没有发表的文献支持使用此药物[3]。

抗精神病类药物在 ICU 中的应用仍然缺少证据支持。仅有 3 个小规模的随机对照临床试验评估了危重症患者的抗精神病药物使用[85-87]。在一个随机可行性试验中，Girard 等[85] 显示服用氟哌啶醇、齐拉西酮或安慰剂患者有类似的无谵妄或昏迷的平均生存期（分别为 14、15 和 13.5 天，P=0.66），药物的不良反应也无差别。在一项试点研究中（n=36），在基于 ICDSC 量表诊断为谵妄的 36 名患者中对比了喹硫平和安慰剂的疗效，发现喹硫平可以快速起效（中位数 1 天 vs. 4.5 天，P=0.001），减少谵妄持续时间（中位数 36 小时 vs. 120 小时，

$P=0.006$),减少烦躁时间(中位数 6 小时 *vs.* 36 小时,$P=0.002$)[86]。在一个单中心非盲试验中对比了氟哌啶醇和奥氮平,发现在谵妄严重程度和需要服用苯二氮䓬类药物的患者比例上均无差异[87]。一项澳大利亚的试点研究中[43]对比了氟哌啶醇和右旋美托咪定在确诊为谵妄患者中的疗效,提示美托咪定组有更好的疾病结局。这项研究很有意义,说明了使用抗精神病类药物并非无并发症(如椎体外系影响、抗胆碱能效应、恶性高热),而且与老年患者的死亡率增加有关[88,89]。

ICU 睡眠障碍

睡眠障碍在机械通气患者中普遍存在。ICU 患者平均睡眠仅 2 h,而且恢复状态的睡眠或快速眼动(REM)睡眠期少于 10%[90]。最近的一项研究提示噪声和护理工作仅能解释不到 30% 的觉醒和唤醒,提示其他因素导致睡眠障碍,例如:潜在的疾病状态、药物、生物钟紊乱[91]。对 ICU 患者的睡眠进行可靠评估很困难,多导睡眠监测(PSG)是客观睡眠评价的金标准,但是在 ICU 患者中使用昂贵且具有挑战性。其他睡眠客观评估工具,如脑电双频指数(BIS)和活动记录仪在 ICU 患者中未得到证实。睡眠的主观评价包括:护士和患者的自我评估,在临床实践中,对于改进患者睡眠的干预措施的疗效主要由他们来提供实际的评估。评估重症监护患者睡眠的技术手段有必要进一步研究。睡眠和谵妄的同时评估对临床合理的药物和非药物治疗尤其重要。

ICU 患者早期运动

ICU 患者的早期运动在早些年很常见。在近几十年来,深度镇静、卧床时间延长、患者普遍更危重成为 ICU 常态。很多 ICU 患者直到准备转出 ICU 都很少接受物理治疗和运动[92]。最近强有力证据显示物理治疗和作业治疗干预可以改善远期预后[93,94]。这些有利的结局包括:减少机械通气的时间和 ICU 住院日,降低 ICU 获得性肌无力发病率,增加无谵妄时间,促进远期体力和认知状态基线的恢复,以及提早出院,而且显示早期运动干预措施是患者可以接受的并且是安全的。给机械通气患者进行常规的运动,当考虑到安全方面时,我们要确认患者处于无痛苦、清醒、警觉和无谵妄状态。这将需要进一步定期中断镇静、使用口服药而不是输液,使用累积效应小的药物,严格规范用药方案,识别未解决的疼痛。疼痛缓解的目标应该是完全动态镇痛,这相当具有挑战性。急性疼痛服务的参与可能会使这个目标得以实现,同时这也是急性疼痛服务多年来的目标。在 ICU 病房见到活动、可以与医生互动的患者更进一步证实了对实施镇静措施细节注意的必要性。

结　　论

尽管在过去 20 年里 ICU 的镇静管理领域取得很大的进步,但仍然有很多领域值得探索和进步。ICU 镇静措施的标准化,而且与来自最好的随机对照试验证据及国际化指南相一致,是令人期待的。尽管有严格的循证推荐,但同其他很多重症监护的实践领域一样,在实施时仍有一定的延迟和差距。在各种关于镇静措施执行的调查中,尤其是在2002年SCCM指南版后进行的各种调查中,证据与实际实践之间的差距在很多调查里被突显出来[1,36,38,95-98]。

我们仍需要大量的证据来证实以下问题,关于右旋美托咪定等新型镇静剂,对于将要实施早期运动患者镇静优化的安全性和相对有效性;关于替代例如BIS的评估镇静深度的定量方法;关于ICU谵妄状态的预防和最佳用药管理,以及药物和滴定策略对睡眠和长期心理疾病发病率的影响。

（杨红　高国一　译）

参考文献

［1］ **Arroliga A, Frutos-Vivar F, Hall J, et al.** Use of sedatives and neuromuscular blockers in a cohort of patients receiving mechanical ventilation. *Chest* 2005；**128**：496-506.

［2］ **de Wit M, Wan SY, Gill S, et al.** Prevalence and impact of alcohol and other drug use disorders on sedation and mechanical ventilation: a retrospective study. *BMC Anesthesiol* 2007；**7**：3.

［3］ **Jacobi J, Fraser GL, Coursin DB, et al.** Clinical practice guidelines for the sustained use of sedatives and analgesics in the critically ill adult. *Crit Care Med* 2002；**30**：119-41.

［4］ **Desbiens NA, Wu AW, Broste SK, et al.** Pain and satisfaction with pain control in seriously ill hospitalized adults: findings from the SUPPORT research investigations. For the SUPPORT investigators. Study to Understand Prognoses and Preferences for Outcomes and Risks of Treatment. *Crit Care Med* 1996；**24**：1953-61.

［5］ **Gelinas C.** Management of pain in cardiac surgery ICU patients: have we improved over time? *Intensive Crit Care Nurs* 2007；**23**：298-303.

［6］ **Puntillo KA, White C, Morris AB, et al.** Patients' perceptions and responses to procedural pain: results from Thunder Project II. *Am J Crit Care* 2001；**10**：238-51.

［7］ **Breen D, Karabinis A, Malbrain M, et al.** Decreased duration of mechanical ventilation when comparing analgesia-based sedation using remifentanil with standard hypnotic-based sedation for up to 10 days in intensive care unit patients: a randomised trial ［ISRCTN47583497］. *Crit Care* 2005；**9**：R200-10.

［8］ **Reimer-Kent J.** From theory to practice: preventing pain after cardiac surgery. *Am J Crit Care* 2003；**12**：136-43.

［9］ **Cullen L, Greiner J, Bombei C, Comried L.** Excellence in evidence-based practice: organizational and unit exemplars. *Crit Care Nurs Clin North Am* 2005；**17**：127-42.

［10］ **Pasero C, Gordon D, McCaffrey M.** Building institutional committment to improving pain management. In: McCaffrey M, Pasero C (eds.) *Pain: clinical manual*. 3rd ed. St Louis, MO: Mosby; 1999. pp. 711-44.

［11］ **Miaskowski C, Crews J, Ready LB, Paul SM, Ginsberg B.** Anesthesia-based pain services improve the quality of postoperative pain management. *Pain* 1999；**80**：23-9.

［12］ **Gordon DB, Dahl JL, Miaskowski C, et al.** American Pain Society recommendations for improving the quality of acute and cancer pain management: American Pain Society Quality of Care Task Force. *Arch Intern Med* 2005；**165**：1574-80.

［13］ **Gajraj NM.** Pregabalin: its pharmacology and use in pain management. *Anesth Analg* 2007；**105**：1805-15.

［14］ **Hindmarch I, Dawson J, Stanley N.** A double-blind study in healthy volunteers to assess the effects on sleep of pregabalin compared with alprazolam and placebo. *Sleep* 2005；**28**：187-93.

［15］ **Pesonen A, Suojaranta-Ylinen R, Hammaren E, et al.** Pregabalin has an opioid-sparing effect in elderly patients after cardiac surgery: a randomized placebo-controlled trial. *Br J Anaesth* 2011；**106**：873-81.

［16］ **Liatsi D, Tsapas B, Pampori S, et al.** Respiratory, metabolic and hemodynamic effects of clonidine in ventilated patients presenting with withdrawal syndrome. *Intensive Care Med* 2009；**35**：275-81.

［17］ **Wedel DJ, Horlocker TT.** Regional anesthesia in the febrile or infected patient. *Reg Anesth Pain Med* 2006；**31**：324-33.

［18］ **Horlocker TT, Wedel DJ, Rowlingson JC, et al.** Regional anesthesia in the patient receiving antithrombotic or thrombolytic therapy: American Society of Regional Anesthesia and Pain Medicine Evidence-Based Guidelines (Third Edition). *Reg Anesth Pain Med* 2010；**35**：64-101.

［19］ **Bernhardt A, Kortgen A, Niesel H, Goertz A.** ［Using epidural anesthesia in patients with acute pancreatitis—prospective study of 121 patients］. *Anaesthesiol Reanim* 2002；**27**：16-22.

[20] **Wu CL, Jani ND, Perkins FM, Barquist E.** Thoracic epidural analgesia versus intravenous patient-controlled analgesia for the treatment of rib fracture pain after motor vehicle crash. *J Trauma* 1999; **47**: 564 - 7.

[21] **Brook AD, Ahrens TS, Schaiff R, et al.** Effect of a nursing-implemented sedation protocol on the duration of mechanical ventilation. *Crit Care Med* 1999; **27**: 2609 - 15.

[22] **Kress JP, Pohlman AS, O'Connor MF, Hall JB.** Daily interruption of sedative infusions in critically ill patients undergoing mechanical ventilation. *N Engl J Med* 2000; **342**: 1471 - 7.

[23] **Girard TD, Kress JP, Fuchs BD, et al.** Efficacy and safety of a paired sedation and ventilator weaning protocol for mechanically ventilated patients in intensive care（Awakening and Breathing Controlled trial）: a randomised controlled trial. *Lancet* 2008; **371**: 126 - 34.

[24] **Strom T, Martinussen T, Toft P.** A protocol of no sedation for critically ill patients receiving mechanical ventilation: a randomised trial. *Lancet* 2010; **375**: 475 - 80.

[25] **Mehta S, Burry L, Cook D, et al.**; SLEAP Investigators; Canadian Critical Care Trials Group. Daily sedation interruption in mechanically ventilated critically ill patients cared for with a sedation protocol: a randomized controlled trial. *JAMA* 2012; **308**: 1985 - 92.

[26] **Bucknall TK, Manias E, Presneill JJ.** A randomized trial of protocol-directed sedation management for mechanical ventilation in an Australian intensive care unit. *Crit Care Med* 2008; **36**: 1444 - 50.

[27] **Elliott R, McKinley S, Aitken LM, Hendrikz J.** The effect of an algorithm-based sedation guideline on the duration of mechanical ventilation in an Australian intensive care unit. *Intensive Care Med* 2006; **32**: 1506 - 14.

[28] **de Wit M, Gennings C, Jenvey WI, Epstein SK.** Randomized trial comparing daily interruption of sedation and nursing-implemented sedation algorithm in medical intensive care unit patients. *Crit Care* 2008; **12**: R70.

[29] **Tanios MA, de Wit M, Epstein SK, Devlin JW.** Perceived barriers to the use of sedation protocols and daily sedation interruption: a multidisciplinary survey. *J Crit Care* 2009; **24**: 66 - 73.

[30] **McCollam JS, O'Neil MG, Norcross ED, Byrne TK, Reeves ST.** Continuous infusions of lorazepam, midazolam, and propofol for sedation of the critically ill surgery trauma patient: a prospective, randomized comparison. *Crit Care Med* 1999; **27**: 2454 - 8.

[31] **Hall RI, Sandham D, Cardinal P, et al.** Propofol vs midazolam for ICU sedation: a Canadian multicenter randomized trial. *Chest* 2001; **119**: 1151 - 9.

[32] **Carson SS, Kress JP, Rodgers JE, et al.** A randomized trial of intermittent lorazepam versus propofol with daily interruption in mechanically ventilated patients. *Crit Care Med* 2006; **34**: 1326 - 32.

[33] **McEvoy G (ed.).** *AHFS drug information 2005*. Bethesda, MD: American Society of Health-System Pharmacists; 2005.

[34] **Repchinsky C (ed.).** *Compendium of pharmaceuticals and specialties (CPS)*. Ottawa, ON: Canadian Pharmaceutical Association; 2009.

[35] **MacLaren R, Sullivan PW.** Economic evaluation of sustained sedation/analgesia in the intensive care unit. *Expert Opin Pharmacother* 2006; **7**: 2047 - 68.

[36] **Mehta S, Burry L, Fischer S, et al.** Canadian survey of the use of sedatives, analgesics, and neuromuscular blocking agents in critically ill patients. *Crit Care Med* 2006; **34**: 374 - 80.

[37] **Mehta S, McCullagh I, Burry L.** Current sedation practices: lessons learned from international surveys. *Crit Care Clin* 2009; **25**: 471 - 88, vii - viii.

[38] **Payen JF, Chanques G, Mantz J, et al.** Current practices in sedation and analgesia for mechanically ventilated critically ill patients: a prospective multicenter patient-based study. *Anesthesiology* 2007; **106**: 687 - 95; quiz 891 - 2.

[39] **Shehabi Y, Grant P, Wolfenden H, et al.** Prevalence of delirium with dexmedetomidine compared with morphine based therapy after cardiac surgery: a randomized controlled trial（DEXmedetomidine Compared to Morphine-DEXCOM Study）. *Anesthesiology* 2009; **111**: 1075 - 84.

[40] **Riker RR, Shehabi Y, Bokesch PM, et al.** Dexmedetomidine vs midazolam for sedation of critically ill patients: a randomized trial. *JAMA* 2009; **301**: 489 - 99.

[41] **Ruokonen E, Parviainen I, Jakob SM, et al.** Dexmedetomidine versus propofol/midazolam for longterm sedation during mechanical ventilation. *Intensive Care Med* 2009; **35**: 282 - 90.

[42] **Pandharipande PP, Pun BT, Herr DL, et al.** Effect of sedation with dexmedetomidine vs lorazepam on acute brain dysfunction in mechanically ventilated patients: the MENDS randomized controlled trial. *JAMA* 2007; **298**: 2644 - 53.

[43] **Reade MC, O'Sullivan K, Bates S, et al.** Dexmedetomidine vs haloperidol in delirious, agitated, intubated patients: a randomised open-label trial. *Crit Care* 2009; **13**: R75.

[44] **Karabinis A, Mandragos K, Stergiopoulos S, et al.** Safety and efficacy of analgesia-based sedation with remifentanil versus standard hypnotic-based regimens in intensive care unit patients with brain injuries: a randomised, controlled trial [ISRCTN50308308]. *Crit Care* 2004; **8**: R268 - 80.

[45] **Dahaba AA, Grabner T, Rehak PH, List WF, Metzler H.** Remifentanil versus morphine analgesia and sedation for mechanically ventilated critically ill patients: a randomized double blind study. *Anesthesiology* 2004; **101**: 640 - 6.

[46] **Richman PS, Baram D, Varela M, Glass PS.** Sedation during mechanical ventilation: a trial of benzodiazepine and

opiate in combination. *Crit Care Med* 2006; **34**; 1395 – 401.

[47] Muellejans B, Matthey T, Scholpp J, Schill M. Sedation in the intensive care unit with remifentanil/propofol versus midazolam/fentanyl; a randomised, open-label, pharmacoeconomic trial. *Crit Care* 2006; **10**; R91.

[48] Mesnil M, Capdevila X, Bringuier S, et al. Long-term sedation in intensive care unit; a randomized comparison between inhaled sevoflurane and intravenous propofol or midazolam. *Intensive Care Med* 2011; **37**; 933 – 41.

[49] Ramsay MA, Savege TM, Simpson BR, Goodwin R. Controlled sedation with alphaxalone-alphadolone. *Br Med J* 1974; **2**; 656 – 9.

[50] Riker RR, Picard JT, Fraser GL. Prospective evaluation of the Sedation-Agitation Scale for adult critically ill patients. *Crit Care Med* 1999; **27**; 1325 – 9.

[51] Riker RR, Fraser GL, Simmons LE, Wilkins ML. Validating the Sedation-Agitation Scale with the Bispectral Index and Visual Analog Scale in adult ICU patients after cardiac surgery. *Intensive Care Med* 2001; **27**; 853 – 8.

[52] Devlin JW, Boleski G, Mlynarek M, et al. Motor Activity Assessment Scale; a valid and reliable sedation scale for use with mechanically ventilated patients in an adult surgical intensive care unit. *Crit Care Med* 1999; **27**; 1271 – 5.

[53] de Lemos J, Tweeddale M, Chittock D. Measuring quality of sedation in adult mechanically ventilated critically ill patients, the Vancouver Interaction and Calmness Scale. Sedation Focus Group. *J Clin Epidemiol* 2000; **53**; 908 – 19.

[54] Sessler CN, Gosnell MS, Grap MJ, et al. The Richmond Agitation-Sedation Scale; validity and reliability in adult intensive care unit patients. *Am J Respir Crit Care Med* 2002; **166**; 1338 – 44.

[55] Ely EW, Truman B, Shintani A, et al. Monitoring sedation status over time in ICU patients; reliability and validity of the Richmond Agitation-Sedation Scale (RASS). *JAMA* 2003; **289**; 2983 – 91.

[56] De Jonghe B, Cook D, Griffith L, et al. Adaptation to the Intensive Care Environment (ATICE); development and validation of a new sedation assessment instrument. *Crit Care Med* 2003; **31**; 2344 – 54.

[57] Weinert C, McFarland L. The state of intubated ICU patients; development of a two-dimensional sedation rating scale for critically ill adults. *Chest* 2004; **126**; 1883 – 90.

[58] Chanques G, Jaber S, Barbotte E, et al. Impact of systematic evaluation of pain and agitation in an intensive care unit. *Crit Care Med* 2006; **34**; 1691 – 9.

[59] Brattebo G, Hofoss D, Flaatten H, et al. Effect of a scoring system and protocol for sedation on duration of patients' need for ventilator support in a surgical intensive care unit. *Qual Saf Health Care* 2004; **13**; 203 – 5.

[60] De Jonghe B, Bastuji-Garin S, Fangio P, et al. Sedation algorithm in critically ill patients without acute brain injury. *Crit Care Med* 2005; **33**; 120 – 7.

[61] Botha JA, Mudholkar P. The effect of a sedation scale on ventilation hours, sedative, analgesic and inotropic use in an intensive care unit. *Crit Care Resusc* 2004; **6**; 253 – 7.

[62] Chlan LL, Weinert CR, Skaar DJ, Tracy MF. Patient-controlled sedation; a novel approach to sedation management for mechanically ventilated patients. *Chest* 2010; **138**; 1045 – 53.

[63] Freedman NS, Gazendam J, Levan L, Pack AI, Schwab RJ. Abnormal sleep/swake cycles and the effect of environmental noise on sleep disruption in the intensive care unit. *Am J Respir Crit Care Med* 2001; **163**; 451 – 7.

[64] Hofhuis JG, Spronk PE, van Stel HF, et al. Experiences of critically ill patients in the ICU. *Intensive Crit Care Nurs* 2008; **24**; 300 – 13.

[65] Olson DM, Borel CO, Laskowitz DT, Moore DT, McConnell ES. Quiet time; a nursing intervention to promote sleep in neurocritical care units. *Am J Crit Care* 2001; **10**; 74 – 8.

[66] Richards KC. Effect of a back massage and relaxation intervention on sleep in critically ill patients. *Am J Crit Care* 1998; **7**; 288 – 99.

[67] Gonzalez CE, Carroll DL, Elliott JS, Fitzgerald PA, Valient HJ. Visiting preferences of patients in the intensive care unit and in a complex care medical unit. *Am J Crit Care* 2004; **13**; 194 – 8.

[68] Nayak S, Wenstone R, Jones A, et al. Surface electrostimulation of acupuncture points for sedation of critically ill patients in the intensive care unit—a pilot study. *Acupunct Med* 2008; **26**; 1 – 7.

[69] Ely EW, Stephens RK, Jackson JC, et al. Current opinions regarding the importance, diagnosis, and management of delirium in the intensive care unit; a survey of 912 healthcare professionals. *Crit Care Med* 2004; **32**; 106 – 12.

[70] Ely EW, Margolin R, Francis J, et al. Evaluation of delirium in critically ill patients; validation of the Confusion Assessment Method for the Intensive Care Unit (CAM-ICU). *Crit Care Med* 2001; **29**; 1370 – 9.

[71] Ely EW, Inouye SK, Bernard GR, et al. Delirium in mechanically ventilated patients; validity and reliability of the confusion assessment method for the intensive care unit (CAM-ICU). *JAMA* 2001; **286**; 2703 – 10.

[72] Lin SM, Liu CY, Wang CH, et al. The impact of delirium on the survival of mechanically ventilated patients. *Crit Care Med* 2004; **32**; 2254 – 9.

[73] Bergeron N, Dubois MJ, Dumont M, Dial S, Skrobik Y. Intensive Care Delirium Screening Checklist; evaluation of a new screening tool. *Intensive Care Med* 2001; **27**; 859 – 64.

[74] Ouimet S, Kavanagh BP, Gottfried SB, Skrobik Y. Incidence risk factors and consequences of ICU delirium. *Intensive Care Med* 2007; **33**; 66 – 73.

[75] American Psychiatric Association. *Diagnostic and statistical manual of mental disorders*. 4th ed. Washington, DC; American Psychiatric Association; 1994. pp.124 – 33.

［76］ **Dubois MJ, Bergeron N, Dumont M, Dial S, Skrobik Y.** Delirium in an intensive care unit: a study of risk factors. *Intensive Care Med* 2001; **27**: 1297 – 304.

［77］ **Ely EW, Gautam S, Margolin R, et al.** The impact of delirium in the intensive care unit on hospital length of stay. *Intensive Care Med* 2001; **27**: 1892 – 900.

［78］ **Marcantonio ER, Juarez G, Goldman L, et al.** The relationship of postoperative delirium with psychoactive medications. *JAMA* 1994; **272**: 1518 – 22.

［79］ **Pandharipande P, Shintani A, Peterson J, et al.** Lorazepam is an independent risk factor for transitioning to delirium in intensive care unit patients. *Anesthesiology* 2006; **104**: 21 – 6.

［80］ **Pandharipande P, Cotton BA, Shintani A, et al.** Prevalence and risk factors for development of delirium in surgical and trauma intensive care unit patients. *J Trauma* 2008; **65**: 34 – 41.

［81］ **Ely EW, Shintani A, Truman B, et al.** Delirium as a predictor of mortality in mechanically ventilated patients in the intensive care unit. *JAMA* 2004; **291**: 1753 – 62.

［82］ **Inouye SK, Bogardus ST, Jr, Charpentier PA, et al.** A multicomponent intervention to prevent delirium in hospitalized older patients. *N Engl J Med* 1999; **340**: 669 – 76.

［83］ **Lundstrom M, Edlund A, Karlsson S, et al.** A multifactorial intervention program reduces the duration of delirium, length of hospitalization, and mortality in delirious patients. *J Am Geriatr Soc* 2005; **53**: 622 – 8.

［84］ **Marcantonio ER, Flacker JM, Wright RJ, Resnick NM.** Reducing delirium after hip fracture: a randomized trial. *J Am Geriatr Soc* 2001; **49**: 516 – 22.

［85］ **Girard TD, Pandharipande PP, Carson SS, et al.** Feasibility, efficacy, and safety of antipsychotics for intensive care unit delirium: the MIND randomized, placebo-controlled trial. *Crit Care Med* 2010; **38**: 428 – 37.

［86］ **Devlin JW, Roberts RJ, Fong JJ, et al.** Efficacy and safety of quetiapine in critically ill patients with delirium: a prospective, multicenter, randomized, double-blind, placebo-controlled pilot study. *Crit Care Med* 2010; **38**: 419 – 27.

［87］ **Skrobik YK, Bergeron N, Dumont M, Gottfried SB.** Olanzapine vs haloperidol: treating delirium in a critical care setting. *Intensive Care Med* 2004; **30**: 444 – 9.

［88］ **Schneider LS, Dagerman KS, Insel P.** Risk of death with atypical antipsychotic drug treatment for dementia: meta-analysis of randomized placebo-controlled trials. *JAMA* 2005; **294**: 1934 – 43.

［89］ **Wang PS, Schneeweiss S, Avorn J, et al.** Risk of death in elderly users of conventional vs atypical antipsychotic medications. *N Engl J Med* 2005; **353**: 2335 – 41.

［90］ **Aurell J, Elmqvist D.** Sleep in the surgical intensive care unit: continuous polygraphic recording of sleep in nine patients receiving postoperative care. *Br Med J* 1985; **290**: 1029 – 32.

［91］ **Gabor JY, Cooper AB, Crombach SA, et al.** Contribution of the intensive care unit environment to sleep disruption in mechanically ventilated patients and healthy subjects. *Am J Respir Crit Care Med* 2003; **167**: 708 – 15.

［92］ **Needham DM.** Mobilizing patients in the intensive care unit: improving neuromuscular weakness and physical function. *JAMA* 2008; **300**: 1685 – 90.

［93］ **Truong AD, Fan E, Brower RG, Needham DM.** Bench-to-bedside review: mobilizing patients in the intensive care unit – from pathophysiology to clinical trials. *Crit Care* 2009; **13**: 216.

［94］ **Schweickert WD, Pohlman MC, Pohlman AS, et al.** Early physical and occupational therapy in mechanically ventilated, critically ill patients: a randomised controlled trial. *Lancet* 2009; **373**: 1874 – 82.

［95］ **Rhoney DH, Murry KR.** National survey of the use of sedating drugs, neuromuscular blocking agents, and reversal agents in the intensive care unit. *J Intensive Care Med* 2003; **18**: 139 – 45.

［96］ **Samuelson KA, Larsson S, Lundberg D, Fridlund B.** Intensive care sedation of mechanically ventilated patients: a national Swedish survey. *Intensive Crit Care Nurs* 2003; **19**: 350 – 62.

［97］ **Guldbrand P, Berggren L, Brattebo G, et al.** Survey of routines for sedation of patients on controlled ventilation in Nordic intensive care units. *Acta Anaesthesiol Scand* 2004; **48**: 944 – 50.

［98］ **Botha J, Le Blanc V.** The state of sedation in the nation: results of an Australian survey. *Crit Care Resusc* 2005; **7**: 92 – 6.

［99］ **Payen JF, Bru O, Bosson JL, et al.** Assessing pain in critically ill sedated patients by using a behavioral pain scale. *Crit Care Med* 2001; **29**: 2258 – 63.

［100］ **Young J, Siffleet J, Nikoletti S, Shaw T.** Use of a Behavioural Pain Scale to assess pain in ventilated, unconscious and/or sedated patients. *Intensive Crit Care Nurs* 2006; **22**: 32 – 9.

［101］ **Gelinas C, Fillion L, Puntillo KA, Viens C, Fortier M.** Validation of the critical-care pain observation tool in adult patients. *Am J Crit Care* 2006; **15**: 420 – 7.

［102］ **Gelinas C, Harel F, Fillion L, Puntillo KA, Johnston CC.** Sensitivity and specificity of the critical-care pain observation tool for the detection of pain in intubated adults after cardiac surgery. *J Pain Symptom Manage* 2009; **37**: 58 – 67.

第41章 睡眠促进策略

Vito Fanelli，Lucia Mirabella，Stefano Italiano，
Michele Dambrosio，V. Marco Ranieri

引 言

危重症患者存在关于睡眠数量和质量的睡眠结构的严重破坏，这已得到广泛证实[1,2]。导致 ICU 患者睡眠干扰的病因是多种因素的，值得注意的是，睡眠中断与一些生理调节过程中的失调有关，这可能会影响 ICU 患者的临床转归。

本章的目的是总结导致睡眠质量不佳最重要的因素，旨在为提高危重症患者的睡眠质量提供策略依据。

正常的睡眠结构

正常的睡眠结构分为两种不同的状态：非快速眼动(NREM)睡眠和快速眼动(REM)睡眠。NREM 睡眠基于脑电图的标准由三个独立的阶段组成。阶段 1(N1)和阶段 2(N2)反应浅睡眠，其次是阶段 3(N3)和阶段 4(N4)，它的特点是慢波脑电图活动，被认为是深睡眠阶段[3]。

REM 睡眠的特点是副交感神经(迷走神经)活动为基础，其会被对应于快速眼球运动的交感神经脉冲偶然中断[4]，出现不规则的呼吸和心率，血压突然增高，大肌群无力(不包括膈膜和上呼吸道肌肉组织)[5]。在这个阶段，脑电活动与清醒时类似，出于这个原因，它也被称为"似非而是的"睡眠[6]。因此，REM 睡眠时机体处于分解代谢的状态[3]，有益于学习和巩固记忆[6]。另一方面慢波睡眠是一种合成代谢的状态，它被认为是睡眠中的恢复阶段[7]，机体的生理修复发生在这一阶段。

睡眠波形周期的调节是一个复杂的过程，它是由两个主要过程控制：睡眠内稳态(或 S 过程，或睡眠自我平衡的驱动)，根据清醒或睡眠的时间调节睡眠的数量和强度[6,8]；昼夜节律(C 过程)，受视交叉上核的内部起搏器激活松果体分泌褪黑激素的调节[8,9]。

调节睡眠时间和阶段的神经生化传导机制包括胆碱能、去甲肾上腺素和 5-羟色胺活性。在 REM 睡眠期间，下丘脑的腹外侧视前区(VLPO)核团的 γ-氨基丁酸通路抑制结节

乳头核的组氨的活性,并灭活穹隆周围核的促食欲素能通路[6]。这就解释了为什么儿茶酚胺、组胺、谷氨酸、促食欲素以及乙酰胆碱促进觉醒,为什么乙酰胆碱促进 REM 睡眠,为什么去甲肾上腺素和 5 - 羟色胺抑制 REM 睡眠。同时,γ - 氨基丁酸和 5 - 羟色胺促进慢波睡眠。褪黑素是最重要的昼夜节律生化调节激素,参与不同系统和组织器官的功能调节(下丘脑 - 垂体 - 肾上腺轴、免疫功能、凝血、心血管、肺、肝、肾脏)[10]。

了解这个复杂的分子间相互作用非常重要,它能帮助我们了解临床情况和 ICU 环境(药物、护理、异常光和噪声暴露、丧失身体活动和社会交往、镇静)的严重程度,这些可以很容易地更改这些生化途径,对睡眠模式和睡眠结构造成严重后果。

危重症患者的多导睡眠监测 (PSG)和睡眠改变

据报道多达 60% 的 ICU 住院患者存在睡眠质量差或睡眠不足[11,12,13],这可能对他们 ICU 出院后生活质量造成负面影响[14,15]。几项研究使用 PSG 客观地揭示了睡眠结构中数量和质量的严重破坏[4,5,15-20]。事实上,ICU 患者的睡眠特征是入睡时间长和睡眠效率差,表现为 N1 和 N2 阶段延长,N3 阶段和 REM 睡眠期减少或缺乏,以及睡眠片段化的增加[5,18,21,22]。

各种 PSG 研究显示 24 小时内总的睡眠时间(TST)是"正常"的,但是这一结果是日间异常嗜睡与短期夜间睡眠的组合。这种打乱的睡眠(日间嗜睡占总睡眠时间 40% ～ 50%)[3,5,17,23]显然是不利于夜间生理性睡眠。

PSG 是研究睡眠的金标准[18]。然而,有几个问题限制了其在 ICU 中的应用。首先,PSG 是一个耗时和不舒服的过程,PSG 的记录可能对护理和医疗活动产生负面影响。第二,目前 Rechtschaffen 和 Kales 的睡眠分析方法用于有典型严重的睡眠模式和结构改变的危重患者是有问题的[8,17,20]。例如,ICU 患者可能表现为 N2 阶段没有纺锤波和 k - 复合物[5,20],在觉醒期间为 τ 和 δ 脑电波活动,在 N2 阶段有 REM 睡眠,以及在 REM 睡眠和觉醒阶段迅速转换[17]。最后,Druot 和他的同事把具有"非典型睡眠"和"病态觉醒"患者的 PSG 模式描述为类似于精神错乱患者的脑电图模式[24]。

ICU 患者睡眠改变的影响

危重症患者的睡眠障碍会对其生理和神经心理产生有害影响[17](图 41.1)。睡眠不足会增加能量消耗和皮质醇浓度,并削弱许多激素和神经递质的释放,如肾上腺素、生长激素、促甲状腺激素[4,22]。此外,可能会产生与 2 型糖尿病患者相似的葡萄糖代谢紊乱[23]。

睡眠不足可能分别增加交感神经和减少副交感神经的心脏活动,导致心肌梗死(MI)的风险增加[23]。睡眠不良还会影响肺功能,减少对高碳酸血症和低氧血症的通气反应;可降低吸气肌耐力和最大通气量而不影响呼吸肌肉力量[17]。在这种背景下,撤机过程可能就会更加困难。Roche Campo 等人表明,对高碳酸血症性急性呼吸衰竭患者,睡眠质量差与后期

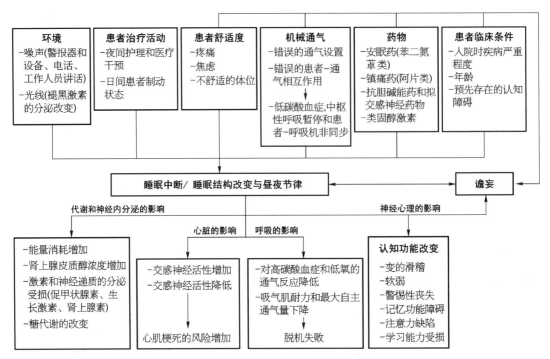

图 41.1　危重症患者睡眠障碍的危险因素及生物学和神经心理学后果

无创通气(NIV)失败有很关系[25]。

神经心理参与睡眠不足造成认知功能损害的过程。典型的结果包括情绪改变、无力、警惕性丧失、记忆减退、注意力和学习能力减退直到谵妄[8,17,23,26]。

ICU 患者睡眠中断的原因和改善睡眠的策略

在下文中我们将评估涉及睡眠中断的可能危险因素,如 ICU 环境、患者治疗活动、患者的不适、机械通气、药物和谵妄策略。此外,我们还会提出改善 ICU 患者睡眠质量的策略(表 41.1)。

表 41.1　睡眠质量差的主要因素及改善危重症患者睡眠质量的策略

ICU 睡眠中断的影响因素		ICU 中改善睡眠的策略
ICU 环境	噪声 异常光线照射	工作人员健康教育的噪声(减少床旁的交谈,调整非紧急报警设置) 患者单房间 使用耳塞、白噪声、音乐疗法 白天自然光 正常的明/暗交替
患者治疗活动	护理干预(即洗澡、伤口敷料包扎、给药、管理、监测)	随患者的睡眠周期调整护理活动

（续表）

ICU 睡眠中断的影响因素		ICU 中改善睡眠的策略
患者的舒适度	焦虑 疼痛 机械通气	充分告知并安抚患者（即在睡觉之前，在操作进行之前） 让患者习惯白天活动 通过舒适的卧床体、按摩或镇痛药预防或治疗疼痛 优化患者-呼吸机间的相互作用
MV	由于患者-呼吸机不同步导致睡眠不足和碎片化（扰醒和觉醒）	在机械通气过程中检查呼吸机设置以防止过度辅助通气（中枢性呼吸暂停）或无效同气
药物治疗	睡眠不足、睡眠结构的改变，和EEG 模式（镇痛药物、镇静剂/安眠药、皮质类固醇激素、抗抑郁药物）	使用最小剂量的镇静剂和镇痛药物 控制疼痛使患者舒适 采用模拟镇静方案 日间中断镇静药物使用 预防和及时治疗谵妄

ICU 环境

ICU 环境被认为是中断睡眠的重要因素[27]。噪声是 ICU 环境中研究最多的一个应激源。尽管美国环境保护署建议医院噪声水平白天应小于 45 分贝和夜间小于 35 分贝[28]，ICU 中的噪声大大超过了这个阈值，日间环境噪声水平为 60～65 DB，平均声音峰值为 83.6±0.1 dB。此外，最长的报道只有 22 分钟[29]。然而，ICU 环境噪声的来源，如警报、呼吸机的声音、吸痰的声音、医生的呼叫机、电话、电视、员工谈话声音占噪声的 26％并且达到最高峰值分贝水平；因此，它被认为是睡眠中最具有破坏性的因素[11,30,31]。

一些作者[32]认为，打断睡眠的不是噪声水平的峰值，而是噪声强度的变化。最近一直强调减少噪声，研究已表明，实施针对员工噪声的指导和教育可以有效地改变员工的行为和降低噪声峰值水平[29,31,33]。尽管许多研究表明，在 ICU 环境中噪声是最重要的应激源之一，它对睡眠中断的影响还不清楚。对 ICU 患者的 PSG 研究显示，只有 10％～30％的微觉醒（清醒）可以归因于噪声[30,34]。许多因素都可以解释这些相互矛盾的结果。首先，同时发生的应激因素可以解释睡眠中断，如疾病严重程度、疼痛、患者呼吸机不同步。事实上，Gabor 等人表明，噪声和患者治疗只占引起微觉醒和觉醒因素的 30％，而剩下的 70％打断睡眠的原因是未知的[30]。第二，如果未测出伴随的应激源，噪声的影响可能会被高估。事实上，在噪声峰值后出现微觉醒可能是巧合，并非有因果联系[35]。

异常光线照射是另一种导致睡眠质量差的另一个因素，特别是因为它可能会干扰昼夜节律。已证明在 ICU 患者中褪黑激素昼夜分泌严重受损。Shilo 和他的同事证明，与在普通病房的患者相比，14 名 ICU 患者中 12 名患者尿液中褪黑激素浓度很低，这与不定时的睡眠有关[36]。通过光可以迅速抑制夜间褪黑激素分泌，100 lx 足以影响夜间褪黑激素的分泌[37]。据报道夜间照明在 ICU 患者中因人而异，平均水平在 5 lx 和 1 400 lx 之间不等[28,29]。注意控制患者的环境是一个合理的策略，旨在提高睡眠质量。应该鼓励患者白天暴露在明亮的光线下(打开灯,打开窗帘),晚上十点关闭灯光。此外,已证实对模拟 ICU 环境中的正常受试者,通过耳塞降低噪声和使用眼罩可以提高睡眠效率[38-41]。最后,声音掩蔽和吸收似乎是最有前景的改善睡眠的策略,并且声学家和医生之间需要更多的合作[35]。

患者治疗活动

ICU 患者护理干预如噪声一样干扰睡眠[11]。来自内科和外科的 ICU 研究显示,通常每个夜班每个患者要有 40~50 次的护理干预活动,例如伤口敷料包扎,给药和夜间沐浴[42,43]。在 24 小时内大约有 10% 的微觉醒和觉醒是由于患者护理活动[30]。这可能存在争议,认为护士一整天都在 ICU 并具有协调工作的功能,应该能够协调护理与其他活动以适应患者的睡眠期间[44]。工作人员需要配合患者的 ICU 治疗中的所有护理活动;这可能需要改变日常工作计划以利于夜间睡眠。例如,可以降低夜间监测频率。这些监测项目可以包括手指针刺、实验室抽血检验和生命体征检查。此外,尽可能避免在晚间沐浴、换药和房间的开关。

患者舒适度

据报道 ICU 卧床患者由于疼痛、焦虑或床上不舒适的体位[45]而无法放松,这是睡眠不足的一个重要原因。调整患者在床上的姿势、缓解疼痛、并告知患者何时睡觉似乎是有效的干预措施。此外,重要的是让患者习惯白天活动,并安排日常活动[22],确保他在睡觉时得到照顾[46]。此外,如果患者感到焦虑,握住患者的手,按摩他们的手或脚,坐在他们可以看到的地方,或者如果患者希望在睡觉前进行一些娱乐活动,应采取辅助措施提供电视、广播或音乐。

机械通气

ICU 大多数患者是靠机械通气辅助呼吸的,一些研究已对机械通气如何影响睡眠进行了研究。机械通气模式、呼吸机设置和人机相互作用是可能影响睡眠质量的关键因素。目前,一些研究提出了有争议的假设,指出机械通气模式本身可能会影响睡眠的假说。Parthasarathy 和他的同事们做了一项开创性的研究,比较两种机械通气模式——辅助控制通气(ACV)和压力支持通气(PSV)对睡眠碎片化的影响。作者表明,PSV 模式比 ACV 模式更容易导致睡眠碎片化,也就是增加睡眠中每小时发生微觉醒及清醒的次数。然而,在 PSV 模式中加入无效腔通气后这种差异就不存在了。这可能与 PSV 模式中低碳酸血症引起的中枢呼吸暂停有关。此外,这项研究表明超过一半的患者患有慢性心功能不全(CHF),而这反过来可能导致低碳酸血症和中枢呼吸暂停[1]。相反,PSV 模式的低辅助通气可能会引起患者睡眠质量更差,尤其是对高通气阻力的患者[47]。然而,在比较 ACV 模式与两种不同 PSV 调节模式(临床调节和自动调节)的研究中,这些结论却没有得到证实。该研究指出,睡眠效率、每分通气量以及辅助呼吸程度对这三种呼吸模式而言是相似的。综上所述,这些研究结果强调了在决定睡眠质量中呼吸机设置的重要性,而不是通气模式。事实上,在夜间一成不变的设置高通气水平是导致患者睡眠质量不佳的最重要因素。Meza 和他的同事发表的一项里程碑式的研究表明,过度的辅助通气与健康受试者的睡眠质量差有关[48]。

此外,在对一组患有神经肌肉疾病受试者的研究中,Fanfulla 和他的同事们表明,根据患者的呼吸能力优化呼吸机设置可以提高睡眠的效率[49]。将患者随机分配到两个无创通气(NIV)模式组:临床调整 PSV 组,其中设置吸气压力水平将清醒 $PaCO_2$ 降低超过自发呼吸期间记录的 5% 以上;生理调整 PSV 组中设置吸气压力以减少跨膈压(Pdi)摆动超过 40% 和小于 80% 的范围,和(或)避免在呼气期间食管压力(po)超过正常范围上限。值得注意的是,生理调节 PSV 组患者在睡眠期间无效通气的情况很少,这种条件本身就有益于良好的睡眠结构[49]。伴随着一种更加生理的方法可以改善睡眠质量的观点外,Bosma 和他的同事们还证明人机不同步是破坏睡眠的关键因素[50]。在一项随机交叉临床试验中,将准备脱机的 ICU 患者随机分配到 PSV 模式组和 PAV 模式组。两组中均最优化呼吸机设置,使患者在自主呼吸试验(SBT)时降低 50% 呼吸机吸气做功。夜间,PAV 模式显著改善睡眠结构和睡眠中断。有趣的是,这种更好的睡眠质量与每小时更少的人机非同步呈现良好的相关性[50]。最近研究证明,一种新的通气模式——神经调节辅助通气(NAVA)可能通过更好的神经机械调节机制改善睡眠质量[51]。14 个患者被随机分为四个周期(每个周期 4 个小时)进行 PSV 或 NAVA 模式通气,在此过程中进行多导睡眠监测。调整 PSV 和 NAVA 的辅助呼吸程度,设置潮气量为 8 ml/kg、呼吸频率小于 35 次。与 PSV 模式相比,NAVA 模式增加患者 REM 睡眠和减少睡眠中断的发生。此外,NAVA 模式改进患者-呼吸机相互作用减少吸气和呼气的触发延迟。

总之,在机械通气期间发生的低碳酸血症和中枢呼吸暂停所诱发的高辅助通气水平是破坏睡眠的关键因素。优化呼吸机设置,改进患者-呼吸机同步性似乎是改善睡眠质量的更好策略。然而,医生很难在患者睡眠时调整呼吸机设置达到最优化,而更多的生理辅助通气模式,如 PAV 和 NAVA,似乎有望改善整体睡眠质量。

药物治疗

很难确定单一药物对危重症患者睡眠结构的影响,因为许多处方药物可能同时影响睡眠。此外,不同的分布容积,肾脏和肝脏清除/代谢能力以及急性应激时交感神经兴奋引起的混杂效应都可能同时影响睡眠[52,53]。

大多数 ICU 患者需要镇静剂和止痛剂来改善患者-呼吸机相互作用和避免痛苦。ICU 患者常用的催眠药物有两大类。第一类是那些通过 GABA 受体促进神经递质传导的药物,如苯二氮䓬类和丙泊酚。第二类是那些作用在脑干 α_2 受体抑制去肾上腺素(NE)释放的药物[2]。

小剂量的苯二氮䓬类和丙泊酚可以抑制慢波睡眠,它是 NREM 睡眠阶段 3 和阶段 4 的脑电波特点。此外,它们还可以缩短睡眠潜伏期,减少微觉醒,延长阶段 2 持续时间。大剂量的苯二氮䓬类和丙泊酚可以逐步减慢脑电波活动,直到突发抑制。所有这些脑电波模式都与脑代谢减少有关。在对一组小范围的外科患者的观察中,Treggiari - Venzi 和他的同事们发现,入住 ICU 后第一天到第五天患者的睡眠质量往往是提高的。此外,两组受试者的焦虑水平相似,只是咪达唑仑组患者往往更有抑郁症倾向[54]。苯二氮䓬类药物易诱发谵妄。对那些机械通气需要持续镇静治疗的患者来说,丙泊酚是一种合理的选择。事实上,动物实验已经证明,异丙酚持续镇静不会导致睡眠不足[55]。然而,如果要证明一种药物优于另一种药物,还需要进行更多的研究。

右旋美托咪定是作用于蓝斑的 α_2 受体激动剂,它通过减少 NE 的释放发挥镇静作用。在它作用下的脑电图特点是 REM 睡眠比例减少,而 NREM2、3、4 阶段比例增加。右旋美托咪定诱发的睡眠与正常睡眠类似,如在功能磁共振成像(fMRI)以及一些临床观察中所示,它容易觉醒和保存认知能力。尽管右旋美托咪定效果很好,但在促进睡眠感知方面没有超过丙泊酚。Corbett 和他的同事将冠状动脉搭桥手术后进行机械通气(MV)的患者根据其镇静方式随机分为丙泊酚组或右旋美托咪定组[56]。药物使用剂量的调整是基于标准化 ICU 护理程序进行的,术后第一个 2 小时保持 Ramsay 评分 5 分,之后是 3～4 分,直到他们气管插管。拔管 24 小时内运用改良 Hewitt 镇静问卷对患者满意度进行调查,调查内容涉及舒适度水平、疼痛水平、与医护人员和家人互动的能力、紧张、焦虑、睡眠或休息的能力和对 ICU 住院经历的满意度。患者术后睡眠的整体感知两组之间没有差异[56]。本研究通过问卷调查研究了睡眠质量,尽管对于理解患者感知是一个有价值的工具,却不适用于研究其他影响睡眠的因素,例如患者-呼机不同步、噪声环境和疾病严重程度。

阿片类药物常用于减轻 ICU 患者疼痛(比如术后疼痛),与安眠药协同使用可改善人-机同步性。大剂量的阿片类药物作用于下丘脑的觉醒通路产生催眠效应,此通路大多参与 REM 睡眠。阿片类药物抑制 REM 睡眠,NREM 睡眠的慢波睡眠阶段 2 和阶段 4,其慢波睡眠脑电图模式反应睡眠质量差。然而,术后疼痛是最重要的睡眠破坏者。因此,有效的镇痛剂会极大地提高睡眠质量的整体感知。事实上,Cronin 和他的同事们发现 14 名接受妇产科手术的患者在第术后第一夜完全没有 REM 睡眠。与那些局部麻醉剂处理的患者相比,阿片类药物处理的患者深度睡眠的比例显著降低[57]。尽管患者通气使用不同 PSG 模式,但是参与疼痛控的分子并不影响患者的睡眠质量感知[57]。

褪黑素是一种天然的激素,它可以促进睡眠和维持正常的睡眠结构,不会诱导白天镇静或呼吸抑制[52,58,59]。研究者报道,褪黑激素增加机械通气患者的总睡眠时间(TST)、减少睡眠间断并提高他们的睡眠效率[60]。褪黑素的副作用不常见,然而,由于其促免疫作用,可能发生药物之间的相互作用,尤其是与免疫抑制剂合用时[61,62]。对脓毒症动物模型的研究发现褪黑素具有免疫特性,它对自由基清除、抗氧化、使动物从脓毒症中存活下来十分必要[61,62]。Mundliger 证明褪黑素的昼夜分泌在脓毒症和非脓毒症的 ICU 患者中有所差异,脓毒症患者的褪黑素是连续分泌的,而非败血症患者是正常周期性的。脓毒症患者连续分泌褪黑素可以增强免疫力,同时说明增加睡眠对促进康复是必要的[63]。

谵妄

谵妄是一种以意识、注意力和认知功能障碍为特点的临床综合征,可能影响多达 80% 的危重症患者[64,65]。此外,它是 ICU 不良结局的独立危险因素,例如增加死亡率、延长住院时间和提高医疗成本[64-69]。许多危险因素是诱发谵妄的原因,比如死亡率增加、住院时间延长和住院费用增加。许多危险因素与谵妄的发展有关,如疾病严重程度、高龄、药物(苯二氮䓬类、阿片类药物、抗胆碱能和拟交感神经药物、类固醇激素)以及电解质紊乱。近来研究表明,睡眠不足或睡眠质量差是诱发危重症患者谵妄的重要危险因素。但目前为止,其致病作用并未完全阐明[70]。然而,谵妄和睡眠质量差的相互关系在于两者相似的病理状态[70]。首先,引起谵妄的危险因素与引起睡眠不足的危险因素相一致。事实上,预先存在的认知障碍、进入 ICU 时疾病严重程度、人-机不同步、疼痛、药物(苯二氮䓬类药物、阿片类药物、抗胆碱能和拟交感神经药物、类固醇激素)容易引起谵妄和睡眠不足。其次,低反应性谵妄(而不是极度活跃)的临床特征也会出现在睡眠不足的患者中,如嗜睡、注意力和记忆障碍。第三,两种疾病的多导睡眠监测分析显示出一种典型的睡眠模式,其特点是 NREM 睡眠和 REM 睡眠的深睡眠阶段 3 和 4 的减少,NREM 睡眠的醒觉和浅睡眠阶段 1 和 2 的增加。最近,Trompeo 和同事证明机械通气的 ICU 患者的 REM 睡眠不足与谵妄存在联系[71]。在这项研究中,根据多导睡眠监测显示的 REM 睡眠是否减少大于 6%,将至少 24 小时没有服用镇静剂准备脱机的患者分为两组:严重缺乏 REM 组和非缺乏 REM 组。他们进入 ICU 时简化急性生理评分系统(SAPS Ⅱ)得分中位数显示,严重的 REM 睡眠不足组的患者病情更严重,并且他们需要依赖机械通气的时间更长。有趣的是,REM 减少、谵妄和劳拉西泮的使用之间存在明显的相关性[71]。鉴于这些考虑,旨在改善 ICU 患者睡眠质量和谵妄的发生率的策略可能会改善危重症患者的短期和长期的结局。

结　　论

总之,ICU 患者睡眠质量差、睡眠不足与整个机体内稳态的根本改变有关。心血管系统、呼吸系统和认知功能的障碍与睡眠干扰存在明显的相关性。睡眠干扰直接导致危重症的不良预后。重症监护医师应该尽量减少破坏睡眠的危险因素。为改善 ICU 患者睡眠质量提供切实可行的策略需要进一步的研究。

(吴跃迪　译)

参考文献

［1］ **Puntillo KA, Arai S, Cohen NH, et al**. Symptoms experienced by intensive care unit patients at high risk of dying. *Crit Care Med* 2010；**38**；2155 - 60.

［2］ **Weinhouse GL, Watson PL**. Sedation and sleep disturbances in the ICU. *Crit Care Clin* 2009；**25**；539 - 49, ix.

［3］ **Hardin KA**. Sleep in the ICU: potential mechanisms and clinical implications. *Chest* 2009；**136**；284 - 94.

［4］ **Bijwadia JS, Ejaz MS**. Sleep and critical care. *Curr Opin Crit Care* 2009；**15**；25 - 9.

［5］ **Parthasarathy S, Tobin MJ**. Sleep in the intensive care unit. *Intensive Crit Care Nurs Med* 2004；**30**；197 - 206.

［6］ **Sanders RD, Maze M**. Contribution of sedative-hypnotic agents to delirium via modulation of the sleep pathway. *Can J Anaesth* 2011；**58**；149 - 56.

［7］ **Desbiens NA, Wu AW, Broste SK, et al**. Pain and satisfaction with pain control in seriously ill hospitalized adults: findings from the SUPPORT research investigations. For the SUPPORT investigators. Study to Understand Prognoses and Preferences for Outcomes and Risks of Treatment. *Crit Care Med* 1996；**24**；1953 - 61.

［8］ **Figueroa-Ramos MI, Arroyo-Novoa CM, Lee KA, Padilla G, Puntillo KA**. Sleep and delirium in ICU patients: a review of mechanisms and manifestations. *Intensive Care Med* 2009；**35**；781 - 95.

［9］ **Olofsson K, Alling C, Lundberg D, Malmros C**. Abolished circadian rhythm of melatonin secretion in sedated and artificially ventilated intensive care patients. *Acta Anaesthesiol Scand* 2004；**48**；679 - 84.

［10］ **Chan MC, Spieth PM, Quinn K, Parotto M, Zhang H, Slutsky AS**. Circadian rhythms: from basic mechanisms to the intensive care unit. *Crit Care Med* 2012；**40**：246 – 53.

[11] **Freedman NS, Kotzer N, Schwab RJ.** Patient perception of sleep quality and etiology of sleep disruption in the intensive care unit. *Am J Respir Crit Care Med* 1999；**159**：1155 – 62.

[12] **Nelson JE, Meier DE, Oei EJ, et al.** Self-reported symptom experience of critically ill cancer patients receiving intensive care. *Crit Care Med* 2001；**29**：277 – 82.

[13] **Simini B.** Patients' perceptions of intensive care. *Lancet* 1999；**354**：571 – 2.

[14] **Granja C, Lopes A, Moreira S, Dias C, Costa-Pereira A, Carneiro A; JMIP Study Group.** Patients' recollections of experiences in the intensive care unit may affect their quality of life. *Crit Care* 2005；9：R96 – 109.

[15] **Watson P.** Sleep in the ICU：where dreams go to die. *Minerva Anestesiol* 2011；**77**：568 – 70.

[16] **Cabello B, Mancebo J, Brochard L.** ［Sleep quality in ventilated patients：is the ventilatory method important or its adjustment?］. *Med Intensiva* 2006；**30**：392 – 5.

[17] **Drouot X, Cabello B, d'Ortho MP, Brochard L.** Sleep in the intensive care unit. *Sleep Med Rev* 2008；**12**：391 – 403.

[18] **Mistraletti G, Carloni E, Cigada M, et al.** Sleep and delirium in the intensive care unit. *Minerva Anestesiol* 2008；**74**：329 – 33.

[19] **Parthasarathy S.** Sleep during mechanical ventilation. *Curr Opin Pulm Med* 2004；**10**：489 – 94.

[20] **Weinhouse GL.** Sleep in the critically ill：an epoch adventure. *Sleep Med* 2012；**13**：3 – 4.

[21] **Friese RS, Diaz-Arrastia R, McBride D, Frankel H, Gentilello LM.** Quantity and quality of sleep in the surgical intensive care unit：are our patients sleeping? *J Trauma* 2007；**63**：1210 – 14.

[22] **Friese RS.** Sleep and recovery from critical illness and injury：a review of theory, current practice, and future directions. *Crit Care Med* 2008；**36**：697 – 705.

[23] **Salas RE, Gamaldo CE.** Adverse effects of sleep deprivation in the ICU. *Crit Care Clin* 2008；**24**：461 – 76，v – vi.

[24] **Drouot X, Roche-Campo F, Thille AW, et al.** A new classification for sleep analysis in critically ill patients. *Sleep Med* 2012；**13**：7 – 14.

[25] **Roche Campo F, Drouot X, Thille AW, et al.** Poor sleep quality is associated with late noninvasive ventilation failure in patients with acute hypercapnic respiratory failure. *Crit Care Med* 2010；**38**：477 – 85.

[26] **Matthews EE.** Sleep disturbances and fatigue in critically ill patients. *AACN Adv Crit Care* 2011；**22**：204 – 24.

[27] **Boyko Y, Ording H, Jennum P.** Sleep disturbances in critically ill patients in ICU：how much do we know? *Acta Anaesthesiol Scand* 2012；**56**：950 – 8.

[28] **Meyer TJ, Eveloff SE, Bauer MS, Schwartz WA, Hill NS, Millman RP.** Adverse environmental conditions in the respiratory and medical ICU settings. *Chest* 1994；**105**：1211 – 16.

[29] **Walder B, Francioli D, Meyer JJ, Lançon M, Romand JA.** Effects of guidelines implementation in a surgical intensive care unit to control nighttime light and noise levels. *Crit Care Med* 2000；**28**：2242 – 7.

[30] **Gabor JY, Cooper AB, Crombach SA, et al.** Contribution of the intensive care unit environment to sleep disruption in mechanically ventilated patients and healthy subjects. *Am J Respir Crit Care Med* 2003；**167**：708 – 15.

[31] **Kahn DM, Cook TE, Carlisle CC, Nelson DL, Kramer NR, Millman RP.** Identification and modification of environmental noise in an ICU setting. *Chest* 1998；**114**：535 – 40.

[32] **Stanchina ML, Abu-Hijleh M, Chaudhry BK, Carlisle CC, Millman RP.** The influence of white noise on sleep in subjects exposed to ICU noise. *Sleep Med* 2005；6：423 – 8.

[33] **Monsen MG, Edell-Gustafsson UM.** Noise and sleep disturbance factors before and after implementation of a behavioural modification programme. *Intensive Crit Care Nurs* 2005；**21**：208 – 19.

[34] **Freedman NS, Gazendam J, Levan L, Pack AI, Schwab RJ.** Abnormal sleep/wake cycles and the effect of environmental noise on sleep disruption in the intensive care unit. *Am J Respir Crit Care Med* 2001；**163**：451 – 7.

[35] **Bosma KJ, Ranieri VM.** Filtering out the noise：evaluating the impact of noise and sound reduction strategies on sleep quality for ICU patients. *Crit Care* 2009；**13**：151.

[36] **Shilo L, Dagan Y, Smorjik Y, et al.** Patients in the intensive care unit suffer from severe lack of sleep associated with loss of normal melatonin secretion pattern. *Am J Med Sci* 1999；**317**：278 – 81.

[37] **Boivin DB, Duffy JF, Kronauer RE, Czeisler CA.** Dose-response relationships for resetting of human circadian clock by light. *Nature* 1996；**379**：540 – 42.

[38] **Richardson A, Crow W, Coghill E, Turnock C.** A comparison of sleep assessment tools by nurses and patients in critical care. *J Clin Nurs* 2007；**16**：1660 – 8.

[39] **Scotto CJ, McClusky C, Spillan S, Kimmel J.** Earplugs improve patients, subjective experience of sleep in critical care. *Nurs Crit Care* 2009；**14**：180 – 4.

[40] **Topf M, Davis JE.** Critical care unit noise and rapid eye movement（REM）sleep. *Heart Lung* 1993；**22**：252 – 8.

[41] **Wallace CJ, Robins J, Alvord LS, Walker JM.** The effect of earplugs on sleep measures during exposure to simulated intensive care unit noise. *Am J Crit Care* 1999；8：210 – 19.

[42] **Celik S, Oztekin D, Akyolcu N, Işsever H.** Sleep disturbance：the patient care activities applied at the night shift in the intensive care unit. *J Clin Nurs* 2005；**14**：102 – 6.

[43] **Tamburri LM, DiBrienza R, Zozula R, Redeker NS.** Nocturnal care interactions with patients in critical care units. *Am J Crit Care* 2004；**13**：102 – 12；quiz 114 – 15.

[44] **Eliassen KM, Hopstock LA.** Sleep promotion in the intensive care unit-a survey of nurses' interventions. *Intensive*

Crit Care Nurs 2011；**27**：138 – 42.

[45] Parker KP. Promoting sleep and rest in critically ill patients. *Crit Care Nurs Clin North Am* 1995；**7**：337 – 49.

[46] Evans JC, French DG. Sleep and healing in intensive care settings. *Dimens Crit Care Nurs* 1995；**14**：189 – 99.

[47] Toublanc B, Rose D, Glerant JC, et al. Assist-control ventilation vs. low levels of pressure support ventilation on sleep quality in intubated ICU patients. *Intensive Care Med* 2007；**33**：1148 – 54.

[48] Meza S, Mendez M, Ostrowski M, Younes M. Susceptibility to periodic breathing with assisted ventilation during sleep in normal subjects. *J Applied Physiol* 1998；**85**：1929 – 40.

[49] Fanfulla F, Delmastro M, Berardinelli A, Lupo ND, Nava S. Effects of different ventilator settings on sleep and inspiratory effort in patients with neuromuscular disease. *Am J Respir Crit Care Med* 2005；**172**：619 – 24.

[50] Bosma K, Ferreyra G, Ambrogio C, et al. Patient-ventilator interaction and sleep in mechanically ventilated patients：pressure support versus proportional assist ventilation. *Crit Care Med* 2007；**35**：1048 – 54.

[51] Delisle S, Ouellet P, Bellemare P, Tétrault JP, Arsenault P. Sleep quality in mechanically ventilated patients：comparison between NAVA and PSV modes. *Ann Intensive Care* 2011；**1**：42.

[52] Bourne RS, Mills GH. Sleep disruption in critically ill patients—pharmacological considerations. *Anaesthesia* 2004；**59**：374 – 84.

[53] Pandharipande P, Ely EW. Sedative and analgesic medications：risk factors for delirium and sleep disturbances in the critically ill. *Crit Care Clin* 2006；**22**：313 – 27，vii.

[54] Treggiari-Venzi M, Borgeat A, Fuchs-Buder T, Gachoud JP, Suter PM. Overnight sedation with midazolam or propofol in the ICU：effects on sleep quality, anxiety and depression. *Intensive Care Med* 1996；**22**：1186 – 90.

[55] Tung A, Bergmann BM, Herrera S, Cao D, Mendelson WB. Recovery from sleep deprivation occurs during propofol anesthesia. *Anesthesiology* 2004；**100**：1419 – 26.

[56] Corbett SM, Rebuck JA, Green CM, et al. Dexmedetomidine does not improve patient satisfaction when compared with propofol during mechanical ventilation. *Crit Care Med* 2005；**33**：940 – 5.

[57] Cronin AJ, Keifer JC, Davies MF, King TS, Bixler EO. Postoperative sleep disturbance：influences of opioids and pain in humans. *Sleep* 2001；**24**：39 – 44.

[58] Ibrahim MG, Bellomo R, Hart GK, et al. A double-blind placebo-controlled randomised pilot study of nocturnal melatonin in tracheostomised patients. *Crit Care Resusc* 2006；**8**：187 – 91.

[59] Zhdanova IV, Wurtman RJ, Morabito C, Piotrovska VR, Lynch HJ. Effects of low oral doses of melatonin, given 2 – 4 hours before habitual bedtime, on sleep in normal young humans. *Sleep* 1996；**19**：423 – 31

[60] Bellapart J, Boots R. Potential use of melatonin in sleep and delirium in the critically ill. *Br J Anaesthesia* 2012；**108**：572 – 80.

[61] Escames G, Leon J, Macias M, Khaldy H, Acuña-Castroviejo D. Melatonin counteracts lipopoly-saccharide-induced expression and activity of mitochondrial nitric oxide synthase in rats. *FASEB J* 2003；**17**：932 – 4.

[62] Sener G, Toklu H, Kapucu C, et al. Melatonin protects against oxidative organ injury in a rat model of sepsis. *Surg Today* 2005；**35**：52 – 9.

[63] Mundigler G, Delle-Karth G, Koreny M, et al. Impaired circadian rhythm of melatonin secretion in sedated critically ill patients with severe sepsis. *Crit Care Med* 2002；**30**：536 – 40.

[64] Ely EW, Shintani A, Truman B, et al. Delirium as a predictor of mortality in mechanically ventilated patients in the intensive care unit. *JAMA* 2004；**291**：1753 – 62.

[65] Ouimet S, Kavanagh BP, Gottfried SB, Skrobik Y. Incidence, risk factors and consequences of ICU delirium. *Intensive Care Med* 2007；**33**：66 – 73.

[66] Ely EW, Gautam S, Margolin R, et al. The impact of delirium in the intensive care unit on hospital length of stay. *Intensive Care Med* 2001；**27**：1892 – 900.

[67] Lin SM, Liu CY, Wang CH, et al. The impact of delirium on the survival of mechanically ventilated patients. *Crit Care Med* 2004；**32**：2254 – 9.

[68] Milbrandt EB, Deppen S, Harrison PL, et al. Costs associated with delirium in mechanically ventilated patients. *Crit Care Med* 2004；**32**：955 – 62.

[69] Thomason JW, Shintani A, Peterson JF, Pun BT, Jackson JC, Ely EW. Intensive care unit delirium is an independent predictor of longer hospital stay：a prospective analysis of 261 non-ventilated patients. *Crit Care* 2005；**9**：R375 – 381.

[70] Weinhouse GL, Schwab RJ, Watson PL, et al. Bench-to-bedside review：delirium in ICU patients -importance of sleep deprivation. *Crit Care* 2009；**13**：234.

[71] Trompeo AC, Vidi Y, Locane MD, et al. Sleep disturbances in the critically ill patients：role of delirium and sedative agents. *Minerva Anestesiol* 2011；**77**：604 – 12.

第42章
胰岛素和血糖管理对神经肌肉功能的影响

Greet Hermans

引　言

　　急性疾病或创伤可导致胰岛素抵抗和高血糖症,称为应激性高血糖症或者"创伤性糖尿病"。危重症患者的高血糖水平与不良结局相关,血糖水平和死亡率成"J"形曲线相关证明了这一点[1]。在这种情况下,高血糖也与死亡率有关。20 年之前,高血糖症被认为是 ICU 获得性肌无力的风险因素之一[2]。该肌无力综合征表现为包括呼吸肌在内的周围肌肉无力,是由危重症多发性神经病(CIP)、危重症肌病(CIM),或者两者共同导致的。ICU 获得性肌无力是 ICU 住院期间常见的并发症[3],对 ICU 幸存者的短期和长期临床结局都有很大影响[4,5],对社会经济的影响也日益呈现。本章将关注目前已知的高血糖对危重症患者神经肌肉的影响,以及使用胰岛素进行血糖控制对神经肌肉影响的相关资料。我们进一步对潜在的作用机制和当今相关的文献进行探讨。

临 床 数 据

　　早在 80 年代 Bolton 首次描述 CIP 后不久[6],一些观察性研究就开始关注如何识别这种疾病的风险因素。Witt 及同事[2]首次对这个问题进行研究,认为高血糖是诱因之一。之后,一些前瞻性的研究开始关注危重症患者血糖控制的各项指标和临床肌肉无力或 CIP/CIM 的电生理学表现之间的关系(表 42.1)。在 7 个研究中,有 4 个研究显示高血糖与风险增加有关。其中有 2 个研究,包括 1 个大型的研究,采用多元回归分析,都显示高血糖症与CIP/CIM 或者 ICU 获得性肌无力独立相关。在一些其他的研究中血糖作用的缺失可能是由于下面几个因素导致[7-9]:样本量的差别,评价血糖控制的标准不同,研究的患者群体的具体特征差异,以及 CIP/CIM 和 ICU 获得性肌无力定义的差异(表 42.1)。在一项 50 例急性呼吸窘迫综合征患者的回顾性的研究中,伴有肌无力症状的患者平均每日最高血糖水平显著升高。关于 ICU 患者血糖控制的第一个随机试验在单中心进行研究[11-13],目的是检测高血糖症是否会导致 CIP/CIM 或 ICU 获得性肌无力的发病率和死亡率升高,而不仅仅是对危重症的适应性反映。这些实验评估了控制血糖在正常水平对死亡率和发病率的总体结

表 42.1　血糖控制对于 CIP/CIM 影响的评价研究

	患者总数	重症监护室类型	患者研究类型	诊断	CIP/CIM发生率	葡萄糖标准研究	血糖值影响的单变量分析	血糖值影响的多变量分析	P 值
回顾性研究									
Bercker (2005)[10]	50	综合型	成人呼吸窘迫综合征	医学研究理事会总分	27/50(60%)	每日血糖峰值，28天血糖平均值	<0.001	NA	NA
Hermans (2009)[26]	620	综合型	无力/脱机失败接受电生理检查	电生理学	220/452(48.7%) vs. 125/168 (74.40%)	强化胰岛素治疗前后对照，目标值 80~180 mg/dL	<0.000 1	0.25 (0.14~0.43)a	<0.000 1
前瞻性研究									
Witt (1991)[2]	43	综合型	ICU≥5天+脓毒血症+≥2个器官衰竭	电生理学	30/43(70%)	血清葡萄糖水平	0.002	NA	<0.000 1
Campellone (1998)[44]	87	外科重症监护病房	住院接受肝移植患者>14天或机械通气>7天	四肢瘫痪	7/87(8%)	平均血清葡萄糖	0.007	没有影响	NA
Thiele (2000)[7]	19	外科重症监护病房	机械通气>3天，心脏手术	电生理学	12/19(63%)	平均血清葡萄糖	NS	NA	NA
Garnacho-Montero (2001)[9]	73	NA	脓毒血症+2个以上器官衰竭+机械通气>10天	电生理学	50/73(68.50%)	血糖>250 mg/dL >24小时	0.9	NA	NA

（续表）

	患者总数	重症监护室类型	患者研究类型	诊断	CIP/CIM 发生率	葡萄糖标准研究	血糖值影响的单变量分析	血糖值影响的多变量分析	P 值
De Jonghe (2002)[45]	95	综合型	机械通气≥7天	医学研究会总分<48	24/95(25.30%)	极高血糖	0.001	没有影响	NA
Bednarik (2005)[8]	61	综合型	≥2个器官衰竭	电生理学＋医学研究会总分（≤2）	17/61(27.90%) 35/61(57.40%)	NA	NS	NA	NA
Nanas (2008)[46]	185	综合型	在ICU>10天	医学研究会总分（<48）	44/185(23.80%)	空腹血糖平均值>150 mg/dL	0.006	2.862(1.301～6.296)b	0.009
随机对照试验									
Vanden Berghe (2005)[19]	405	外科重症监护病房	在ICU≥7天	电生理学	46/181（25%）vs. 109/224（49%）		<0.000 1	1.26(1.09～1.46)c	0.002
Hermans (2007)[20]	420	内科重症监护病房	在ICU≥7天	电生理学	81/20%（39%）vs. 107/212（51%）		0.02	0.61(0.40～0.92)天	0.02

注：NA：不可用；IIT：强化胰岛素治疗；CIT：常规胰岛素治疗；SICU：外科重症监护病房；MICU：内科重症监护病房；OR：比值比；CI：可信区间。
a：IIT前后的比值比。b：高血糖症与无高血糖症的比值比。c：空腹血糖每 mmol/L 的比值比。d：IIT与CIT的比值比。

果的影响,并与"不接触"策略相比较,后者可接受血糖水平高到肾糖阈值。在勒芬(注:比利时地名)包括外科[11]、内科[12]和儿科[13]三个患者群进行试验,当显示令人振奋的良好结果后,另外一些随机研究随之开始展开[14-16]。虽然这些研究使用了和以往不同的方法和方案[1],但是更加理性和谨慎,尤其在避免大规模研究中实施该方案造成潜在的危害方面[16]。具体包括不同的目标血糖范围、胰岛素给药途径、注射泵的类型、采样部位、血糖仪的准确率、营养策略和不同程度的专业知识等。实施该治疗的主要顾虑之一是低血糖,低血糖与死亡率增加有关,尽管其因果关系尚未阐明[17]。另一方面,当使用精确设备早期检测出 ICU 患儿低血糖时,给予迅速矫正后,在 ICU 出院 3 年后不会影响其智力[18]。

　　这些随机试验只有两项研究了严格血糖控制对神经肌肉影响[11,12]。这两个研究分别在内科和外科 ICU 病房展开,共纳入 1 548 例外科患者[11]和 1 200 例内科患者[12]。两个研究中所有的患者在 ICU 停留至少 7 天,并且之前没有神经肌肉疾病,在 ICU 住院期间每周接受电生理检查,包括神经传导研究和肌电图。检查的肌肉包括指总伸肌、肱二头肌、股四头肌和腓肠肌。当结果模棱两可的时候,再评估其他的肌肉群。操作中避免了压力导致的肌肉麻痹。CIP 的诊断仅基于大量的自发放电活动的存在,如正向锐波和纤颤电位。电生理数据是从 420 例内科患者和 405 例外科患者中获得。结果显示强化胰岛素治疗显著减少 CIP/CIM 的电生理发生率,其中外科患者从 49% 降到 25%[19],内科患者从 51% 降到 39%[20]。包括基线风险因素和其他已知的 CIP/CIM 风险因素的多元逻辑回归分析,确认强化胰岛素治疗是一个独立的保护性因素。这些数据的 Meta 分析结果是,相对于常规胰岛素治疗的患者[21],强化胰岛素治疗患者发生 CIP/CIM 的相对风险为 0.65(95% CI 0.55~0.78)。电生理参数显示的良好结果与血糖控制有关,与胰岛素剂量无关[19]。合并两个研究的数据显示,血糖控制对 CIP/CIM 电生理的有益影响不仅在血糖达到正常(80~110 mg/dL)的患者组出现,同时在轻度高血糖的(110~150 mg/dL)患者组也观察到[22]。这些电生理影响也伴随长期机械通气需求的显著减少,长期机械通气定义为机械通气至少 7 天,内科患者长期机械通气从 47% 降到 35%,外科患者从 42% 降到 32%。

　　强化胰岛素治疗也可能会减少糖皮质激素在危重症患者中可能产生的一些神经肌肉负面影响。糖皮质激素引起的肌肉病变是众所周知的,但是糖皮质激素治疗在危重症患者中的实际临床意义还存在争议[23]。糖皮质激素的保护性电生理作用仅出现在接受强化胰岛素治疗的亚组患者中[20]。这种现象引出了假设,抵消糖皮质激素引起的高血糖可能会诱导其抗炎活性[24]。在轴突病变和肌肉坏死症中可能会发生自发放电活动的增加,但在肌膜无兴奋性中并没有这样发现,CIM 的特征之一是复合肌肉动作电位(CMAPs)减少;因此,用自发放电活动作为诊断终点可能会高估轴突病变的相对发病率。所以,糖皮质激素的好处是有神经保护作用,而不是肌肉保护作用。当然,糖皮质激素似乎会加重肌肉萎缩,如危重症患者肌肉组织活检中的肌肉萎缩和蛋白水解标记物可显示出来[25]。

　　这些观察结果是在一项随机对照试验中,护士连续监测血糖控制质量的情况下得到的。因为这个原因,尚不能推测出在日常护理中应该使用严格的血糖控制。因此,使用从本中心数据进行回顾性分析对这个特定的问题进行评估,比较在胰岛素试验前获得的电生理结果数据,此时常规方案是标准治疗方案,试验结束后将严格血糖控制的方案落实到日常临床实践中。该分析包括了常规临床实践中620例患者的电生理资料[26],诊断CIP和CIM的电生理标准和随机试验中标准相同。结果也非常相似,长期住院患者中电生理检查CIP/CIM的诊断率显著降低,从74.4%降到48.7%。在内科和外科患者中都观察到这一益处,多变量分析显示胰岛素的强化治疗是一个独立影响因素(OR 0.25,95%CI 0.14~0.43)。值得注意的是,在这项回顾性队列研究中,基于电生理诊断的CIP/CIM的绝对发生率,高于随机试验期间胰岛素强化治疗和持续注射胰岛素的患者。所有电生理测试基本都是在ICU住院后期进行,是因为患者出现无力及撤机失败等情况,而不是作为一个常规和早期筛查的一部分。同时胰岛素强化治疗也与长期机械辅助通气需求减少独立相关(OR 0.4,CI 0.22~0.72)。感觉神经运动电位作为CIP的替代指标,其绝对值和相对值在强化胰岛素治疗后得到改善,并且在自主收缩期间肌病的成分明显降低(强化胰岛素治疗前30%,强化胰岛素治疗后18%)。虽然这些数据的回顾性性质具有局限性,但对于我们中心的随机对照试验获得的死亡率研究也给出肯定的结果。

血糖控制在病理生理学水平
对于神经肌肉的影响

ICU获得性无力的病理生理机制非常复杂,包括肌肉以及神经水平的改变(图42.1)。整体的效应是肌肉质量及功能的丧失。所涉及的方面包括轴突变性和神经膜兴奋性的变化,激素失衡使肌肉处于分解状态,蛋白质合成相对减少,蛋白质分解增加,兴奋收缩偶联改变,生物能耗竭,肌膜去兴奋性。一些潜在的机制可以用来解释严格控制血糖对危重症患者神经肌肉有益的影响。

胰岛素抵抗是危重症的关键特征。胰岛素通常作为一种合成代谢激素,抑制蛋白水解、刺激蛋白合成和细胞增殖。在长期的危重症中,非胰岛素依赖的葡萄糖转运蛋白1(GLUT-1)和葡萄糖转运蛋白3(GLUT-3)转运体表达上调,这可能使肌肉处于被动的葡萄糖摄取和超负荷的风险,而胰岛素依赖的葡萄糖转运蛋白4(GLUT-4)转运体的表达下调[27]。强化胰岛素治疗会减少胰岛素抵抗的发生,表现为骨骼肌上的GLUT-1和GLUT-3转运体表达下调,GLUT-4的表达的正常化。这正好与外科患者给予强化胰岛素治疗后肌肉总蛋白含量增加相一致[28-29]。在其他的分解状态,胰岛素有蛋白节省效应[30-32]。从危重症患者的肌肉活检中可以看到,胰岛素治疗增加Akt依赖的信号表达,表明活跃的蛋白合成。同时我们发现与胰岛素剂量和磷酸化Akt(p-Akt)呈正相关[33]。与常规胰岛素治疗的患者相比,这些数据与强化胰岛素治疗患者尸检p-Akt水平比增高相一致[34]。进一步分析胰岛素治疗期间的208例肌肉活检,包括在体(n=64,股直肌、股外侧肌)或尸检(n=144,腹直肌),与健康对照组相比,危重症时肌纤维的大小减小,但不受胰岛素强化治疗影响[25]。肌原纤维蛋白合成能力在基因表达水平无明显差异。蛋白水解活性也不受胰岛素强化治疗影响。在这些标本中,与对照组相比肌球蛋白/肌动蛋白比值整体降低,多因素逻辑回归分析显示,在尸检标本中胰岛素强化治疗是肌球蛋白/肌动蛋白比值严重降低的独立保护性因素。然而,在活体标本中,胰岛素强化治疗没有影响活体组织检查中肌球蛋白/肌动蛋白比例严重降低

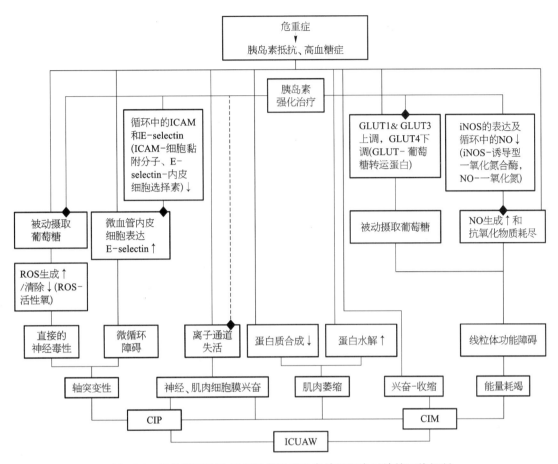

图 42.1　强化胰岛素治疗保护危重症患者神经肌肉系统的可能机制

患者的肌动蛋白/肌球蛋白比例。

　　肌肉水平的另一个潜在作用机制可能与诱导型一氧化氮合酶(iNOS)相关。危重症患者表现出循环中一氧化氮水平升高,其具有促炎的特点,可能会导致器官缺血再灌注损伤。体内的一氧化氮产生增加、抗氧化物质的消耗和线粒体功能障碍在危重患者骨骼肌均有体现,这些被认为会导致对肌肉能量衰竭[35]。脓毒症诱导 iNOS 的表达和活化,与患者活体腹直肌力量减少相一致[36]。危重症患者肌肉活检显示,胰岛素强化治疗降低 iNOS 基因表达及血液循环中的一氧化氮水平[37]。胰岛素强化治疗进一步保护肝内线粒体活性;然而,肌肉没有发现类似的有益效果[28]。

整合临床资料和实验室工作

　　观察性的研究表明,高血糖对 ICU 获得性无力的发生发展有不利影响,在两个随机对照研究中得到进一步证实,使用胰岛素控制血糖正常后,电生理检测 CIP/CIM 的发生率显著减少,也减低了长期机械通气的使用率。这些患者的肌肉活检显示在基因水平上蛋白合成下调,蛋白水解活性增加,对肌球蛋白的影响比肌动蛋白更明显,导致肌球蛋白/肌动蛋白比值下降。胰岛素强化治疗在骨骼肌水平上总体没有实质性的改变,亦没有证实对线粒体的保护作用。对于这种矛盾的结果可能有以下几种解释。

有益的效果可能主要位于神经的水平,而不是在肌肉水平,轴索神经病变的肌球蛋白/肌动蛋白比率确实没有受到影响[38]。随机对照试验采用的电生理标准仅包括自发性电活动的存在。因此可能忽略肌膜失活综合征,电生理诊断可能有利于轴突病变的识别,而不是肌病的诊断。有证据支持这个观点,电生理有阳性发现的患者去神经标志物表达上调或神经失活加重,但肌球蛋白/肌动蛋白比值降低的患者并没有发生类似情况[25]。危重症患者的神经组织样本不能经常获取,因为这是一种侵入性操作,所以也不适用于这些随机试验。因此,对 ICU 获得性肌无力患者的神经源性成分的病理生理学分析比肌肉成分的分析还要模糊。内皮细胞选择素的表达增加,证明伴有神经肌肉病变的危重症患者在外周神经内膜上的微血管内皮细胞是激活的[39]。因而推测参与轴突病变的发展。细胞间黏附分子和内皮细胞选择素减少,证明了胰岛素强化治疗的内皮细胞保护作用[37],并可能因此有神经保护作用。然而,这还没有得到证实。

周围神经系统吸收葡萄糖通常是被动的,取决于细胞外葡萄糖浓度。高血糖症可能通过增加被动吸收而导致直接的神经毒性,并引起活性氧产生增加和清除减少,以及线粒体的功能障碍[40]。除了山梨醇积聚、蛋白质糖基化和细胞内信号传输的改变之外,这也是糖尿病葡萄糖神经毒性的机制之一[41]。糖尿病神经病变的临床表现在很多方面与发生高血糖的危重症患者的情况不一样。不管怎么样,涉及的一些机制可能还是类似的,但是在 CIP 方面目前尚未进行研究。

最后,认为神经膜的失兴奋性与 CIP 的发病机制有关,作为普遍无兴奋性现象的一个部分,同样也会影响肌肉和心脏。Rich 等描述了在危重症患者发生的快速可逆性神经病变,提示这个机制可能比神经变性更重要,或可能在 CIP 中实际的神经元损伤前发生[42]。动物实验证实了钠离子通道的失活导致了神经兴奋性的降低。在糖尿病周围神经病变中,已经记录了神经兴奋性的变化[43]。高血糖症对危重症患者神经兴奋性的潜在作用目前还未被研究。

如果说在随机试验中观察到的益处仅仅是单纯的神经保护作用,未免过于简单了。支持这一说法的第一个理由是,在强化胰岛素治疗和常规胰岛素治疗组之间,失神经标志物表达和神经元失活的程度没有什么差别。其次,不仅仅神经病变可以出现自发电活动,肌病患者也可以出现。但是,电生理学的变化可能比肌球蛋白/肌动蛋白水平的变化更早,因此在目前的数据中,我们发现后者似乎不受强化胰岛素治疗的影响。最后,我们需要考虑到,目前还没有很多大型的系列研究来探讨自发电活动的电生理学结果和肌无力之间的关系,同时在随机研究中未对肌肉力量进行正式评估。大量的自发电活动可能发生在轴突病变或肌肉坏死。这一标准可能会忽略肌膜失兴奋性,肌膜失兴奋性是肌肉病变的特点之一,以复合肌肉动作电位减少为特征。神经肌肉病变的早期迹象可能仍然无法识别,因为和极早期肌肉复合动作电位的减少相比而言,自发电活动出现得更晚一些。我们中心的外科和内科重症监护室的研究表明了这些使用的电生理学标准实际上和临床是密切相关的。强化胰岛素治疗大大地降低了长期机械通气的需求。这一好处是否得益于治疗的总体效益，还是肌肉功能改善引发尚无法区分。然而，这一类的电生理诊断观察与持续机械通气独立相关，这一点支持了后一种假设。

<h1 style="text-align:center">结　　论</h1>

　　几项观察性研究发现高血糖症是 CIP/CIM 的危险因素。此外，两项大型随机干预试验比较了严格控制血糖和容忍高血糖症两种策略，表明严格控制血糖的干预措施降低了 CIP 和 CIM 的电生理学的发生率，除了死亡率下降以外，同时伴随有长期机械通气需求的降低。这些结果在一项回顾性分析中得到证实，这个分析评估了在日常护理过程中严格实施血糖控制的作用。而作用机制仍不清楚。尽管在肌肉水平上，已经提示有潜在合成代谢的影响和线粒体保护作用，但在血糖控制正常的危重症患者骨骼肌组织中未得到证实。这一点可以通过某些病理学变化的时间延迟来解释，或者益处很大程度源于神经保护作用。已证明在神经水平有好几个理论上的好处。但是，由于神经活检的侵入性特点，目前仍缺乏人类的数据。

　　对危重症患者葡萄糖控制的最佳水平一直有争议，因为多中心试验不能复制对死亡率整体有益的影响，甚至指出潜在的危害。好几个方法论议题可能对有分歧的研究结果做出合理解释。如果 Leuven 试验中的方法论的先决条件无法达到，那么不建议开始严格的血糖标准化过程。

（董萍　周倩　译）

参考文献

［1］ **Van den Berghe G, Schetz M, Vlasselaers D, et al.** Clinical review：intensive insulin therapy in critically ill patients：NICE-SUGAR or Leuven blood glucose target? *J Clin Endocrinol Metab* 2009；**94**：3163 - 70.

［2］ **Witt NJ, Zochodne DW, Bolton CF, et al.** Peripheral nerve function in sepsis and multiple organ failure. *Chest*. 1991；**99**：176 - 84.

［3］ **Stevens RD, Dowdy DW, Michaels RK, Mendez-Tellez PA, Pronovost PJ, Needham DM.** Neuromuscular dysfunction acquired in critical illness：a systematic review. *Intensive Care Med* 2007；**33**：1876 - 91.

［4］ **De Jonghe B, Bastuji-Garin S, Durand MC, et al.** Respiratory weakness is associated with limb weakness and delayed weaning in critical illness. *Crit Care Med* 2007；**35**：2007 - 15.

［5］ **Herridge MS, Cheung AM, Tansey CM, et al.** One-year outcomes in survivors of the acute respiratory distress syndrome. *N Engl J Med* 2003；**348**：683 - 93.

［6］ **Bolton CF, Gilbert JJ, Hahn AF, Sibbald WJ.** Polyneuropathy in critically ill patients. *J Neurol Neurosurg Psychiatry* 1984；**47**：1223 - 31.

［7］ **Thiele RI, Jakob H, Hund E, et al.** Sepsis and catecholamine support are the major risk factors for critical illness polyneuropathy after open heart surgery'. *Thorac Cardiovasc Surg* 2000；**48**：145 - 50.

［8］ **Bednarik J, Vondracek P, Dusek L, Moravcova E, Cundrle I.** Risk factors for critical illness polyneuromyopathy. *J Neurol* 2005；**252**：343 - 51.

［9］ **Garnacho-Montero J, Madrazo-Osuna J, Garcia-Garmendia JL, et al.** Critical illness polyneuropathy：risk factors and clinical consequences. A cohort study in septic patients. *Intensive Care Med* 2001；**27**：1288 - 96.

［10］ **Bercker S, Weber-Carstens S, Deja M, et al.** Critical illness polyneuropathy and myopathy in patients with acute respiratory distress syndrome. *Crit Care Med* 2005；**33**：711 - 15.

［11］ **Van den Berghe G, Wouters P, Weekers F, et al.** Intensive insulin therapy in the critically ill patients. *N Engl J Med*

2001；**345**：1359－67.

［12］ **Van den Berghe G, Wilmer A, Hermans G, et al.** Intensive insulin therapy in the medical ICU. *N Engl J Med* 2006；**354**：449－61.

［13］ **Vlasselaers D, Milants I, Desmet L, et al.** Intensive insulin therapy for patients in paediatric intensive care：a prospective，randomised controlled study. *Lancet* 2009；**373**：547－56.

［14］ **Brunkhorst FM, Engel C, Bloos F, et al.** Intensive insulin therapy and pentastarch resuscitation in severe sepsis. *N Engl J Med* 2008；**358**：125－39.

［15］ **Preiser JC, Devos P, Ruiz-Santana S, et al.** A prospective randomised multi-centre controlled trial on tight glucose control by intensive insulin therapy in adult intensive care units：the Glucontrol study. *Intensive Care Med* 2009；**35**：1738－48.

［16］ **Finfer S, Chittock DR, Su SY, et al.** Intensive versus conventional glucose control in critically ill patients. *N Engl J Med* 2009；**360**：1283－97.

［17］ **Finfer S, Liu B, Chittock DR, et al.** Hypoglycemia and risk of death in critically ill patients. *N Engl J Med* 2012；**367**：1108－18.

［18］ **Mesotten D, Gielen M, Sterken C, et al.** Neurocognitive development of children 4 years after critical illness and treatment with tight glucose control：a randomized controlled trial. *JAMA* 2012；**308**：1641－50.

［19］ **Van den Berghe G, Schoonheydt K, Becx P, Bruyninckx F, Wouters PJ.** Insulin therapy protects the central and peripheral nervous system of intensive care patients. *Neurology*. 2005；**64**：1348－53.

［20］ **Hermans G, Wilmer A, Meersseman W, et al.** Impact of Intensive Insulin Therapy on Neuromuscular Complications and Ventilator-dependency in MICU. *Am J Respir Crit Care Med* 2007；**175**：480－9.

［21］ **Hermans G, De Jonghe B, Bruyninckx F, Van den Berghe G.** Interventions for preventing critical illness polyneuropathy and critical illness myopathy. *Cochrane Database Syst Rev* 2009；**1**：CD006832.

［22］ **Van den Berghe G , Wilmer A, Milants I, et al.** Intensive insulin therapy in mixed medical/surgical intensive care units：benefit versus harm. *Diabetes*. 2006；**55**：3151－9.

［23］ **De Jonghe B, Lacherade JC, Sharshar T, Outin H.** Intensive care unit-acquired weakness：risk factors and prevention. *Crit Care Med* 2009；**37**：S309－15.

［24］ **Bloch S, Polkey MI, Griffiths M, Kemp P.** Molecular mechanisms of intensive care unit acquired weakness. *Eur Respir J* 2011；**39**：1000－11.

［25］ **Derde S, Hermans G, Derese I, et al.** Muscle atrophy and preferential loss of myosin in prolonged critically ill patients. *Crit Care Med* 2012；**40**：79－89.

［26］ **Hermans G, Schrooten M, Van Damme P, et al.** Benefits of intensive insulin therapy on neuromuscular complications in routine daily critical care practice：a retrospective study. *Crit Care* 2009；**13**：R5.

［27］ **Langouche L, Van den Berghe G.** Glucose metabolism and insulin therapy. *Crit Care Clin* 2006；**22**：119－29, vii.

［28］ **Vanhorebeek I, De VR, Mesotten D, Wouters PJ, De Wolf-Peeters C, Van den Berghe G.** Protection of hepatocyte mitochondrial ultrastructure and function by strict blood glucose control with insulin in critically ill patients. *Lancet* 2005；**365**：53－9.

［29］ **Langouche L, Vander Perre S, Wouters P, and Van den Berghe G.** Expression of glucose transporters in critical illness. *Crit Care* 2006；**10**(Suppl 1)：P252.

［30］ **Gore DC, Wolf SE, Sanford AP, Herndon DN, Wolfe RR.** Extremity hyperinsulinemia stimulates muscle protein synthesis in severely injured patients. *Am J Physiol Endocrinol Metab* 2004；**286**：E529－34.

［31］ **Thomas SJ, Morimoto K, Herndon DN, et al.** The effect of prolonged euglycemic hyperinsulinemia on lean body mass after severe burn. *Surgery* 2002；**132**：341－7.

［32］ **Biolo G, De Cicco M, Lorenzon S, et al.** Treating hyperglycemia improves skeletal muscle protein metabolism in cancer patients after major surgery. *Crit Care Med* 2008；**36**：1768－75.

［33］ **Jespersen JG, Nedergaard A, Reitelseder S, et al.** Activated protein synthesis and suppressed protein breakdown signaling in skeletal muscle of critically ill patients. *PLoS One* 2011；**6**：e18090.

［34］ **Langouche L, Vander Perre S, Wouters PJ, D'Hoore A, Hansen TK, Van den Berghe G.** Effect of intensive insulin therapy on insulin sensitivity in the critically ill. *J Clin Endocrinol Metab* 2007；**92**：3890－7.

［35］ **Brealey D, Brand M, Hargreaves I, et al.** Association between mitochondrial dysfunction and severity and outcome of septic shock. *Lancet* 2002；**360**：219－23.

［36］ **Lanone S, Mebazaa A, Heymes C, et al.** Muscular contractile failure in septic patients：role of the inducible nitric oxide synthase pathway. *Am J Respir Crit Care Med* 2000；**162**：2308－15.

［37］ **Langouche L, Vanhorebeek I, Vlasselaers D, et al.** Intensive insulin therapy protects the endothelium of critically ill patients. *J Clin Invest* 2005；**115**：2277－86.

［38］ **Stibler H, Edstrom L, Ahlbeck K, Remahl S, Ansved T.** Electrophoretic determination of the myosin/actin ratio in the diagnosis of critical illness myopathy. *Intensive Care Med* 2003；**29**：1515－27.

［39］ **Fenzi F, Latronico N, Refatti N, Rizzuto N.** Enhanced expression of E-selectin on the vascular endothelium of peripheral nerve in critically ill patients with neuromuscular disorders. *Acta Neuropathol* （*Berl*）2003；**106**：75－82.

［40］ **Van den Berghe G.** How does blood glucose control with insulin save lives in intensive care? *J Clin Invest* 2004；

114：1187 – 95.

［41］ **Tomlinson DR, Gardiner NJ.** Glucose neurotoxicity. *Nat Rev Neurosci* 2008；**9**：36 – 45.

［42］ **Novak KR, Nardelli P, Cope TC, et al.** Inactivation of sodium channels underlies reversible neuropathy during critical illness in rats. *J Clin Invest* 2009；**119**：1150 – 8.

［43］ **Krishnan AV, Lin CS, Kiernan MC.** Activity-dependent excitability changes suggest Na + /K + pump dysfunction in diabetic neuropathy. *Brain* 2008；**131**：1209 – 16.

［44］ **Campellone JV, Lacomis D, Kramer DJ, Van Cott AC, Giuliani MJ.** Acute myopathy after liver transplantation. *Neurology* 1998；**50**：46 – 53.

［45］ **De Jonghe B, Sharshar T, Lefaucheur JP, et al.** Paresis acquired in the intensive care unit：a prospective multicenter study. *JAMA* 2002；**288**：2859 – 67.

［46］ **Nanas S, Kritikos K, Angelopoulos E, et al.** Predisposing factors for critical illness polyneuromyopathy in a multidisciplinary intensive care unit. *Acta Neurol Scand* 2008；**118**：175 – 81.

第43章
ICU 的物理治疗疗法和作业治疗

William D. Schweickert，John P. Kress

引　言

危重症疾病的生存率正得到极大改善。这种令人欢欣鼓舞的改善得力于以循证为基础的病患治疗策略的新进展[1-6]。给以往注定要死亡的极度危重患者的存活带来了一种新型的恢复模式，这种模式需要漫长、艰巨，而且不能痊愈的康复过程。对于正处在恢复期间的ICU 患者来说，常见的功能失调和神经肌肉的无力是一个很大的负担。这在急性呼吸窘迫综合征、败血症以及全身炎症反应综合征中尤为常见[7,8]。导致这种衰弱和功能丧失的具体原因和机制不详；其中部分可能是由于各种疾病过程和病理生理机制最终都会削弱 ICU 幸存者的身体功能。

在过去的数十年里，随着重症监护的发展，卧床休息———一种身体和精神活动被剥夺的状态变得越来越流行[9]。镇静剂和麻醉药品的使用是造成这种制动状态的一个主要原因，尽管不断提高的照料极其危重患者的能力也是另一个因素。有趣的是，虽然绝对卧床休息的不良后果为人所知已逾 60 年[10,11]，但现代重症监护技术似乎更重视发展人工方法来维持患者内环境的稳态；直到最近，这种策略忽略了人工生命支持取代自然人体功能所需的巨大代价。然而人工方式完全取代衰竭脏器系统的想法并不是没有代价的。最新证据表明：若制定一个 ICU监护策略使其用来唤醒功能不全的脏器系统去"干点活"，那会比通过人工方式使各项生理指标达到正常化要来的更加合适（例如：机械通气，可允许性的高碳酸血症[12]，减少对完全机械通气支持的依赖[13,14]，更小侵入性的肾脏透析治疗[15,16]）。随着重症治疗理念的转变，目前关于在所有患者中实施完全卧床休息是否明智及有无必要性这一问题也进行着重新审视。

危重疾病的长期影响

最近医学界和普通民众对 ICU 幸存者面临的长期问题的认识都有加深。同样，ICU 幸存者中呼吸衰竭所致的长期问题已成为最近临床研究的主要焦点。随着 ICU 结局研究的激增，人们已经深化了对极端严重的和长期的身体损伤的认识[17-19]。最早的报告之一来自Herridge 等人的工作。该小组对出院后急性呼吸窘迫综合征（ARDS）的幸存者进行了为期一年的随访。ARDS 是一种常见病症,2005 年发表的数据表明,美国每年有近 20 万例急性肺损伤,其中 74 500 例死亡,且这些患者有 360 万个住院日[20]。目前这类患者很可能数目更高。上述 Herridge 等人标志性的研究采访了 ARDS 幸存者并测试其身体和精神功能方面的问题。评估内容相当广泛,调查人员甚至长途跋涉进行家访以确保其数据的准确性和完整性。尽管受评的 109 名患者非常年轻,中位年龄只有 45 岁,但他们都有明显的肌肉体积减小,近端肌肉无力和疲劳;这个相对年轻一组的一半患者在其经历 ICU 出院后一年内都失业了[21]。近期同一队列的一份报告指出,剩余 64 名幸存者中,现在已出院 5 年,仍有明显的持续性(永久性?)体力受限,其调查中的 6 分钟步行测试和 SF - 36 健康调查中的体力部分评分远远低于正常水平[17]。值得注意的是,尽管他们不可逆的体力受限,但大多数(94%)幸存者能够返回工作。然而,这些重要的研究给了我们这样一个讯息:ICU 幸存者的身体衰弱具有重大的公共卫生影响。

尽管看起来不言而喻的是,在机械通气的 ICU 患者中司空见惯的长时间的身体制动会导致神经肌肉无力,但直到最近,科学界才相对有限地支持这一理念。在 15 年前一个简短的研究报告中,Griffiths 和同事以对侧腿作为对照,比较了持续被动运动(CPM)对神经肌肉阻滞期间呼吸衰竭的危重患者一条腿的效应[22]。对于接受被动范围活动的那条腿而言,肌肉纤维萎缩得以预防,并且肌肉 DNA/蛋白质比率(一种验证了的消耗指数)和肌肉蛋白质含量降低程度均较小。作者总结说,在危重患者中,就像是简单的被动肌肉拉伸这样的干预手段都可以很好地保存肌肉纤维结构。

ICU 早期物理治疗的研究

在过去几年中,一些研究者已经开始报道 ICU 患者的新型治疗策略,其中深度镇静和长期卧床的传统模式被早期运动的方案所取代。专业团队,包括物理治疗师和作业治疗师、护士、呼吸治疗师和患者护理技师,都来到 ICU 与患者共同努力让他们走下病床。这种干预进行得非常早,甚至在患者还需要气管导管进行机械通气的时候就已经开始了。表 43.1 总结了已发表的 ICU 早期运动的文献。

表 43.1　ICU 运动研究综述

作　者	干　预	结　局	不良事件报道
De Jonghe 等人 (2005)[23]	前-后实验——镇静方案的护理	褥疮减少 50%	无
Bailey 等人 (2007)[24]	物理治疗师和呼吸治疗师、重症监护护士指导下的运动	103 例患者近 1 500 个活动事件;近 40% 气管插管患者进行物理治疗	血氧饱和度下降、血压变化、计划外医疗器械移除的发生率<1%
Thomsen 等人 (2008)[25]	物理治疗师和呼吸治疗师、护士、重症监护技术人员指导下的运动	有针对性早期活动的 ICU 患者接受它的可能性是无针对性患者的两倍以上	无

（续表）

作 者	干 预	结 局	不良事件报道
Morris 等人 (2011)[26]	区块分配——物理治疗师、护士、护理助理指导下的运动	改善下床时间,住院时间缩短	无
Burtin 等人 (2009)[27]	随机试验-床边的踏车运动	6分钟步行试验改善,SF-36躯体功能评分改善,股四头肌力改善	血氧饱和度降低、血压变化小于4%
Bourdin 等人 (2010)[28]	观察试验-床边运动团队	半数以上患者可以坐在椅子上,11%的患者可以行走	3%的患者发生肌张力下降但未跌倒、血氧饱和度下降、体位性低血压、医疗器械计划外移除
Needham 等人 (2010)[29]	前-后实验——物理治疗师和作业治疗师	减少镇静药物使用,减少ICU谵妄、ICU天数和住院天数	无
Schweickert 等人(2009)[30]	随机、双盲试验-物理和作业治疗师	改善功能独立性,减少谵妄,减少呼吸机天数,改善出院回家	血氧饱和度下降、血压变化、计划外医疗器械移除的发生率<4%

　　为了能够实施任何活动方案,患者必须保持清醒并能与之所处的环境进行交互活动。因此,合理化并且限制镇静剂使用的 ICU 治疗策略是必要的。似乎不言而喻的是,深度镇静和制动总是相伴而生,但其对神经肌肉功能的有害影响最近才有报道。De Jonghe 和同事描述了一组镇静方案的结果,这组方案是以增加患者觉醒度为目的设计的[23]。这个方案是围绕重症监护环境评估(ATICE)工具设计的。这个评估量表,根据意识(与唤醒和意识子域)和耐受度(与平静、通气同步和面部松弛子域),用于来指导护理镇静方案。在这个"前-后"的试验中,从常规治疗过渡到该方案减少了达到觉醒的时间、呼吸机使用时间和 ICU 住院时间。有趣的是,它也减少 50%的压疮发生,推测是由于药物介导的制动状态减少的结果。

　　Bailey 及其同事首次公开报道了在机械通气的 ICU 患者中进行早期运动的重大进展[24]。该研究是针对一些收进犹他州盐湖城 LDS 医院特殊 ICU 部门的呼吸衰竭患者进行的一项描述性前瞻性队列报道。在这个"呼吸科 ICU 病房"内,使用最小计量镇静剂和进行早期运动作为一种文化而被传承起来。这些患者从其他 ICU 转过来,平均住院在 10 天以上。在这个呼吸科 ICU 病房里,只要患者能够对语言刺激做出反应并且呼吸循环功能稳定[定义为呼吸机参数为吸入氧分数(FiO_2)≤0.6 以及呼气末正压(PEEP)≤10 cmH_2O,无直立性低血压发生,未输注儿茶酚胺类药物],早期运动就立刻开始。早期运动方案的制定依靠团队合作,包括一名物理治疗和呼吸治疗师,一名护士和一名重症监护技术人员。一系列活动序列方案的设计根据患者的耐受水平,从简单到复杂依次推进。具体来说,活动序列从床边静坐开始,随着床椅转移的进步继而进展为坐在椅子上,最终实现独立行走。这种活动序列方案通常被看护不甚紧急的亚急性患者的物理治疗师所采用。本次试验,103 名患者近 1 500 例活动事件均被记录在案。即便是在高危急症患者中,独立行走也相当常见。事实上,超过 40％的活动事件发生于仍在气管插管和机械通气的患者中。而作者报道不良事件的发生率很低,例如跌倒($n=5$),显著的血压变化($n=5$),严重的氧合血红氧蛋白降低($n=3$)和医疗装置脱落($n=1$)。上述不良事件——氧合血红蛋白降低,血压变化和医疗装置意外脱落(例如自行拔管),却在常规护理期间的患者中时有发生。因此,这些事件不能被视为 ICU 患者的"从未发生事件"。这份报道第一次系统描述了在机械通气的 ICU 患者中实行早期运动的安全性和可行性。同一小组的后续研究报道了 ICU 治疗须包含患者运动的文化和理念的重要性[25]。在这项研究中,从其他 ICU 转到 LDS 呼吸科 ICU 接受包含早期运动治疗方案的患者可能是其他 ICU 患者的 2.5 倍之多。

2008 年 Morris 莫里斯及其同事在维克森林大学发表了第一个关于机械通气治疗中的 ICU 患者早期运动的前瞻性试验。本研究中的运动制定团队由一名物理治疗师,一名重症监护护士和一名护士助理组成。运动制定策略同样也是循序渐进的,并基于患者的意识状态、耐受性和运动程序执行的能力。该组同样在机械通气期间使用最低限度的镇静剂,采取日间间断镇静的策略。总共 330 名患者以非随机区块分配方式进行登记。在早期执行运动任务组中 80％的患者至少进行一个物理治疗(PT)疗程,相较于在常规治疗组中这一数字只有 47％。早期运动组离床活动比对照组快 5 天,并且减少了 2 个住院日;这两项结论均有统计学意义。重要的是,作者报道在运动锻炼的任何时期都没有不良事件或是非故意移除医疗装置的情况发生。这一研究小组最近报道了这个队列的 1 年随访的结果。330 例患者中有 85％平稳度过了住院期,而没有接受早期运动疗法干预的人群,其死亡率或者出院后一年内再入院率较前者高出近两 2 倍(OR,1.77,95％;CI 1.04～3.01)[26]。

2009 年,Burtin 和同事报道了在预计将长期住在内外科 ICU 的患者中使用床旁功率踏车进行早期锻炼的随机对照试验的结果。参与此项试验的大多数患者来自外科 ICU 病房[27]。功率踏车锻炼干预约从患者入住 ICU 2 周后进行。随机分配至干预组的患者使用附在床脚的功率踏车进行每周 5 天的锻炼。若患者还未足够清醒不能积极主动参与,则可将脚绑在踏板上进行被动范围的踏车锻炼。一旦患者清醒起来足以自行参与,主动的踏车锻炼就开始了。该试验中 84％的患者曾在 ICU 期间至少接受过一次气管插管和机械通气治疗。将力量和功能评估作为关注的评估指标进行测定。干预组患者出院时测定 6 分钟步行距离数值更高(196 $vs.$ 143 m,$P<0.05$)。同样,干预组患者出院时 SF-36 身体功能评分也较高(21 $vs.$ 15,$P<0.05$)以及股四头肌力量也更好(2.37 $vs.$ 2.03 N/kg,$P<0.05$)。ICU 患者可以良好耐受训练。本研究期间共进行 425 次踏车训练,没有发生严重的不良事件。各种不良事件都极少发生,只有 4％的训练时程无法完成。少数发生的训练提前中断原因包括踏车训练期间氧合血红蛋白降低和意想不到的血压变化。

Bourdin 及其同事最近报道了一项对 20 名患者的观察性研究[28]。这组研究人员在患者入住 ICU 后中位天数 5 天开始早期运动锻炼,其中 1/3 的活动干预发生在机械通气期间。研究者采用一种保守的方案,通过排除有休克、镇静剂使用和正在进行的肾脏支持等情况后,启动早期运动干预。因此,在 ICU 近半数日子里都存在早期锻炼的禁忌情况,其中镇静(15％)、休克(11％)和肾脏支持(9％)是最常见原因。运动锻炼包括坐座椅(56％)、不用上肢协助起身(25％)、步行(11％)和使用上肢协助起身(8％)。不良事件罕见,424 例中发生占比为3%。已报道的不良事件包括肌张力下降但未跌倒($n=7$),低氧血症($SpO_2<88\%$,>1分钟),计划外拔管,和一例直立性低血压事件。未见死亡、心肌梗死、心律失常、或肺栓塞发生。本报道采用非常保守的方法开始运动治疗。事实上,15%的患者由于持续的镇静没有接受运动锻炼干预,这强调了若要保证早期运动干预成功,必须将此项阻碍因素限定在最低水平的重要性。

Needham及其同事的一份报道描述了一个前/后质量改进项目,重点关注了正如火如荼开展的ICU患者早期运动锻炼[29]。研究者认识到需要减少深度镇静的使用和谵妄状态的发生,以便能够在ICU患者中开展早期运动锻炼并改善其运动功能。这个质量改进项目利用一个多学科团队来提供增加的ICU工作人员,包括全职物理治疗师和作业治疗师。这项工作包含了将ICU从传统的深度镇静和卧床休息模式向整个ICU系统性运动锻炼的模式转变。这一质量改进项目的结果表明,镇静剂和阿片药物使用有所减少以及ICU谵妄状态得以改善。这些变化与患者接受更多康复治疗和完成更高级的功能运动有关。ICU住院时间平均减少2.1天(95%CI 0.4~3.8);住院总时长减少3.1天(95%CI 0.3~5.9)。临床工作者和医院管理专家都观察到这次"前后"分析中患者结局的显著改善。这种干预的成果是依靠医院行政部门的全力支持和提供持续的财政支持来取得的。除了此次试验重要的临床意义外,为医院管理专家带来的信息也是十分重要的。为能成功推广使用,医院管理人员必须接受这种能够改善患者结局的新型干预模式。Needham和同事的工作很好地展示了超越床边治疗管理计划的重要性。只有在临床工作者和行政人员之间建立这样的沟通策略,新型治疗管理方案的使用才能得到广泛接受。

2009年,Schweickert及其同事报道了一个前瞻性的随机双盲试验的结论,该试验中患者在呼吸衰竭开始需要机械通气时就进行非常早期的物理治疗和作业治疗[30]。这个项目的新颖之处在于它是第一个评估机械通气的ICU患者进行早期运动锻炼效果的随机双盲试验。研究人员立即开始早期运动方案,而不是等上几天。这项试验意图是在发生健康恶化之前就启动早期运动锻炼。双中心研究招募了从内科ICU转来的患者,他们在入住ICU之前是功能独立的,接受机械通气治疗少于72小时。他们被随机分配到一个干预组,接受循序渐进的物理治疗和作业治疗的方案,重点关注其运动情况和作业任务的完成(如日常生活活动),并与在气管插管期间没有进行早期运动锻炼的对照组进行比较。两组患者均接受以下既定治疗:日间间断镇静[31]、每日自主呼吸试验[32]、早期肠内营养和严格血糖控制[33]。从镇静中醒来后,一个由物理治疗师和作业治疗师组成的团队以一种循序渐进的方式和患者一起开展工作。这个运动小组指导患者进行练习,诸如坐到床边、模拟从事日常生活活动、转移训练和四处走动等运动。运动方案的进展取决于患者耐受性和稳定性。对照组患者也接受物理治疗和作业治疗,但其是在初级护理团队的指导下进行。该组中的治疗通常是在患者拔管后开始[24,25,34-37]。一组对患者随机分配情况不知情的治疗师对其功能结果进行评价。试验的主要结点是在出院时恢复至"功能独立"。功能独立定义为能够执行日常生活活动的能力(沐浴、穿衣、进食、修饰、床椅转移、如厕)和独立行走。

与以往的研究通常在患者收入ICU超过5天后开始治疗,本试验中患者在插管后平均1.5天开始接受治疗。本次试验中患者能够完成很多里程碑式的活动,甚至在利用气管内插管进行机械通气期间。在插管的 49 名患者中共实施了 244 次治疗。76％的患者完成了床上活动（中位数为插管后 1.7 天）；33％完成了站立项目（中位数为插管后 3.2 天）；33％完成坐到椅子上（中位数插管后 3.1 天）；15％患者能够完成独立行走（中位数为插管后 3.8 天；中位移动距离为 15 英尺）[38]。

　　如前所述，立即开始的运动是基于机械通气患者神经肌肉状况迅速恶化这个概念，其治疗的开始时间仅受患者知情同意的限制。事实上，最新证据报道了在完全通气支持开始数小时后即可发生膈肌结构和功能完整性的缺失[13,39]。这些数据表明即使在危重疾病的最初阶段，ICU 患者的神经肌肉完整性也会受损。对于床旁医生来说，这个问题虽然不如循环或呼吸功能受损那般明显，也会为 ICU 幸存者带来巨大的负担。

　　超早期运动锻炼策略方案使离院时功能独立的患者增加了 1.7 倍（59 vs. 35％，$P=$ 0.02）。相较于对照组，早期运动锻炼组有更多患者甚至出院后直接回了家（43 vs. 24％，$P=0.06$）。机械通气的时程有所减少（3.4 vs. 6.1 天，$P=0.02$）和无机械通气天数（ventilator-free days，VFDs）有所增加（23.5 vs. 21.1，$P=0.05$）[30]。尽管所用镇静剂没有差异，但 ICU 谵妄天数减少 50％（2.0 vs. 4.0 天，$P=0.03$）。早期运动锻炼患者具有更好的最长步行距离（33.4 vs. 0 m，$P=0.004$），并在出院时能够执行更多的日常生活活动（6 vs 4，$P=0.06$）和更多的无机械通气天数（23.5 vs. 21.1，$P=0.05$）。不良事件罕见，包括 6％的疗程出现氧合血红蛋白饱和率下降＞5％，4％疗程发生心率增加＞20％，4％的疗程有呼吸机不同步现象，以及在 0.8％的疗程中有医疗装置脱落。但仅有 4％在治疗期间过早中断治疗。这项试验中的干预手段蕴含一种所有患者都应尽早接触和考虑早期运动锻炼的理念。这些患者包括急性肺损伤（占所有开展早期运动患者的 58％）、病态肥胖（占所有开展早期运动患者的 41％）、需要血管活性剂支持的休克（占所有开展早期运动患者的 17％）以及肾脏透析治疗（占所有开展早期运动患者的 9％）。

结　　论

　　从需要机械通气的呼吸衰竭中恢复的 ICU 幸存者通常具有神经肌肉无力和功能障碍。显然，急性危重症带来的负担使这些患者即使有幸得以生还，但其恢复过程往往是长期的，且不能完全康复。多学科参与 ICU 患者治疗管理的理念正慢慢成为重症监护的主流。尽管传统上物理治疗和作业治疗还没能在机械通气的患者管理中占据一席之地，但这些治疗具有能为这些患者提供有利其自身益处的巨大潜力是不争的事实。最近的文献指明：动员机械通气患者进行早期运动是安全可行的。为了推广使用这样的治疗管理模式，必须继续关注镇静剂使用的最小化。重症监护界必须摒弃传统的分层治疗管理模式转而信奉这一多学科治疗模型的新理念；其益处良多，且未来潜力巨大。此外需要更多研究来确定是否有特定患者群体能够从早期运动中获益更多。需要继续强调与深度镇静和长期制动有关的问题，以促使高危组患者治疗管理理念向包含更多精神和体力活动转变。

（荣积峰　译）

参考文献

［1］Lilly CM, Cody S, Zhao H, et al. Hospital mortality, length of stay, and preventable complications among critically ill patients before and after tele-ICU reengineering of critical care processes. *JAMA* 2011；**305**：2175 – 83.

［2］Brochard L, Mancebo J, Wysocki M, et al. Noninvasive ventilation for acute exacerbations of chronic obstructive pulmonary disease. *N Engl J Med* 1995；**333**：817 – 22.

［3］Papazian L, Forel JM, Gacouin A, et al. Neuromuscular blockers in early acute respiratory distress syndrome. *N Engl J Med* 2010；**363**：1107 – 16.

［4］Rivers E, Nguyen B, Havstad S, et al. Early goal-directed therapy in the treatment of severe sepsis and septic shock. *N Engl J Med* 2001；**345**：1368 – 77.

［5］The National Heart L, and Blood Institute Acute Respiratory Distress Syndrome (ARDS) Clinical Trials Network. Ventilation with lower tidal volumes as compared with traditional tidal volumes for acute lung injury and the acute respiratory distress syndrome. The Acute Respiratory Distress Syndrome Network. *N Engl J Med* 2000；**342**：1301 – 8.

［6］Briel M, Meade M, Mercat A, et al. Higher vs lower positive end-expiratory pressure in patients with acute lung injury and acute respiratory distress syndrome：systematic review and meta-analysis. *JAMA* 2010；**303**：865 – 73.

［7］de Letter MA, Schmitz PI, Visser LH, et al. Risk factors for the development of polyneuropathy and myopathy in critically ill patients. *Crit Care Med* 2001；**29**：2281 – 6.

［8］Latronico N. Neuromuscular alterations in the critically ill patient：critical illness myopathy, critical illness neuropathy, or both? *Intensive Care Med* 2003；**29**：1411 – 13.

［9］Petty TL. Suspended life or extending death? *Chest* 1998；**114**：360 – 1.

［10］Dock W. The evil sequelae of complete bed rest. *JAMA* 1944；**125**：1083 – 5.

［11］Asher RA. The dangers of going to bed. *Br Med J* 1947；**2**：967.

［12］Ijland MM, Heunks LM, van der Hoeven JG. Bench-to-bedside review：hypercapnic acidosis in lung injury—from 'permissive' to 'therapeutic'. *Crit Care* 2010；**14**：237.

［13］Hussain SN, Mofarrahi M, Sigala I, et al. Mechanical ventilation-induced diaphragm disuse in humans triggers autophagy. *Am J Respir Crit Care Med* 2010；**182**：1377 – 86.

［14］Futier E, Constantin JM, Combaret L, et al. Pressure support ventilation attenuates ventilator-induced protein modifications in the diaphragm. *Crit Care* 2008；**12**：R116.

［15］Palevsky PM, Zhang JH, O'Connor TZ, et al. Intensity of renal support in critically ill patients with acute kidney injury. *N Engl J Med* 2008；**359**：7 – 20.

［16］Bonventre JV. Dialysis in acute kidney injury—more is not better. *N Engl J Med* 2008；**359**：82 – 4.

［17］Herridge MS, Tansey CM, Matte A, et al. Functional disability 5 years after acute respiratory distress syndrome. *N Engl J Med* 2011；**364**：1293 – 304.

［18］Misak CJ. The critical care experience：a patient's view. *Am J Respir Crit Care Med* 2004；**170**：357 – 9.

［19］Misak C. ICU psychosis and patient autonomy：some thoughts from the inside. *J Med Philos* 2005；**30**：411 – 30.

［20］Rubenfeld GD, Caldwell E, Peabody E, et al. Incidence and outcomes of acute lung injury. *N Engl J Med* 2005；**353**：1685 – 93.

［21］Herridge MS, Cheung AM, Tansey CM, et al. One-year outcomes in survivors of the acute respiratory distress syndrome. *N Engl J Med* 2003；**348**：683 – 93.

［22］Griffiths RD, Palmer TE, Helliwell T, MacLennan P, MacMillan RR. Effect of passive stretching on the wasting of muscle in the critically ill. *Nutrition* 1995；**11**：428 – 32.

［23］De Jonghe B, Bastuji-Garin S, Fangio P, et al. Sedation algorithm in critically ill patients without acute brain injury. *Crit Care Med* 2005；**33**：120 – 7.

［24］Bailey P, Thomsen GE, Spuhler VJ, et al. Early activity is feasible and safe in respiratory failure patients. *Crit Care Med* 2007；**35**：139 – 45.

［25］Thomsen GE, Snow GL, Rodriguez L, Hopkins RO. Patients with respiratory failure increase ambulation after transfer to an intensive care unit where early activity is a priority. *Crit Care Med* 2008；**36**：1119 – 24.

［26］Morris PE, Griffin L, Berry M, et al. Receiving early mobility during an intensive care unit admission is a predictor of improved outcomes in acute respiratory failure. *Am J Med Sci* 2011；**341**：373 – 7.

［27］Burtin C, Clerckx B, Robbeets C, et al. Early exercise in critically ill patients enhances short-term functional recovery. *Crit Care Med* 2009；**37**：2499 – 505.

［28］Bourdin G, Barbier J, Burle JF, et al. The feasibility of early physical activity in intensive care unit patients：a prospective observational one-center study. *Respir Care* 2010；**55**：400 – 7.

［29］Needham DM, Korupolu R, Zanni JM, et al. Early physical medicine and rehabilitation for patients with acute respiratory failure：a quality improvement project. *Arch Phys Med Rehabil* 2010；**91**：536 – 42.

［30］Schweickert WD, Pohlman MC, Pohlman AS, et al. Early physical and occupational therapy in mechanically ventilated, critically ill patients: a randomised controlled trial. *Lancet* 2009; **373**: 1874 - 82.

[31] Kress JP, Pohlman AS, O'Connor MF, Hall JB. Daily interruption of sedative infusions in critically ill patients undergoing mechanical ventilation. *N Engl J Med* 2000; **342**: 1471 - 7.

[32] Ely EW, Baker AM, Dunagan DP, et al. Effect on the duration of mechanical ventilation of identifying patients capable of breathing spontaneously. *N Engl J Med* 1996; **335**: 1864 - 9.

[33] van den Berghe G, Wouters P, Weekers F, et al. Intensive insulin therapy in the critically ill patients. *N Engl J Med* 2001; **345**: 1359 - 67.

[34] Gosselink R, Bott J, Johnson M, et al. Physiotherapy for adult patients with critical illness: recommendations of the European Respiratory Society and European Society of Intensive Care Medicine Task Force on Physiotherapy for Critically Ill Patients. *Intensive Care Med* 2008; **34**: 1188 - 99.

[35] Hodgin KE, Nordon-Craft A, McFann KK, Mealer ML, Moss M. Physical therapy utilization in intensive care units: Results from a national survey. *Crit Care Med* 2009; **37**: 561 - 6.

[36] Martin UJ, Hincapie L, Nimchuk M, Gaughan J, Criner GJ. Impact of whole-body rehabilitation in patients receiving chronic mechanical ventilation. *Crit Care Med* 2005; **33**: 2259 - 65.

[37] Morris PE, Goad A, Thompson C, et al. Early intensive care unit mobility therapy in the treatment of acute respiratory failure. *Crit Care Med* 2008; **36**: 2238 - 43.

[38] Pohlman MC, Schweickert WD, Pohlman AS, et al. Feasibility of physical and occupational therapy beginning from initiation of mechanical ventilation. *Crit Care Med* 2010; **38**: 2089 - 94.

[39] Levine S, Nguyen T, Taylor N, et al. Rapid disuse atrophy of diaphragm fibers in mechanically ventilated humans. *N Engl J Med* 2008; **358**: 1327 - 35.

第 **44** 章

神经肌肉电刺激：一种新的治疗和康复策略在 ICU 中的应用

Vasiliki Gerovasili，Serafim N. Nanas

引　言

医疗水平和技术的进步使得 ICU 幸存者的人数不断增加[1]。然而,危重症患者存活后要面对沉重的社会和个人负担。从 ICU 出院后,危重症幸存者的身体功能和生活质量受损的情况将持续多年[2]。在一个有关功能性能力的里程碑式的研究中,急性呼吸窘迫综合征(ARDS)幸存者从 ICU 出院后 5 年,大多数以往健康的个体不能恢复到原来的功能状态[2],这将给社会带来相当大的负担。在出院五年后,有 23% 的 ARDS 患者无法重返工作岗位。并且有数据表明,医疗服务的利用率增加,医疗成本也随之增加[2,3]。

ICU 获得性无力(ICUAW)是危重症疾病中最常见的神经肌肉并发症,表现为全身肌无力、肌腱反射减弱、机械通气脱机困难[4,5],这与 ICU 住院时间和总住院天数延长相关[6]。根据报道,ICU 获得性无力的发病率从 23%～50% 以上不等,这取决于所用的诊断标准(即临床或电生理评定)以及所评估的患者人群[4,5]。ICU 获得性无力患者的肌肉无力表现可能持续数月,且有相当部分的患者可能永远无法完全恢复[7]。鉴于此,对于 ICU 获得性无力发生的预防是非常有必要的。

现已有几个危险因素被认为与 ICU 获得性无力的发生有关。脓毒症(特别是革兰阴性菌血症)[5]和全身性炎症反应综合征会导致微循环改变,从而影响周围神经和骨骼肌的氧和营养物的供给,最终导致功能和结构的破坏。神经肌肉毒性药物的使用(如 NMBA 类和氨基糖苷类药物)和制动也可能是导致 ICU 获得性无力的重要因素[4,8,9]。

通常认为,危重症患者需要卧床休息和深度镇静,治疗重点是急性疾病和器官系统衰竭,经常认为患者因"重症"而不能动,因而在危重症的急性期,神经肌肉系统的情况往往被忽视。而当间断镇静治疗结束后才注意到患者的神经肌肉功能,这时严重的肌无力往往已经发生了。

卧床休息和制动对危重症患者骨骼肌的影响

制动对周围骨骼肌是有害的。在健康的受试者中,制动会导致肌肉质量的严重减少。

在最近的研究中[10]，持续制动 5 周后肌肉质量减少高达 12％，CT 扫描显示肌肉力量降低近 20％。

制动对骨骼肌的影响在脓毒症及危重症患者中表现尤为明显。危重症和脓毒症会使肌肉组织代谢分解，加速制动对肌肉组织损失的影响。稍早前的研究运用双能 X 线吸收法（dual-energy X-ray absorptiometry, DXEA）进行评估，危重症患者制动 21 天引起约 1 kg 骨骼肌质量的减少[11]。有趣的是，其中 2/3 的骨骼肌质量减少发生在制动的前 5 天。在最近的一份病例报道中，一个住院 33 天的 ICU 患者体重损失 11.2 kg，其中 33％是骨骼肌[12]。在我们团队最近的一项研究中，用超声检查发现制动 1 周导致股直肌的横截面直径减小约 13％[13]。ICU 获得性无力发病率的神经电生理研究显示，在危重症疾病的第一周已出现神经生理异常的证据；肌肉活检也发现明显变化，表明在发病的最初 15 天内便出现了肌肉的结构性损伤[14]。这些数据表明，旨在防止 ICU 获得性无力发生的任何干预措施都需要在 ICU 入院后尽早应用——为了确保干预有效，则可能要在病情初步稳定后立即进行。

早期运动方案在危重症中的应用

最近，早期康复介入以预防危重症相关性肌无力得到了越来越多的关注[15]。事实上，早期运动疗法的概念并不新颖，可追溯到第二次世界大战时期，当时的研究便报道了早期运动疗法的益处[16]，即使在机械通气患者中也是如此[17]。

不少研究报道表明了早期康复运用于危重症患者的可行性和有效性。已证明早期运动疗法是安全的，并有数据显示接受早期运动干预的患者在 ICU 出院时会更早行走[15]，并且具有更短的 ICU 和总住院时间[18]。此外，早期运动疗法干预的缺乏与 ICU 出院后第一年的再入院或死亡有关[19]。ICU 住院期间的早期物理治疗和作业治疗使患者能恢复到更佳的独立功能状态[20]。最后，呼吸障碍患者除了标准物理治疗，还可以进行床边自行车训练，这有助于改善出院时的步行能力和生活质量[21]。因此，危重症患者早期康复干预是可行而安全的，尽管研究使用的评估方法不同，但对于危重症都是有益的。

神经肌肉电刺激的基本原理

神经肌肉电刺激（NMES）是一种替代的运动形式，可与其他康复工具相结合应用于危重症早期运动治疗。神经肌肉电刺激对危重症急性期患者尤为有意义，因为在这段时间有相当多的危重患者由于镇静或认知障碍而无法接受物理康复。神经肌肉电刺激解决了这个问题，因为它不依赖于患者的主动配合，甚至可以在镇静的患者中实施。因此，在 ICU 病房中它可以作为早期运动疗法的替代形式。

神经肌肉电刺激作为一种运动替代形式，在健康受试者[22]和患者群体中[23,24]都得到广泛使用。神经肌肉电刺激技术通过电流脉冲刺激引起肌肉收缩。低电压电流脉冲通过放置在皮肤表面的电极传递至相应的肌肉。这些电流脉冲所引发的非随意的肌肉收缩，与低强度运动中的随意、重复肌肉收缩的特点相似。

使用神经肌肉电刺激时要确定电流类型、脉冲持续时间、脉冲频率、脉冲强度和通断比的作用时间等参数。使用最广泛的电流形式是各种形状的双相脉冲（例如矩形、梯形）。脉冲持续时间决定每个电流脉冲的持续时间，尽管更长的持续时间并不少见，但通常在0.2～0.5 ms。脉冲频率指在单位时间内的电流脉冲数量，以Hz为单位。针对患者则以10～50 Hz的脉冲频率最常见。低频电流（10～20 Hz）主要刺激Ⅰ型肌纤维（需氧），增强肌肉耐力倾向于采用这样的频率，而较高频率则被认为主要刺激Ⅱ型肌肉纤维（厌氧），使得肌力增加。脉冲强度是神经肌肉电刺激的特征性参数，代表刺激下每次肌肉收缩激活的肌纤维数量，通常取决于患者的耐受性。最后，通断比的作用时间是指电流作用于肌肉的总时间。通常，电流作用的持续时间在数秒内（已预先定义脉冲的持续时间、频率和强度），随后肌肉需要完全休息数秒，以避免肌肉损伤。

神经肌肉电刺激操作方便，患者经过训练后便可自己操作神经肌肉电刺激，加入到基于家庭的康复方案中[24]。完成适当的皮肤准备（如剃须）后，根据所选择肌肉的不同将电极贴片置于对应的皮肤表面，通过刺激器的电极输送电流（图44.1）。每次治疗的时间从30分钟[25]至4小时[26]不等。主要的副作用包括局部皮肤刺激性作用和刺激时的疼痛感。通常降低电流强度以减轻疼痛，以恰好达到最高疼痛耐受水平为标准。随着患者习惯于神经肌肉电刺激，通常可以容忍更高的电流强度，因此应该定期调整电流强度。

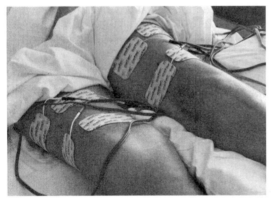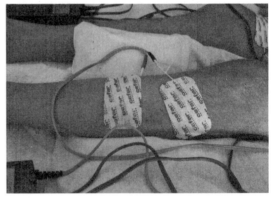

图44.1 神经肌肉电刺激的电极位置

（左图）完成剃须等适当的皮肤准备后，在股四头肌肌肉上放置了四个电极；（右图）电极放置于腓骨长肌。

神经肌肉电刺激目前的禁忌证包括植入有除颤器或起搏器，尽管初步数据表明它可能是安全的[27]。

神经肌肉电刺激在健康受试者中的应用

已证明神经肌肉电刺激用于健康受试者和运动员可以改善肌肉力量[22]。最近在健康受试者的一项荟萃分析中显示神经肌肉电刺激可有效增加股四头肌的肌肉力量。在针对健康者的研究中发现，神经肌肉电刺激配合主动随意运动，比单纯运动的效果更显著。然而，在健康受试者中，体育锻炼比单独使用神经肌肉电刺激更有效[22]。

神经肌肉电刺激在慢性心力衰竭（充血性心衰）和慢性阻塞性肺病患者中的作用

在过去十年中，作为康复方案的一部分，神经肌肉电刺激已经越来越多地用于充血性心衰和慢性阻塞性肺病（COPD）患者的治疗中，包括单独运用或结合运动疗法[23-26]。这些患者由于心脏或肺部疾病而不能参与体育锻炼，受益于神经肌肉电刺激技术，他们的运动能力[26]、肌肉力量[23,25]和生活质量都能得到改善[24]。

在重度 COPD 和充血性心衰患者中，通过 6 分钟步行距离试验[26,28]和最大增量运动测试中的峰值氧量评估结果显示神经肌肉电刺激提高了患者的有氧运动能力[26,28]。

神经肌肉电刺激还有助于改善 COPD[23,25]和充血性心衰患者[24,26,28]的肌肉力量和耐力。在 COPD 患者中，神经肌肉电刺激能显著提高肌力[23,25]和耐力[29]，充血性心衰患者也有类似的变化[24,26,28]。在神经肌肉电刺激治疗后，骨骼肌的结构发生变化，表现为 I 型肌纤维和柠檬酸合酶活性增加[26]。

神经肌肉电刺激治疗后，患者的生活质量也可能有所改善。重度 COPD 患者在神经肌肉电刺激康复治疗后，呼吸困难感减轻[23]。研究证明，对于严重充血性心衰的患者，其日常生活活动（ADL）有所提高，这反映了其功能的改善[24]。最后，在一项难治性充血性心衰的研究中，神经肌肉电刺激治疗后，患者纽约心脏协会（New York Heart Association，NYHA）分级结果有所改善[24]。

这些数据表明神经肌肉电刺激可以作为一种替代康复工具或作为结构化康复计划的一部分，安全地用于有严重心脏或肺功能不全的患者。该技术对于这些患者的神经肌运动能力、肌肉力量和耐力以及生活质量方面是有益的。

神经肌肉电刺激在危重症中的应用

有 9 项研究[30-37]评估了神经肌肉电刺激对危重症患者的影响，另有一项正在进行的利用神经肌肉电刺激用于内科 ICU 患者的临床试验，其研究方案已经发表[38]（表 44.1）。其中，在 ICU 危重症患者的急性期进行的临床试验共有 9 项，另一项试验[25]是在加护病房（HDU）完成，其患者接受长期的机械通气。这些研究中有 6 项是在综合 ICU 病房[30-34,37]，另有 3 项在内科 ICU[35,36,38]；有 7 项研究为随机对照试验[25,31-33,37,38]，一项研究为非随机试验，另余两项研究随机选择一侧（左侧或右侧）进行神经肌肉电刺激治疗，而以对侧作为对照[34,35]。

患者群体特征

虽然这些研究招募的是不同的患者群体，然而，在所有的研究中一些患者特征是一致的。根据严重程度分数的评定，患者都属于危重症；同时，他们依赖机械通气，大多数是危重症急性期且处于镇静治疗中。在一项研究中，招募的患者都接受长期机械通气，且在住入重症监护病房30天后转入加护病房[25]。其中6项研究则招募了来自ICU住院的多种疾病诊断的危重症患者,包括内科、外科疾病,其中也包括了创伤性疾病[30-33,36,37],另两项研究将脓毒性休克作为纳入标准[34,35],另一项研究只针对COPD患者[25],另一项正在进行的临床试验则针对内科ICU中的机械通气患者[38]。不过,应当指出的是,在所有ICU研究中,大多数患者在ICU住院期间,均发生过严重的脓毒症和(或)脓毒症休克症状。

迄今为止所有研究中包括的危重症患者的数量相对较少。样本量最大的一项试验将140例患者进行了随机分组,其中52例患者根据主要结局评估接受了意向性治疗分析[32]。其余试验包括的患者数量则相对较少,对从8例到49例不等的危重症患者进行了随机分组。有8项研究中使用接受常规护理或假神经肌肉电刺激作为对照组[25,30-33,36-38],有2项研究刺激身体的一侧(左或右),另一侧作为对照[34,35]。

尽管这些研究的患者人群特征存在差异且样本量相对较小,但也可以说,在所有试验中都招募了危重症患者[其中大多数患有脓毒症和(或)脓毒症休克、接受镇静治疗和机械通气],这些患者具有危重症患者的典型特征,这使得结果具有一致性。

神经肌肉电刺激的肌肉群

在危重症患者中应用神经肌肉电刺激技术,主要是刺激其下肢大肌群。有3项研究[33,34,36]仅刺激于股四头肌;另有6项研究除了股四头肌外,还同时刺激下肢其他肌肉群(腓骨长肌、胫骨前肌和腓肠肌)[25,30-32,37,38],另一项研究刺激了股四头肌和肱二头肌[35](表44.1)。

选择肌肉群的目的是要刺激最大可能的肌肉群。刺激最大可能的肌肉群比选择特定的肌肉群更为重要,因为已证明[30],神经肌肉电刺激运动具有全身效应,对不直接刺激的肌群也有益处。神经电刺激肌肉群的选择是受目标肌群可及性限制的,特别是无法配合的、镇静下的患者,以及当刺激上肢或胸部的肌肉时对监护设备存在干扰的问题。如此看来,刺激下肢似乎是最佳选择,因为它包括大而容易刺激得到的肌肉群并且远离监护设备。在唯一一项选择刺激上肢(肱二头肌)肌群的研究中,作者提到没有任何监护设备受到干扰[35]。然而,上肢肌肉的质量明显小于下肢肌肉,因此认为,它们对神经肌肉电刺激下的全身效应贡献不大。

神经肌肉电刺激的参数

神经肌肉电刺激参数的选择具有多样性。在大多数的研究中,每日都进行神经肌肉电刺激[30-32,34-38];然而,在另两项研究中,每周进行5天[25,33]。每次治疗时间也是不同的,从每天30分钟到1小时不等,通常每日1次,但在一项研究中则选择每日2次、每次30分钟的治疗方案[35]。

神经肌肉电刺激其他参数也存在类似的差异性。刺激频率范围一般在35～100 Hz之间,但有一项研究在一个疗程中甚至使用5～100 Hz的频率范围。而大多数的研究往往采用35～50 Hz之间的刺激频率。脉冲持续时间通常在300～400毫秒之间,研究之间的通断比也大不相同,其中最强烈的程序持续收缩12秒,然后休息6秒。对于可配合的患者,刺激强度根据其最大耐受程度而调整[25,33],而在其他研究中,则是逐渐增加强度直到肌肉有肉眼

表 44.1　危重症患者神经肌肉电刺激的研究，显示研究设计，为每项研究选择的神经肌肉电刺激参数和刺激的肌肉群

作者	ICU 类型	研究设计	患者群体	人数（招募/人组）人组	对照人数	刺激肌肉群	对照组干预	刺激频率（Hz）	脉冲持续时间(ms)	强度	通断比	疗程（周）	持续时间（分钟）
Zanotti (2003)[25]	HDU	随机	COPD	24	12	股四头肌	ALM	35	350	最大耐受程度	NR	5	30
Gerovasili (2009)[30]	综合	非随机	混合	34	6	股四头肌+腓骨长肌	常规护理	45	400	可见收缩	12 开/6 关	NA	45
Gerovasili (2009)[31]	综合	随机	混合	49/26	13	股四头肌+腓骨长肌	常规护理	45	400	可见收缩	12 开/6 关	7	45
Routsi (2010)[32]	综合	随机	混合	140/52	28	股四头肌+腓骨长肌	常规护理	45	400	可见收缩	12 开/6 关	7	45
Gruther (2010)[33]	综合	随机	混合	46/33	18	股四头肌	假刺激	50	350	最大耐受程度	8 开/24 关	5	30～60
Meesen (2010)[36]	内科	随机	混合	25/19	12	股四头肌	常规护理	5～100	250～330	可见收缩	非固定	7	30
Rodriquez (2011)[35]	内科	随机（自身双侧对照）	感染性休克	16/14	NA	股四头肌+肱二头肌	NA	100	300	可见收缩	2 开/4 关	7	30x2
Poulsen (2011)[34]	综合	随机（自身双侧对照）	感染性休克	8/8	NA	股四头肌	NA	35	300	阈上 50%	4 开/6 关	7	60
Karatzanos (2012)[37]	综合	随机（亚组分析）	混合	140/52	28	股四头肌+腓骨长肌	常规护理	45	400	可见收缩	12 开/6 关	7	45
Kho (2012)[38]	内科	随机	内科	NA	NA	股四头肌+胫骨前肌+腓肠肌	假刺激	50	250	可见收缩	5 开/10 关	7	60

注：ICU，重症监护病房；ALM，健侧肢体活动；NA，不适用；NR，未报告。

可见的收缩。在一项研究中[34]，作者采用阈上 50％ 的刺激强度，此时的阀值强度被定义为可观察到肌肉收缩时的刺激强度。危重症患者由于组织水肿并伴有电解质和代谢紊乱，其组织传导性可能受损，需要比健康受试者或甚至其他类型的患者更高的刺激强度（表 44.1）。

神经肌肉电刺激在危重症中的早期全身效应

在 ICU 进行的最早的研究中，对神经肌肉电刺激治疗后危重症患者的心血管与微循环指标的早期作用进行了评定[30]。作者评定了 35 名危重症患者，其中 86％ 为机械通气患者，一半为镇静下的患者，1/3（33％）的患者需要持续应用血管加压药。共有 29 例患者接受了双下肢（股四头肌和腓骨长肌）神经肌肉电刺激，另有 6 例危重症患者作为对照。研究运用近红外光谱（NIRS）评估没有接受任何刺激的手掌肌肉的微循环情况。同时记录基本心血管指标，如心率和血压。

研究发现，神经肌肉电刺激组心率增加 5 次/分钟，收缩压升高 10 mmHg，而对照组无变化，该差异具有统计学意义，而不具临床意义。这样的心率和血压的微小增加在健康受试者[39]和充血性心衰患者中也都曾有报道[40]。在危重患者中观察到的这种收缩压和心率的边际性增加提示心血管反应。在神经肌肉电刺激组中呼吸频率增加 1 次/分钟，提示每分通气量的轻度增加。动脉血气、血清乳酸水平和中心静脉血氧饱和度没有发现变化。

这项研究最重要的发现在于，虽然神经肌肉电刺激作用于下肢而非手掌，却能引起手掌肌的微循环反应。运用近红外光谱血管闭塞评估法发现，神经肌肉电刺激治疗后手掌耗氧率和再灌注率明显增加，且具有统计学意义。该发现表明存在由神经肌肉电刺激诱导而作用于全身的因素。这些因素可能包括在神经肌肉电刺激部位释放的分子，例如细胞因子，进而作用于全身；或包括激活代谢和人体反射或激活中枢调节作用[41]。不管涉及何种机制，神经肌肉电刺激的全身效应提示，基于神经肌肉电刺激技术的早期康复治疗方案对于直接刺激以外的其他肌肉群也具有促进作用。

结 果 评 定

到目前为止，所有的研究都集中在肌肉性能和功能相关的结果评估方面，其中一些指标可以反映 ICU 获得性无力的进展情况[32,35,37]。有一项研究记录了这些患者在 ICU 住院天数。但尚未有针对这些患者的长期转归的报道，如转出 ICU 后的功能状态与生活质量。

肌肉性能的评估

迄今为止，针对接受神经肌肉电刺激治疗的危重症患者的各项肌肉性能评估结果并不相同。有 3 项研究是针对四头肌或二头肌的肌肉厚度[31,33,35]；另有一项研究通过 CT 扫描测定肌肉体积[34]，另 2 项研究则测量了肌围度[35,36]。然而，由于研究设计存在差异，包括患者特征、神经肌肉电刺激类型和持续时间、评估的时间点，以及是否存在对照组等问题，很难对研究结果进行比较，也很难对这些结果进行总结。

目前研究已关注超声对肌肉厚度的测量,其中一项对危重症患者的随机研究中,患者在发病头几天便每天都接受双下肢的神经肌肉电刺激治疗,其与接受常规治疗的对照组相比,肌肉厚度的减少更小[31]。在一项前瞻性随机研究中,纳入包括长期住院和急性期的危重症患者。其结果显示,神经肌肉电刺激后长期住院组的肌肉厚度增加,而在急性期组,神经肌肉电刺激减少肌肉厚度的下降趋势,虽然效果并不显著[33]。这两项研究都测量了股四头肌的横截面直径,而其结果的不同主要归因于小样本量、刺激参数的不同,以及纳入研究的时间不同。研究证明,危重症患者肌肉质量损失在发病前 5~7 天最为严重,因此,即使是神经肌肉电刺激介入的略微延迟,也会造成显著的差别。在第一项研究中,所有患者入院后第二天便进行随机分组并进行干预,而在第 2 个研究中,急性期组的危重患者神经肌肉电刺激治疗的开始时间被推迟到第 3 或第 4 天。

第 3 项研究评估了二头肌肌肉厚度。刺激侧和对侧对照相比,其并无明显差异,然而,在患者清醒后刺激侧肌力表现优于对照侧[35]。作者刺激了被试一侧,而对侧作为对照。与其他研究形成对比的是,对照侧的肌肉厚度没有减小,这可能是由于神经肌肉电刺激的全身效应,由此,我们也可以推测神经肌肉电刺激可能同时有助于保持刺激侧和对照侧的肌肉厚度。

在一项针对脓毒性休克患者的设计良好的小样本量随机研究中,运用 CT 扫描来评估肌肉体积的损失情况[34]。研究发现了严重的股四头肌肌肉体积减小,而刺激侧和无刺激侧没有发现差异。如上所述,考虑到刺激参数的差异、患者个体差异,以及神经肌肉电刺激介入时间的延迟(甚至最长在脓毒性休克发病 5 天后才纳入),可以解释在本研究中神经肌肉电刺激缺乏疗效的原因。

最后,另有 2 个研究通过臂围和腿围作为肌肉质量的粗略测量指标,分别提示刺激侧肌肉周径的不变[35]或增加[36]。

肌肉功能

评估肌肉功能往往需要患者合作,而这对于危重症患者来说是不太可能实现的,或者只能在中断镇静和苏醒后再进行评估。有 2 项研究评定了危重症患者苏醒来后的肌力[32,35],与此类似,一项研究针对加护病房机械通气下的 COPD 患者中,这些患者此前因为 COPD 恶化而在 ICU 住院[25]。以上 3 项研究都使用了徒手肌力测试,采用 MRC 量表评定肌力(0~5 级)。另一项研究[37]则用了握力测力计。

第一项研究是一项随机对照研究,通过 MRC 量表评定肌力发现与对照组相比,每日对下肢肌肉进行神经肌肉电刺激,使肌力显著增加[32]。第 2 项研究[35]针对脓毒性休克患者,每日进行单侧(左或右)的神经肌肉电刺激治疗,而将对侧作为对照。患者苏醒后,用过 MRC 量表评定显示与对照侧相比,被刺激侧具有更高的肌力。

第 4 项研究的患者群体与其他研究不同[25],即,纳入机械通气的 COPD 患者且因 COPD 急性加重而在纳入前于 ICU 住院 30 天。所有患者在加护病房住院时都是清醒且合作的,并且在随机分组时都肌力极低,平均 MRC 肌力小于 2 级;即有肉眼可见的肌肉收缩且可抗重力部分移动肢体。与其他研究神经肌肉电刺激用于防止肌肉质量和(或)力量损失的试验不同,该研究旨在评价神经肌肉电刺激是否可以恢复肌力。该研究结果显示随机分配到神经肌肉电刺激组的患者较对照组的患者 MRC 评分高,且他们完成床椅转移比对照组早4 天。没有关于 ICU 获得性无力的治疗和长期作用的报道。

　　针对先前公布数据[32]的亚组分析采用握力测力计进行评定[37]。神经肌肉电刺激组和对照组的患者的握力无论是绝对值还是预测百分比均无明显差异。但是,该研究效力较低。

ICU 获得性无力

　　一项研究针对每日 1 次的神经肌肉电刺激治疗方案对于预防 ICU 获得性无力的效果进行了评价[32]。危重症患者被随机分配到神经肌肉电刺激组或对照组。非盲的检查者在患者觉醒状态下对其进行 ICU 获得性无力的相关评定。分配到神经肌肉电刺激组的患者从入院后第 2 天直到 ICU 出院每日进行双下肢神经肌肉电刺激治疗。共有 140 名重症患者被随机分配到两组中的一组,其中 52 名患者进行 ICU 获得性无力相关临床评定,其余的患者或是死亡或是无法合作,不能用 MRC 量表评定。作者发现,每日的双下肢神经肌肉电刺激治疗方案使 ICU 获得性无力的发生率显著降低,在干预组中为 13%,而对照组为 39%。该研究首次证明,每日给予危重症患者的双下肢神经肌肉电刺激治疗可以防止 ICU 获得性无力的发展。这项研究的结果期待其他研究加以证实。

机械通气脱机和 ICU 住院时间

　　近来,机械通气脱机和 ICU 住院时间被作为次要结局来评估[32]。有趣的是,分配到神经肌肉电刺激组患者脱机所需时间较短,这表明四肢肌和呼吸肌无力之间存在联系。如前所述,在一次神经肌肉电刺激治疗后便出现早期全身效应,其可以作为合成代谢刺激作用于呼吸肌。神经肌肉电刺激组患者的脱机时间更短意味着神经肌肉电刺激对呼吸肌功能具有有益的效果,也更加证明了这项研究的临床意义。虽然,神经肌肉电刺激组和对照组之间的ICU 住院时间差异无法得到结论,不过干预组趋于更短。

结　　论

　　神经肌肉电刺激作为一种康复技术可用于危重症患者、镇静的患者,它不需要患者合作,因此是促进危重症患者早期运动极具有潜力的治疗技术。针对危重症患者的研究表明,神经肌肉电刺激治疗可以维持肌肉性能,预防 ICU 获得性无力的发生,甚至有助于缩短机械通气脱机时间。因此,神经肌肉电刺激似乎对危重的 ICU 患者具有重大的临床意义。需要进一步的研究评估神经肌肉电刺激的长期效应,并探索不同重症患者最适合的参数。

(熊莉　译)

参考文献

[1] Zilberberg MD, de Wit M, Shorr AF. Accuracy of previous estimates for adult prolonged acute mechanical

ventilation volume in 2020: Update using 2000 – 8 data. *Crit Care Med* 2012; **40**: 18 – 20.

[2] **Herridge MS, Tansey CM, Matte A, et al.** Functional disability 5 years after acute respiratory distress syndrome. *N Engl J Med* 2011; **364**: 1293.

[3] **Unroe M, Kahn JM, Carson SS, et al.** One-year trajectories of care and resource utilization for recipients of prolonged mechanical ventilation: a cohort study. *Ann Intern Med* 2010; **153**: 167 – 75.

[4] **Garnacho-Montero J, Madrazo-Osuna J, García-Garmendia JL, et al.** Critical illness polyneuropathy: risk factors and clinical consequences. A cohort study in septic patients. *Intensive Care Med* 2001; **27**: 1288 – 96.

[5] **Nanas S, Kritikos K, Angelopoulos E, et al.** Predisposing factors for critical illness polyneuromyopathy in a multidisciplinary intensive care unit. *Acta Neurol Scand* 2008; **118**: 175 – 81.

[6] **De Jonghe B, Sharshar T, Lefaucheur JP, et al.** Paresis acquired in the intensive care unit: a prospective multicenter study. *JAMA* 2002; **288**: 2859 – 67.

[7] **Fletcher SN, Kennedy DD, Ghosh IR, et al.** Persistent neuromuscular and neurophysiologic abnormalities in long-term survivors of prolonged critical illness. *Crit Care Med* 2003; **31**: 1012 – 16.

[8] **de Letter MA, Schmitz PI, Visser LH, et al.** Risk factors for the development of polyneuropathy and myopathy in critically ill patients. *Crit Care Med* 2001; **29**: 2281 – 6.

[9] **Gruther W, Benesch T, Zorn C, et al.** Muscle wasting in intensive care patients: ultrasound observation of the M. quadriceps femoris muscle layer. *J Rehabil Med* 2008; **40**: 185 – 9.

[10] **Berg HE, Eiken O, Miklavcic L, Mekjavic IB.** Hip, thigh and calf muscle atrophy and bone loss after 5-week bedrest inactivity. *Eur J Appl Physiol* 2007; **99**: 283 – 9.

[11] **Monk DN, Plank LD, Franch-Arcas G, Finn PJ, Streat SJ, Hill GL.** Sequential changes in the metabolic response in critically injured patients during the first 25 days after blunt trauma. *Ann Surg* 1996; **223**: 395 – 405.

[12] **Reid CL, Murgatroyd PR, Wright A, Menon DK.** Quantification of lean and fat tissue repletion following critical illness: a case report. *Crit Care* 2008; **12**: R79.

[13] **Gerovasili V, Stefanidis K, Vitzilaios K, et al.** Electrical muscle stimulation preserves the muscle mass of critically ill patients. A randomized study. *Crit Care* 2009; **13**: R161.

[14] **Ahlbeck K, Fredriksson K, Rooyackers O, et al.** Signs of critical illness polyneuropathy and myopathy can be seen early in the ICU course. *Acta Anaesthesiol Scand* 2009; **53**: 717 – 23.

[15] **Bailey P, Thomsen GE, Spuhler VJ, et al.** Early activity is feasible and safe in respiratory failure patients. *Crit Care Med* 2007; **35**: 139 – 45.

[16] **No authors listed.** Editorial. Early rising after operation. *BMJ* 1948; **2**: 1026 – 7.

[17] **Burns JR, Jones FL.** Letter: Early ambulation of patients requiring ventilatory assistance. *Chest* 1975; **68**: 608.

[18] **Morris PE, Goad A, Thompson C, et al.** Early intensive care unit mobility therapy in the treatment of acute respiratory failure. *Crit Care Med* 2008; **36**: 2238 – 43.

[19] **Morris PE, Griffin L, Berry M, et al.** Receiving early mobility during an intensive care unit admission is a predictor of improved outcomes in acute respiratory failure. *Am J Med Sci* 2011; **341**: 373 – 7.

[20] **Schweickert WD, Pohlman MC, Pohlman AS, et al.** Early physical and occupational therapy in mechanically ventilated, critically ill patients: a randomised controlled trial. *Lancet* 2009; **373**: 1874 – 82.

[21] **Burtin C, Clerckx B, Robbeets C, et al.** Early exercise in critically ill patients enhances short-term functional recovery. *Crit Care Med* 2009; **37**: 2499 – 505.

[22] **Bax L, Staes F, Verhagen A.** Does neuromuscular electrical stimulation strengthen the quadriceps femoris? A systematic review of randomised controlled trials. *Sports Med* 2005; **35**: 191 – 212.

[23] **Vivodtzev I, Pepin JL, Vottero G, et al.** Improvement in quadriceps strength and dyspnea in daily tasks after 1 month of electrical stimulation in severely deconditioned and malnourished COPD. *Chest* 2006; **129**: 1540 – 8.

[24] **Quittan M, Wiesinger GF, Sturm B, et al.** Improvement of thigh muscles by neuromuscular electrical stimulation in patients with refractory heart failure: a single- blinded, randomized, controlled trial. *Am J Phys Med Rehabil* 2001; **80**: 206 – 14.

[25] **Zanotti E, Felicetti C, Maini M, Fracchia C.** Peripheral muscle strength training in bed-bound patients with COPD receiving mechanical ventilation: effect of electrical stimulation. *Chest* 2003; **142**: 292 – 6.

[26] **Nuhr MJ, Pette D, Berger R, et al.** Beneficial effects of chronic low- frequency stimulation of thigh muscles in patients with advanced chronic heart failure. *Eur Heart J* 2004; **25**: 136 – 43.

[27] **Wiesinger GF, Crevenna R, Nuhr M, Huelsmann M, Fialka-Moser V, Quittan M.** Neuromuscular electric stimulation in heart tranplantation candidates with cardiac pacemakers. *Arch Phys Med Rehabil* 2001; **82**: 1476 – 7.

[28] **Maillefert JF, Eicher JC, Walker P, et al.** Effects of low- frequency electrical stimulation of quadriceps and calf muscles in patients with chronic heart failure. *J Cardiopul Rehabil* 1998; **18**: 277 – 82.

[29] **Bourjeily-Habr G, Rochester CL, Palermo F, Snyder P, Mohsenin V.** Randomised controlled trial of transcutaneous electrical muscle stimulation of the lower extremities in patients with chronic obstructive pulmonary disease. *Thorax* 2002; **57**: 1045 – 9.

[30] **Gerovasili V, Tripodaki E, Karatzanos E, et al.** Short-term systemic effect of electrical muscle stimulation in critically ill patients. *Chest* 2009; **136**: 1249 – 56.

[31] **Gerovasili V, Stefanidis K, Vitzilaios K, et al.** Electrical muscle stimulation preserves the muscle mass of critically

ill patients: a randomized study. *Crit Care* 2009; **13**: R161.

[32] **Routsi C, Gerovasili V, Vasileiadis I, et al**. Electrical muscle stimulation prevents critical illness polyneuromyopathy: a randomized parallel intervention trial. *Crit Care* 2010; **14**: R74.

[33] **Gruther W, Kainberger F, Fialka-Moser V, et al**. Effects of neuromuscular electrical stimulation on muscle layer thickness of knee extensor muscles in intensive care unit patients: a pilot study. *J Rehabil Med*. 2010; **42**: 593 – 7.

[34] **Poulsen JB, Moller K, Jensen CV, Weisdorf S, Kehlet H, Perner A**. Effect of transcutaneous electrical muscle stimulation on muscle volume in patients with septic shock. *Crit Care Med* 2011; **39**: 456 – 61.

[35] **Rodriguez PO, Setten M, Maskin LP, et al**. Muscle weakness in septic patients requiring mechanical ventilation: Protective effect of transcutaneous neuromuscular electrical stimulation. *J Crit Care* 2012; **27**: 319.e1 – 8.

[36] **Meesen RL, Dendale P, Cuypers K, et al**. Neuromuscular Electrical Stimulation as a possible means to prevent muscle tissue wasting in artificially ventilated and sedated patients in the intensive care unit: a pilot study. *Neuromodulation* 2010; **13**: 315 – 21.

[37] **Karatzanos E, Gerovasili V, Zervakis D, et al**. Electrical muscle stimulation: an effective form of exercise and early mobilization to preserve muscle strength in critically ill patients. *Crit Care Res Pract* 2012; **2012**: 432752.

[38] **Kho ME, Truong AD, Brower RG, et al**. Neuromuscular Electrical Stimulation for Intensive Care Unit-Acquired Weakness: Protocol and Methodological Implications for a Randomized, Sham-Controlled, Phase II Trial. *Phys Ther* 2012; **92**: 1564 – 79.

[39] **Banerjee P, Clark A, Witte K, Crowe L, Caulfield B**. Electrical stimulation of unloaded muscles causes cardiovascular exercise by increasing oxygen demand. *Eur J Cardiovasc Prev Rehabil* 2005; **12**: 503 – 8.

[40] **Quittan M, Sochor A, Wiesinger GF, et al**. Strength improvement of knee extensor muscles in patients with chronic heart failure by neuromuscular electrical stimulation. *Artif Organs* 1999; **23**: 432 – 5.

[41] **Tsuchimochi H, Hayes SG, McCord JL, Kaufman MP**. Both central command and exercise pressor reflex activate cardiac sympathetic nerve activity in decerebrate cats. *Am J Physiol Heart Circ Physiol* 2009; **296**: H1157 – 63.

第**45**章
ICU 的运动与早期康复

Rik Gosselink

引　言

重症监护医学的进步极大地提高了危重患者的生存率,特别是 ARDS 患者[1]。然而,虽然生存率提高,但 ICU 出院时的器官功能失调、肌肉无力[2]和功能状况下降[3],以及危重症幸存者的长期残疾比较常见[4-6]。功能失调,尤其是肌肉无力在功能状态受损中发挥重要作用[6,7]。在危重症期间,卧床和制动可能导致躯体功能的显著下降。这些影响可由于炎症、血糖缺乏控制,和用药问题而加剧[8]。约 25% 的机械通气(MV)超过 7 天的 ICU 住院患者出现骨骼肌无力[9],这可导致脱机失败[10]和死亡[11]。尽管大多数机械通气患者是小于 3 天拔管,但仍有约 20% 患者需要长期通气支持[12]。这种长期呼吸机依赖不仅是一个重要的医疗问题,而且对于患者也是一个非常不舒服和潜在的有害状态,导致重要的社会心理影响,并严重影响短期和长期的功能改善。

ICU 幸存者功能的减退,运动能力和生活质量的减低表明需要 ICU 后的康复[4],但是也特别强调在 ICU 期间的早期评估和康复来预防和减少功能失调及躯体生理功能丧失。最近的证据支持重视早期危重症患者的躯体活动及移动的安全性和有效性[13-20]。

评　估

ICU 患者早期躯体活动、锻炼和康复的适应证、安全性、治疗方案和实施最近才成为 ICU 跨学科团队共同关注的焦点[13-15,21,22]。就如 ICF 的定义,康复工作侧重于更广泛的健康问题[23]。ICF 分类有助于在"躯体结构和功能"、"活动"受限和"参与"限制的损害水平上来识别问题和制定干预措施。躯体活动和训练应该以适当的强度和恰当的练习方式作为目标。在移动危重症患者时,需要权衡移动和卧床的风险,当活动时需要严格的监控以确保活动的恰当和安全。在过去的几年,已经逐渐建立了几种指导早期体力和功能活动的方法[14,24-26]。所有这些都涉及健康状况(心肺系统和神经系统状态)、合作水平和功能状态(肌肉力量,活动水平)的安全性和临床评估的问题。这为危重症患者逐步增加体力和功能活动提供了信息[14,24-26]。有些早期康复直到患者开始恢复意识才开始[14,24,27,28],然而有些则在患者仍然处在无意识状态或者由于重症疾病的急性期不能配合的情况下，就开始康复治疗[25,26]。我们中心在借鉴 Morries 等经验的基础上，总结出这个"开始康复"量表（表 45.1）

表 45.1　Leuven 大学附属医院的"开始康复"草案：渐进性体力和功能活动计划的逐步升级方案

0级	1级	2级	3级	4级	5级
不合作 $S5Q^1=0$	欠合作 $S5Q^1<3$	适度的合作 $S5Q^1\geqslant3$	接近充分合作 $S5Q^1\geqslant4/5$	充分合作 $S5Q^1=5$	充分合作 $S5Q^1=5$
未通过基础评估[2]	通过基础评估[3]+	通过基础评估[3]+	通过基础评估[3]+	通过基础评估[3]+	通过基础评估[3]+
基础评估＝ - 心肺功能不稳定： $MAP<60$ mmHg 或 $FiO_2>60\%$ 或 $PaO_2/FiO_2<200$ 或 $RR>30$ 次/分 - 神经系统疾病不稳定 - 急诊手术 - 体温>40℃	神经系统疾病或外科手术或外伤的情况下不允许转移到椅子	肥胖或神经系统疾病或外科手术或外伤的情况不允许主动转移到椅子（甚至当 MRC 总分≥36）	MRC 总分≥36+ BBS 从坐到站＝0+ BBS 站立＝0+ BBS 坐≥1	MRC 总分≥48+ BBS 从坐到站≥0+ BBS 站立≥0+ BBS 坐≥2	MRC 总分≥48+ BBS 从坐到站≥1+ BBS 站立≥2+ BBS 坐≥3
体位[4] 每2小时翻身	**体位**[4] 每2小时翻身 半坐卧位 夹板固定	**体位**[4] 每2小时翻身 夹板固定 床上直立坐位 被动从床转移到椅子	**体位**[4] 每2小时翻身 被动从床转移到椅子 坐在床边 辅助下站立 （≥2 人）	**体位**[4] 主动从床转移到椅子 坐在床边 辅助下站立 （≥1 人）	**体位**[4] 主动从床转移到椅子 坐在床边 站立
物理治疗 无治疗	**物理治疗**[4] 关节被动活动 被动床上踏车练习 神经肌肉电刺激	**物理治疗**[4] 被动（主动）关节活动 四肢抗阻训练 在床上或椅子上进行主动（被动）上肢和（或）下肢踏车训练 神经肌肉电刺激	**物理治疗**[4] 被动（主动）关节活动 四肢抗阻训练 在床上或椅子上进行主动上肢和（或）下肢踏车训练 神经肌肉电刺激 日常生活能力练习	**物理治疗**[4] 被动（主动）关节活动 四肢抗阻训练 在床上或椅子上进行主动上肢和（或）下肢踏车训练 行走练习（辅助下/框架） 神经肌肉电刺激 日常生活能力练习	**物理治疗**[4] 被动（主动）关节活动 四肢抗阻训练 在床上或椅子上进行主动上肢和（或）下肢踏车训练 行走练习（辅助下） 神经肌肉电刺激 日常生活能力练习

注：1. S5Q：反映合作的五个标准化问题。2. FAILS＝至少存在一个危险因素。3. 如果基本评估失败，降低到 0 级。4. 安全：如果在干预过程中发生严重不良事件（心血管、呼吸和受试者的不耐受），应推迟每项活动。MRC，医学研究委员会肌力总量表（0～60）；BBS，Berg 平衡评分。

引自 Morris PE, Goad A, Thompson C, Taylor K, Harry B, Passmore L, et al. "Early intensive care unit mobility therapy in the treatment of acute respiratory failure", Critical Care Medicine, 36, 8, 2238 - 2243, copyright 2008. 经 Wolters Kluwer 和 Critical Care Medicine 授权。

是多学科渐进方法的范例。此量表确定了六个级别,通过医学状况的评估定义每个级别:心肺系统和神经系统状况、合作水平、功能状态(肌肉力量、活动水平),体位形式(移动)和康复治疗。每天,ICU 团队规定每个患者"开始康复"的恰当水平,尤其是那些需要延长 ICU 住院的患者。

准确地评估合作水平和心肺功能的保留以及细致的筛查其他可能妨碍早期活动的因素是极为重要的[24]。此外,评估患者练习和物理治疗的安全性和意愿,尤其是功能的评估(比如肌肉力量、关节的活动度)、功能状况[比如功能独立性的评估(FIM)、Berg 平衡量表、功能步行分类等]必须认真考量[29]。

基础评估

基础评估包括对患者心脏和呼吸系统、神经系统和外科状况的评估,以此判断危重症患者早期活动和康复的恰当性。一般来说,只有全面的评估适应证才可以决定早期活动和物理治疗的安全性。此外,有些不稳定状况下的患者不能移动,但是允许床上踏车。因此,应由多学科小组决定活动或物理治疗的形式是否恰当。比如,在我们的"开始康复"方案中,我们建议若存在以下情况,禁忌做任何物理治疗:平均动脉压<60 mmHg 或者吸入氧浓度>60%或者动脉氧分压/吸入氧浓度<200 或者呼吸次数>30 次/分钟,神经系统状况不稳定(例如颅内出血),急性外科状况,体温>40℃。Stiller 建立了针对危重症患者活动安全问题的详细方案[21]。

合作的水平

合作的水平对于判断配合评估(肌力测试)与配合治疗(主动和被动模式)的能力是很重要的,可以通过格拉斯哥昏迷量表或者五个标准问题来评估:① 睁开和闭上你的眼睛;② 看我;③ 张开你的嘴并伸出舌头;④ 点点你的头;⑤ 我数到 5 时,请皱皱你的眉毛[9]。5 分表明有足够的合作水平。

关节的活动性

我们对危重症患者大关节挛缩的流行病学知识是有限的。最近的一项系统评价报告,ICU 患者(脊髓损伤、烧伤、脑损伤、脑卒中)关节挛缩发生率高[30]。大关节功能性挛缩发生在超过 30%的延长住院的 ICU 患者中[31]。患者 ICU 转出和最终出院主要受累关节是肘和踝关节。这强调了对 ICU 患者关节活动度(被动)评估和治疗的必要性。需要经常评估关节活动度和引起运动范围受限的因素(肌肉张力、肌肉长度、关节囊、皮肤和水肿)。由物理治疗师详细评估关节活动度能够显示未被发现的损伤[32]。

四肢肌肉力量

肌肉力量,或者更准确地说是由一块肌肉或一组肌肉(更常见)产生的最大力量或张力,可以在多方面通过一系列不同的设备进行测量。0～5 级徒手肌力检查 MRC 量表经常在临床实践中使用。MRC 总分是结合六组双侧上下肢的肌肉群的力量,最初来源于格林-巴利综合征[33]。De

Jonghe 等人提出了总分小于 48 反映了明显的肌肉无力,考虑存在 ICU 获得性无力(ICUAW)。肌肉力量的评估是指导活动进程[14]和预测 ICU 患者预后的重要评估[11]。可以通过 MRC 评分[34]、手柄测力计[34]和手持式测力(HHD)可靠的测量 ICU 中可合作患者的肌肉的力量[35]。

呼吸肌力量

脱机失败是少数机械通气患者的重要临床特征。有不断增加的证据表明,脱机问题与呼吸肌衰竭不能恢复通气相关[36-38]。呼吸肌无力可通过呼吸肌训练来治疗。在临床实践中,呼吸肌力测量最大吸气和呼气的口腔压力(分别是 Pimax 和 Pemax)。机械通气患者吸气肌肉力量,通过临时阻断气道来评估[39]。这个过程包括单向呼气阀允许患者在吸气受阻情况下仍可呼气。最佳阻断时间成人是 25～30 秒[39],儿童是 15 秒。

功能状态

功能状态的评估似乎是不适用于急性 ICU 患者,但是可以应用于长期危重症患者。在几项研究中,功能评估工具也成功地用于监测患者进展[17,18,40,41]。此外,他们可以在患者进入 ICU 前就发挥重建功能的作用。Barthel 指数[42]、FIM(功能独立性评定)[43],Katz 日常生活能力量表[44]是常用的有效工具,用于评估患者独立执行一系列活动的能力,主要与活动(如由床转移到椅,走路、爬楼梯)、自理(如洗澡、修饰、如厕、穿衣、进食)最相关。功能状态,如坐在椅子上的能力,能从坐位到站立,并且站立,可以通过 Berg 平衡量表 0～4 分进行量化[45](表 45.2)。行走能力也可以简单的评估,采用功能性步行分类[46](表 45.3)。在能够行走的患者,6 分钟步行试验可用于评价功能锻炼能力[47]。

表 45.2　用于评估 ICU 患者功能状态的 Berg 平衡评分的三个组成部分

从坐位站起
4 不用手扶能够独立地站起并保持稳定
3 用手扶着能够独立地站起
2 几次尝试后自己用手扶着站起
1 需要他人小量的帮助才能够站起或保持稳定
0 需要他人中等或大量的帮助才能够站起或保持稳定

无支持站立
4 能够安全地站立 2 分钟
3 在监视下能够站立 2 分钟
2 在无支持的条件下能够站立 30 秒
1 需要若干次尝试才能无支持地站立 30 秒
0 无帮助时不能站立 30 秒

无靠背坐位,但双脚着地或放在一个凳子上
4 能够安全地保持坐位两分钟
3 在监视下能够保持坐位两分钟
2 能坐 30 秒
1 能坐 30 秒
0 没有靠背支持不能坐 10 秒

注:经加拿大公共卫生协会许可转载。Berg KO, Wood‐Dauphinee SL, Williams JI, Maki B, "Measuring balance in the elderly: validation of an instrument", Canadian Journal of Public Health, 1992, 83, Suppl 2, S7‐S11.

表 45.3　功能性步行分级(FAC)

0 级：患者不能行走或在 2 名治疗师帮助下行走(非功能性)
1 级：患者需要在持续的扶持下减重以保持平衡或协助协调[依赖他人身体辅助下可行走(Ⅰ级)]
2 级：患者需要间歇或持续轻接触以保持平衡或协调(依赖他人身体辅助下可行走(Ⅱ级)
3 级：患者无需他人直接的身体接触,但一个人在旁保护其安全或给予口头提示下可以在平坦地面行走(他人监督下可行走)
4 级：患者能在平坦地面上独立行走,但在上下楼梯/上下坡和不平路面需要帮助(仅在平坦地面可独立行走)
5 级：患者能独立行走,包括上下楼梯(可独立行走)

注：引自 Physical Therapy，Holden MK.'Clinical gait assessment in the neurologically impaired. Reliability and meaningfulness'，1984，64，1，35 - 40.经美国物理治疗协会许可。版权所有© 1984 美国物理治疗协会。

意识障碍患者的躯体活动与训练

　　危重患者需要直立体位(被良好支持)和卧位时翻身,来模拟在健康人体经历的正常体位变化。需要定时调整这些体位改变,以避免长期制动对呼吸、心脏和循环系统功能的不良影响[48]。其他改变体位的适应证包括软组织挛缩的管理,对无力肢体和松弛关节的保护,神经卡压和皮肤破裂。对患者每 2 小时翻身,在临床中较为常见,但未被科学证实。重症监护病床的设计特点应包括髋关节和膝关节休息,这样患者就可以采取近似直立坐位,耐受更长时间。危重患者,如那些应用镇静剂、超重或肥胖的患者,可能需要更大的支撑,如延伸加长椅子,可能需要升降机从而安全地改变患者的位置。在危重症患者超过 40% 的 ICU 住院时间中,早期康复除了体位摆放外,其他都被认为是禁忌的,原因主要是休克、镇静和肾脏替代治疗[28,49],然而,这种做法是不正确的,因为其他的治疗方式,如被动踏车、关节的灵活性、肌肉的伸展和神经肌肉电刺激,都不需要患者的合作,也不干扰肾脏替代或镇静的患者。被动伸展或关节活动度的训练对那些不能自主运动患者的管理可能有特别重要的作用。在健康受试者的研究表明,被动拉伸减小肌肉的僵硬并增加可延伸性[50,51]。危重症患者的一项随机对照研究中,每日 3 次共 3 小时 CPM(持续被动运动),与每日被动牵伸 2 次,每次 5 分钟相比,可以显示胫骨前肌的纤维萎缩和蛋白损失减少[52]。最近,发现每日 4 次,2.5 小时的被动活动对于改善特定肌肉的力量,而不是肌肉的重量有效[53]。对于不能主动活动的患者,软组织挛缩的风险很高,如严重烧伤、创伤和一些神经系统疾病后,可能需要应用支具。

　　在 ICU 住院的初期,由于意识丧失、患者不能主动配合以及患者的临床状况的复杂性,导致低强度运动的应用受到限制。近年来随着科学技术的发展,在卧床休息时,可以开展床上自行车(主动或者被动)的腿部踏车(图 45.1)来进行长时间的持续运动,可严格的控制练习的强度和持续时间。此外,根据患者的健康状况和对于训练的生理反应,可以随时地调整训练强度。一项在危重症患者中开展的早期每日床边下肢踏车的随机对照试验显示,出院时,这一组患者与接受标准的物理治疗但是没有床边下肢踏车的患者相比,他们的功能状况、肌肉功能和运动能力都得到更大提高[18]。有趣的是他们还发现被动和主动的床上踏车都没有产生显著的心肺功能的反应,因此在危重症的这个阶段没有强调生命体征的变化。

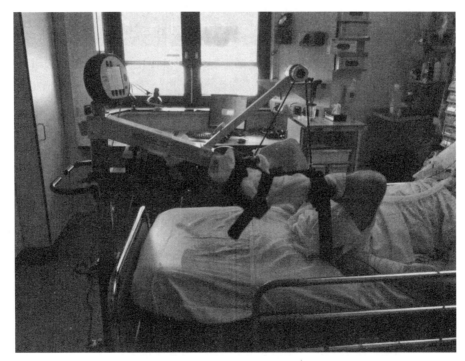

图 45.1　重症监护病房内为卧床患者提供的主动和被动踏车装置

然而,大约30%的患者由于肥胖、外科状况、插管和引流或者身高而不能进行床上踏车,因此不能参加这项研究[18]。在这些患者中,肌肉电刺激(EMS)可能是练习局部肌肉的替代治疗方法。危重症急性期特别是在早期阶段,选择性Ⅱ型萎缩已经被报道,因此 EMS 是一个非常令人感兴趣的治疗选择[54]。EMS 具有激活快速运动单位尤其刺激快速(Ⅱ型)纤维收缩的特征。长期病情危重的患者,对四头肌进行 EMS 治疗,除了激活肢体的移动,还增强肌肉力量[55]或减缓肌肉萎缩[56],加速从床到椅的独立转移[55]。严重腹部外科术后患者经 EMS 治疗后,可见蛋白质的分解代谢减慢和总 RNA 含量的增加[57]。ICU 急性期的危重患者无法主动活动,神经肌肉电刺激(NMES)的有效性仍然有争议。在进入 ICU 的第 2 天开始应用 EMS 的患者中,接受 EMS 刺激的下肢与未接受刺激的下肢相比,EMS 刺激减缓了下肢股四头肌的横截面直径的萎缩[58],但不能使一些超早期已萎缩的肌肉恢复原状[56,59]。虽然对于危重症急性期,EMS 可能是预防或阻止肌肉萎缩的潜在有效的治疗方法,但仍需关注几个重要的问题。EMS 对肌肉的刺激效应可能会受神经病变、肌病、脓毒症、外周水肿、"不可兴奋的膜"[60]或者药物治疗的因素的影响。

神志清可以配合患者的躯体活动和训练

活动是指足以引起激烈的生理效应,如通气、中枢和外周灌注、循环、肌肉代谢和清醒度增加的躯体活动和训练。活动的策略(根据强度)包括床上转移、从床边坐起、床到椅子的转移、站立、小范围步行和需要或无需帮助的行走。站立和步行助行装置帮助患者安全活动,虽然他们带着包、线路等密不可分的辅助装置。机械通气的患者可以安全、有效地进行主动康复和物理与康复治疗[13]（不良事件发生率<1‰），甚至是等待肺移植体外膜肺氧合的患者[61]。步行、站立辅助装置和倾斜台加强了生理反应[62]，并促进了危重患者的早期活动。助行装置不仅需要容纳便携式氧气瓶、便携式呼吸机、座椅，还需要合适的拉杆，以方便使用（图 45.2）。转移带便于转运和保护患者、护士和治疗师。机械通气患者的呼吸机设置应根据患者的需要（即增加的每分通气量）进行调整。虽然早期活动这一方法有表面效度，且在欧洲、澳大利亚实践多年，但其有效性仅在最近的正规临床研究中被评估[14,17]。Morris 等在一项前瞻性队列研究中证实接受物理治疗师的早期活动治疗的患者，ICU 时间及住院时间减少，但脱机时间无差别，并观察到常规治疗和早期活动治疗患者的出院去向或住院费用无明显差别。Schweickert 等在一项随机对照研究中发现早期物理治疗和作业治疗提高了患者出院时的功能状态，缩短了谵妄的持续时间，以及不戴呼吸机天数

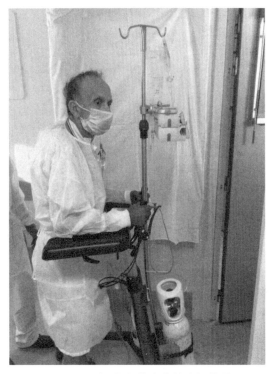

图 45.2　呼吸机依赖患者的助行装置

增加。但这些结果没有带来 ICU 或总住院时间的差别[17]。

　　机械通气的慢性危重症（CCI）患者除日常活动之外进行有氧训练和肌力训练，与仅进行日常活动的患者相比，行走距离增加[63]。一项随机对照研究显示，需长期机械通气（MV）的患者与对照组相比，6 周的上下肢训练提高了肢体肌肉力量，不戴呼吸机的时间和功能结局[40]。这些结果与进行全身训练和呼吸肌训练的长期 MV 患者的回顾性分析一致[41]。近期脱离 MV 的患者[64]，加入上肢训练可加强一般活动耐力和减少呼吸困难的影响。

　　多次重复的低阻力肌力训练可增加肌肉重量、力量和肌肉中的氧化酶。每天可以根据患者的耐受情况设定肌肉收缩的重复次数。抗阻肌力训练可使用滑轮、橡皮圈和配重带。前面提到的患者座椅踏车（图 45.3）和床上踏

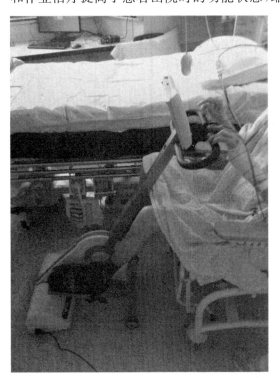

图 45.3　重症监护病房患者的主动和被动踏车装置

车可以进行患者的个体化运动训练。踏车强度可根据患者的承受能力进行调整,从被动踏车、辅助踏车到逐渐增加阻力的抗阻踏车。

早期康复在无法脱机患者中的作用

未能脱离MV的患者仅占少数,但他们占用了不成比例的资源。导致无法脱机的因素包括:通气驱力不足、呼吸肌无力、呼吸肌疲劳、升高的呼吸功(WOB)或心力衰竭。越来越多的证据表明,脱机问题与呼吸肌衰竭导致的通气失败有关[36-38]。无法脱机的患者常伴有呼吸肌无力,并有发展为呼吸肌疲劳的风险[38]。事实上,高比例呼吸肌吸气压/最大吸气压(Pi/Pimax)是呼吸机依赖的主要原因,也是能否脱机的主要预测方法[36]。"呼吸机引发的膈肌功能障碍"是呼吸肌衰竭的重要原因,已证实呼吸肌间断负荷可改善呼吸肌功能失调[65]。因此,吸气肌训练(间断)对未能脱机患者可能是有利的。一些研究者对未能脱机患者加压呼吸训练提出质疑,因为有研究显示加压呼吸后膈肌亚细胞损害[66]。然而,这些改变发生在吸气肌训练(6~8次收缩,重复3~4组)时持续加压,而不是间断加压。最近一项随机对照研究发现,采用温和的吸气肌训练强度(50%最大吸气压)和假装训练的未能脱机患者相比,前者最大吸气压力有明显提高,而且训练组脱机者的比例(76%)远大于假装训练组(35%)[67]。急性期危重患者在MV开始时加入吸气肌功能训练结果显示出明显差异。Caruso等在一项随机对照研究中发现每天进行30分钟吸气肌训练没有增加最大吸气量或减短脱机时间,而是降低了重插管比例[68]。相反,Cader等在一项随机对照研究中观察到进行30%吸气量吸气肌训练,每天2次,每次5分钟,可提高最大吸气量和减短脱机时间(实验组与对照组分别为3.6天、5.3天)[69]。

从理论到临床实践

尽管如此,ICU患者的康复治疗仍显不足,而在脱机中心或者呼吸ICU中可较好地开展康复治疗[22,63]。ICU中康复团队成员(康复医生、物理治疗师、护士和作业治疗师)应根据病情轻重制定康复目标和早期活动、体力训练的康复方案,通过适当的生命功能监视器确保疗效和安全性[24]。虽然早期干预不容易,但仍值得尝试,尤其是需要辅助装置(MV、心脏辅助)[61]的患者和没有他人或站立辅助架帮助无法站立的患者[16]。Thomsen等认为团队对"患者步行"的不同态度会导致不同的临床结果[22]。患者从急性重症监护病房转至呼吸重症监护病房,使步行的患者数量增加到转移前的3倍。这归因于团队对"患者步行"的态度的不同[22]。Garzon - Serrano等发现物理治疗师比护理人员更能调动患者至更高的活动水平[70]。基于物理治疗师在训练和躯体活动方面的能力,他们应承担起实施活动计划和运动处方的能力,并和医生、护士一起推进康复方案的进行[15]。

结 论

运动和早期康复在危重患者的管理中起到重要作用。危重患者评估和治疗需集中在功能失调方面（四肢肌和呼吸肌无力、关节僵硬、功能活动能力受损、体能活动不足），并将脱机失败的患者作为康复目标。各种运动训练方法和早期活动已在临床研究中被证实，可以根据病情危重程度、并发症、意识状态和患者的合作能力选择性实施。患者的活动计划和运动处方的制定是医生、物理治疗师、作业治疗师和护士整个团体的共同职责。

（陈真　李艳　译）

参考文献

[1] **Eisner MD, Thompson T, Hudson LD, et al.** Efficacy of low tidal volume ventilation in patients with different clinical risk factors for acute lung injury and the acute respiratory distress syndrome. *Am J Respir Crit Care Med* 2001；**164**：231 - 6.

[2] **Koch S, Spuler S, Deja M, et al.** Critical illness myopathy is frequent：accompanying neuropathy protracts ICU discharge. *J Neurol Neurosurg Psychiatry* 2011；**82**：287 - 93.

[3] **van der Schaaf M, Dettling DS, Beelen A, Lucas C, Dongelmans DA, Nollet F.** Poor functional status immediately after discharge from an intensive care unit. *Disabil Rehabil* 2008；**30**：1812 - 18.

[4] **Herridge MS, Tansey CM, Matte A, et al.** Functional disability 5 years after acute respiratory distress syndrome. *N Engl J Med* 2011；**364**：1293 - 304.

[5] **Unroe M, Kahn JM, Carson SS, et al.** One-year trajectories of care and resource utilization for recipients of prolonged mechanical ventilation：a cohort study. *Ann Intern Med* 2010；**153**：167 - 75.

[6] **Poulsen JB, Moller K, Kehlet H, Perner A.** Long-term physical outcome in patients with septic shock. *Acta Anaesthesiol Scand* 2009；**53**：724 - 30.

[7] **Herridge MS, Cheung AM, Tansey CM, et al.** One-year outcomes in survivors of the acute respiratory distress syndrome. *N Engl J Med* 2003；**348**：683 - 93.

[8] **Schefold JC, Bierbrauer J, Weber-Carstens S.** Intensive care unit-acquired weakness（ICUAW）and muscle wasting in critically ill patients with severe sepsis and septic shock. *J Cachex Sarcopenia Muscle* 2010；**1**：147 - 57.

[9] **De Jonghe B, Sharshar T, Lefaucheur JP, et al.** Paresis acquired in the intensive care unit：a prospective multicenter study. *JAMA* 2002；**288**：2859 - 67.

[10] **Hund EF.** Neuromuscular complications in the ICU：the spectrum of critical illness-related conditions causing muscular weakness and weaning failure. *J Neurol Sci* 1996；**136**：10 - 16.

[11] **Ali NA, O'Brien JM, Jr, Hoffmann SP, et al.** Acquired weakness，handgrip strength，and mortality in critically ill patients. *Am J Respir Crit Care Med* 2008；**178**：261 - 8.

[12] **Esteban A, Frutos F, Tobin MJ, et al.** A comparison of four methods of weaning patients from mechanical ventilation. *N Engl J Med* 1995；**332**：345 - 50.

[13] **Bailey P, Thomsen GE, Spuhler VJ, et al.** Early activity is feasible and safe in respiratory failure patients. *Crit Care Med* 2007；**35**：139 - 45.

[14] **Morris PE, Goad A, Thompson C, et al.** Early intensive care unit mobility therapy in the treatment of acute respiratory failure. *Crit Care Med* 2008；**36**：2238 - 43.

[15] **Gosselink R, Bott J, Johnson M, et al.** Physiotherapy for adult patients with critical illness：recommendations of the European Respiratory Society and European Society of *Intensive Care Medicine* Task Force on Physiotherapy for Critically Ill Patients. *Intensive Care Med* 2008；**34**：1188 - 99.

[16] **Needham DM.** Mobilizing patients in the intensive care unit：improving neuromuscular weakness and physical function. *JAMA* 2008；**300**：1685 - 90.

[17] **Schweickert WD, Pohlman MC, Pohlman AS, et al.** Early physical and occupational therapy in mechanically ventilated，critically ill patients：a randomised controlled trial. *Lancet* 2009；**373**：1874 - 82.

[18] **Burtin C, Clerckx B, Robbeets C, et al.** Early exercise in critically ill patients enhances short-term functional recovery. *Crit Care Med* 2009；**37**：2499 - 505.

[19] **Morris PE, Griffin L, Berry M, et al.** Receiving early mobility during an intensive care unit admission is a predictor of improved outcomes in acute respiratory failure. *Am J Med Sci* 2011；**341**：373 - 7.

[20] **Kasotakis G, Schmidt U, Perry D, et al.** The surgical intensive care unit optimal mobility score predicts mortality and length of stay. *Crit Care Med* 2012；**40**：1122 - 8.

[21] **Stiller K.** Safety issues that should be considered when mobilizing critically ill patients. *Crit Care Clin* 2007；**23**：35 - 53.

[22] **Thomsen GE, Snow GL, Rodriguez L, Hopkins RO.** Patients with respiratory failure increase ambulation after

transfer to an intensive care unit where early activity is a priority. *Crit Care Med* 2008；**36**：1119 - 24.

[23] **World Health Organization**. *International Classification of Functioning，Disability and Health （ICF）．*（2010）．Available at：http://www.who.int/classifications/icf/en/.

[24] **Stiller K，Philips A**. Safety aspects of mobilising acutely ill patients. *Physioth Theory and Pract* 2003；**19**：239 - 57.

[25] **Hanekom S，Gosselink R，Dean E, et al**. The development of a clinical management algorithm for early physical activity and mobilization of critically ill patients：synthesis of evidence and expert opinion and its translation into practice. *Clin Rehabil* 2011；**25**：771 - 87.

[26] **Gosselink R，Clerckx B，Robbeets C，Vanhullebusch T，Vanpee G，Segers J**. Physiotherapy in the intensive care unit. *Neth J Crit Care* 2011；**15**：66 - 75.

[27] **Korupolu R，Gifford J，Needham DM**. Early mobilisation of critically ill patients：reducing neuromuscular complications. *Contemp Crit Care* 2009；**6**：1 - 12.

[28] **Bourdin G，Barbier J，Burle JF, et al**. The feasibility of early physical activity in intensive care unit patients：a prospective observational one-center study. *Respir Care* 2010；**55**：400 - 7.

[29] **Gosselink R，Needham D，Hermans G**. ICU-based rehabilitation and its appropriate metrics. *Curr Opin Crit Care* 2012；**18**：533 - 9.

[30] **Fergusson D，Hutton B，Drodge A**. The epidemiology of major joint contractures：a systematic review of the literature. *Clin Orthop Relat Res* 2007；**456**：22 - 9.

[31] **Clavet H，Hebert PC，Fergusson D，Doucette S，Trudel G**. Joint contracture following prolonged stay in the intensive care unit. *CMAJ* 2008；**178**：691 - 7.

[32] **Schwartz Cowley R，Swanson B，Chapman P，Mackay LE**. The role of rehabilitation in the intensive care unit. *J Head Trauma Rehabil* 1994；**9**：32 - 42.

[33] **Kleyweg RP，van der Meche FG，Schmitz PI**. Interobserver agreement in the assessment of muscle strength and functional abilities in Guillain-Barre syndrome. *Muscle Nerve* 1991；**14**：1103 - 9.

[34] **Hermans G，Clerckx B，Van Hullebusch T, et al**. Inter-observer agreement of MRC-sum score and handgrip strength in the intensive care unit. *Muscle Nerve* 2012；**45**：18 - 25.

[35] **Vanpee G，Segers J，Van MH, et al**. The interobserver agreement of handheld dynamometry for muscle strength assessment in critically ill patients. *Crit Care Med* 2011；**39**：1929 - 34.

[36] **Vassilakopoulos T，Zakynthinos S，Roussos C**. The tension-time index and the frequency/tidal volume ratio are the major pathophysiologic determinants of weaning failure and success. *Am J Respir Crit Care Med* 1998；**158**：378 - 85.

[37] **Zakynthinos SG，Vassilakopoulos T，Roussos C**. The load of inspiratory muscles in patients needing mechanical ventilation. *Am J Respir Crit Care Med* 1995；**152**：1248 - 55.

[38] **Chang AT，Boots RJ，Brown MG，Paratz J，Hodges PW**. Reduced inspiratory muscle endurance following successful weaning from prolonged mechanical ventilation. *Chest* 2005；**128**：553 - 9.

[39] **Marini JJ，Smith TC，Lamb V**. Estimation of inspiratory muscle strength in mechanically ventilated patients：the measurement of maximal inspiratory pressure. *J Crit Care* 1986；**1**：32 - 8.

[40] **Chiang LL，Wang LY，Wu CP，Wu HD，Wu YT**. Effects of physical training on functional status in patients with prolonged mechanical ventilation. *Phys Ther* 2006；**86**：1271 - 81.

[41] **Martin UJ，Hincapie L，Nimchuk M，Gaughan J，Criner GJ**. Impact of whole-body rehabilitation in patients receiving chronic mechanical ventilation. *Crit Care Med* 2005；**33**：2259 - 65.

[42] **Mahoney FI，Barthel DW**. Functional evaluation：the Barthel index. *Md State Med J* 1965；**14**：61 - 5.

[43] **Keith RA，Granger CV，Hamilton BB，Sherwin FS**. The functional independence measure：a new tool for rehabilitation. *Adv Clin Rehabil* 1987；**1**：6 - 18.

[44] **Katz S，Ford AB，Moskowitz RW，Jackson BA，Jaffe MW**. Studies of illness in the aged. The index of ADL：a standardized measure of biological measure of biological and psychosocial function. *JAMA* 1963；**185**：914 - 19.

[45] **Berg KO，Wood-Dauphinee SL，Williams JI，Maki B**. Measuring balance in the elderly：validation of an instrument. *Can J Public Health* 1992；**83**(Suppl 2)：S7 - 11.

[46] **Holden MK，Gill KM，Magliozzi MR，Nathan J，Piehl-Baker L**. Clinical gait assessment in the neuro-logically impaired. Reliability and meaningfulness. *Phys Ther* 1984；**64**：35 - 40.

[47] **American Thoracic Society**. ATS Statement：Guidelines for the six-minute walking test. *Am J Respir Crit Care Med* 2002；**166**：111 - 17.

[48] **Convertino VA**. Value of orthostatic stress in maintaining functional status soon after myocardial infarction or cardiac artery bypass grafting. *J Cardiovasc Nurs* 2003；**18**：124 - 30.

[49] **Needham DM，Korupolu R**. Rehabilitation quality improvement in an intensive care unit setting：implementation of a quality improvement model. *Top Stroke Rehabil* 2010；**17**：271 - 81.

[50] **McNair PJ，Dombroski EW，Hewson DJ，Stanley SN**. Stretching at the ankle joint：viscoelastic responses to holds and continuous passive motion. *Med Sci Sports Exerc* 2001；**33**：354 - 8.

[51] **Reid DA，McNair PJ**. Passive force，angle，and stiffness changes after stretching of hamstring muscles. *Med Sci Sports Exerc* 2004；**36**：1944 - 8.

[52] **Griffiths RD，Palmer A，Helliwell T，Maclennan P，Macmillan RR**. Effect of passive stretching on the wasting of

muscle in the critically ill. *Nutrition* 1995；**11**：428 - 32.

[53] **Llano-Diez M, Renaud G, Andersson M, et al.** Mechanisms underlying intensive care unit muscle wasting and effects of passive mechanical loading. *Crit Care* 2012；**16**：R209.

[54] **Bierbrauer J, Koch S, Olbricht C, et al.** Early type II fiber atrophy in intensive care unit patients with nonexcitable muscle membrane. *Crit Care Med* 2012；**40**：647 - 50.

[55] **Zanotti E, Felicetti G, Maini M, Fracchia C.** Peripheral muscle strength training in bed-bound patients with COPD receiving mechanical ventilation. Effect of electrical stimulation. *Chest* 2003；**124**：292 - 6.

[56] **Gruther W, Kainberger F, Fialka-Moser V, et al.** Effects of neuromuscular electrical stimulation on muscle layer thickness of knee extensor muscles in intensive care unit patients：a pilot study. *J Rehabil Med* 2010；**42**：593 - 7.

[57] **Strasser EM, Stattner S, Karner J, et al.** Neuromuscular electrical stimulation reduces skeletal muscle protein degradation and stimulates insulin-like growth factors in an age- and current-dependent manner：a randomized, controlled clinical trial in major abdominal surgical patients. *Ann Surg* 2009；**249**：738 - 43.

[58] **Gerovasili V, Stefanidis K, Vitzilaios K, et al.** Electrical muscle stimulation preserves the muscle mass of critically ill patients：a randomized study. *Crit Care* 2009；**13**：R161.

[59] **Poulsen JB, Moller K, Jensen CV, Weisdorf S, Kehlet H, Perner A.** Effect of transcutaneous electrical muscle stimulation on muscle volume in patients with septic shock. *Crit Care Med* 2011；**39**：456 - 61.

[60] **Weber-Carstens S, Koch S, Spuler S, et al.** Nonexcitable muscle membrane predicts intensive care unit-acquired paresis in mechanically ventilated, sedated patients. *Crit Care Med* 2009；**37**：2632 - 7.

[61] **Turner DA, Cheifetz IM, Rehder KJ, et al.** Active rehabilitation and physical therapy during extracorporeal membrane oxygenation while awaiting lung transplantation-a practical approach. *Crit Care Med* 2011；**39**：2593 - 8.

[62] **Zafiropoulos B, Alison JA, McCarren B.** Physiological responses to the early mobilisation of the intubated, ventilated abdominal surgery patient. *Aust J Physiother* 2004；**50**：95 - 100.

[63] **Nava S.** Rehabilitation of patients admitted to a respiratory intensive care unit. *Arch Phys Med Rehabil* 1998；**79**：849 - 54.

[64] **Porta R, Vitacca M, Gile LS, et al.** Supported arm training in patients recently weaned from mechanical ventilation. *Chest* 2005；**128**：2511 - 20.

[65] **Gayan-Ramirez G, Testelmans D, Maes K, et al.** Intermittent spontaneous breathing protects the rat diaphragm from mechanical ventilation effects. *Crit Care Med* 2005；**33**：2804 - 9.

[66] **Orozco-Levi M, Lloreta J, Minguella J, Serrano S, Broquetas JM, Gea J.** Injury of the human diaphragm associated with exertion and chronic obstructive pulmonary disease. *Am J Respir Crit Care Med* 2001；**164**：1734 - 9.

[67] **Martin AD, Smith BK, Davenport PD, et al.** Inspiratory muscle strength training improves weaning outcome in failure to wean patients：a randomized trial. *Crit Care* 2011；**15**：R84.

[68] **Caruso P, Denari SD, Ruiz SA, et al.** Inspiratory muscle training is ineffective in mechanically ventilated critically ill patients. *Clinics* 2005；**60**：479 - 84.

[69] **Cader SA, Vale RG, Castro JC, et al.** Inspiratory muscle training improves maximal inspiratory pressure and may assist weaning in older intubated patients：a randomised trial. *J Physiother* 2010；**56**：171 - 7.

[70] **Garzon-Serrano J, Ryan C, Waak K, et al.** Early mobilization in critically ill patients：patients' mobilization level depends on health care provider's profession. *PM R* 2011；**3**：307 - 13.

第 7 篇

ICU 后的治疗和康复策略

第**46**章
引 言

Richard D. Griffiths

治疗的冲突：患者和家属的经历

在制定一种稳健的康复策略之前，临床医师必须首先明白这种治疗的目标是为了促进患者身体和心理恢复，以达到 ICU 入院前相似的身体水平[1]。因为危重症不仅仅是影响患者本人，对他们（患者）即将回归的家庭和社会环境也是一个巨大的冲击，这意味着早期在 ICU 阶段护理者及患者家属也涉及其中。强调这一点非常重要，康复不仅仅是一个被动的后续治疗，而是收集预测结局信息的观察过程。以往的经验告诉我们，"恢复生活"需要从 ICU 就开始早期积极的有选择性的决策过程来制定治疗策略以优化患者和家庭最大可能的康复，随后患者及其家庭可能面临一生中最具挑战性的生活经历[2]。

由于我们已经对 ICU 后的心理问题有了更多的理解，它表现为明显的心理和行为异常，如果没有及时发现和预防，患者和家属的这些异常行为将变得难以改善。如果不及早解决，患者与其家属会发生误解和曲解，导致我们所谓的"治疗的冲突"，其反映了患者和家属之间常常不同的经历。因此需要在 ICU 中早期开展康复治疗，并在患者及其护理者之间建立一种康复观念，这是很有必要的。

要让家属和护理人员了解参与康复的重要性，就有必要反思患者和家属所遇到的不同经历，以及在这些事件上可以产生不同的观点（表 46.1）。

表 46.1　治疗的冲突：患者与家属之间经历的差异

患　　者	家　　属
ICU 的记忆缺失	与患者的矛盾仍记忆犹新
➤ 缺乏真实的体验，记忆的断层	➤ 过度的保护和担心
➤ 意识的丧失导致安全感缺失	➤ 完全无法与患者交流和提供帮助
➤ 对于疾病和康复的观点扭曲	
妄想	高度应激
➤ 极度恐惧	➤ 创伤后应激障碍风险
➤ 创伤后应激障碍风险	➤ 超出了个人和社会的应对能力
➤ 失忆后只有 ICU 经历的记忆	

由于家属不能给患者提供正确的鼓励和支持,以及两者间不同的期望和焦虑最终导致了治疗上的冲突。譬如一位患者尽管身体仍然虚弱,但进行积极康复训练的欲望非常强,然而他的亲人却因为惧怕可能的风险而过度保护,使得康复训练难以实施。亲属担心的程度一定不能低估,就我们所知,在刚从 ICU 归来的患者身边,有些陪护的亲属焦虑得夜不能寐,甚至不时检查患者的呼吸以确定他还活着!

改变观念:康复从 ICU 开始

康复治疗的理念必须从 ICU 开始建立,但重要的是要认识到谁需要提供支持,以及资源应该在哪些方面集中。同样重要的是识别那些需要进行康复治疗的患者,不要让患者仅在自己的努力下恢复,短暂的 ICU 住院时间只是他们疾病的一小部分。在这里,康复的道路上不仅仅是患者自己,还有他们的家属的心理应对策略不应被忽视,另外要尽量避免不必要的干预和过度的医疗。

恢复和康复治疗的理念

在 ICU 住院期间,我们不难从临床上分辨出那些可能需要更长时间恢复以及有特殊的康复治疗需要的患者。简单的临床评估结合了以下几个方面,譬如高龄(＞60 岁),更长的 ICU 住院时间(＞10 天),严重的脓毒症、外伤及烧伤、广泛的混乱和谵妄、多方面的药物应用和撤药问题,或者是特殊的衰弱或功能障碍(例如吞咽功能)。ICU 获得性肌无力[3] 是一个主要的挑战,但是它的临床特征可以明确周围骨骼肌功能损伤的程度(通常包括呼吸肌)。这其中还包括 ICU 期间和转出时更多的具体评估,如外周骨骼肌功能、咳嗽反射、吞咽及活动能力,这些也是风险性评估的一部分。除了这些因素外,还要结合社会机构的评估,以及患者家属对疾病的正确理解才能让临床团队针对这些患者及其家属提供最需要的支持。

在 ICU 中创建一种被认为是"治疗"的积极的康复理念同样重要。这需要多方面的配合,而重点是避免误解。这其中包括护士对家属的支持,这样才能够根据预期的康复目标与时间建立切实可行的康复计划。大目标建立后随着患者意识的进一步恢复,并建立可管理和完成的康复小指标。许多患者存在认知障碍,这会对 ICU 住院期间的记忆产生负面影响。因此,重要的是家属必须尽早密切参与,以便当患者能够理解自己的康复进度时,家属可以避免矛盾、误会的发生。然而,医生还有包括家属在内的责任主要是早期发现患者消极的应对(例如失眠,逃避讨论病情,极度焦虑),防止慢性焦虑状态的出现。

对一些患者及家属来说,早期运动和健康的生活方式是富有挑战性的。但重要的是要强调卧床休息和制动对康复是不利的,这样在康复过程中家属能够有助于患者的身心恢复。临床医师必须向患者及其家属强调积极的运动和躯体康复是一项艰难的工作。经常正面强化,小成就的奖赏,并且根据病情变化帮助重设康复目标也是非常必要的。

对"治疗冲突"的管理

解决 ICU 后可能出现的治疗冲突的核心在于提供一个机会,让患者和家属交流、分享互相彼此不同的 ICU 经历然后达成某种一致。正如第 52 章所讨论的那样，在 ICU 住院期间护士和家属合作共同记录的患者及家属的 ICU 日志，提供了恢复期间使用的框架[4]。这促进了患者及家属之间不同的感受、经历之间的交流理解，双方对对方不同感受的理解促进双方进行一致的对话。临床证据提示这能有效降低焦虑并显著减少创伤后应激障碍的发生发展，此综合征也是恢复受限的主要原因之一。

"新的生活"：ICU 出院后的康复治疗

在 ICU 住院期间病情非常严重的患者，可能很少或缺乏对重症治疗的回忆，因此，他们是在与自身疾病没有实际和情感联系的一个奇特的病房开始康复治疗。此外，床位医生可能对他们疾病的细节没有足够的了解。因此在 ICU 某些处理和操作显得非常重要，其中包括前期对包括家属及护理者在内的风险评估。临床回顾过程中必须告知和处理重要问题譬如药物戒断、停用不必要的药物、心肺功能的优化，并对因卧床制动导致的相关问题进行筛选。

识别认知障碍，特别是那些伴有持续的明显周期性的谵妄及意识错乱的患者，甚至其认知障碍可以持续到精神症状消失后，所以我们需要反复提供信息及建议。因为已有易操作的量表，所以焦虑、抑郁和创伤后应激障碍筛选变得容易。在 ICU 里，用一种支持性的方法叫"观察和等待"，去允许那些心理应对比较好的患者自己去恢复心理上、生理上以及他们碰到的社交问题。

鉴于身体恢复的情况，康复的时间表需要及时变动，并对家属的理解力和应对策略进行评估。英国杰出健康和护理国家研究所（NICE）指南已经总结，建议在 ICU 期间应该完成临床的风险评估和筛选，在转出 ICU 时应有正式的康复计划[5]。

躯体功能的恢复

危重症导致的躯体功能障碍包括中枢、周围神经系统及外周骨骼肌的功能障碍。在 ICU 出院后，针对肌肉萎缩的恢复包括足够的蛋白质的摄入，联合身体活动，并在适当情况下提供充分的血糖控制。膳食管理应着重于健康饮食，一个适度的均匀的蛋白质摄入量，并避免摄入过多碳水化合物或脂肪，以防止体重增加过多。此外，由于运动后的体液消耗，刚从 ICU 出院后体重减轻很常见。

为了坚持活动，在 ICU 开始的物理治疗必须在普通病房继续进行。对于许多人来说，使用自助的与自身努力相关的锻炼计划，结合能提供实用的建议类似于"ICU 康复手册"的日志是很有帮助的。这个方法显示可以改善 ICU 住院中位天数为 14 天患者 6 个月时的身体功能[6]。另外，患者可以从康复门诊训练中获益，并出现可喜的成果[7]。此计划依赖于形成一个包括早期的运动疗法以促进康复的康复理念。康复应开始于患者出院之前，否则等他们回家之后开始康复会太晚，那时很难纠正的不良行为。此外，研究发现在 ICU 住院小于 7 天的患者中观察到的益处有限，因此他们的确切发病率可能相对较低[8,9]。

心理的恢复

　　尽管一些潜在问题的危害是显而易见的,譬如药物戒断、意识模糊和(或)焦虑的患者,但对于许多患者来说,在恢复的过程中使用"观察和等待"的方法是必要的。而恢复期间医护人员的解释和安慰应该集中在患者的综合幸福感,并探究到引起痛苦的常见因素例如梦魇、幻想、持续的疼痛、不舒服的感受以及质量很差的睡眠。由于长期的认知障碍通常会伴随健忘、失忆,对他们的询问通常认为需要反复回答,这时候患者及家属的 ICU 日志就成为支持的重要方面。失忆造成的直接影响就是患者自身经历记忆的缺失,以至于他们没法接受自身的变化而导致全身乏力等不适主诉[10]。这直接影响了患者对事件的理解力以及对恢复的看法。日记可以让患者和家属有充分的时间和机会把不同的感受进行讨论。尽管创伤后应激障碍风险的筛查可以在 2 周之内[11]识别出那些需要特别心理康复的患者,日记与之相比还有其他好处,譬如它可以帮助家属更好的应对他们的负面情绪[12]。

认知功能障碍和社交挑战

　　如前所述,对像谵妄这样急性脑功能障碍的识别是重要的,因为它可以导致长期的认知障碍。从实际出发,大多数患者康复疗程长达数月,所以需要不断的解释和安慰,而且就经验来说,只要患者和家属被指导和警示,患者会呈现出大量的行为改变,预后可以有显著改善。像备忘录一样,用日记设定时间表,为决策的制定寻求指导,不失为一个重要的支持方法。

　　"新的生活"要求患者重建社会生活,包括融入工作和娱乐的社交和情感层面的关系的恢复。因此一个全面的康复理念就是要保证患者最大限度的康复,并允许一切可以促进这些相关层面恢复的方法。对营养支持的重要性的理解[13]和对性功能障碍的康复[14]不应被忽视。

　　门诊复查,如在出院 3 个月后进行康复进度的评估。此外,长期未解决的问题,譬如关节问题、神经和肌肉损害、气管切开术后的气道问题,这些都会导致不耐受运动,应得到管理。最后需要对持续的心理社会问题进行评估。对于早期康复过程中的许多患者来说,康复具有里程碑样的效应,并且让康复治疗的时间表得到了正面强化,这对于患者和家属来说很重要。要保持对肌肉萎缩严重性和恢复时间表的清醒认识,为了理解恢复时间表,临床上有一个简单的原则,在 ICU 的每一天,对于年轻的患者来说,需要一周的时间来恢复,而对于一个高龄患者可能就需要 2 周才能恢复。

结　论

　　在 ICU 住院人群中,由于诊断、病情的危重程度和生物学年龄的不同,意味着康复之路和时间表注定是高度个体化和形式多样的。虽然恢复有一些共同的方面,如躯体和行为的恢复,但并没有统一的 ICU 后的病理变化模式,所以治疗方式需要斟酌、选择,使每一个患者得到适合自己的康复治疗,如果用同一种方法对待每一个患者并期望同样的治疗效果是错误的。在过去几十年中,我们通过倾听患者和家属,认识到在康复进程中他们不参与是一个严重的错误。记住,我们只是暂时的守护者,康复的终极目标是重建患者的社交网络,让他们重新回到家庭和朋友中去。

（陈昌夏　译）

参考文献

[1] **Griffiths RD, Jones C**. Recovering lives：the follow-up of ICU survivors. *Am J Respir Crit Care Med*. 2011；**183**：833 – 44.

[2] **Griffiths RD, Jones C**. Seven lessons from 20 years of follow up of intensive care unit survivors. *Curr Opin Crit Care* 2007；**13**：508 – 13.

[3] **Griffiths RD, Hall J**. Intensive care unit-acquired weakness. *Crit Care Med* 2010；**38**：779 – 87.

[4] **Jones C, Bäckman C, Capuzzo M, et al., and RACHEL group**. Intensive care diaries reduce new onset PTSD following critical illness：a randomised, controlled trial. *Crit Care* 2010；**14**：R168.

[5] **National Institute for Health and Care Excellence**. *Rehabilitation after critical illness: NICE clinical guideline 83*. 2009. Available at：http://www.nice.org.uk/CG83.

[6] **Jones C, Skirrow P, Griffiths RD, et al**. Rehabilitation after critical illness：a randomised, controlled trial. *Crit Care Med* 2003；**31**：2456 – 61.

[7] **McWilliams DJ, Atkinson D, Carter A, Foe BA, Benington S, Conway DH**. Feasibility and impact of a structured, exercise-based rehabilitation programme for intensive care survivors *Physiother Theory Pract* 2009；**25**：566 – 71.

[8] **Cuthbertson BH, Rattray J, Campbell MK, et al**. The PRaCTICaL study of nurse led, intensive care follow-up programmes for improving long term outcomes from critical illness：a pragmatic randomised controlled trial. *BMJ* 2009；**339**：b3723 – 31.

[9] **Elliott D, McKinley S, Alison J, et al**. Health-related quality of life and physical recovery after a critical illness：a multi-centre randomised controlled trial of a home-based physical rehabilitation program. *Crit Care* 2011；**15**：R142 – 52.

[10] **Griffiths RD, Jones C**. Filling the intensive care memory gap? *Intensive Care Med* 2001；**27**：344 – 6.

[11] **Twigg E, Humphris G, Jones C, Bramwell R, Griffiths RD**. Use of a screening questionnaire for post-traumatic stress disorder（PTSD）on a sample of UK ICU patients. *Acta Anaesthesiol Scand* 2008；**52**：202 – 8.

[12] **Jones C, Bäckman C, Griffiths RD**. Intensive care diaries and relatives' symptoms of posttraumatic stress disorder after critical illness：a pilot study. *Am J Crit Care* 2012；**21**：172 – 6.

[13] **Griffiths RD**. Nutrition after intensive care. In：Griffiths RD，Jones C（eds.）*Intensive care aftercare*. Oxford：Butterworth & Heinemann；2002. pp. 48 – 52.

[14] **Waldmann C**. Sexual problems and their treatment. In：Griffiths RD，Jones C（eds.）*Intensive care aftercare*. Oxford：Butterworth & Heinemann；2002. pp. 39 – 47.

第47章
ICU 中呼吸肌肌力和外周肌力评估

Gerrard Rafferty，John Moxham

在危重症患者中,骨骼肌无力影响呼吸肌和外周肌的现象是很常见的[1-3]并且导致了从机械通气中脱机困难、ICU 住院时间延长[3]、死亡率上升[4,5]和发病率显著升高[6,7]。神经肌肉疾病、内分泌代谢紊乱以及药物如氨基糖苷类、皮质类固醇、肌松药等,都可能损害肌肉功能。营养不良和慢性疾病也对外周肌和呼吸肌功能有着不利的影响。膈神经损伤,导致随后膈肌功能障碍,是心脏手术[8]、心肺移植[9]、肝移植[10,11]、上颈椎损伤导致的创伤性脊柱损伤的并发症[12]。此外,骨骼肌肉无力,可由于危重症多发性神经病、危重症肌病、制动,或者这三种原因结合造成。

危重症多发性神经病和危重症肌病的结构变化包括轴突神经变性、肌球蛋白的减少和肌肉坏死,而功能性变化会导致神经和可逆性肌无力的肌肉失去电兴奋性。制动本身显著影响骨骼肌肌力,尽管存在严重的肌肉无力和废用性肌肉萎缩,但肌电图、运动和感觉神经传导是正常的。患者进入 ICU 开始机械通气数小时后即可出现肌肉功能障碍[13],并且这一后遗症将持续至 ICU 出院后长达 5 年[4,7,14],许多患者在出院后数月至数年主诉无力,而且持续存在运动限制。

肌肉活检和电生理技术,结合临床检查,用于评估 ICU 住院患者的神经肌肉功能障碍,但是准确的诊断是困难的。由于可能有预先存在的疾病,而且测试既耗时又需要熟练的技术型人才去评估[15]。虽然在 ICU 住院患者中电生理学和组织学异常很常见,但是这种异常是否有临床诊断意义仍然是很难确认的[16,17]。脓毒症患者和多脏器功能衰竭患者没有电生理检查异常也存在肌力降低的现象,呼吸肌和外周肌肌电图的检测结果也不能预测 ICU 危重症多发性神经病及全身炎症反应综合征患者机械通气的持续时间和 ICU 的住院时间[18]。

外周骨骼肌肌力的主观评估

通常用 MRC 量表定量评估外周骨骼肌的肌力,分为 6 个等级,最早由 Hughes 等人创立[19],用于评估格林巴利综合征患者的神经肌肉功能。后来引进的 MRC 总分是一种改良评分[20],是双侧六组肌群力量总和评估。这个 MRC 总分量表范围从 0(瘫痪)～60(正常肌力),包括近端肌肉群和远端肌肉群。这个 MRC 总分量表被建议用于 ICU 获得性肌无力[21]的诊断标准,总共 60 分若低于 48 分有诊断价值。这个 MRC 量表提供了一个很有价值的评估工具,量表中的每一个等级的变化都具有重要的临床意义,并且分级步骤都得到了很好的定义。虽然这个量表还没有运用于危重症早期阶段的患者,但这个量表具有令人满意的可重复性、组间相关一致性,提示观察者之间极好的一致性[22,23]。以前证明这个量表与呼吸肌功能、脱机和死亡率相关[3,16,24],与其他的更复杂、非主观性测试不同,该量表操作简便、价格低廉,使它可以被广泛地运用。但是,这个量表只能用于有意识的能配合的患者,所以在 ICU 中具有有限的价值[16,24,25]。由于这个量表主性的属性,使它不能区分肌肉功能障碍是由于患者能动性差或者认知功能障碍导致,还是真性肌肉功能缺失导致。此外,该量表是评估肌肉力量的粗略方法,每个肌肉群是在一个非线性序数量表内评定的。4 级肌力包含了一个大范围的肌肉力量,但是作为抗重力和抗阻力的主动活动的程度没有被量化,使得它对于 3 级以上的肌力判别较差[26,27]。这个评定量表没有明确规定肌力测试是否要通过一系列的运动或等长收缩来测量,这会潜在的导致了测量方法的差异。这个量表具有相对不敏感性,意味着即使电生理有显著变化,但肌肉力量的微小变化也可能不被发现[28]。

手持式测力法(HHD)提供了一个通过测量最大随意收缩(MVC)力来客观评估肌力的方法。操作者以抗阻的方式把握力计放在最佳的位置,同时鼓励患者的目标肌群以最大收缩力收缩拉动握力计。为了使该测验具有一定的有效性和可复制性,患者的姿势和在活动范围中的测量关键点应该被标准化[29]。对于膝关节伸展、踝关节背曲、肩关节外展,手持式测力法具有一个很好的评估者内部和评估者之间信度[30-32]。在手持式测力中,为了获得有效的肌力测量值,评估者应该以足够强大力量对抗目标肌肉群在评估过程中产生的力量,以避免过低评估肌力[33-35]。

和复杂的徒手肌力测试相比,手持式测力计测试握力快速简单,而且还可以获得规范化的数据[36-38]。虽然手持式测力计提供了一个客观测量肌力的方法,但其同样也有与 MRC 量表一样的局限性,因为该量表的所得数据的精确度依赖于患者随意努力的程度,而这受到疼痛,镇静,谵妄和昏迷的影响。即使在清醒的可以配合的患者中,如果患者能在正常范围活动,随意性的肌力评估只能排除无力;如果评分较低,则很难进行解释,因为真性无力或者努力程度不够都可以发生这种情况。

外周骨骼肌肌力非主观评估

非主观肌力评估方法是通过刺激支配肌肉的运动神经来评估,因此不需要患者配合以及发起随意运动,为不配合患者提供了可靠的肌力评估方法。这方面的评估方法包括尺神经刺激后的拇内收肌肌力评估[17,39,40],股神经刺激后股四头肌肌力评估[41,42]及由腓神经刺激后踝背屈肌力评估[43-45]。

尺神经刺激和拇内收肌肌力评估

Eikermann 证明[17],与健康的受试者相比,13 名脓毒症和多器官衰竭患者肢体制动后出现拇内收肌肌力降低。通过评估在不同刺激频率(10～80 Hz)下产生的肌力、肌肉收缩和放松时间以及在低频刺激对肌肉疲劳的影响来描述肌肉的功能。

尽管强直性运动神经刺激提供了一个非主观的肌力评估技术,但是高频刺激会引起患者疼痛和耐受性差[40]。与强直性肌肉收缩期间以高频神经电刺激去评估肌力相比,通过测量肌肉对 1 Hz 超强神经刺激产生的反应来评估肌肉收缩能力是可行的。Harris[39]等人证明在 12 名平均 ICU 住院天数为 18.5 天的患者中,用电和磁超强刺激尺神经,发现拇内收肌

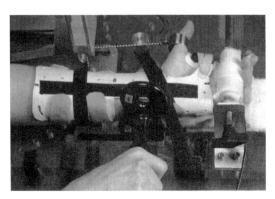

图 47.1 磁刺激尺神经诱发拇内收肌收缩

肌力(TwAP)降低。该方法需要在电刺激期间用夹板[39,46]固定住手和前臂(图 47.1)。刺激尺侧腕屈肌腱和尺动脉之间的尺神经,通过应变仪来测量拇内收肌肌力,应变仪与一个套在拇指近节指骨处的金属环相连接。在一项较大样本量研究中,Pickles 等人用相同的方法发现,与 29 名健康的对照组[8.0(2.1)N][47]相比,有 23 名 ICU 患者[5.2(2.1)N]中拇内收肌肌力均有显著的降低。

作为肌力评估方法之一,等长收缩力与通过高频刺激产生的单次收缩的力量和由此产生的强直收缩(或者一次真正的最大随意收缩)之间有一定关系。在动物和人类的骨骼肌中这种相关广泛存在[48],正常个体拇内收肌肌力/最大收缩力的比值波动范围很小(0.08～0.12),提示这种相关是有效的[39]。拇内收肌肌力测试技术对患者体位或治疗的干扰最小,并且耐受性良好,即使重病患者也可以应用。这种技术应用的是磁而不是电,尺神经刺激的优势在于,刺激使用线圈不需要精准定位以及表面压力较小,即使有血管导管也依然可以运用该技术。此外,在磁刺激的作用下,运动纤维的发放阈值远低于感觉纤维[49],而且该技术

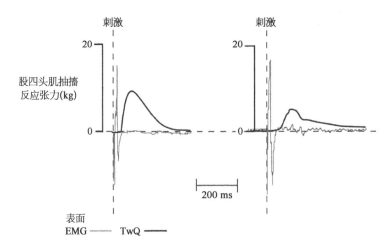

图 47.2 健康受试者和 ICU 患者在最大化的股神经刺激下产生的股四头肌收缩反应。健康受试者产生 12 kg 的张力,在 ICU 内住院 13 天的患者产生 6.5 kg 的张力

引自 Harris ML,Moxham J,'Measuring respiratory and limb muscle strength using magnetic stimulation',*British Journal of Intensive Care*,8,pp.21-28,copyright 1998,Greycoat Publishing Ltd.

是无痛的。而电刺激则要求较大的电流用以克服皮肤的阻力。在磁刺激过程中,刺激部位产生刺激电流,该电流强度非常低,这也可能解释了为何不产生痛感[50]。

股神经刺激和股四头肌肌力

超强磁刺激股神经能诱发股四头肌收缩,可以以此评估股四头肌肌力[41,42]。股四头肌是主要的运动肌,具有重要的功能。然而,在 ICU 病房测量患者股四头肌肌力是很困难的,因为需要将患者转移到一个经过改良的测试台上[42,51],患者呈仰卧位,双腿屈曲 90°。使用连接到应变计的不可伸长的绑带在脚踝处测量四头肌力。超强股神经电刺激是可以进行的,但是操作困难,可复制性差[52]。可以用放置在肌肉表面的皮肤电极片经皮电刺激股外侧皮神经来完成测量,但是该技术不是首选的,因为只有小部位的肌肉被激活。而股神经超强磁刺激容易操作,无痛,可复制性好[41,42]。用一个 70 mm 的 8 字线圈放置在股三角区、股动脉的旁侧、股神经上。在超强刺激后,可以记录到股四头肌抽搐反应(TwQ),以评估肌肉收缩。Harris 等人[42]的研究也发现,与 46 个健康的受试者相比[11.0(3.1)kg],25 个 ICU 患者的股四头肌抽搐反应明显降低(表 47.2)。

腓神经刺激和踝背屈肌肌力

腓神经刺激可以对踝关节背屈肌力进行非主观性评估[43,44]。Ginz 等人[43]证明,与健康的受试者相比,19 名 ICU 的患者经过 7 天的机械通气后踝背屈肌力明显降低。与对照组相比,患者表现出力矩减小、收缩时间变短、间歇时间延长的现象。腓神经刺激可能比尺神经刺激更具优势,因为相比拇内收肌评估而言其评估受限更少。Seymour 等人[45]已经证明在健康受试者和慢性阻塞性肺疾病患者中,100 Hz 腓神经电刺激是可以耐受,并且所诱发的强直性收缩肌力与最大随意性肌肉收缩肌力相当[53]。

技术方面的考虑

超强刺激、接触面积和温度

虽然非主观评估技术对不能配合的危重症患者肌力评估提供了一个有价值的测量方法,但是为了确保测量数据的有效性,神经电刺激方法的标准化很重要。需要使用超强刺激,确保运动神经达到完全去极化,使整块肌肉产生全面去极化和收缩。复合肌肉动作电位幅度或者肌肉收缩达到平台期提示到达了最大刺激强度,在神经电刺激期间,刺激强度大概比最大刺激强度增强 5%~20%。刺激强度取决于所施加的电流和脉冲的持续时间(通常为 200 微秒)。为优化电极的接触,刺激部位应该进行良好的皮肤准备,此外,应选择合适大小的刺激电极,以产生最佳的电流密度去刺激神经。电极的理想接触面积为 7~11 mm,电极间距离为 3~6 cm,负极应置于肢体远端[54]。肌肉前负荷应该标准化,因为它直接影响力的产生。当测量拇内收肌肌力时,在整个测试过程中应当保持固定的拇指内收角(50°)[55]或保持预定的前负荷(3 g/kg 体重)[56]。骨骼肌功能显著受肌肉温度的影响[57],危重症患者可能有外周循环受损,导致皮肤和肌肉温度低。内收肌是一种小的外周肌肉,上覆的皮下脂肪几乎没有隔热作用。因此,测试期间必须使肌肉温度标准化,以防止温度变化对肌肉力学性能的影响[55,58]。肢体温度降低时最大等长收缩肌力下降、肌肉收缩速度减缓、紧张肌肉的放松速率也减慢[58]。Harris[39]等人的做法是将手和前臂浸入44℃的水浴中10分钟,使肌肉温度达到35℃再评估[59],随后通过烤灯热辐射保持手部温暖。

肌肉增强效应

前负荷肌肉收缩增强了对刺激的力学反应,导致产生更大的力,称为增强效应。增强可以是肌肉预先自主收缩[60]或非自主的运动神经刺激[61]的结果。这种增强的力量反应在低刺激频率(如单收缩反应)中特别明显。在评估1 Hz收缩反应前,肌肉完全放松20分钟,目的是产生稳定、可重复的、未增强的收缩反应,当采用标准刺激方案,即两次收缩间隔30秒时,可避免两次收缩叠加引起的增强效应[39]。当评估一定范围刺激频率所产生的力时,有必要设立增强效应的基线水平,方法是采用重复的单次收缩刺激,直至到达平台阶段[62-64]。还要考虑刺激持续时间和间隔,以免这种刺激模式诱发肌肉疲劳。此外,由于持续高频刺激会产生疼痛,因此刺激1~2秒,要有60秒的间隔时间,这些可用于绘制力-频率曲线。

结论

许多技术可用于评估ICU患者的外周骨骼肌肉力量。使用评分系统或便携式手动测力计的主观评估方法相对简单并且快速,需要很少或不需要专用设备,但是只能应用于有意识且配合的患者。这些限制妨碍了对ICU早期患者肌无力的评估。非主观性技术剔除了测试中的随意部分,可以对肌肉产生的肌力进行评估,但需要专门的设备。用于比较目的的规范化数据也是很有限的。目前尚不明确哪一种外周肌力评估最能反映全身肌无力和包括膈肌在内的呼吸肌肌力。

呼吸肌肌力评估

呼吸肌无力可导致脱机困难和ICU住院时间延长。呼吸肌的功能,特别是作为主要吸气肌的膈肌,除了直接受到疾病,创伤和危重症多发性神经肌肉病的影响,也间接受到肺部疾病和使用正压通气的肺容积的影响。过度膨胀时膈肌长度减小[65],因此,其产生压力能力降低[66-70]。这种产生压力的能力丧失主要是由于膈肌产生胸内负压的能力降低[71]。

评估压力产生的技术考虑

由于肌肉的解剖位置,直接评估呼吸肌肌力是困难的。通过测量气道开口处的压力间接反映整个呼吸肌的功能,或通过侵入性操作测量胸内压和腹内压,通过经膈肌压力间接评估膈肌产生的力。膈肌收缩导致胸内压力的下降,这可以通过测量食管的下三分之一段的压力来可靠的反映[72],以及通过测量胃内压来可靠反映腹内压的增加[73],经横膈的食道压力和胃内压之间是不同的,两者之间的差值,是评估膈肌功能的"金标准"。已经使用了一系列压力导管来记录食道压和胃内压,包括充气的压力气泡[74,75],流体填充[76]的和固态的压力导管[77,78]。不管何种技术,重要的是保证压力记录系统运行顺畅,并确保有足够的频率反应能力。当膈神经刺激或吸气时记录到的膈肌压力反应尤其重要。此外,仰卧的 ICU 患者进行测量时可能需要调整气泡式导管中的空气体积[79]。正确放置压力导管对于确保膈肌压力的准确测量是很重要的[75,80]。腹部触诊或自主吸气时胃内压增高提示导管放置在胃中。在努力吸气以对抗气道阻塞[82]时,气道压和口腔压的一致性在 10％ 以内提示食管导管摆放在正确的位置。当有气切或气管插管时,放置导管很困难,在这种情况下可能需要镇静治疗。镇静药物会影响膈肌收缩力,研究者可以接受这个有局限性的数据或等待药物的影响消失后再进行评估。在直视棱镜下定位,使用支气管镜在咽部定位,对一些患者来说可能是有帮助的。

非侵入的主观性评估

有很多侵入性和非侵入性的、主观性和非主观性的方法去评估膈肌、吸气肌和呼气肌的整体肌力。通过记录最大持续吸气或最大持续呼气时[81]在口腔或气管插管处的压力,或者通过测量鼻腔的最大吸气即鼻吸气压力(SNIP),来作简单的、非侵入性、主观性的力量评估[82-84]。吸气动作可以与鼻咽[82]、食管(吸气食管压力)[85]或经膈肌(吸气膈膜压力)[83,86]等的侵入性压力评估相结合。除了进行一次最大吸气之外,许多其他吸气的动作也被使用[86-88]。一种连接到气管插管的单向阀只允许呼气而不允许吸气,已用于改进对吸气肌力的评估[89-91]。

侵入性非主观性评估

侵入性评估通过测量原位压力,解决了发生在慢性阻塞性肺病或上呼吸道阻塞中压力传导受损等有关的问题。然而,所有的主观性测试要求患者做出最大的努力。因此,ICU 中的主观性测试的价值有限,除非结果很明确是正常的。标准规程和正常值见表 47.1[92]。相比之下,除了评估膈肌肌力[75,93,94],非主观性技术不依赖于患者的配合度和积极性,该技术还可用于评估呼气[95-98]和辅助呼吸肌[99,100]肌力,但是后者技术的正常值数据有限,其在危重症患者中的适用性仍未经测试。

表 47.1　吸气和呼气肌肌力的正常值和临界值,由 Steier 等人计算(2007)[115]

测　试	性　别	正常值[平均值(SD)] (cmH$_2$O)	界限值 (cmH$_2$O)	参　　考
最大吸气压力	M	106(31)	45	Wilson et al. (1984)[126]
	F	73(21)	30	
最大呼气压力	M	147(34)	80	Wilson et al. (1984)[126]
	F	92(16)	60	
吸气食管压力	M	105(26)	55	Laroche et al. (1988)[85]
	F	92(22)	50	

（续表）

测 试	性 别	正常值［平均值(SD)］(cmH$_2$O)	界限值(cmH$_2$O)	参 考
鼻吸气压力	M	96	50[†]	Heritier et al. (1994)[125]
	F	84	45[†]	
吸气膈膜压力	M	148	100	Miller et al. (1985)[83]
	F	121	70	
跨膈颤动压	M and F	28(5)	18	Luo et al. (2002)[114]
TwT10(未查到)	M and F	39.4 (26.6)[*]	16	Steier et al. (2007)[115]

注：M：男性，F：女性。*中位数和四分位范围。†使用吸气食管压的值乘以0.91得出的正常临界值的下限；由Heritier等人确定的吸气鼻腔压/吸气食管压的比例[125]。

记录膈神经刺激诱发膈肌压力变化为膈肌肌力的评估提供了一种稳健的非主观测量技术。理论上，根据对一定范围的刺激频率记录到的膈肌压力，构建力量-频率曲线，从而提供对膈肌功能的全面评估。然而，这种刺激会引起患者的不适和难以耐受性。与外周骨骼肌肌力测试相似，可通过测量对1 Hz的超强神经刺激后肌肉收缩反应［跨膈颤动压(TwPdi)］来评估膈肌肌力，其振幅与最大强直收缩张力成正比，可以有效测出膈肌肌力。

可以双侧刺激膈神经以评估膈肌整体肌力，或者单侧刺激以评估个体的偏侧膈肌或膈神经的功能。经皮神经电刺激是一项经典技术，常用于膈神经刺激，并且提供可以定位于膈神经的超强刺激[101,102]。刺激电极放置在胸锁乳突肌后方，斜角肌上方的膈神经上[103]。在ICU很难使用双侧电刺激进行精确的、可重复的评估，因为该技术需要用刺激电极识别膈神经的精确位置，并随后维持重复超强刺激。肥胖、解剖变异和留置血管导管可能阻碍接近刺激点。神经或肌肉功能异常，或者刺激部位不准确都会导致跨膈颤动压消失或降低。这可导致诊断的不确定性，而且反复尝试定位和对膈神经的刺激，会导致患者的不适和肌肉的强制性收缩[104]。由于这些限制，该技术是非常不精确的，正常值的下限同时包含着轻度和中重度膈肌无力[102]。

许多与电刺激相关的问题可以使用磁刺激膈神经来解决[11,93,94,105,106]。在磁刺激期间由于磁场相对不太集中的性质，使膈神经定位更容易，使该技术更容易操作。此外，由于刺激电流通过磁场原位产生，远低于电刺激的电流，因此该技术相对是无痛的。最早该技术是通过在颈椎上放置线圈来刺激双侧颈神经根，目前临床上用于评估膈肌肌力[71,107,108]。由于颈部磁刺激需要将线圈放置在颈椎上，所以该技术难以用于仰卧位的ICU患者。此外，该技术不总是能达到超强膈神经刺激，而且该技术也可能募集到膈肌外周的肌肉[105,108]。Similowski等人[105]证实了在颈部磁刺激后，会激活三角肌、斜方肌和菱形肌。目前临床使用前外侧磁刺激膈神经，使用两个43 mm的八字线圈放置在颈部前外侧环状软骨水平的膈神经上，进行双侧刺激[93]。这种方法可以对仰卧位的ICU患者进行超强膈神经刺激[47,75,110]，并且所有的研究都发现危重症患者膈肌收缩肌力显著降低（表47.2）。双侧和单侧膈神经刺激均可进行（图47.3）。双侧跨膈颤动压比单侧跨膈颤动压更能反映整体膈肌肌力。双侧同时刺激产生的跨膈颤动压比依次单独刺激左右膈神经的跨膈颤动压的总和大 25％～30％[111]。单侧刺激膈神经时,单侧的膈肌下降,而对侧的膈肌上升,跨膈颤动压的结果取决于未受刺激的膈肌和腹壁的顺应性[111,112]。通常患者取仰卧位或半坐卧位,放松呼吸 20 分钟后检测以尽量减少增强效应[104]。在呼气末期进行刺激以控制肺容积对膈肌收缩力的影响[113],单侧和双侧至少刺激 5 次以上,取平均值。目前已有健康受试者单侧和双侧跨膈颤动压的正常值[114,115](见表 47.1)。正常值是在坐位下进行评估,但是仰卧体位对跨膈颤动压的数据影响较小[116]。此外,最近的进食可能影响跨膈颤动压,这可能是由于腹部顺应性的变化[117],因此在重症监护中的研究最好在鼻胃管进食停止后至少 1～2 小时最佳。手动或自动闭塞瓣膜可插入气管插管或气切口与呼吸机形成回路[118]。在膈神经刺激期间封闭气道可确保膈肌的等长收缩。虽然已证明双侧的前外侧的 100％ 的磁刺激膈神经能获得超强反应,但是说明 95％ 和 90％ 的磁刺激也能获得 100％ 的磁刺激输出后的超强反应,也是一种很好的方法。这些不同刺激强度所引起的跨膈颤动压应该没有明显差异(＜5％)。

表 47.2　在 ICU 患者中使用双侧磁刺激膈神经对膈肌肌力进行非主观性评估的研究概况

作　者	患者样本量	双侧跨膈颤动压(cmH₂O)	ICU 住院时间(天)	跨膈颤动压＜18 cmH₂O* 的患者比例
Watson et al. (2001)[75]	25	10.8	25	88％
Laghi et al. (2003)[110]	19	9.6	23	89％
Cattapan et al. (2003)[127]	13	10.4	13	92％
Pickles et al. (2005)[47]	23	11.9	18	91％
总计/平均值	72	10.7	19.8	90％

注: * 跨膈颤动压正常值下限 18 cmH₂O (Luo et al., 2002)[114]。

非侵入性、非主观性评估

在气管插管/气切的患者中插入压力导管以测量跨膈压并非总是可行的,或者可能是禁忌的。一种非侵入性的替代方法是在短暂闭塞期间测量跨膈颤动压[75,119]。与自主呼吸的受试者不同,其中声门闭合对压力向气道开口处的传输有不利的影响,气管插管/气管切开术消除上呼吸道对压力传输的影响,因此可以获得可靠的气道压。气道颤动压反映食管颤动压,而不是跨膈颤动压[75,120](图 47.3),这可能使气道颤动压的解释更加困难。食管颤动压通常是全部跨膈颤动压的 50％～60％。因此,如果由于疾病、创伤或 ICU 获得性肌无力等原因导致跨膈颤动压降低,则气道颤动压可能变小且难以测量。此外,呼气末压力升高导致肺容量的增加可能不成比例地减少食管颤动压和气道颤动压[70]。

呼气肌功能

与吸气肌一样,可以非主观性的评估呼气肌功能。腹壁肌肉是主要的呼气肌,因此,在

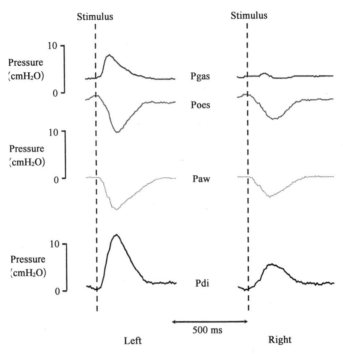

图 47.3　在 15 岁危重症患者中依次进行左侧和右侧的前外侧磁刺激膈神经后膈肌收缩反应

左右膈神经刺激后跨膈颤动压的差异＞50％。Stimulus：刺激，Pressure：压力，Pgas：胃内压力，Poes：食管压力，Paw：气道压力，Pdi：跨膈压力。

引自 Rafferty 等人文献，'Magnetic phrenic nerve stimulation to assess diaphragm function in children following liver transplantation', *Pediatric Critical Care Medicine*，2，2，122‐126，copyright 2001.由 Wolters Kluwer 许可。

腹部肌肉收缩期间测量胃内压提供了一种测量呼气肌肌力的方法。与电刺激不同的是[95]，使用 90 mm 双重圆形线圈放置在第十胸椎附近胸神经根处的磁刺激相对无痛，并且激活相当大比例的腹部肌肉，有些还是超强的[121]。在呼气末进行刺激，尽管正常值数据不多[115]，但患者能很好地耐受，并且已被用于证明肌萎缩性侧索硬化[122]和四肢瘫的肌无力[123]。但是 ICU 患者的数据尚没有报道。

结　　论

　　测量最大吸气压和最大呼气压是评估 ICU 患者的呼吸肌肌肉强度的最广泛使用技术，适用于一些呼吸困难患者。然而，和所有的主观性技术一样，其可靠性是受限的，因为许多 ICU 患者不能做最大呼吸这个动作。膈神经刺激能够直接评估膈肌和膈神经的功能，不需要患者的主动配合，有正常值，可用于比较。由于磁刺激膈神经很容易被患者接受，有血管导管时也可进行，通常用于危重症患者呼吸肌无力的评估和跟踪其进展。

（朱妍静　译）

参考文献

［ 1 ］ Berek K, Margreiter J, Willeit J, Berek A, Schmutzhard E, Mutz NJ. Polyneuropathies in critically ill patients: a prospective evaluation. *Intensive Care Med* 1996; **22**: 849 - 55.

［ 2 ］ Herridge MS, Cheung AM, Tansey CM, et al. One-year outcomes in survivors of the acute respiratory distress syndrome. *N Engl J Med* 2003; **348**: 683 - 93.

［ 3 ］ De Jonghe B, Bastuji-Garin S, Durand MC, et al. Respiratory weakness is associated with limb weakness and delayed weaning in critical illness. *Crit Care Med* 2007; **35**: 2007 - 15.

［ 4 ］ Leijten FS, Harinck-de Weerd JE, Poortvliet DC, de Weerd AW. The role of polyneuropathy in motor convalescence after prolonged mechanical ventilation. *JAMA* 1995; **274**: 1221 - 5.

［ 5 ］ Garnacho-Montero J, Madrazo-Osuna J, Garcia-Garmendia JL, et al. Critical illness polyneuropathy: risk factors and clinical consequences. A cohort study in septic patients. *Intensive Care Med* 2001; **27**: 1288 - 96.

［ 6 ］ Coakley JH, Nagendran K, Yarwood GD, Honavar M, Hinds CJ. Patterns of neurophysiological abnormality in prolonged critical illness. *Intensive Care Med* 1998; **24**: 801 - 7.

［ 7 ］ Fletcher SN, Kennedy DD, Ghosh IR, et al. Persistent neuromuscular and neurophysiologic abnormalities in long-term survivors of prolonged critical illness. *Crit Care Med* 2003; **31**: 1012 - 16.

［ 8 ］ Diehl JL, Lofaso F, Deleuze P, Similowski T, Lemaire F, Brochard L. Clinically relevant diaphragmatic dysfunction after cardiac operations. *J Thorac Cardiovasc Surg* 1994; **107**: 487 - 98.

［ 9 ］ Ferdinande P, Bruyninckx F, Van Raemdonck D, Daenen W, Verleden G. Phrenic nerve dysfunction after heart-lung and lung transplantation. *J Heart Lung Transplant* 2004; **23**: 105 - 9.

［10］ McAlister VC, Grant DR, Roy A, et al. Right phrenic nerve injury in orthotopic liver transplantation. *Transplantation* 1993; **55**: 826 - 30.

［11］ Rafferty GF, Greenough A, Manczur TI, et al. Magnetic phrenic nerve stimulation to assess diaphragm function in children following liver transplantation. *Pediatr Crit Care Med* 2001; **2**: 122 - 6.

［12］ Glenn WW, Holcomb WG, Shaw RK, Hogan JF, Holschuh KR. Long-term ventilatory support by diaphragm pacing in quadriplegia. *Ann Surg* 1976; **183**: 566 - 77.

［13］ Levine S, Nguyen T, Taylor N, et al. Rapid disuse atrophy of diaphragm fibers in mechanically ventilated humans. *N Engl J Med* 2008; **358**: 1327 - 35.

［14］ Herridge MS, Tansey CM, Matte A, et al. Functional disability 5 years after acute respiratory distress syndrome. *N Engl J Med* 2011; **364**: 1293 - 304.

［15］ Latronico N, Bolton CF. Critical illness polyneuropathy and myopathy: a major cause of muscle weakness and paralysis. *Lancet Neurol* 2011; **10**: 931 - 41.

［16］ De Jonghe B, Sharshar T, Lefaucheur JP, et al. Paresis acquired in the intensive care unit: A prospective multicenter study. *JAMA* 2002; **288**: 2859 - 67.

［17］ Eikermann M, Koch G, Gerwig M, et al. Muscle force and fatigue in patients with sepsis and multiorgan failure. *Intensive Care Med* 2006; **32**: 251 - 9.

［18］ Zifko UA, Zipko HT, Bolton CF. Clinical and electrophysiological findings in critical illness polyneuropathy. *J Neurol Sci* 1998; **159**: 186 - 93.

［19］ Hughes RA, Newsom-Davis JM, Perkin GD, Pierce JM. Controlled trial prednisolone in acute polyneuropathy. *Lancet* 1978; **2**: 750 - 3.

［20］ Kleyweg RP, van der Meche FG, Meulstee J. Treatment of guillain-barre syndrome with high-dose gammaglobulin. *Neurology* 1988; **38**: 1639 - 41.

［21］ Stevens RD, Marshall SA, Cornblath DR, et al. A framework for diagnosing and classifying intensive care unit-acquired weakness. *Crit Care Med* 2009; **37**: S299 - 308.

［22］ Fan E, Ciesla ND, Truong AD, Bhoopathi V, Zeger SL, Needham DM. Inter-rater reliability of manual muscle strength testing in icu survivors and simulated patients. *Intensive Care Med* 2010; **36**: 1038 - 43.

［23］ Kleyweg RP, van der Meche FG, Schmitz PI. Interobserver agreement in the assessment of muscle strength and functional abilities in Guillain - Barré syndrome. *Muscle Nerve* 1991; **14**: 1103 - 9.

［24］ Ali NA, O'Brien JM, Jr, Hoffmann SP, et al. Acquired weakness, handgrip strength, and mortality in critically ill patients. *Am J Respir Crit Care Med* 2008; **178**: 261 - 8.

［25］ Hough CL, Herridge MS. Long-term outcome after acute lung injury. *Curr Opin Crit Care* 2012; **18**: 8 - 15.

［26］ Bohannon RW. Measuring knee extensor muscle strength. *Am J Phys Med Rehabil* 2001; **80**: 13 - 18.

［27］ Hough CL, Lieu BK, Caldwell ES. Manual muscle strength testing of critically ill patients: feasibility and interobserver agreement. *Crit Care* 2011; **15**: R43.

［28］ Mills KR. Wasting, weakness, and the MRC scale in the first dorsal interosseous muscle. *J Neurol Neurosurg Psychiatry* 1997; **62**: 541 - 2.

［29］ Bohannon RW. Reference values for extremity muscle strength obtained by hand-held dynamometry from adults aged 20 to 79 years. *Arch Phys Med Rehabil* 1997; **78**: 26 – 32.

[30] Vanpee G, Segers J, Van Mechelen H, et al. The interobserver agreement of handheld dynamometry for muscle strength assessment in critically ill patients. *Crit Care Med* 2011; **39**: 1929 – 34.

[31] Hayes K, Callanan M, Walton J, Paxinos A, Murrell GA. Shoulder instability: management and rehabilitation. *J Orthop Sports Phys Ther* 2002; **32**: 497 – 509.

[32] O'Shea SD, Taylor NF, Paratz JD. Measuring muscle strength for people with chronic obstructive pulmonary disease: Retest reliability of hand-held dynamometry. *Arch Phys Med Rehabil* 2007; **88**: 32 – 6.

[33] Beck M, Giess R, Wurffel W, Magnus T, Ochs G, Toyka KV. Comparison of maximal voluntary isometric contraction and drachman's hand-held dynamometry in evaluating patients with amyotrophic lateral sclerosis. *Muscle Nerve* 1999; **22**: 1265 – 70.

[34] Visser J, Mans E, de Visser M, et al. Comparison of maximal voluntary isometric contraction and hand-held dynamometry in measuring muscle strength of patients with progressive lower motor neuron syndrome. *Neuromuscul Disord* 2003; **13**: 744 – 50.

[35] Martin HJ, Yule V, Syddall HE, Dennison EM, Cooper C, Aihie Sayer A. Is hand-held dynamometry useful for the measurement of quadriceps strength in older people? A comparison with the gold standard bodex dynamometry. *Gerontology* 2006; **52**: 154 – 9.

[36] Mathiowetz V, Kashman N, Volland G, Weber K, Dowe M, Rogers S. Grip and pinch strength: normative data for adults. *Arch Phys Med Rehabil* 1985; **66**: 69 – 74.

[37] Mathiowetz V, Wiemer DM, Federman SM. Grip and pinch strength: norms for 6- to 19-year-olds. *Am J Occup Ther* 1986; **40**: 705 – 11.

[38] Puh U. Age-related and sex-related differences in hand and pinch grip strength in adults. *Int J Rehabil Res* 2010; **33**: 4 – 11.

[39] Harris ML, Luo YM, Watson AC, et al. Adductor pollicis twitch tension assessed by magnetic stimulation of the ulnar nerve. *Am J Respir Crit Care Med* 2000; **162**: 240 – 5.

[40] Finn PJ, Plank LD, Clark MA, Connolly AB, Hill GL. Assessment of involuntary muscle function in patients after critical injury or severe sepsis. *JPEN J Parenter Enteral Nutr* 1996; **20**: 332 – 7.

[41] Polkey MI, Kyroussis D, Hamnegard CH, Mills GH, Green M, Moxham J. Quadriceps strength and fatigue assessed by magnetic stimulation of the femoral nerve in man. *Muscle Nerve* 1996; **19**: 549 – 55.

[42] Harris ML. *Magnetic nerve stimulation for the assessment of limb and respiratory muscle contractility in normal subjects and patients*. London: Department of Respiratory Medicine and Allergy, University of London; 2002. p. 229.

[43] Ginz HF, Iaizzo PA, Girard T, Urwyler A, Pargger H. Decreased isometric skeletal muscle force in critically ill patients. *Swiss Med Wkly* 2005; **135**: 555 – 61.

[44] Ginz HF, Iaizzo PA, Urwyler A, Pargger H. Use of non-invasive-stimulated muscle force assessment in long-term critically ill patients: a future standard in the intensive care unit? *Acta Anaesthesiol Scand* 2008; **52**: 20 – 7.

[45] Seymour JM, Ward K, Raffique A, et al. Quadriceps and ankle dorsiflexor strength in chronic obstructive pulmonary disease. *Muscle Nerve* 2012; **46**: 548 – 54.

[46] Merton PA. Voluntary strength and fatigue. *J Physiol* 1954; **123**: 553 – 64.

[47] Pickles J, Kondili E, Harikumar G, et al. Respiratory and limb muscle strength following critical illness. *Am J Respir Crit Care Med* 2005; **171**: A787.

[48] Close RI. Dynamic properties of mammalian skeletal muscles. *Physiol Rev* 1972; **52**: 129 – 97.

[49] Panizza M, Nilsson J, Roth BJ, Basser PJ, Hallett M. Relevance of stimulus duration for activation of motor and sensory fibers: implications for the study of h-reflexes and magnetic stimulation. *Electroencephalogr Clin Neurophysiol* 1992; **85**: 22 – 9.

[50] Barker AT, Freeston IL, Jalinous R, Jarratt JA. Magnetic stimulation of the human brain and peripheral nervous system: an introduction and the results of an initial clinical evaluation. *Neurosurgery* 1987; **20**: 100 – 9.

[51] Harris ML, Watson AC, Moxham J. Assessment of respiratory and limb muscle function in the intensive care. In: Vincent JL (ed.) *Yearbook of intensive care and emergency medicine*. Berlin, Heidelberg GmbH: Springer-Verlag; 1999. pp. 309 – 21.

[52] Edwards RH, Young A, Hosking GP, Jones DA. Human skeletal muscle function: description of tests and normal values. *Clin Sci Mol Med* 1977; **52**: 283 – 90.

[53] Bigland-Ritchie B, Jones DA, Woods JJ. Excitation frequency and muscle fatigue: electrical responses during human voluntary and stimulated contractions. *Exp Neurol* 1979; **64**: 414 – 27.

[54] Fuchs-Buder T, Claudius C, Skovgaard LT, Eriksson LI, Mirakhur RK, Viby-Mogensen J. Good clinical research practice in pharmacodynamic studies of neuromuscular blocking agents II: the Stockholm Revision. *Acta Anaesthesiol Scand* 2007; **51**: 789 – 808.

[55] De Ruiter CJ, De Haan A. Temperature effect on the force/velocity relationship of the fresh and fatigued human adductor pollicis muscle. *Pflugers Arch* 2000; **440**: 163 – 70.

[56] Bittner EA, Martyn JA, George E, Frontera WR, Eikermann M. Measurement of muscle strength in the intensive care unit. *Crit Care Med* 2009; **37**: S321 – 30.

[57] Wiles CM, Edwards RH. The effect of temperature, ischaemia and contractile activity on the relaxation rate of human muscle. *Clin Physiol* 1982; **2**: 485 – 97.

[58] de Ruiter CJ, Jones DA, Sargeant AJ, de Haan A. Temperature effect on the rates of isometric force development and relaxation in the fresh and fatigued human adductor pollicis muscle. *Exp Physiol* 1999; **84**: 1137 – 50.

[59] Edwards RH, Hill DK, Jones DA, Merton PA. Fatigue of long duration in human skeletal muscle after exercise. *J Physiol* 1977; **272**: 769 – 78.

[60] Vandervoort AA, Quinlan J, McComas AJ. Twitch potentiation after voluntary contraction. *Exp Neurol* 1983; **81**: 141 – 52.

[61] O'Leary DD, Hope K, Sale DG. Posttetanic potentiation of human dorsiflexors. *J Appl Physiol* 1997; **83**: 2131 – 8.

[62] Krarup C. Enhancement and diminution of mechanical tension evoked by staircase and by tetanus in rat muscle. *J Physiol* 1981; **311**: 355 – 72.

[63] Binder-Macleod SA, Dean JC, Ding J. Electrical stimulation factors in potentiation of human quadriceps femoris. *Muscle Nerve* 2002; **25**: 271 – 9.

[64] Kopman AF, Kumar S, Klewicka MM, Neuman GG. The staircase phenomenon: Implications for monitoring of neuromuscular transmission. *Anesthesiology* 2001; **95**: 403 – 7.

[65] Cassart M, Pettiaux N, Gevenois PA, Paiva M, Estenne M. Effect of chronic hyperinflation on diaphragm length and surface area. *Am J Respir Crit Care Med* 1997; **156**: 504 – 8.

[66] Rahn H, Otis AB, et al. The pressure-volume diagram of the thorax and lung. *Am J Physiol* 1946; **146**: 161 – 78.

[67] Wanke T, Schenz G, Zwick H, Popp W, Ritschka L, Flicker M. Dependence of maximal sniff generated mouth and transdiaphragmatic pressures on lung volume. *Thorax* 1990; **45**: 352 – 5.

[68] Smith J, Bellemare F. Effect of lung volume on in vivo contraction characteristics of human diaphragm. *J Appl Physiol* 1987; **62**: 1893 – 900.

[69] Hamnegard CH, Wragg S, Mills G, et al. The effect of lung volume on transdiaphragmatic pressure. *Eur Respir J* 1995; **8**: 1532 – 6.

[70] Polkey MI, Hamnegard CH, Hughes PD, Rafferty GF, Green M, Moxham J. Influence of acute lung volume change on contractile properties of human diaphragm. *J Appl Physiol* 1998; **85**: 1322 – 8.

[71] Polkey MI, Kyroussis D, Hamnegard CH, Mills GH, Green M, Moxham J. Diaphragm strength in chronic obstructive pulmonary disease. *Am J Respir Crit Care Med* 1996; **154**: 1310 – 17.

[72] Cherniack RM, Farhi LE, Armstrong BW, Proctor DF. A comparison of esophageal and intrapleural pressure in man. *J Appl Physiol* 1955; **8**: 203 – 11.

[73] Tzelepis GE, Nasiff L, McCool FD, Hammond J. Transmission of pressure within the abdomen. *J Appl Physiol* 1996; **81**: 1111 – 14.

[74] Milic-Emili J, Mead J, Turner JM, Glauser EM. Improved technique for estimating pleural pressure from esophageal balloons. *J Appl Physiol* 1964; **19**: 1101 – 6.

[75] Watson AC, Hughes PD, Harris ML, et al. Measurement of twitch transdiaphragmatic, esophageal, and endotracheal tube pressure with bilateral anterolateral magnetic phrenic nerve stimulation in patients in the intensive care unit. *Crit Care Med* 2001; **29**: 1325 – 31.

[76] Wanke T, Formanek D, Schenz G, Popp W, Gatol H, Zwick H. Mechanical load on the ventilatory muscles during an incremental cycle ergometer test. *Eur Respir J* 1991; **4**: 385 – 92.

[77] Evans SA, Watson L, Cowley AJ, Johnston ID, Kinnear WJ. Normal range for transdiaphragmatic pressures during sniffs with catheter mounted transducers. *Thorax* 1993; **48**: 750 – 3.

[78] Stell IM, Tompkins S, Lovell AT, Goldstone JC, Moxham J. An in vivo comparison of a catheter mounted pressure transducer system with conventional balloon catheters. *Eur Respir J* 1999; **13**: 1158 – 63.

[79] Knowles JH, Hong SK, Rahn H. Possible errors using esophageal balloon in determination of pressure-volume characteristics of the lung and thoracic cage. *J Appl Physiol* 1959; **14**: 525 – 30.

[80] Baydur A, Behrakis PK, Zin WA, Jaeger M, Milic Emili J. A simple method for assessing the validity of the esophageal balloon technique. *Am Rev Respir Dis* 1982; **126**: 788 – 91.

[81] Black LF, Hyatt RE. Maximal respiratory pressures: normal values and relationship to age and sex. *Am Rev Respir Dis* 1969; **99**: 696 – 702.

[82] Koulouris N, Mulvey DA, Laroche CM, Sawicka EH, Green M, Moxham J. The measurement of inspiratory muscle strength by sniff esophageal, nasopharyngeal, and mouth pressures. *Am Rev Respir Dis* 1989; **139**: 641 – 6.

[83] Miller JM, Moxham J, Green M. The maximal sniff in the assessment of diaphragm function in man. *Clin-Sci* 1985; **69**: 91 – 6.

[84] Uldry C, Fitting JW. Maximal values of sniff nasal inspiratory pressure in healthy subjects. *Thorax* 1995; **50**: 371 – 5.

[85] Laroche CM, Mier AK, Moxham J, Green M. The value of sniff esophageal pressures in the assessment of global inspiratory muscle strength. *Am Rev Respir Dis* 1988; **138**: 598 – 603.

[86] Nava S, Ambrosino N, Crotti P, Fracchia C, Rampulla C. Recruitment of some respiratory muscles during three maximal inspiratory manoeuvres. *Thorax* 1993; **48**: 702 – 7.

[87] Laporta D, Grassino A. Assessment of transdiaphragmatic pressure in humans. *J Appl Physiol* 1985; **58**: 1469 – 76.

[88] Gandevia SC, Gorman RB, McKenzie DK, Southon FC. Dynamic changes in human diaphragm length: maximal inspiratory and expulsive efforts studied with sequential radiography. *J Physiol* 1992; **457**: 167 - 76.

[89] Marini JJ, Smith TC, Lamb V. Estimation of inspiratory muscle strength in mechanically ventilated patients: the measurement of maximal inspiration pressure. *J Crit Care* 1986; **1**: 32 - 8.

[90] Caruso P, Friedrich C, Denari SD, Ruiz SA, Deheinzelin D. The unidirectional valve is the best method to determine maximal inspiratory pressure during weaning. *Chest* 1999; **115**: 1096 - 101.

[91] Harikumar G, Moxham J, Greenough A, Rafferty GF. Measurement of maximal inspiratory pressure in ventilated children. *Pediatric Pulmonology* 2008; **43**: 1085 - 91.

[92] American Thoracic Society/European Respiratory Society. ATS/ERS Statement on respiratory muscle testing. *Am J Respir Crit Care Med* 2002; **166**: 518 - 624.

[93] Mills GH, Kyroussis D, Hamnegard CH, Polkey MI, Green M, Moxham J. Bilateral magnetic stimulation of the phrenic nerves from an anterolateral approach. *Am J Respir Crit Care Med* 1996; **154**: 1099 - 105.

[94] Mills GH, Kyroussis D, Hamnegard CH, Wragg S, Moxham J, Green M. Unilateral magnetic stimulation of the phrenic nerve. *Thorax* 1995; **50**: 1162 - 72.

[95] Mier A, Brophy C, Estenne M, Moxham J, Green M, De Troyer A. Action of abdominal muscles on rib cage in humans. *J Appl Physiol* 1985; **58**: 1438 - 43.

[96] Kyroussis D, Polkey MI, Mills GH, Hughes PD, Moxham J, Green M. Simulation of cough in man by magnetic stimulation of the thoracic nerve roots. *Am J Respir Crit Care Med* 1997; **156**: 1696 - 9.

[97] Polkey MI, Luo Y, Guleria R, Hamnegard CH, Green M, Moxham J. Functional magnetic stimulation of the abdominal muscles in humans. *Am J Respir Crit Care Med* 1999; **160**: 513 - 22.

[98] Suzuki J, Tanaka R, Yan S, Chen R, Macklem PT, Kayser B. Assessment of abdominal muscle contractility, strength, and fatigue. *Am J Respir Crit Care Med* 1999; **159**: 1052 - 60.

[99] Moxham J, Wiles CM, Newham D, Edwards RH. Sternomastoid muscle function and fatigue in man. *Clin Sci (Lond)* 1980; **59**: 463 - 8.

[100] Peche R, Estenne M, Gevenois PA, Brassinne E, Yernault JC, De Troyer A. Sternomastoid muscle size and strength in patients with severe chronic obstructive pulmonary disease. *Am J Respir Crit Care Med* 1996; **153**: 422 - 5.

[101] Bellemare F, Biglandritchie B. Assessment of human diaphragm strength and activation using phrenic-nerve stimulation. *Respir Physiol* 1984; **58**: 263 - 77.

[102] Mier A, Brophy C, Moxham J, Green M. Twitch pressures in the assessment of diaphragm weakness. *Thorax* 1989; **44**: 990 - 6.

[103] Sarnoff SJ, Sarnoff LC, Wittenberger JL. Electrophrenic respiration. VII. The motor point of the phrenic nerve in relation to external stimulation. *Surg Gynecol Obstet* 1951; **93**: 190 - 6.

[104] Wragg S, Hamnegard C, Road J, et al. Potentiation of diaphragmatic twitch after voluntary contraction in normal subjects. *Thorax* 1994; **49**: 1234 - 7.

[105] Similowski T, Fleury B, Launois S, Cathala HP, Bouche P, Derenne JP. Cervical magnetic stimulation: a new painless method for bilateral phrenic nerve stimulation in conscious humans. *J Appl Physiol* 1989; **67**: 1311 - 18.

[106] Rafferty GF, Greenough A, Dimitriou G, et al. Assessment of neonatal diaphragm function using magnetic stimulation of the phrenic nerves. *Am J Respir Crit Care Med* 2000; **162**: 2337 - 40.

[107] Hamnegard CH, Wragg SD, Mills GH, et al. Clinical assessment of diaphragm strength by cervical magnetic stimulation of the phrenic nerves. *Thorax* 1996; **51**: 1239 - 42.

[108] Hughes PD, Polkey MI, Harrus ML, Coats AJ, Moxham J, Green M. Diaphragm strength in chronic heart failure. *Am J Respir Crit Care Med* 1999; **160**: 529 - 34.

[109] Laghi F, Harrison MJ, Tobin MJ. Comparison of magnetic and electrical phrenic nerve stimulation in assessment of diaphragmatic contractility. *J Appl Physiol* 1996; **80**: 1731 - 42.

[110] Laghi F, Cattapan SE, Jubran A, et al. Is weaning failure caused by low-frequency fatigue of the diaphragm? *Am J Respir Crit Care Med* 2003; **167**: 120 - 7.

[111] Bellemare F, Bigland Ritchie B, Woods JJ. Contractile properties of the human diaphragm in vivo. *J Appl Physiol* 1986; **61**: 1153 - 61.

[112] Merton PA. Voluntary strength and fatigue. *J Physiol (Lond)* 1954; **123**: 553 - 64.

[113] Grassino A, Goldman MD, Mead J, Sears TA. Mechanics of the human diaphragm during voluntary contraction: Statics. *J Appl Physiol* 1978; **44**: 829 - 39.

[114] Luo YM, Hart N, Mustfa N, et al. Reproducibility of twitch and sniff transdiaphragmatic pressures. *Respir Physiol Neurobiol* 2002; **132**: 301 - 6.

[115] Steier J, Kaul S, Seymour J, et al. The value of multiple tests of respiratory muscle strength. *Thorax* 2007; **62**: 975 - 80.

[116] Mier A, Brophy C, Moxham J, Green M. Influence of lung volume and rib cage configuration on transdiaphragmatic pressure during phrenic nerve stimulation in man. *Respir Physiol* 1990; **80**: 193 - 202.

[117] Man WD, Luo YM, Mustfa N, et al. Postprandial effects on twitch transdiaphragmatic pressure. *Eur Respir J* 2002; **20**: 577 - 80.

[118] Spicer M, Hughes P, Green M. A non-invasive system to evaluate diaphragmatic strength in ventilated patients. *Physiol Meas* 1997; **18**: 355 - 61.

[119] Rafferty GF, Mustfa N, Man WD, et al. Twitch airway pressure elicited by magnetic phrenic nerve stimulation in anesthetized healthy children. *Pediatr Pulmonol* 2005; **40**: 141 - 7.

[120] Hamnegaard CH, Wragg S, Kyroussis D, et al. Mouth pressure in response to magnetic stimulation of the phrenic nerves. *Thorax* 1995; **50**: 620 - 4.

[121] Taylor BJ, How SC, Romer LM. Exercise-induced abdominal muscle fatigue in healthy humans. *J Appl Physiol* 2006; **100**: 1554 - 62.

[122] Polkey MI, Lyall RA, Green M, Nigel Leigh P, Moxham J. Expiratory muscle function in amyotrophic lateral sclerosis. *Am J Respir Crit Care Med* 1998; **158**: 734 - 41.

[123] Estenne M, Pinet C, De Troyer A. Abdominal muscle strength in patients with tetraplegia. *Am J Respir Crit Care Med* 2000; **161**: 707 - 12.

[124] Harris ML, Moxham J. Measuring respiratory and limb muscle strength using magnetic stimulation. *Brit J Intens Care* 1998; **8**: 21 - 8.

[125] Heritier F, Rahm F, Pasche P, Fitting JW. Sniff nasal inspiratory pressure. A noninvasive assessment of inspiratory muscle strength. *Am J Respir Crit Care Med* 1994; **150**: 1678 - 83.

[126] Wilson SH, Cooke NT, Edwards RHT, Spiro SG. Predicted normal values for maximal respiratory pressures in caucasian adults and children. *Thorax* 1984; **39**: 535 - 8.

[127] Cattapan SE, Laghi F, Tobin MJ. Can diaphragmatic contractility be assessed by airway twitch pressure in mechanically ventilated patients? *Thorax* 2003; **58**: 58 - 62.

第48章
持续康复的临床路径

Karen Hoffman，Amanda Thomas，Stephen Brett

引　言

改变重症监护医师关注的焦点

直到最近,重症监护医师都满足于在幸存的患者出院后将其完全交由医院内的主要医疗或外科团队进行随访,从急性治疗机构出院后的随访由社区的全科医生提供[1]。除了临床研究的死亡率统计数据外,重症监护医师很少有机会了解危重症对患者、他们的家庭以及更广泛的经济方面的全面影响。随着人们越来越多地认识到重症监护后更广泛的以患者为中心的结果以及出院后患者及其家庭的负担,各种不同的服务开始为重症监护出院后的患者开展。建立多学科重症监护随访门诊,为患者及其家庭提供躯体、心理以及生活质量的评估[2-4](详细内容见第53章)。这反过来又强调了在住院期间尽早解决急性心理和躯体问题的必要性[5](详细内容见第20章和第52章)。在欧洲、大洋洲及北美洲,对于早期干预将对患者的康复、住院时间和护理费用产生积极的影响的理念已达成了共识[6]。本章将讨论连续康复的临床路径,并强调患者治疗过程的重要问题,以便让临床医生反思自己目前的临床治疗。

临床路径

临床路径危重症对患者的躯体和心理影响已经在前面的章节中进行了讨论。虽然我们对危重症和危重症后恢复的认识在一个相对较短的时间内已经有了进步,但重症监护住院期间受累的躯体和心理(非躯体)的标准化、系统化的康复方法仍然是不明确的。临床和危重症路径已经应用于多种其他条件下及诊断组中以改善患者的治疗及预后。虽然没有康复临床路径,但已经开发了多种治疗路径用于指导重症监护病房的临床实践及急症治疗[7]。临床路径可以协助临床工作人员重点关注他们所提供的临床医疗,更重要的是如何持续改进医疗服务质量。临床路径也可以强调所关注的领域,特别是该领域路径的编写和交流[8,9](图48.1)。

最近的一篇Cochrane综述[10]评估了临床路径对专业实践、患者预后、住院天数和住院

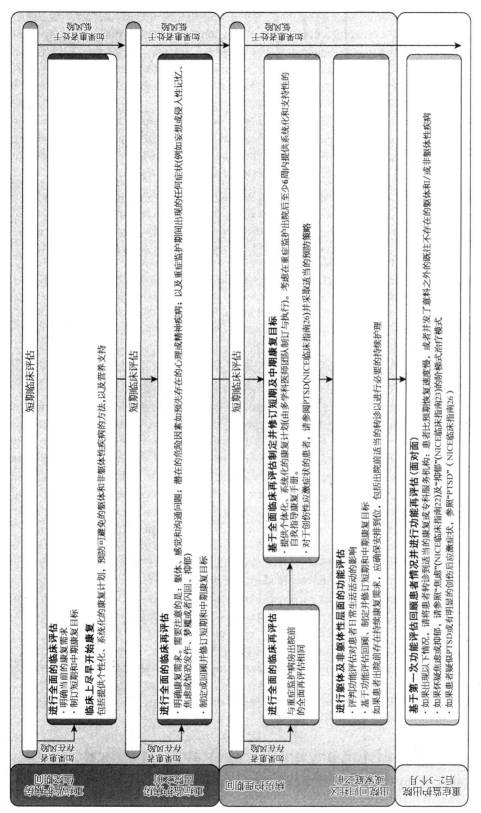

图 48.1　NICE 重症监护康复治疗路径 (Tan et al., 2009)[12]

National Institute for Health and Clinical Excellence (2009) Adapted from 'CG 83: Rehabilitation after critical illness: quick reference guide'. London: NICE. 可从 http://guidance. nice.org.uk/CG83. 经许可转载。

费用的影响,其中共纳入了 27 项研究,涉及 11 398 名参与者,结果表明临床路径可以减少住院并发症、改进病历质量,而对住院天数和住院费用没有影响[10]。另一篇 Cochrane 综述表明早期的多学科康复可以提高活动和参与水平的预后[11]。长期康复的最佳强度、频率及效果与相关的社会成本需要进一步研究。这些综述和其他一些研究论文表明康复治疗路径可以有效改善患者预后和成本效益。

在认识到危重症患者复杂的康复需求和临床路径的益处后,英国制订了国家危重症康复临床指南(NICE 2009)[12]。该指南明确了重症监护期间及之后复杂的躯体和非躯体康复问题,并提出建议:

评估和干预应尽早开始,并贯穿患者的整个治疗路径。所有的患者都应在重症监护期间及之后进行评估,以明确哪些患者可能获益。来自多学科团队的医护专业人员参与患者躯体和非躯体疾患以及他们在恢复过程中不同阶段的康复潜力的评估,如康复医学专家、作业治疗师、言语治疗师、物理治疗师、心理医生及其他相关初级和中级保健专家。为了确保每位患者获得相关专家的评估和治疗来满足他们的康复潜力,多方协调是至关重要的。我们相信,康复医学专家特别适合履行这一协调作用。

改变文化

应当认识到,由于患者存在不同的疾病负担或财务状况,这些指南不可能适用于所有的情况。然而,小规模的质量改进项目可能有助于改善患者的治疗和康复。例如 Needham 等人[13]论证了重症治疗质量改进项目的益处。多学科康复改善项目实施后的几个月内,ICU 谵妄、躯体康复、运动功能有了显著改善,并且缩短了住院时间。流程的改变包括了行动指南和治疗指南的改进。病区内治疗的可行性增加,鼓励持续镇静改为单次剂量镇静治疗。该项目的实施,使重症监护住院期间患者接受镇静剂治疗的比例下降。与对照期间相比,干预患者清醒更频繁且没有谵妄。因此,与项目实施前相比(70%),更多的患者接受了项目实施后的治疗(93%)。项目实施后,共增加 244 项物理治疗,坐位功能活动水平或更高水平的功能活动出现的频率更高(由之前的 56% 提高至 78%)。项目实施后,重症监护住院天数从 7 天减少到 4.9 天。尽管在两个时间段入院人数增加了 20%,患者住院天数仍从 17.2 天下降到 14.1 天。鼓励早期活动的有序的系统化的重症监护环境,明显改善了患者的躯体预后[14]。

重症监护住院期间的早期躯体和非躯体康复

NICE 在 2009 年提出的建议,是基于出版时所提供的最佳证据和指南制订小组的专家共识。自那时起,出现了进一步强化指南建议的出版物,例如,康复应在重症监护住院期间"尽早开始"的建议,已成为大多数重症监护机构公认的最佳实践指导[15]。

危重症患者早期开始康复治疗,可显著影响躯体和功能的预后,并减少了 ICU 住院时间及相关医疗资源的浪费。据文献报道,无论是遵循治疗程序入组的还是经个体化招募程序入组的危重症患者,重症监护康复治疗的不良事件发生率都较低,这表明早期的躯体活动是安全可行的[14,16]。因此,在所有危重患者入院时,应立即评估开展康复活动的可能性,并在急性入院期间定期持续进行[12]。

　　危重症患者的康复干预,通常被称为"功能活动",涉及运动、躯体或功能任务。Stiller 和 Phillips[17]将功能活动定义为"患者的活动水平,从床上活动到站立和行走"。危重症患者的康复已由欧洲呼吸学会(ERS)和欧洲重症医学协会强制明确[18]。活动如体位摆放、牵伸、关节活动度训练、使用辅具、功能活动、有氧训练和抗阻运动,被推荐用来预防和管理危重症患者的躯体功能障碍及其相关并发症。危重症患者早期躯体与功能活动的临床管理原则已在最近发表[19],这些原则为无意识的、有意识的、病情稳定的以及肌肉萎缩的患者分别制定了不同的治疗路径。这些原则还强调了与患者或家属协商后立即开始早期躯体活动和制定明确的特定功能目标的概念。

　　国际重症监护实践中的差异为早期康复的效果提供了独特的见解。他们对重症监护入院时和重症监护住院后期开始康复治疗的患者进行了比较。Bailey 等[14]以及 Thomsen 等[20]人论证了早期功能活动在重症监护中的益处。呼吸重症监护病房(RICU)实施了早期活动制度,并记录了完成 4 项活动的时间,如完成床边坐位、椅上坐位、步行以及步行超过100 英尺的时间[14]。结果表明,大多数的任务都能在 RICU 完成,有一小部分患者在进入 RICU 前已经能够完成床边坐位。RICU 的早期活动制度能促进患者早日步行。Thomsen 等人进一步说明优先进行早期活动单元对高强度活动的提升作用[20]。他们调查了患者在 RICU 转移训练前后功能活动的区别。在 RICU 转移训练前 24 小时,只有 11%的患者可以步行。相比之下,RICU 转移训练 24 小时后 28%的患者可以步行,转移训练后 48 小时 41% 的患者可以步行。回归分析显示,RICU 转移训练是最大步行能力的独立预测因素。作者把他们的发现归因于一种文化,在这种文化中,早期活动是患者治疗的重要成分。

　　虽然早期康复的研究正在进行,但一个标准的康复方案仍有待建立。其他一些研究描述的多种运动方案证明了早期康复的有效性。Morris 等人证明了,与常规治疗相比,立即活动的方案增加了住院期间接受躯体康复的患者数量(80% vs. 47.4%)[21]。干预组患者卧床天数较少(8.5 天 vs. 13.7 天)、ICU 住院天数较少(5.5 天 vs. 6.9 天),且整体住院天数较短(11.2 天 vs. 14.5 天)。干预方案在重症监护入院时即刻开始,治疗水平由患者的互动能力和肢体力量决定。常规治疗组的患者接受日常的被动关节活动度训练以及每两小时一次的体位改变。

　　同样的,Schweickert 等人[22]在两个医疗中心中进行了早期练习和功能活动(PT 和 OT)的随机试验,由医生开具 PT 和 OT 处方,而需要机械通气少于 2 周的患者没有常规提供 PT 治疗。干预组患者在镇静中断期接受与其互动水平相适应的治疗。反应迟钝的患者接受所有肢体的被动关节活动度训练,而反应敏捷的患者随着耐受性增加,逐步从积极的辅助性运动到床上活动、坐、转移和行走。干预组在插管后 1.5 天开始康复治疗,而对照组在插管后 7.4 天开始治疗。与对照组相比,干预组达到功能改善的时间明显缩短。干预组在插管后 3.2 天(范围 1.5~5.6 天)可以站立,而对照组需要 6.0 天(4.5~8.9 天)。同样的,干预组在 3.1 天(1.8~4.5 天)可以床椅转移,而对照组需要 6.2 天(4.5~8.4 天)。在出院时,与对照组相比,干预组中的患者有显著较高的功能活动评分以及更长的步行距离(33 m vs. 0 m)。干预组在出院时有 59%的患者可恢复功能独立,而对照组仅为 35%。

　　尽管这些试验将许多患者从他们的研究设计中排除,但可以明确的是开展早期活动模式可以促进出院时功能目标的达成并提高功能水平。将早期功能活动作为标准做法的临床环境中,实行良好协调的康复治疗模式可进一步提高预后(见案例1)。

处理躯体和非躯体性问题(案例1)

　　一名 COPD 需要机械通气的 69 岁女性患者转入重症监护病房。在转入重症监护病房之前已在普通病房住院 5 天,在此期间,患者因呼吸短促而持续卧床。入院前,患者生活可自理,但社会活动已受限。在入住重症监护病房的 2 天内,护理人员和物理治疗人员确定患者预先存在严重的合并症。因此,立即建立了物理康复的短期目标,并为患者提供每天两次的物理治疗。在完成基线体能评估后,进行患者能配合的且适合其能力水平的主动辅助力量训练,功能活动,如坐、负重、步行。在重症监护入院的 5 天内,患者接受了每周多学科的"长期"查房。查房促进了多学科小组对限制其康复进展的问题进行讨论,如使用镇静剂、积极性差、谵妄症状以及情绪不稳定。多学科小组积极地回顾了患者的服药情况,OT 给出了建议,利用谵妄筛查工具,并对其康复治疗目标进行了更新。在重症监护病房住院期间,一个多学科小组的成员参与协调患者的康复计划、给予持续性建议、更新各类评估,并在每周查房时汇报进展情况。

危重症治疗的具体干预措施

　　长期不能进行主动运动的危重症患者,也应考虑进行可保持肌肉性能的具体干预措施,如神经肌肉电刺激(NMES),这在第 44 章有更详细的讨论。虽然电刺激(ES)在危重症患者中的临床应用是有限的,但越来越多的实验证据显示,早期危重症患者每日应用 ES 可使骨骼肌萎缩减少[23]。此外,有数据支持在危重症患者人群中使用 ES 以预防危重症性多发性神经肌病(CIPNM)的发展。Routsi 等[24]对机械通气患者进行随机平行干预,探讨重症监护入院后 48 小时至 ICU 出院,每日使用 ES 对大腿肌肉的影响。干预组患者表现出更低的 CIPNM 发生率(12.5%),MRC 总分评估有更高的肌力评分,而对照组 CIPNM 发生率为(39%)[25]。尽管 NMES 由 ERS 和欧洲重症监护医学学会推荐[18],但仍需进一步研究以验证其临床实用性,并明确其作用机制。

ICU 出院后住院与社区康复

　　急性重症监护期后,具体康复干预措施的效果仍不明确。在危重症患者监护历程中,一个广泛的多学科小组对康复治疗做出了努力,目标导向、协调一致的康复方法是迫切需要的。一项来自 UK[26] 的试点调查报道称通过康复助理介入的干预措施强化了标准物理治疗,即增加物理治疗频率从每周 2.6 次到 8.2 次,可以增加功能移动的频率(每周 3.3 增至 14.6 次)。但令人失望的是,在 3 个月的随访中,尽管回顾的病例数很少($n=8$),在一系列的躯体功能测试中,标准治疗组及强化治疗组之间没有观察到明显差异。

　　NICE(2009)[12] 指南推荐,接受基础病房治疗的患者可从自助康复手册中获益。该建议基于一项随机对照试验(RCT),旨在评估 6 周的康复治疗对重症监护患者躯体和心理恢复情况的影响[27]。对照组接受病房探视、出院后 3 次电话回访以及门诊随访。干预组接受自助康复手册以及每周电话回访和门诊访视。在 8 周和 6 个月的 SF-36 量表评估中,干预组明显表现出更好的躯体功能评分。

相反,最近的一项研究调查出院后 1 周开始,为期 8 周的居家运动计划的效果[28]。干预组患者收到一份为期 8 周的居家分级躯体康复计划的书面说明,其中包括力量和耐力训练。此项目在研究期间由一位合格的躯体功能训练者对患者进行 3 次的家庭访视以及电话随访,从而更具说服力。研究期间,两组重症监护幸存者的躯体功能都有显著改善,但在 8 周和 26 周随访时,干预组与对照组在 6 分钟步行试验和 SF-36 躯体功能评估中,躯体恢复率没有显著差异。目前还不清楚重症监护后开始康复计划的最佳时机,然而,通过比较这些研究,建议在基础病房护理期间即开始个体化的力量和耐力训练计划,可加快重症监护幸存者的康复进程。康复护理模式、ICU 后康复以及 ICU 后随访门诊的内容详见第 50 章、第 51 章和第 53 章。

关键工作人员和临床路径协调员

项目经理和关键工作人员是临床路径有效传递的重要组成部分。他们促使在一次住院期间,不同层次治疗的过渡中,信息能简洁明了地传递[29]。NICE 指南强调了关键工作人员在康复路径指导下协调康复和沟通的重要性(图 48.1)。另一些研究证明,项目经理在一些疾病如急性心肌梗死(MI)[30]以及老年患者急性期后出院管理中的有效性[31]。此外,在脑卒中和神经康复中也能见到成功的康复协调员的例子。

英国康复医学协会住院专科康复服务临床标准推荐在康复路径中使用关键工作人员或康复协调员[32]。康复协调员没有必要具有医学资质,但经过治疗学或护理方面的培训更具有优势,因为其与整个团队以及患者和亲属的密切合作是必不可少的[33]。使用康复协调员的理由是,即使患者转至其他地点,急症医院仍有责任持续观察他或她的病情(见案例 2)。这确保了治疗的连续性,也使患者在接受不同医疗保健服务的过程中,重要的临床信息能更好地沟通和传递(见表 48.1)。

康复路径协调员的要求(案例 2)

一位 66 岁的多发伤患者在重症监护病房住院 36 天后出院。她的创伤包括骨盆骨折、脊柱骨折、肋骨骨折和双侧上肢骨折。在"创伤小组"的整体治疗下,她的骨盆和上肢骨折由创伤骨科团队负责,同时她的脊柱骨折由神经外科创伤小组负责保守治疗。患者虽然安装了脊柱支架,但由于骨盆和脊柱的制动仍需要轴向滚动。重症监护病房之外的专家团队提供康复治疗干预,由于骨科团队与神经外科团队施加的限制相矛盾,她对有无佩戴支架的运动限制范围感到困扰。直到这些可能发生的差异被澄清前,治疗需暂停,每一次暂停治疗的限制变化都要被记录,这导致了许多天无法实施康复治疗。类似的不良沟通和治疗暂停通常发生在患者急性期住院期间转科时,因此她的康复明显推迟了。路径协调员负责澄清骨科和神经外科管理计划中的冲突部分,以促进外科和康复治疗小组之间的沟通,使各病区之间无缝过渡,达到康复获益最大化。

表 48.1　康复路径协调员的关键任务

在急性期医院和 ICU	出　院	随　访
- 改进目前治疗服务中不协调的转诊系统 - 通过良好的沟通系统、定期举行会议、信息移交和共享来协调急性期治疗 - 制订和实施医院的康复策略 - 为创伤患者建立一个指定的多学科团队 - 执行和监督定期结果评估 - 在急性期医院与患者和治疗师一起商定目标治疗计划	- 找到从急性期医院转院或出院的适当条件 - 在出院前进行评估和安排治疗计划,以便患者立即携带计划转入下一个医院或中心 - 整合出院报告的时间和内容——医疗、护理、治疗师和有计划的康复 - 在患者所在区域建立一个所有可用的康复中心专家数据库	- 改善到康复中心或社区治疗的转诊系统 - 建立和维持由全科医师或社区提供的持续治疗 - 在实际治疗的同时,也开展以研究为目的的持续 3 个月和 6 个月的结果评估 - 建立一个中心点,以便患者及其护理者从急性期医院出院后遇到问题时可以进行参考 - 由于社区设施的缺乏,需维持随访服务以解决出院后的问题

以患者为中心的结果评价

效果评估是重要的,因为它不仅推动了临床实践指南的发展,还提供了一种医疗质量评估的体系,并指导卫生政策决策[34]。相对的,健康效果评估依赖于恰当使用有效的、可靠的和合适的患者评定量表。因此,评定量表是做出影响患者治疗和指导未来研究方向的主要因变量之一,这些决定是否恰当,直接取决于评定量表的科学性[35]。

危重症不是一种具有特定症状和功能障碍的疾病,因此它限制了重症监护疾病专用仪器的发展。然而,危重症独有的特征使得通用的健康状况监测仪器在用于临床研究之前在重症监护环境中得到验证变得更为重要。早先的综述强调,在重症监护效果研究中应使用通用还是疾病特异性评定量表方面还缺乏共识[12,34,36]。此外,这还阻碍了对重症监护结果进行系统性回顾或荟萃分析。表 48.2 总结了目前应用于评价成人重症监护(强化治疗和高度依赖)患者的损伤、功能状态和健康相关生存质量(HRQoL)的通用的和疾病特异性评估工具[36]。患者和家属对治疗的满意度代表了另一个以患者为中心的重要评估领域。

重症监护日记

许多患者对其 ICU 住院期间的记忆有限;另一些患者记住的是真实事件和错觉的混合物,还有一些患者则只记得错觉。人们似乎更倾向于牢牢记住错觉而非真实事件[37],这样,那些只有错觉记忆的患者可能会有更糟的长期心理体验。在一项为帮助患者"填补空白"的尝试中,有人建议保留详细的说明日记,以便在恢复期间提供给患者[38]。显然,日记的记录必须是同步的,但有益的证据和最佳模式仍不清楚。最近的一项 RCT 分析显示,1 个月症状评分高的患者在出院后 3 个月 PTSD 相关症状的发生率降低[39];这些患者对日记持肯定态度,他们的日记被朋友、家人和同事广泛地阅读。所有的重症监护路径都应包括使用日记,

表 48.2 用于成人重症监护(强化治疗和高度依赖)幸存者的针对损伤、
功能状态和 HRQoL 的通用及疾病特异性评估工具汇总

功能障碍的评估	躯体功能状态的评估	心理功能状态的评估	神经心理功能的评估	恢复情况的评估	HRQoL 的评估
通气量	Katz's ADL 指数	POMS	连线测验 A 和 B	GOS	SIP
潮气量	Karnofsky 指数	CES-D 量表	WCST	回到工作岗位	PQOL
一氧化碳弥散量	Barthel 指数	HADS	修订韦氏记忆量表	居家	NHP
上气道可视化	活动水平	BDI	本顿视觉滞留测试	恢复程度	SF-36
肝、肾及血液检测	功能状态评估	IES	MMSE	工作效率	Rosser 残疾和痛苦分类
	NYHA 心功能分级		PASAT		Spitzer 生活质量指数
	ATS 呼吸疾病问卷		沟通水平		和单项测评量表
	步行试验				PGWB
					Fernandez 问卷

注:ADL:日常生活活动;NYHA:纽约心脏协会;ATS:美国胸科协会;POMS:心境状态曲线;CES-D:流行病学研究中心抑郁量表;HADS:医院焦虑及抑郁量表;BDI:Beck 抑郁量表;IES:事件影响量表;WCST:威斯康星卡片分类测验;MMSE:简易精神状态检查;PASAT:听觉连加法测验;GOS:格拉斯哥预后量表;SIP:疾病影响状态调查表;PQOL:认知生命质量量表;NHP:诺丁汉健康量表;SF-36:健康调查简表 36;PGWB:心理总体幸福指数。

数据来自 Hayes JA, Black NA, Jenkinson C 等人(2000). Outcome measures for adult critical care: a systematic review. Health Technol Assess. 4(24):1-111.

以最大限度地为患者提供心理支持,详细内容见第 52 章。

门 诊 随 访

为了努力改善出院后治疗的连续性,许多机构已经建立了重症监护随访门诊[4],这一方法能否使患者获益仍然缺乏有力证据。Cuthbertson 和同事在一项三中心随机试验中测试了由护士主导的随访服务理念(PRaCTICaL 试验)[40]。结局观察指标为 HRQoL 以及抑郁、焦虑和 PTS 的发生率。干预组在 12 个月未见明显获益。随访门诊的存在对我们了解危重症预后的发展至关重要,因此没有获益的证据令人失望。然而,有一些复杂的方法学问题可能会减少研究证明对特定患者有益的机会,这些问题将在第 53 章中讨论。有趣的是,许多患者已经获得了来自 ICU 后随访门诊提供的管理帮助。必须强调的是,PRaCTICaL 研究是基于在一组未经选择的重症监护后患者中进行的由护士主导的随访服务方法,因此,缺乏对最有可能受益的人群如肺、心脏和脑卒中患者进行多学科的康复治疗方法的推广。

沟 通

从医院出院到回归社区之间的差距是巨大的,医院的多学科团队有责任确保临床和其他信息无缝传递给全科医师和社区团队(见案例3)。NICE 指南[12] 建议将重症监护出院小结随着康复计划一同发送到初级治疗机构,同时建议向患者提供出院小结和康复计划的复印件。虽然可能很难证明这种做法的益处,但只要提供信息及时准确,同样也很难证明其是有害的。事实上,在 UK,所有医院发送给社区全科医师的信息,都会常规向患者或他们的照顾者提供副本,以最大限度地与患者沟通。

医院和社区团队之间需要清晰的沟通(案例3)

一名 72 岁的男性在胰腺全切术后,需要依赖胰岛素来控制继发性糖尿病,因此必须进入综合 ICU。出院后 3 个月,他定期在 ICU 随访门诊复查。患者被问及他的糖尿病,特别是他的胰岛素需求和血糖控制情况。令人惊讶的是,患者的回答是:"什么糖尿病?"进一步询问后发现,这位患者的妻子使用了自己的胰岛素和注射器来为该患者控制糖尿病,因为她自己也是一名胰岛素依赖型糖尿病患者。医院与社区团队之间沟通的脱节是显而易见的,这更强调了清晰的文档的重要性,包括发给患者及其照顾者的副本。

结 论

因此,复杂的危重症患者的康复需要尽早开始,随后还需要持续的关注和经常性的多学科投入。许多患者并不需要这种专门的方法,但是对于那些需要早期康复的患者,如果所有相关人员都清楚自己的职责和沟通义务,那么这种治疗方法很可能有更大的成功机会。可以肯定的是,一个行之有效的和常用的规范化路径可以提供这一点,但目前还不清楚如何推广。

(赵苡文 译)

参考文献

[1] Broomhead LR, Brett SJ. Clinical review: intensive care follow-up—what has it told us? *Crit Care* 2002; 6: 411 - 17.

[2] Department of Health. *Critical care outreach: progress in developing services*. (2003). Available at: http://www.dh. gov. uk/en/Publicationsandstatistics/Publications/PublicationsPolicyAndGuidance/DH _ 4091873 (accessed 18 November 2012).

[3] Croker C. A multidisciplinary follow-up clinic after patients' discharge from ITU. *Br J Nurs* 2003; 12: 910 - 14.

[4] Griffiths JA, Barber VS, Cuthbertson BH, et al. A national survey of intensive care follow-up clinics. *Anaesthesia* 2006; 61: 950 - 5.

[5] Jones C, Griffiths RD. Physical and psychological recovery. In: Griffiths RD, Jones C (eds.) *Intensive care aftercare*. Oxford: Butterworth-Heinemann; 2002. pp. 53 - 65.

[6] Kress JP. Clinical trials of early mobilization of critically ill patients. *Crit Care Med* 2009; 37(10 Suppl): S442 - 7.

［7］Wigfield A, Boon E. Critical care pathway development: the way forward. *Br J Nurs* 1996; **5**: 732 – 5.

［8］De Luk K. Care pathways: an evaluation of their effectiveness. *J Adv Nurs* 2000; **32**: 485 – 96.

［9］Gendron KM, Lai SY, Weinstein GS, et al. Clinical care pathway for had and neck cancer. A valuable tool for decreasing resource. *Utilization Arch Otolaryngol Head Neck Surg* 2002; **128**: 258 – 62.

［10］Rotter T, Kinsman L, James EL, et al. Clinical pathways: effects on professional practice, patient outcomes, length of stay and hospital costs. *Cochrane Database Syst Rev* 2010; **3**: CD006632.

［11］Khan F, Ng L, Gonzalez S, et al. (2008). Multidisciplinary rehabilitation programmes following joint replacement at the hip and knee in chronic arthropathy. *Cochrane Database Syst Rev 2*: CD004957.

［12］Tan T, Brett SJ, Stokes T, et al. Rehabilitation after critical illness: summary of NICE guidance. *BMJ* 2009; **338**: 822.

［13］Needham DM, Korupolu R, Kanni JM, et al. Early physical medicine and rehabilitation for patients with acute respiratory failure: a quality improvement project. *Arch Phys Med Rehabil* 2010; **91**: 536 – 42.

［14］Bailey PR, Thompsen GEM, Spuhler VJR, et al. Early activity is feasible and safe in respiratory failure patients. *Crit Care Med* 2007; **35**: 139 – 45.

［15］Stuki G, Stier-Jarmer M, Grill E, et al. Rationale and principles of early rehabilitation care after an acute injury or illness. *Disabil Rehabil* 2005; **27**: 353 – 9.

［16］Zeppos L, Patman S, Berney S, et al. Physiotherapy intervention in intensive care is safe: an observational study. *Aust J Physiother* 2007; **53**: 279 – 83.

［17］Stiller K, Phillips A. Safety aspects of mobilising acutely ill inpatients. *Physiother Theory Pract* 2003; **19**: 239 – 57.

［18］Gosselink R, Bott J, Johnson M, et al. Physiotherapy for adult patients with critical illness: recommendations of the European respiratory society and European society of intensive care medicine task force on physiotherapy for critically ill patients. *Intensive Care Med* 2008; **34**: 1188 – 99.

［19］Hanekom S, Gosselink R, Dean E, et al. The development of a clinical management algorithm for early physical activity and mobilization of critically ill patients: synthesis of evidence and expert opinion and its translation into practice. *Clin Rehabil* 2011; **25**: 771 – 87.

［20］Thomsen GE, Snow GL, Rodriguez L, et al. Patients with respiratory failure increase ambulation after transfer to an intensive care unit where early activity is a priority. *Crit Care Med* 2008; **36**: 1119 – 24.

［21］Morris PE, Goad A, Thompson C, et al. Early intensive care unit mobility therapy in the treatment of acute respiratory failure. *Crit Care Med* 2008; **36**: 2238 – 43.

［22］Schweickert WD, Pohlman MC, Pohlman AS, et al. Early physical and occupational therapy in mechanically ventilated, critically ill patients: a randomised controlled trial. *Lancet* 2009; **373**: 1874 – 82.

［23］Gerovasili V, Stefanidis K, Vitzilaios K, et al. Electrical muscle stimulation preserves the muscle mass of critically ill patients: a randomized study. *Crit Care* 2009; **13**: R161.

［24］Routsi C, Gerovasili V, Vasileiadis I, et al. Electrical muscle stimulation prevents critical illness polyneuromyopathy: a randomized parallel intervention trial. *Crit Care* 2010; **14**: R74.

［25］Kleyweg RP, van der Meche FG, Schmitz PJ. Intraobserver agreement in the assessment of muscle strength and functional abilities in Guillain-Barre syndrome. *Muscle Nerve* 1991; **14**: 1103 – 9.

［26］Salisbury L, Merriweather JL, Walsh TS. The development and feasibility of a ward based physiotherapy and nutritional rehabilitation package for people experiencing critical illness. *Clin Rehabil* 2010; **24**: 489 – 500.

［27］Jones C, Skirrow P, Griffiths R, et al. Rehabilitation after critical illness: a randomized, controlled trial. *Crit Care Med* 2003; **31**: 2456 – 61.

［28］Elliott D, McKinley S, Alison J, et al. Health related quality of life and physical recovery after critical illness: a multi-centre randomised controlled trial of home based physical rehabilitation program. *Crit Care* 2011; **15**: R142.

［29］Carr DD. Case managers optimize patient safety by facilitating effective care transitions. *Prof Case Manag* 2007; **12**: 70 – 80.

［30］DeBusk RF, Miller NH, Superko HR, et al. A case-management system for coronary risk factor modification after acute myocardial infarction. *Ann Intern Med* 1994; **120**: 721 – 9.

［31］Lim WK, Lambert SF, Gray LC. Effectiveness of case management and post-acute services in older people after hospital discharge. *Med J Aust* 2003; **178**: 262 – 6.

［32］Turner-Stokes L. Clinical standards for inpatient specialist rehabilitation services in the UK. *Clin Rehabil* 2000; **14**: 468 – 80.

［33］Hetherington H, Earlam RJ. Rehabilitation after injury and the need for coordination. *Injury* 1994; **25**: 527 – 31.

［34］Rubenfeld GD, Angus DC, Pinsky MR, et al. Outcomes research. In critical care results of the American Thoracic Society Critical Care Assembly Workshop on Outcomes Research. *Am J Respir Crit Care Med* 1999; **160**: 358 – 367.

［35］Hobart JC, Cano SJ, Zajicek JP, et al. Rating scales as outcome measures for clinical trials in neurology: problems, solutions, and recommendations. *Lancet Neurol* 2007; **6**: 1094 – 105.

［36］Hayes JA, Black NA, Jenkinson C, et al. Outcome measures for adult critical care: a systematic review. *Health Technol Assess* 2000; **4**: 1 – 111.

［37］Jones C, Griffiths RD, Humphris G, et al. Memory, delusions, and the development of acute posttraumatic stress disorder-related symptoms after intensive care. *Crit Care Medicine* 2001; **29**: 573 – 80.

[38] Bäckman C, Walther SM. Use of personal diaries written on the ICU during critical illness. *Intensive Care Med* 2001；**27**：426 - 9.

[39] Jones C, Bäckman C, Capuzzo M, et al. Intensive care diaries reduce new onset post traumatic stress disorder following critical illness：a randomised, controlled trial. *Crit Care* 2010；**14**：R168.

[40] Cuthbertson BH, Rattray J, Campbell MK, et al. The PRaCTICaL study of nurse led, intensive care follow-up programmes for improving long term outcomes from critical illness：a pragmatic randomised controlled trial. *BMJ* 2009；**339**：3723.

Benedict Creagh – Brown，Joerg Steier，Nicholas Hart

第**49**章
延迟脱机

引　言

　　从机械通气（MV）中延迟脱机是指撤除通气支持、逐渐移除人工气道及上呼吸道分泌物管理的过程缓慢，旨在将患者从侵入性机械通气和气管造口术中解放。这不但需要神经呼吸通路充分的恢复，同样也需要延髓功能充分的恢复。在延迟脱机的患者中另一种常用策略是将无创通气作为拔管的过渡，这可能对于那些已经存在慢性肺部疾病、胸壁疾病、脊髓损伤、肥胖相关的呼吸衰竭、遗传和获得神经肌肉疾病等呼吸功能不全的高风险患者特别有用，尤其更适于夜间睡眠中。

　　包括英国卫生部指南[1]（表 49.1）、美国胸科学会、欧洲呼吸学会、欧洲重症医学学会、重症医学会、法国复苏学会在内的机构的国际共识指南[2]（表 49.2）对脱机有一系列的定义。由于缺乏相关数据，这些指南没有提供延迟脱机患者的具体细节，仅能提供有限的无创通气使用方面指导。除非另有说明，本章节始终使用国际共识中有关延迟脱机的定义[2]，如

表 49.1a　英国卫生部指南[1]

简单脱机：14 天内脱离有创机械通气
困难脱机：14～21 天脱离有创机械通气（"脱机延迟"）
极难脱机：21 天以上脱离有创机械通气（"脱机失败"）

　　注：英国卫生部指南（NHS 现代化机构报告，2002）。公共部门信息开放政府许可执照 v2.0。http://www.nationalarchives.gov.uk/doc/open-government-licence/version/2/。

表 49.2　国际共识定义[2]

简单脱机：首次尝试即成功脱机
困难脱机：首次脱机失败，但经不超过 3 次 SBT 或首次 SBT 后 7 天内成功脱机
延迟脱机：至少 3 次脱机失败或者首次 SBT 后 7 天以上脱机

　　注：SBT，自主呼吸试验。国际共识定义（Boles et al.，2007）。
　　引用经欧洲呼吸协会的许可：J‑M. Boles，et al.，"机械通气脱机"，Eur Respir J May 2007 29：1033‑1056；doi：10.1183/09031936.00010206。

图 49.1 所示,我们将着重概述延迟脱机患者的管理问题。本书的第 14 章及第 39 章中提供了关于简单及困难脱机的补充讨论。

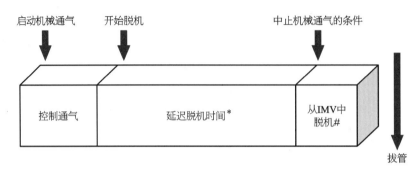

图 49.1　延迟脱机的过程

*延迟脱机的个性化时间管理,包括综合自主通气实验、持续气道正压通气、支持可控模式通气支持、气管切开套管试验、分泌物清理和运动疗法以及加强活动。#从有创机械通气中解放是一个过程,可以促进慢性呼吸功能不全患者以无创通气作为拔管过渡,也可作为睡眠呼吸障碍和夜间肺换气不足,如慢性肺部疾病患者、胸壁疾病,肥胖引起的呼吸衰竭,遗传和获得性神经肌肉疾病等疾病患者的长期管理的一部分。

延迟脱机和脱机失败的定义

据试验数据报告显示,大约 75％接受有创通气支持的患者可以在 10 天内开始脱机[3-5]。但是,剩余 25％的患者脱机比较困难,其中 5％～10％的患者甚至需要通气支持 30 天[6]。这些数据得到了大型观察性队列研究的支持,其数据显示 60％的患者接受有创机械通气的时间少于 4 天[7,8]。

英国卫生部将脱机失败定义为排除所有非呼吸因素导致无法脱机的情况,仍需通气支持 3 周以上[1]。据报道脱机失败率为 7％[1]。最近的国际共识将延迟脱机定义为患者尝试 3 次以上自主发呼吸试验(SBT)或者首次 SBT 后 7 天以上脱机[2],一项大型国际观察性队列研究显示 6％的机械通气患者可被归类为延迟脱机。英国和欧洲之间数据的相似性强调了这些定义中的重叠部分[1,2]。根据这些定义,我们可以把延迟脱机和脱机失败视为相似的患者群。

其他变量调整后,延迟脱机组与简单脱机组相比,已被证明有更高的 ICU 死亡率,其死亡率分别为 13％和 7％[9]。类似的研究还观察到延迟脱机组与简单脱机组相比,其院内死亡率增加[10]。造成 ICU 住院期间死亡率增加的原因包括呼吸机相关性肺炎(VAP)[11,12]和慢性呼吸道疾病如慢性阻塞性肺疾病等发病风险增加[13]。虽然 ICU 和医院之间的脱机组的死亡率不同,但 1 年死亡率相似,这表明脱机失败患者的生存时间在 1 年左右,并且需要持续的护理、治疗和医疗支持[14]。

脱机的生理学方法

充分的肺泡通气量维持着体内 CO_2 平衡,而肺泡通气是由每分通气量和无效腔通气量的差异所决定。通过观察呼吸频率和潮气量的影响因素,就容易理解造成脱机失败的重要因素。呼吸中枢驱动、神经肌肉传导、呼吸肌肉运动,和呼吸系统阻抗都很重要,一个或多个水平的损伤都会导致脱机的问题(图 49.2)。脱机失败可以视作是呼吸中枢驱动、呼吸肌负荷和呼吸肌能力间的不匹配[15](图 49.3)。延迟脱机可以应用系统方法来解决,对于临床情况提示呼吸中枢驱动和神经传递失败的患者,其呼吸肌的效能下降,增加呼吸阻抗的也是一种合理可行的方法[15](图 49.4)。

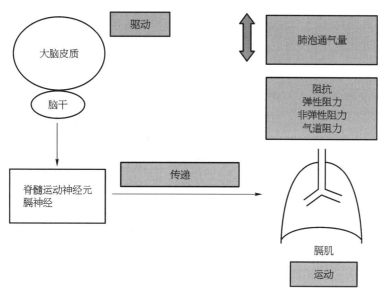

图 49.2　决定肺泡通气量的生理学因素

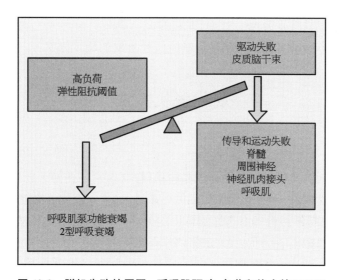

图 49.3　脱机失败的原因:呼吸肌驱动、负荷和能力的不匹配

引自 Medicine、40,6,Suh ES and Hart N,"Respiratory Failure",pp.293－297,2012.经 Elsevier 许可。

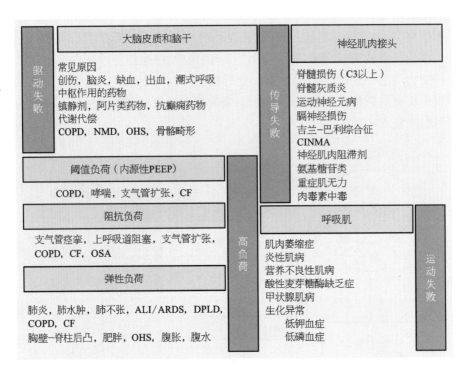

图49.4 脱机失败原因：驱动失败，传递失败，运动失败和负荷过高

引自 Medicine，40，6，Suh ES，and Hart N，'Respiratory Failure'，p293-297，2012.得到 Elsevier 许可。

最近，已经有研究调查肺动力学、呼吸肌力量及疲劳对延迟脱机的影响[16,17]。研究表明，与具有相似弹性、阻力及实验初负荷阈值的失败组相比，成功从机械通气脱机的慢性阻塞性肺疾病患者在自主呼吸试验末有较低的气道阻力、内源性呼气末正压（PEEP）和弹性负荷[16]。此外，成功脱机和脱机失败的患者有相似的膈肌力量，事实上，并没有证据表明那些脱机失败的患者存在膈肌疲劳[16]。同时，脱机时间与膈肌力量并无关联[17]。所有这些数据表明自主通气试验中肺动力学的恶化是影响脱机最重要的决定因素。

现代脱机方法

通气模式

虽然同步的有创机械通气最初设计的是脱机模式，但它已在两个开创性的研究[3,4]中被证明是较差的脱机模式，这导致其临床应用的逐渐减少，并逐渐由控制通气模式转向支持通气模式[18]。此外，对持续镇静的有害影响认识的提高[19]也促进了这种从控制模式向支持模式的转变。因为有数据表明膈肌活动的减少将导致膈肌萎缩[20,21]，同时目前也鼓励患者在危重症早期即开始运动治疗和早期活动[22,23]。作为国际通气护理标准的一部分[24,25]，采用日间间断镇静（DIS）的方法使镇静剂的使用量全面减少[26]。此外，最近的数据表明，机械通气脱机患者使用常规镇静方法与日间间断镇静同样有效[27]。

延迟脱机的预测因素与结局

一个脱机工作组在 65 个观察研究中确定了 462 脱机预测因素,并评估了每个变量对预测自主呼吸实验结果的能力[28]。证明这些指标的汇总似然率具有较低的预测能力,表明应该忽视脱机预测因素。虽然提出了各种脱机成功的定义,但这些定义对延迟脱机的患者而言都不尽如人意。应考虑延迟脱机患者的结局框架,而不是任意的自主通气的时间限制,应包括:① 离开 ICU 前恢复自主通气,脱机和康复中心或长期急性治疗(LTAC)医院;② 离开 ICU 前夜间无创通气,脱机和康复中心,或长期急性治疗医院;③ 离开 ICU 前有创呼吸机使用,脱机和康复中心,或长期急性治疗医院;④ 滞留 ICU、脱机和康复中心、长期急性治疗医院死亡。

脱机标准流程

这在延迟脱机患者中是一个有争议的问题。与多数其他脱机研究相似,在 Ely 等有开创性的研究中,将日常筛查和脱机流程与内科医师管理相比较[6]。干预组的有创机械通气时间从 6 天减少到 4 天,但在 ICU 停留时间、住院时间及整体治疗费用方面两者并无差异。虽然这一实验支持脱机标准流程的临床效益,但是必须强调,对照组 76％的患者使用的是同步间歇强制通气脱机这种最不推荐的脱机方式[29,30]。此外,进一步的数据[6]观察表明,在延迟脱机患者中,标准脱机组与内科医生主导脱机组并没有差异。因此延迟脱机是一个复杂的任务,必须深入了解和应用各项临床及生理原则。最近的一项荟萃分析报道指出,如果一个 ICU 拥有足够的训练有素的医护人员,并不会从脱机方案中获得额外益处[31],这反映缺乏普遍应用的脱机方案[31]。

气管切开插管的时机

延迟脱机患者一般来说会需要气管切开通气,最新的数据对临床医生气管切开插管的时机提供了指导。一个单中心的随机对照试验和随后的多中心随机对照试验证明了早期(而不是晚期)放置气管切开导管的益处[32,33]。如果患者预期需要长期辅助通气,与在第 3 周开始接受气管切开置管的患者[32,33]相比,第一周即行气管切开置管的患者可以缩短有创机械通气时间、降低 ICU 住院时间、降低肺炎发生率,以及提高脱机成功率、降低死亡率。这些数据提示如果预期延迟脱机,则应尽早行气管切开置管。

针对延迟脱机患者的实用方法

患者群

虽然根本目标相似,延迟脱机仍不同于简单脱机和困难脱机。那些单一器官呼吸衰竭的患者处于慢性危重症(CCI)相对稳定的阶段,因此对侵入性监测和强化护理管理方面的需要较少。这些患者也有类似的诊断,包括慢性阻塞性肺疾病、神经肌肉疾病、胸壁疾病、脊髓损伤和肥胖[34],他们在危重症的康复过程中,根据不同的生理、心理需求需要不同级别的护理支持和体验。

延迟脱机时的脱机策略

由于延迟脱机患者数目相对较少导致缺乏基于循症的数据指导脱机。已经在欧洲成立专门管理此类患者的区域性脱机和康复中心,而且这些中心已经报告了他们的观察性队列研究的结果[34-38]。必须承认单位偏好将决定延迟脱机期间通气支持的方法,但也有证据表明,对于 COPD 患者来说,逐渐降低吸气压力支持和增加自主通气周期两者相比,脱机结局、机械通气时间、住院时间和死亡率并没有差别[39]。专业机构制定个性化的脱机和康复计划结合了自主通气试验、持续气道正压通气、支持和控制模式通气、气管切开套管试验,运动疗法和活动。表 49.2 提供了针对这些患者的实用临床方法。患者与亲属的心理需求第 10、11 章已讨论,本章不再赘述。

分泌物管理

分泌物管理计划要求控制上呼吸道唾液分泌物和下呼吸道支气管分泌物,特别是有延髓功能障碍和神经肌肉疾病的患者。在苏醒早期,上呼吸道分泌物可以通过仔细规划和定时进行气管切开套管试验来控制,经皮注射氢溴酸东莨菪碱可减少唾液腺的分泌。但唾液的增多通常是由于吞咽困难造成的,而不是唾液的分泌真正增加。支气管分泌物管理需要常规的辅助呼吸清理技术,包括支气管吸痰、冲击和振动疗法、体位引流,以及人工充气增加肺活量,最近无创面罩式咳痰机也用于治疗。当咳嗽峰流速>160 L/min 时,可预测能拔除神经肌肉疾病造成呼吸肌功能低下患者的气管插管[40]。此外,在成人神经肌肉疾病中,已证实无创面罩式咳痰机比其他标准的咳嗽强增技术产生更大的咳嗽峰流速[41]。此外,另一个针对需要通气支持的肌萎缩性脊髓侧索硬化症患者的小样本短期生理研究发现,通过气管切开导管使用无创面罩式咳痰机比传统气管吸痰能更有效地消除呼吸道分泌物[42]。虽然并没有关于延迟脱机患者使用无创面罩式咳痰机有效性的实验数据,但最近的一项针对 ICU 中不包括神经肌肉疾病的非选择性的患者调查发现,在每日标准护理中增加 3 次无创面罩式咳痰机可以降低早期再插管率[43]。但该试验仅包括简单脱机患者,所有人都只进行过少于 3 次自主呼吸试验尝试。这种技术对延迟脱机患者的有效性需要进一步评估。

表 49.2 针对延迟脱机患者的实用方法

- 在使用说话瓣膜的情况下,从最开始的白天短时气管切开套管试验,慢慢扩展到随后的全天使用无套管式气管造口的气管切开套管试验
  - ➢ 提高声带和软腭气流来增强延髓功能
  - ➢ 鼓励发音从心理上激励患者
  - ➢ 降低吸气压为脱机做准备
- 缩小鼻胃管的尺寸
  - ➢ 提高有限的吞咽功能
  - ➢ 功能改善提高患者舒适度

（续表）

- 缩小气管造口插管尺寸
  ➤ 内径 7.0~8.0 mm 的气管造口插管对延迟脱机是比较合适的
  ➤ 使用 7.0~8.0 mm 内径的气管造口管气囊排气后，气流可以通过声带和软腭来增强延髓功能
- 检查动脉血气
  ➤ 如果 HCO_3^- 水平>40 mmol/L 则降低 $PaCO_2$，比如 7.0~7.5 kPa
  ➤ 慢性呼吸疾病中将 PaO_2 维持于调整后的水平，比如 7.5~8.0 kPa
- 进行短时自主通气试验
  ➤ 根据生理反应，最多进行 5 分钟
  ➤ 吸气肌功能评估，如胸腹运动评估
  ➤ 呼气肌功能评估，如咳嗽清理分泌物能力
  ➤ 下呼吸道分泌物负荷，如假单胞菌定植的"获得性"支气管扩张
  ➤ 上呼吸道分泌物负荷，如延髓功能减退
  ➤ 气管切开套管试验中降低呼吸功（WOB），如将加长的气管造口套管换成较短的尺寸（肥胖患者慎用）
- 咳嗽和分泌物管理
  ➤ 雾化吸入抗生素以减少假单胞菌的定植
  ➤ 经皮使用抗胆碱性质的莨菪烷类生物碱来控制上呼吸道分泌物（如氢溴酸东莨菪碱贴片）
  ➤ 神经肌肉疾病和脊髓损伤患者使用胸部辅助物理疗法和机械呼吸咳嗽辅助装置
- 神经病学评估
  ➤ 评估 ICUAW 的严重性
  ➤ 评估与 ICUAW 不一致的神经体征，如舌肌和一般肌肉的肌束震颤、快速反应肌的萎缩
  ➤ 如神经系统体征与 ICUAW 不一致，则行肌电图（EMG）神经传导功能检查（NCS）和脊髓 MRI 检查以排除隐性神经系统疾病，如肌萎缩性脊髓侧索硬化症
- 评估和优化心肺功能
  ➤ 防止体液过多，维持体液酸碱平衡
  ➤ 隐性心功能不全者行超声心动图检查（echocardiography，ECHO），如杜氏肌肉营养不良症，贝克尔肌肉萎缩症、肢带肌营养不良等遗传性神经肌肉疾病患者
  ➤ 胸部高分辨率断层影像检查，如慢性肺部疾病
  ➤ 全导联多导睡眠图或限定呼吸检测仪的夜间监测来调整呼吸机设置和优化同步性
- 营养评估
  ➤ 临床状况改善时可由 24 小时喂养过渡到 20 小时喂养，甚至隔夜喂养
  ➤ 如延髓功能保留，气管切开套管试验成功，可经口摄食
- 康复评估
- 心理健康状态评估
- 入院前医疗情况、功能水平、社会关怀需求的评估

$PaCO_2$，动脉二氧化碳分压；PaO_2，动脉氧分压；HCO_3^-，碳酸氢盐；ICUAW，ICU 获得性肌无力

NIV（无创通气）作为拔管的过渡

　　尽管在 3 个研究中已证明无创通气是帮助慢性呼吸道疾病患者和反复脱机失败患者拔管的有效手段[44-46]，但在作为睡眠呼吸障碍和夜间肺换气不足的延迟脱机患者拔管的过渡治疗方面仍只有有限的公开数据。然而，缺乏延迟脱机组和气管切开通气组的对照试验数据并不令人意外。特别是很多患有如慢性肺部疾病、胸壁疾病，肥胖相关呼吸衰竭、遗传和获得性神经肌肉疾病的患者在急诊入院之前未被诊断出慢性呼吸衰竭。尽管这已经是此类患者的临床护理标准[47-52]，但会存在阻碍长期使用无创通气的伦理问题。设定夜间无创通

气和确立的有效滴度需要临床专家对夜间通气监测作出详尽的解释,这样才能提高夜间通气控制和优化通气支持[53,54,55,56]。这已经超出了普通内科和外科 ICU 病房或 LTAC 医院的能力范围,建议转到专业脱机和康复机构。

长期急性治疗医院和脱机中心的成本和临床有效性

美国可以收治延迟脱机患者的 LTAC 医院的数量已从 1997 年的 192 所增加到 2006 年的 408 所[57]。在这些医院中接受机械通气患者的比例已从 1997—2000 年的 16.4% 增加到 2004—2006 年的 29.8%[57]。更值得关注的是,最近的数据显示转到这些医院接受机械通气的患者的 1 年死亡率为 69.1%[57]。这与已在欧洲成立的脱机和康复中心的数据形成了鲜明的对比。尽管这些中心报道的临床结果有差异[34-38],但这反映了在进入脱机中心前人群、疾病诊断和有创机械通气时间的差异,其总体死亡率范围在 15% 和 25% 之间。此外,高达 45% 的患者是完全脱机,25% 的患者可以回家进行夜间无创通气,只有 15% 的依赖于长期有创机械通气。1 年和 3 年的生存率范围分别是 65%~80% 和 45%~60%。直接比较长期综合急性治疗医院的大量的流行病学队列研究与专业脱机和康复中心的相对较小数据,有明显的注意事项。尽管这样,这些数据还强调了在缺乏专业设施的环境中,包括家庭,管理这类患者的临床复杂性[58]。最近的数据表明,具有保护肺作用的机械通气能给急性肺损伤(ALI)患者带来大量长期的生存益处,所以这显得更重要了[59]。这类患者的管理不再是危重症临床医师所的关注问题,而是包括呼吸和康复等多个领域专家,在急性危重症处理后为患者提供长期管理[60]。

驱动 LTAC 医院在美国的扩张的原因是源于节约成本而进行财政刺激政策,这有利于短期急性医院转出患者。据估计在 1995 年有超过 11 000 通气依赖的 CCI 患者停留在短期急性医院,每天花费超过 900 万美元[61]。与运营 LTAC 医院相对的高利润相比,短期急性医院通过使危重症患者更早出院获取财政补贴[62],释放急救床位给更有利可图的选择性外科手术病例[63]。据估计在英国,在 ICU 外管理这样的患者可能每人每天减少 50% 的支出[1]。英格兰北部的研究发现,本地区 ICU 中延迟脱机患者每年占据 1 000 床天,而整个英国据估计每年共有 12 500 床/天,保守计算英国国民健康保险制度每年将节约 500 万英镑[64]。这些数据已经得到了英国近期数据的进一步支持,通过开设专业脱机和康复中心可能减少高达 10% 的重症监护病床占用[65]。

结　论

延迟脱机是一项复杂和具有挑战性的任务,将来可能更常见。虽然只有一小部分的有创通气患者属于这一类,重症监护的临床医生仍须及早识别出这类患者,否则将不利于临床预后。可以预计延迟脱机会出现在患有肺部疾病、胸壁疾病和神经肌肉疾病的患者中,并伴随 CCI 后遗症。此外,肥胖相关的呼吸衰竭也可能导致这类患者的总体发病率上升。这些患者需要基于其基本病理情况以及他们心理和生理状态的由多学科小组制订的个性化脱机和康复计划。

（龚雪莲　译）

参考文献

［1］ **NHS Modernisation Agency Report.** *Critical care programme. Weaning and long term ventilation.* (2002). NHS Modernisation Agency.

［2］ **Boles JM, Bion J, Connors A, et al.** Weaning from mechanical ventilation. *Eur Respir J* 2007; **29**: 1033 - 56.

［3］ **Brochard L, Rauss A, Benito S, et al.** Comparison of three methods of gradual withdrawal from ventilatory support during weaning from mechanical ventilation. *Am J Respir Crit Care Med* 1994; **150**: 896 - 903.

［4］ **Esteban A, Frutos F, Tobin MJ, et al.** A comparison of four methods of weaning patients from mechanical ventilation. Spanish Lung Failure Collaborative Group. *N Engl J Med* 1995; **332**: 345 - 50.

［5］ **Krishnan JA, Moore D, Robeson C, Rand CS, Fessler HE.** A prospective, controlled trial of a protocol-based strategy to discontinue mechanical ventilation. *Am J Respir Crit Care Med* 2004; **169**: 673 - 8.

［6］ **Ely EW, Baker AM, Dunagan DP, et al.** Effect on the duration of mechanical ventilation of identifying patients capable of breathing spontaneously. *N Engl J Med* 1996; **335**: 1864 - 9.

［7］ **Zilberberg MD, De Wit M, Pirone JR, Shorr AF.** Growth in adult prolonged acute mechanical ventilation: implications for healthcare delivery. *Crit Care Med* 2008; **36**: 1451 - 5.

［8］ **Zilberberg MD, Luippold RS, Sulsky S, Shorr AF.** Prolonged acute mechanical ventilation, hospital resource utilization, and mortality in the United States. *Crit Care Med* 2008; **36**: 724 - 30.

［9］ **Penuelas O, Frutos-Vivar F, Fernandez C, et al.** Characteristics and outcomes of ventilated patients according to time to liberation from mechanical ventilation. *Am J Respir Crit Care Med* 2011; **184**: 430 - 7.

［10］ **Funk GC, Anders S, Breyer MK, et al.** Incidence and outcome of weaning from mechanical ventilation according to new categories. *Eur Respir J* 2010; **35**: 88 - 94.

［11］ **Cook DJ, Walter SD, Cook RJ, et al.** Incidence of and risk factors for ventilator-associated pneumonia in critically ill patients. *Ann Intern Med* 1998; **129**: 433 - 40.

［12］ **Safdar N, Dezfulian C, Collard HR, Saint S.** Clinical and economic consequences of ventilator-associated pneumonia: a systematic review. *Crit Care Med* 2005; **33**: 2184 - 93.

［13］ **Nava S, Rubini F, Zanotti E, et al.** Survival and prediction of successful ventilator weaning in COPD patients requiring mechanical ventilation for more than 21 days. *Eur Respir J* 1994; **7**: 1645 - 52.

［14］ **Tonnelier A, Tonnelier JM, Nowak E, et al.** Clinical relevance of classification according to weaning difficulty. *Respir Care* 2011; **56**: 583 - 90.

［15］ **Suh ES, Hart N.** Respiratory failure. *Medicine* 2012; **40**: 293 - 7.

［16］ **Jubran A, Tobin MJ.** Pathophysiologic basis of acute respiratory distress in patients who fail a trial of weaning from mechanical ventilation. *Am J Respir Crit Care Med* 1997; **155**: 906 - 15.

［17］ **Watson AC, Hughes PD, Louise Harris M, et al.** Measurement of twitch transdiaphragmatic, esophageal, and endotracheal tube pressure with bilateral anterolateral magnetic phrenic nerve stimulation in patients in the intensive care unit. *Crit Care Med* 2001; **29**: 1325 - 31.

［18］ **Esteban A, Ferguson ND, Meade MO, et al., and for the Ventila Group.** Evolution of mechanical ventilation in response to clinical research. *Am J Respir Crit Care Med* 2008; **177**: 170 - 7.

［19］ **Strom T, Martinussen T, Toft P.** A protocol of no sedation for critically ill patients receiving mechanical ventilation: a randomised trial. *Lancet* 2010; **375**: 475 - 80.

［20］ **Levine S, Nguyen T, Taylor N, et al.** Rapid disuse atrophy of diaphragm fibers in mechanically ventilated humans. *N Engl J Med* 2008; **358**: 1327 - 35.

［21］ **Sassoon C, Caiozzo VJ.** Bench-to-bedside review: Diaphragm muscle function in disuse and acute high-dose corticosteroid treatment. *Crit Care* 2009; **13**: 221.

［22］ **Schweickert WD, Pohlman MC, Pohlman AS, et al.** Early physical and occupational therapy in mechanically ventilated, critically ill patients: a randomised controlled trial. *Lancet* 2009; **373**: 1874 - 82.

［23］ **Pohlman MC, Schweickert WD, Pohlman AS, et al.** Feasibility of physical and occupational therapy beginning from initiation of mechanical ventilation. *Crit Care Med* 2010; **38**: 2089 - 94.

［24］ **Kress JP, Pohlman AS, O'connor MF, Hall JB.** Daily interruption of sedative infusions in critically ill patients undergoing mechanical ventilation. *N Engl J Med* 2000; **342**: 1471 - 7.

［25］ **Institute For Healthcare Improvement.** *Implement the IHI ventilator bundle (online).* (2011). Available at: http://www.ihi.org/knowledge/Pages/Changes/ImplementtheVentilatorBundle.aspx.

［26］ **Egerod I, Christensen BV, Johansen L.** Trends in sedation practices in Danish intensive care units in 2003: a national survey. *Intensive Care Med* 2006; **32**: 60 - 6.

［27］ **Mehta S, Burry L, Cook D, et al.** Daily sedation interruption in mechanically ventilated critically ill patients cared for with a sedation protocol: a randomized controlled trial. *JAMA* 2012; **308**: 1985 - 92.

［28］ **Macintyre NR, Cook DJ, Ely EW, Jr, et al.** Evidence-based guidelines for weaning and discontinuing ventilatory support: a collective task force facilitated by the American College of Chest Physicians; the American Association for Respiratory Care; and the American College of Critical Care Medicine. *Chest* 2001; **120**: 375S - 95S.

[29] Esteban A, Frutos F, Tobin MJ, et al. A comparison of four methods of weaning patients from mechanical ventilation. *N Engl J Med* 1995; **332**: 345 - 50.

[30] Brochard L, Rauss A, Benito S, et al. Comparison of three methods of gradual withdrawal from ventilatory support during weaning from mechanical ventilation. *Am J Respir Crit Care Med* 1994; **150**: 896 - 903.

[31] Blackwood B, Alderdice F, Burns K, Cardwell C, Lavery G, O'halloran P. Use of weaning protocols for reducing duration of mechanical ventilation in critically ill adult patients: Cochrane systematic review and meta-analysis. *BMJ* 2011; **342**: c7237.

[32] Rumbak MJ, Newton M, Truncale T, Schwartz SW, Adams JW, Hazard PB. A prospective, randomized, study comparing early percutaneous dilational tracheotomy to prolonged translaryngeal intubation (delayed tracheotomy) in critically ill medical patients. *Crit Care Med* 2004; **32**: 1689 - 94.

[33] Terragni PP, Antonelli M, Fumagalli R, et al. Early vs late tracheotomy for prevention of pneumonia in mechanically ventilated adult ICU patients: a randomized controlled trial. *JAMA* 2010; **303**: 1483 - 9.

[34] Pilcher DV, Bailey MJ, Treacher DF, Hamid S, Williams AJ, Davidson AC. Outcomes, cost and long term survival of patients referred to a regional weaning centre. *Thorax* 2005; **60**: 187 - 92.

[35] Schonhofer B, Euteneuer S, Nava S, Suchi S, Kohler D. Survival of mechanically ventilated patients admitted to a specialised weaning centre. *Intensive Care Med* 2002; **28**: 908 - 16.

[36] Quinnell TG, Pilsworth S, Shneerson JM, Smith IE. Prolonged invasive ventilation following acute ventilatory failure in COPD: weaning results, survival, and the role of noninvasive ventilation. *Chest* 2006; **129**: 133 - 9.

[37] Chadwick R, Nadig V, Oscroft NS, Shneerson JM, Smith IE. Weaning from prolonged invasive ventilation in motor neuron disease: analysis of outcomes and survival. *J Neurol Neurosurg Psychiatry* 2011; **82**: 643 - 5.

[38] Rubini F, Zanotti E, Brigada P, Nava S. Factors determining the successful weaning of patients with 'difficult weaning'. *Minerva Anestesiol* 1998; **64**: 513 - 20.

[39] Vitacca M, Vianello A, Colombo D, et al. Comparison of two methods for weaning patients with chronic obstructive pulmonary disease requiring mechanical ventilation for more than 15 days. *Am J Respir Crit Care Med* 2001; **164**: 225 - 30.

[40] Bach JR, Saporito LR. Criteria for extubation and tracheostomy tube removal for patients with ventilatory failure. A different approach to weaning. *Chest* 1996; **110**: 1566 - 71.

[41] Chatwin M, Ross E, Hart N, Nickol AH, Polkey MI, Simonds AK. Cough augmentation with mechanical insufflation/exsufflation in patients with neuromuscular weakness. *Eur Respir J* 2003; **21**: 502 - 8.

[42] Sancho J, Servera E, Vergara P, Marin J. Mechanical insufflation-exsufflation vs. tracheal suctioning via tracheostomy tubes for patients with amyotrophic lateral sclerosis: a pilot study. *Am J Phys Med Rehabil* 2003; **82**: 750 - 3.

[43] Goncalves MR, Honrado T, Winck JC, Paiva JA. Effects of mechanical insufflation-exsufflation in preventing respiratory failure after extubation: a randomized controlled trial. *Crit Care* 2012; **16**: R48.

[44] Girault C, Daudenthun I, Chevron V, Tamion F, Leroy J, Bonmarchand G. Noninvasive ventilation as a systematic extubation and weaning technique in acute-on-chronic respiratory failure: a prospective, randomized controlled study. *Am J Respir Crit Care Med* 1999; **160**: 86 - 92.

[45] Ferrer M, Esquinas A, Arancibia F, et al. Noninvasive ventilation during persistent weaning failure: a randomized controlled trial. *Am J Respir Crit Care Med* 2003; **168**: 70 - 6.

[46] Nava S, Ambrosino N, Clini E, et al. Noninvasive mechanical ventilation in the weaning of patients with respiratory failure due to chronic obstructive pulmonary disease. A randomized, controlled trial. *Ann Intern Med* 1998; **128**: 721 - 8.

[47] Simonds AK, Elliott MW. Outcome of domiciliary nasal intermittent positive pressure ventilation in restrictive and obstructive disorders. *Thorax* 1995; **50**: 604 - 9.

[48] Bourke SC, Tomlinson M, Williams TL, Bullock RE, Shaw PJ, Gibson GJ. Effects of non-invasive ventilation on survival and quality of life in patients with amyotrophic lateral sclerosis: a randomised controlled trial. *Lancet Neurol* 2006; **5**: 140 - 7.

[49] Murphy P, Hart N. Who benefits from home mechanical ventilation? *Clin Med* 2009; **9**: 160 - 3.

[50] Murphy PB, Brignall K, Moxham J, Polkey MI, Davidson AC, Hart N. High pressure versus high intensity noninvasive ventilation in stable hypercapnic chronic obstructive pulmonary disease: a randomized crossover trial. *Int J Chron Obstruct Pulmon Dis* 2012; **7**: 811 - 18.

[51] Murphy PB, Davidson C, Hind MD, et al. Volume targeted versus pressure support non-invasive ventilation in patients with super obesity and chronic respiratory failure: a randomised controlled trial. *Thorax* 2012; **67**: 727 - 34.

[52] Borel JC, Tamisier R, Gonzalez-Bermejo J, et al. Noninvasive ventilation in mild obesity hypoventilation syndrome: a randomized controlled trial. *Chest* 2012; **141**: 692 - 702.

[53] Gonzalez-Bermejo J, Perrin C, Janssens JP, et al. Proposal for a systematic analysis of polygraphy or polysomnography for identifying and scoring abnormal events occurring during non-invasive ventilation. *Thorax* 2012; **67**: 546 - 52.

[54] **Janssens JP, Borel JC, Pepin JL.** Nocturnal monitoring of home non-invasive ventilation: the contribution of simple tools such as pulse oximetry, capnography, built-in ventilator software and autonomic markers of sleep fragmentation. *Thorax* 2011; **66**: 438 – 45.

[55] **Adler D, Perrig S, Takahashi H, et al.** Polysomnography in stable COPD under non-invasive ventilation to reduce patient-ventilator asynchrony and morning breathlessness. *Sleep Breath* 2012; **16**: 1081 – 90.

[56] **Drouot X, Roche-Campo F, Thille AW, et al.** A new classification for sleep analysis in critically ill patients. *Sleep Med* 2012; **13**: 7 – 14.

[57] **Kahn JM, Benson NM, Appleby D, Carson SS, Iwashyna TJ.** Long-term acute care hospital utilization after critical illness. *JAMA* 2010; **303**, 2253 – 9.

[58] **Wise MP, Hart N, Davidson C, et al.** Home mechanical ventilation. *BMJ* 2011; **342**: d1687.

[59] **Needham DM, Colantuoni E, Mendez-Tellez PA, et al.** Lung protective mechanical ventilation and two year survival in patients with acute lung injury: prospective cohort study. *BMJ* 2012; **344**: e2124.

[60] **Camporota L, Hart N.** Lung protective ventilation. *BMJ* 2012; **344**: e2491.

[61] **Make BJ.** Indications for home ventilation. In: Robert D, Make BJ, Leger P (eds.) *Home mechanical ventilation*. Paris: Arnette Blackwell; 1995. pp. 229 – 40.

[62] **Hsia DC, Ahern CA, Ritchie BP, Moscoe LM, Krushat WM.** Medicare reimbursement accuracy under the prospective payment system, 1985 to 1988. *JAMA* 1992; **268**: 896 – 9.

[63] **Seneff MG, Wagner D, Thompson D, Honeycutt C, Silver MR.** The impact of long-term acute-care facilities on the outcome and cost of care for patients undergoing prolonged mechanical ventilation. *Crit Care Med* 2000; **28**: 342 – 50.

[64] **Robson V, Poynter J, Lawler PG & Baudouin SV.** The need for a regional weaning centre, a one-year survey of intensive care weaning delay in the Northern Region of England. *Anaesthesia* 2003; **58**: 161 – 5.

[65] **Lone NI, Walsh TS.** Prolonged mechanical ventilation in critically ill patients: epidemiology, outcomes and modelling the potential cost consequences of establishing a regional weaning unit. *Crit Care* 2011; **15**: R102.

第**50**章
危重症后康复护理模式

Margaret S. Herridge, Jill I. Cameron

引　言

　　严重危重症对患者和家属来说是创伤性生活事件。患者出现新的和不可逆的残疾,并且护理者产生情绪障碍。每一个人都有一种挥之不去的感觉,认为他们的生命已经无可挽回地改变了,生活将再也不会和以前一样了。新发疾病不仅影响功能预后并且在人力和经济方面花费巨大。改善这些问题的干预措施将需要通过告知功能结局以及对患者和护理人员进行评估,并且针对动态变化,且会在长期的恢复期间持续演变特定生理和神经心理学进行管理。

　　对患者离开ICU后的纵向随访和对危重症后发病的自然病程的记录,有助于强调需要建立一个相关框架,以便为幸存者及其家属以及护理人员提供干预措施并制定ICU后康复途径。

　　本章将重点介绍ICF模式作为危重症后患者及其家庭的一个假定的康复结构,该框架有助于突出决定疾病预后因素的复杂性和相互依赖性,并结合多方面的个体经验。该模式还用于强调对危重疾病患者及其家庭的干预措施的构建、测试和目前实施中的不足和面临的挑战。为了协助患者组的早期识别和分类以检验将要实施的康复干预措施,在这里将讨论一种病因学临床表型的新框架和其危重症后独特的恢复路径,以及这种分组如何构成残疾谱。最后,在此将阐述随时间而不断改变康复需求的纵向治疗理念,以及帮助不同阶段治疗过渡的重要性。

国际功能、残疾和健康分类(ICF)

　　2001年,第54届世界卫生大会提出和批准ICF[1]模式,2005年该框架作为世界卫生组织关于"残疾,包括预防、管理和康复"决议的一部分被再次强调,并巩固了世界卫生组织降低影响国际社会不同的健康状况相关发病率承诺的转变。

　　ICF认为发病率和致残率是健康状况的重要指标,并提供统一的框架和标准词汇,用于健康相关状态或领域进行分类,以在个人和人群水平测量健康结果。ICF结合并强调功能结果，在这方面，明显不同于只关注疾病和死亡的国际疾病（ICD）分类，如图 50.1 所示，ICF 由三个核心成分组成，包括：躯体功能和结构、活动度与参与度。这一框架为复杂的患者人群的纵向研究和多方面干预的构建提供了一个全面和整体的方法。鉴于危重症后功能损害与神经心理学疾病发病率和家庭成员持续的情绪障碍的最新数据，ICF 有助于捕获和突出决定结果的众多因素的相互依赖性。

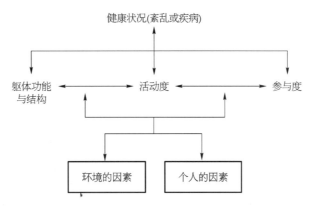

图 50.1　2001 年世界卫生组织提出的国际功能、残疾和健康分类框架（ICF）

引自 Stucki G，'International Classification of Functioning，Disability，and Health（ICF）：a promising framework and classification for rehabilitation medicine'，American Journal of Physical Medicine and Rehabilitation，84，10，pp.733－740，copyright 2005.经 Wolters Kluwer，医师学协会和拉丁美洲的康复医疗协会（AMLAR）许可。

个人所承受的任何躯体功能障碍可以通过 ICF 的"躯体功能和结构"部分体现，ICF 认为偏离正常的特征是损伤。患者执行重要活动的能力体现为"活动"并且强调"活动限制"的构成。参与不同的生活活动通过"参与"体现，而"参与限制"则强调当患者尝试执行 ADL 时可能经历的困难。ICF 的三个组成部分体现功能和残疾，它由全球健康、环境和个人的因素而修正。这个框架与生活质量模型截然不同，因为 ICF 可以采用客观的功能指标，这使功能可以被量化。这与很多生活质量模型的措施是不同的，并且基于主观感受或个人的满意度反应功能，生活质量模型趋向于非常个性化。例如，通用的 SF－36 生活质量量表已被广泛用于描述功能结果，并且作为一个在不同人群中的比较量表。然而，它的识别功能仅仅在疾病的情况下，并不包括患者的参与方面或个人因素或环境怎样影响报告结果。因此，我们可以想象这是如何限制对影响功能残疾的具体因素的观察，并且它将无法有助于建立有效的康复干预措施来满足这些损害。

ICF 是通用的、国际认可的、整合的，并且包含了个人及其环境的背景。它提供了大量的附加值。ICF 使用生物-心理-社会医学模式，此模式在病因学上是中性的，并且是在人与环境的大背景下观察患者的健康和功能。它的优势在于它包含社会和医学因素，因为它是国际范围的，所以没有文化或年龄偏见。ICF 对于危重疾病后的患者和家庭是一个非常有吸引力的模型，因为它不是由最初的疾病而是通过由此产生的并发症所驱动的。经过许多天 ICU 的治疗后，初始疾病状态的重要性逐渐减少，并逐渐被 ICUAW 的稳固的和一些可能建议的、无处不在的并发症和神经心理功能障碍所取代。这些成为疾病长期发病率和预后的主要决定因素。

世界卫生组织伤残评定时间表、国际功能分类表和功能核心组件的国际分类

作为一个分类参考系统,ICF 是详尽的,它包括 1 400 多个列出的类别。这使得它作为一个可行的临床评估工具是详细但不切实际的。世界卫生组织制定了一些与 ICF 框架相关的实用工具,这也可用于康复干预和结局工作。这些工具包括一般自我评价的世界卫生组织残疾评定量表Ⅱ(WHODAS Ⅱ)[2] 和 ICF 检查表[3],这些主要集中在活动和参与的领域。这些简要讨论如下,并有助于强调针对康复措施模型 ICF 带来了一个非常独特和全面的视角,在危重症后康复模式中迄今为止被忽视的恢复的许多方面在这个康复模型中被强调。

世界卫生组织残疾评定量表Ⅱ

该 WHODAS Ⅱ是一个通用的和具有文化包容性的健康状况测量量表,适用于各种教育背景和文化背景,有 36 项和 12 项两种版本,包括六个领域:理解和沟通、出行、自我保健、与他人相处、家庭和工作活动以及社会参与活动。WHODAS Ⅱ的优势是具有重要的以患者为中心指标的综合方法。缺点是它完全不重视疾病过程,并且如果需要的话,它不能在疾病和预后之间提供更多的离散关系。

ICF 检查表

ICF 检查表是一个简化版本的 ICF,由 125 个二级类别组成。所有患者相关信息来自书面记录、主要受访者、直接观察、家庭或专业照顾者或其他资料都可用于完成测评。它包括各种来源的输入,并提供患者、他们家庭和环境的跨专业的评价,并将这种方法用于康复,这在许多目前的危重症后康复模式中是缺乏的。其使用的障碍是完成时间较长,在有多种损伤、活动受限和参与限制的患者中需要的时间显然更长。

ICF 核心组合

因为 ICF 检查表和 WHODAS 可能不实用,无法满足临床医生和研究人员专注于特定疾病状态的患者或急性疾病发作后接受康复治疗患者的需求,所以 ICF 核心组合已经得到发展。到目前为止,ICF 核心条目已经针对 12 种慢性疾病[4-6]和急救医院以及急性期后的早期康复设施进行了开发[7]。

对于每一种健康状况,已经建立了简要 ICF 核心组合和综合 ICF 核心组合。简要 ICF 核心组合适用于临床应用,并设计类别限制以确保可行性,但对于临床研究仍然是充分全面的。简要 ICF 核心组合的类作为最小数据集,旨在每一个临床研究报告中以比较的方式描述疾病的负担。

综合 ICF 核心组合的目的是指导患者的多学科评估,在指定的条件下和以足够的包容性来全面描述病情,多学科评估特定情况下患者功能的典型问题谱。因此,在全球 ICF 框架内,针对一系列的疾病开发了和定制了以患者为中心的、既简单又全面的评估工具。这可以作为未来危重症后纵向研究中数据收集的候选模型和患者及家庭康复计划的制订的模板。

统一的概念和术语框架对于任何专业、学术和科学领域都是极其重要的,以促进和保证科学家和实践者之间的沟通和交流。如前所述,因为 ICF 框架可以用于众多的疾病,但并不一定受到具体疾病的限制,这使 ICF 框架对从事重症监护和 ICU 后康复的医护人员似乎很有吸引力。通用框架的可利用性对于不是由特定疾病定义或不同器官系统定义的重症监护来说具有特别重要的意义,并且框架无论在研究还是实践中都是典型的跨专业。

结论

目前康复的定义都只专注于个人。因此,他们忽视了社会角度的认识,健康状况不仅与经历与损伤有关的残疾,还涉及其特定环境的生理、社会和经济障碍。因此,目前的定义通常无法在个人康复的背景下解决周围环境。同时,他们也没有明确地制定社会政策和采取必要的政治决策,以有利地改变残疾人的环境。

ICF 框架强调影响恢复的因素的复杂性和相互依赖性,强调了设计康复干预措施时需要考虑的无数因素。它代表的是一种全面和高度相关的结构,用于阐明影响健康结果和长期发病率的因素的复杂相互作用。传统模型的治疗基于孤立的对躯体功能的评价为基础,并且可能没有关注或承认作用机制可能与环境变化有关,如社会支持、患者的心情,家庭照顾者或更广泛的社会和政治变化。

危重症后康复模式建设面临的挑战

危重症后的转化研究与康复

现在越来越重视基础科学研究的重要性,及其在阐明构成危重症后主要并发症的肌肉、神经和脑损伤的分子方面作用[8]。最有可能的是,躯体结构和功能作为转化医学最有形的成果将被强调,因为在功能和独立性受限的人的层面将分子、细胞和系统水平上的基础科学观察转化为康复治疗最容易实现。然而,至关重要的是要知道因素的复杂模型,这些因素在恢复的早期和后期阶段互相交叉产生更好或更坏的结果。关于解决肢体残疾和功能障碍治疗的研究面临着严峻的挑战,即明确针对该水平的治疗是否会对参与的多样性和复杂性方面产生影响,而参与是较为典型的康复治疗成果。

治疗理论和支持理论

在捕捉和理解单一干预与其对不同预后的复杂下游结果之间的关系中,治疗理论和支持理论都提供了独特的视角并应包括这两个理论。这些理论对干预的目标结果评估的时间和采集具有重要影响。

治疗理论

治疗理论强调一个给定的治疗干预影响其目标的方式。以 ICUAW 为例,在 ICU 住院(治疗)期间早期活动的开展,在肌肉分子水平上(治疗机制)通过抑制各种蛋白水解途径,可能导致肌肉力量和体积的增加(治疗目标),治疗理论将不会预示早期功能活动对更远的功能结果（例如行走）的影响。治疗理论对早期活动对远端功能结局如步行的影响尚不明确。改善肌肉力量对行走能力的独立影响还取决于肌肉干预不会对各种其他患者的因素产生直接影响。这些可能包括：平衡、步态、本体感觉、认知功能、情绪、环境和家庭环境。

支持理论

支持理论反应在不同的 ICF 水平的变量之间的因果关系。如果我们用步行能力为例，支持理论强调和剖析有效行走所需要的各种能力。例如，这可能包括视觉感知和本体感觉（图 50.2）。此外，这一理论试图分析出影响该功能的每个因素的相对贡献和其各自的作用。支持理论可以概括为在 ICF 框架中识别因果关系和分析每个因素的比重，它不阐明机制。

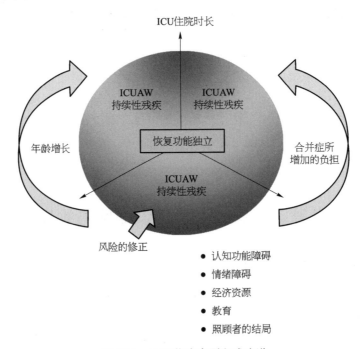

图 50.2 不同临床表型和残疾谱

经美国胸科协会许可转载。版权所有 © 2014 美国胸科协会。Batt, Dos Santos, Cameron and Herridge, 2013, American Journal of Respiratory Critical Care Medicine，187，3，pp.238 – 246。

不同临床表型的危重症后残疾谱

我们仍然对促进肌肉、神经和大脑发育的因素模型及其与长期预后的关系的理解尚不充分。

例如，目前尚不清楚不同风险群体如何遭受不同程度的肌肉和神经损伤，早期识别和早期活动干预是否会改变受影响的器官系统的自然病程。如果看 ICF 模型并构建于图 50.3 中，目前尚不清楚单一缺陷会如何影响驾驶或重返工作的结局。这突出了还需要同时针对活动和参与，以及经济和个人因素，以了解这个复杂的分组如何有助于一个离散的功能结局。家庭或获得稀有资源带来的风险修正必须被视为队列研究和康复策略中的关键因素（图 50.2）。

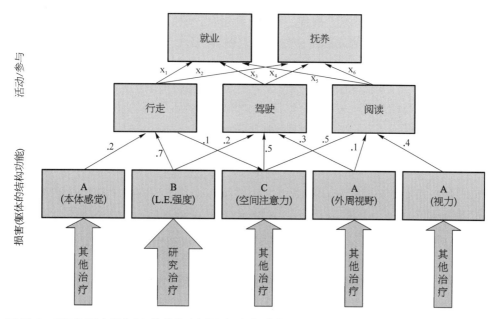

图 50.3　ICF 框架中损伤(躯体结构/功能)和活动/参与程度的变量之间的理论关系。重要的是要注意在较低水平上的几个变量如何组合能有助于下一级的功能结果。例如,干预靶向强度将需要解决本体和空间注意力来改善步行功能

引自 Archives of Physical Medicine and Rehabilitation,93,8,supple 2,whyte et al.,"Advancing the evidence base of rehabilitation treatments: a developmental approach",pp.101-110,copyright 2012.经 Elsevier 和美国康复医学学会许可。

危重症后的功能障碍被描述为异质性的,最近研究的最新数据支持这样的假说:异质性可以组织为危重症后不同风险与康复的离散表型。这是可能的,通过采用一种病原学中性的方法,可以更高效地实现在康复计划,了解患者的年龄特征、伴发疾病负担和 ICU 住院时长等,这可能有助于定制特定患者需求的方案。

因为许多患者在危重症后的最初几个月有明显的功能改进,所以这个时间段是至关重要的[9-12]。在这段时间内结果具有易变性,证据表明不同患者分组的残疾谱与年龄、伴发疾病负担和 ICU 住院时长有关。当前文献结果建议这些因素决定后续的功能结局和HRQoL[13-18],并且可能作为肌肉和神经损伤替代者的角色,随着时间的推移改变随后的恢复和健康的轨迹。

危重症的类型和严重程度、年龄和合并症

在过去的十年中,严重的肺损伤表型已在临床文献中被确定和完善。患有严重 ARDS和多器官功能障碍、伴有明显 ICUAW 的年轻患者[9,19-22],可恢复功能独立性并重返工作岗位。与此相反,那些在 ICU 入院时仅十多岁、具有更大的基线发病率、没有工作、退休或残疾的患者,其结局更差。在第一年,只有 9% 的研究样本存活下来并功能独立[14]。这些患者可能出院后被送往急性后护理机构并产生巨大的经济成本,估计每 1 名独立功能幸存者在第 1 年时为 350 万美元[14]。

老年患者和那些需要机械通气患者的结果研究强调年龄和预先存在的合并症的重要影响。Chelluri 和同事评估 PMV 后 1 年的研究样本(中位年龄 65)中与死亡率和生活质量相

关的因素[22]。幸存者几乎没有合并症、病情严重程度较低并且病前的功能依赖少。对于接受机械通气≥14 天的患者,Combes 和其他人表明,年龄大于 65 岁、发病前心功能差、免疫功能低下、ICU 入院感染性休克、在 ICU 需要血透和院内获得的脓毒症都与死亡相关[23]。

在老年患者样本(平均年龄 77 岁)中,Iwashyna 和他的同事们观察到,在脓毒症后功能结局持续恶化,以及在危重症发作之前没有功能限制的患者中新的功能限制的高发率(均值为 1.57,95% 可信区间 0.99～2.15)。那些在脓毒症之前 ADLs 受限的患者在脓毒症发作后至少 8 年内在躯体和神经认知功能方面具有重要的进一步降低,这改变了患者的独立生活能力[13]。

然而,年龄增加对危重症预后的影响仍然存在争议。一些报道显示高龄患者存活率较低[24],而其他报道则没有发现[25,26],Khouli 等报道了 65 岁及以上患者的大样本[27],并且在 ICU 入院时和在出院后 6 个月让患者/代理人使用 HRQoL 工具。1/3 的 65 岁以上的患者在出院后的 6 个月内死亡,死亡的风险包括:住院前 30 天内患者感到"躯体健康状况不佳"、较高的 APACHE Ⅱ 评分和慢性肺病。这些研究者也发现年龄最大的幸存者(86 岁)随着时间的推移与健康相关的生活质量下降,包括与基线相比身心健康不佳的日子更多。使用以全国人口为基础的研究样本,患者平均年龄接近 80 岁,包括入院前功能状态的信息,BarnATO 和其他人报道[18],MV 的老年幸存者与住院无 MV 的幸存者相比的 ADL 明显下降,活动能力明显降低。在老年人中器官储备的重要性、重要器官功能障碍以及危重症之前的健康状况是预测随后的生存、功能状态和 HRQoL 的信号。

这些数据似乎支持不同组别的年龄、共病的程度、危重症的严重程度、ICU 住院时间作为不同的临床表型,以及对肌肉和神经保留程度和功能恢复潜能的潜在间接测量。在 ICU 预后文献中,分解这些不同的危险分层因素归于一个单一的分组,可能会解释异质性的概念。风险修正是一个关键问题,风险修正包括情绪障碍的影响[20,28]、认知功能障碍[29,30]、社会经济地位和照顾者的身心健康等方面。

一半以上接受长期 MV 的 ICU 幸存者在其危重症后 1 年仍然需要一个家庭照顾者的协助[22]。提供这种护理可能会对照顾者产生负面影响,包括较差的 HRQoL[31]、PTSD[32]、情绪困扰[33-35]、负担、抑郁[34]和焦虑[35]。来自我们小组的工作报道了 ARDS 幸存者的抑郁症和高水平的护理需要,于照顾者的抑郁症来说是重要风险因素。其他报告显示,当他们照顾功能状况不好的男性 ICU 幸存者时,照看者会经历更多的抑郁和难以维持自身价值活动[33,37,38]。

图 50.2 描述了 ICUAW 后的风险和功能结局的理论结构,概述了临床表型,包括无任何并发症的年轻患者、有重大并发症的老年患者和可能已经没有肌肉和神经功能保留的慢性危重患者。我们推测,这些临床表型可能与不同程度的预先存在的肌肉保留或损伤相关,因此有不同功能的结局。该模型还强调了患者的结局和其照顾者的身心健康之间的相互依存性。风险修正中也包括社会经济因素。

危重症后恢复的阶段特异性方法

很少有人知道 ICU 幸存者和家庭照顾者的需求,以及这些需求在疾病和恢复过程中相互影响,特别是在住院康复期间和回归社区第 1 年中。目前的工作已经明确在急症住院治疗期间幸存者和家庭照顾者存在重要信息缺失[39]以及他们在社区时的心理护理需求[40]。

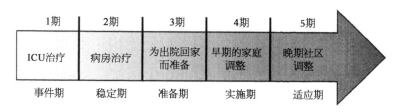

图 50.4 纵向康复需求和"正确时机"框架

转载经 Jill I. Cameron 博士的许可。

正确时机(TIR)框架

长期随访和社区支持对危重症幸存者和他们的家庭照顾者是必不可少的[41]。在规划干预措施时,他们的需求必须在整个连续的治疗过程中得到解决。为了解决这个问题,Cameron 等人设计了 TIR 框架,采用脑卒中的临床病程作为急性疾病的模型,来形成一个方法来推导和评估干预措施,以满足患者和家庭照顾者的需求。该框架已适用于危重症,由五个阶段组成,包括以下内容:① ICU 治疗的危重症事件与过程;② 普通病房的稳定期;③ 准备回家和社区生活;④ 家庭中的早期调整;⑤ 社区生活的长期调整(图 50.4)。前提是关注每阶段的特定需求,增强患者和家庭准备,作为综合康复计划的一部分,承认需求会随着护理模式转变和时间的推移产生变化是第一步要考虑的。

结　论

危重症患者及其家属的康复需要一个以他们为中心的综合的纵向干预。本章认为需要一个经过验证的临床框架,这个框架能反映危重症后患者和家庭的残疾,并纳入重要的风险修订,并为未来康复策略的设计提供参考。基于当前理论、年龄、伴随疾病的负担和在 ICU 的住院时长,我们还提出构建一种新的病原学中性的临床表型。这些表型可以提供实用且易于辨认的临床分型,具有类似康复病程的临床分型,评估和定制不同的康复干预措施。最后,我们选择强调 TIR 框架以强调纵向干预的阶段特异性方法,这样可以使患者及家属的预后在过渡治疗中得到进一步改善。

(王　莹　译)

参考文献

[1] **Stucki G.** International Classification of Functioning, Disability, and Health (ICF): a promising framework and classification for rehabilitation medicine. *Am J Phys Med Rehabil* 2005; **84**: 733 - 40.

[2] **World Health Organization.** *WHO Mental Bulletin: a newsletter on noncommunicable diseases and mental health.* Geneva: World Health Organization; 2000.

[3] **World Health Organization**. *ICF Checklist*, *Version 2. 1a*, *Clinical Form for International Classification of Functioning*, *Disability and Health*. Geneva, World Health Organization; 2003.

[4] **Ustun B, Chatterji S, Kostanjsek N**. Comments from WHO for the Journal of Rehabilitation Medicine Special Supplement on ICF Core Sets. *J Rehabil Med* 2004; **44** Suppl: 7 - 8.

[5] **Stucki G, Grimby G**. Applying the ICF in medicine. *J Rehabil Med* 2004; **44** Suppl: 5 - 6.

[6] **Cieza A, Ewert T, Ustun TB, Chatterji S, Kostanjsek N, Stucki G**. Development of ICF Core Sets for patients with chronic conditions. *J Rehabil Med* 2004; **44** Suppl: 9 - 11.

[7] **Grill E, Ewert T, Chatterji S, Kostanjsek N, Stucki G**. ICF Core Sets development for the acute hospital and early post-acute rehabilitation facilities. *Disabil Rehabil* 2005; **27**: 361 - 6.

[8] **Whyte J BA**. Advancing the evidence base of rehabilitation treatments: a developmental approach. *Arch Phys Med Rehabil* 2012; **93**(8 Suppl): S101 - 10.

[9] **Herridge MS, Cheung AM, Tansey CM, et al**. One-year outcomes in survivors of the acute respiratory distress syndrome. *N Engl J Med* 2003; **348**: 683 - 93.

[10] **Herridge MS, Tansey CM, Matté A, et al**. Functional disability 5 years after acute respiratory distress syndrome. *N Engl J Med* 2011; **364**: 1293 - 304.

[11] **McHugh LG, Milberg JA, Whitcomb ME, Schoene RB, Maunder RJ, Hudson LD**. Recovery of function in survivors of the acute respiratory distress syndrome. *Am J Respir Crit Care Med* 1994; **150**: 90 - 4.

[12] **Needham DM, Dennison CR, Dowdy DW, et al**. Study protocol: the Improving Care of Acute Lung Injury Patients (ICAP) study. *Crit Care* 2006; **10**: R9.

[13] **Iwashyna TJ, Ely EW, Smith DM, Langa KM**. Long-term cognitive impairment and functional disability among survivors of severe sepsis. *JAMA* 2010; **304**: 1787 - 94.

[14] **Unroe M, Kahn JM, Carson SS, et al**. One-year trajectories of care and resource utilization for recipients of prolonged mechanical ventilation: a cohort study. *Ann Intern Med* 2010; **153**: 167 - 75.

[15] **de Letter MA, Schmitz PI, Visser LH, et al**. Risk factors for the development of polyneuropathy and myopathy in critically ill patients. *Crit Care Med* 2001; **29**: 2281 - 6.

[16] **Hough CL**. Neuromuscular sequelae in survivors of acute lung injury. *Clin Chest Med* 2006; **27**: 691 - 703.

[17] **Latronico N, Peli E, Botteri M**. Critical illness myopathy and neuropathy. *Curr Opin Crit Care* 2005; **11**: 126 - 32.

[18] **Barnato AE, Albert SM, Angus DC, Lave JR, Degenholtz HB**. Disability among elderly survivors of mechanical ventilation. *Am J Respir Crit Care Med* 2011; **183**: 1037 - 42.

[19] **Hopkins RO, Weaver LK, Collingridge D, Parkinson RB, Chan KJ, Orme JF, Jr**. Two-year cognitive, emotional, and quality-of-life outcomes in acute respiratory distress syndrome. *Am J Respir Crit Care Med* 2005; **171**: 340 - 7.

[20] **Hopkins RO, Weaver LK, Pope D, Orme JF, Bigler ED, Larson-LOHR V**. Neuropsychological sequelae and impaired health status in survivors of severe acute respiratory distress syndrome. *Am J Respir Crit Care Med* 1999; **160**: 50 - 6.

[21] **Dowdy DW, Eid MP, Sedrakyan A, et al**. Quality of life in adult survivors of critical illness: a systematic review of the literature. *Intensive Care Med* 2005; **31**: 611 - 20.

[22] **Chelluri L, Im KA, Belle SH, et al**. Long-term mortality and quality of life after prolonged mechanical ventilation. *Crit Care Med* 2004; **32**: 61 - 9.

[23] **Combes A, Costa MA, Trouillet JL, et al**. Morbidity, mortality, and quality-of-life outcomes of patients requiring > or = 14 days of mechanical ventilation. *Crit Care Med* 2003; **31**: 1373 - 81.

[24] **Somme D, Maillet JM, Gisselbrecht M, Novara A, Ract C, Fagon JY**. Critically ill old and the oldest-old patients in intensive care: short- and long-term outcomes. *Intensive Care Med* 2003; **29**: 2137 - 43.

[25] **Chelluri L, Pinsky MR, Donahoe MP, Grenvik A**. Long-term outcome of critically ill elderly patients requiring intensive care. *JAMA* 1993; **269**: 3119 - 23.

[26] **Rockwood K, Noseworthy TW, Gibney RT, et al**. One-year outcome of elderly and young patients admitted to intensive care units. *Crit Care Med* 1993; **21**: 687 - 91.

[27] **Khouli H, Astua A, Dombrowski W, et al**. Changes in health-related quality of life and factors predicting long-term outcomes in older adults admitted to intensive care units. *Crit Care Med* 2011; **39**: 731 - 7.

[28] **Jackson JC, Girard TD, Gordon SM, et al**. Long-term cognitive and psychological outcomes in the awakening and breathing controlled trial. *Am J Respir Crit Care Med* 2010; **182**: 183 - 91.

[29] **Ehlenbach WJ, Hough CL, Crane PK, et al**. Association between acute care and critical illness hospitalization and cognitive function in older adults. *JAMA* 2010; **303**: 763 - 70.

[30] **Mikkelsen ME, Christie JD, Lanken PN, et al**. The adult respiratory distress syndrome cognitive outcomes study: long-term neuropsychological function in survivors of acute lung injury. *Am J Respir Crit Care Med* 2012; **185**: 1307 - 15.

[31] **Cameron JI, Herridge MS, Tansey CM, McAndrews MP, Cheung AM**. Well-being in informal caregivers of survivors of acute respiratory distress syndrome. *Crit Care Med* 2006; **34**: 81 - 6.

[32] **Azoulay E, Pochard F, Kentish-Barnes N, et al**. Risk of post-traumatic stress symptoms in family members of intensive care unit patients. *Am J Respir Crit Care Med* 2005; **171**: 987 - 94.

[33] **Van P, Schulz R, Chelluri L, Pinsky MR**. Patient-specific, time-varying predictors of post-ICU informal caregiver

burden: the caregiver outcomes after ICU discharge project. *Chest* 2010; **137**: 88 - 94.

[34] **Douglas SL, Daly BJ, Kelley CG, O'Toole E, Montenegro H.** Impact of a disease management program upon caregivers of chronically critically ill patients. *Chest* 2005; **128**: 3925 - 36.

[35] **Pochard F, Darmon M, Fassier T, et al.** Symptoms of anxiety and depression in family members of intensive care unit patients before discharge or death. A prospective multicenter study. *J Crit Care* 2005; **20**: 90 - 6.

[36] **Foster M, Chaboyer W.** Family carers of ICU survivors: a survey of the burden they experience. *Scand J Caring Sci* 2003; **17**: 205 - 14.

[37] **Choi J, Sherwood PR, Schulz R, et al.** Patterns of depressive symptoms in caregivers of mechanically ventilated critically ill adults from intensive care unit admission to 2 months postintensive care unit discharge: a pilot study. *Crit Care Med* 2012; **40**: 1546 - 53.

[38] **Choi J, Donahoe MP, Zullo TG, Hoffman LA.** Caregivers of the chronically critically ill after discharge from the intensive care unit: six months' experience. *Am J Crit Care* 2011; **20**: 12 - 22.

[39] **Nelson JE, Kinjo K, Meier DE, Ahmad K, Morrison RS.** When critical illness becomes chronic: informational needs of patients and families. *J Crit Care* 2005; **20**: 79 - 89.

[40] **Pattison NA, Dolan S, Townsend P, Townsend R.** After critical care: a study to explore patients' experiences of a follow-up service. *J Clin Nurs* 2007; **16**: 2122 - 31.

[41] **Cameron JI, Gignac MA.** 'Timing it Right': a conceptual framework for addressing family caregivers' support needs from the hospital to the home. *Patient Educ Couns* 2008; **70**: 305 - 14.

第51章
转出 ICU 后的康复

Doug Elliott，Linda Denehy

引　言

危重症出院后的生存率在全球都是比较类似的。具体地说，已有研究表明，欧洲的生存率是 $75\%\sim94\%$[1]，北美是 82%[2]。此外，在澳大利亚已有的记录中，一般 ICU 患者生存率为 89%[3]，接受机械通气 ICU 患者的生存率为 78%[4]。对这些幸存者来说，躯体[5]、心理[6,7]以及认知功能恢复[8]的延迟是很明显的。最近的临床共识工作已经确定了正在不断出现的临床综合征，并强调需要对危重症的连续性进行进一步研究的相关措施[9]，包括：

➢ ICU 获得性无力（ICUAW），是由出现的疾病（通常是败血症）、治疗和干预以及卧床等因素相结合而引起的[5,10]。

➢ 重症监护后综合征（PICS），患者[11]及家属[12]出院后持续存在的包括躯体、心理和认知的后遗症。

其他最近的研究已经探索了"临床治疗束"，用于最大程度减少 ICUAW 和谵妄后遗症，如 ABCDEF 治疗方法（awakening 觉醒，breathing 呼吸，coordination of awakening and breathing 觉醒和呼吸的协调，delirium assessment 谵妄评估，early exercise 早期运动）[13,14]，以及专门针对认知康复的干预措施[15]。在 ICU，通过特定的锻炼和转移活动来减少躯体功能障碍，包括四肢和关节被动牵伸及关节活动度训练、体位摆放、抗阻训练、有氧训练、肌力训练和步行训练[16,17]。这些活动包括卧床时（关节活动度练习、翻身、桥式运动、床边坐），床边站立，床椅转移，原地踏步以及步行[18,19]。这些举措在医疗健康系统的应用各有不同，通常与一个积极性团队的创新有关。关于 ICU 期间锻炼和早期康复的详细描述见第50 和第52 章节。

关于 ICU 转出后在普通病房开展和继续康复的挑战，涉及住院医疗团队和其他会诊医生、物理治疗师及其他联合健康服务的共同协调工作。医疗卫生服务或系统的财政背景及其他具有确定的康复途径（例如肺、心脏、脑卒中和脑损伤）的临床需求会影响一般 ICU 患者康复服务的可行性[20]。同样，卫生服务外延或社区资源稀缺可影响危重症幸存者的最佳恢复。因此，在这种情况下，恰当地、系统地、及时地筛选存在身体、心理、认知后遗症的风险个体是至关重要的。

本章审核了 ICU 后康复的现有证据，包括住院期间和出院后的情况。最初的部分重点介绍患者参与康复策略和方法及与功能恢复评估相关的实用问题。此外还讨论了 ICU 后和出院后的干预措施，描述可用资源和支持，包括不断发展的技术的使用。

康 复 的 评 估

一旦从 ICU 转出，患者都伴随广泛的功能障碍，通常取决于潜在的疾病进程、发病前的功能、MV 时间、接受镇静的水平、ICU 停留时长以及当时的年龄[21-23]。急性医疗团队，尤其是物理、言语和作业治疗师使用结果测量来规范评估，监测治疗效果和提高治疗质量[24]。然而，为 ICU 人群特别设计的功能评估方法非常少，其中大多数功能评估方法来自老年人、神经、肺和心脏康复。因此，在大多数情况下，ICU 人群特异性评估工具的临床价值变化尚未得到评估或报告。

文献中常用的功能评估方法是：6 分钟步行试验[25]、往返步行试验[26]，10 m 步行测试[27]，一组简单的身体活动能力测试包括坐站转移、平衡、步速[28] 和 SF - 36 量表的躯体功能部分[29]、IADLs[30]、计时起立-步行测试（TUG）[31]、FIM 评分[32-34]、Barthel 指数[23,35]、握力[36,37] 和评定肌肉力量的手持式测力计（handheld dynamometry，HHD）[38,39]。虽然在 ICU 患者中这些测试的具体信息较少，但有大量信息描述这些测试及其临床特征[40]。

通过评估急性重症监护病房患者的一系列功能，有证据表明这几个测试存在天花板和地面效应。由于较低功能状态，FIM 在急性人群中表现出地板效应，以及如果病房住院时间较短，可能对变化不敏感[41]。同样，TUG 试验和 Barthel 指数在住院的老年患者和从 ICU 转出的患者中显示地板和天花板效应[43]。危重症幸存者的观察性队列研究显示，门诊康复后往返步行试验改善率为 89%，而 6 分钟步行试验改善率为 58%[44]，在未来的研究中，应该考察使用往返步行试验作为 6 分钟步行试验的替代方案。迄今为止，没有报告肌肉力量下降与功能降低有直接相关，所以现在面临的挑战是确定适合于 ICU 后的患者的年龄和能力范围的一个"测试包"或一组测试。为不同康复阶段开发新的评估工具，如罗切斯特大学急性治疗评估，可能比较有希望[24]。显然，为未来的研究和横向比较研究确立测试灵敏度是很重要的。

出院后的结局评估，还应该包括基于社区活动水平[45]、HRQoL、重返工作和驾驶、社区支持水平、抑郁和焦虑、执行和认知功能的评估。一些文献报道了 ICU 转出后 5 年内 HRQoL 的持续降低[46]，一些文献综述介绍了用于评估 ICU 幸存者状态的工具的性能。在 ICU 患者中进行支持性临床测试是通常使用的评估，如 HRQoL 问卷和最常报道的通用工具 SF - 36 量表。其他多属性实用量表，如 SF6D（来自 SF - 36）、EQ - 5D 及生活质量评估（AQOL）[48]，用于为经济分析提供额外效用评估。这些量表在评估分数的贡献度上不同，小的差异可以影响成本分析，因此需要更多的研究来确定最适合 ICU 幸存者使用的量表。通用的 HRQoL 工具在 ICU 患者中也有局限性，因为很难获得基线或发病前的评估，可能会受到回忆偏差和反应偏差的影响。对这些评估中的偏倚水平进行更深入的研究，从而将来可以更准确地解释结果。

ICU 后的干预

本节描述了旨在改善 ICU 转出后患者康复实践的现有依据。尽管一些实践指南和其他资源可用[50]，但是目前还没有系统的方法来恢复和管理康复患者的躯体、心理或认知功能障碍[49]。最重要的是，这些指南报道了目前还没有证据可以确定启动康复的最佳时机和应该实施的康复策略的类型。

ICU 后病房康复

对于从重症监护病房转出的患者现在做法包括 ICU 联络服务[51,52]和快速反应小组[53,54]，主要集中在监测临床恶化，但不提供康复活动。这样的做法是为了管理那些有幸从 ICU 转出但在出院前会死亡的 10% 患者[55]。因此，识别 ICU 转出后康复相关患者的筛查方法，可能也包括筛选这些随后死亡的患者。

有报道老年住院患者的功能下降与入院前疾病无关[56]。因此，提倡在急性医院病房进行康复，以减少这种与制动相关的去适应，并在一些中心开展功能维持项目，以达到此目的[57]。这些项目包括在医院训练中心进行基于小组的康复治疗，在可能的情况下增加治疗性访视和活动方案。然而，对于在急性病房接受多学科康复治疗的老年患者的益处有限，其中报道对出院回家有小的或不确定的增加，减少住院时间和费用[42]。然而有趣的是，在这个系统回顾中纳入运动患者的平均年龄为 78 岁，比大约 60 岁的 ICU 幸存者的报道年龄要大得多。

目前缺乏关于 ICU 后住院期间旨在为改善功能受限患者的康复进程和健康结局的特定干预措施影响的证据。因此，对 ICU 患者最佳的康复干预持续时间、强度、类型及频率的问题仍然存在[58]。目前正开始调查对 ICU 幸存者基于特定病房的康复干预，于表 51.1 中列举。ICU 转出后，部分患者功能障碍明显，建议在此期间进行密切监测和早期康复。表 51.1 中详细的数据显示运动康复策略在 ICU 开始，并在转入普通病房后继续进行对患者预后的有利影响[59]。这些练习从 ICU 开始，并持续到患者独立或出院，从主动或被动的方案开始，并进展到功能性任务，包括站立和行走前的平衡和转移[60]。在另一个 RCT 中使用不同的生理运动策略，其基于结果评估来设计运动，并使用所描述方法的频率和强度进行，以便引出训练效果[61]。此外，训练是在干预期间尽可能高的水平开始的。由于这两种方法都会带来功能的改善，所以这些方法和进展的差异可能不重要，但未来需要强调方法的详细描述和更多的研究以完善干预措施。

其余的研究结果也表明，队列中在 ICU 转出后有明显功能下降的患者需要进一步评估。这些还应包括确定适应人群及一个多学科的康复策略。第一阶段康复，适用于其他患者队列（包括 COPD 和心脏人群），可以在缺乏足够证据的情况下应用于危重症的幸存者[62]。在第一阶段的康复中，个人治疗计划旨在解决去适应问题，以及随着功能水平的提高促进早日出院[24]。这种康复通常包括早期身体功能和运动训练。对于 ICU 幸存者，也可以添加认知康复策略[15]。

表 51.1 基于病房的干预研究

作者/设计	实验组		方 法	结 果
	对照组	*n*		
Van derSchaff (2008)[23] / 观察性研究	MV>48 小时 MV 中位数 6 天 LOS 中位数 7 天	69 人	评估 ICU 转出后 3～7 天的患者：功能状态、行走、肌力、认知功能	75% 日常生活严重依赖（bathel 指数 0～12 分），73% 不能独立行走，握力下降 50%，认知受损 30%
Salisbury (2010)[103] / 可行性 RCTᵃ研究	对照：干预，MV 中位数12.5：21.5 天；ICU LOS 中位数 16.5：23 天	16 人	常规康复、辅助支持、加强营养和物理治疗；随访 3 个月(*n*=11)	干预组每周治疗频率较高-物理治疗，(控制：干预)2.6：8.2，营养 1.2：4.9，在步行试验ᵇ、握力测试、疲劳、疼痛，食欲上没有明显的差异
Schweikert (2009)[59] / RCT 研究	对照：干预，MV 中位数 6.1：3.4 天；ICU LOS 中位数 7.9：5.9 天	104 人	ICU 患者镇静中断期间接受 PTᶜ 和 OT 治疗并持续到 ICU 转出后；干预患者的 87%	出院时的独立功能（控制：干预)35%：59%；干预组谵妄持续时间较短 4：2 天，呼吸机脱机时间是 21.1：23.5 天
Denehy (2012,2013)[61,69]	对照：干预 MV 中位数 4.4：4.1 天；ICULOS 中位数7：3	150 人	ICU 中进行的 PT 持续到普通病房，每天锻炼 60 分钟（心血管、力量、功能锻炼）	出院患者在六分钟步行试验和 TUG 试验没有显著差异，HRQoL 没有评估

注：ADLs：日常生活活动；C：I：对照：干预；DIS：每日中断镇静；LOS：住院天数；OT：作业治疗；PT：物理治疗；RCT：随机对照试验；ROM，关节活动范围；VFD：呼吸机脱机天数。a. 服务评估阶段还报道了 24 名参与者。b. 运动指数、TUG、10 米步行测试，增量往返步行试验。c. 当患者主动参与合作，主动辅助和独立的 ROM，在床上活动指数和 ADLs。

出院后的康复

危重症幸存者的死亡风险几乎是一般人群的 3 倍，5% 的幸存者在出院后 12 个月内死亡[3]。其次，功能恢复可能延迟 12 个月或更长时间[47,63]。在最近一项对来自挪威一个中心的 194 名参与者的观察性研究中，仅有一半患者在 1 年随访期间恢复工作或学习，手术后重症监护幸存者功能具有最低的中位数（PF 得分 60/100)[64]。

通过观察性研究的重要证据，现在开始报道出院后的干预措施、方案和研究结果。表 51.2 给出了出院后干预研究。两份报告涉及多部分干预措施的试点工作[15,44]，同时有概念的证明性论证，但需要更大的样本量进一步进行有效性的证明。第一项研究的患者在出院前进行筛查，如果 TUG 和 TOWER 测试[65]（规划和策略思维的执行功能筛选测试)[15]得分低于标准分数一个 SD，则入组实验。

与常规治疗相比，家庭康复方案的唯一的多站点 RCT 显示没有差异[49]。虽然干预方案对于家庭环境中的这种潜在的高风险队列来说是保守的，但是在中度到稍微有些剧烈的运动时，患者会感觉达到呼吸困难的水平[66]，ICU 门诊随访[67]和慢性阻塞性肺病患者[68]的运动方案是一致的。尽管如此,对于已经存在显著获得性肌无力的患者群体来说,训练强度和频率可能是不够的,并且活动依从性没有被客观地测量。

最近的研究表明,从 ICU 转出后 12 个月,虽然干预组与常规治疗组相比,在 6 分钟步行测试中的改善证明有提高,但躯体功能或 HRQoL 在组间无改善(未发表数据)[69,70]。尽管锻炼计划从 ICU 到普通病房,然后再到门诊是一个连续的过程,使用 6 分钟步行试验及 TUG 测试评估,但出院时没有发现功能活动的改善。12 个月时,参与者的 6 分钟步行试验结果处于与其性别、身高和体重匹配的健康对照组 65% 的水平[71]。令人失望的是,只有一半的患者回到门诊锻炼,并只有 40% 的患者完成了该计划(定义为参加大于 70% 的训练课程),这可能会影响结果,尽管这和肺功能康复完成情况是相对一致的[72,73]。需要进一步研究以探讨 ICU 后的最佳运动处方。这些结果可以部分解释为,美国与澳大利亚的常规物理治疗存在差异。还可能的是,以照顾者支持下的基于家庭的锻炼或者更灵活的运动康复替代方案,可以改善对锻炼的依从性。鉴于身体功能障碍被认为是 12 个月随访期间危重症患者最重要的后遗症[74],在未来的研究中,理解门诊康复的最佳设计和实施至关重要。

对于今后的研究,ICU 后患者的更深入的筛查,包括谵妄、肌肉力量、活动和神经认知功能的评估,可提高对有身体延迟恢复风险个体的识别。同时,应该研究认知和躯体策略结合的康复效果。其他方法问题也需要考虑,包括动机和依从性(见第 52 章),并增加强度、频率、和对任何以家庭为基础干预的培训支持[49,75]。在第 53 章中详细介绍了 ICU 门诊随访的实施和评估[67,76]。

共同参与康复

在大多数疾病的人群中,特别是在慢性疾病中,实现坚持运动策略是一个重要的目标。现在有越来越多的人意识并强调个人成为管理其状况的积极伙伴[77]。坚持被定义为"一个人的行为……与医疗健康提供者的建议一致"(第 3 页)[78]。尽管常用测量依从性的方法包括出席会议的次数,评估每日和每周活动水平以及不良事件数,但迄今为止还没有测量依从性的金标准[79]。在不同的慢性患者群中,包括糖尿病、骨关节炎(OA)、COPD 和心脏病患者中,尽管大多数基于依从性的研究集中于药物使用,但已有坚持体育活动和锻炼的报道[77]。

在一般人群和心脏康复患者中,康复后新的锻炼行为的维持分别为 3 个月时候的 25% 到 6 个月时候的 50%[80,81]。在肺康复(PR)8%~50% COPD 患者没有参加门诊康复[72,73]。参加的人中,10%~32% 没有完成康复计划[82]。在 OA 中,报道提高运动依从性的策略包括通过自我管理教育、后续锻炼课程、补充教育材料来监督和个体化锻炼,如练习视频和认知行为技术。

据报道 ICU 人群的一个重要的干扰因素是抑郁,抑郁影响心脏康复的参与度[83]和心肺康复[84]的完成度[85]。心理困扰也会影响患者对治疗建议的依从性[86]。在最近的一项研究中,报道抑郁症是急性肺损伤(ALI)幸存者身体功能障碍的一个独立危险因素[87]。

因此,随着许多理论的发表,为坚持策略提供了一个框架,其中包括健康信念模型,理性行为理论,阶段变化模型(TTM)以及计划行为和自我效能理论[77],这些让我们认识到坚持[78]

表 51.2 出院后干预性研究

作者/国家	设计	病例数/年龄	机械通气（小时）	APACHE II	在 ICU 住院天数（中位数天数）	方法	结果
Jackson (2012)[15] / 美国	单中心的可行性 RCT 研究	15/47	I：37;C：115	23	I：2.1;C：5.8	12 周以家庭为基础的康复（6 次认知访视;6 次电话回访身体情况）	执行力提高（Tower 测试 13：7.5;$P<0.01$）和功能状态（FAQ 1：8;$P=0.04$）
Elliott (2011)[49] / 澳大利亚	多中心 RCT 研究	161/57	140	19	6	8 周以家庭为基础的康复（60～90 分钟的 3 次访视;5 次电话随访）	SF-36（PF C：I=41.8：42.6）或 6 MWT（116：126 m）在 26 周无差异
McWilliams (2009)[44] / 美国	单中心干预前/后研究	38/57	264	15	11	6 周的门诊康复,2 小时的指导宣教,以及每周两次的非监管家庭辅助	在 7 周时 58% 6MWT 提高和 89%ISWT 提高
Denehy (2012,2013)[61,69] / 澳大利亚	单中心 RCT 研究（包括病房为基础的康复和 OP 干预）	150/61	I：105;C：98	19	7.5	8 周 2 次,每次 1 小时的监管,心血管,力量,功能训练,日常步行计划	12 周时在躯体功能或 HRQoL(SF-36、AQoL)结果没有差异,干预组在 6 MWT 中得到提高（未发表）

注: C: 对照组; I: 干预组; FAQ: 功能活动调查问卷; ICULOS: ICU 住院时长; MV: 机械通气; OP: 出院患者; PF: 躯体功能; 6 MWT: 6 分钟步行试验。

健康干预是一个复杂的问题。当应用于身体活动时，TTM 定义了准备状态的不同阶段，以将行为从预期（尚未考虑练习）阶段改变到维持阶段（至少 6 个月定期的锻炼）[88]。因此，建议干预措施与准备阶段相适应以引出更好的锻炼依从性[89]。

已证明两种心理技术，动机性访谈（MI）和认知行为疗法（CBT）能促进行为改变和最大限度地遵守运动方案[90,91]。MI 是一系列以患者为中心的技术，帮助人们探索和克服变化的矛盾心理，从而促进行为改变[92]。I 级证据表明 MI 在行为改变（主要是物质使用障碍）中的效果[90]。一旦接受过训练，MI 可以有效地由临床心理学家以外的从业者执行[93]。CBT 是狭隘的 MI 技术，已被用于在广泛的条件（包括身体活动）中促进和保持行为改变。鉴于重症监护综合征（PICS）的慢性性质，采用这些方法作为多学科康复计划的一部分可能会改善运动行为并保持 ICU 幸存者的功能改善。让护理人员和家属参与康复的这些方面也可能有助于提高成功率[94]。

资 源 和 支 持

尽管需要进一步的评估和证据，但是一些政策方针正在指导我们不断地发展实践[50]。一系列的支持资源可在线访问（表 51.3）。这些材料一般由地方举措和实践评估演变而来，

表 51.3 支持医护工作人员、患者、照顾者的资源

标 题	描 述	结构/部分	成 果
网上动员	网站详细介绍了网络健康专业人员，重点关注早期动员（http//www. mobilization-network.org），开始于 2009	新闻，会议，网络地图，链接，出版物，媒体，互动地图列出四大洲的成员	网站与现有资源的链接
危重症后康复	NICE 临床指南（UK）2009[50]（http://www.nice.org.uk/CG83）	91 页，其中有 25 项关于筛查和评估的建议，以及连续的康复策略	网站提供可下载和可打印的指南和其他资源，例如：康复治疗路径，清单
ICU 恢复指南/ICU 康复指南	来自 St Helens 和 Knowsley 医院/Liverpool 大学的为期 6 周的计划结构	90 页的书，支持每周回顾活动记录，健身计划，锻炼日记，具体主题介绍[a] 和锻炼计划[b]	研究方案[67] 6 周健身计划，心理问题咨询，分级运动
ICU 步骤	对以前的患者提供支持的 ICU 团队，是由以前的患者及家属注册的一个慈善机构（http//www. l C Usteps. org），最近更新 2011	支持团队、指导、患者和家属、专业人士	可下载的重症监护指南，多种语言的一个 24 页的小册子，包括回家后的部分，对你身体、感觉、饮食的影响[c]
ICAN - UK	网址 Intensive Care After Care Network'（http//www. i-can uk. co. uk/default.aspx），最近更新 2007	注册，记录，国家监管，随访工具，资源，研究，病区	面向专家和患者的网络资源

注：a. 每周对特定主题的简短描述：放松，"重症监护后"，生活方式评估，定期锻炼，饮食，压力。

b. 锻炼部分：热身/拉伸，背部和关节，腿和手臂的加强，健康的心、肺；用力到有点难到很困难的程度（Borg13 - 15/20）。

c. 不包括运动康复或心理训练。

通常与 ICU 门诊随访相关(见第 53 章)。需要进一步的正式评估,以证明这些干预措施在一系列环境和医疗系统中的有效性。

不断发展的技术

辅助技术正开始被评估,包括使用视频游戏,以促进患者在 ICU 期间的活动[95]。这些活动也可以应用于在转出 ICU 后病房阶段和出院后的阶段,并提供有用的连续性干预和评估。目前的工作还包括使用感应器来监测运动和活动,以及开发能够穿戴设备和监测数据传输[97]的传感器和身体局域网(BAN)[96]。这些数据可以是生理的,如心率和氧饱和度,以及身体活动,包括运动和行走。

其他研究开发了一种虚拟现实设备,但仅在健康志愿者中进行评估[98],以及在家进行远程康复[99]。使用手机技术监测和评估康复效果的方法越来越多,并且有出版物描述了它们在其他慢性疾病上的应用[100-102]。开发、测试这些应用程序并用于 PICS 患者远程康复,这使农村和偏远的人们能够公平获得医疗资源,对这些患者来说这是一个关键且务实的问题[49,103]。

结　　论

倡导康复专家、全科医师和卫生界提高关于重症监护和 PICS 持续遗留问题的教育。在 ICU 幸存者中以患者为中心的结果检测的发展是这一领域的迫切需求。需要进一步研究来衡量 ICU 患者转出后的躯体和非躯体康复的有效性。除此之外,需要调查的还有识别那些最有可能对指定的康复策略作出反应的患者以及干预的数量、类型和时间。未来的工作中应包括使用心理和辅助技术,这可以激发个人潜能和促进长期持久的参与活动。

(王莹　译)

参考文献

[1] Azoulay E, Adrie C, De Lassence A, et al. Determinants of postintensive care unit mortality: a prospective multicenter study. *Crit Care Med* 2003; **31**: 428 - 32.

[2] Levy MM, Rapoport J, Lemeshow S, Chalfin DB, Phillips G, Danis M. Association between critical care physician management and patient mortality in the intensive care unit. *Ann Intern Med* 2008; **148**: 801 - 9.

[3] Williams TA, Dobb GJ, Finn JC, et al. Determinants of long-term survival after intensive care. *Crit Care Med* 2008; **36**: 1523 - 30.

[4] Moran JL, Solomon PJ. Mortality and intensive care volume in ventilated patients from 1995 to 2009 in the Australian and New Zealand binational adult patient intensive care database. *Crit Care Med* 2011; **40**: 800 - 12.

[5] Stevens RD, Dowdy DW, Michaels RK, Mendez-Tellez PA, Pronovost PJ, Needham DM. Neuromuscular dysfunction acquired in critical illness: a systematic review. *Intensive Care Med* 2007; **33**: 1876 - 91.

[6] Davydow D, Gifford J, Desai S, Needham D, Bienvenu O. Posttraumatic stress disorder in general intensive care unit survivors: a systematic review. *Gen Hosp Psychiatry* 2008; **30**: 421 - 34.

［7］ **Griffiths J, Fortune G, Barber V, Young JD.** The prevalence of post traumatic stress disorder in survivors of ICU treatment: a systematic review. *Intensive Care Med* 2007; **33**: 1506 - 18.

［8］ **Jackson JC, Mitchell N, Hopkins RO.** Cognitive functioning, mental health, and quality of life in ICU survivors: an overview. *Crit Care Clin* 2009; **25**: 615 - 28.

［9］ **Angus D, Carlet J.** Surviving intensive care: a report from the 2002 Brussels Roundtable. *Intensive Care Med* 2003; **29**: 368 - 77.

［10］ **Griffiths RD, Hall JB.** Intensive care unit-acquired weakness. *Crit Care Med* 2010; **38**: 779 - 87.

［11］ **Needham DM, Davidson J, Cohen H, et al.** Improving long-term outcomes after discharge from intensive care unit: report from a stakeholders' conference. *Crit Care Med* 2012; **40**: 502 - 9.

［12］ **Davidson J, Jones C, Bienvenu O.** Family response to critical illness: postintensive care syndrome-family. *Crit Care Med* 2011; **40**: 618 - 24.

［13］ **Pandharipande P, Banerjee A, McGrane S, Ely EW.** Liberation and animation for ventilated ICU patients: the ABCDE bundle for the back-end of critical care. *Crit Care* 2010; **14**: 157.

［14］ **Vasilevskis EE, Ely EW, Speroff T, Pun BT, Boehm L, Dittus RS.** Reducing iatrogenic risks: ICU-acquired delirium and weakness—crossing the quality chasm. *Chest* 2010; **138**: 1224 - 33.

［15］ **Jackson J, Ely EW, Morey MC, et al.** Cognitive and physical rehabilitation of intensive care unit survivors: results of the RETURN randomized controlled pilot investigation. *Crit Care Med* 2012; **40**: 1088 - 97.

［16］ **Clini E, Ambrosino N.** Early physiotherapy in the respiratory intensive care unit. *Respir Med* 2005; **99**: 1096 - 104.

［17］ **Gosselink R, Bott J, Johnson M, Dean E, Nava S, Norrenberg M.** Physiotherapy for adult patients with critical illness: recommendations of the European Respiratory Society and European Society of Intensive Care Medicine Task Force on physiotherapy for critically ill patients. *Intensive Care Med* 2008; **34**: 1188 - 99.

［18］ **Skinner EH, Berney S, Warrillow S, Denehy L.** Rehabilitation and exercise prescription in Australian intensive care units. *Physiotherapy* 2008; **94**: 220 - 9.

［19］ **Stiller K, Phillips A.** Safety aspects of mobilising acutely ill inpatients. *Physiother Theory Pract* 2003; **19**: 19.

［20］ **Morris PE, Herridge MS.** Early intensive care unit mobility: future directions. *Crit Care Clin* 2007; **23**: 97 - 110.

［21］ **Dowdy DW, Eid MP, Sedrakyan A, et al.** Quality of life in adult survivors of critical illness: a systematic review of the literature. *Intensive Care Med* 2005; **31**: 611 - 20.

［22］ **Herridge M.** Long-term outcomes after critical illness: past, present, future. *Curr Opin Crit Care* 2007; **13**: 3.

［23］ **van der Schaaf M, Dettling D, Beelen A, Lucas C, Dongelmans D, Nollet F.** Poor functional status immediately after discharge from an intensive care unit. *Disabil Rehabil* 2008; **30**: 1812 - 18.

［24］ **DiCicco J, Whalen D.** University of Rochester Acute Care Evaluation: development of a new functional outcome measure for the acute care setting. *J Acute Care Phys Ther* 2010; **1**: 14 - 20.

［25］ **Enright P, McBurnie M, Bittner V, et al.** The 6-min walk test. A quick measure of functional status in elderly adults. *Chest* 2003; **123**: 387 - 98.

［26］ **Singh SJ, Morgan MD, Scott S, Walters D, Hardman AE.** Development of a shuttle walking test of disability in patients with chronic airways obstruction. *Thorax* 1992; **47**: 1019 - 24.

［27］ **Wade DT, Wood VA, Heller A, Maggs J, Langton Hewer R.** Walking after stroke. Measurement and recovery over the first 3 months. *Scand J Rehabil Med*. 1987; **19**: 25 - 30.

［28］ **Guralnik JM, Simonsick EM, Ferrucci L, et al.** A short physical performance battery assessing lower extremity function: association with self-reported disability and prediction of mortality and nursing home admission. *J Gerontol* 1994; **49**: M85 - 94.

［29］ **Ware J.** *SF - 36 health survey manual and interpretation guide*. Boston, MA: The Medical Outcomes Trust; 1993.

［30］ **Lawton MP, Brody EM.** Assessment of older people: self-maintaining and instrumental activities of daily living. *Gerontologist* 1969; **9**: 179 - 86.

［31］ **Podsiadio D, Richardson S.** The timed 'Up & Go': a test of basic functional mobility for frail elderly persons. *J Am Geriatr Soc* 1991; **39**: 142 - 8.

［32］ **Denti L, Agosti M, Franceschini M.** Outcome predictors of rehabilitation for first stroke in the elderly. *Eur J Phys Rehabil Med* 2008; **44**: 3 - 11.

［33］ **Granger CV.** The emerging science of functional assessment: our tool for outcomes analysis. *Arch Phys Med Rehabil* 1998; **79**: 235 - 40.

［34］ **Kohler F, Dickson H, Redmond H, Estell J, Connolly C.** Agreement of functional independence measure item scores in patients transferred from one rehabilitation setting to another. *Eur J Phys Rehabil Med* 2009; **45**: 479 - 85.

［35］ **Novak S, Johnson J, Greenwood R.** Barthel revisited: making guidelines work. *Clin Rehabil* 1996; **10**: 128 - 34.

［36］ **Ali NA, O'Brien JM, Jr, Hoffmann SP, et al.** Acquired weakness, handgrip strength, and mortality in critically ill patients. *Am J Respir Crit Care Med* 2008; **178**: 261 - 8.

［37］ **Hough CL, Lieu BK, Caldwell ES.** Manual muscle strength testing of critically ill patients: feasibility and interobserver agreement. *Crit Care* 2011; **15**: R43.

［38］ **Knols RH, Aufdemkampe G, de Bruin ED, Uebelhart D, Aaronson NK.** Hand-held dynamometry in patients with haematological malignancies: measurement error in the clinical assessment of knee extension strength. *BMC*

Musculoskelet Disord 2009；**10**；31．

［39］ **O'Shea SD, Taylor NF, Paratz JD.** A predominantly home-based progressive resistance exercise program increases knee extensor strength in the short-term in people with chronic obstructive pulmonary disease；a randomised controlled trial. *Aust J Physiother* 2007；**53**；229－37．

［40］ **Elliott D, Denehy L, Berney S, Alison J.** Assessing physical function and activity for survivors of a critical illness；a review of instruments. *Aust Crit Care* 2011；**24**；155－66．

［41］ **van der Putten JJ, Hobart JC, Freeman JA, Thompson AJ.** Measuring change in disability after inpatient rehabilitation；comparison of the responsiveness of the Barthel index and the Functional Independence Measure. *J Neurol Neurosurg Psychiatry* 1999；**66**；480－4．

［42］ **de Morton NA, Keating JL, Jeffs K.** Exercise for acutely hospitalised older medical patients. *Cochrane Database Syst Rev* 2007；**1**；CD005955．

［43］ **Salisbury LG, Merriweather JL, Walsh TS.** Rehabilitation after critical illness；could a ward-based generic rehabilitation assistant promote recovery? *Nurs Crit Care* 2010；**15**；57－65．

［44］ **McWilliams DJ, Atkinson D, Carter A, Foex BA, Benington S, Conway DH.** Feasibility and impact of a structured，exercise-based rehabilitation programme for intensive care survivors. *Physiother Theory Pract* 2009；**25**；566－71．

［45］ **Denehy L, Berney S, Whitburn L, Edbrooke L.** Quantifying Physical Activity levels of survivors of intensive care；a prospective observational Study. *Phys Ther* 2012；**92**；1507－17．

［46］ **Herridge MS, Tansey CM, Matté A, et al.** Functional disability 5 years after acute respiratory distress syndrome. *N Engl J Med* 2011；**364**；1293－304．

［47］ **Oeyen SG, Vandijck DM, Benoit DD, Annemans L, Decruyenaere JM.** Quality of life after intensive care；a systematic review of the literature. *Crit Care Med* 2010；**38**；2386－400．

［48］ **Hawthorne G.** Assessing utility where short measures are required；development of the short Assessment of Quality of Life－8（AQoL－8）instrument. *Value Health* 2009；**12**；948－57．

［49］ **Elliott D, McKinley S, Alison J, et al.** Health-related quality of life and physical recovery after a critical illness；a multi-centre randomised controlled trial of a home-based physical rehabilitation program. *Crit Care* 2011；**15**；R142．

［50］ **National Institute for Health and Care Excellence.** *Rehabilitation after critical illness*. *NICE clinical guideline 83*. London：National Institute for Health and Care Excellence；2009．

［51］ **Elliott SJ, Ernest D, Doric AG, et al.** The impact of an ICU liaison nurse service on patient outcomes. *Crit Care Resusc* 2008；**10**；296－300．

［52］ **Williams TA, Leslie G, Finn J, et al.** Clinical effectiveness of a critical care nursing outreach service in facilitating discharge from the intensive care unit. *Am J Crit Care* 2010；**19**；e63－72．

［53］ **Hillman K, Chen J, Cretikos M, et al.** Introduction of the medical emergency team（MET）system；a cluster-randomised controlled trial. *Lancet* 2005；**365**；2091－7．

［54］ **Jones DA, DeVita MA, Bellomo R.** Rapid-response teams. *N Engl J Med* 2011；**365**；139－46．

［55］ **Moran JL, Bristow P, Solomon PJ, George C, Hart GK.** Mortality and length-of-stay outcomes，1993－2003，in the binational Australian and New Zealand intensive care adult patient database. *Crit Care Med* 2008；**36**；46－61．

［56］ **Inouye SK, Acampora D, Miller RL, Fulmer T, Hurst LD, Cooney LM, Jr.** The Yale Geriatric Care Program；a model of care to prevent functional decline in hospitalized elderly patients. *J Am Geriatr Soc*. 1993；**41**；1345－52．

［57］ **Jones C, Lowe A, MacGregor L, Brand C.** A randomised controlled trial of an exercise intervention to reduce functional decline and health service utilisation in the hospitalised elderly. *Australasian J Ageing* 2006；**25**；126－33．

［58］ **Denehy L, Elliott D.** Strategies for post ICU rehabilitation. *Curr Opin Crit Care* 2012；**18**；503－8．

［59］ **Schweickert WD, Pohlman MC, Pohlman AS, et al.** Early physical and occupational therapy in mechanically ventilated，critically ill patients；a randomised controlled trial. *Lancet* 2009；**373**；1874－82．

［60］ **Pohlman MC, Schweickert WD, Pohlman AS, et al.** Feasibility of physical and occupational therapy beginning from initiation of mechanical ventilation. *Crit Care Med* 2010；**38**；2089－94．

［61］ **Berney S, Haines K, Skinner EH, Denehy L.** Safety and feasibility of an exercise prescription approach to rehabilitation across the continuum of care for survivors of critical illness. *Phys Ther* 2012；**92**；1524－35．

［62］ **Langer D, Hendriks E, Burtin C, et al.** A clinical practice guideline for physiotherapists treating patients with chronic obstructive pulmonary disease based on a systematic review of available evidence. *Clin Rehabil* 2009；**23**；445－62．

［63］ **Cuthbertson B, Roughton S, Jenkinson D, MacLennan G, Vale L.** Quality of life in the five years after intensive care；a cohort study. *Crit Care* 2010；**14**；1－12．

［64］ **Myhren H, Ekeberg O, Stokland O.** Health-related quality of life and return to work after critical illness in general intensive care unit patients；a 1-year follow-up study. *Crit Care Med* 2010；**38**；1554－61．

［65］ **Delis D, Kaplan E, Kramer J.** *Delis-Kaplan Executive Function System（D-KEFS）：examiner's manual*. San Antonio，TX：Psychological Corporation；2001．

［66］ **Borg GA.** Psychophysical bases of perceived exertion. *Med Sci Sports Exerc* 1982；**14**；377－81．

［67］ **Jones C, Skirrow P, Griffiths RD, et al.** Rehabilitation after critical illness；a randomized，controlled trial. *Crit*

Care Med 2003；**31**：2456 - 61.

[68] **Maltais F, Bourbeau J, Shapiro S, et al.** Effects of home-based pulmonary rehabilitation in patients with chronic obstructive pulmonary disease：a randomized trial. *Ann Intern Med* 2008；**149**：869 - 78.

[69] **Denehy L, Skinner E, Edbrooke L, et al.** Exercise rehabilitation for patients with critical illness：A randomized controlled trial with 12 months follow up. *Critical Care* 17：R156 doi：10.1186？cc12835.

[70] **Denehy L, Berney S, Skinner E, et al.** Evaluation of exercise rehabilitation for survivors of intensive care：protocol for a single blind randomised controlled trial. *Open Crit Care Med J* 2008；**1**：39 - 47.

[71] **Jenkins S, Cecins N, Camarri B, Williams C, Thompson P, Eastwood P.** Regression equations to predict 6-minute walk distance in middle-aged and elderly adults. *Physiother Theory Pract* 2009；**25**：516 - 22.

[72] **Arnold E, Bruton A, Ellis-Hill C.** Adherence to pulmonary rehabilitation：a qualitative study. *Respir Med* 2006；**100**：1716 - 23.

[73] **Taylor R, Dawson S, Roberts N, Sridhar M, Partridge MR.** Why do patients decline to take part in a research project involving pulmonary rehabilitation? *Respir Med* 2007；**101**：1942 - 6.

[74] **Agard AS, Egerod I, Tonnesen E, Lomborg K.** Struggling for independence：a grounded theory study on convalescence of ICU survivors 12 months post ICU discharge. *Intensive Crit Care Nurs* 2012；**28**：105 - 13.

[75] **Herridge MS.** The challenge of designing a post-critical illness rehabilitation intervention. *Crit Care* 2011；**15**：1002.

[76] **Cuthbertson BH, Rattray J, Campbell MK, et al.** The PRaCTICaL study of nurse led，intensive care follow-up programmes for improving long term outcomes from critical illness：a pragmatic randomised controlled trial. *BMJ* 2009；**339**：b3723.

[77] **Jordan JL, Holden MA, Mason EE, Foster NE.** Interventions to improve adherence to exercise for chronic musculoskeletal pain in adults. *Cochrane Database Syst Rev* 2010；**1**：CD005956.

[78] **World Health Organization.** *Adherence to long-term therapies: evidence for action*. Geneva：World Health Organization；2003.

[79] **Treuth M.** Applying multiple methods to improve the accuracy of activity assessments. In：Welk G（ed.）*Physical activity assessments for health-related research*. Champaign，IL：Human Kinetics；2002. pp. 213 - 26.

[80] **Oldridge NB.** Compliance with exercise in cardiac rehabilitation. In：Dishman RK（ed.）*Exercise adherence: its impact on public health*. Champaign，IL：Human Kinetics；1988. pp. 283 - 304.

[81] **Oldridge NB.** Cardiac rehabilitation services：what are they and are they worth it? *Compr Ther* 1991；**17**：59 - 66.

[82] **Keating A, Lee A, Holland AE.** What prevents people with chronic obstructive pulmonary disease from attending pulmonary rehabilitation? A systematic review. *Chron Respir Dis* 2011；**8**：89 - 99.

[83] **Glazer KM, Emery CF, Frid DJ, Banyasz RE.** Psychological predictors of adherence and outcomes among patients in cardiac rehabilitation. *J Cardiopulm Rehabil* 2002；**22**：40 - 6.

[84] **Casey E, Hughes JW, Waechter D, Josephson R, Rosneck J.** Depression predicts failure to complete phase-II cardiac rehabilitation. *J Behav Med* 2008；**31**：421 - 31.

[85] **Fan VS, Giardino ND, Blough DK, Kaplan RM, Ramsey SD.** Costs of pulmonary rehabilitation and predictors of adherence in the National Emphysema Treatment Trial. *COPD* 2008；**5**：105 - 16.

[86] **Zarani F, Besharat MA, Sadeghian S, Sarami G.** The effectiveness of the information-motivation-behavioral skills model in promoting adherence in CABG patients. *J Health Psychol* 2010；**15**：828 - 37.

[87] **Bienvenu OJ, Colantuoni E, Mendez-Tellez PA, et al.** Depressive symptoms and impaired physical function after acute lung injury：a 2-year longitudinal study. *Am J Respir Crit Care Med* 2012；**185**：517 - 24.

[88] **Prochaska JO, DiClemente CC.** Stages and processes of self-change of smoking：toward an integrative model of change. *J Consult Clin Psychol* 1983；**51**：390 - 5.

[89] **Marcus BH, Simkin LR.** The stages of exercise behavior. *J Sports Med Phys Fitness* 1993；**33**：83 - 8.

[90] **Britt E.** Motivational interviewing in health settings：a review. *Patient Educ Couns* 2004；**53**：147 - 55.

[91] **Marcus BH, Forsyth L.** *Motivating people to be physically active*. Champaign，IL：Human Kinetics；2009.

[92] **Bien TH, Miller WR, Boroughs JM.** Motivational interviewing with alcohol outpatients. *Behavioural Psychother* 1993；**21**：347 - 56.

[93] **Rubak S.** Motivational interviewing：a systematic review and meta-analysis. *Br J Gen Pract* 2005；**55**：305 - 12.

[94] **Davidson J, Jones C, Bienvenu O.** Family response to critical illness：postintensive care syndrome-family. *Crit Care Med* 2012；**40**：618 - 24.

[95] **Kho ME, Damluji A, Zanni JM, Needham DM.** Feasibility and observed safety of interactive video games for physical rehabilitation in the intensive care unit：a case series. *J Crit Care* 2012；**27**：219. e1 - 6.

[96] **Khan JY, Yuce MR, Bulger G, Harding B.** Wireless Body Area Network（WBAN）design techniques and performance evaluation. *J Med Syst* 2012；**36**：1441 - 57.

[97] **Darwish A, Hassanien AE.** Wearable and implantable wireless sensor network solutions for healthcare monitoring. *Sensors*（*Basel*）2011；**11**：5561 - 95.

[98] **Van de Meent H, Baken BC, Van Opstal S, Hogendoorn P.** Critical illness VR rehabilitation device（X-VR-D）：evaluation of the potential use for early clinical rehabilitation. *J Electromyogr Kinesiol* 2008；**18**：480 - 6.

[99] **Hoenig H, Sanford JA, Butterfield T, Griffiths PC, Richardson P, Hargraves K.** Development of a teletechnology protocol for in-home rehabilitation. *J Rehabil Res Dev* 2006；**43**：287 - 98.

[100] **Dinesen B, Seeman J, Gustafsson J**. Development of a program for tele-rehabilitation of COPD patients across sectors: co-innovation in a network. *Int J Integr Care* 2011; **11**: e012.

[101] **Rogante M, Grigioni M, Cordella D, Giacomozzi C**. Ten years of telerehabilitation: a literature overview of technologies and clinical applications. *NeuroRehabilitation* 2010; **27**: 287 - 304.

[102] **Vassanyi I, Kozmann G, Banhalmi A, et al**. Applications of medical intelligence in remote monitoring. *Stud Health Technol Inform* 2011; **169**: 671 - 5.

[103] **Salisbury LG, Merriweather JL, Walsh TS**. The development and feasibility of a ward-based physiotherapy and nutritional rehabilitation package for people experiencing critical illness. *Clin Rehabil* 2010; **24**: 489 - 500.

Christina Jones

引　言

患者对危重症的叙述与患者家属、朋友和照顾者的经历叙述相比有显著差异。本章将详细探讨这些差异，并探讨医护人员在支持患者及其家属方面的作用，以建立一个共同的叙述改善长期恢复。

疾　病　模　型

Morse 和 Johnson[1] 提出了一种疾病模型，该模型考虑到疾病影响患者及其家属的方式。模型的这一方面使其具有吸引力并适用于危重症患者。该模型定义了疾病经历的四个阶段：

阶段Ⅰ——不确定性阶段

在这个阶段，疾病的首发症状越来越明显。受累个体努力了解症状，包括评估病情的严重性。亲朋好友也开始注意到患者生病了，患者可以自愿向他们提供信息。

阶段Ⅱ——中断阶段

患者判定病情严重并寻求医疗帮助，有时患者病情非常严重，他们住院了，丧失了对病情独立评估的能力。这样的患者失去了自我控制，完全依赖于医护人员及其家属。家属感同身受，越来越关心患者，并公开展示这些关心。在危重症的早期阶段，家属必须承担患者的日常责任如照顾孩子和老人。

阶段Ⅲ——努力重获自我的阶段

阶段Ⅲ是恢复期。危重症患者试图了解病情，并反思发病的原因。患者还尝试预测疾病对他们生活的影响。此外，家属可以在此过程中通过提供支持、给出方向和鼓励来帮助患者。患者将精力集中在了解病情上，通过忽略其他事情来节省精力，而家庭成员可以通过

"缓冲"来保护患者免受过度的压力。这使患者处于被动角色,当体力恢复,患者就必须与医护人员和家庭成员协商以恢复其原有的角色。患者与医护人员及家庭成员之间必须达到平衡,以满足双方的需求。这通常由患者为自己设定目标来实现,而家属对这些目标进行监管或者如果他们认为目标不可实现则对其进行修改。

危重症患者认为,当他们从医护人员和家属那得知病情严重程度的报告,通常包括被告知如果没有重症监护支持他们可能会死亡,这是他们患病期间最紧张的时刻[2]。这并不奇怪,因为患者对急性疾病记忆很少,这是危重症的第一阶段,这一阶段患者具有足够的心理能力来处理信息。一些患者花费相当多的时间和精力尝试直面其 ICU 经历。患者会向亲朋好友以及医护人员、治疗师积极寻问其疾病的细节。他们重新组织疾病过程,然后叙述给来访者。这一叙述过程是亲属提供的"缓冲",目的是"保护"患者免受压力。亲属可能会隐瞒事件的细节,因为他们觉得"患者不知道更好"。亲属可能并不清楚事件的本质而容易产生混淆。事实上,亲属当时所面对的紧张情况很有可能歪曲了他们对事件的理解,他们可能只知道患者几乎快死了。显然,患者疾病的严重性被隐瞒,且亲属拒绝讨论 ICU 住院的事情引起了人们极大的关注。此外,亲属可能太伤心而无法在 ICU 入院期间讨论疾病情况。一个由作者多年前管理的 ICU 支持小组有证据支持这个事实。一些患者自己参加了支持小组,他们无法让其配偶参加,因为配偶不会告诉他们病情甚至讨论其感受[3]。正如上面所说的那样,亲属对隐瞒病情给出的最常见的理由是尽管患者要求知道,但他们认为患者不知道其病情严重程度更好。

Ⅳ期——恢复健康的阶段

在这个阶段,患者恢复了以前所有的角色。具体来说,患者将实现全面恢复或到达可接受的较低水平的功能恢复。在这个过程中,患者学会重新掌控其身体、监测其症状,并根据症状设定新的目标。重要的是,家属支持患者重新把握自己的生活。

了解发生了什么

对于许多患者来说,把他们送入医院且病情严重到需要入住 ICU 治疗的原因是不清楚的,这迫使他们试图询问亲朋好友来填补这个空白[4,5]。然而,缺乏对疾病的真实经历可能会让患者与家属产生矛盾,因为家属记得经历的每一天而不想再次体验。当患者想要进一步独立时,家庭成员可能会对其过度保护。一些患者报告说,在恢复阶段了解疾病的严重程度以及多么接近死亡时,是他们患病期间最紧张的时刻[6]。David Reir,一位因肺炎入住 ICU 的以色列社会学家,他把自己的感受和住院经历记录在用来与工作人员和家人沟通的笔记本上,并将每日更新的副本传真给美国的家人[7]。他将自己描述为一个不断好转的患者。

> 在离开 ICU 到普通病房……我越来越强壮,开始向医生询问很多问题,并且积极地、尽量友好地与他们讨价还价,如我的出院日期……我试着从我的医生那里获取尽可

能多的信息,而不被认为是找麻烦的人······

对于一些患者,危重症的后遗症充满了他们生活的方方面面;他们因为生活以及家人的关爱变得欣喜万分,而且他们生活的目标感似乎更加高涨[8]。对于另一些患者,他们头脑中不断回忆和回放那些可怕的妄想记忆,这意味着他们不得不努力去避免思考他们的疾病以及提醒自己正在住院[9]。对于作者,因为 ICU 患者及其家人不想再回医院,所以她第一次意识到不得不使用当地的公共房间以设立一个 ICU 支持小组[3]。

叙述理论[10]可以用来了解患者的经历[11]。第一个概念是叙述连贯性;在疾病叙述中,患者、亲属和医护工作者各占一部分。对于一些诊断,每个人都有自己已知的、固定的路径和部分。然而,这不适用于危重症。患者不记得自己的部分,家属可能也不堪重负,这可能导致了患者与家属之间的矛盾(表 52.1)。第二个概念是叙述的完整性,由于熟悉病情、了解后果,因此他人能够理解并支持患者。再次,甚至一些医护人员也不了解恢复期间危重症的叙述,更不用说患者及其家属,这对 ICU 患者来说是一个问题。所以应该鼓励那些信息得到严格筛选和通过测试的网站向 ICU 患者及其家属提供信息,例如 Healthtalkonline[12]等能够共享危重症经验的网站,他们提供的信息来自患者及其亲朋好友的高质量专项访谈。这些网站允许公开化,以避免患者及其家庭成员的边缘化。此外,这些网站为家属提供信息,使家属能够更加支持患者因为他们了解什么是"正常"的 ICU 患者。

表 52.1 患者与家属之间的矛盾

	患 者	亲 朋 好 友
ICU 的叙述	缺失或零散的事实回忆 可能回忆起幻觉、噩梦和偏执妄想	回忆对患者的担忧 记得每天坐在患者身边的无能为力
对身体状态的解释	不明白为什么他们如此虚弱,不能自理 为恢复缓慢而沮丧,害怕他们没有恢复的越来越好	只是感激患者回到他们身边 过度保护患者。不想让患者过度劳累,所以尽量让他们休息
回归家庭角色	想尽快恢复正常,所以尝试回归他们还未准备好或已被其他家庭成员替代的家庭角色	家庭成员通过不让患者承担过多的家庭角色来保护患者

最后的概念是叙述的相互依赖性,它指的是叙述中涉及的所有人叙述的相互关系,所以对于家属来说,一个家庭成员的叙述通常与其他成员的叙述相互关联。患者对危重症的叙述往往与其家人理解的叙述无关。此外,患者的叙述可能只是零碎的。由于这些原因,我们的 ICU 患者及其家属需要我们的帮助来建立他们的疾病叙述和信息,以便他们充分了解患者的恢复进展。

妄想性记忆内容

治疗精神分裂症患者幻听的认知疗法表明,这些经历带来的情感变化受个人意志影响。由于幻觉是由自身经历产生的,因此可以预期这些内容将反映患者的记忆和信念。在科索沃战争(1998—1999 年)之前和期间进行的一项关于 ICU 患者的妄想性记忆研究发现,在战争冲突期间，ICU 患者的妄想性记忆更有可能涉及战争和军事主题[13]。在科索沃战争期间，记忆涉及战争主题的患者都超过了 70 岁，所以他们可能经历过第二次世界大战。因此，可以假设，他们在第二次世界大战中的经历使其更加关注科索沃战争，而这些可能被转化为战争主题的幻觉。同样，在第 21 章中讨论过的一位妄想的患者，其 ICU 经历的一部分包括看到她的女儿被性虐待。过去的经历影响了她的妄想内容，一旦她觉得可以真正信任作者时，其妄想内容变得清晰。她透露自己在幼年时曾受到过性虐待，此前她从未和任何人谈论过此事。

在 ICU 患者中非常常见的一种妄想类型称为替身妄想。在这种妄想中，患者认为他身边的人已经被一个相同的冒名顶替者所取代。在一个病例研究报道中，一位患者声称所有的护士和她的大多数家人已经被外星人替代，即使他们与她的家人外貌相同，但她知道他们是外星人[14]。在那段时间里她非常的恐惧，担心如果她睡着了会被外星人替代。有些患者则认为他们被蜡人或商店假人照顾。已经有证据表明，识别面部表情能力的缺陷是替身妄想的根源，并且这些患者在链接连续情节记忆中有较为普遍的困难[15]。这将解释了为什么镇静和谵妄在 ICU 患者中相对常见，让患者在危重症期间无法链接不同的记忆。这些妄想性记忆成为 ICU 患者出院后最长时间的记忆[16]。

所有从危重症中恢复的患者，都需要一个关于发生在 ICU 的连贯性叙述，但对于有妄想性记忆的患者，他们需要的更多[17]。他们需要被信任，他们不是"疯了"，并且其他人也都经历过同样的幻觉、噩梦和偏执妄想。当妄想以极大的痛苦被回忆时，患者需要一种同情和接受的方式来倾听，并鼓励他们根据他们的感受来做事。这不能随意，必须由照顾他们的工作人员计划安排。帮助患者构建疾病叙述过程中，亲属起到了关键作用，支持他们以便患者和家属之间能够清楚的沟通。

构建疾病叙述

ICU 日记的使用，ICU 工作人员每日更新患者情况，用照片记录患者的点滴变化以及家属的付出，这作为通知患者病情变化的手段在 ICU 护理中越来越受欢迎[18]。家属在日记中的有效作用不应该被低估，因为当患者第一次阅读日记中亲人的条目可能是最触动情感部分，这是他们了解家人所经历细节的开始。然而，这是患者了解亲人的叙述以及他们之间的差异的第一步。一项关于患者及其家属使用日记的理论研究发现，患者使用它们来填补 ICU 住院和入院治疗的记忆空白[19]。还发现日记有助于严重受伤的军事人员在战场受伤后填补他们疾病记忆的空白[20]。阅读日记的时机是重要的，因为第一次阅读是最痛苦的，患者需要做好能够读懂故事的准备，最重要的是，这个过程中患者需要医护人员的支持。在研究中，接受采访的大多数患者表示在阅读日记之前并没有认识到他们疾病的严重性。

在最近的多中心 RCT 中，关于 ICU 日记对危重症后新发 PTSD 的影响，如第 21 章所述，要求患者对日记提供反馈，并详细说明这种方法提供的帮助。大多数"日记"介入患者认为阅读日记非常有用，并且从多次阅读中获益。此外，大部分患者报告说，其他人也阅读了日记，包括他们的家人、朋友和全科医生。虽然干预组的患者都有一名护士参与阅读他们的日记,有趣的是,只有两个患者报告说这样的形式是长期有益的。有 49％的患者认为阅读日记中的文本是最有用,36％的患者认为照片和文本的组合是最有用的,15％的患者认为只有照片是最有用的部分[21]。对于大多数患者,建立叙述的能力是通过文本实现,但对于另一些人来说,能够看到他们确实躺在 ICU 床上的照片是非常重要的,以便患者更好地融入场景并增加他们疾病的真实性。

结　论

危重症的叙述对恢复期间的患者非常重要。具体来说,患者需要了解自己躯体虚弱和运动能力降低的原因。此外,这种方法帮助患者了解妄想记忆的来龙去脉,有助于他们理解家庭的行为。一个简单的例子,例如 ICU 日记里在疾病变化时拍摄的照片,是一种支持患者在他们的康复过程中构建疾病叙述的简单方法。它还允许患者分享他们亲人的经验,并因此了解家属经历的压力,这样患者可能对家庭表现出的保护行为更宽容。

（陈志群　译）

参考文献

[1] Morse JM, Johnson JL (eds.). Towards a theory of illness: the illness-constellation model. In: *The illness experience*. California: Sage Publications; 1991. pp. 315－42.
[2] Compton P. Critical illness and intensive care: what it means to the client. *Crit Care Nurse* 1991; **11**: 50－6.
[3] Jones C, Macmillan RR, Griffiths RD. Providing psychological support to patients after critical illness. *Clin Intensive Care* 1994; **5**: 176－9.
[4] Griffiths RD, Jones C, Macmillan RR. Where is the harm in not knowing? Care after intensive care. *Clin Intensive Care* 1996; **7**: 144－5.
[5] Barnett L. Intensive care: an existential perspective. *Therapy Today* 2006; June: 33－5.
[6] Compton P. Critical illness and intensive care: what it means to the client. *Crit Care Nurse* 1987; **11**: 50－6.
[7] Reir D. The missing voice of the critically ill: a medical sociologists first-person account. *Sociology of Health and Illness* 2000; **22**: 68－93.
[8] Papathanassoglou EDE, Patiraki EI. Transformation of self: a phenomenological investigation inot the lived experience of survivors of critical illness. *Nurs Crit Care* 2003; **8**: 13－21.
[9] Jones C, Griffiths RD, Humphris GH, PM Skirrow. Memory, delusions, and the development of acute posttraumatic stress disorder-related symptoms after intensive care. *Crit Care Med* 2001; **29**: 573－80.
[10] Chatman S. *Story and discourse*. Ithaca, NY: Cornell University Press; 1978.
[11] Weingarten K. *Making sense of illness narratives: braiding theory, practice and the embodied life. Working with the stories of women's lives*. Adelaide, Dulwich Centre Publications; 2001.
[12] HealthTalkOnline. *Intensive care*. Available at: http://www.healthtalkonline.org/Intensive_care/ (accessed 6 September 2011).
[13] Skirrow P, Jones C, Griffiths RD, Kaney S. The impact of current media events on hallucinatory content: The experience of the intensive care unit (ICU) patient. *Br J Clin Psychol* 2002; **41**: 87－91.
[14] Jones C, Griffiths RD, Humphris GH. A case of Capgras delusion following critical illness. *Intensive Care Med* 1999; **25**: 1183－4.
[15] Hirstein W, Ramachandran VS. Capgras syndrome: a novel probe for understanding the neural representation of the identity and familiarity of persons. *Proc Biol Sci* 1997; **264**: 437－44.
[16] Capuzzo M, Valpondi V, Cingolani E, et al. Application of the Italian version of the Intensive Care Unit Memory Tool in the clinical setting. *Crit Care* 2004; **8**: R48－55.
[17] Kiekkas P, Theodorakopoulou G, Spyratos F, Baltopoulos G. Psychological distress and delusional memories after critical care: a literature review. *Int Nurs Rev* 2010; **57**: 288－96.
[18] Bäckman CG. Patient diaries in ICU. In: Griffiths RD, Jones C (eds.) *Intensive care aftercare*. Oxford:

Butterworth Heinemann；2002. pp. 125 - 9.

[19] Egerod I, Christensen D, Schwartz-Nielsen KH, Ågård AS. Constructing the illness narrative：a grounded theory exploring patients' and relatives' use of intensive care diaries. *Crit Care Med* 2011；**39**：1922 - 8.

[20] Thomas J, Bell E. Lost days—diaries for military intensive care patients. *J R Nav Med Serv* 2011；**97**：11 - 15.

[21] Jones C, Bäckman C, Capuzzo M, et al., and RACHEL group. Intensive Care diaries reduce new onset PTSD following critical illness：a randomised，controlled trial. *Crit Care* 2010；**14**：R168.

第53章
ICU 随访诊所

Shannon L. Goddard，Brian H. Cuthbertson

引　言

　　在世界各地的重症监护机构中,危重症幸存者遭遇的生活质量问题日益受到关注。重症治疗实践的传统关注点是改善短期死亡率的干预措施。然而,幸存者离开 ICU 后遭遇一系列的躯体和非躯体的疾病,包括躯体功能受损[1]、认知功能障碍[2-4]、抑郁症[2,3]和性功能障碍[5,6]。与一般人群相比他们的健康相关生活质量(HRQoL)较差[7,8],这个问题在 ICU 出院后至少持续 5 年[9]。

　　一项前瞻性队列研究中,对 126 例曾在 ICU 接受长期机械通气(PMV)治疗的患者(中位 ICU 住院时间为 26 天)进行了 1 年的随访,以评估卫生服务利用情况[10]。研究人员发现,这些患者除了健康状况差、再次住院率高外,他们所使用的医疗资源也很多。每个 ICU 出院后患者 1 年的花费,从重返家庭患者所需的 6 669 美元到仍然在急性治疗机构患者所需的 91 277 美元之间变化。虽然这些患者不一定代表整个 ICU 幸存人群,但考虑到长期 ICU 病态不仅局限于我们最病重的患者,还可能预见到许多危重症的幸存者在出院后将占有更多的医疗护理资源。

　　由于长期病态的成本如此之高,降低了治疗的有效性和持续的医疗服务利用,并且这种情况严重威胁到重症监护管理的整体有效性和成本效益。ICU 随访诊所已被提议作为幸存者出院后的随访方式,诊断和治疗与危重症相关和无关的各种疾病,以有效地提高治疗的成本效益。事实上,在英国,目前的指南[11]建议在 ICU 幸存者从重症监护中心出院后 2~3 个月进行随访,以评估其躯体功能、抑郁、焦虑和创伤后应激障碍(PTSD),目的是合理进行转诊。有趣的是,在英国,区域医疗购买方不愿意参与 ICU 后诊所随访,因为他们认为这种服务可以由家庭医生(GP)提供,从而导致这种服务的分布不均匀[12]。

ICU 后随访诊所的组织机构

一个 ICU 随访诊所的目标和效果

　　ICU 随访诊所可能有各种明确和隐含的目标。以往,其主要目的是改善 ICU 幸存者常见的慢性疾病的诊断和治疗,并解决康复需求[13]。然而,这些诊所也对我们理解疾病远期结局或危重疾病发挥了作用。它们也可能在家庭成员和照顾者的生活中发挥重要作用。

ICU 随访诊所组织机构

ICU 随访诊所的大部分经验来自英国,虽然其在英国不是普遍存在的,但在约 30% 的 ICU 中,这种做法已经比较常见[12]。这些诊所在世界其他地区的普及性还不清楚,尽管在澳大利亚和欧洲其他国家有这类诊所的个别报道,但在北美并不常见。

ICU 诊所的人员配置、参与资格、随访时间安排和随访持续时间、使用标准化评估工具以及提供服务或直接获得转诊服务的程度方面各不相同。诊所机构可能部分由融资模式确定,其在不同中心和国家之间各不相同。目前,这些诊所的资金极少,如果有资金,现在似乎也是临时性的,其来自现有的 ICU 预算,似乎没有正式的诊所的发展计划或财务计划[12]。在某些情况下,家庭康复计划与诊所访问同时进行[14,15]。

表 53.1　单中心的 ICU 随访诊所类型

作者(国家)	诊所员工	患者资格	诊所就诊时间(ICU 出院后)	提供的服务
Kvale(2003)(挪威)[35]	仅有内科医生	住院患者	7~8 个月	特殊转诊
Engstrom(2008)(瑞典)[19]	最负责任的医生和床边护士	ICU 住院>72 小时,呼吸道的治疗>24 小时	6 个月	ICU 访视,对 ICU 住院期间情况进行汇报,对 ICU 日记进行回顾
Cutler(2003)(英国)[36]	护士	ICU 住院>5 天	6 个月	由护士和内科医生进行 ICU 出院后访视
Daffurn(1994)(澳大利亚)[41]	护士和内科医生	ICU 住院>48 小时	3 个月	根据需要进行半结构化面谈、体检、医疗及其他健康机构转诊,及 ICU 访视
Hall-Smith(1997)(英国)[37]	专科护士	ICU 住院>5 天	3 个月	基础于诊所的面谈-研究
Crocker(2003)(英国)[38]	护士、内科医生、物理治疗师、作业治疗师	ICU 住院>4 天	病房、2 个月和 6 个月	ICU 访视、专业转诊、药物治疗回顾、PT/OT 评估
Waldmann(1998)(英国)[39]	护士、内科医生	ICU 住院>4 天	2 个月、6 个月和 12 个月	ICU 访视、专业转诊、气管切开管理、肺功能检查
Sharland(2002)(英国)[40]	护士	ICU 住院>4 天,或由 ICU 工作人员、病房工作人员或患者转诊	2 个月、6 个月和 12 个月	ICU 访视、面谈、康复资料、专业转诊

注:PT(physiotherapist):物理治疗师;OT(occupational therapist):作业治疗师。

诊所提供的服务

在英国ICU随访诊所的一项调查中[12]，Griffiths等人发现刚超过一半的诊所是以护士为主导的，其余的是由医生为主导。大约三分之一的诊所提供心理治疗或咨询服务，同时有相当比例的诊所提供物理治疗服务。其他专业服务（例如耳鼻喉科，精神病学）通常不作为常规服务提供。

根据人员配置模式和资源，ICU诊所可以直接向ICU幸存者及其家属提供临床服务和信息。这些可能涉及医疗咨询，对患者及其家属的心理支持，或者来自康复团队、药剂师和其他医疗保健专业人员的咨询和治疗。在文献中存在多种关于ICU随访诊所的单中心描述性报告。这些诊所的详细描述见表53.1。

诊所可以各自组织起来直接提供服务，例如获得性肌无力（ICUAW）的诊断和治疗，或者充当其他服务的协调者，以及将患者转诊给外部顾问进行管理，或者某两者的组合。他们还可以作为幸存者及其家属获取资源的途径，例如安排参观ICU，并为患者在ICU中可能存在的特殊经历的问题提供信息和答案。

药物管理

药物调整也可能是一个重要的角色。ICU患者经常服用常规药物，以及服用药物以控制短暂的急性问题，例如抗心律失常药物，并且可能在入院前服用的药物没有进行适当调整的情况下就离开医院。事实上，与其他住院患者相比，ICU患者具有更高的家庭药物停药和出院时无意中断药物使用的风险[16]。患者返回ICU随访是ICU药剂师和（或）医生重新审查药物清单的一个潜在机会。

随访诊所中以患者为中心的结局

定量证据

PRaCTICaL研究[15]是唯一关注随访诊所及其在以患者为中心的结局中作用的随机试验。患者被随机分配到"常规治疗"组，或者随访组即包括由受过培训的注册护士进行为期3个月和9个月的门诊随访，得到重症监护医师的支持，并且在ICU出院后开始以自我指导手册为基础的家庭康复计划。两组在主要结果在健康相关生活质量（HRQoL）中没有发现差异。在任何预先选择的次要结果，包括创伤后应激障碍（PTSD）（Davidson创伤评分）、抑郁与焦虑（医院焦虑抑郁量表，HADS）、满意度和HRQoL的第二测量结果（EuroQol‐5D，EQ‐5D）中也没有发现差异。

另一项研究评估了在预先存在ICU随访服务的条件下以家庭为基础的康复计划的使用[14]。本研究与PRaCTICaL研究的一个关键区别在于，两组患者均在ICU随访诊所随访，实验组同时接受了家庭康复计划。这项研究发现SF‐36的躯体功能评分有改善，虽然其他临床结果测量没有显著差异，并且研究感兴趣的主要结局没有得到明确证实。本研究中的治疗效果与康复干预有关,不应归因于随访诊所本身。

可能对长期结局有影响的具体干预措施是使用 ICU 日记。在一项随机试验中,使用通俗的语言记录干预组患者 ICU 停留的日记,在 3 个月时创伤后症状量表(PTSS)评分的主要结果没有显示出差异。然而,在事后分析中,干预组的患者未达到 PTSD 的诊断标准[17]。未来需要研究来确定这些日记在实践中的位置,该方法的进一步细节见第 21 章和第 52 章。

定性证据

其他作者定性地分析了 ICU 随访诊所对患者体验的影响,并发现了其积极的影响。一项来自英国各地的 34 名患者的研究,使用叙述性和半结构化访谈的专题编码来描述幸存者对 ICU 随访诊所的体验[18]。患者的经验普遍被认为是积极的,研究的作者将这些经验分为以下主题:治疗的连续性、接收信息、拥有专家意见,并有机会向医疗保健提供者提供他们的经验性反馈。值得注意的是,这项研究也包括了这样患者的访谈,他们要么由于偏执,坚信不需要随访服务,或者由于地域的限制而选择不参加随访。PRaCTICAL 研究没有发现与 ICU 随访诊所有关的患者满意度的改善[15]。

许多 ICU 患者在出院后都会参观 ICU,随访诊所可能是一种正式的参观方式,并帮助患者以积极的方式利用经验。Engstrom 等人[19]对来自瑞典的单一 ICU 的 9 名患者和 9 名家庭成员进行了叙述性访谈,他们参与了 ICU 出院后的参观。这些访谈的专题分析揭示了诊所为幸存者及其家人发挥的四个关键作用。首先,参与者和家庭都报告说"接受力量,一起回来"。第二,特别是患者发现参观 ICU 的经验使他们能够"了解危重症经验的意义",特别是 ICU 的空间构成和设备的声音。第三个确定的主题是"对幸存感到感激",幸存者和家庭成员都珍视见到在他们 ICU 停留中发挥作用的工作人员的机会。最后,患者和家属认为这次参观是"改善治疗的机会",同时提供积极和消极经验的反馈。

定性与定量证据

总体而言,当使用常规工具评估 HRQoL、抑郁、焦虑和 PTSD 时,RCT 数据对以护士为主导的随访诊所未显示益处。然而,患者经验的定性研究将确实表明患者的益处感具有主观性。这种差异存在许多可能的解释。首先,我们用于测量这些结果的工具在这个群体中没有得到很好的验证,因此可能不能真实反映患者的经验。此外,许多工具(SF-36,EQ-5D)需要患者完成纸质调查并且依赖于患者对症状的自我评估,这对在 ICU 中患有认知功能障碍的幸存者来说可能是困难的。然而,同样引起争议的是:希望患者的医疗保健服务提供者开心的愿望,可能导致参与者在定性访谈中夸大已获得的医疗保健益处。

然而,这项大规模随机试验的结果代表了我们在资源和服务计划中应该考虑的最好的证据[15]。这些结果可以被视为互补,而不是将它们视为不一致。定性研究应被视为产生假说,并提供关于患者 ICU 生存经验的详细见解。这些信息可以有助于指导我们制定 ICU 幸存者的纵向治疗计划。

在随访诊所中家庭和照顾者的支持

ICU住院经历不仅对幸存者有持久的影响,而且还会对这些幸存者的家属或照顾者产生深远的影响。Azoulay等人回访了患者ICU出院或死亡90天后的284位家庭成员,发现近1/3的家庭成员有PTSD风险增加的症状[20],这一发现已被其他研究者证实[21]。在急性呼吸窘迫综合征(ARDS)幸存者的非正式照顾者中,情绪困扰的症状出现率很高,并持续到出院后2年[22]。最近一项关于ICU幸存者的照顾者研究显示,在2个月时>30%的人员存在抑郁症状的证据。即使在12个月的随访中,大多数照顾人员的症状仍然存在[23]。

由于ICU随访诊所的主要焦点与患者相关,所以诊所可能不经常确实地关注照顾者和家属的需求和疾病状态。尽管经常鼓励家属参与诊所访问,但并不总是提供专门针对其症状的诊断或治疗。在PRaCTICAL研究中,虽然家属被邀请参加诊所随访,但实际选择参加的只有大约1/3[15]。第52章提供了对这种方法进一步的洞察推理。在他们的定性研究中,Engstrom等人纳入9名家属[19]。没有将家属作为一个单独的小组进行分析,尽管专题分析和评论建议他们,参与是一个积极的体验。

在对患者康复手册和方案的研究中,Jones等人还关注并且发表了一项单独研究,该研究是关于临床干预前后照顾人员心理疾病发病率。他们在49%的照顾者中记录到了PTSD症状,58%~62%的照顾者存在焦虑症状,22%~31%存在抑郁症状,但没有发现干预措施对这些症状的影响。如前所述,两组都参加了随访诊所,在干预组中增加了康复手册和方案指导。由于干预措施没有专门针对照顾者,因此很难评估在随访计划中重点干预措施是否会对照顾者心理疾病的发病率产生影响。

虽然一项研究表明,家庭成员和亲属主观反映参加随访诊所的经历具有积极作用,但这一群体的心理负担可能需要更具体的关注。对具有严重心理疾病症状的照顾者(例如抑郁症、PTSD)而言,可能不接触ICU幸存者更适合他们。

促进随访诊所工作人员的健康和教育

ICU工作人员照顾危重症患者及其家属的经验导致其高度倦怠,这种现象在护理人员[24]和医师中均有详细记录[25]。约1/4的护士存在PTSD[26]的症状和1/3的护士存在严重倦怠症状[24],虽然这些估计是基于症状的筛查问卷,并不反映正式诊断。一些作者建议,如果人们觉得自己的工作对他人具有价值并且重要,那么他们就不那么倦怠了。我们不知道任何具体阐述参与ICU随访诊所的医护人员心理疾病发病率的研究。然而,有一个小组已经完成了对参加ICU随访研究的床边危重护理护士叙事访谈的专题分析[27]。在其他主题,研究人员还发现,护士对"遇见一个健康的人"的经历表示感谢,同时把他们参与ICU随访视为一种"学习经历"。

除了这项小型研究之外,对ICU工作人员参与随访的作用还没有得到研究很好地支持,这些研究没有考虑其他相关医疗专业人员、医生或受训者的作用,也不可能是ICU随访计划存在的唯一合理理由。然而，如果可以证明诊所对患者有益，那么在这些诊所中包含床边工作人员似乎是合理的。

在随访诊所中以研究为中心的方法

除了诊所在患者的临床治疗中可能发挥的作用外，他们历来也是研究项目的组成部分，这些研究项目进一步加深了我们对危重症长期结局的理解。关于躯体功能、精神病学发病率、认知功能和 HRQoL 的大量观察性研究，改变了我们对患者离开 ICU 和医院后所面临挑战的理解。

长期结局在任何人群中的研究中都是具有挑战性的。重症监护也不例外，它可能是一个特殊的挑战。无论是在队列研究还是临床试验中，如果人员耗损受到暴露或干预的不同影响，则可能影响研究结果的功效和内部有效性。此外，纳入 ICU 患者的前瞻性长期随访研究必须解释这一人群中高死亡率的现实情况[28]。Tansey 等人评论了在其他患者群体和他们自己的长期 ARDS 队列研究中已取得成功的策略[29]，并肯定建立和保持与患者长期关系的重要性。

我们必须在患者离开 ICU 和医院之后继续对其进行随访，特别是在我们开始介入重要的干预试验时。此外，研究人员将需要验证和开发可能的工具，如用于研究 HRQoL、躯体和精神病学发病率和认知结果的工具，以用于这种多样化的患者群体。鉴于与患者建立关系以在研究期间保持联系的重要性[29]，ICU 随访诊所可能在正在进行的和未来的研究中发挥重要作用。

ICU 随访诊所的成本效益

很明显，在大多数国家中医疗保健系统已经捉襟见肘，不能支持无限数量和范围的干预措施。重要的是，我们对于新干预措施的成本效益的评估，以确保稀缺的医疗保健资源得到公正分配。

目前，只有 PRaCTICAL 研究评估了 ICU 随访服务的成本效益，发现其模型不具有成本效益，由于在质量调整寿命年（QALYs）方面缺乏效益并且成本增加，使得这种结果不足为奇[15]。其他队列研究也显示出高度医疗资源利用率[10]和 ICU 出院数年后 QALYs 的低积累[9]，这威胁到未来干预和治疗的成本效益。对 ICU 随访项目的未来研究方法中应纳入成本效益分析。如果没有强有力的财政论据，医疗保健购买者将不可能委托这样的服务。

随访诊所面临的挑战

除了目前缺乏证据支持其有效性或成本效益，随访服务的实施和研究还面临许多挑战和阻碍。一个明显的挑战是这些服务的公平分配。由于有很好的理由，ICU 通常集中在人口密集的地区。在许多国家，偏远的地理位置和 ICU 治疗的区域化导致患者在远离家乡的

ICU中接受治疗。返回进行随访可能是一个重大负担,特别是当家庭成员在ICU停留期间已经承受巨额花费,同时损失收入来源的情况下。

目前还不知道谁是最适合提供ICU随访服务的临床医生。迄今为止,默认为感兴趣和非常热心的ICU医生和护士,尽管出于良好的意图,但由于他们在慢性病和门诊医学的培训可能相当有限,这可能会限制他们为我们的患者提供适当治疗的能力。此外,这可能不是对有限的重症监护医生和护士这样的专业人力资源的最佳利用方式,他们的技能可能更好地应用于ICU中。随访诊所存在风险,即将初级保健医生排除在关于长期病态和管理的讨论之外。显然,诊所与初级保健密切合作是必要的,以确保以上情况不会发生。初级保健医生反过来可能感觉没有资格来管理和协调这些复杂情况,有时是患者的专业需求,例如气管切开术后护理、声带功能障碍、神经肌肉疾病和PTSD等。在过去,康复医生(物理医师)通常较少参与这些患者的治疗,但显然他们在康复医学方面广泛的专业知识可以极大地有利于从危重症中恢复的患者的治疗。

评估随访服务对我们患者的益处或效果是有挑战性的。在ICU幸存的患者会患有认知功能障碍和抑郁症,这两种情况都可能干扰关于HRQoL、焦虑、抑郁和PTSD症状的标准测量工具的有效性[30]。评估这些结果也很重要,其难度在于评估复杂的多方面的干预措施。即使随访计划显示有效,可能仍不清楚干预的哪些成分产生了益处,而确定这些在资源有限和必须控制成本的情况下是重要的。

在认识到家庭成员有精神疾病高发病率的同时,让家庭成员参与随访是进一步的挑战。虽然家庭成员可能主观地报告随访诊所的积极的经验[19],但许多实际上没有参加诊所随访[31]。如果重症监护在管理ICU幸存者获得性疾病中的作用是不明确的,那么我们在其家庭成员所面临的问题中的作用更难以识别。重症监护与家庭成员没有医疗保健关系,并且没有与他们的初级保健医生沟通,他们甚至可能不知道家庭成员的危重疾病,更不用说了解ICU幸存者的照顾者面临的共同挑战。

结 论

基于目前的证据,使用常用的ICU随访诊所模型可能无法为患者提供益处,而且不具有成本效益。然而,这不应该降低这些长期结果的重要性,或者导致我们放弃离开ICU后的患者。通过定性研究,患者本人和他们的家庭成员雄辩地说,他们认为随访服务的要素在主观上是有帮助的。

我们现在的挑战是开发和实施纵向治疗模式,这一模式从患者进入ICU的那一天开始,一旦他们离开医院仍继续。我们的重点应从这些并发症的预防开始,通过早期开始的康复活动[32]和对谵妄的管理[33],这两者都会影响长期结果。一种可能有益于减少PTSD症状的干预措施是使用由卫生保健提供者保存的ICU事件的日记,并在出院后交给患者[17]。在ICU和医院出院后,一些人主张,随访模式应包括更好地利用远程医疗和电子健康记录等技术,促进与初级保健提供者、住院和诊所康复设施、患者以及家庭成员的参与和交流[34]没那么适当使用技术让我们能够接触到三级ICU通常所在城市地区以外的患者,可能有助于防止服务分配的不公平。

关于随访模型未来的研究和设计应该结合对照组和良好计划的结果分析,并包括成本效益。研究人员还应仔细考虑我们用于评估这些结果的工具,及其在 ICU 幸存者中,特别是在那些具有认知障碍和精神病的患者中的有效性。模型应该是真正的纵向治疗,从 ICU 住院开始,贯穿于急性治疗,持续至出院后。与初级保健医生和其他专科医生的沟通应该在整个过程中持续进行。

（路微波　译）

参考文献

[1] **Herridge MS, Tansey CM, Matte A, et al.** Functional disability 5 years after acute respiratory distress syndrome. *N Engl J Med* 2011；**364**：1293 – 304.

[2] **Adhikari NK, McAndrews MP, Tansey CM, et al.** Self-reported symptoms of depression and memory dysfunction in survivors of ARDS. *Chest* 2009；**135**：678 – 87.

[3] **Hopkins RO, Weaver LK, Collingridge D, Parkinson RB, Chan KJ, Orme JF, Jr.** Two-year cognitive, emotional, and quality-of-life outcomes in acute respiratory distress syndrome. *Am J Respir Crit Care Med* 2005；**171**：340 – 7.

[4] **Iwashyna TJ, Ely EW, Smith DM, Langa KM.** Long-term cognitive impairment and functional disability among survivors of severe sepsis. *JAMA* 2010；**304**：1787 – 94.

[5] **Ulvik A, Kvale R, Wentzel-Larsen T, Flaatten H.** Sexual function in ICU survivors more than 3 years after major trauma. *Intensive Care Med* 2008；**34**：447 – 53.

[6] **Griffiths J, Gager M, Alder N, Fawcett D, Waldmann C, Quinlan J.** A self-report-based study of the incidence and associations of sexual dysfunction in survivors of intensive care treatment. *Intensive Care Med* 2006；**32**：445 – 51.

[7] **Dowdy DW, Eid MP, Sedrakyan A, et al.** Quality of life in adult survivors of critical illness：a systematic review of the literature. *Intensive Care Med* 2005；**31**：611 – 20.

[8] **Graf J, Muhlhoff C, Doig GS, et al.** Health care costs, long-term survival, and quality of life following intensive care unit admission after cardiac arrest. *Crit Care* 2008；**12**：R92.

[9] **Cuthbertson BH, Roughton S, Jenkinson D, MacLennan G, Vale L.** Quality of life in the five years after intensive care：a cohort study. *Crit Care* 2010；**14**：R6.

[10] **Unroe M, Kahn JM, Carson SS, et al.** One-year trajectories of care and resource utilization for recipients of prolonged mechanical ventilation：a cohort study. *Ann Intern Med* 2010；**153**：167 – 75.

[11] **National Institute for Health and Care Excellence.** *Rehabilitation after critical illness*.（2009）. London：National Institute for Health and Care Excellence. Available at：http://www.nice.org.uk/CG83.

[12] **Griffiths JA, Barber VS, Cuthbertson BH, Young JD.** A national survey of intensive care follow-up clinics. *Anaesthesia* 2006；**61**：950 – 5.

[13] **Griffiths RD, Jones C.** *Intensive care aftercare*. 1st ed. Oxford：Butterworth Heinemann；2002.

[14] **Jones C, Skirrow P, Griffiths RD, et al.** Rehabilitation after critical illness：a randomized, controlled trial. *Crit Care Med* 2003；**31**：2456 – 61.

[15] **Cuthbertson BH, Rattray J, Campbell MK, et al.** The PRaCTICaL study of nurse led, intensive care follow-up programmes for improving long term outcomes from critical illness：a pragmatic randomised controlled trial. *BMJ* 2009；**339**：b3723.

[16] **Bell CM, Brener SS, Gunraj N, et al.** Association of ICU or hospital admission with unintentional discontinuation of medications for chronic diseases. *JAMA* 2011；**306**：840 – 7.

[17] **Jones C, Backman C, Capuzzo M, et al.** Intensive care diaries reduce new onset post traumatic stress disorder following critical illness：a randomised, controlled trial. *Crit Care* 2010；**14**：R168.

[18] **Prinjha S, Field K, Rowan K.** What patients think about ICU follow-up services：a qualitative study. *Crit Care* 2009；**13**：R46.

[19] **Engstrom A, Andersson S, Soderberg S.** Re-visiting the ICU Experiences of follow-up visits to an ICU after discharge：a qualitative study. *Intensive Crit Care Nurs* 2008；**24**：233 – 41.

[20] **Azoulay E, Pochard F, Kentish-Barnes N, et al.** Risk of post-traumatic stress symptoms in family members of intensive care unit patients. *Am J Respir Crit Care Med* 2005；**171**：987 – 94.

[21] **Jones C, Skirrow P, Griffiths RD, et al.** Post-traumatic stress disorder-related symptoms in relatives of patients following intensive care. *Intensive Care Med* 2004；**30**：456 – 60.

［22］ Cameron JI, Herridge MS, Tansey CM, McAndrews MP, Cheung AM. Well-being in informal caregivers of survivors of acute respiratory distress syndrome. *Crit Care Med* 2006; **34**: 81 - 6.

［23］ Van Pelt DC, Schulz R, Chelluri L, Pinsky MR. Patient-specific, time-varying predictors of post-ICU informal caregiver burden: the caregiver outcomes after ICU discharge project. *Chest* 2010; **137**: 88 - 94.

［24］ Poncet MC, Toullic P, Papazian L, et al. Burnout syndrome in critical care nursing staff. *Am J Respir Crit Care Med* 2007; **175**: 698 - 704.

［25］ Embriaco N, Azoulay E, Barrau K, et al. High level of burnout in intensivists: prevalence and associated factors. *Am J Respir Crit Care Med* 2007; **175**: 686 - 92.

［26］ Mealer ML, Shelton A, Berg B, Rothbaum B, Moss M. Increased prevalence of post-traumatic stress disorder symptoms in critical care nurses. *Am J Respir Crit Care Med* 2007; **175**: 693 - 7.

［27］ Engstrom A, Soderberg S. Critical care nurses' experiences of follow-up visits to an ICU. *J Clin Nurs* 2010; **19**: 2925 - 32.

［28］ Rubenfeld GD. Improving clinical trials of long-term outcomes. *Crit Care Med* 2009; **37**(1 Suppl): S112 - 16.

［29］ Tansey CM, Matte AL, Needham D, Herridge MS. Review of retention strategies in longitudinal studies and application to follow-up of ICU survivors. *Intensive Care Med* 2007; **33**: 2051 - 7.

［30］ Seymour DG, Ball AE, Russell EM, Primrose WR, Garratt AM, Crawford JR. Problems in using health survey questionnaires in older patients with physical disabilities. The reliability and validity of the SF-36 and the effect of cognitive impairment. *J Eval Clin Pract* 2001; **7**: 411 - 18.

［31］ Cuthbertson BH, Rattray J, Johnston M, et al. A pragmatic randomised, controlled trial of intensive care follow up programmes in improving longer-term outcomes from critical illness. The PRACTICAL study. *BMC Health Serv Res* 2007; **7**: 116.

［32］ Schweickert WD, Pohlman MC, Pohlman AS, et al. Early physical and occupational therapy in mechanically ventilated, critically ill patients: a randomised controlled trial. *Lancet* 2009; **373**: 1874 - 82.

［33］ Girard TD, Jackson JC, Pandharipande PP, et al. Delirium as a predictor of long-term cognitive impairment in survivors of critical illness. *Crit Care Med* 2010; **38**: 1513 - 20.

［34］ Kahn JM, Angus DC. Health policy and future planning for survivors of critical illness. *Curr Opin Crit Care* 2007; **13**: 514 - 18.

［35］ Kvale R, Ulvik A, Flaatten H. Follow-up after intensive care: a single center study. *Intensive Care Med* 2003; **29**: 2149 - 56.

［36］ Cutler L, Brightmore K, Colqhoun V, Dunstan J, Gay M. Developing and evaluating critical care follow-up. *Nurs Crit Care* 2003; **8**: 116 - 25.

［37］ Hall-Smith J, Ball C, Coakley J. Follow-up services and the development of a clinical nurse specialist in intensive care. *Intensive Crit Care Nurs* 1997; **13**: 243 - 8.

［38］ Crocker C. A multidisciplinary follow-up clinic after patients' discharge from ITU. *Br J Nurs* 2003; **12**: 910 - 14.

［39］ Waldmann CS. Intensive care after intensive care. *Curr Anaesthes Crit Care* 1998; **9**: 134 - 9.

［40］ Sharland C. Setting up a nurse-led clinic. In: Griffiths RD, Jones C (eds.) *Intensive care aftercare*. 1st ed. Oxford: Butterworth Heinemann; 2002. pp. 96 - 113.

［41］ Daffurn K, Bishop GF, Hillman KM, Bauman A. Problems following discharge after intensive care. *Intensive Care Nurs* 1994; **10**: 244 - 51.